山东中药资源精要

主编　张永清

中国健康传媒集团
中国医药科技出版社

内 容 提 要

　　山东省优越的地理条件和独特的多样性气候，孕育了丰富的中药资源。本书对山东省境内的各种中药资源进行了系统的归纳整理，包含菌物类、植物类、动物类、矿物类中药资源3000余种。每种中药资源项下分别列有别名、药用部位、采收加工、性能主治、生境分布等具体内容。

　　本书在山东省数次中药资源普查及第四次全国中药资源普查试点工作的基础上，查阅参考国内外相关文献资源及科研成果编写而成。对于研究山东省内中药资源有较大的参考意义。

图书在版编目（CIP）数据

山东中药资源精要 / 张永清主编. —北京：中国医药科技出版社，2019.8
ISBN 978-7-5067-9608-8

Ⅰ.①山… Ⅱ.①张… Ⅲ.①中药资源-山东 Ⅳ.①R282

中国版本图书馆 CIP 数据核字（2019）第 133934 号

美术编辑　陈君杞
版式设计　易维鑫

出版　**中国健康传媒集团**｜中国医药科技出版社
地址　北京市海淀区文慧园北路甲 22 号
邮编　100082
电话　发行：010 - 62227427　邮购：010 - 62236938
网址　www.cmstp.com
规格　889×1194mm　1/16
印张　34½
字数　1108 千字
版次　2019 年 8 月第 1 版
印次　2019 年 8 月第 1 次印刷
印刷　三河市万龙印装有限公司
经销　全国各地新华书店
书号　ISBN 978 - 7 - 5067 - 9608 - 8
定价　**158.00 元**

获取新书信息、投稿、为图书纠错，请扫码联系我们。

《山东中药资源精要》
编 委 会

李逢菊（济南护理职业学院）

张　玉（山东中医药大学）

张　芳（山东中医药大学）

张　金（山东中医药大学）

张　喆（山东中医药大学）

张文玉（山东中医药大学）

张龙霏（山东中医药大学）

张庆龙（临沂市人民医院）

张金成（山东华铂凯盛生物科技有限公司）

邹廷伟（济南康和医药科技有限公司）

辛　杰（临沂大学）

陈燕文（山东中医药大学）

林　莺（滨州医学院）

金　峰（山东中医药大学）

周　洁（济南大学）

赵宏伟（山东中医药大学）

赵振华（山东中医药大学）

胡晶红（山东中医药大学）

段童瑶（山东中医药大学）

姜　秋（山东中医药大学）

贾献慧（山东省医学科学院）

顾正位（山东中医药大学）

席晓志（山东中医药大学）

桑　波（山东省中西医结合医院）

黄璐瑶（山东中医药大学）

戚莹雪（山东中医药大学）

梁从莲（山东中医药大学）

蒲高斌（山东中医药大学）

程书华（山东中医药大学）

霍立群（德州市中医院）

序

历经数千年的中医药文化，为中华民族的繁衍昌盛做出了不可磨灭的贡献。发展中医药已经成为国家战略，中药作为中医治疗疾病的物质基础，中药资源也就成为国家战略资源。为了推动中医药事业发展，必须保证中药资源的可持续利用。而要达到这一目的，必然要求我们对中药资源的分布状况、蕴藏量及其动态变化进行全面系统的了解。

山东省位于南北之间，地处我国东部沿海、黄河下游，包括半岛和内陆两大部分。半岛称为胶东半岛，突出于渤海和黄海之间，属于起伏和缓的波状丘陵区，海岸线长达3024.4千米。内陆包括鲁中南山地丘陵和鲁西北平原两大区域。"山水林田湖"，自然禀赋得天独厚。优越的地理条件和独特的多样性气候，蕴藏了丰富的中药资源。盛产金银花、瓜蒌、北沙参、丹参、银杏、玫瑰、蟾酥、全蝎等道地药材，是我国重要的中药材主产区之一。

《山东中药资源精要》一书作者，抓住了当前全国第四次中药资源普查的机遇，团结协作，深入实践，在总结以往中药资源普查成果、查阅大量文献资料的基础上，结合当前中药资源普查取得的进展情况，历经数年辛苦，顺利完成了这部创新之作。

该书系统总结了山东省内中药资源现状，涉及菌物、植物、动物、矿物四大类，简要介绍了每种中药资源的名称、药用部位、采收加工、性能主治及生境分布等内容。全书贯彻了理论与实践相结合的原则，既有现代科学知识，也吸收了民间实践经验，内容丰富，资料翔实，反映了作者精益求精的敬业精神和高度的社会责任感，具有重要的学术价值和实用价值，对于做好区域内中药产业发展规划，有效保护和利用现有中药资源，促进地方经济和中医药事业发展，均具有十分重要的意义。

鉴于上，欣为之序。

中国工程院院士
中国中医科学院院长
2018 年 12 月

前　言

中医药是我国劳动人民在与自然长期斗争中逐步总结和创造起来的传统医药，几千年来为华夏民族的繁衍昌盛做出了不可磨灭的贡献。在国际社会倡导"回归自然"、国内实施"健康中国"工程的形势下，中医药受到了前所未有的重视，迎来了千载难逢的发展良机。

中药是中医治疗疾病的物质基础，"医无药不能扬其术"。中药资源是中药的根本来源，在中药需求量逐年大幅度递增、野生资源急剧减少的情况下，了解中药资源的分布状况、蕴藏量及其动态变化，采取有效措施加以保护，实现中药资源的可持续利用，已经成为发展中医药必须要解决的根本问题。

山东省地处我国东部沿海，黄河下游。境域包括半岛和内陆两大部分。半岛突出于渤海和黄海之间；内陆北部同河北省相接，西部及西南部与河南省及安徽省相连，南部与江苏省相邻。境内地形比较复杂，有山地、丘陵和平原。根据地形及成因不同，全省分为胶东半岛、鲁中南山区、鲁西北平原区及鲁西南平原湖区。气候属于暖温带半湿润季风型气候，四季分明。夏季多偏南风，炎热多雨；冬季多偏北风，寒冷干燥；春季干旱少雨，而多风沙；秋季雨水较少，常为"秋高气爽"的晴朗天气。胶东半岛及东南沿海为海洋性气候，鲁西北地区近大陆性气候，两者差异显著。土壤类型多样，地带性土壤为棕壤（棕色森林土）和褐土（褐色森林土），非地带性土壤为山地草甸土、潮土（浅色草甸土）、盐碱土和沼泽土。

山东省优越的地理条件和独特的多样性气候，孕育了丰富的中药资源。全国第三次中药资源普查结果显示，山东省共有中药资源 1539 种，其中植物药 212 科，1352 种，动物药 85 科，167 种，矿物药 17 种，其他药 3 种。野生中药资源蕴藏量约 4.7 亿公斤（不含矿物）。三十余年过后，环境发生了巨大变化，中药资源状况也已今非昔比。为解决资源不清、动态不明的问题，自 2011 年 8 月起，国家中医药管理局中药资源普查试点办公室先期展开第四次全国中药资源普查试点工作，并于 2018 年 1 月全面启动了第四次全国中药资源普查工作。

为配合这次中药资源普查工作，我们在山东省数次中药资源普查及第四次全国中药资源普查试点工作的基础上，系统查阅参考了国内外相关文献资料及科研成果，组织有关人员编写了这本《山东中药资源精要》。

本书对山东省境内的各种中药资源进行了系统的归纳整理，共计收录菌物类中药资源 34 科，56 属，94 种；植物类中药资源 240 科，925 属，1865 种，15 亚种，167 变种，17 变型，10 栽培变种，其中藻类植物 5 门，37 科，58 属，92 种，1 变种，地衣类植物 5 科，6 属，6 种；苔藓类植物 16 科，19 属，21 种；蕨类植物 27 科，42 属，77 种，8 变种，1 变型；裸子植物 9 科，21 属，40 种，3 变种，1 栽培变种；单子叶植物 23 科，154 属，262 种，2 亚种，14 变种，2 变型，1 栽培变种；双子叶植物 123 科，625 属，1367种，13 亚种，141 变种，14 变型，8 栽培变种。动物类中药资源 35 纲，354 科，610 属，901 种，1 变型，其中无脊椎动物 11 门，28 纲，163 科，244 属，328 种；脊椎动物 7 纲，191 科，366 属，573 种，1 变型。矿物类中药资源 123 种。每种中药资源项下分别列有别名、药用部位、采收加工、性能主治、生境分布等具体内容。

该书对于全面了解山东省中药资源状况具有重要的参考价值，但由于编者水平有限，书中难免有不妥之处，敬请广大读者提出宝贵意见并给予批评指正，以便再版时修改、补充和完善。

山东中医药大学　张永清

2019 年 2 月

目　录

第一篇　菌物类中药资源

第二篇　植物类中药资源

第三篇　动物类中药资源

第四篇　矿物类中药资源

菌物类中药资源

　　菌类是个庞大的家族，已知种类有10多万种。其结构简单，没有根、茎、叶等器官分化，一般不含有叶绿素等色素，大多营腐生或寄生生活，生殖器官多为单细胞结构，合子不发育成胚。

　　菌类植物可分为细菌门、粘菌门和真菌门三类。细菌为原核生物，繁殖方式常为二分裂（无性生殖），不进行有性生殖，多数为异养型。粘菌营养体是裸露的原生质体，称为变形体，通常为不规则网状，灰色、黄色、红色或其他颜色，无叶绿素，内含多数细胞核。由于原生质流动，能蠕行在附着物上，并能吞食固体食物，行动和摄食方式与原生动物相似，其繁殖方式又与植物相同，能产生具纤维素壁的孢子，故兼有动物和植物的特性。真菌多数种类营养体的构造为分枝或不分枝的丝状体，每一条丝称为菌丝，组成一个植物体所有的菌丝称为菌丝体。高级的种类菌丝体在有性繁殖时形成各种子实体。细胞壁大多由几丁质构成，细胞内常有多个细胞核，不含叶绿素。寄生或腐生或兼营寄生和腐生生活。贮藏物质以肝糖为主，也常含有油脂，但不含淀粉。

　　细菌门、粘菌门直接作为中药使用种类的极少。自然界的真菌种类繁多，中国约有4万种以上。真菌入药具有悠久的历史，在我国最早的药物书《神农本草经》及以后的其他许多本草中均有记载。据不完全统计，已知药用真菌有42科、306种，其中具有抗癌作用的达100余种，常见的菌类药材有灵芝、茯苓、猪苓、马勃、银耳、桑黄等。本篇仅介绍真菌门中药资源。

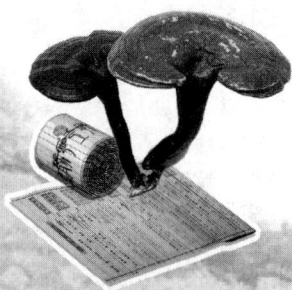

一、线膜科 Reticulariaceae

粉瘤菌属 Lycogala Adans.

粉瘤菌 Lycogala epidendrum（J. C. Buxb. ex L.）Fr.

【药用部位】 子实体（粉瘤菌）。

【采收加工】 春、夏季采，洗净，鲜用或晒干。

【性能主治】 味淡，性微寒；清热消炎；主治黏膜发炎。

【生境分布】 生长于阔叶树腐木上。国内分布于西北、华东及吉林、河北、山西、海南、广西、四川、云南、西藏等省区；省内各地均有分布。

二、曲霉科 Eurotiaceae

红曲霉属 Monascus Van. Tiegh.

红曲 Monascus purpureus Went.

【药用部位】 菌丝体及孢子（红曲），多用菌丝体寄生在粳米上而成的红曲米。

【采收加工】 红曲米多在夏季雨后或细雨天采收，晒干。

【性能主治】 味甘，性温；活血止痛，健脾燥湿，消食和胃；主治瘀血腹痛，产后恶露不尽，食积饱胀，痢疾，跌打损伤等症。

【生境分布】 在自然界多存在于乳制品中，亦可用粳米作培养基进行人工培养，使之成红曲米。国内分布于河北、江西、浙江、台湾、福建、广东等地；省内各地均有生产，多用于制作乳制品。

三、霜霉科 Peronosporaceae

指梗霜霉属 Sclerospora J. Schröt.

禾生指梗霉 Sclerospora graminicola（Sacc.）J. Schröt.

【别 名】 谷子白发病菌。

【药用部位】 病菌穗（糠谷老）。

【采收加工】 夏、秋季采收，晒干备用。

【性能主治】 味淡，性微寒；清利湿热；主治水肿，小便不利，心烦，口渴，痢疾，湿疹，疮疖。

【生境分布】 寄生于谷子的幼苗、叶及花穗上。国内分布于东北、华北、西北等地区；省内分布于昆嵛山等地。

四、麦角菌科 Clavicipitaceae

麦角菌属 Claviceps Tul.

麦角菌 Claviceps purpurea（Fr.）Tul.

【别 名】 麦角、黑麦乌米。

【药用部位】 菌核（麦角）。

【采收加工】 夏、秋季麦穗黄熟时采收，阴干或烘干。

【性能主治】 味辛、微苦，性平，有毒；缩宫止血，止痛；主治产后出血，偏头痛。

【生境分布】 寄生于小麦等禾本科植物的子房内，野生或人工繁殖。国内分布于东北、华北及新疆、江苏、浙江、四川等省区；省内各地均有分布。

五、虫草科 Cordycipitaceae

虫草属 Cordyceps Fr.

蛹虫草 Cordyceps militaris（L.）Link

【别 名】 北冬虫夏草、北虫草、虫草、蛹草。

【药用部位】 菌核及子座（蛹草）。

【采收加工】 春、夏、秋季采收，除去泥土，晒干。

【性能主治】 味甘，性温；补肺益肾；主治肺痨，痰血，盗汗，贫血，腰痛。

【生境分布】 生长于半埋伏于林地土壤中的鳞翅目昆虫死蛹上。国内分布于西南及吉林、河北、陕西、山西、安徽、广东、广西、湖北、湖南等省区；省内分布于五莲山、鲁山、沂山、莲花山、崂山、昆嵛山等地。

六、羊肚菌科 Morchellaceae

羊肚菌属 Morchella Dill. ex Pers.

1.1 羊肚菌 Morchella esculenta（L.）Pers.

【别 名】 羊肚菜、羊肚蘑。

【药用部位】 子实体（羊肚菌）。

【采收加工】 春、夏之交，采摘后洗去菌柄基部泥土，晒干。

【性能主治】 味甘，性平；消食和胃，化痰理气；主治消化不良，痰多咳嗽。

【生境分布】 生长于海拔 800～1000m 的阔叶林中地上及林缘空旷处，单生或群生。国内分布于吉林、河北、山西、陕西、甘肃、青海、新疆、江苏、四川、云南等省区；省内分布于泰山、蒙山等地。

1.2 尖顶羊肚菌 Morchella conica Pers.

【别 名】 圆锥羊肚菌、羊肚菌。

【药用部位】 子实体（羊肚菌）。

【采收加工】 同羊肚菌。

【性能主治】 同羊肚菌。

【生境分布】 生长于阔叶林及混交林地上、林缘空旷处以及防护林内草丛中，单生或群生。国内分布于河北、山西、甘肃、新疆、江苏、湖南、云南等省区；省内分布于泰山等地。

1.3 粗柄羊肚菌 Morchella crassipes (Vent.) Pers.

【别　　名】 粗腿羊肚菌、皱柄羊肚菌、羊肚菌。

【药用部位】 子实体（羊肚菌）。

【采收加工】 同羊肚菌。

【性能主治】 同羊肚菌。

【生境分布】 生长于混交林的林缘地上，春末夏初的雨后生长，多散生，少群生。国内分布于黑龙江、陕西、新疆等省区；省内分布于泰山等地。

1.4 小羊肚菌 Morchella deliciosa Fr.

【别　　名】 美味羊肚菌、羊肚菌。

【药用部位】 子实体（羊肚菌）。

【采收加工】 同羊肚菌。

【性能主治】 同羊肚菌。

【生境分布】 生长于稀疏林中地上，单生或群生。国内分布于山西、陕西、宁夏、新疆、四川等省区；省内分布于泰山等地。

七、黑粉菌科 Ustilaginaceae

1 孢堆黑粉菌属 Sporisorium Ehrenberg ex Link

高粱坚孢堆黑粉菌 Sporisorium sorghi Ehrenberg ex Link

【别　　名】 高粱黑粉、高粱黑粉菌、高粱坚黑粉菌、高粱乌米。

【药用部位】 孢子堆（高粱乌米）。

【采收加工】 秋季采摘病穗，收集孢子堆，晒干。

【性能主治】 味甘，性平；调经，止血；主治月经不调，崩漏，大便下血。

【生境分布】 寄生于高粱穗上。国内分布于东北、华北及甘肃、新疆、安徽、河南、湖北、台湾、四川、云南等省区；省内分布于昆嵛山等地。

2 黑粉菌属 Ustilago (Persoon) Roussel

2.1 粟黑粉菌 Ustilago crameri Körnicke

【别　　名】 粟粒黑粉菌、谷子黑粉菌、粟奴。

【药用部位】 冬孢子粉（粟奴）。

【采收加工】 秋季采摘病穗，取下菌瘿，收集冬孢子粉，晒干。

【性能主治】 味微苦，性温；利尿，消积，除烦；主治小便不利，消化不良，胸腹满闷，外用治烫伤。

【生境分布】 寄生于粟及狗尾草等植物上。国内分布于东北、华北、西北及江苏、台湾、河南、四川、云南、西藏等省区；省内分布于昆嵛山等地。

2.2 玉米黑粉菌 Ustilago maydis (de Candolle) Corda

【别　　名】 玉蜀黍黑粉菌、玉米黑霉。

【药用部位】 孢子堆（玉米黑霉）。

【采收加工】 夏、秋季采，晒干。

【性能主治】 味甘，性平；健脾胃，利肝胆，安神；主治肝炎，胃肠道溃疡，消化不良，疳积，失眠。

【生境分布】 寄生于玉米上。国内各省区均有分布；省内分布于昆嵛山等地。

2.3 大麦散黑粉菌 Ustilago nuda (Jensen) Kellerman & Swingle

【别　　名】 麦散黑穗菌、裸黑粉菌、麦奴。

【药用部位】 孢子堆（麦奴）。

【采收加工】 夏季采收，晒干。

【性能主治】 味辛，性寒；解肌清热，除烦止渴；主治热病发热，心烦口渴，温疟，外用治烫火伤。

【生境分布】 寄生于大麦和小麦等果穗上，也生长于裸麦、黑麦和燕麦上。国内分布于生产小麦和大麦的各省区；省内大部分地区均有分布。

八、木耳科 Auriculariaceae

木耳属 Auricularia Bull. ex Juss.

1.1 木耳 Auricularia auricula (L. ex Hook.) Underwood

【别　　名】 黑木耳、木蛾、木菌、木耳。

【药用部位】 子实体（木耳）。

【采收加工】 夏、秋季采收，温度由35℃逐渐升高到60℃烘干。

【性能主治】 味甘，性平；补肺养血，润肺止咳，止血，降压，抗癌；主治气虚血亏，肺虚久咳，咳血、衄血，血痢，痔疮出血，妇女崩漏，高血压，眼底出血，子宫颈癌，阴道癌，跌打损伤。

【生境分布】 生长于栎、榆、杨、槐等阔叶树腐木上，单生或群生，或人工栽培。国内各省区均有分布；省内分布于抱犊崮、崂山、蒙山、泰山、昆嵛山等地。

1.2 毛木耳 Auricularia polytricha (Mont.) Sacc.

【别　　名】 粗木耳、木耳。

【药用部位】 子实体（木耳）。

【采收加工】 同木耳。

【性能主治】 同木耳。

【生境分布】 生长于杨、柳、桑、槐等阔叶树腐木上。

国内分布于大部分省区，各省区有人工栽培；省内分布于塔山、泰山、罗山、莲花山、蒙山等地。

九、银耳科 Tremellaceae

银耳属 Tremella Dill. ex L.

银耳 Tremella fuciformis Berk.

【别　　名】　白木耳。

【药用部位】　子实体（银耳）。

【采收加工】　当耳片开齐停止生长时采收，清水漂洗3次，晒干或烘干。

【性能主治】　味甘、淡，性平；滋补生津，润肺养胃；主治虚劳咳嗽，痰中带血，津少口渴，病后体虚，气短乏力。

【生境分布】　生长于栎及其他阔叶树腐木上。国内分布于西南及陕西、江苏、安徽、浙江、江西、福建、台湾、湖北、湖南、广东、海南、广西等省区，现多人工栽培；省内分布于昆嵛山等地。

十、枝瑚菌科 Ramariaceae

枝瑚菌属 Ramaria Holmsk.

美丽枝瑚菌 Ramaria formosa（Pers.）Quél.

【别　　名】　粉红丛枝菌、粉红枝瑚菌、帚菌。

【药用部位】　子实体（帚菌）。

【采收加工】　全年可采，洗净，晒干。

【性能主治】　味甘，性平；理气和胃；主治胃气不舒，纳少胀痛。

【生境分布】　生长于阔叶林中地上，偶生长于针叶林中地上。国内分布于东北及河北、陕西、甘肃、安徽、福建、河南、四川、云南、西藏等省区；省内分布于泰山等地。

十一、鸡油菌科 Cantharellaceae

鸡油菌属 Cantharellus Adans. ex Fr.

1.1　鸡油菌 Cantharellus cibarius Fr.

【别　　名】　鸡油蘑、杏黄菌、鸡蛋黄。

【药用部位】　子实体（鸡油菌）。

【采收加工】　秋季采收，去除泥土杂质，晒干。

【性能主治】　味甘，性平；明目，润燥，益肠胃；主治夜盲症，结膜炎，皮肤干燥。

【生境分布】　生长于针叶林或针阔叶混交林中地上，单生、散生或群生。国内分布于黑龙江、吉林、内蒙古、河北、陕西、甘肃、江苏、安徽、浙江、福建、湖南、四川、云南、西藏等省区；省内分布于泰山、五莲山等地。

1.2　小鸡油菌 Cantharellus minor Peck

【别　　名】　黄丝菌、鸡油菌。

【药用部位】　子实体（鸡油菌）。

【采收加工】　同鸡油菌。

【性能主治】　同鸡油菌。

【生境分布】　生长于阔叶林中地上。国内分布于福建、湖南、广东、四川、贵州、云南等省区；省内分布于泰山、云顶、百花峪、牙山等地。

十二、齿菌科 Hydnaceae

猴头菌属 Hericium Pers. ex Gray

猴头菌 Hericium erinaceus（Bull. ex Fr.）Pers.

【别　　名】　猴头、猴菇、刺菌、刺猬菌、花头菌。

【药用部位】　子实体（猴头）。

【采收加工】　秋季采收，晒干。

【性能主治】　味甘，性平；健脾养胃，安神，抗癌；主治体虚乏力，消化不良，失眠，胃及十二指肠溃疡，慢性胃炎，消化道肿瘤。

【生境分布】　生长于胡桃及栎类等朽木上。国内分布于华东及黑龙江、吉林、甘肃、河南、广西、四川、云南、西藏等省区；省内各地均有人工种植。

十三、锈革孔菌科 Hymenochaetaceae

叶状层菌属 Phylloporia Murrill

茶藨子叶状层菌 Phylloporia ribis（Schumach.：Fr.）Ryvarden.

【别　　名】　毡被褐孔菌、茶藨子木层孔菌、金芝。

【药用部位】　寄生在忍冬植株上的子实体（金芝）。

【采收加工】　夏、秋季采收，晒干。

【性能主治】　味甘，性平；清热解毒，消肿利咽；主治急慢性咽炎，咽喉炎，扁桃体炎，癌症等。

【生境分布】　生长于茶藨子、雪柳、山楂属、忍冬科等植物的活树干基部。国内分布于北京、山西、辽宁、浙江、广西等地；省内分布于平邑、费县、兰陵等地。

十四、多孔菌科 Polyporaceae

1　黑管菌属 Bjerkandera P. Karst.

烟色烟管菌 Bjerkandera fumosa（Pers. ex Fr.）Karst.

【别　　名】　亚黑管孔菌、烟色多孔菌、亚黑管菌。

【药用部位】 子实体（亚黑管菌）。

【采收加工】 夏、秋季采收，切片，晒干。

【性能主治】 味微涩，性平；抗癌；主治子宫癌。

【生境分布】 生长于阔叶树枯木及枯枝上。国内分布于华北、西南及河北、陕西、青海、江苏、福建、湖南、广西等省区；省内分布于泰山、百花峪等地。

2 褶孔菌属 Lenzites Fr.

桦褶孔菌 Lenzites betulina (Fr.) Fr.

【别　　名】 桦革褶菌。

【药用部位】 子实体（桦革褶菌）。

【采收加工】 全年均可采，洗去泥土，晒干。

【性能主治】 味淡，性温；祛风散寒，舒筋活络；主治腰腿疼痛，手足麻木，筋络不舒，四肢抽搐。

【生境分布】 生长于桦、栎、杨、柳等阔叶树及云、冷杉等针叶树的腐木上。国内绝大部分省区均有分布；省内分布于泰山、昆嵛山、圣经山、百花峪等地。

3 多孔菌属 Polyporus Fr. S. str.

雅致多孔菌 Polyporus leptocephalus (Jacq.) Fr.

【别　　名】 黄多孔菌、雅波多孔菌、杂蘑。

【药用部位】 子实体（杂蘑）。

【采收加工】 夏、秋季采摘，洗去泥沙，晒干。

【性能主治】 味微咸，性温；追风散寒，舒筋活络；主治腰腿疼痛，手足麻木，筋络不舒。

【生境分布】 生长于阔叶树的腐木及枯枝上，偶尔也生长于针叶树的枯枝上。国内分布于黑龙江、吉林、山西、陕西、甘肃、青海、新疆、安徽、浙江、江西、福建、湖南、广东、广西、四川、云南、西藏等省区；省内分布于昆嵛山等地。

4 栓菌属 Trametes Fr.

4.1 毛革盖菌 Trametes hirsuta (Wulfen) Pilat.

【别　　名】 毛栓菌、蝶毛菌。

【药用部位】 子实体（蝶毛菌）。

【采收加工】 夏、秋季采收，晒干。

【性能主治】 祛风除湿，清肺止咳，去腐生肌；主治风湿疼痛，肺热咳嗽，疮疡脓肿。

【生境分布】 生长于阔叶树上，稀生长于针叶树上。国内分布于东北、华北、西北、华东、中南、西南及台湾、西藏等省区；省内各地均有分布。

4.2 云芝 Trametes versicolor (L.: Fr.) Pilát

【别　　名】 彩绒革盖菌、彩纹云芝、云芝栓孔菌。

【药用部位】 子实体（云芝）。

【采收加工】 全年均可采收，除去杂质，晒干。

【性能主治】 味甘、淡，性微寒；健脾利湿，止咳平喘，清热解毒，抗肿瘤；主治慢性、活动性肝炎，肝硬变，

慢性支气管炎，小儿痉挛性支气管炎，咽喉肿痛，多种肿瘤，类风湿关节炎，白血病。

【生境分布】 生长于多种阔叶树的枯立木、倒木、枯枝及衰老的活立木上，偶见生长于落叶松、黑松等针叶树腐木上。国内各省区均有分布；省内分布于泰山、昆嵛山等地。

5 红密孔菌属 Pycnoporus P. Karst.

红孔菌 Pycnoporus cinnabarinus (Jacq.: Fr.) Karst.

【别　　名】 鲜红蜜孔菌、朱红栓菌、胭脂菌、红栓菌、朱砂菌。

【药用部位】 子实体（朱砂菌）。

【采收加工】 夏、秋季采收，除去杂质，烘干。

【性能主治】 味微辛、涩，性温；解毒除湿，止血；主治痢疾，咽喉肿痛，跌打损伤，痈疽疮疖，痒疹，伤口出血。

【生境分布】 生长于多种阔叶树腐木上，偶生长于针叶树上。国内分布于东北、华北、西北、中南、西南及江苏、安徽、浙江、江西、福建等省区；省内分布于泰山等地。

6 多年菌属 Perenniporia Murr.

槐多年菌 Perenniporia robiniophila (Murr.) Ryv.

【别　　名】 槐栓菌、槐耳。

【药用部位】 子实体（槐耳）。

【采收加工】 夏、秋季采。摘下洗净，晒干。

【性能主治】 味苦、辛，性平；止血，止痢，抗癌；主治痔疮出血，便血，崩漏，痢疾，肝癌，肝炎。

【生境分布】 生长于槐及洋槐、青檀等树干上。国内分布于河北、陕西等省区；省内分布于泰山、崂山、蒙山等地。

7 硫磺菌属 Laetiporus Murr.

硫磺菌 Laetiporus sulphureus (Bull.: Fr.) Murr.

【别　　名】 硫色多孔菌、鸡冠菌、鲑鱼菌、硫色干酪菌。

【药用部位】 子实体（硫磺菌）。

【采收加工】 全年均可采，晒干。

【性能主治】 味甘，性温；益气补血；主治气血不足，体虚，衰弱无力。

【生境分布】 生长于阔叶树及针叶树的树干或木桩上。国内分布于华北、西南及黑龙江、吉林、陕西、甘肃、新疆、江苏、安徽、浙江、江西、福建、河南、广东、广西等省区；省内分布于泰山、沂山、鲁山等地。

十五、灵芝科 Ganodermataceae

灵芝属 Ganoderma P. Karst.

1.1　平盖灵芝 Ganoderma applanatum (Pers.) Pat.

【别　　名】　扁木灵芝、树舌灵芝、老母菌、树舌。

【药用部位】　子实体（树舌）。

【采收加工】　夏、秋季采收，除去杂质，切片，晒干。

【性能主治】　味微苦，性平；消炎，抗癌；主治咽喉炎，食管癌，鼻咽癌。

【生境分布】　生长于多种阔叶树树干上。国内各省区均有分布；省内分布于泰山等地。

1.2　灵芝 Ganoderma lucidum (Curtis：Fr.) P. Karst.

【别　　名】　赤芝、丹芝、潮红灵芝。

【药用部位】　子实体（灵芝）。

【采收加工】　待子实体菌盖外缘不再生长，菌盖下面管孔开始向外喷射担孢子时采收，晒干或低温烘干。

【性能主治】　味甘，性平；益气血，安心神，健脾胃；主治虚劳，心悸，失眠，头晕，神疲乏力，久咳气喘，冠心病，矽肺，肿瘤。

【生境分布】　生长于向阳的壳斗科和松科松属植物等根际或枯树上，现有人工栽培。国内分布于河北、河南、山西、江苏、安徽、浙江、江西、福建、台湾、广东、海南、广西、四川、贵州、云南等省区，全国各地均有人工栽培；省内分布于昆嵛山、泰山、蒙山等地。

1.3　紫芝 Ganoderma sinense J. D. Zhao，L. W. Hsu ex X. Q. Zhang

【别　　名】　木芝、灵芝。

【药用部位】　子实体（灵芝）。

【采收加工】　待子实体菌盖外缘不再生长，菌盖下面管孔开始向外喷射担孢子时采收，晒干或低温烘干。

【性能主治】　味甘，性平；益气血，安心神，健脾胃；主治虚劳，心悸，失眠，头晕，神疲乏力，久咳气喘，冠心病，矽肺，肿瘤。

【生境分布】　生长于阔叶树或松属树桩上，已有人工栽培。国内分布于河北、浙江、江西、福建、台湾、湖南、广东、广西等省区；省内分布于烟台、威海、临沂、青岛等地，泰安等地有人工栽培。

十六、黏褶菌科 Gloeophyllaceae

褐褶菌属 Gloeophyllum Murrill

密粘褶菌 Gloeophyllum trabeum (Pers.) Murrill

【别　　名】　密褐褶菌、褐粘褶菌。

【药用部位】　子实体（褐粘褶菌）。

【采收加工】　夏、秋季采集，晒干。

【性能主治】　祛风除湿，顺气，抗肿瘤；主治风湿痹痛，胸闷胁胀，癌症。

【生境分布】　生长于杨树和其他阔叶树木材上，偶尔也生长于冷杉木材上。国内分布于西南及河北、山西、甘肃、新疆、江苏、台湾、湖南、广东、广西、西藏等省区；省内分布于蒙山等地。

十七、膨瑚菌科 Physalacriaceae

1　蜜环菌属 Armillaria (Fr.) Staude

1.1　假蜜环菌 Armillaria mellea (Vahl) P. Kumm.

【别　　名】　蜜环菌、榛蘑。

【药用部位】　子实体（蜜环菌）。

【采收加工】　7～8月采收，去净泥土，晒干。

【性能主治】　味甘，性平；息风平肝，祛风通络，强筋壮骨；主治头晕，头痛，失眠，四肢麻木，腰腿疼痛，并用于冠心病、高血压、血管性头痛、眩晕综合征、癫痫。

【生境分布】　生长于阔叶树及针叶树的根部、树干基部、倒木及林中地上，丛生或群生。国内分布于东北、华北、西南及陕西、甘肃、新疆、浙江、福建、广西、西藏等省区；省内分布于昆嵛山等地。

1.2　发光假蜜环菌 Armillaria tabescens (Scop.) Emel

【别　　名】　假蜜环菌、易逝杯伞、亮菌。

【药用部位】　菌丝体（亮菌）。

【采收加工】　夏、秋季采收，洗净，晒干。

【性能主治】　味苦，性寒；清热解毒；主治急慢性胆囊炎，胆道感染，肝炎，阑尾炎，中耳炎。

【生境分布】　生长于阔叶树的桩上或树干的根部和基部，丛生。国内分布于东北、华北及甘肃、江苏、安徽、浙江、福建、广西、四川、云南等省区；省内分布于抱犊崮、昆嵛山等地。

2　小火焰菇属 Flammulina P. Karst.

2.1　冬菇 Flammulina velutipes (Curtis) Singer.

【别　　名】　毛柄金钱菌、金针菇、毛柄小火焰菇。

【药用部位】　子实体（冬菇）。

【采收加工】　当菌柄长度达 13～15cm，菌盖直径 0.5～1.5cm 时采收，晒干。

【性能主治】　味甘、咸，性寒；补肝，益肠胃，抗癌；主治肝病，胃肠道炎症、溃疡，癌症。

【生境分布】　生长于阔叶树枯干、倒木和伐桩上。国内分布于东北、华北、西北及浙江、江西、福建、河南、广西、四川、云南、西藏等省区；省内分布于泰山、昆嵛山等地。

十八、侧耳科 Pleurotaceae

1 新香菇属 Lentinula Earle FS.

香菇 Lentinula edodes (Berk.) Pegler

【别　　名】　香蕈。

【药用部位】　子实体（香菇）。

【采收加工】　栽培者子实体六七分成熟时采收，晒干或烘干。野生者秋、冬及春季采收，晒干。

【性能主治】　味甘，性平；扶正补虚，健脾开胃，祛风透疹，化痰理气，解毒，抗癌；主治正气衰弱，神倦乏力，纳呆，消化不良，贫血，佝偻病，高血压，高脂血症，慢性肝炎，盗汗，小便不禁，水肿，麻疹透发不畅，荨麻疹，毒菇中毒，肿瘤。

【生境分布】　生长于阔叶树倒木上，春季、冬季多人工栽培。国内分布于西南及安徽、浙江、江西、福建、台湾、湖北、广东、广西等省区；省内分布于昆嵛山等地。

2 香菇属 Lentinus Fr.

洁丽香菇 Lentinus lepideus (Fr.) Redhead & Ginns

【别　　名】　豹皮新香菇、豹皮菇鳞香菇、豹皮菇。

【药用部位】　子实体（豹皮菇）。

【采收加工】　秋季采收，除去杂质，晒干。

【性能主治】　味甘，性平；补气养血，益心肝；主治气血不足，心脾两虚，疲乏无力，失眠心悸。

【生境分布】　生长于针叶树的腐木上。国内分布于东北及河北、陕西、甘肃、江苏、安徽、江西、福建、台湾、贵州、云南、西藏等省区；省内分布于昆嵛山等地。

3 侧耳属 Pleurotus (Fr.) P. Kumm.

3.1 金顶侧耳 Pleurotus citrinopileatus Singer

【别　　名】　黄侧耳、榆黄蘑、金顶蘑。

【药用部位】　子实体（金顶蘑）。

【采收加工】　7~9月采收，除去泥土、杂质，晒干。

【性能主治】　味甘，性温；滋补强壮，止痢；主治虚弱痿症，肺气肿，痢疾。

【生境分布】　生长于榆树及其他阔叶树的枯立木、倒木和伐桩上，偶尔也生长于弱的活立木上。国内分布于东北、华北、西南等区域；省内分布于泰山等地。

3.2 糙皮侧耳 Pleurotus ostreatus (Jacq.) P. Kumm.

【别　　名】　平菇、粗皮侧耳、侧耳。

【药用部位】　子实体（侧耳）。

【采收加工】　夏、秋季采收，除去杂质，晒干。

【性能主治】　味辛、甘，性温；追风散寒，舒筋活络，补肾壮阳；主治腰腿疼痛，手足麻木，筋络不舒，阳痿遗精，腰膝无力。

【生境分布】　生长于阔叶树腐木上，丛生或叠生。国内分布于东北、华北、西南及陕西、新疆、江苏、福建、台湾、广东、湖北、湖南、西藏等省区；省内分布于泰山、乳子山等地。

3.3 白黄侧耳 Pleurotus cornucopiae (Paulet) Rolland

【别　　名】　美味北风菌、美味侧耳、紫孢侧耳、大榆蘑。

【药用部位】　子实体（大榆蘑）。

【采收加工】　夏、秋季采收，除去杂质，晒干。

【性能主治】　味甘，性平；滋补强壮，止痢；主治虚弱痿症，痢疾，肺气肿。

【生境分布】　生长于阔叶树腐木上。国内分布于黑龙江、吉林、河北、陕西、江苏、浙江、四川等省区；省内各地均有分布。

3.4 灰白侧耳 Pleurotus spodoleucus (Fr.) Quél.

【别　　名】　长柄侧耳、灰冻菌、大榆蘑。

【药用部位】　子实体（大榆蘑）。

【采收加工】　夏、秋季采收，除去杂质，晒干。

【性能主治】　同白黄侧耳。

【生境分布】　生长于阔叶树腐木上，丛生。国内分布于吉林、云南等省区；省内分布于各地。

3.5 刺芹侧耳 Pleurotus eryngii (DC. ex. Fr.) Quel.

【别　　名】　杏鲍菇。

【药用部位】　子实体（杏鲍菇）。

【采收加工】　夏、秋季采收，除去杂质，晒干。

【性能主治】　祛脂降压，提高免疫力，消食。

【生境分布】　生长于欧洲地中海区域、中东和北非地区。国内福建、上海、台湾、北京等地有人工栽培；省内各地均有栽培。

4 革耳属 Panus

野生革耳 Panus rudis Fr.

【别　　名】　革耳、粗毛韧伞。

【药用部位】　子实体（革耳）。

【采收加工】　夏、秋季采收，除去杂质，晒干。

【性能主治】　味苦、微辛，性寒；清热解毒，消肿，敛疮；主治疮疡肿痛或溃破，癞疮，杨梅毒疮。

【生境分布】　生长于杨、柳、桦等阔叶树枯立木、倒木或伐桩上，丛生或群生。国内分布于东北、华东、中南、西南及河北、甘肃、台湾、西藏等省区；省内分布于昆嵛山等地。

十九、裂褶菌科 Schizophyllaceae

裂褶属 Schizophyllum Fr.

裂褶菌 Schizophyllum commune Fr.

【别　　名】　白参、天花菌、树花。

【药用部位】　子实体（树花）。

【采收加工】　全年均可采收，去除杂质，晒干。

【性能主治】　味甘，性平；滋补强身，止带；主治体虚气弱，带下。

【生境分布】　生长于阔叶树或针叶树倒木、枯立木、原木、伐桩及木材上。国内分布于东北、华北、华东、中南、西南及陕西、甘肃、台湾、西藏等省区；省内分布于崂山、招虎山、乳子山、黄河三角洲、日照海滨森林公园、微山岛、鲁山、东昌河、徂徕山、莲花山、百花峪、赵王河、沂山等地。

二十、白蘑科 Tricholomataceae

1　香蘑属 Lepista (Fr.) W. G. Sm.

紫丁香蘑 Lepista nuda (Bull.) Cooke

【别　　名】　酱口蘑、裸口蘑、紫晶蘑。

【药用部位】　子实体（紫晶蘑）。

【采收加工】　秋季采收，除去杂质，晒干。

【性能主治】　味甘，性平；健脾祛湿；主治和预防脚气病。

【生境分布】　生长于林中地上，秋季群生。国内分布于东北及河北、山西、甘肃、青海、新疆、福建、四川等省区；省内分布于泰山、昆嵛山等地。

2　杯伞属 Clitocybe (Fr.) Staude

白桩菇 Clitocybe candidus (Bres.) Singer

【别　　名】　白雷蘑、白杯伞、雷蘑。

【药用部位】　子实体（雷蘑）。

【采收加工】　夏、秋季在子实体幼小时采摘，晒干。

【性能主治】　味甘，性平；解表清热，透疹，消食，抗痨；主治感冒咳嗽，麻疹透发不畅，食积停滞，脘腹胀满，肺结核。

【生境分布】　生长于云杉林中地上。国内分布于黑龙江、山西、青海等省区；省内分布于昆嵛山等地。

二十一、小皮伞科 Marasmiaceae

小皮伞属 Marasmius Fr.

1.1　安络小皮伞 Marasmius androsaceus (L.：Fr.) Fr.

【别　　名】　茶褐小皮伞、鬼毛针。

【药用部位】　菌索（鬼毛针）。

【采收加工】　夏秋季采收，除去泥沙、杂质，晒干。

【性能主治】　味微苦，性温；活血止痛；主治跌打损伤，骨折疼痛，偏头痛，各种神经痛，腰腿疼痛，风湿痹痛。

【生境分布】　生长于林下枯枝落叶上。国内分布于吉林、湖南、云南等省区；省内分布于崂山、方山、昆嵛山、罗山、泰山等地。

1.2　硬柄小皮伞 Marasmius oreades (Bolton) Fr.

【别　　名】　硬柄皮伞、仙环小皮伞、杂蘑。

【药用部位】　子实体（杂蘑）。

【采收加工】　夏、秋季采摘，洗去泥沙，晒干。

【性能主治】　味微咸，性温；追风散寒，舒筋活络；主治腰腿疼痛，手足麻木，筋络不舒。

【生境分布】　生长于草地或林地上，散生或群生。国内分布于吉林、河北、山西、青海、四川、云南、西藏等省区；省内分布于昆嵛山、艾山、罗山、莲花山、鲁山、百花峪、蒙山、崂山等地。

二十二、光柄菇科 Pluteaceae

草菇属 Volvariella (Fr.) Kumm.

草菇 Volvariella volvacea (Bull.) Singer

【别　　名】　稻草菇、兰花菇。

【药用部位】　子实体（草菇）。

【采收加工】　当蛋状菌盖露出，即将破裂前采收，切成两半，烘干或晒干。

【性能主治】　味甘，性寒；清热解暑，补益气血，降压；主治暑热烦渴，体质虚弱，头晕乏力，高血压。

【生境分布】　生长于稻草等草堆上，多人工栽培。国内分布于福建、台湾、湖南、广东、广西、四川、云南、西藏等省区；省内各地均有栽培。

二十三、伞菌科 Agaricaceae

1　蘑菇属 Agaricus L.

1.1　野蘑菇 Agaricus arvensis Schaeff.

【别　　名】　草原黑蘑、田野蘑菇、田蘑菇。

【药用部位】　子实体（野蘑菇）。

【采收加工】　春、夏、秋采收，洗去泥沙，鲜用或晒干。

【性能主治】　味甘，性温；祛风散寒，舒筋活络；主治风寒湿痹，腰腿疼痛，手足麻木。

【生境分布】　生长于草地、草原及林缘。国内分布于内蒙古、河北、山西、青海、新疆、云南等省区；省内分布于泰山、艾山、崂山、云顶、沂山、蒙山等地。

1.2 双孢蘑菇 Agaricus bisporus (J. E. Lange) Imbach

【别　名】蘑菇菌、蘑菇。

【药用部位】子实体（蘑菇）。

【采收加工】在子实体菌膜尚未破裂时采收，鲜用或晒干。

【性能主治】味甘，性平；健脾开胃，平肝提神；主治饮食不消，纳呆，乳汁不足，高血压症，神倦欲眠。

【生境分布】生长于林边、草地、路边，单生、散生或群生。国内各省区广为栽培；省内分布于泰山等地。

1.3 四孢蘑菇 Agaricus campestris L.

【别　名】蘑菇、雷窝子、洋蘑菇。

【药用部位】子实体（蘑菇）。

【采收加工】同双孢蘑菇。

【性能主治】同双孢蘑菇。

【生境分布】春末至冬初单生或群生于草地、路旁、田野、堆肥场及林间空旷地。国内分布于东北、华北、西北、华东、中南、西南等区域；省内分布于泰山、鲁东大学校园、德州植物园等地。

2 秃马勃属 Calvatia Fr.

2.1 头状秃马勃 Calvatia craniiformis (Schw.) Fr.

【别　名】头状马勃、马勃。

【药用部位】子实体（马勃）。

【采收加工】夏、秋季子实体成熟时采收，除去泥沙，晒干或烘干。

【性能主治】味辛，性平；清肺利咽，解毒止血；主治咽喉肿痛，咳嗽失音，吐血衄血，诸疮不敛。

【生境分布】生长于阔叶林或竹林地上。国内分布于吉林、陕西、宁夏、甘肃、青海、江苏、安徽、江西、福建、湖南、广东、广西、四川、云南等省区；省内分布于乳子山、云顶等地。

2.2 紫色秃马勃 Calvatia lilacina (Mont. & Berk.) Henn.

【别　名】马勃。

【药用部位】子实体（马勃）。

【采收加工】同头状秃马勃。

【性能主治】同头状秃马勃。

【生境分布】夏、秋季多生长于开阔草地。国内分布于辽宁、河北、山西、江苏、安徽、湖北、福建、广东、广西、青海、新疆、四川等省区；省内各地均有分布。

2.3 大秃马勃 Calvatia gigantea (Batsch) Lloyd

【别　名】巨马勃、马勃。

【药用部位】子实体（马勃）。

【采收加工】同头状秃马勃。

【性能主治】同头状秃马勃。

【生境分布】晚秋及深秋生于旷野草地或山坡草丛中。国内分布于辽宁、河北、山西、内蒙古、江苏、甘肃、青海、新疆等省区；省内各地均有分布。

2.4 白秃马勃 Calvatia candida (Rostk.) Hollós

【别　名】白马勃、灰包、马勃。

【药用部位】子实体（马勃）。

【采收加工】同头状秃马勃。

【性能主治】同头状秃马勃。

【生境分布】生长于阔叶林或竹林中地上。国内分布于黑龙江、辽宁、内蒙古、河北、山西、陕西、青海、新疆、云南、西藏等省区；省内各地均有分布。

3 脱皮马勃属 Lasiosphaera Ces. & De Not.

脱皮马勃 Lasiosphaera fenzlii Reich.

【别　名】脱被毛球马勃、脱皮球马勃、马勃。

【药用部位】子实体（马勃）。

【采收加工】同头状秃马勃。

【性能主治】同头状秃马勃。

【生境分布】夏、秋季见于开阔草地上。国内分布于河北、内蒙古、江苏、安徽、湖北、湖南、陕西、甘肃、新疆、贵州等省区；省内分布于烟台、潍坊、泰安、济南、青岛等地。

4 马勃属 Lycoperdon P. Micheli

4.1 网纹马勃 Lycoperdon perlatum Pers.

【别　名】网纹灰包、马勃。

【药用部位】子实体（马勃）。

【采收加工】同头状秃马勃。

【性能主治】同头状秃马勃。

【生境分布】春秋季生长于林中潮湿空旷地上，偶尔生长于枯木上，散生或群生。国内分布于东北、华北、西北、华东、中南和西南地区；省内分布于罗山、乳子山、招虎山、圣经山、泰山、鲁山、沂山、莲花山、百花峪、灵岩寺、崂山等地。

4.2 梨形马勃 Lycoperdon pyriforme Schaeff. : Pers.

【别　名】梨形灰包、马勃。

【药用部位】子实体（马勃）。

【采收加工】同头状秃马勃。

【性能主治】同头状秃马勃。

【生境分布】春秋季生长于土中腐木上或树干基部，密集群生。国内分布于东北、华北、西北、华东、中南和西南地区；省内分布于抱犊崮、昆嵛山等地。

5 静灰球菌属 Bovistella Morgan

中国静灰球菌 Bovistella sinensis Lloyd

【别　名】大口静灰球菌、马勃。

【药用部位】子实体（马勃）。

【采收加工】同头状秃马勃。

【性能主治】　同头状秃马勃。

【生境分布】　生长于林中草地上，单生。国内分布于华北、中南、西南地区；省内分布于泰山、莲花山等地。

6　黑蛋巢菌属 Cyathus

粪生黑蛋巢菌 Cyathus stercoreus (Schwein.) De Toni

【别　　名】　粪生蛋巢菌、鸟巢菌。

【药用部位】　子实体（鸟巢菌）。

【采收加工】　夏、秋季采收，去杂质，晒干。

【性能主治】　味微苦，性温；健胃止痛；主治胃气痛，消化不良。

【生境分布】　生长于草秆、堆肥粪土等有机肥料堆上，秋季习见，群生。国内分布于华北、西南及吉林、陕西、江苏、安徽、江西、湖南、广东、广西、西藏等省区；省内分布于蒙山、昆嵛山等地。

二十四、小脆柄菇科 Psathyrellaceae

1　鬼伞属 Coprinus Pers.

1.1　毛鬼伞 Coprinus comatus (O. F. Müll.) Pers.

【别　　名】　毛头鬼伞、鸡腿蘑。

【药用部位】　子实体（鸡腿蘑）。

【采收加工】　夏、秋季全体呈白色时采收，洗去泥沙，沸水煮 3 分钟，晒干。

【性能主治】　味甘，性平；益胃，清神，消痔；主治食欲不振，神疲，痔疮。

【生境分布】　夏、秋季群生或单生长于草地、林中地上、路旁或田野上。国内各省区普遍分布；省内分布于泰山、罗山、鲁东大学校园、沂山等地。

1.2　粪鬼伞 Coprinus sterquilinus (Fr.) Fr.

【别　　名】　粪生鬼伞、鬼盖。

【药用部位】　子实体（鬼盖）。

【采收加工】　春、夏、秋季采收，洗净，煮熟，晒干。

【性能主治】　味甘，性平；益肠胃，化痰理气，解毒消肿；主治食欲不振，咳嗽吐痰，小儿痫病，气滞胀痛，疔肿疮疡。

【生境分布】　散生或群生长于粪堆上，春、秋季常见。国内分布于河北、陕西、江苏、湖北、广西、云南等省区；省内分布于泰山等地。

2　小鬼伞属 Coprinellus P. Karst.

2.1　晶粒鬼伞 Coprinellus micaceus (Bull.) Vilgalys

【别　　名】　晶粒小鬼伞、鬼盖。

【药用部位】　子实体（鬼盖）。

【采收加工】　同粪鬼伞。

【性能主治】　同粪鬼伞。

【生境分布】　生长于阔叶林中树根部地上。国内分布于东北及河北、山西、河南、甘肃、青海、新疆、四川、云南、西藏等省区；省内分布于艾山、徂徕山、招虎山、乳子山、黄河三角洲、菏泽牡丹园、聊城东昌河、德州植物园、千佛山、沂山等地。

2.2　辐毛鬼伞 Coprinellus radians (Desm.) Vilgalys

【别　　名】　辐毛小鬼伞、鬼盖。

【药用部位】　子实体（鬼盖）。

【采收加工】　同粪鬼伞。

【性能主治】　同粪鬼伞。

【生境分布】　生长于树桩基部。国内分布于江苏、浙江、福建、台湾、湖南等省区；省内分布于烟台、蒙阴、枣庄、泰安等地。

3　拟鬼伞属 Coprinopsis P. Karst.

3.1　墨汁鬼伞 Coprinopsis atramentaria (Bull.) Redhead

【别　　名】　柳树蘑、柳树钻、狗尿苔、鬼盖。

【药用部位】　子实体（鬼盖）。

【采收加工】　同粪鬼伞。

【性能主治】　同粪鬼伞。

【生境分布】　春、夏至秋季常丛生长于道旁、林缘或草地。国内分布于东北、华北、华东、中南及陕西、青海、新疆等省区；省内分布于泰山、昆嵛山等地。

4　近地伞属 Parasola Redhead

4.1　褶纹鬼伞 Parasola plicatilis (Curtis) Redhead

【别　　名】　褶纹近地伞、鬼盖。

【药用部位】　子实体（鬼盖）。

【采收加工】　同粪鬼伞。

【性能主治】　同粪鬼伞。

【生境分布】　生长于林中地上。国内分布于东北及河北、河南、甘肃、江苏、福建、台湾、广东、四川、云南、西藏等省区；省内分布于泰山、招虎山、崂山等地。

二十五、球盖菇科 Strophariaceae

田头菇属 Agrocybe Fayod

1.1　硬田头菇 Agrocybe dura (Bolton) Singer.

【别　　名】　茶新菇。

【药用部位】　子实体（茶新菇）。

【采收加工】　春、夏、秋季采摘，洗净，晒干。

【性能主治】　味甘，性平；健脾，利尿；主治泄泻，小便不利，水肿。

【生境分布】　生长于花圃草地上，尤喜钙质土基质，单生或散生。国内分布于江苏、福建、广西、贵州、云南等省区；省内分布于泰山等地。

1.2　沼生田头菇 Agrocybe paludosa (J. E. Lange) Kühner & Romagn.

【别　　名】　湿田头菇、茶新菇。

【药用部位】　子实体（茶新菇）。

【采收加工】　同硬田头菇。

【性能主治】　同硬田头菇。

【生境分布】　生长于潮湿积水的草滩地或芦苇滩地。国内分布于江苏、湖北、湖南、四川等省区；省内分布于乳子山等地。

1.3　田头菇 Agrocybe praecox (Pers.) Fayod

【别　　名】　白环锈伞、茶新菇。

【药用部位】　子实体（茶新菇）。

【采收加工】　同硬田头菇。

【性能主治】　同硬田头菇。

【生境分布】　生长于草地上、耕作区草堆上、路边，稀有生长于针叶树林边，单生或散生。国内分布于吉林、河北、山西、江苏、福建、湖南、四川等省区；省内分布于泰山、乳子山、方山等地。

二十六、桩菇科 Paxillaceae

网褶菌属 Paxillus Fr.

卷边桩菇 Paxillus involutus (Batsch) Fr.

【别　　名】　卷边桩菇菌、卷边网褶菌、耳状网褶菌。

【药用部位】　子实体（卷边桩菇）。

【采收加工】　夏、秋季采摘，去掉泥沙，晒干。

【性能主治】　味微咸，性温；祛风散寒，舒筋活络；主治风寒湿痹，腰腿疼痛，手足麻木，筋络不舒。

【生境分布】　单生或群生长于树桩上，或由地下树桩破土成丛，多生在栎树和桦木等林下木桩上，夏、秋普遍。国内分布于东北、华北、西南及安徽、福建、广东、海南、西藏等省区；省内分布于昆嵛山等地。

二十七、牛肝菌科 Boletaceae

牛肝菌属 Boletus Tourn.

1.1　美味牛肝菌 Boletus edulis Bull.

【别　　名】　大脚菇、白牛肝菌、网纹牛肝菌。

【药用部位】　子实体（大脚菇）。

【采收加工】　夏、秋季采收，洗去泥沙，晒干。

【性能主治】　味淡，性温；祛风散寒，补虚止带；主治风湿痹痛，手足麻木，白带，不孕症。

【生境分布】　生长于针阔混交林下，夏、秋季常见，散生或群生。国内分布于西南及黑龙江、吉林、陕西、江苏、安徽、浙江、福建、河南、湖南、广东、西藏等省区；省内分布于泰山、昆嵛山等地。

1.2　血红牛肝菌 Boletus rubellus Krombh.

【别　　名】　红见手、血色牛肝菌、牛肝菌。

【药用部位】　子实体（牛肝菌）。

【采收加工】　夏、秋季采收，洗去泥沙，晒干。

【性能主治】　味微甘，性温；消食和中，祛风寒，舒筋络；主治食少腹胀，腰腿疼痛，手足麻木。

【生境分布】　生长于林中地上，散生或群生。国内分布于云南、西藏等省区；省内分布于泰山、蒙山等地。

二十八、乳牛肝菌科 Suillaceae

乳牛肝菌属 Suillus P. Micheli

1.1　厚环乳牛肝菌 Suillus grevillei (Klotzsch) Singer

【别　　名】　厚环粘盖牛肝菌、雅致乳牛肝菌、台蘑。

【药用部位】　子实体（台蘑）。

【采收加工】　夏、秋季采摘，切去菌柄基部带泥沙部分，晒干。

【性能主治】　味甘，性温；追风散寒，舒筋活络；主治腰腿疼痛，手足麻木。

【生境分布】　生长于针叶林下，群生或丛生。国内分布于东北及内蒙古、青海、新疆、云南等省区；省内分布于泰山等地。

1.2　褐环乳牛肝菌 Suillus luteus (L.) Roussel

【别　　名】　褐环粘盖牛肝菌、土色牛肝菌、黄乳牛肝菌、松蘑。

【药用部位】　子实体（松蘑）。

【采收加工】　夏、秋季采收，采后切去菌柄基部带泥沙部分，晒干。

【性能主治】　味甘，性温；散寒止痛，消食；主治大骨节病，消化不良。

【生境分布】　生长于松林或针阔叶混交林地，散生或群生。国内分布于东北及江苏、福建、湖南、云南、西藏等省区；省内分布于泰山、崂山等地。

1.3　点柄乳牛肝菌 Suillus granulatus (L.) Roussel

【别　　名】　栗壳牛肝菌、点柄粘盖牛肝菌、松蘑。

【药用部位】　子实体（松蘑）。

【采收加工】　同褐环乳牛肝菌。

【性能主治】　同褐环乳牛肝菌。

【生境分布】　生长于松林下，单生或散生。国内分布于东北、华东、西南及陕西、台湾、广东、西藏等省区；省内分布于崂山、艾山、银沙滩旅游区、乳子山、抱犊崮、圣经山、鲁山、莲花山、百花峪、蒙山、泰山等地。

二十九、红菇科 Russulaceae

1 乳菇属 Lactarius Pers.

1.1 劣味乳菇 Lactarius insulsus (Fr.) Fr.

【别　　名】　环纹苦乳菇、蘑菇、环纹乳菇、铜钱菌。

【药用部位】　子实体（铜钱菌）。

【采收加工】　夏、秋季采收，晒干。

【性能主治】　味苦，性温，有毒；追风散寒，舒筋活络；主治腰腿酸痛，四肢麻木。

【生境分布】　生长于混交林下。国内分布于河北、江苏、安徽、四川、云南等省区；省内分布于蒙山、崂山等地。

1.2 辣乳菇 Lactarius piperatus (L.) Pers.

【别　　名】　白乳菇。

【药用部位】　子实体（白乳菇）。

【采收加工】　秋季采收，晒干。

【性能主治】　味苦、辛，性温；祛风散寒，舒筋活络；主治腰腿疼痛，手足麻木，筋骨不舒，四肢抽搐。

【生境分布】　散生或群生长于针、阔叶混交林下。国内大部分省区均有分布；省内分布于泰山、崂山、昆嵛山、蒙山等地。

1.3 绒白乳菇 Lactarius vellereus (Fr.) Fr.

【别　　名】　杨树蕈、奶浆蕈、石灰菌。

【药用部位】　子实体（绒白乳菇）。

【采收加工】　夏、秋季采收，去除泥沙、杂质，晒干。

【性能主治】　味苦，性温；追风散寒，舒筋活络；主治手足麻木，半身不遂。

【生境分布】　生长于混交林下，尤多在栎、石栎等硬木材树种林下，散生或群生。国内分布于东北、华北及陕西、江苏、福建、湖北、广东、四川、云南、西藏等省区；省内分布于昆嵛山、圣经山等地。

2 红菇属 Russula Pers.

2.1 革质红菇 Russula alutacea (Fr.) Fr.

【别　　名】　大红菇。

【药用部位】　子实体（革质红菇）。

【采收加工】　夏、秋季采收，洗去泥沙，晒干。

【性能主治】　味甘，性平；追风散寒，舒筋活络；主治腰腿疼痛，手足麻木，筋骨不舒，四肢抽搐。

【生境分布】　生长于针、阔叶混交林下。国内分布于黑龙江、内蒙古、河北、陕西、甘肃、江苏、安徽、福建、河南、湖北、湖南、广东、云南等省区；省内分布于泰山、蒙山等地。

2.2 密褶红菇 Russula densifolia Secr. ex Gillet

【别　　名】　密褶黑菇、火炭菌。

【药用部位】　子实体（密褶红菇）。

【采收加工】　夏、秋季采收，去净泥土，晒干。

【性能主治】　味微咸，性温；祛风散寒，舒筋活络，温中止泻；主治风湿腰腿疼痛，四肢麻木，腹泻。

【生境分布】　生长于针、阔叶混交林下，散生至群生。国内分布于河北、山西、陕西、江苏、安徽、福建、湖北、湖南、贵州、云南等省区；省内分布于云顶、泰山等地。

2.3 全缘红菇 Russula integra (L.) Fr.

【别　　名】　变色红菇。

【药用部位】　子实体（变色红菇）。

【采收加工】　夏、秋季采收，洗去泥土，晒干。

【性能主治】　味辛、微咸，性平；祛风散寒，舒筋活络；主治风湿痹痛，手足麻木，四肢抽搐。

【生境分布】　生长于针、阔叶混交林地上或林缘地上，可与松、栎等树木形成外生菌根，单生或群生。国内分布于华北、西南及吉林、辽宁、河南、陕西、江苏、安徽、福建、湖北、湖南、广东、海南、广西、西藏等省区；省内分布于泰山、百花峪等地。

2.4 黑红菇 Russula nigricans (Bull.) Fr.

【别　　名】　黑蘑菇、稀褶黑菇。

【药用部位】　子实体（黑红菇）。

【采收加工】　夏、秋季采摘，去净泥土，晒干。

【性能主治】　味辛、微咸，性温；祛风寒湿，舒筋活络；主治风寒湿痹，腰腿疼痛，关节痛，手足麻木，四肢抽搐。

【生境分布】　生长于阔叶林地，单生或群生。国内分布于吉林、江苏、安徽、福建、江西、湖北、湖南、广东、广西、四川、云南等省区；省内分布于泰山、昆嵛山等地。

2.5 葡酒红菇 Russula vinosa Lindblad

【别　　名】　红菇、真红菰、正红菇、大红菇。

【药用部位】　子实体（大红菇）。

【采收加工】　夏、秋季雨后采摘，洗净，晒干。

【性能主治】　味甘，性微温；养血，逐瘀，祛风；主治血虚萎黄，产后恶露不尽，关节酸痛。

【生境分布】　生长于针叶林、阔叶林和混交林中，单生或群生。国内分布于福建、广西等省区；省内分布于泰山、蒙山等地。

2.6 绿红菇 Russula virescens (Schaeff.) Fr.

【别　　名】　变绿红菇、青冈菌、绿菇、清头菌。

【药用部位】　子实体（清头菌）。

【采收加工】　夏、秋季雨后采摘，去净泥沙，晒干。

【性能主治】 味甘，微酸，性寒；清肝明目，理气解郁；主治肝热目赤，妇人肝郁内热，胸闷不舒。

【生境分布】 生长于针、阔叶混交林下，单生或群生。国内分布于西南及吉林、辽宁、内蒙古、江苏、浙江、福建、台湾、湖南、广东、西藏等省区；省内分布于云顶、圣经山等地。

三十、鬼笔科 Phallaceae

鬼笔属 Phallus L.

1.1 白鬼笔 Phallus impudicus L.

【别　　名】 鬼笔菌。

【药用部位】 子实体（白鬼笔）。

【采收加工】 夏、秋季采收，去净泥土、杂质，洗净，鲜用或晒干。

【性能主治】 味甘、淡，性温；祛风除湿，活血止痛；主治风湿痛。

【生境分布】 生长于竹林下、林缘、草地、菜园地等有腐殖质的环境，有时也见于火烧地，单生或散生。国内分布于西南及吉林、辽宁、内蒙古、河北、陕西、新疆、江苏、浙江、福建、台湾、广东、西藏等省区；省内分布于泰山、蒙山、崂山等地。

1.2 红鬼笔 Phallus rubicundus (Bosc) Fr.

【别　　名】 细皱鬼笔、鬼笔。

【药用部位】 子实体（鬼笔）。

【采收加工】 夏、秋季采收，洗净，晒干。

【性能主治】 味苦，性寒，有毒；清热解毒，消肿生肌；主治恶疮，痈疽，喉痹，刀伤，烫火伤。

【生境分布】 生长于竹林或混交林地、路边或田野中，单生或散生。国内分布于华北、西南及辽宁、陕西、江苏、浙江、福建、湖南、广东、广西等省区；省内分布于泰山、蒙山等地。

三十一、地星科 Geastraceae

地星属 Geastrum Pers.

尖顶地星 Geastrum triplex Jungh.

【别　　名】 土星菌、米屎疏、地星。

【药用部位】 子实体（地星）。

【采收加工】 夏、秋季采收，去净杂质，晒干。

【性能主治】 味辛，性平；清肺，利咽，解毒，消肿，止血；主治咳嗽，咽喉肿痛，痈肿疮毒，冻疮流水，吐血，衄血，外伤出血。

【生境分布】 生长于草地或灌丛地，有时亦见于落叶层和腐殖质上，夏、秋季雨后习见，散生或群生。国内分布于东北、华北、西北、西南及西藏等省区；省内分布于方山、日照海滨森林公园、泰山、昆嵛山等地。

三十二、硬皮地星科 Astraeaceae

硬皮地星属 Astraeus Morg.

硬皮地星 Astraeus hygrometricus (Pers.) Morg.

【别　　名】 地星。

【药用部位】 子实体（地星）。

【采收加工】 夏、秋季采收，去净杂质，晒干。

【性能主治】 味辛，性平；清肺，利咽，解毒，消肿，止血；主治咳嗽，咽喉肿痛，痈肿疮毒，冻疮流水，吐血，衄血，外伤出血。

【生境分布】 生长于松林砂土地上，也见于空旷地带，散生。国内分布于东北、华北、西北、华东、中南、西南及西藏等省区；省内分布于泰山、方山、昆嵛山、崂山、圣经山、百花峪等地。

三十三、硬皮马勃科 Sclerodermataceae

1 豆马勃属 Pisolithus Alb. et Schw.

彩色豆马勃 Pisolithus tinctorius (Pers.) Coker et Couch, Gast.

【别　　名】 豆包菌。

【药用部位】 子实体（豆包菌）。

【采收加工】 夏、秋季采收，去净杂质，晒干。

【性能主治】 味辛，性平；止血，解毒消肿；主治胃及食管出血，外伤出血，冻疮流水，流脓。

【生境分布】 生长于旷野或林下。国内分布于华东、中南、西南、西藏等省区；省内分布于乳子山、圣经山、百花峪等地。

2 硬皮马勃属 Scleroderma Pers.

2.1 大孢硬皮马勃 Scleroderma bovista Fr.

【别　　名】 大孢马勃、硬皮马勃。

【药用部位】 子实体（硬皮马勃）。

【采收加工】 夏、秋季采收，晒干。

【性能主治】 味辛，性平；清热利咽，解毒消肿，止血；主治咽喉肿痛，疮疡肿毒，冻疮流水，痔疮出血，消化道出血，外伤出血。

【生境分布】 生长于砂地、草地及林缘地。国内分布于吉林、江苏、浙江、河南、湖南、四川、贵州、云南、西藏等省区；省内分布于乳子山、崂山、罗山、云顶、百花峪等地。

2.2 光硬皮马勃 Scleroderma cepa Pers.

【别　　名】 牛眼睛、光马勃、硬马勃、硬皮马勃。

【药用部位】 子实体（硬皮马勃）。

【采收加工】 同大孢硬皮马勃。

【性能主治】 同大孢硬皮马勃。

【生境分布】 生长于草地、土坡和林缘。国内分布于湖南、广西、四川、贵州、云南等省区；省内分布于泰山、蒙山、崂山、昆嵛山等地。

三十四、柄灰包科 Tulostomataceae

柄灰包属 Tulostoma Pers.

柄灰包 Tulostoma brumale Pers.

【别　　名】 灰锤。

【药用部位】 子实体（灰锤）。

【采收加工】 夏、秋季采收，去净杂质，晒干。

【性能主治】 味辛，性平；清肺利咽，解毒消肿，止血；主治感冒后咳嗽，外伤出血。

【生境分布】 生长于砂质土上，秋季多见。国内分布于陕西、宁夏等省区；省内分布于泰山等地。

植物类中药资源

　　植物类中药资源是指以植物全体、部分器官、组织或分泌物等供药用的一类中药的总和，又称植物药资源。植物类中药资源包括藻类、地衣类、苔藓类、蕨类和种子类植物中药，是中药资源中种类最多的一类，约占全部中药资源85%以上。

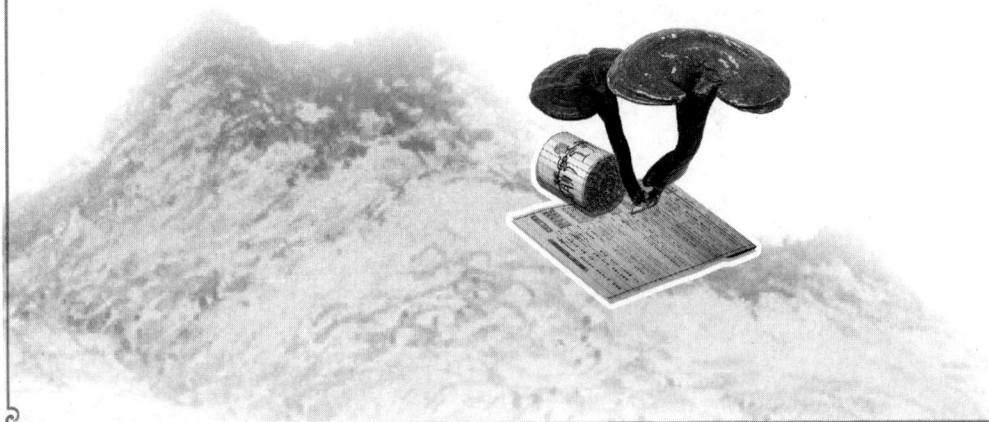

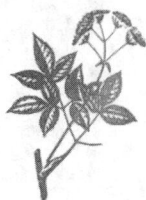

第 一 章

低等植物

低等植物是相对于高等植物而言的，传统上包括藻类、菌类和地衣三大类，由于菌类已被单独列为菌物门，本章中低等植物仅指藻类和地衣两大类。

低等植物在构造上一般无组织分化，以单细胞、单细胞的群体或多细胞组成的无根、茎、叶等分化的枝状或片状体（通称叶状体）等形式存在；有性生殖的性"器官"是单细胞的，配子结合形成合子，合子离开母体后直接发育成新的植物体，不经过胚的阶段，故又称无胚植物。

第一节 藻类植物

藻类植物是一类具有叶绿素、能进行光合作用、营光能自养型生活的无根茎叶分化、无维管束、无胚的叶状体植物，又称原植体植物。

藻类植物分布范围极广，对环境条件要求不严，适应性较强，在只有极低的营养浓度、极微弱的光照强度和相当低的温度下也能生活。不仅能生长在江河、溪流、湖泊和海洋，而且也能生长在短暂积水或潮湿的地方。从热带到两极，从积雪的高山到温热的泉水，从潮湿的地面到不很深的土壤内，几乎到处都有藻类分布。

根据生态特点，一般将藻类植物为浮游藻类、飘浮藻类和底栖藻类。其植物体大小悬殊，最小的直径只有 $1\sim2\mu m$，肉眼见不到，而最大的长于 60m；形态相差很大，有单细胞、细胞群体和多细胞。细胞群体由许多单细胞个体群集而成。多细胞个体有丝状体、囊状体和皮壳状体等，也有类似根、茎、叶的外形，但不具备高等植物那样的内部构造和功能。生殖器官多数由单细胞构成。合子不在母体内发育成胚。

藻类植物约有 3 万种，在食品、造纸、化工、纺织等领域具有广泛的用途。一些藻类具有悠久的药用历史，《神农本草经》中记载："海藻，味苦寒，主瘿瘤气，颈下核，破散结气……"。《本草经集注》及《名医别录》中收载海藻、昆布，并涉及伦步（即石莼等）、干苔（即条浒苔）。《本草拾遗》增加了水松、海蕴和马尾藻。《本草纲目》载有紫菜、石莼、石花菜、鹿角菜及龙须菜等 10 余种。《本草纲目拾遗》又增加了麒麟菜和鹤鸽菜。据统计，全国药用藻类达 130 余种。

一、蓝藻门 CYANOPHYTA

1 念珠藻科 Nostocaceae

念珠藻属 Nostoc Vauch.

葛仙米 Nostoc commune Vauch.

【别　　名】 地耳、地木耳、地皮菜。

【药用部位】 藻体（葛仙米）。

【采收加工】 夏、秋季雨后采收，洗净，晒干。

【生境分布】 生长于夏、秋季雨后潮湿草地或湿水滩旁。国内分布于东北、华东、中南、西南及陕西等省区；省内分布于临沂、潍坊等地。

2 鞭枝藻科 Nostocaceae

海雹菜属 Brachytrichia Zanard.

海雹菜 Brachytrichia quoyi（C. Ag.）Born. Et Flah.

【药用部位】 藻体（海雹菜）。

【采收加工】 春、夏季采收，洗净，晒干。

【性能主治】 味咸，性寒；利水，解毒；主治水肿等症。

【生境分布】 生长于中潮带上部靠近高潮带的岩石上。国内、省内分布于沿海各地。

3 颤藻科 Oscillatoriaceae

3.1 螺旋藻属 Spirulina Turpin ex Gomont

盐泽螺旋藻 Spirulina subsalsa Oestedt

【别　　名】 海生螺旋藻。

【药用部位】 藻体（螺旋藻）。

【采收加工】 本种必须经纯种培养，经过滤、洗涤，然后吸滤脱水，最后用特别的喷雾干燥器或旋转闪蒸干燥器干燥。

【性能主治】 味甘、咸，性凉；滋补强壮，健脾养胃，补肾，减轻癌放疗、化疗的毒副反应，提高免疫功能，降低血脂；主治癌症的辅助治疗，高脂血症，缺铁性贫血，糖尿病，营养不良，病后体虚，也可作为健美、减肥及老人、妇女、儿童的保健食品。

【生境分布】 藻丝体绝大多数单独地混生在其他丝状体海藻中，附生在礁石或死珊瑚上。国内分布于海南省西沙群岛的东岛、深航岛和中建岛；省内分布于青岛近海。

3.2 鞘丝藻属 Lyngbya C. Agardh ex Gomont

3.2.1 巨大鞘丝藻 Lyngbya majuscula Harver

【别　　名】 鞘丝藻。

【药用部位】 藻体（鞘丝藻）。

【采收加工】 夏、秋季采收，洗净，晒干。

【性能主治】 味咸，性寒；清热解毒，利水杀虫；主治疮痈，瘰疬，脚气症，感冒发热，腮腺炎。

【生境分布】 藻体生长于潮间带的岩石、珊瑚礁上。国内分布于福建厦门及海南省的深航岛、金银岛和东岛海域；省内分布于烟台、青岛等地海域。

3.2.2 半丰满鞘丝藻 Lyngbya semiplena (C. Ag.) J. Ag.

【别　　名】 鞘丝藻。

【药用部位】 藻体（鞘丝藻）。

【采收加工】 同巨大鞘丝藻。

【性能主治】 同巨大鞘丝藻，此外还有抗肿瘤、抑菌、抗病毒等作用。

【生境分布】 生长于中潮带至低潮带的岩石或软体动物贝壳上，常与多种丝状蓝藻混生在一起。国内及省内分布于各沿海地区。

3.2.3 附生鞘丝藻 Lyngbya epiphytica Hieron

【别　　名】 附生鞘颤藻、鞘丝藻。

【药用部位】 藻体（鞘丝藻）。

【采收加工】 同巨大鞘丝藻。

【性能主治】 同巨大鞘丝藻，此外还有抑制病原微生物作用。

【生境分布】 贴附或附生潮间带较大型的藻丝体上；为世界性分布种，陆地淡水环境也有分布。国内分布于福建厦门及海南省的深航岛、金银岛、永兴岛、石岛、东岛等海域；省内分布于烟台、青岛等地海域。

4 拟珠藻科 Nostochopsaceae

短毛藻属 Brachytrichia Zanard.

扩氏短毛藻 Brachytrichia quoyi (C. Ag.) Born. Et Flah.

【别　　名】 海雹菜、海雹米。

【药用部位】 藻体（海雹菜）。

【采收加工】 春、夏季采收，洗净，晒干。

【性能主治】 味咸，性寒；利水；主治水肿。

【生境分布】 生长于潮间带泥沙地散石间。国内分布于各沿海省区，以黄海、南海沿岸较多；省内分布于黄海及青岛湾沿岸。

5 胶须藻科 Rivulariaceae

眉藻属 Calothrix C. Ag.

5.1.1 苔垢菜 Calothrix crustacea Thuret

【别　　名】 苔污菜、紫菜苔。

【药用部位】 藻体（苔垢菜）。

【采收加工】 春、夏季采收，洗净，晒干。

【性能主治】 味咸，性寒；利水消肿；主治水肿。

【生境分布】 生长于中、高潮带岩石或贝壳上。国内分布于各海域，东海、南海较多；省内分布于各沿海地区。

5.1.2 寄生眉藻 Calothrix parasitica (Chauv.) Thuret

【别　　名】 附生美须藻、附生眉藻、苔垢菜。

【药用部位】 藻体（苔垢菜）。

【采收加工】 同苔垢菜。

【性能主治】 同苔垢菜。

【生境分布】 喜附生于海索面藻体组织（丝体之间）内。国内分布于大连等地沿海；省内分布于威海、青岛等地沿海。

二、红藻门 RHODOPHYTA

1 红毛菜科 Bangiaceae

1.1 红毛菜属 Bangia Lyngbye

红毛菜 Bangia fusco-purpurea Dillw. Lyngbye

【别　　名】 紫菜苔、红绵藻、牛毛藻、牛毛海苔。

【药用部位】 藻体（红毛菜）。

【采收加工】 9月至翌年晚春采收，洗净，晒干。

【性能主治】 清热解毒，利水。

【生境分布】 生长于中、高潮带的岩礁、竹枝、木头或其他藻体上，为泛暖温带性种。国内分布于东海、南海沿岸，渤海、黄海沿岸极少见；省内分布于荣成石岛海域。

1.2 紫菜属 Porphyra Ag.

1.2.1 甘紫菜 Porphyra tenera Kjellm.

【别　　名】 紫塌膜菜、索菜、子菜、紫英、紫菜。

【药用部位】 藻体（紫菜）。

【采收加工】 夏季剪收或采摘。剪收：用剪刀把菜体上段大部剪下，只留下端靠近基部部分，一般剪约6～8cm长，让其继续生长。采摘：成熟期把大的紫菜摘下，小的留下继续生长。加工：清洗干净后，剁切成0.5～1cm大小，制成饼，干燥。

【性能主治】 味甘、咸，性寒；化痰软坚，利咽，止咳，养心除烦，利水除湿；主治瘿瘤，咽喉肿痛，咳嗽，烦躁失眠，脚气，水肿，小便淋痛，泻痢。

【生境分布】 生长于水质较肥、海水较平静海湾内的中潮带岩礁上。国内分布于江苏连云港以北的黄海和渤海沿岸；省内分布于烟台、青岛、日照、威海等地。

1.2.2 条斑紫菜 Porphyra yezoensis Ueda

【别　　名】　紫菜。

【药用部位】　藻体（紫菜）。

【采收加工】　同甘紫菜。

【性能主治】　同甘紫菜。

【生境分布】　生长于大干潮线附近的岩礁上。国内分布于辽宁、江苏、浙江等省，为人工养殖紫菜的主要种；省内分布于烟台、青岛、日照、威海、荣成等地。

1.2.3 圆紫菜 Porphyra suborbiculata Kjellm

【别　　名】　春菜、紫菜、乌菜。

【药用部位】　藻体（紫菜）。

【采收加工】　同甘紫菜。

【性能主治】　同甘紫菜。

【生境分布】　生长于中潮带上部的岩礁上。国内分布于黄海南部、东海、南海沿岸；省内分布于青岛等地。

1.2.4 华北紫菜 Porphyra katadai Miura var. Hemiphylla Tseng et T. J. Chang

【别　　名】　华北半叶紫菜、紫菜。

【药用部位】　藻体（紫菜）。

【采收加工】　同甘紫菜。

【性能主治】　同甘紫菜。

【生境分布】　生长于低潮带的岩礁上。国内分布于辽宁等地；省内分布于青岛、烟台沿海。

1.2.5 少精紫菜 Porphyra oligospermatangia Tseng et B. F. Zheng

【别　　名】　少精子囊紫菜、紫菜。

【药用部位】　藻体（紫菜）。

【采收加工】　同甘紫菜。

【性能主治】　同甘紫菜。

【生境分布】　生长于潮带间的岩礁上。国内、省内分布于青岛团岛湾、中港码头，是在青岛团岛湾发现的新物种。

1.2.6 边紫菜 Porphyra marginata Tseng T. J. Chang

【别　　名】　紫菜。

【药用部位】　藻体（紫菜）。

【采收加工】　同甘紫菜。

【性能主治】　同甘紫菜。

【生境分布】　生长于低潮带附近的岩石或软体动物的贝壳上，生长较为分散，不很集中，为黄海沿岸特有的冷温带性种。国内分布于辽宁等省区；省内分布于青岛、荣成沿海。

2　海索面科 Nemaliaceae

海索面属 Nemalion Duby

海索面 Nemalion vermiculare Suringar

【药用部位】　藻体（海索面）。

【采收加工】　5～9月采收，洗净，晒干。

【性能主治】　降压，对某些细菌有抑制作用。

【生境分布】　生长于高、中潮带的岩石上，为亚热带性海藻。国内分布于黄海沿岸、南中国海北部沿海；省内分布于黄海沿岸。

3　石花菜科 Gelidiaceae

3.1　石花菜属 Gelidium Lamouroux

3.1.1 石花菜 Gelidium amansii Lamouroux

【别　　名】　沙根子、牛毛菜、鸡毛菜、红菜、凤尾。

【药用部位】　藻体（石花菜）。

【采收加工】　夏、秋季采收，去除杂质，洗净，晒干。

【性能主治】　味甘、咸，性寒；清热解毒，化瘀散结，缓下，驱蛔；主治肠炎腹泻，肾盂肾炎，瘿瘤，肿瘤，痔疮出血，慢性便秘，蛔虫症。

【生境分布】　生长于大干潮线附近至水深6～10m的海底岩石上，为暖温带性种。国内分布于辽宁、江苏、浙江、福建、台湾等省区，黄海、渤海较多，东海较少；省内分布于黄海、渤海沿岸。

3.1.2 细毛石花菜 Gelidium crinale (Turner) Gaillon

【别　　名】　岩衣、马毛、狗毛菜、猪毛菜、石花菜。

【药用部位】　藻体（石花菜）。

【采收加工】　同石花菜。

【性能主治】　同石花菜。

【生境分布】　生长于中潮带有泥沙覆盖的岩石上。国内分布于辽宁、河北、江苏、福建、广东等省区；省内分布于烟台、青岛、日照、威海等地。

3.1.3 葡匍石花菜 Gelidium pusillum (Stackhouse) Le Jolis

【别　　名】　石花菜。

【药用部位】　藻体（石花菜）。

【采收加工】　同石花菜。

【性能主治】　同石花菜。

【生境分布】　生长于潮间带的岩石或贝壳上。国内分布于浙江、广东、海南等省；省内分布于各沿海地区。

3.1.4 异形石花菜 Gelidium vagum Okamura

【别　　名】　石花菜。

【药用部位】　藻体（石花菜）。

【采收加工】　同石花菜。

【性能主治】　同石花菜。

【生境分布】　生长于低潮带石沼中或堆积的石块缝隙间隐蔽处，或潮下带1m左右深处岩石或石块上。国内分布于辽宁、河北沿海；省内分布于各沿海地区。

3.1.5 小石花菜 Gelidium divaricatum Martens

【别　　名】　石花菜、生冻菜。

【药用部位】　藻体（小石花菜）。

【采收加工】　夏、秋季采收，去除杂质，洗净，鲜用或晒干。

【性能主治】　味甘、咸，性凉；清热解毒，缓下通便；主治肠炎，痢疾，皮下出血，慢性便秘。

【生境分布】 生长于中潮带的岩藤壶及其他贝壳上，形成很大的群落，为亚热带性种。国内北起辽东半岛、南至广东省两阳县的海陵岛均有分布；省内分布于各沿海地区。

3.2 鸡毛菜属 Pterocladia J. Ag.

鸡毛菜 Pterocladia tenuis Okam.

【别　　名】 冻菜渣渣。

【药用部位】 藻体（鸡毛菜）。

【采收加工】 春、夏季采收，洗净，晒干。

【性能主治】 清热泻火，软坚散结，化痰；主治干咳痰结，咽喉肿痛等症。

【生境分布】 生长于大干潮线附近的岩礁上和中、低潮带的石沼中或岩石上。国内各沿海岛屿均有分布；省内分布于各沿海地区。

3.3 拟鸡毛菜属 Pterocladiella Santelices et Hommersand

拟鸡毛菜 Pterocladiella capillacea (Gmelin) Santelices et Hommersand

【别　　名】 鸡毛菜、鸡冠菜、冻菜渣渣、薄翼枝藻、翼枝藻。

【药用部位】 藻体（鸡毛菜）。

【采收加工】 夏、秋季采收，洗净，晒干。

【性能主治】 味咸，性寒；清热解毒，化痰散结，泻火通便，解暑；主治夏季感冒，痄腮，肺热咳嗽，痰结干咳，喉炎，咽喉痛，慢性便秘。

【生境分布】 生长于大干潮线附近的岩礁上和中潮带石沼中的岩石上，为亚热带性种。国内南北沿海均有分布，辽宁、河北、浙江、福建、广东等省区沿海均有分布；省内分布于各沿海地区。

4 胶黏藻科 Dumontiaceae

胶黏藻属 Dumontia Lamouroux

单条胶黏藻 Dumontia simplex Cotton

【别　　名】 红菜。

【药用部位】 藻体（红菜）。

【采收加工】 全年均可采收，洗净，晒干。

【性能主治】 味咸，性平；驱蛔；主治蛔虫病。

【生境分布】 生长于潮带间岩石上或石沼中。国内分布于辽宁等省；省内分布于各沿海地区。

5 内枝藻科 Endocladiaceae

海萝属 Gloiopeltis J. Agardh

海萝 Gloiopeltis furcata (Post. et Rupr.) J. Agardh

【别　　名】 牛毛、赤菜、胶菜、红毛菜、石花菜。

【药用部位】 藻体（海萝）。

【采收加工】 东海夏季，南海春季，渤海、黄海夏、秋季采收，去除杂质，洗净，晒干。

【性能主治】 味咸，性寒；清热，消食，祛风除湿，软坚化痰；主治劳热，骨蒸，泄泻，痢疾，风湿痹痛，咳

嗽，瘿瘤，痔疾。

【生境分布】 生长于中、高潮带下部的岩石上，常丛生成群。国内分布于辽宁、河北、江苏、浙江、福建、广东、台湾等省区；省内分布于各沿海地区。

6 海膜科 Halymeniaceae

蜈蚣藻属 Grateloupia C. Agardh

6.1.1 蜈蚣藻 Grateloupia filicina (Lamouroux) C. Agardh

【别　　名】 面菜、佛祖菜、海菜、膏菜、海赤菜。

【药用部位】 藻体（蜈蚣藻）。

【采收加工】 秋、冬季采收，洗净，晒干。

【性能主治】 味咸，性寒；清热解毒，驱虫；主治喉炎，肠炎，痢疾，蛔虫病。

【生境分布】 生长于高、中潮带岩石上、石沼中或泥沙滩碎沙石上。国内、省内分布于各沿海地区。

6.1.2 带形蜈蚣藻 Grateloupia turuturu Yamada

【别　　名】 海膜、蜈蚣藻。

【药用部位】 藻体（蜈蚣藻）。

【采收加工】 6～7月采收，洗净，晒干。

【性能主治】 同蜈蚣藻。

【生境分布】 生长于低潮带岩石上或石沼中。国内、省内分布于渤海、黄海沿岸。

6.1.3 叉枝蜈蚣藻 Grateloupia divaricata Okamura

【别　　名】 叉开蜈蚣藻。

【药用部位】 藻体（叉开蜈蚣藻）。

【采收加工】 5～7月采收，洗净，晒干。

【性能主治】 味咸，性寒；驱蛔；主治蛔虫病。

【生境分布】 生长于中、低潮带的岩石上或养殖筏的浮筏上。国内分布于渤海、黄海沿岸；省内分布于黄海、渤海。

7 育叶藻科 Phyllophoraceae

拟伊藻属 Ahnfeltiopsis Silva et De Cew

扇形拟伊藻 Ahnfeltiopsis flabelliformis (Harv.) Masuda

【别　　名】 叉枝藻、扁枝子、鲍鱼菜、猪毛菜。

【药用部位】 藻体（叉枝藻）。

【采收加工】 夏、秋季采收，洗净，晒干。

【性能主治】 味咸，性寒；润肠通便；主治慢性便秘。

【生境分布】 生长于潮间带的岩石上，在有浮泥的地方和在冬季沿岸结冰的石沼中也能生长。国内北起辽东半岛、南至广东惠来县间的广大海区均有分布；省内分布于荣成、日照等地沿海。

8 黏管藻科 Gloiosiphoniaceae

黏管藻属 Gloiosiphonia Carmichael in Berkeley

黏管藻 Gloiosiphonia capillaries (Hudson) Carmichael in Berkeley

【药用部位】 藻体（黏管藻）。

【采收加工】 春季采收，洗净，晒干。

【性能主治】 抗肿瘤，抗氧化，抗炎，抑制免疫。

【生境分布】　生长于高潮间带石沼中。国内分布于辽宁、福建等省区；省内分布于烟台、青岛沿海。

9　江蓠科 Gracilariaceae

江蓠属 Gracilaria Greville

9.1.1　真江蓠 Gracilaria asiatica Zhang et Xia

【别　　名】　江蓠、龙须菜、牛毛、鬃菜、牛鬃菜。

【药用部位】　藻体（江蓠）。

【采收加工】　全年均可采收，洗净，鲜用或晒干。

【性能主治】　味甘、咸，性寒；清热、化痰软坚，利水；主治内热，痰结瘿瘤，小便不利。

【生境分布】　生长于潮间带至潮下带上部的岩礁、石砾、贝壳以及木料和竹材上。国内北起辽东半岛、南至广东南澳岛、向西至广西的防城港市沿岸均有分布；省内分布于烟台、荣成、乳山、龙口、日照等地。

9.1.2　扁江蓠 Gracilaria textorii (Suring.) De Teni

【别　　名】　蒲藻、凤头、江蓠。

【药用部位】　藻体（江蓠）。

【采收加工】　同真江蓠。

【性能主治】　同真江蓠。

【生境分布】　生长于海湾内较为平静的、大干潮线以下的岩礁上。国内、省内分布于黄海、渤海沿岸。

9.1.3　龙须菜 Gracilaria lemaneiformis (Bory) Weber van Bosse

【别　　名】　海藻龙须菜。

【药用部位】　藻体（江蓠）。

【采收加工】　同真江蓠。

【性能主治】　同真江蓠。

【生境分布】　生长于潮间带下部沙沼中到潮下带半埋于有沙覆盖的岩石上。国内分布于山东沿海。

10　仙菜科 Ceramiaceae

10.1　凝菜属 Campylaephora J. Agardh

钩凝菜 Campylaephora hypnaeiodes J. Agardh

【别　　名】　钩仙菜、牛毛石花菜。

【药用部位】　藻体（钩凝菜）。

【采收加工】　夏、秋季采收，洗净，晒干。

【性能主治】　味咸，性寒；清热，通便；主治便秘。

【生境分布】　生长于低潮带岩石上，常缠绕在马尾藻藻体上。国内分布于河北、辽宁、浙江等省；省内分布于青岛、烟台等地沿海。

10.2　仙菜属 Ceramium Roth

10.2.1　波登仙菜 Ceramium boydenii Gepp

【别　　名】　轮枝仙菜、糕菜。

【药用部位】　藻体（糕菜）。

【采收加工】　夏、秋季采收，洗净，晒干。

【性能主治】　味咸，性寒；化痰，软坚，缓泻通便；主治痰核瘰疬，慢性便秘。

【生境分布】　生长于低潮带岩石或石沼中，或附生长于其他藻体上。国内分布于渤海、黄海、东海沿岸；省内分布于黄海、渤海沿岸。

10.2.2　三叉仙菜 Ceramium kondoi Yendo

【别　　名】　二叉仙菜、糕菜。

【药用部位】　藻体（糕菜）。

【采收加工】　同波登仙菜。

【性能主治】　同波登仙菜。

【生境分布】　生长于低潮带岩石上或石沼内。国内分布于河北、辽宁、浙江等省区沿海；省内分布于青岛、烟台等地沿海。

10.2.3　日本仙菜 Ceramium japonicum Okamura

【药用部位】　藻体（日本仙菜）。

【采收加工】　夏、秋季采收，洗净，晒干。

【性能主治】　抗肿瘤，增强免疫。

【生境分布】　生长于低潮带岩石上或附生长于其他藻体上。国内分布于河北、辽宁、浙江、海南等省区沿海；省内分布于烟台、青岛等地沿海。

10.2.4　柔质仙菜 Ceramium tenerrimum (Martens) Okamura

【别　　名】　仙菜、柔枝仙菜。

【药用部位】　藻体（柔质仙菜）。

【采收加工】　夏、秋季采收，洗净，晒干。

【性能主治】　味咸，性寒；清热解毒；主治痈疮肿毒。

【生境分布】　生长于低潮线下1m左右深处的死珊瑚上，或附生长于其他藻体上，或与多管藻、黑顶藻混生。国内分布于河北、辽宁、浙江、福建、海南等省沿海；省内分布于烟台、青岛等地沿海。

10.3　篮子藻属 Spyridia Harvey

篮子藻 Spyridia filamentosa (Wulfen.) Harvey in Hooker

【药用部位】　藻体（蓝子藻）。

【采收加工】　夏、秋季采收，洗净，晒干。

【性能主治】　味咸，性寒；清热化痰，软坚散结，利水消肿，润肠通便；主治瘿瘤，瘰疬，小便不利，慢性便秘。

【生境分布】　生长于低潮带岩石上或环礁内低潮线下0.5～1m的礁平台上。国内分布于海南西沙群岛、香港海域；省内分布于青岛沿海。

11　松节藻科 Rhodomelaceae

11.1　软骨藻属 Chondria C. Agardh

11.1.1　粗枝软骨藻 Chondria crassicaulis Harvey

【别　　名】　拉拉撒、软骨藻。

【药用部位】　藻体（软骨藻）。

【采收加工】　春、夏季采集，洗净，晒干。

【性能主治】　味咸，性微寒；驱虫；主治蛲虫病，蛔虫病。

【生境分布】　生长于低潮带附近岩石上。国内分布于黄海沿岸及浙江、广东等省沿海；省内分布于黄海区域。

11.1.2　细枝软骨藻 Chondria tenuissima (Good. et Wood.) Agardh

【别　　名】　软骨藻。

【药用部位】　藻体（软骨藻）。

【采收加工】　同粗枝软骨藻。

【性能主治】　同粗枝软骨藻。

【生境分布】　生长于低潮带的岩石上。国内分布于黄海、浙江沿岸；省内分布于黄海区域。

11.2　凹顶藻属 Laurencia Lamouroux

11.2.1　冈村凹顶藻 Laurencia okamurai Yamada

【别　　名】　凹顶藻。

【药用部位】　藻体（岗村凹顶藻）。

【采收加工】　夏、秋季采收，洗净，晒干。

【性能主治】　味咸，性寒；清热化痰，化瘀软坚；主治痰热咳嗽，瘰疬，痰核。

【生境分布】　生长于低潮带至潮下带的岩石上。国内、省内分布于黄海沿岸。

11.2.2　钝形凹顶藻 Laurencia obtusa (Hudson) Lamx.

【药用部位】　藻体（钝形凹顶藻）。

【采收加工】　夏、秋季采收，洗净，晒干。

【性能主治】　味咸，性寒；清热解毒，抑菌消炎，抗真菌，抗肿瘤，驱虫；主治疮疖，感冒发热，心血管系统疾病。

【生境分布】　生长于潮间带浪击岩石上。国内、省内分布于沿海各地。

11.3　多管藻属 Polysiphonia Greville

多管藻 Polysiphonia senticulosa Howe

【别　　名】　驱虫苔。

【药用部位】　藻体（驱虫苔）。

【采收加工】　夏、秋季采收，洗净，晒干。

【性能主治】　味咸，性微寒；驱虫；主治蛔虫病。

【生境分布】　生长于低潮带岩石及其他基质上。国内沿海省区均有分布；省内分布于黄海、渤海沿岸。

11.4　松节藻属 Rhodomela C. Ag.

松节藻 Rhodomela subfusco (Woodward) C. Agardh

【别　　名】　驱虫苔。

【药用部位】　藻体（驱虫苔）。

【采收加工】　同多管藻。

【性能主治】　同多管藻。

【生境分布】　生长于中潮带的岩石上或石沼中。国内、省内分布于黄海沿岸。

11.5　鸭毛藻属 Symphyocladia Falkenberg

鸭毛藻 Symphyocladia latiuscula (Harvey) Yamada

【药用部位】　藻体（鸭毛藻）。

【采收加工】　夏、秋季采收，洗净，晒干。

【性能主治】　抗肿瘤，抗病毒，抗氧化。

【生境分布】　生长于潮带间的石沼内或低潮带岩石上。国内、省内分布于黄海沿岸。

12　珊瑚藻科 Corallinaceae

12.1　石枝藻属 Lithothamnion Heydrich

12.1.1　太平洋石枝藻 Lithothamniom pacificum (Foslie) Foslie

【别　　名】　小海浮石、石花、大花、海藻石。

【药用部位】　钙质化藻体（海藻石）。

【采收加工】　夏、秋季在海边产区采集，用清水漂洗，除去盐质及泥沙，晒干。

【性能主治】　味咸，性寒；清肺止咳，化痰软坚，利水通淋；主治肺热咳喘，痰稠，吐血，瘰疬瘿瘤，淋病，小便不利。

【生境分布】　生长于中潮带石沼中或低潮带的石块、牡蛎壳上。国内、省内分布于渤海、黄海沿岸。

12.1.2　中间石枝藻 Lithothamniom intermedium Kjellman

【别　　名】　海藻石。

【药用部位】　藻体（海藻石）。

【采收加工】　同太平洋石枝藻

【性能主治】　同太平洋石枝藻。

【生境分布】　生长于水下 2～10m 或更深处。国内、省内分布于龙口桑岛海域。

12.2　珊瑚藻属 Corallina Linnaeus

12.2.1　珊瑚藻 Corallina officinalis Lamouroux

【别　　名】　钙化藻。

【药用部位】　藻体（珊瑚藻）。

【采收加工】　夏、秋季采收，洗净，鲜用或晒干。

【性能主治】　味苦，性寒；驱蛔；主治蛔虫病。

【生境分布】　生长于中、低潮带岩石上或石沼中。国内分布于黄海、东海沿岸；省内分布于黄海沿岸。

12.2.2　小珊瑚藻 Corallina pilulifera Postels et Ruprecht

【别　　名】　珊瑚藻。

【药用部位】　藻体（珊瑚藻）。

【采收加工】　同珊瑚藻。

【性能主治】　同珊瑚藻。

【生境分布】　生长于潮间带的岩石上或石沼中。国内分布于黄海、东海沿岸；省内分布于黄海沿岸。

三、硅藻门 BACILLARIOPHYTA

1　脆杆藻科 Fragilariaceae

1.1　楔形藻属 Licmophora Agardh

短纹楔形藻 Licmophora abbreviata Agardh

【别　　名】　林氏楔形藻、楔形藻。

【药用部位】　藻体（楔形藻）。

【采收加工】　夏、秋季采收，洗净，晒干。

【性能主治】　味苦、咸，性寒；清热解毒，燥湿止痢；主治疮疖肿毒，肠炎，痢疾。

【生境分布】　为沿岸性，营附着生活，但经常进入浮游生物群。国内分布于渤海、黄海、东海沿岸；省内分布于黄海、渤海沿岸。

1.2　布莱克利亚属 Bleakeleya

标志布莱克里亚藻 Bleakeleya natata（Grunow）Grunow

【别　　名】　标志星杆藻、星杆藻。

【药用部位】　藻体（星杆藻）。

【采收加工】　夏、秋季采收，拣净杂质，鲜用或晒干。

【性能主治】　味咸，性寒；清热解毒，消肿止痛；主治咽喉肿痛，肠炎。

【生境分布】　为沿岸性、偏暖性种。国内、省内沿海各地均有分布。

1.3　星平藻属 Asteroplanus

加拉星平藻 Asteroplanus karianus（Grunow）Gardner et Crawford

【别　　名】　加利亚星杆藻、加氏星杆藻、星杆藻。

【药用部位】　藻体（星杆藻）。

【采收加工】　同标志布莱克里亚藻。

【性能主治】　同标志布莱克里亚藻。

【生境分布】　为北冰洋近海种。国内分布于渤海、黄海、东海；省内分布于黄海、渤海。

2　菱形藻科 Nitzschiaceae

2.1　细柱藻属 Cylindrotheca

新月筒柱藻 Cylindrotheca closterium（Ehrenberg）Lewin et Reimann

【别　　名】　新月菱形藻、楔形藻。

【药用部位】　藻体（楔形藻）。

【采收加工】　同短纹楔形藻。

【性能主治】　同短纹楔形藻。

【生境分布】　为潮间带底栖常见种，但在浮游植物群落中亦常见。国内、省内近海均有分布。

2.2　星杆藻属 Asterionellopsis

冰河拟星杆藻 Asterionellopsis glacialis（Castracane）Round

【别　　名】　日本星杆藻、楔形藻。

【药用部位】　藻体（楔形藻）。

【采收加工】　同短纹楔形藻。

【性能主治】　同短纹楔形藻。

【生境分布】　为沿岸性、偏暖性种。国内、省内沿海均有分布。

2.3　菱形藻属 Nitzschiaceae

长菱形藻 Nitzschia longissima（Breb.）Ralfs

【别　　名】　星杆藻。

【药用部位】　藻体（星杆藻）。

【采收加工】　同标志布莱克里亚藻。

【性能主治】　同标志布莱克里亚藻。

【生境分布】　栖息于潮间带海域，但常出现于浮游生物群中。国内分布于黄海、东海、南海沿岸；省内分布于黄海。

2.4　伪菱形藻属 Pseudo-nitzschia

尖刺伪菱形藻 Pseudo-nitzschia pungens（Grunow ex P. T. Cleve）Hasle

【别　　名】　尖刺菱形藻、星杆藻。

【药用部位】　藻体（星杆藻）。

【采收加工】　同标志布莱克里亚藻。

【性能主治】　同标志布莱克里亚藻。

【生境分布】　营浮游性生活。国内、省内近海均有分布。

四、褐藻门 PHAEOPHYTA

1　水云科 Ectocarpaceae

水云属 Ectocarpus

水云 Ectocarpus arctus Kuetz.

【药用部位】　藻体（水云）。

【采收加工】　夏、秋季采收，洗净，晒干。

【性能主治】　有抗癌活性。

【生境分布】　生长于低潮带的岩石上或其他藻体上。国内分布于黄海、东海沿岸；省内分布于黄海沿岸。

2　网地藻科 Dictyotaceae

2.1　网翼藻属 Dictyopteris

叉开网翼藻 Dictyopteris divaricata（Okam.）Okam.

【别　　名】　网翼藻。

【药用部位】　藻体（网翼藻）。

【采收加工】　夏、秋季采收，洗净，晒干。

【性能主治】　抗肿瘤，抗真菌。

【生境分布】　生长于低潮带的岩石上。国内分布于黄海沿岸、浙江中街山海域；省内分布于黄海沿岸。

2.2　网地藻属 Dictyota

2.2.1　网地藻 Dictyota dichotoma（Huds.）Lamx.

【药用部位】　藻体（网地藻）。

【采收加工】　夏、秋季采收，洗净，晒干。

【性能主治】　味苦、咸，性寒；清热解毒，燥湿杀虫；主治湿热泻痢，疮疖肿毒，脚气等症。

【生境分布】　生长于低潮带的岩石上。国内分布于浙江、福建沿海；省内分布于各沿海地区。

2.2.2　叉开网地藻 Dictyota divaricata Lamx.

【别　　名】　网地藻。

【药用部位】　藻体（网地藻）。

【采收加工】　同网地藻。

【性能主治】　同网地藻。

【生境分布】　生长于低潮带的岩石上。国内分布于黄海、南中国海沿岸；省内分布于黄海。

2.3　团扇藻属 Padina

大团扇藻 Padina crassa Yamada

【药用部位】　藻体（大团扇藻）。

【采收加工】　夏、秋季采收，洗净，晒干。

【性能主治】　有抗肿瘤活性。

【生境分布】　生长于低潮带的岩石上或石沼中。国内分布于黄海、东海及香港海区沿岸；省内分布于黄海沿岸。

3　黏膜藻科 Leathesiaceae

黏膜藻属 Leathesia

小黏膜藻 Leathesia nana Setchell et Gardner

【药用部位】　藻体（小黏膜藻）。

【采收加工】　夏、秋季采收，洗净，晒干。

【性能主治】　抗肿瘤，抑菌，抗炎，增强免疫。

【生境分布】　生长于中、低潮带的水沼内，附着在岩石或其他藻体上。国内、省内分布于黄海沿岸。

4　狭果藻科 Spermatochnaceae

海蕴属 Nemacystus

海蕴 Nemacystus decipiens (Sur.) Kuckuck

【别　　名】　滑溜菜、水灵草。

【药用部位】　藻体（海蕴）。

【采收加工】　秋、冬季采收，洗净，晒干。

【性能主治】　味咸，性寒；软坚散结，化痰止咳，利水消肿；主治瘿瘤结气，甲状腺肿，咽喉痛，咳嗽痰喘，水肿，小便不利，喉炎。

【生境分布】　缠绕生长于大干潮线下的海蒿子藻体上。国内分布于辽宁、广东、广西等省区；省内分布于青岛沿海。

5　点叶藻科 Punctariaceae

点叶藻属 Punctaria

点叶藻 Punctaria latifolia Grev.

【药用部位】　藻体（点叶藻）。

【采收加工】　夏、秋季采收，洗净，晒干。

【性能主治】　有抗肿瘤活性。

【生境分布】　生长于中、低潮带的岩石上、石沼内或附生在其他大型藻藻体上。国内、省内分布于黄海沿岸。

6　萱藻科 Scytosiphonaceae

萱藻属 Scytosiphon C. Ag.

萱藻 Scytosiphon lomentarius (Lyngb.) J. Ag.

【别　　名】　黄海菜、海菜管、海麻线、捞子筋、海嘎、海通菜。

【药用部位】　藻体（萱藻）。

【采收加工】　春、夏季采收，洗净，晒干。

【性能主治】　味咸，性寒；清热解毒，化痰软坚；主治咳嗽，喉炎，甲状腺肿，颈淋巴结肿。

【生境分布】　为泛温带性种，生长于中潮带的岩石上或石沼中，也生长于高潮带石沼中和低潮带岩礁上。国内分布于各海区，北起辽东半岛，南至广东省两阳县属的海陵岛间的广大沿海区域都有生长；省内分布于青岛、日照等地沿海。

7　酸藻科 Desmarestiaceae

酸藻属 Desmarestia

酸藻 Desmarestia viridis (Muller) Lamx.

【药用部位】　藻体（酸藻）。

【采收加工】　春、夏季采收，洗净，晒干。

【性能主治】　有抗肿瘤、抑菌、增强免疫、抗氧化等活性。

【生境分布】　生长于低潮带的岩石上。国内、省内分布于黄海沿岸。

8　绳藻科 Chordaceae

8.1　绳藻属 Chorda

绳藻 Chorda filum (L.) Lamx.

【别　　名】　海麻线、麻绳菜、黑嘎子。

【药用部位】　藻体（绳藻）。

【采收加工】　夏、秋季采收，洗净，晒干。

【性能主治】　味咸，性凉；软坚，祛痰，利尿，降压；主治瘰疬，瘿瘤，高血压。

【生境分布】　为泛暖温带性种，生长于水中石上。国内分布于黄海、渤海沿岸；省内分布于日照、荣成等地沿海。

8.2　海带属 Laminaria Lamx.

海带 Laminaria japonica Aresch.

【别　　名】　海带菜、海白菜、江白菜、昆布。

【药用部位】　叶状体（昆布），固着器（海带根）。

【采收加工】　叶状体全年可采，铺晒晾干；固着器生长盛期割取，洗净，晒干。

【性能主治】　**昆布：**味咸，性寒；消痰软坚，利水退肿；主治瘿瘤，瘰疬，脚气水肿。**海带根：**味咸，性寒；清热化痰，止咳，平肝；主治痰热咳喘，肝阳偏亢之头晕，头痛，急躁易怒，少寐多梦。

【生境分布】　为冷温带性种，生长于大干潮线以下1～3m的岩礁上。自然生长的分布范围，国内限于辽东和山东两个半岛的肥沃海区；人工养殖已推广到浙江、福建、广东等省区；省内分布于各沿海地区，以青岛、烟台、威海、长山岛产量最多。

9　翅藻科 Alariaceae

裙带菜属 Undaria Suringar.

裙带菜 Undaria pinnatifida (Harv.) Sur.

【别　　名】　裙带、海芥菜。

【药用部位】　叶状体（昆布），固着器（海带根）。

【采收加工】　同海带。

【性能主治】　同海带。

【生境分布】　生长于潮下带的岩石上。国内分布于辽宁、浙江等地沿海；省内分布于烟台、威海、荣成、青岛等地沿海。

10　巨藻科 Lessoniaceae

巨藻属 Macrocystis

梨形巨藻 Macrocystis pyrifera (L.) C. Ag.

【别　　名】　海藻王、巨藻。

【药用部位】　藻体（巨藻）。

【采收加工】　夏、秋季采收，洗净，晒干。

【性能主治】　味咸，性寒；缓解心绞痛；主治高胆固醇、高血压及动脉硬化症，气管炎，哮喘等。

【生境分布】　生长于低潮带以下数十米深的岩石上。国内于 1978 年从墨西哥引进，已在大连等海域养殖成功，省内长岛等地也已养殖成功。

11　墨角藻科 Fucacea

鹿角藻属 Silvetia Serrao，Cho，Boo et Brawley

鹿角菜 Silvetia siliquosa (Tseng et C. F. Chang) Serrao，Cho，Boo et Brawley

【别　　名】　鹿角尖、鹿角豆、鹿角棒、枯枝藻、不毛叉藻。

【药用部位】　藻体（鹿角菜）。

【采收加工】　春、夏季采收，洗净，晒干。

【性能主治】　味咸，性大寒；清热化痰，软坚散结；主治劳热骨蒸，痰热咳嗽，肺结核，瘿瘤，瘰疬。

【生境分布】　生长于中潮带岩石上。国内分布于辽宁等省区沿海；省内分布于荣成、乳山等地沿海。

12　马尾藻科 Sargassaceae

12.1　羊栖菜属 Hizikia Okamura

羊栖菜 Hizikia fusiforme (Harv.) Okamura

【别　　名】　羊奶子、鹿角尖、杨角子、海菜芽、杨家菜、海藻。

【药用部位】　藻体（海藻）。

【采收加工】　夏、秋季由海中捞取或割取，去净杂质，用淡水洗净，晒干。

【性能主治】　味咸，性寒；消痰软坚，利水退肿；主治瘿瘤，瘰疬，癫疝，脚气浮肿。

【生境分布】　生长于经常有海浪冲击的低潮和大干潮线下的岩石上。国内分布于辽宁、浙江、福建、广东等省区沿海；省内分布于烟台、青岛、日照、威海等地沿海。

12.2　马尾藻属 Sargassum C. Agardh

12.2.1　海蒿子 Sargassum confusum C. Agardh

【别　　名】　大叶藻、大蒿子、海根菜、海藻。

【药用部位】　藻体（海藻）。

【采收加工】　同羊栖菜。

【性能主治】　同羊栖菜。

【生境分布】　生长于低潮带的石沼中和大干潮线下1～4m 的岩石上。国内、省内分布于黄海、渤海沿岸。

12.2.2　海黍子 Sargassum muticum (Yendo) Fensholt

【别　　名】　谷穗子、草茜、海藻。

【药用部位】　藻体（海藻）。

【采收加工】　同羊栖菜。

【性能主治】　同羊栖菜。

【生境分布】　生长于低潮带石沼中和大干潮线下 4m 深处的岩礁上。国内、省内分布于黄海、渤海沿岸。

12.2.3　裂叶马尾藻 Sargassum siliquastrum (Turn.) C. Agardh

【别　　名】　海蒿子、海蓑衣、海茜、玉海藻、海藻。

【药用部位】　藻体（海藻）。

【采收加工】　同羊栖菜。

【性能主治】　同羊栖菜。

【生境分布】　生长于低潮线以下 1～5m 深处的岩石上，少数生长于低潮带的大石沼中。国内分布于辽宁、福建等省区沿海；省内分布于庙岛群岛海域。

12.2.4　锯齿马尾藻 Sargassum serratifolium (C. Agardh) C. Agardh

【别　　名】　齿叶马尾藻、海藻。

【药用部位】　藻体（海藻）。

【采收加工】　同羊栖菜。

【性能主治】　同羊栖菜。

【生境分布】　生长于潮下带 2～3m 深处的岩石上。国内分布于辽宁等省区沿海；省内分布于庙岛群岛海域。

12.2.5　鼠尾藻 Sargassum thunbergii (Mertens) O'Kuntze

【别　　名】　海茜、台茜、马尾茜、谷穗果、谷穗子。

【药用部位】　藻体（海茜）。

【采收加工】　夏、秋季捞取或割取，拣净杂质，用淡水洗漂，切段，晒干。

【性能主治】　味咸，性寒；软坚散结，清热化痰，利水；主治瘰疬，瘿瘤，咽喉肿痛，咳嗽痰结，小便不利，水肿，疮疖，心绞痛，高血压病，高血脂。

【生境分布】　生长于中、低潮带的岩石上，或在高、中潮带的水洼或石沼中。国内分布于北起辽东半岛、南至雷州半岛之间的沿海区域；省内沿海各地均有分布。

12.2.6　铜藻 Sargassum horneri (Turn.) C. Agardh

【别　　名】　柱囊马尾藻、海柳麦、丁香屋、草茜、玉海藻、海茜。

【药用部位】　藻体（海茜）。

【采收加工】　同鼠尾藻。

【性能主治】　同鼠尾藻。

【生境分布】　生长于低潮带深沼中或大干潮线下深至 4m 处的岩石上。国内分布于辽宁、浙江、福建、广东等省区；省内分布于各沿海地区。

五、绿藻门 CHLOROPHYTA

1 小球藻科 Chlorellaceae

小球藻属 Chlorella Beijierinck

小球藻 Chlorella vulgaris Beij.

【别　　名】　小球胞藻。

【药用部位】　藻体（小球藻）。

【采收加工】　春、夏季采收，洗净，晒干。

【性能主治】　用于肾虚，肝炎，水肿，贫血，泄泻。

【生境分布】　生长于淡水里和水底的物体上，有时生长于纤毛虫和水螅体上。国内分布于河北、江苏、安徽、广东等省区；省内分布于章丘等地。

2 丝藻科 Ulothricaceae

丝藻属 Ulothrix Kuetzing

软丝藻 Ulothrix flacca (Dillwyn) Thuret in Le Jolis

【别　　名】　紫菜苔、绿苔、绿菜苔、青苔、波发菜。

【药用部位】　丝状藻体（软丝藻）。

【采收加工】　夏、秋季采收，洗净，晒干。

【性能主治】　味咸，性寒；清热利水，化痰止咳；主治水肿，咳嗽痰结。

【生境分布】　生长于北方的，多生长于中潮带石块、贝壳和大型的藻体上；生长于东海和南海的，多生长于中潮带以上潮水激荡处的岩石上。国内分布于辽宁、浙江、福建、广东等省区沿海；省内分布于荣成、青岛等地沿海。

3 礁膜科 Monostromataceae

礁膜属 Monostroma Thuret

3.1.1　小礁膜 Monostroma zostericola Tild.

【别　　名】　海青菜、苔皮、绿紫菜、石菜、绿苔、礁膜。

【药用部位】　藻体（礁膜）。

【采收加工】　夏、秋季采收，洗净，晒干。

【性能主治】　味咸，性寒；清热解毒，化痰利水，软坚散结；主治痰热咳嗽，咽喉不利或肿痛，水肿，小便不利，瘿瘤，瘰疬。

【生境分布】　生长于中潮带，附着在大叶藻体上。国内、省内分布于黄海沿岸。

3.1.2　北极礁膜 Monostroma arcticum Wittrock

【别　　名】　绿塌膜菜、小黑菜、海青菜、海白菜、厚礁膜。

【药用部位】　藻体（厚礁膜）。

【采收加工】　春季采收，漂洗干净，晒干。

【性能主治】　味咸，性寒；清热利水，化痰止咳；主治喉炎，咳嗽痰结，水肿，小便不利。

【生境分布】　固着于中、低潮带的岩石上或石沼内。

国内、省内分布于黄海、渤海沿岸。

4 石莼科 Ulvaceae

4.1　浒苔属 Enteromorpha Link in Nees

4.1.1　浒苔 Enteromorpha prolifera (Müeller) J. Agardh

【别　　名】　烂苔、苔条、干苔。

【药用部位】　藻体（干苔）。

【采收加工】　冬、春季间采收，洗净，晒干。

【性能主治】　味咸，性寒；软坚散结，化痰消积，解毒消肿；主治瘿瘤，瘰疬，痈肿，疮疖，食积，虫积，脘腹胀闷，鼻衄。

【生境分布】　生长于风平浪静的内湾、中潮带滩涂或石沼中。国内分布于沿海各省区，浙江、福建沿海生长较多；省内分布于黄海、渤海沿岸。

4.1.2　扁浒苔 Enteromorpha compressa (Linnaeus) Grev.

【别　　名】　海青菜、筒菜、干苔。

【药用部位】　藻体（干苔）。

【采收加工】　同浒苔。

【性能主治】　同浒苔。

【生境分布】　生长于中、低潮带的岩石上或石沼中。国内、省内分布于渤海、黄海沿岸。

4.1.3　缘管浒苔 Enteromorpha linza (Linnaeus) J. Agardh

【别　　名】　长石莼、海莴苣、海白菜、海菠菜、海菜、干苔。

【药用部位】　藻体（干苔）。

【采收加工】　同浒苔。

【性能主治】　同浒苔。

【生境分布】　生长于中潮带卵石上或石沼中。国内、省内分布于各地沿海。

4.1.4　肠浒苔 Enteromorpha intestinalis (Linnaeus) Nees

【别　　名】　海青菜、筒菜、羊刀根、小海菜、绿苔、干苔。

【药用部位】　藻体（干苔）。

【采收加工】　同浒苔。

【性能主治】　同浒苔。

【生境分布】　在多烂泥沙滩的石砾上生长茂盛，有淡水流入处也能生长。国内、省内分布于各沿海地区。

4.2　石莼属 Ulva Linnaeus

4.2.1　石莼 Ulva lactuca Linnaeus

【别　　名】　岩头青、海青菜、菜石莼。

【药用部位】　藻体（石莼）。

【采收加工】　冬、春季采收，洗净，晒干。

【性能主治】　味甘、咸，性平；利水消肿，软坚化痰，清热解毒；主治水肿，颈淋巴结肿大，瘿瘤，高血压，喉炎，疮疖，急、慢性肠胃炎，痱疾。

【生境分布】　生长于海湾内，中、低潮带的岩石或石沼中。国内分布于大部分省区，浙江至广东、海南沿岸均有分布,黄海、渤海沿岸较少;省内分布于黄海、渤海沿岸。

4.2.2 孔石莼 Ulva pertusa Kjellman

【别　名】　大本青苔菜、海菠菜、海条、海白菜、石莼。

【药用部位】　藻体(石莼)。

【采收加工】　同石莼。

【性能主治】　同石莼。

【生境分布】　生长于中、低潮带及大干潮线附近的岩石上或石沼中。国内、省内分布于各沿海地区。

4.2.3 蛎菜 Ulva conglobata Kjellman

【别　名】　蛎皮菜、海青菜、岩头青、花石莼。

【药用部位】　藻体(蛎菜)。

【采收加工】　四季均可采收,洗净,晒干。

【性能主治】　味咸,性寒;清热解毒,利尿;主治甲状腺肿,中暑,水肿,小便不利。

【生境分布】　生长于中潮带以上带有沙土的岩石上或石沼边缘。国内、省内分布于各沿海地区。

5 松藻科 Codiaceae

松藻属 Codium Stackh.

刺松藻 Codium fragile (Suringar) Hariot

【别　名】　刺海松、海松、水松。

【药用部位】　藻体(水松)。

【采收加工】　夏、秋季采收,洗净,晒干。

【性能主治】　味甘、咸,性寒;清暑解毒,利水消肿,驱虫;主治中暑,水肿,小便不利,蛔虫病。

【生境分布】　生长于中、低潮带向阳的岩石上或石沼中。国内黄海、渤海沿岸分布较多,东南沿海较少;省内分布于黄海、渤海沿岸。

6 水绵科 Zygnemataceae

水绵属 Spirogyra Link

普通水绵 Spirogyra communis (Hass.) Kütz.

【别　名】　水衣、水苔、石发、水绵。

【药用部位】　藻体(水绵)。

【采收加工】　春、夏季采收,洗净,晒干。

【性能主治】　味甘,性平;清热解毒,利湿;主治丹毒,痈肿,漆疮,烫伤,泄泻等症。

【生境分布】　生长于水沟、池塘及水渠中。国内分布于河北、青海、河南、湖北及华东、西南等省区;省内分布于各地池塘、湖泊、溪沟静水处。

第二节　地衣植物

地衣属于多年生植物,是真菌和藻类共生的一类特殊植物。无根、茎、叶的分化,能生活在各种环境中,被称为"植物界的拓荒先锋"。构成地衣体的真菌大多是子囊菌,少数是担子菌,极少数是半知菌,能吸收水和无机盐,并包被藻体;藻类主要是蓝藻和绿藻,能进行光合作用,制造有机物。全世界地衣共有 500 余属,25000 余种。

按生长型可将地衣可分为 3 种类型:①壳状地衣:地衣体是一种具有色彩的多种多样的壳状物,菌丝与基质紧密相连,有的菌丝还伸入基质中。因此,地衣体与基质很难剥离。②叶状地衣:地衣体扁平,有背腹之分,呈叶片状,四周有瓣状裂片,下方(腹面)以假根或脐固着在基物上,易与基质剥离。③枝状地衣:地衣体直立或下垂,呈树枝状或柱状,多数具分枝,仅基部附着于基质上。地衣的解剖构造一般可分为上皮层、藻胞层、髓层和下皮层。上皮层和下皮层均由致密交织的菌丝构成。

根据藻类细胞在地衣体内部的分布情况,通常在结构上将地衣分为 2 种类型:①异层地衣:藻类细胞聚集在上皮层之下,形成一层明显的藻胞层;髓层介于藻胞层和下皮层之间,由一些疏松的菌丝构成,髓层中没有或只有很少的藻细胞。②同层地衣:在横切面上,上皮层之下没有明显的单独的藻胞层结构,藻细胞在髓层菌丝中均匀地分布。一些地衣体有多种色彩,主要是由构成上皮层的菌丝细胞中含有大量橙色、黄色或其他色素而形成的。

地衣有营养繁殖与有性繁殖两种繁殖方式。喜光,怕空气污染。一般生长很慢。尤其是壳状地衣。地衣能忍受长期干旱,干旱时休眠,雨后恢复生长,因此可生活在峭壁、岩石、树皮或沙漠地上。地衣耐寒性很强,在高山带、冻土带和南、北极地区及其他植物不能生存的地方生长、发育、繁殖仍然很好,常常形成一望无际的广袤地衣群落,是高山、极地动物的主要食物。

地衣不仅能分泌地衣酸,腐蚀岩石,促进风化,是岩石变土壤的先锋植物,而且具有药用、食用等多种经济价值。常见药用地衣有石梅衣、松萝、石耳等。

一、瓶口衣科 Verrucariaceae

皮果衣属 Dermotocarpon (Eschw.) Th. Fr.

皮果衣 Dermotocarpon miniatum (L.) Mann.

【别　名】　黑石耳、石耳子、岩菇。

【药用部位】　地衣体(黑石耳)。

【采收加工】　全年均可采收,从石上铲下,晒干。

【性能主治】　味淡、苦,性平;健胃消食,祛风湿,利水,驱虫;主治消化不良,小儿疳积,痞块,虫积,赤白带下等。

【生境分布】　生长于河岸、溪沟旁的岩石上。国内分布于东北及河北、内蒙古、陕西、甘肃、云南、西藏、安徽、江苏、江西等地;省内分布于徂徕山、泰山等地。

二、肺衣科 Lobariaceae

肺衣属 Lobaria Schreb.

裂芽肺衣 Lobaria isidiosa（Muell. Arg.）Vain.

【别　　名】　老龙七、石龙皮、石龙衣、老龙皮。

【药用部位】　地衣体（老龙皮）。

【采收加工】　全年均可采收，晒干。

【性能主治】　味淡、微苦，性平；消食健脾，利水消肿，祛风止痒；主治消化不良，小儿疳积，腹胀，水肿，皮肤瘙痒，无名肿毒等。

【生境分布】　生长于林区树干上或石壁和岩石表面。国内分布于黑龙江、河北、陕西、福建、浙江、江西、安徽、台湾、湖南、云南等地；省内分布于昆嵛山等地。

三、梅衣科 Parmeliaceae

1　梅衣属 Parmelia Ach.

石梅衣 Parmelia saxatilis（L.）Ach.

【别　　名】　地衣、石花、石濡、梅花衣。

【药用部位】　地衣体（石花）。

【采收加工】　全年均可采收，从石上铲下，晒干。

【性能主治】　味甘，性温；清热利湿，止崩漏，补肝益肾，壮筋骨；主治黄疸，膀胱湿热，小便涩痛，风湿腰痛，崩漏，外用治疗小儿口疮，白癜风，皮肤瘙痒，脚气等。

【生境分布】　生长于岩石表面的腐殖质上。国内分布于东北、华北、西北等区域；省内各地均有分布。

2　皱梅属 Flavoparmelia Hale

皱梅衣 Flavoparmelia ceperata（L.）hale

【别　　名】　地花。

【药用部位】　地衣体（地花）。

【采收加工】　全年均可采收，晒干。

【性能主治】　味淡，性凉；清热泻火，止渴；主治小便不利，无名肿毒等症。

【生境分布】　生长于树干及岩石表面苔藓层上。国内分布于东北及河北、内蒙古、陕西、江西、福建、安徽、云南、西藏等地；省内分布于崂山、徂徕山、泰山等地。

四、松萝科 Usneaceae

松萝属 Usnea P. Browne ex Adans.

环裂松萝 Usnea diffracta Vain.

【别　　名】　女萝、松落、龙须草、金钱草、关公须、天蓬草、树挂、松毛、海风藤、金丝藤、云雾草、老君须、过山龙、松萝等。

【药用部位】　地衣体（松萝）。

【采收加工】　春、秋季采收，洗净，切段，晒干。

【性能主治】　味甘，性平；清肝，化痰，止血，解毒。主治头痛，目赤，咳嗽痰多，疟疾，瘰疬，白带，崩漏，外伤出血，痈肿，毒蛇咬伤。

【生境分布】　生长于树干及岩石表面苔藓层上。国内分布于东北、内蒙古、陕西、甘肃、浙江、江西、福建、台湾等省区；省内分布于荣成、崂山等地。

五、石蕊科 Cladoniaceae

鹿蕊属 Cladina（Nyl.）Nyl.

鹿蕊 Cladina rangiferina（L.）Nyl.

【别　　名】　鹿石蕊、匙石蕊、细石蕊、地蓬草、石蕊等。

【药用部位】　地衣体（石蕊）。

【采收加工】　全年均可采收，晒干。

【性能主治】　味甘、涩，性凉；清热，润燥，凉肝，化痰，利湿；主治烦热不安，咽燥痰结，肾热，小便淋闭等。

【生境分布】　多生长于岩石表面细土层上，且多在高山带。国内分布于东北及内蒙古、陕西、福建、台湾、湖北、四川、贵州、云南、西藏等省区；省内分布于胶南小铁山等地。

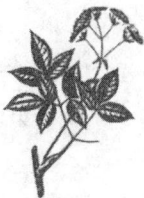

第二章

高等植物

高等植物是相对于低等植物而言的，是苔藓植物、蕨类植物和种子植物的合称。形态上有根、茎、叶分化，又称茎叶体植物。构造上有组织分化，多细胞生殖器官，合子在母体内发育成胚，故又称有胚植物。高等植物分为苔藓植物门、蕨类植物门和种子植物门，均具有较强的二氧化碳固定能力，生活在陆地上。

第一节　苔藓植物门 BRYOPHYTE

苔藓植物是一类小型的绿色植物，结构简单，仅包含茎和叶两部分，有时只有扁平的叶状体，没有真正的根和维管束。喜欢阴暗潮湿环境，一般生长在裸露的石壁上或潮湿森林和沼泽地。较高级的种类，植物体已有假根和类似茎、叶的分化，但内部构造简单，假根是由单细胞或由一列细胞组成，无中柱，只在较高级种类中有类似输导组织的细胞群。约23000种，我国约有2800种。

苔藓植物药用由来已久，公元6世纪《名医别录》记载有"垣衣"；宋（1057年）《嘉佑本草》记载有"土马鬃"，称其可败热散毒；明朝《本草纲目》称土马鬃："气味甘浚，无毒，主治骨热、烦败、热壅、鼻衄、通大小便"；清朝《植物名实图考》称大叶藓为"一把伞"，并谓其"壮元阳，强腰肾"，等等。但是截至目前，药用苔藓种类仅为苔藓植物总数的1.8%，而且极少被作为正式中药材使用。现代研究发现，苔藓植物含有一些参与基础代谢过程的基本化合物及大量的次生代谢产物，主要有萜类、甾醇、芳香族化合物、长链脂肪烃、脂肪酸和氨基酸等，苔类主要以单萜、倍半萜、联苄和二联苄为主，藓类主要为三萜、黄酮、长链不溶性脂肪酸和甾醇化合物，其中萜类、黄酮类、脂肪酸和一些生物活性物质是药用苔藓植物的有效成分，具有细胞毒素、细胞生长活性抑制、植物生长调节、血管增压、强心、抗菌、神经扩张、肌肉松弛、释放过氧化物、昆虫拒食作用及酶抑制作用等，能被广泛地应用于治疗传染病、寄生虫病、肿瘤、血液和造血器官疾病、精神疾病、神经和感觉器官疾病、循环和消化系统疾病、泌尿生殖系统疾病等。

一、耳叶苔科 Frullaniaceae

耳叶苔属 Frullania Raddi

串珠耳叶苔 Frullania monniliata (Reinw.，Blume & Nees) Mont.

　　【别　　名】　列胞耳叶苔。

　　【药用部位】　全草（串珠耳叶苔）。

　　【采收加工】　全年均可采收，洗净，鲜用或晒干。

　　【性能主治】　味淡、微苦，性凉；清心，明目；主治热病心烦，目赤肿痛，视物模糊。

　　【生境分布】　生长于树干、树枝上或岩石表面。国内分布于安徽、浙江、江西、福建、台湾、广西、四川、云南、西藏等省区；省内分布于崂山、蒙山等地。

二、疣冠苔科 Aytoniaceae

石地钱属 Reboulia Raddi

石地钱 Reboulia hemisphaerica (L.) Raddi

　　【别　　名】　石蛤蟆。

　　【药用部位】　叶状体（石地钱）。

　　【采收加工】　夏、秋季采收，洗净，鲜用或晒干。

　　【性能主治】　味淡、涩，性凉；清热解毒，消肿止血；主治疮疖肿毒，烧烫伤，跌打肿痛，外伤出血，山东有治疗黄疸性肝炎的记载。

　　【生境分布】　生长于石壁和土坡上。国内分布于东北、华北、西北、华东、中南及西南等区域；省内分布于烟台、淄博、临沂、青岛、枣庄等地。

三、蛇苔科 Conocephalaceae

蛇苔属 Conocephalum Weber

1.1　**蛇苔 Conocephalum conicum (L.) Dumort.**

　　【别　　名】　大蛇苔、蛇地钱。

【药用部位】　叶状体（蛇地钱）。

【采收加工】　夏、秋季采收，去净泥土、杂质，晒干或鲜用。

【性能主治】　味微甘、辛，性寒；清解热毒，消肿止痛；主治痈疮肿毒，烧烫伤，毒蛇咬伤，骨折损伤。

【生境分布】　生长于溪边林下阴湿岩石上或土表。国内各地均有分布；省内分布于昆嵛山、大珠山、沂山、蒙山等地。

1.2 小蛇苔 Conocephalum supradecompositum (Lindb.) Steph.

【别　　名】　花叶蛇苔、蛇地钱。

【药用部位】　叶状体（蛇地钱）。

【采收加工】　夏、秋季采收，去净泥土、杂质，鲜用或晒干。

【性能主治】　味微甘、辛，性寒；清解热毒，消肿止痛；主治痈疮肿毒，烧烫伤，毒蛇咬伤，骨折损伤。

【生境分布】　生长于林下或溪边阴湿土上或石表薄土上。国内分布于吉林、辽宁、陕西、浙江、福建、台湾、湖北、湖南、广东、四川、西藏等省区；省内分布于昆嵛山、大珠山、沂山、蒙山等地。

四、地钱科 Marchantiaceae

地钱属 Marchantia L.

地钱 Marchantia polymorpha L.

【别　　名】　地龙皮、龙眼草、地浮萍、一团云、地衣。

【药用部位】　叶状体（地钱）。

【采收加工】　夏、秋季采收，洗净，鲜用或晒干。

【性能主治】　味淡，性凉；清热利湿，解毒敛疮；主治湿热黄疸，疮痈肿毒，毒蛇咬伤，水火烫伤，骨折，刀伤。

【生境分布】　生长于阴湿的土坡、湿石及潮湿墙基。国内各地均有分布；省内分布于威海、青岛、潍坊、淄博、临沂、济南等地。

五、提灯藓科 Mniaceae

提灯藓属 Mnium Hedw.

匐枝尖叶提灯藓 Mnium cuspidatum (Hedw.) T. Kop.

【别　　名】　水木草、尖叶提灯藓。

【药用部位】　全草（水木草）。

【采收加工】　夏、秋季采收，洗净，晒干。

【性能主治】　味苦，性凉；凉血止血；主治鼻衄，吐血，便血，崩漏。

【生境分布】　生长于潮湿林地或水溪旁的岩石上。国内分布于吉林、辽宁、陕西、江苏、安徽、浙江、四川、云南、西藏等省区；省内分布于崂山、蒙山、泰山、徂徕山、抱犊崮等地。

六、葫芦藓科 Funaria

葫芦藓属 Funaria Hedw.

葫芦藓 Funaria hygrometrica Hedw.

【别　　名】　石松毛。

【药用部位】　全草（葫芦藓）。

【采收加工】　夏季采收，洗净，鲜用或晒干。

【性能主治】　味淡，性平；祛风除湿，止痛，止血；主治风湿痹痛，鼻窦炎，跌打损伤，痨伤吐血。

【生境分布】　生长于山地、林下、庭院、农田等含氮丰富的阴湿地上。国内分布于东北、华北、华东、华中及西南等区域；省内分布于泰山、昆嵛山、崂山、徂徕山等地。

七、牛毛藓科 Ditrichaceae

牛毛藓属 Ditrichum Hamp.

黄牛毛藓 Ditrichum pallidum (Hedw.) Hamp.

【别　　名】　刀口药、金牛毛。

【药用部位】　全草（黄牛毛藓）。

【采收加工】　夏、秋季采收，洗净，晒干。

【性能主治】　味淡，性凉；息风镇惊；主治小儿惊风。

【生境分布】　生长于林下地上。国内分布于吉林、辽宁、河北、内蒙古、陕西、青海、新疆、江苏、浙江、湖南、广东、贵州、云南、西藏等省区；省内分布于鲁中南及胶东地区。

八、曲尾藓科 Dicranaceae

曲尾藓属 Dicranum Hedw.

多蒴曲尾藓 Dicranum majus Turner

【别　　名】　大曲尾藓。

【药用部位】　全草（多蒴曲尾藓）。

【采收加工】　夏、秋季采收，洗净，晒干。

【性能主治】　清肺止咳；主治肺热咳嗽。

【生境分布】　生长于林下湿地上。国内分布于黑龙江、吉林、陕西、云南、西藏等省区；省内分布于临沂、淄博等地。

九、丛藓科 Pottaceae

小石藓属 Weissia Hedw.

小石藓 Weissia viridula Hedw.

【别　名】　垣衣。

【药用部位】　全草（小石藓）。

【采收加工】　四季均可采收，洗净，鲜用或晒干。

【性能主治】　味淡，性平；清热解毒；主治急慢性鼻炎，鼻窦炎。

【生境分布】　生长于岩石表面、石缝中或砂砾土上。国内分布于吉林、辽宁、内蒙古、陕西、甘肃、青海、新疆、江苏、浙江、福建、湖北、四川、贵州、云南、西藏等省区；省内分布于崂山、昆嵛山、泰山、蒙山等地。

十、真藓科 Bryaceae

1　真藓属 Bryum Dill

真藓 Bryum argenteum Hedw.

【别　名】　垣衣、屋游、银叶真藓。

【药用部位】　全草（真藓）。

【采收加工】　四季均可采收，洗净，晒干。

【性能主治】　味甘、微涩，性凉；清热解毒，止血；主治细菌性痢疾、黄疸、鼻窦炎、痈疮肿毒、烫火伤、衄血、咳血。

【生境分布】　多生长于住房周围、低山土坡、岩面薄土或火烧后的林地。国内、省内各地均有分布。

2　大叶藓属 Rhodobrym (Schimp.) Hampe.

狭边大叶藓 Rhodobryum ontariense (Kindb.) Paris

【别　名】　回心草。

【药用部位】　全草（回心草）。

【采收加工】　全年均可采收，洗净，晒干，亦可鲜用。

【性能主治】　味淡、微苦，性平；养心安神；主治心悸怔忡，神经衰弱。

【生境分布】　生长于岩面或岩面薄土上。国内分布于吉林、辽宁、山西、陕西、宁夏、安徽、湖南、四川、重庆、贵州、云南、西藏等省区；省内分布于泰山等地。

十一、珠藓科 Bartramiaceae

泽藓属 Philonotis Bird.

泽藓 Philonotis fontana (Hedw.) Brid.

【别　名】　溪泽藓、黄泽藓。

【药用部位】　全草（泽藓）。

【采收加工】　夏、秋季采收，洗净，鲜用或晒干。

【性能主治】　味淡，性凉；清热解毒；主治咽喉肿痛，感冒，咳嗽，痈肿疮疖，烧烫伤。

【生境分布】　生长于沼泽地、潮湿草原或流水、滴水石上。国内分布于东北、华北、西北、华东、中南、西南等区域；省内分布于蒙山、徂徕山、昆嵛山等地。

十二、羽藓科 Thuidiaceae

1　小羽藓属 Haplocladium (C. Müll.) C. Müll.

1.1　细叶小羽藓 Haplocladium microphyllum (Hedw.) Broth.

【别　名】　尖叶小羽藓。

【药用部位】　全草（细叶小羽藓）。

【采收加工】　夏、秋季采收，洗净，晒干或鲜用。

【性能主治】　味苦、辛，性凉；清热解毒；主治急性扁桃体炎，乳腺炎，丹毒，疖肿，上呼吸道感染，肺炎，中耳炎，膀胱炎，尿道炎，附件炎，产后感染，虫咬高热。

【生境分布】　多生长于阴湿的土坡上、树干基部或墙角废弃的砖瓦上。国内分布于江苏、安徽、浙江、台湾、湖北、四川、云南等省区；省内分布于崂山、昆嵛山、徂徕山、蒙山、小珠山等地。

1.2　小羽藓 Haplocladium capillatum (Mitt.) Reims.

【药用部位】　全草（小羽藓）。

【采收加工】　夏、秋季采收，洗净，晒干或鲜用。

【性能主治】　味微涩，性凉；清热解毒；主治扁桃体炎，尿路感染，乳腺炎，丹毒，疖肿，肺炎，中耳炎，产后感染，虫咬高热。

【生境分布】　多生长于阴湿的土坡上、树干基部或墙角废弃的砖瓦上。国内分布于湖北、四川、云南等省区；省内分布于崂山、昆嵛山等地。

2　羽藓属 Thuidium B. S. G.

大羽藓 Thuidium cymbifolium (Dozy & Molk.) Dozy & Molk.

【药用部位】　全草（大羽藓）。

【采收加工】　夏、秋季采收，民间一般烤干。

【性能主治】　味淡，性凉；清热，解毒，生肌；主治水火烫伤等。

【生境分布】　生长于岩石表面、林地湿土面及树干上。国内分布于陕西、江苏、浙江、湖北、云南、西藏等省区；省内分布于昆嵛山、崂山、蒙山等地。

十三、柳叶藓科 Amblystegiaceae

1 柳叶藓属 Amblystegium B. S. G.

柳叶藓 Amblystegium serpens (Hedw.) B. S. G.

【药用部位】 全草（柳叶藓）。

【采收加工】 全年均可采收，洗净，晒干。

【性能主治】 味涩，性平；收敛止血；主治外伤出血。

【生境分布】 生长于湿地或高山桦树木林和云杉林下。国内分布于黑龙江、吉林、内蒙古、陕西、青海、四川、云南、西藏等省；省内分布于昆嵛山、崂山、大泽山、沂山、蒙山、徂徕山、鲁山、泰山等地。

2 牛角藓属 Cratoneuron (Sull.) Spruc.

牛角藓 Cratoneuron filicinum (Hedw.) Spruc.

【别　　名】 短叶牛角藓。

【药用部位】 全草（牛角藓）。

【采收加工】 全年均可采收，洗净，晒干。

【性能主治】 味淡、微涩，性平；宁心安神；主治心神不安，惊悸怔忡。

【生境分布】 生长于山地的草地上或林缘土上。国内分布于东北及河北、山西、陕西、河南、云南、西藏等省区；省内分布于昆嵛山、牙山、沂山、小珠山、蒙山、鲁山、抱犊崮、徂徕山、泰山等地。

十四、灰藓科 Hypnaceae

鳞叶藓属 Taxiphyllum Fleisch.

鳞叶藓 Taxiphyllum taxirameum (Mitt.) Fleisch.

【别　　名】 杉枝鳞叶藓、多枝鳞叶藓、长叶鳞叶藓。

【药用部位】 全草（鳞叶藓）。

【采收加工】 全年均可采收，洗净，晒干，亦可鲜用。

【性能主治】 味淡，性凉；敛疮止血；主治外伤出血。

【生境分布】 生长于林下湿地、树干上、腐木上及岩石表面的腐殖质上。国内分布于华东、西北及吉林、辽宁、内蒙古、河北、台湾、湖南、广西、四川、云南、西藏等省区；省内分布于昆嵛山、牙山、沂山、灵山岛、崂山、小珠山、蒙山、鲁山、泰山等地。

十五、金发藓科 Polytrichaceae

小金发藓属 Pogonatum P. Beauv.

东亚小金发藓 Pogonatum inflexum (Lindb.) Lac.

【别　　名】 东亚金发藓、小土马鬃、杉叶藓、小金发藓。

【药用部位】 全草（小金发藓）。

【采收加工】 春、夏季采收，洗净，晒干。

【性能主治】 味辛，性温；镇静安神，散瘀，止血；主治心悸怔忡，失眠多梦，跌打损伤，吐血。

【生境分布】 生长于林下湿地上或岩石薄土上。全国各地均有分布；省内分布于昆嵛山、大珠山、牙山、沂山、五莲山、鲁山、蒙山、泰山、徂徕山等地。

十六、白齿藓科 Leucodontaceae

白齿藓属 Leucodon Schwaegr.

偏叶白齿藓 Leucodon secundus (Harv.) Mitt.

【药用部位】 全草（偏叶白齿藓）。

【采收加工】 四季均可采收，洗净，鲜用或晒干。

【性能主治】 味淡，性凉；凉血止血，散瘀止痛；主治血热妄行之吐血、衄血，跌打损伤，血瘀肿痛。

【生境分布】 生长于树干上或岩石表面。国内分布于吉林、辽宁、陕西、青海、新疆、江苏、安徽、浙江、江西、福建、河南、湖北、湖南、广西、四川、云南、西藏等省区；省内分布于泰山等地。

第二节　蕨类植物门 PTERIDOPHYTA

蕨类植物为具有维管束的孢子植物，属于高等植物中的一类。植物体已有真正的根、茎、叶和维管组织的分化，但木质部只有管胞，韧皮部只有筛管或筛胞、没有伴胞，不开花、不产生种子，主要靠孢子进行繁殖。生活史中有明显的世代交替现象，孢子体世代占优势。配子体弱小，生活期较短，称原叶体。孢子体和配子体均为独立生活的植物体。习见植物体为孢子体，一般为多年生草本，少数种类为高大乔木。根通常为须状不定根。茎多为地下横卧的根状茎，少数种类具有地上直立或匍匐的气生茎。叶有单叶和复叶之分，叶形变化很大。有些蕨类植物，同一植物体上的叶可区分为形态和功能各异的孢子叶和营养叶（即异形叶）。孢子叶背面、边缘或叶腋内可产生孢子囊，在孢子囊内形成孢子，以此进行繁殖。营养叶仅有光合作用功能，不产生孢子囊和孢子。现代蕨类植物约有11500多种，广布于世界各地，尤以热带和亚热带最为丰富。中国约有2000种，大都喜生于温暖阴湿环境，是森林植被中草本层的重要组成部分。

蕨类植物的药用历史悠久，早在公元前6世纪的《诗经》就记载有"于以采苹，南涧之淀"。公元前2世纪《神农本草经》称：石韦"治癃闭不通，利小便水道"。明朝《本草纲目》记载了14种药用蕨类植物。新中国成立后1960年出版的《中国药用植物图鉴》收集了60多种药用蕨类植物。1978年出版的《全国中草药汇编》记载了177种药用蕨类植物。截止目前，我国已知可供药用的蕨类植物约有396种。这些蕨类植物多以全草或根茎入药，含有多种化学成分，如黄酮、酚类、有机酸、氨基酸、甾醇、内酯等，有利尿、消肿、止血等功效，可治疗咽喉肿痛、疮毒、尿路感染、菌痢、急性肠炎、外感发热、腮腺炎、湿疹、肝炎、小儿惊风等疾病。

一、石杉科 Huperziaceae

石杉属 Huperzia Bernh

蛇足 Huperzia serrata (Thunb.) Trev.

【别　　名】　千层塔、蛇足石松。

【药用部位】　全草（蛇足）。

【采收加工】　夏、秋季采收，洗净，晒干。

【性能主治】　味苦、辛、微甘，性平，有小毒；清热解毒，生肌止血，散瘀消肿；主治跌打损伤，瘀血肿痛，内伤出血，外用治疗痈疖肿毒，毒蛇咬伤，烧烫伤。

【生境分布】　生长于海拔300～2700m的林荫下湿地、灌丛下、路旁或沟谷石上。国内除西北地区部分省区、华北地区以外，其他省区均有分布；省内分布于崂山（下清宫）。

二、卷柏科 Selaginellaceae

卷柏属 Selaginella Spring

1.1　中华卷柏 Selaginella sinensis (Desv.) Spring

【别　　名】　地网子、地柏、山松。

【药用部位】　全草（中华卷柏）。

【采收加工】　夏、秋季采收，除去杂质，晒干。

【性能主治】　味微苦，性凉；清热利湿，止血；主治黄疸型肝炎，胆囊炎，肾炎，痢疾，下肢湿疹，烫火伤，外伤出血。

【生境分布】　生长于干旱山坡的草丛、石缝、路边或林缘。国内分布于东北、华北、华东等区域；省内分布于山地丘陵地区。

1.2　旱生卷柏 Selaginella stauntoniana Spring

【别　　名】　蒲扇卷柏、卷柏、干蕨鸡。

【药用部位】　全草（旱生卷柏）。

【采收加工】　全年均可采收，晒干。

【性能主治】　味辛、涩，性寒；活血散瘀，凉血止血；主治便血，尿血，子宫出血，瘀血肿痛，跌打损伤。

【生境分布】　生长于山坡岩石上。国内分布于华北、西北等区域；省内分布于泰山、蒙山、徂徕山、千佛山、梯子山及抱犊崮等地。

1.3　卷柏 Selaginella tamariscina (Beauv.) Spring

【别　　名】　九死还魂草、还魂草、拳头草。

【药用部位】　全草（卷柏）。

【采收加工】　全年采收，以秋季采者较好，除去须根和泥土，晒干。

【性能主治】　味辛，性平；活血通经；主治经闭，癥瘕痞块，跌扑损伤。

【生境分布】　生长于向阳山坡或岩石上。全国各省区均有分布；省内分布于胶东半岛、蒙山、塔山等地。

1.4　尖叶卷柏 Selaginella tamariscina (Beauv.) Spring var. ulanchotensis Ching et Wang-Wei

【别　　名】　卷柏。

【药用部位】　全草（卷柏）。

【采收加工】　同卷柏。

【性能主治】　同卷柏

【生境分布】　生长于向阳山坡或岩石上。国内分布于东北等区域；省内分布于章丘、长清、平阴、历城等地山区。

1.5　蔓出卷柏 Selaginella davidii Franch.

【别　　名】　卷柏、小过江龙。

【药用部位】　全草（小过江龙）。

【采收加工】　秋季采收，洗净，晒干或鲜用。

【性能主治】　味苦、微辛，性微寒；清热利湿，舒筋活络；主治肝炎，腹泻，风湿性关节炎，烫伤，外伤出血。

【生境分布】　生长于潮湿的山坡和林下岩石上。国内分布于河北、河南、陕西、福建、广东、广西、贵州、云南、西藏、四川等省区；省内分布于泰山、蒙山等地。

1.6　小卷柏 Selaginella helvetica (L.) Link.

【药用部位】　全草（小卷柏）。

【采收加工】　秋季采收，晒干或鲜用。

【性能主治】　舒筋活血。

【生境分布】　生长于山坡阴湿处。国内分布于东北及安徽等省区；省内分布于沂山等地。

1.7　伏地卷柏 Selaginella nipponica Franch. et Sav

【别　　名】　日本卷柏、小地柏、六角草、宽叶卷柏、接筋藤、补地云、石打穿、铺地蜈蚣。

【药用部位】　全草（伏地卷柏）。

【采收加工】　夏、秋季采收，晒干。

【性能主治】　味微苦，性凉。止咳平喘，止血，清热解毒。主治咳嗽气喘，吐血，痔血，外伤出血，淋证，烫火伤。

【生境分布】　生长于溪边湿地或石上。国内分布于华东、西南地区及陕西、甘肃、台湾、河南、湖北、湖南、广西等省区；省内分布于蒙山等地。

三、木贼科 Equisetaceae

1　问荆属 Equisetum L.

1.1　问荆 Equisetum arvense L.

【别　　名】　接骨草、驴毛蒿、续接草。

【药用部位】　全草（问荆）。

【采收加工】　夏、秋季采收，割取全草，阴干或鲜用。

【性能主治】 味苦、甘，性平；清热利尿，止血消肿，明目；主治鼻衄，吐血，咯血，便血，崩漏，外伤出血，淋证，目赤翳膜。

【生境分布】 生长于山坡、山沟、溪边、河滩等湿地草丛。国内分布于东北、华北、西北等区域；省内各地均有分布。

1.2 草问荆 Equisetum pratense Ehrh.

【别　　名】 马胡须、问荆。

【药用部位】 全草（草问荆）。

【采收加工】 夏季采挖，洗净，晒干或鲜用。

【性能主治】 味苦，性平；活血，利尿，驱虫；主治动脉粥样硬化，小便涩痛不利，肠道寄生虫病。

【生境分布】 生长于林下、山沟林缘或灌木杂草丛。国内分布于东北、华北、中南及西南等区域；省内各地均有分布。

1.3 林问荆 Equisetum sylvaticum L.

【别　　名】 问荆、节节草。

【药用部位】 全草（林问荆）。

【采收加工】 夏、秋季采收，阴干或鲜用。

【性能主治】 味苦，性凉；凉血止血，清热利尿，祛风止痛；主治咯血，尿血，淋病，痛风，风湿疼痛，癫痫。

【生境分布】 生长于林缘、森林草地或灌丛杂草中。国内分布于东北等区域；省内分布于各地山区。

2 木贼属 Hippochaete Milde

2.1 节节草 Hippochaete ramosissima (Desf.) Boern.

【别　　名】 节草、麻蒿、分枝木贼。

【药用部位】 全草（节节草），根茎（节节草根）。

【采收加工】 夏、秋季采挖，除去杂质，于通风处阴干。

【性能主治】 味甘、苦，性微寒；清热，明目，止血，利尿。主治风热感冒，咳嗽，目赤肿痛，云翳，鼻衄，尿血，肠风下血，淋证，黄疸，带下，骨折。

【生境分布】 生长于河边湿地、田间或较阴湿低洼处。国内、省内各地均有分布。

2.2 中日节节草 Hippochaete ramosissima (Desf.) Boern. var. japonicum (Milde) J. X. Li

【药用部位】 同节节草。

【采收加工】 同节节草。

【性能主治】 同节节草。

【生境分布】 生长于溪边湿地或林缘。国内、省内分布于东营市河口区黄河故道、牙山、崂山。

四、阴地蕨科 Botrychiaceae

阴地蕨属 Scepteridium Lyon

阴地蕨 Scepteridium ternatum (Thunb.) Lyon

【别　　名】 独脚鸡、一支箭、花蕨。

【药用部位】 全草（阴地蕨）。

【采收加工】 秋季至次春采收带根全草，洗净，鲜用或晒干。

【性能主治】 味甘、苦，性微寒；清热解毒，平肝息风，止咳，止血，明目去翳；主治小儿高热惊搐，肺热咳嗽，咳血，百日咳，癫狂，痫疾，疮疡肿毒，瘰疬，毒蛇咬伤，目赤火眼，目生翳障。

【生境分布】 生长于海拔 200～2200m 的丘陵灌丛或阴湿地。国内分布于吉林、河北、江苏、安徽、福建、台湾、山西、四川、云南、贵州、广西等省区；省内分布于安丘、五莲等地丘陵地带。

五、瓶尔小草科 Ophioglossaceae

瓶尔小草属 Ophioglossum L.

狭叶瓶尔小草 Ophioglossum thermale Kom.

【别　　名】 一支箭、青藤、蛇咬子。

【药用部位】 带根全草（一支箭）。

【采收加工】 春、夏季采挖，去泥土，洗净，晒干或鲜用。

【性能主治】 味苦、甘，性微寒；清热解毒，活血祛瘀；主治痈肿疮毒，疥疮，毒蛇咬伤，烧烫伤，瘀滞腹痛，跌打损伤。

【生境分布】 生长于河边林下草丛中，国内分布于吉林、辽宁、河北、河南、陕西、湖北、江苏、江西、四川、云南、台湾等省区；省内分布于平邑。

六、紫萁科 Osmundaceae

紫萁属 Osmunda L.

1.1 紫萁 Osmunda japonica Thunb.

【别　　名】 大贯众、野鸡羽、紫蕨、迷蕨、盐蕨、紫萁贯众、贯众。

【药用部位】 根茎及叶柄残基（紫萁贯众）。

【采收加工】 春、秋季采挖，削去叶柄，须根，除净泥土，晒干。

【性能主治】 味苦，性微寒，有小毒；清热解毒，祛瘀止血，杀虫；主治流感，流脑，乙脑，腮腺炎，痈疮肿毒，麻疹，水痘，痢疾，吐血，衄血，便血，肠道寄生虫病。

【生境分布】　生长于山坡林下或溪边阴湿处。国内分布于北自秦岭南坡，南达广东、广西，东自沿海，西至四川、贵州、云南等省区；省内分布于崂山、昆嵛山及胶东半岛等地。

1.2　矛状紫萁 Osmunda japonica Thunb. var. sublancea (Christ) Nakai

【药用部位】　同紫萁。

【采收加工】　同紫萁。

【性能主治】　同紫萁。

【生境分布】　同紫萁。

七、里白科 Gleicheniaceae

芒萁属 Dicranopteris Bernh.

芒萁 Dicranopteris pedata (Houtt.) Nakai

【别　　名】　草芒、山蕨、山芒、虱槟草、乌萁、芒仔、穿路萁、路萁子柴、鸡毛蕨、筲萁子紫、反蕨叶、蜈蚣草、硬蕨萁、狼萁草、蕨叶草、芒萁、蕨萁、郎萁、铁郎萁、铁芒萁、铁蕨鸡、硬脚萁、狼萁蕨。

【药用部位】　幼叶、叶柄（芒萁骨），根茎（芒萁骨根）。

【采收加工】　全年均可采收，洗净，晒干或鲜用。

【性能主治】　芒萁骨：味微苦、涩，性凉；化瘀止血，清热利尿，解毒消肿；主治妇女血崩，跌打伤肿，外伤出血，热淋涩痛，白带，小儿腹泻，痔瘘，目赤肿痛，烫火伤，毒蛇咬伤。芒萁骨根：味微苦，性凉；清热利湿，化瘀止血，止咳；主治湿热膨胀，小便涩痛，阴部湿痒，白带，跌打伤肿，外伤出血，血崩，鼻衄，肺热咳嗽。

【生境分布】　生长于林下石缝间。国内分布于江苏、安徽、浙江、江西、福建、台湾、广东、广西、湖南、湖北、贵州、四川、云南等省区；省内分布于崂山等地。

八、碗蕨科 Dennstaedtiaceae

碗蕨属 Dennstaedtia Bernh.

1.1　溪洞碗蕨 Dennstaedtia wilfordii (Moore) Christ.

【药用部位】　全草（溪洞碗蕨）。

【采收加工】　夏、秋季采收，洗净，晒干或鲜用。

【性能主治】　味辛，性凉；祛风，清热解表；主治感冒头痛，风湿痹痛，筋骨劳伤疼痛，疮痈肿毒。

【生境分布】　生长于山谷溪边湿地或林边岩石上。国内分布于东北、华北、华东及湖北、湖南、四川等省区；省内分布于鲁中南山区及胶东半岛。

1.2　细毛碗蕨 Dennstaedtia pilosella (Hook.) Ching

【药用部位】　全草（细毛碗蕨）。

【采收加工】　夏、秋季采收，洗净，晒干或鲜用。

【性能主治】　味辛，性温；祛风除湿，通经活血；主治风湿痹痛，筋骨劳伤疼痛。

【生境分布】　生长于山谷溪边湿地或林边岩石上。国内分布于东北、华北、华东和长江流域各省区；省内分布于胶东半岛及沂山、蒙山等地。

九、蕨科 Pteridiaceae

蕨属 Pteridium Scop.

蕨 Pteridium aquilinum (L.) Kuhn var. latiusculum (Desv.) Underw.

【别　　名】　蕨菜、山凤尾、拳头菜、欧洲蕨。

【药用部位】　嫩叶（蕨菜），根及根茎（蕨根）。

【采收加工】　春、夏采收嫩叶，晒干或鲜用；秋、冬季采挖根及根茎，洗净，晒干或鲜用。

【性能主治】　蕨菜：味甘，性寒；清热利湿，降气化痰，止血；主治感冒发热，黄疸，痢疾，带下，噎膈，肺结核咳血，肠风便血，风湿痹痛。蕨根：味甘，性寒；有毒；清热利湿，平肝安神，解毒消肿；主治发热，咽喉肿痛，腹泻，痢疾，黄疸，白带，高血压，头昏失眠，风湿痹痛，痔疮，脱肛，湿疹，烫伤，蛇虫咬伤。

【生境分布】　生长于山地林缘、林下草地或向阳山坡。国内各省区均有分布，长江以北较多；省内分布于胶东半岛、蒙山等地。

十、凤尾蕨科 Pteridaceae

凤尾蕨属 Pteris L.

1.2　井栏边草 Pteris multifida Poir. ex Lam.

【别　　名】　凤尾蕨、井边草、凤尾草。

【药用部位】　全草（凤尾草）。

【采收加工】　全年或夏、秋季采收，洗净，晒干。

【性能主治】　味辛、微苦，性凉；清热利湿，活血消肿；主治痢疾，腹泻，水肿，肝炎，胆囊炎，喉痹，尿路感染，痈肿疮毒，风湿痹痛，跌打肿痛，骨折。

【生境分布】　生长于海拔800m以下的石灰岩缝内、墙缝、井边或灌木林缘阴湿处。国内分布于华东、华南、西南及河北等省区；省内分布于泰安、青岛、临沂、枣庄等地山区。

1.2　刺齿凤尾蕨 Pteris dispar Kze.

【别　　名】　半边双、半边旗、刺齿半边旗、半凤尾蕨。

【药用部位】　全草（刺齿凤尾蕨）。

【采收加工】　全年均可采收，晒干或鲜用。

【性能主治】　味苦、涩，性凉；清热解毒，凉血祛瘀；

主治痢疾,泄泻,痄腮,风湿痹痛,跌打损伤,痈疮肿毒,毒蛇咬伤。

【生境分布】 生长于疏林下。国内分布于华东、华中、西南等区域;省内分布于崂山等地。

十一、中国蕨科 Sinopteridaceae

1 金粉蕨属 Onychium Kaulf.

野鸡尾 Onychium japonicum (Thunb.) Kze.

【别　名】 小野鸡尾草、金粉蕨、海风丝、野雉尾金粉蕨。

【药用部位】 带根茎全草(野鸡尾)。

【采收加工】 夏、秋季采收,扎成小捆,晒干或鲜用。

【性能主治】 味苦,性寒;清热解毒,利湿,止血;主治风寒感冒,咳嗽,咽痛,泄泻,痢疾,小便淋痛,湿热黄疸,吐血,咳血,便血,痔血,尿血,疮毒,跌打损伤,毒蛇咬伤,烫火伤。

【生境分布】 生长于岩石缝间。国内分布于华东、华中、华南等区域;省内分布于塔山。

2 粉背蕨属 Aleuritopteris Fée

2.1 银粉背蕨 Aleuritopteris argentea (Gmel.) Fée

【别　名】 金钱草、金牛草、铜丝草、通经草。

【药用部位】 全草(通经草)。

【采收加工】 夏、秋季采收,去净泥土,晒干。

【性能主治】 味辛、甘,性平;调经活血,止咳,利湿,解毒消肿。主治月经不调,经闭腹痛,齿白带下,肺痨咳血,大便泄泻,小便涩痛,肺痈,乳痈,风湿关节疼痛,跌打损伤,肋间神经痛,暴发火眼,疮肿。

【生境分布】 生长于干旱的岩石缝或旧墙缝中。国内分布于华北、东北、西北、西南等区域;省内分布于各山地丘陵地带。

2.2 陕西银粉背蕨 Aleuritopteris shensiensis Ching

【药用部位】 同银粉背蕨。

【采收加工】 同银粉背蕨。

【性能主治】 同银粉背蕨。

【生境分布】 同银粉背蕨。

3 薄鳞蕨属 Leptolepidium Hsing et S. K. Wu

华北粉背蕨 Leptolepidium kuhnii (Milde) Hsing et S. K. Wu

【别　名】 小蕨萁、华北薄鳞蕨、白粉蕨。

【药用部位】 全草(小蕨萁)。

【采收加工】 夏、秋季采收,洗净,鲜用或晒干。

【性能主治】 味苦,性寒;润肺止咳,凉血止血;主治咳血,刀伤等。

【生境分布】 生长于海拔 1000~1500m 的岩石缝中。国内分布于东北及内蒙古、河北、山西、陕西、甘肃、河南、四川、云南等省区;省内分布于泰山。

十二、铁线蕨科 Adiantaceae

铁线蕨属 Adiantum L.

1.1 普通铁线蕨 Adiantum edgeworthii Hook.

【别　名】 猪毛参、猪鬃草。

【药用部位】 全草(猪毛参)。

【采收加工】 夏、秋季采收,洗净,晒干或鲜用。

【性能主治】 味苦,性凉;清热解毒,利水通淋;主治感冒发热,肺热咳嗽,湿热泄泻,痢疾,淋浊,带下,乳痈,瘰疬,疔毒,烫伤,毒蛇咬伤。

【生境分布】 生长于林下湿地或岩石缝间。国内分布于由辽宁起,经华北、西北至西南各省区;省内分布于泰山、昆嵛山、崂山及临沭等地。

1.2 团羽铁线蕨 Adiantum capillus-junonis Rupr.

【别　名】 猪鬃草、岩浮萍、牛毛针、牛毛毡、乌脚芒。

【药用部位】 全草或根茎(猪鬃草)。

【采收加工】 全年均可采收,晒干或鲜用;根茎采后去须根,洗净,晒干。

【性能主治】 味微苦,性凉;清热解毒,利尿,止咳;主治小便不利,血淋,痢疾,咳嗽,瘰疬,毒蛇咬伤,烫火伤。

【生境分布】 生长于林下石灰岩山坡上。国内分布于河北、北京、天津、湖北、四川、云南、广西、广东和台湾等省区;省内分布于泰山、济南、枣庄、平邑、蒙阴等地。

1.3 白背铁线蕨 Adiantum davidii Franch.

【别　名】 猪鬃刚、猪鬃草、铁丝草。

【药用部位】 全草(猪鬃刚)。

【采收加工】 秋季采收,洗净,晒干。

【性能主治】 味微苦,性凉;清热解毒,利水通淋;主治痢疾,尿路感染,血淋,乳糜尿,睾丸炎,乳腺炎。

【生境分布】 生长于林下石缝间。国内分布于河北、山西、陕西、甘肃、四川、云南等省区;省内分布于泰山。

十三、水蕨科 Parkeriaceae

水蕨属 Ceratopteris Brongn.

1.1 水蕨 Ceratopteris thalictroides (L.) Brongn.

【别　名】 水芹菜、水铁树、水松草。

【药用部位】 全草(水蕨)。

【采收加工】 夏、秋季采收,洗净泥土,晒干或鲜用。

【性能主治】 味苦,性寒;消积,散瘀,解毒,止血;

主治腹中瘕块，痢疾，小儿胎毒，疮疖，跌打损伤，外伤出血。

【生境分布】 生长于湖边水沟。国内分布于江苏、安徽、浙江、福建、台湾、湖北、湖南、广东、广西、云南等省区；省内分布于微山。

1.2 粗梗水蕨 Ceratopteris pterioides (Hook.) Hieron.

【别　　名】 水松草。

【药用部位】 茎叶（粗梗水蕨）。

【采收加工】 夏、秋季采收，晒干或鲜用。

【性能主治】 主治胎毒，消痰积。

【生境分布】 常成片漂浮于湖沼、池塘中。国内分布于长江以南各省区；省内分布于微山湖。

十四、裸子蕨科 Hemionitidaceae

金毛裸蕨属 Gymnopteris Bernh.

耳叶金毛裸蕨 Gymnopteris bipinnata Christ var. auriculata (Franch.) Ching

【别　　名】 败毒草、白带药、耳羽金毛裸蕨。

【药用部位】 根茎或全草（败毒草）。

【采收加工】 全年或夏、秋季采收，洗净，晒干或鲜用。

【性能主治】 味苦，性寒；解毒，燥湿止痒；主治风毒疮痒，湿疹，带下。

【生境分布】 生长于阴湿的岩石上。国内分布于东北、华北及陕西、河南、四川、云南等省区；省内分布于泰山。

十五、蹄盖蕨科 Athyriaceae

1 蹄盖蕨属 Athyrium Roth

1.1 中华蹄盖蕨 Athyrium sinense Rupr.

【药用部位】 根茎（中华蹄盖蕨）。

【采收加工】 夏、秋季采收，除去须根，洗净，晒干。

【性能主治】 味微苦，性凉；清热解毒，驱虫；主治流感，麻疹，乙脑，流脑，钩虫病，蛔虫病。

【生境分布】 生长于林下湿地。国内分布于东北、西北及安徽、内蒙古等省区；省内分布于昆嵛山、蒙山等地。

1.2 短叶蹄盖蕨 Athyrium brevifrons Nakai

【别　　名】 东北蹄盖蕨。

【药用部位】 根茎（短叶蹄盖蕨）。

【采收加工】 夏、秋季采挖，洗净，除去须根，晒干。

【性能主治】 味微苦、涩，性凉；驱虫，止血；主治蛔虫病，外伤出血。

【生境分布】 生长于山沟林下溪边。国内分布于东北、华北及陕西、四川等省区；省内分布于牙山、艾山、蒙山、泰山等地。

1.3 华东蹄盖蕨 Athyrium nipponicum (Mett.) Hance

【别　　名】 日本蹄盖蕨、牛心贯众、小叶山鸡尾巴草。

【药用部位】 全草（华东蹄盖蕨）。

【采收加工】 全年或夏、秋季采收，洗净，晒干或鲜用。

【性能主治】 味苦，性凉；清热解毒，止血，驱虫。主治疮毒疖肿，痢疾，衄血，蛔虫病。

【生境分布】 生长于林下、山谷、溪边及丘陵湿地。国内分布于东北、华北、华中、西北、西南等区域；省内分布于各地山区丘陵地带。

1.4 华北蹄盖蕨 Athyrium pachyphlebium C. Chr.

【别　　名】 马牙贯众。

【药用部位】 根茎（马牙贯众）。

【采收加工】 夏、秋季采挖，除去须根，洗净，晒干。

【性能主治】 味苦，性凉；清热解毒，止血，驱虫；主治疮毒疖肿，痢疾，鼻衄，蛔虫病。

【生境分布】 生长于林下湿地或岩石缝中。国内分布于东北地区及河北、河南、山西、陕西、四川东北部；省内分布于各地山区丘陵地带。

1.5 横须贺蹄盖蕨 Athyrium yokoscense (Franch. et Savat.) Christ

【别　　名】 禾秆蹄盖蕨、尖裂蹄盖蕨。

【药用部位】 根茎（禾秆蹄盖蕨）。

【采收加工】 夏、秋季采收，除去须根，洗净，晒干。

【性能主治】 味微苦，性凉；驱虫，止血；主治蛔虫病，外伤出血。

【生境分布】 生长于山坡林下阴湿处或岩石边。国内分布于东北地区及江苏、安徽、浙江、江西；省内分布于鲁中南山区及鲁东丘陵地区。

2 冷蕨属 Cystopteris Bernh.

冷蕨 Cystopteris fragilis (L.) Bernh.

【药用部位】 全草（冷蕨）。

【采收加工】 全年均可采收，洗净，鲜用或晒干。

【性能主治】 和胃，解毒；主治胃病，食物中毒。

【生境分布】 生于高山林下湿石上。国内分布于东北、内蒙古、河北、山西、陕西、甘肃、青海、新疆、四川和台湾等省区；省内分布于泰山。

3 峨眉蕨属 Lunathyrium Koidz.

峨眉蕨 Lunathyrium acrostichoides (Sw.) Ching

【别　　名】 贯众、小贯众。

【药用部位】 根茎及叶柄残基（峨眉蕨贯众）。

【采收加工】 全年或夏、秋季采挖，洗净，削去须根和叶柄，晒干。

【性能主治】 味苦、涩，性微寒；清热解毒，杀虫，止血；主治痢疾，驱虫，预防流感等。

【生境分布】 生长于林下湿地。国内分布于东北及河北、河南、陕西、甘肃、四川、云南等省区；省内分布于徂徕山等地。

十六、肿足蕨科 Hypodematiaceae

肿足蕨属 Hypodematium Kunze

1.1 山东肿足蕨 Hypodematium sinense Iwatsuki

【别　　名】 肿足蕨、治晕草。

【药用部位】 全草（山东肿足蕨）。

【采收加工】 夏、秋季采收，洗净，晒干。

【性能主治】 味苦，性平；和胃止呕，平肝安神；主治恶心，呕吐，头晕，失眠，胃神经官能征，美尼尔综合征，并有抗生育作用。

【生境分布】 生长于低山丘陵石灰岩的石缝间。国内分布于江苏、江西、河南等省；省内分布于泰安、济南、临沂、枣庄、济宁等地山区丘陵。

1.2 修株肿足蕨 Hypodematium gracile Ching

【药用部位】 全草（修株肿足蕨）。

【采收加工】 夏、秋季采收，洗净，晒干。

【性能主治】 同山东肿足蕨。

【生境分布】 生长于低山丘陵干旱石灰岩石缝间。国内分布于安徽、河南、江西、陕西、湖南等省区；省内分布于泰山、枣庄、济宁、临沂等地山区丘陵。

十七、金星蕨科 Thelypteridaceae

1 金星蕨属 Parathelypteris (H. Ito) Ching

1.1 金星蕨 Parathelypteris glanduligera (Kze.) Ching

【别　　名】 水蕨菜、白猫蛇、篦子草、腺毛金星蕨、蜜腺金星蕨。

【药用部位】 全草（金星蕨）。

【采收加工】 夏、秋季采收，晒干或鲜用。

【性能主治】 味苦，性寒；清热解毒，利尿，止血；主治痢疾，小便不利，吐血，外伤出血，烧烫伤。

【生境分布】 生长于阴坡岩石边或林下湿地。国内分布于河南、陕西、甘肃及长江以南各省区；省内分布于崂山、蒙山及平邑。

1.2 中日金星蕨 Parathelypteris nipponica (Franch. et Savat.) Ching

【别　　名】 扶桑金星蕨、日本金星蕨。

【药用部位】 全草（扶桑金星蕨）。

【采收加工】 夏、秋季采收，洗净，晒干或鲜用。

【性能主治】 味苦，性寒；止血消炎；主治外伤出血。

【生境分布】 生长于林下湿地及阴坡岩石边。国内分布于河南、陕西、甘肃及长江以南各省区；省内分布于蒙山。

2 卵果蕨属 Phegopteris Fée

延羽卵果蕨 Phegopteris decursive-pinnata (Van Hall.) Fée

【别　　名】 延羽针毛蕨、细凤尾草、小叶金鸡尾巴草、金鸡蛋。

【药用部位】 根茎（小叶金鸡尾巴草）。

【采收加工】 夏、秋季采收，洗净，晒干或鲜用。

【性能主治】 味微苦，性平；利水消肿，解毒敛疮；主治水肿，腹水，疮毒溃烂久不收口，外伤出血。

【生境分布】 生长于山坡林缘湿地。国内分布于长江以南各省，向北至河南及陕西南部，西南至云南；省内分布于崂山、蒙山、塔山、徂徕山及济南等地。

3 毛蕨属 Cyclosorus Link

渐尖毛蕨 Cyclosorus acuminatus (Houtt.) Nakai

【别　　名】 金星草、小叶凤凰尾巴草、舒筋草。

【药用部位】 根茎或全草（渐尖毛蕨）。

【采收加工】 夏、秋季采收，晒干。

【性能主治】 味微苦，性平；清热解毒，祛风除湿，健脾；主治泄泻，痢疾，热淋，咽喉肿痛，风湿痹痛，小儿疳积，狂犬咬伤，烧烫伤。

【生境分布】 生长于山坡岩石边。国内分布于长江流域及其以南各省区，北达秦岭；省内分布于塔山。

十八、铁角蕨科 Aspleniaceae

1 过山蕨属 Camptosorus Link

过山蕨 Camptosorus sibiricus Rupr.

【别　　名】 马蹬草、过桥草、小石韦、还阳草。

【药用部位】 全草（马蹬草）。

【采收加工】 夏、秋季采收，洗净，晒干。

【性能主治】 味淡，性平；活血化瘀，止血，解毒；主治血栓闭塞性脉管炎，偏瘫，子宫出血，外伤出血，神经性皮炎，下肢溃疡。

【生境分布】 生长于林下湿地岩石缝中。国内分布于东北、华北，向南分布至江苏北部；省内分布于各地山区丘陵地带。

2 巢蕨属 Neottopteris J. Sm.

巢蕨 Neottopteris nidus J. Sm.

【别　　名】 雀巢蕨、尖刀如意散、山苏花、七星剑、老鹰七、铁蚂蟥。

【药用部位】 全草或根茎（铁蚂蟥）。

【采收加工】 全年均可采收，洗净，鲜用或晒干。

【性能主治】 味淡，性平；活血化瘀，止血，解毒；主治血栓闭塞性脉管炎，偏瘫，子宫出血，外伤出血，神经性皮炎，下肢溃疡。

【生境分布】 附生于雨林中树干或岩石上。国内分布于台湾、广东、广西、海南、贵州、云南等省区；省内各地公园及庭院有引种栽培。

3 铁角蕨属 Asplenium L.

3.1 虎尾铁角蕨 Asplenium incisum Thunb.

【别　　名】 地柏枝、岩春草、止血草。

【药用部位】 全草（岩春草）。

【采收加工】 夏、秋季采收，洗净，晒干或鲜用。

【性能主治】 味苦、甘，性凉；清热解毒，平肝镇惊，止血利尿；主治急性黄疸型传染性肝炎，肺热咳嗽，小儿惊风，小便不利，指头炎，毒蛇咬伤。

【生境分布】 生长于林下阴湿的岩石上。国内分布于黄河及长江流域各省区；省内分布于鲁中南山区及鲁东丘陵地区。

3.2 北京铁角蕨 Asplenium pekinense Hance

【别　　名】 铁杆地柏枝、小野鸡尾草、臁疮药。

【药用部位】 带根茎全草（铁杆地柏枝）。

【采收加工】 4月采挖，洗净，晒干或鲜用。

【性能主治】 味甘、微辛，性平；化痰止咳，清热解毒，止血；主治感冒咳嗽，肺结核，痢疾，腹泻，热痹，肿毒，疮痈，跌打损伤，外伤出血。

【生境分布】 生长于石灰质岩石缝中或旧石墙缝中。国内分布于黄河及长江流域各省区；省内分布于泰山、徂徕山、千佛山、抱犊崮。

3.3 华中铁角蕨 Asplenium sarelii Hook.

【别　　名】 孔雀尾、见血生、青旗草、退血草、风水草。

【药用部位】 根茎或全草（孔雀尾）。

【采收加工】 全年均可采收，去须根，洗净，晒干或鲜用。

【性能主治】 味苦、微甘，性凉；清热解毒，利湿，止血，生肌；主治流行性感冒，目赤肿痛，扁桃体炎，咳嗽，黄疸，肠炎，痢疾，肠胃出血，跌打损伤，疮肿疔毒，烧烫伤。

【生境分布】 生长于潮湿的岩石缝中。国内分布于东北、华北、华中、华南等区域；省内分布于泰山、千佛山。

3.4 变异铁角蕨 Asplenium varians Wall. ex Hook. et Grev

【别　　名】 九倒生、铁扫把、铁郎鸡、线鸡尾、地柏枝。

【药用部位】 全草（九倒生）。

【采收加工】 秋后采收，洗净，晒干。

【性能主治】 味微涩，性凉；活血消肿，止血生肌；

主治骨折，刀伤，疮痈溃烂，烧烫伤。

【生境分布】 生长于潮湿的岩石缝中。国内分布于四川、云南、贵州、陕西等省区；省内分布于泰山、蒙山、抱犊崮。

十九、球子蕨科 Onocleaceae

荚果蕨属 Matteuccia Todaro

荚果蕨 Matteuccia struthiopteris（L.）Todaro

【别　　名】 荚果蕨贯众、小叶贯众、黄瓜香。

【药用部位】 根茎（荚果蕨贯众）。

【采收加工】 春、秋季采挖，削去叶柄、须根，除净泥土，晒干或鲜用。

【性能主治】 味苦，性微寒；清热解毒，杀虫，止血；主治热病发斑，腮腺炎，湿热疮毒，蛔虫腹痛，蛲虫病，赤痢便血，尿血，吐血，衄血，崩漏。

【生境分布】 生长于山谷林下或河岸湿地。国内分布于甘肃、河北、黑龙江、吉林、辽宁、河南、湖北、山西、陕西、四川、新疆、西藏等省区；省内分布于烟台。

二十、岩蕨科 Woodsiaceae

1 岩蕨属 Woodsia R. Br.

耳羽岩蕨 Woodsia polystichoides Eaton.

【别　　名】 蜈蚣旗根、耳羽草。

【药用部位】 根茎（蜈蚣旗根）。

【采收加工】 全年均可采收，洗净，鲜用。

【性能主治】 舒筋活络；主治筋伤疼痛，活动不利。

【生境分布】 生长于岩石缝中。国内分布于东北、华北、西北、华东、华中等区域；省内分布于泰山、崂山、蒙山、昆嵛山、徂徕山。

2 膀胱蕨属 Protowoodsia Ching

膀胱蕨 Protowoodsia manchuriensis（Hook.）Ching

【别　　名】 膀胱岩蕨、东北岩蕨、泡囊蕨

【药用部位】 根茎或全草（膀胱蕨）。

【采收加工】 夏、秋季采收，洗净，晒干或鲜用。

【性能主治】 清热解毒，平肝镇惊。

【生境分布】 生长于石缝中。国内分布于东北、华北、西北、西南、华东等区域；省内分布于泰山、蒙山、崂山、昆嵛山、沂山及艾山。

二十一、鳞毛蕨科 Dryopteridaceae

1 复叶耳蕨属 Arachniodes Bl.

复叶耳蕨 Arachniodes exilis（Hance）Ching

【别　　名】 刺头复叶耳蕨。

【药用部位】 根茎（复叶耳蕨）。

【采收加工】 全年均可采挖，除去叶，洗净泥土，晒干或鲜用。

【性能主治】 味微苦、涩，性凉；清热解毒，敛疮；主治痢疾，烧烫伤。

【生境分布】 生长于山坡林下。国内分布于长江以南各省区；省内分布于崂山。

2 贯众属 Cyrtomium Presl

2.1 镰羽贯众 Cyrtomium balansae (Christ) C. Chr.

【别　　名】 巴兰贯众。

【药用部位】 根茎（镰羽贯众）。

【采收加工】 全年均可采挖，除去泥土及叶，晒干或鲜用。

【性能主治】 味微苦，性寒；清热解毒，驱虫；主治流行性感冒，肠寄生虫病。

【生境分布】 生长于山谷溪边或林下湿地。国内分布于长江以南各省区；省内分布于崂山。

2.2 贯众 Cyrtomium fortunei J. Sm.

【别　　名】 小贯众。

【药用部位】 根茎及叶柄残基（小贯众）。

【采收加工】 全年均可采收，除去地上部分及须根，晒干。

【性能主治】 味苦、涩，性寒，有小毒；清热解毒，凉血祛瘀，驱虫；主治感冒，热病斑疹，白喉，乳痈，瘰疬，痢疾，黄疸，吐血，便血，崩漏，痔血，带下，跌打损伤，肠道寄生虫。

【生境分布】 生水沟边、水井壁、路旁石缝或阴湿处石灰岩缝中。国内分布于华东、西南、中南、西南地区及河北、山西、陕西、甘肃等地；省内分布于肥城、济南等地。

2.3 小羽贯众 Cyrtomium fortunei J. Sm. f. polyterum (Diels) Ching

【药用部位】 同贯众。

【采收加工】 同贯众。

【性能主治】 同贯众。

【生境分布】 生长于林下湿地。国内分布于陕西、山西、甘肃、江西、河南、湖北、湖南、四川、重庆、贵州；省内分布于济南黄石崖。

2.4 全缘贯众 Cyrtomium falcatum (L. f.) Presl

【别　　名】 贯众。

【药用部位】 同贯众。

【采收加工】 同贯众。

【性能主治】 同贯众。

【生境分布】 生长于沿海潮水线的岩石缝间。国内分布于江苏、浙江、福建、广东、台湾等省区；省内分布于崂山、威海、石岛、胶南等地。

2.5 山东贯众 Cyrtomium shandongense J. X. Li

【别　　名】 贯众。

【药用部位】 同贯众。

【采收加工】 同贯众。

【性能主治】 同贯众。

【生境分布】 生长于古井壁或林下石缝中。省内分布于费县、平邑、泰安等地。

2.6 阔羽贯众 Cyrtomium yamamotoi Tagawa

【别　　名】 冷蕨子草。

【药用部位】 根茎（阔羽贯众）。

【采收加工】 全年可采挖，除去叶，洗净泥土，鲜用或晒干。

【性能主治】 味苦，性寒；清热解毒，凉血，杀虫；主治感冒，流脑，崩漏，蛔虫病。

【生境分布】 生长于海拔100～1500m的林下。国内分布于陕西、甘肃、安徽、浙江、江西、湖北、湖南、广西、四川、贵州等省区；省内分布于泰安。

2.7 粗齿阔羽贯众 Cyrtomium yamamotoi Tagawa var. intermedium (Diels) Ching et Shing

【别　　名】 阔羽鳞毛蕨。

【药用部位】 根茎（阔羽鳞毛蕨）。

【采收加工】 同阔羽贯众。

【性能主治】 同阔羽贯众。

【生境分布】 同阔羽贯众。

3 鳞毛蕨属 Dryopteris Adanson

3.1 狭顶鳞毛蕨 Dryopteris lacera (Thunb.) O. Ktze.

【别　　名】 熊蕨根、半边草。

【药用部位】 根茎或叶（熊蕨根）。

【采收加工】 根茎全年均可采收，洗净，去叶柄与须根；叶幼嫩时采。鲜用或晒干。

【性能主治】 味微苦，性凉；清热，活血，杀虫；主治痢疾，跌打损伤，绦虫病。

【生境分布】 生长于阴坡湿地或林下。国内分布于江苏、安徽、浙江、江西、云南、四川、湖北、陕西等省区；省内分布于烟台、威海。

3.2 阔鳞鳞毛蕨 Dryopteris championii (Benth.) C. Chr.

【别　　名】 多鳞毛蕨、东南鳞毛蕨、卵鳞鳞毛蕨、小龙骨、小贯众、细叶土凤尾、雌鸡尾、毛贯众。

【药用部位】 根茎（毛贯众）。

【采收加工】 夏、秋季采收，去叶柄与须根，晒干。

【性能主治】 味苦，性寒凉；清热解毒，平喘，止血敛疮，驱虫；主治感冒，目赤肿痛，气喘，便血，疮毒溃烂，烫伤，钩虫病。

【生境分布】 生长于山坡疏林下或灌木丛中。国内分布于中南地区及江苏、安徽、浙江、江西、福建、四川、贵州等省区；省内分布于崂山。

3.3　两色鳞毛蕨 Dryopteris bissetiana (Bak.) C. Chr.

【别　　名】　两色耳蕨。

【药用部位】　根茎（两色鳞毛蕨）。

【采收加工】　全年均可采收，除去叶及杂质，晒干或鲜用。

【性能主治】　味苦，性寒；清热解毒；用于预防流行性感冒。

【生境分布】　生长于山坡林下湿地。国内分布于华北、华东及长江流域各省区；省内分布于胶东半岛及蒙山、塔山等地。

3.4　华北鳞毛蕨 Dryopteris laeta (Kom.) C. Chr.

【别　　名】　美丽鳞毛蕨、马牙贯众、花叶狗牙七。

【药用部位】　根茎（花叶狗牙七）。

【采收加工】　夏、秋季间采挖，去须根，洗净，晒干。

【性能主治】　味涩、苦，性平；祛风湿，强腰膝，降血压，清热解毒；主治腰膝酸痛，脊柱疼痛，头晕，高血压。

【生境分布】　生长于山坡林下。国内分布于吉林、辽宁、河北、河南、山西、陕西、甘肃和四川等省区；省内分布于牙山、泰山、徂徕山。

3.5　半岛鳞毛蕨 Dryopteris peninsulae Kitagawa

【别　　名】　小贯众、辽东鳞毛蕨。

【药用部位】　根茎（辽东鳞毛蕨）。

【采收加工】　全年均可采收，除去叶柄及须根，洗净，鲜用或晒干。

【性能主治】　味苦，性凉；清热解毒，凉血止血，驱虫；主治感冒，乙脑，吐血，衄血，崩漏，产后便血，肠寄生虫病。

【生境分布】　生长于阴湿山沟或林下。国内分布于辽宁、安徽、河南、陕西、湖北、江西等省区；省内分布于鲁中南及胶东半岛各山区。

3.6　棕边鳞毛蕨 Drypoteris sacrosancta Koidz.

【药用部位】　根茎（棕边鳞毛蕨）。

【采收加工】　夏、秋季采收，洗净，晒干。

【性能主治】　清热解毒。

【生境分布】　生长于林下湿地。国内分布于江苏、安徽等省区；省内分布于胶东半岛及蒙山、沂山。

4　耳蕨属 Polystichum Roth

4.1　鞭叶耳蕨 Polystichum craspedosorum (Maxim.) Diels

【别　　名】　华北耳蕨。

【药用部位】　全草（鞭叶耳蕨）。

【采收加工】　全年均可采收，洗净，晒干或鲜用。

【性能主治】　味苦，性寒；清热解毒；主治乳痈，疖肿，肠炎。

【生境分布】　生长于山坡林下湿地及石缝中。国内分布于东北、华北、西北、西南等区域；省内分布于泰山、徂徕山、蒙山。

4.2　三叉耳蕨 Polystichum tripteron (Kunze.) Presl

【别　　名】　戟叶耳蕨、三叶耳蕨。

【药用部位】　根茎（戟叶耳蕨）。

【采收加工】　秋季采收，洗净，晒干。

【性能主治】　味苦，性凉；清热解毒，利尿通淋；主治内热腹痛，痢疾，淋浊。

【生境分布】　生长于山坡林下湿地。国内分布于东北、华北、西北和长江以南各省区；省内分布于胶东半岛。

4.3　对马耳蕨 Polystichum tsus-simense (Hook.) J. Sm.

【别　　名】　毛脚鸡、线鸡尾。

【药用部位】　根茎或嫩叶（对马耳蕨）。

【采收加工】　根茎全年均可采收，以秋季采收为好，洗净，晒干或鲜用；嫩叶春季采收，鲜用。

【性能主治】　味苦，性凉；清热解毒，凉血散瘀；主治痢疾，目赤肿痛，乳痈，疮疖肿毒，痔疮出血，烫火伤。

【生境分布】　生长于林下石边。国内分布于西南地区及安徽、河南、湖北、湖南、江西、浙江等省区；省内分布于嘉祥。

4.4　小戟叶耳蕨 Polystichum hancockii (Hance) Diels

【别　　名】　小三叶耳蕨、蛇舌草。

【药用部位】　全草（小三叶耳蕨）。

【采收加工】　全年可采，鲜用或晒干。

【性能主治】　味微苦，性凉；清热解毒；主治蛇咬伤，外伤。

【生境分布】　生长于林下溪沟边。国内分布于福建、台湾、湖南、广东、广西等省区；省内分布于崂山、牙山等地。

二十二、肾蕨科 Nephrolepidaceae

肾蕨属 Nephrolepis Schott

肾蕨 Nephrolepis auriculata (L.) Trimen

【别　　名】　蜈蚣草、凤凰草、圆羊齿、鹅抱蛋。

【药用部位】　块茎、叶或全草（肾蕨）。

【采收加工】　全年均可挖取块茎，刮去鳞片，洗净，晒干或鲜用；夏、秋季采收叶或全草，洗净，晒干或鲜用。

【性能主治】　味甘、淡、微涩，性凉；清热利湿，通淋止咳，消肿解毒；主治感冒发热，肺热咳嗽，黄疸，淋浊，小便涩痛，泄泻，痢疾，带下，疝气，乳痈，瘰疬，烫伤，刀伤，淋巴结炎，体癣，睾丸炎。

【生境分布】 国内分布于安徽、浙江、福建、台湾、广东、广西、云南、贵州、四川、湖南南部、西藏等省区；省内济南、青岛、泰安等地均有栽培，供观赏。

二十三、骨碎补科 Davalliaceae

骨碎补属 Davallia Sm.

海州骨碎补 Davallia mariesii Moore ex Bak.

【别　名】 申姜、毛姜、骨碎补、中姜、石灵芝。

【药用部位】 根茎（骨碎补）。

【采收加工】 夏、秋季采挖根茎，除去叶柄及须根，洗净，晒干。

【性能主治】 味苦，性温；行血活络，祛风止痛，补肾坚骨；主治跌打损伤，风湿痹痛，肾虚牙痛、腰痛、久泻。

【生境分布】 生长于山坡阴湿的岩石上。国内分布于辽宁、江苏、浙江、台湾、福建、江西、湖南等省区；省内分布于胶东半岛及蒙山等地。

二十四、水龙骨科 Polypodiaceae

1 石韦属 Pyrrosia Mirbel.

1.1 华北石韦 Pyrrosia davidii (Gies.) Ching

【别　名】 北京石韦、独叶茶、猫耳朵、石韦。

【药用部位】 全草（石韦）。

【采收加工】 全年均可采收，洗净，晒干。

【性能主治】 味苦、甘，性寒；利尿通淋，清肺化痰，凉血止血；主治淋病，水肿，小便不利，痰热咳喘，咯血，吐血，衄血，崩漏及外伤出血。

【生境分布】 生长于林下岩石缝间。国内分布于长江以北各省区；省内分布于泰山、蒙山、徂徕山。

1.2 有柄石韦 Pyrrosia petiolosa (Christ) Ching

【别　名】 石韦、独叶茶、八宝茶。

【药用部位】 全草（石韦）。

【采收加工】 同华北石韦。

【性能主治】 同华北石韦。

【生境分布】 生长于岩石缝间。国内分布于东北、华北、西北、中南和西南等区域；省内分布于济南、泰安、临沂、淄博、潍坊、青岛、烟台等地山区丘陵。

2 瓦韦属 Lepisorus (J. Smith) Ching

2.1 瓦韦 Lepisorus thunbergianus (Kaulf.) Ching

【别　名】 七星草、七星剑。

【药用部位】 带根茎全草（瓦韦）。

【采收加工】 夏、秋季采收，洗净，晒干或鲜用。

【性能主治】 味苦，性寒；清热解毒，利尿通淋，止

血；主治小儿高热，惊风，咽喉肿痛，痈肿疮疡，毒蛇咬伤，小便淋漓涩痛，尿血，咳嗽，咳血。

【生境分布】 生长于林下岩石上。国内分布于华东、中南、西南等区域；省内分布于胶东半岛及蒙山。

2.2 乌苏里瓦韦 Lepisorus ussuriensis (Regel et Maack) Ching

【别　名】 剑刀草、大金刀、金星草。

【药用部位】 全草（乌苏里瓦韦）。

【采收加工】 夏季采收，除去泥沙，洗净，晒干。

【性能主治】 味苦，性平；清热解毒，利尿，止咳，止血；主治小便不利，小便涩痛，水肿，尿血，湿热痢疾，肺热咳嗽，哮喘，咽喉肿痛，疮疡肿毒，风湿疼痛，月经不调，跌打损伤，外伤出血。

【生境分布】 生长于林下岩石上。国内分布于东北及河北、山西、四川等省区；省内分布于泰山、蒙山、昆嵛山、牙山、崂山、徂徕山等地。

2.3 远叶瓦韦 Lepisorus ussuriensis (Regel.) Ching var. distans (Makino) Tagawa

【别　名】 乌苏里瓦韦。

【药用部位】 全草（乌苏里瓦韦）。

【采收加工】 夏季采收，除去泥沙，洗净，晒干。

【性能主治】 同乌苏里瓦韦。

【生境分布】 生长于林下岩石缝中。国内分布于安徽、江西、浙江；省内分布于蒙山。

3 假瘤蕨属 Phymatopteris Pic. Serm.

金鸡脚假瘤蕨 Phymatopteris hastate (Thunb.) Pic. Serm.

【别　名】 辟瘟草、鸭脚金星草、鸭脚掌、鹅掌金星、金鸡脚。

【药用部位】 全草（金鸡脚）。

【采收加工】 全年均可采收，洗净，晒干或鲜用。

【性能主治】 味苦，性寒；清热利湿，凉血解毒；主治热淋，小便不利，赤白带下，痈肿疮毒，毒蛇咬伤，风湿疼痛，跌打骨折。

【生境分布】 生长于林下。国内分布于长江以南各省区及陕西、甘肃、河南等地；省内分布于蒙山、沂山、崂山、昆嵛山等地。

4 星蕨属 Microsorium Link

江南星蕨 Microsorium fortunei (Moore) Ching

【别　名】 大叶骨牌草、金鸡尾、七星凤尾草。

【药用部位】 带根茎全草（大叶骨牌草）。

【采收加工】 全年均可采收，洗净，晒干或鲜用。

【性能主治】 味苦，性寒；清热利湿，凉血解毒；主治热淋，小便不利，赤白带下，痈肿疮毒，毒蛇咬伤，风湿疼痛，跌打骨折。

【生境分布】 生长于山坡林下、溪谷边树干或岩石上。

国内分布于长江以南各省区，北达陕西南部；省内济南、青岛等城市公园有栽培，供观赏。

二十五、苹科 Marsileaceae

苹属 Marsilea L.

苹 Marsilea quadrifolia L.

【别　　名】　浮萍、四叶萍、四叶草。

【药用部位】　全草（苹）。

【采收加工】　春、夏、秋季均可采收，洗净，晒干或鲜用。

【性能主治】　味甘，性寒；利水消肿，清热解毒，止血，除烦安神；主治水肿，热淋，小便不利，黄疸，吐血，衄血，尿血，崩漏白带，月经量多，心烦不眠，消渴，感冒，小儿夏季热痱，痈肿疮毒，瘰疬，乳腺炎，咽喉肿痛，急性结膜炎，毒蛇咬伤。

【生境分布】　生长于湖泊、池塘及水田中。国内分布于长江流域以南各省区，北达华北和辽宁，西北到陕西；省内各地均有分布。

二十六、槐叶苹科 Salviniaceae

槐叶苹属 Salvinia Adans

槐叶苹 Salvinia natans (L.) All.

【别　　名】　蜈蚣萍、槐叶草、百脚水草。

【药用部位】　全草（蜈蚣萍）。

【采收加工】　夏、秋季采收，洗净，晒干或鲜用。

【性能主治】　味辛、苦，性寒；清热解表，利水消肿，解毒；主治风热感冒，麻疹不透，浮肿，热淋，小便不利，热痢，痔疮，痈肿疔疮，丹毒，腮腺炎，湿疹，烫火伤。

【生境分布】　生长于静水湖泊、水田、池塘中。国内分布于长江以南及华北、东北等各省区；省内分布于微山、济宁、东平、临沂、枣庄、济南。

二十七、满江红科 Azollaceae

满江红属 Azolla Lam

1.1　满江红 Azolla imbricata (Roxb.) Nakai

【别　　名】　水浮漂、红叶草、草无根、红浮漂、红漂。

【药用部位】　叶（满江红），根（满江红根）。

【采收加工】　叶夏、秋季捞取，晒干；全草夏秋季捞取，剪下须状根，晒干。

【性能主治】　满江红：味辛，性凉；解表透疹，祛风胜湿，解毒；主治感冒咳嗽，麻疹不透，风湿疼痛，小便不利，水肿，荨麻疹，皮肤瘙痒，疮疡，丹毒，烫火伤。**满江红根**：润肺止咳；主治肺痨咳嗽。

【生境分布】　生长于池塘静水中。国内分布于长江以南各省区；省内分布于德州、济南。

1.2　多果满江红 Azolla imbricata (Roxb.) Nakai var. prolifera Y. X. Lin

【药用部位】　同满江红。

【采收加工】　同满江红。

【性能主治】　同满江红。

【生境分布】　生长于水田和池塘中。国内分布于河南（桐柏）；省内郯城有分布。

第三节　裸子植物门 GYMNOSPERMAE

裸子植物既是颈卵器植物，又是种子植物，它们有胚珠（不同于蕨类植物），但心皮不包成子房，且胚珠裸露，胚乳（即雌性原叶体）在受精前已形成（不同于被子植物）。属多年生木本植物，大多为单轴分枝的高大乔木，少为灌木，稀为藤本；次生木质部几全由管胞组成，稀具导管。叶多为线形、针形或鳞形，稀为羽状全裂、扇形、阔叶形、带状或膜质鞘状。花单性，雌雄异株或同株；小孢子叶球（雄球花）具多数小孢子叶（雄蕊），小孢子叶具多数至2个小孢子囊（花药），小孢子（花粉）具气囊或船形具单沟，或球形外壁上具一乳头状突起或具明显或不明显的萌发孔或无萌发孔，或橄榄形具多纵肋和凹沟，有时还具一远极沟，多为风媒传粉，花粉萌发后花粉管内有两个游动或不游动的精子；大孢子叶（珠鳞、珠托、珠领、套被）不形成封闭的子房，着生一至多枚裸露的胚珠，多数丛生树干顶端或生于轴上形成大孢子叶球（雌球花）；胚珠直立或倒生，由胚囊、珠心和珠被组成，顶端有珠孔。种子裸露于种鳞之上，或多少被变态大孢子叶发育的假种皮所包，其胚由雌配子体的卵细胞受精而成，胚乳由雌配子体的其他部分发育而成，种皮由珠被发育而成；胚具两枚或多枚子叶。广布于南北半球，尤以北半球更为广泛，从低海拔至高海拔、从低纬度至高纬度几乎都有分布。裸子植物除少数类群（如买麻藤属及松科的一些属）外，均具有双黄酮类化合物，常见的有穗花杉双黄酮、西阿多黄素、银杏黄素、枯黄素、榧黄素等。黄酮类化合物则普遍存在，常见的有槲皮素、山柰酚和杨梅树皮素等。生物碱仅在三尖杉科、麻黄科和买麻藤科中存在。现代裸子植物有12科，71属，近800种。我国有11科，42属，236种，47变种，其中引种栽培1科，7属，51种，2变种。来自于裸子植物的常用中药材有银杏、麻黄、侧柏叶、柏子仁、土荆皮、松花粉、松香等等。

一、苏铁科 Cycadaceae

苏铁属 Cycas L.

苏铁 Cycas revoluta Thunb.

【别　　名】　铁树、凤尾棕、凤尾蕉、棱罗花、铁甲松、金边凤尾。

【药用部位】　根（苏铁根），叶（苏铁叶），花（苏铁花），种子（苏铁果）。

【采收加工】　根全年可采，晒干；叶全年可采，鲜用或晒干；花夏季采收，鲜用或阴干；种子秋、冬季采收，晒干。

【性能主治】　苏铁根：味甘、淡，性平，有小毒；祛风通络，活血止血；主治风湿麻木，筋骨疼痛，跌打损伤，劳伤出血，腰痛，白带，口疮。苏铁叶：味甘、淡，性平，有小毒；理气止痛，散瘀止血，消肿解毒；主治肝胃气滞疼痛，经闭，吐血，便血，痢疾，肿毒，外伤出血，跌打损伤。苏铁花：味甘，性平；理气祛湿，活血止血，益肾固精；主治胃痛，慢性肝炎，风湿疼痛，跌打损伤，咯血，吐血，痛经，遗精，带下。苏铁果：味苦、涩，性平，有毒；平肝降压，镇咳祛痰，收敛固涩；主治高血压，慢性肝炎，咳嗽痰多，痢疾，遗精，白带，跌打，刀伤。

【生境分布】　国内分布于福建、台湾、广东，华南、西南地区多栽培于庭院；省内各城市公园、机关及庭院有栽培。

二、银杏科 Ginkgoaceae

银杏属 Ginkgo L.

银杏 Ginkgo biloba L.

【别　　名】　白果、白果树、公孙树。

【药用部位】　叶（银杏叶），除去外种皮的种子（白果）及根（白果根）。

【采收加工】　叶秋季采收，晒干或鲜用；种子秋末成熟时采收，除去肉质外种皮，洗净，稍蒸或略煮后，晒干或烘干；根伐树时采收，洗净，晒干。

【性能主治】　银杏叶：味甘、苦、涩，性平，敛肺，平喘，活血化瘀，止痛；主治肺虚咳喘，冠心病，心绞痛，高血脂。白果：味甘、苦、涩，性平，有毒，敛肺定喘，止带浊，缩小便；主治痰多喘咳，带下白浊，遗尿尿频。白果根：主治带下病，遗精。

【生境分布】　生长于海拔 500～1000m 的酸性、排水良好地带。国内分布于浙江、安徽、福建、江西、河北、河南、湖北、江苏、湖南、四川、贵州、广西等省区；省内各地山区丘陵均有分布，常栽培于古建筑旁、公园、街道或庭院。

三、松科 Pinaceae

1　冷杉属 Abies Mill.

杉松 Abies holophylla Maxim.

【别　　名】　白松、杉木、辽宁冷杉、辽东冷杉。

【药用部位】　叶或根皮（杉松）。

【采收加工】　叶春、夏、秋季采收，根皮全年采挖，晒干或鲜用。

【性能主治】　祛风湿；主治风湿痹痛。

【生境分布】　性耐阴，喜土层深厚、排水良好的湿润棕壤。国内分布于东北牡丹江流域山区、长白山山区及辽河东部山区；省内济南、青岛等城市公园及泰山有引种。

2　油杉属 Keteleeria Carr.

油杉 Keteleeria fortune (Murr.) Carr.

【别　　名】　杜松、唐杉、松罗、水松。

【药用部位】　叶或根皮（油杉）。

【采收加工】　叶春、夏、秋季采收，根皮全年采挖，晒干或鲜用。

【性能主治】　味淡（叶味微酸），性平；清热解毒；主治痈疽疮肿。

【生境分布】　生长于海拔 400～1200m 的沿海山地。中国特有树种，国内分布于浙江、福建、广东、广西等省区；省内济南泉城公园有引种。

3　云杉属 Picea Dietr.

3.1　红皮云杉 Picea koraiensis Nakai

【别　　名】　虎尾松、高丽云杉、岛内云杉、沙树、白松。

【药用部位】　叶、枝、树皮（红皮云杉）。

【采收加工】　枝叶全年可采，晒干或鲜用；树皮春、秋季砍伐时剥取，晾干。

【性能主治】　祛风除湿；主治风湿痹痛。

【生境分布】　生长于海拔 400～1800m 的山地针阔叶混交林中。国内分布于东北地区及内蒙古；省内各地公园、庭院有引种栽培。

3.2　青杆 Picea wilsonii Mast.

【别　　名】　细叶松、方叶杉、细叶云杉、刺儿松、红毛杉。

【药用部位】　球果（云杉球果），枝干结节，针叶（杆木）。

【采收加工】　球果秋季开始成熟时采摘，枝干结节、针叶全年可采，晒干。

【性能主治】　云杉球果：味苦，性温；化痰，止咳；主治久咳，咳喘。杆木：同白杆。

【生境分布】　我国特有树种，生于海拔 1700～2800m

的针阔叶混交林中。国内分布于内蒙古、河北、山西、陕西、甘肃及青海等省区；省内济南泉城公园及青岛、泰安、临沂、鲁山等地有引种栽培。

3.3 白杆 Picea meyeri Rehd. et Wils.

【别　名】钝叶杉、红杆、刺儿松。

【药用部位】枝干结节、针叶（杆木）。

【采收加工】全年均可采收，晒干。

【性能主治】味苦，叶兼涩，性温，祛风除湿，活络止痛；主治风湿关节痛，跌打肿痛。叶兼能明目养神，治高血压症，夜盲症。

【生境分布】我国特有树种，生长于1500～2700m的针阔叶混交林中。国内分布于山西、河北、内蒙古等省区；省内济南泉城公园、潍坊植物园及青岛、泰安等地公园有引种栽培。

4 金钱松属 Pseudolarix Gord.

金钱松 Pseudolarix amabilis (Nelson) Rehd.

【别　名】荆树皮、金松。

【药用部位】根皮或近根部树皮（土荆皮），叶（金钱松叶）。

【采收加工】春、秋间挖根，剥取根皮，除去粗皮，晒干；叶四季可采，随采随用。

【性能主治】土荆皮：味辛，性温，有毒；杀虫，止痒；主治疥癣瘙痒。金钱松叶：味苦，性微温；祛风，利湿，止痒；主治风湿痹痛，湿疹瘙痒。

【生境分布】我国特有树种，国内主要分布于安徽、江苏、浙江、福建、江西、湖南、湖北、四川等省区；省内青岛、临沂、莱阳等地公园及崂山、昆嵛山、泰安药乡林场等地有引种栽培。

5 雪松属 Cedrus Trew

雪松 Cedrus deodara (Roxb.) G. Don

【别　名】香柏、松树。

【药用部位】叶、木材（香柏）。

【采收加工】叶全年均可采收，木材在伐木时采收，去皮，晒干。

【性能主治】味苦；清热利湿，散瘀止血；主治痢疾，肠风便血，水肿，风湿痹痛，麻风病。

【生境分布】原产阿富汗至印度，生长于海拔1300～3300m高山地带。国内分布于西藏西南部，多数省份作为公园绿化树种引种栽培；省内各地公园、庭院普遍引种栽培。

6 松属 Pinus L.

6.1 油松 Pinus tabulaeformis Carr.

【别　名】短叶松、短叶马尾松、红皮松、东北黑松、紫翅油松。

【药用部位】茎枝瘤状节（松节），挥发油（松节油），固体树脂（松香），花粉（松花粉），叶（松叶），根（松根），松球果（松塔）。

【采收加工】春季采摘雄花球，晒干，收集花粉；夏季采收树干渗出的油树脂，经蒸馏或提取，分别得挥发油和松香；冬初采收松球果，晒干；全年采伐或在木器加工时锯取茎枝瘤状节部，晒干；叶全年可采，晒干；四季挖根，洗净，切段，晒干；松塔春末夏初采集，鲜用或晒干。

【性能主治】松节：味苦，性温，祛风燥湿，活血止痛，舒筋通络；主治风寒湿痹，关节风痛，脚痹痿软，跌打伤痛。松节油：活血通络，消肿止痛；主治肌肉痛，关节肿痛。松花粉：味甘，性温；燥湿，收敛止血；主治湿疹，黄水疮，皮肤糜烂，浓水淋漓，外伤出血，尿布性皮炎。松叶：主治流感，风湿关节痛，跌打肿痛，夜盲症，高血压，神经衰弱。松塔：味甘、苦，性温，祛风除痹，化痰止咳平喘，利尿，通便；主治风寒湿痹，白癜风，慢性气管炎，哮喘，咳嗽，气短，痰多。松根：味苦，性温。祛风除湿，活血止血。主治风湿痹痛，风疹瘙痒，白带，咳嗽，跌打吐血，风虫牙疼。松香：味苦、甘，性温。祛风燥湿，排脓拔毒，生肌止痛。主治痈疽恶疮，疥癣，白秃，疬风，痹症，金疮，扭伤，妇女白带，血栓闭塞性脉管炎。

【生境分布】我国特有树种，生长于山坡及岩石缝。国内分布于东北、华北地区及内蒙古、陕西、甘肃、宁夏、青海、四川等省区；省内分布于泰山、蒙山、沂山等山区，为荒山主要造林树种。

6.2 红松 Pinus koraiensis Sieb. et Zucc.

【别　名】海松、松树、朝鲜松、新罗松、果松、韩松、红果松。

【药用部位】叶（松叶），种子（海松子）。

【采收加工】秋季采收球果，晒干，除去硬壳，收集种子；全年采叶，以腊月采者最好，晒干。

【性能主治】海松子：味甘，性温；滋补强壮，息风，润肺，镇咳，滑肠；主治风痹，头眩，燥咳，吐血，便秘。松叶：同油松。

【生境分布】生长于海拔150～1800m的针阔叶混交林中。国内分布于长白山区、吉林山区及小兴安岭爱辉以南；省内崂山、昆嵛山、泰山林场及青岛中山公园均有引种。

6.3 马尾松 Pinus massoniana Lamb.

【别　名】松树、青松、山松、枞松。

【药用部位】叶（松叶），树皮（松木皮），花粉（松花粉），根（松根），茎枝瘤状节（松节），松球果（松塔）。

【采收加工】全年采叶，以腊月采者最好，晒干；树皮全年均可采剥，洗净，切段，晒干；春季采摘雄花球，晒干，收集花粉；根四季采挖，切片或段，晒干。

【性能主治】松花粉：同油松。松叶：同油松。松木皮：味苦，性温，祛风除湿，活血止血，敛疮生肌；主治风湿骨痛，跌打扭伤，金刃伤，肠风下血，久痢，湿疹，烧烫伤，痈疽久不收口。松根：同油松。松节：同油松。松塔：

同油松。

【生境分布】 生长于1500m以下山地。国内分布于江苏、安徽、河南、陕西、福建、广东、台湾、四川、贵州、云南等省区；省内泰山药乡、蒙山、塔山、昆嵛山、崂山等地林场有引种栽培。

6.4 白皮松 Pinus bungeana Zucc. ex Endl.

【别　名】 白骨松、三针松、虎皮松。

【药用部位】 叶（松叶），球果（白松塔）。

【采收加工】 球果春、秋季采收，晒干；全年采叶，以腊月采者最好，晒干。

【性能主治】 松叶：同油松。白松塔：味苦，性温；祛痰，止咳，平喘；主治慢性气管炎，哮喘，咳嗽，气短，痰多。

【生境分布】 中国特有树种，生长于海拔800～1300m的岩缝、山脊或山坡。国内分布于山西、陕西、甘肃、河南、湖北、四川等省区；省内各地公园、庭院有引种栽培。

6.5 赤松 Pinus densiflora Sieb. et Zucc.

【别　名】 松树、白头松、红顶松、日本赤松。

【药用部位】 叶（松叶），花粉（松花粉），茎枝瘤状节（松节）。

【采收加工】 春季采摘雄花球，晒干，收集花粉；叶全年可采，晒干；茎枝瘤状节在采伐或木器加工时收集，晒干。

【性能主治】 松花粉：同油松。松叶：同油松。松节：同油松。

【生境分布】 生长于沿海山地或丘陵。国内分布于辽东半岛经山东半岛向南达江苏北部的云台山；省内分布于崂山、昆嵛山、艾山、牙山等胶东沿海山地，鲁中南山地有人工林。

6.6 黑松 Pinus thunbergii Parl.

【别　名】 日本黑松、白芽松、松树。

【药用部位】 花粉（松花粉），叶（松针）。

【采收加工】 春季采摘雄花球，晒干，收集花粉；全年采叶，以腊月采者最好，晒干。

【性能主治】 松花粉：同油松。松针：同油松。

【生境分布】 原产日本及朝鲜南部海岸地区。国内分布于辽宁熊岳、抚顺、北京、南京、庐山及河南等地；省内分布于青岛、崂山、昆嵛山、蒙山、沂山、徂徕山、泰山及沿海地区，塔山引种造林已有80多年的历史。

6.7 黄山松 Pinus taiwanensis Hayata

【别　名】 台湾松、长穗松、台湾二叶松。

【药用部位】 花粉（松花粉），叶（松针），球果（松塔）。

【采收加工】 春季采摘雄花球，晒干，收集花粉；叶全年可采，晒干；松塔春末夏初采集，鲜用或晒干。

【性能主治】 松花粉：同油松。松针：同油松。松塔：同油松。

【生境分布】 我国特有树种，生于海拔600～2800m的山地上，常成纯林或混交林。国内分布于台湾、福建、浙江、安徽、江西、湖南、湖北、河南等省区；省内泰山、蒙山有少量引种栽培。

6.8 华山松 Pinus armandii Franch.

【别　名】 白松、五须松、果松、青松、五叶松、樟子松。

【药用部位】 叶（松针）。

【采收加工】 全年可采，晒干。

【性能主治】 同油松。

【生境分布】 原产于中国，因集中产于陕西华山而得名。国内分布于西北、中南及西南区域，主要分布于宁夏、山西、陕西、河南、甘肃、四川等省区；省内分布于泰山、蒙山、崂山、昆嵛山。

6.9 海岸松 Pinus pinaster Ait.

【药用部位】 树皮（海岸松）。

【采收加工】 全年可采，鲜用或晒干。

【性能主治】 树皮提取物"碧萝芷"有极强的美颜、抗衰老及医用功效，市场上已有多种"碧萝芷"产品，售价昂贵。

【生境分布】 原产于地中海沿岸。国内江苏南京及云台山有引种栽培；省内昆嵛山、崂山太清宫、烟台、海阳、蓬莱有引种栽培。

四、杉科 Taxodiaceae

1 杉木属 Cunninghamia R. Br.

杉木 Cunninghamia lanceolata (Lamb.) Hook.

【别　名】 沙木、刺杉、杉。

【药用部位】 心材及树枝（杉材），根及根皮（杉木根），树皮（杉皮），叶（杉叶），枝干结节（杉木节），球果（杉塔）、种子（杉子），油脂（杉木油）。

【采收加工】 杉材、杉木根、杉皮、杉叶、杉木节全年可采，鲜用或晒干；杉塔、衫子7～8月间采摘，晒干；杉木油全年可采制。

【性能主治】 杉材：味辛，性微温；辟恶除秽，除湿散毒，降逆气，活血止痛；主治脚气肿溃，奔豚，霍乱，心腹胀满，风湿毒疮，跌打肿痛，创伤出血，烧烫伤。杉木根：味辛，性温；主治淋病，疝气，关节炎，跌打损伤，疥癣。杉皮：味辛，性微温；利湿，消肿解毒；主治水肿，脚气，烫伤。杉叶：味辛，性微温；辟秽，止痛，散湿毒，下逆气；主治漆疮，风湿毒疮，脚气，心腹胀痛。杉木节：味辛，性微温；祛风止痛，散湿毒；主治脚气，痞块，骨节痛，带下，跌扑血瘀。杉塔：味辛，性微温；温肾壮阳，杀虫解毒，宁心，止咳；主治遗精，阳痿，白癜风，乳痈，心悸，咳嗽。杉子：味辛，性微温；理气散寒，止痛；主治疝气，乳痛。**杉木油**：味苦、辛，性微温；利尿排石，消肿杀虫；主治淋症，尿路结石，遗精，一切顽癣。

【生境分布】 生长于温暖湿润地区，不耐严寒及湿热，怕风，怕旱。国内分布于长江流域、秦岭以南地区；省内昆嵛山、崂山、泰山、塔山、蒙山等林场及济南、青岛、泰安、日照等地公园、庭院有引种栽培。

2 柳杉属 Cryptomeria D. Don

柳杉 Cryptomeria japonica (L. f.) D. Don var. sinensis Miq.

【别　　名】 宝树、孔雀松、玉杉。

【药用部位】 根皮或树皮（柳杉），叶（柳杉叶）。

【采收加工】 根皮全年可采，去栓皮，树皮春、秋季采剥，切片，鲜用或晒干；叶春、秋季采摘，鲜用或晒干。

【性能主治】 **柳杉**：味苦、辛，性寒；解毒，杀虫，止痒；主治癣疮，鹅掌风，烫伤。**柳杉叶**：清热解毒；主治痈疽疮毒。

【生境分布】 我国特有树种。国内分布于浙江天目山、福建南屏山及江西庐山等地；省内蒙山、徂徕山、昆嵛山、崂山等林场及烟台、泰安、青岛、临沂等地有引种栽培。

3 水松属 Glyptostrobus Endl.

水松 Glytostrobus pensilis (Staunt.) Koch

【别　　名】 凤凰树、孔雀树。

【药用部位】 树皮（水松皮），球果（水松球果），枝叶（水松枝叶）。

【采收加工】 树皮、枝叶全年均可采剥，晒干或鲜用；球果秋、冬季采摘，阴干。

【性能主治】 **水松皮**：味苦，性平，杀虫止痒，去火毒；主治水疱疮，水火烫伤。**水松球果**：味苦，性平；理气止痛；主治胃痛，疝气痛。**水松枝叶**：味苦，性温；祛风湿，通络止痛，杀虫止痒；主治风湿骨痛，高血压，腰痛，皮炎。

【生境分布】 生长于海拔1000m以下地区。国内分布于江西、福建、湖南、广东、广西、四川、云南等地；省内山东科技大学青岛校区有引种栽培。

4 水杉属 Metasequoia Miki cx Hu et Cheng

水杉 Metasequoia glyptostroboides Hu et Cheng

【别　　名】 杉、落叶松。

【药用部位】 叶（水杉叶），球果（水杉果）。

【采收加工】 夏季采叶，晒干或鲜用；秋季采收果实，晒干。

【性能主治】 清热解毒，消炎止痛；主治痈疮肿毒，癣疮。

【生境分布】 国家一级保护植物，为我国特产的古老稀有珍贵树种。国内分布于湖北、湖南、四川等省区；省内各大林场及各地公园、庭院有引种栽培。

五、柏科 Cupressaceae

1 柏木属 Cupressus L.

1.1 柏木 Cupressus funebris Endl.

【别　　名】 扁柏、香扁柏、柏木树、柏香树、垂丝柏。

【药用部位】 球果（柏树果）、根（柏树根）、叶（柏树叶）、树干渗出的油脂（柏树油）。

【采收加工】 球果在充分长大而未开裂时采收，晒干；根全年均可采收，洗去泥土，切片，晒干；叶全年均可采收，剪取枝叶，阴干或鲜用；油脂在7～8月间，砍伤树干，待树脂渗出凝结后收集。

【性能主治】 **柏树果**：味苦、甘，性平；祛风，和中，安神，止血；主治感冒发热，胃痛呕吐，烦躁，失眠，劳伤吐血。**柏树根**：味苦、辛，性凉；清热解毒；主治麻疹身热不退。**柏树叶**：味苦、涩，性平；凉血止血，敛疮生肌；主治吐血，血痢，痔疮，癞疮，烫伤，刀伤，毒蛇咬伤；**柏树油**：味甘、微涩，性平；祛风，除湿，解毒，生肌；主治风热头痛，白带，淋浊，痈疽疮疡，赘疣，刀伤出血。

【生境分布】 为我国特有树种，生长于温暖湿润地带。国内分布于西南及陕西、甘肃、浙江、江西、福建、湖北、湖南等省区；省内泰安、青岛、临沂等地有少量栽培。

1.2 岷江柏木 Cupressus chengiana S. Y. Hu

【药用部位】 球果、根、枝叶（岷江柏木）。

【采收加工】 球果在充分长大而未开裂时采收，晒干；根全年均可采收，洗去泥土，切片，晒干；枝叶全年均可采收，阴干或鲜用。

【性能主治】 主治发热烦躁、小儿高热、吐血。

【生境分布】 为我国特有树种。国内分布于四川、甘肃；省内乳山、垛山、林场有引种栽培。

2 侧柏属 Platycladus Spach

侧柏 Platycladus orientalis (L.) Franco

【别　　名】 柏树、柏树种、松树、黄柏、香柏、扁柏、扁桧、香树、香柯树。

【药用部位】 枝梢及叶（侧柏叶），种仁（柏子仁），根皮（柏根白皮），枝条（柏枝节），树脂（柏脂）。

【采收加工】 侧柏叶：全年均采收，以夏、秋季采收者为佳。剪取枝叶，置通风处风干。柏子仁：秋、冬季采收成熟种子，晒干，除去种皮，收集种仁。柏根白皮：冬季采挖，洗净，趁新鲜时刮去栓皮，纵向剖开，以木槌轻击，使皮部与木心分离，剥取白皮，晒干。柏枝节：全年均可采收，以夏、秋季采收者为佳。剪取树枝，置通风处风干。柏脂：侧柏的树干或树枝经燃烧后分泌的树脂。

【性能主治】 **侧柏叶**：味苦、涩，性寒；凉血止血，生发乌发；主治吐血衄血，咯血，便血，崩漏下血，血热脱发，须发早白。**柏子仁**：味甘，性平；养心安神，止汗，润肠；主治虚烦失眠，心悸怔忡，阴虚盗汗，肠燥便秘。**柏根白皮**：味苦，性平。凉血，解毒，敛疮，生发。主治烫伤，灸疮，疮疡溃烂，毛发脱落。**柏枝节**：味苦、辛，性温。祛风除湿，解毒疗疮。主治风寒湿痹，历节风，霍乱转筋，牙齿肿痛，恶疮，疥癞。**柏脂**：味甘，性平。除湿清热，解毒杀虫。主治疥癣，癞疮，秃疮，黄水疮，丹毒，赘疣。

【生境分布】　生长于石灰岩山地丘陵、阳坡或平原。国内分布于蒙古南部、吉林、辽宁、河北、山西、江苏、浙江、福建、安徽、江西、河南、陕西、甘肃、四川、云南、贵州、湖北、湖南、广东北部及广西北部等省区；省内各地均有分布。

3　福建柏属 Fokienia Henry et Thomas

福建柏 Fokienia hodginsii (Dunn) Henry et Thomas

【别　　名】　滇柏、广柏、滇福建柏。

【药用部位】　心材（福建柏）。

【采收加工】　全年可采，剥去树皮，取心材切片或切段，晒干。

【性能主治】　味苦、辛，性温；行气止痛，降逆止呕；主治脘腹疼痛，噎膈，反胃，呕逆，恶心呕吐。

【生境分布】　生长于海拔 1800m 以下的温暖湿润山地森林中。国内分布于东北、华北及陕西、甘肃、宁夏等省区；省内莱阳、青岛、泰安等地有少量栽培。

4　刺柏属 Juniperus L.

4.1　高山柏 Juniperus squamata Buch. -Ham. ex D. Don

【药用部位】　枝叶或球果（高山柏）。

【采收加工】　枝叶 8～9 月采收，晾干；球果 10 月采收，晒干。

【性能主治】　味苦，性平；祛风除湿，解毒消肿；主治风湿痹痛，肾炎水肿，尿路感染，痈疮肿毒。

【生境分布】　生长于海拔 1600～4000m 的高山地带，多出现于石灰岩山地的顶部。国内分布于西南及陕西、甘肃、安徽、福建、台湾、湖北、西藏等地；省内济南市林业局西山基地有引种栽培。

4.2　粉柏 Juniperus squamata Buch. -Ham. ex D. Don. cv. 'Meyeri'

【别　　名】　山柏、大香桧。

【药用部位】　同高山柏。

【采收加工】　同高山柏。

【性能主治】　同高山柏。

【生境分布】　同高山柏。省内各地公园、庭院有引种栽培。

4.3　圆柏 Juniperus chinensis L.

【别　　名】　桧、刺柏、柏木。

【药用部位】　嫩枝叶（桧叶），树皮（桧皮）。

【采收加工】　四季采收，晒干或鲜用。

【性能主治】　味苦、辛，性温，有小毒；祛风散寒，活血解毒；主治风寒感冒，风湿关节痛，荨麻疹，阴疽肿毒初起，尿路感染。

【生境分布】　生长于中性土、钙质土及微酸性土的山坡或丛林。国内分布广泛，南自两广北部，北至辽宁、吉林和内蒙古，东自华东，西至四川和甘肃；省内各地均有栽培，种植于公园、庭院中，泰山岱庙有古树。

4.4　叉子圆柏 Juniperus sabina L.

【别　　名】　砂地柏。

【药用部位】　枝、叶、球果（叉子圆柏）。

【采收加工】　枝叶四季采收，晒干或鲜用；球果 10 月采收，晒干。

【性能主治】　味苦，性平；祛风镇静，活血止痛；主治风湿关节痛，小便淋痛，迎风流泪，头痛，视物不清。

【生境分布】　生长于海拔 1100～2800m 地带的多石山坡，或生于针叶树或针叶树阔叶树混交林内，或生于砂丘上。国内分布于新疆、宁夏、内蒙古、青海、甘肃及陕西等省区；省内济南泉城公园、大明湖公园及潍坊植物园、泰安等地有引种栽培。

4.5　刺柏 Juniperus formosana Hayata

【别　　名】　台桧、短柏木、杉柏、山杉、山刺柏。

【药用部位】　根及根皮或枝叶（山刺柏）。

【采收加工】　根及根皮秋、冬季采收，枝叶全年可采，晒干。

【性能主治】　味苦，性寒；清热解毒，燥湿止痒；主治麻疹高热，湿疹，痈疮。

【生境分布】　生长于林中或成小片稀疏纯林。国内分布于西南及陕西、甘肃、青海、江苏、安徽、浙江、福建、台湾、江西、湖北、湖南等省区；省内青岛、泰安、济南等地有少量栽培。

4.6　杜松 Juniperus rigida Sieb. et Zucc.

【别　　名】　刺柏、刚桧。

【药用部位】　枝叶及球果（杜松）。

【采收加工】　秋季采收球果，夏、秋季采收枝叶，晒干。

【性能主治】　味甘、苦，性平；祛风，镇痛，除湿，利尿；主治风湿关节痛，痛风，肾炎，水肿，尿路感染。

【生境分布】　生长于比较干燥的山地。国内分布于东北、华北及陕西、甘肃、宁夏等省区；省内青岛、泰安等地有少量栽培。

六、罗汉松科 Podocarpaceae

罗汉松属 Podocacarpus L'Hër. ex Persoon

1.1 罗汉松 Podocarpus macrophyllus (Thunb.) Sweet

【别　名】　长青、罗汉杉。

【药用部位】　根皮（罗汉松皮），叶（罗汉松叶），种子及花托（罗汉松实）。

【采收加工】　根皮全年或秋季采收，洗净，晒干或鲜用；叶全年或夏、秋季采收，洗净，晒干或鲜用；种子及花托在种子成熟时连同花托一起摘下，晒干。

【性能主治】　罗汉松皮：味甘、微苦，性微温；活血祛瘀，祛风除湿，杀虫止痒；主治跌打损伤，风湿痹痛，癣疾。罗汉松叶：味淡，性平；止血；主治吐血，咳血。罗汉松实：味甘，性微温；行气止痛，温中补血，主治胃脘疼痛，血虚面色萎黄。

【生境分布】　为我国特有树种，生于海拔 2500～3000m 地带，喜生阴湿地方。国内分布于长江流域以南各省区；省内济南、青岛、泰安、烟台等地公园温室有栽培。

1.2 小叶罗汉松 Podocarpus macrophyllus (Thunb.) D. Don var. maki (Sieb.) Endl.

【别　名】　短叶罗汉松、细叶罗汉松、土杉、小罗汉松。

【药用部位】　同罗汉松。

【采收加工】　同罗汉松。

【性能主治】　同罗汉松。

【生境分布】　生长于常绿阔叶林、高山矮林及岩缝间。国内分布于广东、广西、云南等省区；省内青岛等地温室有栽培。

1.3 竹柏 Podocarpus nagi (Thunb.) Zoll. et Mor. ex Zoll

【别　名】　挪树、青柏木、罗汉柴、大果竹柏、铁甲树。

【药用部位】　叶（竹柏），根（竹柏根）。

【采收加工】　叶全年可采，洗净，晒干或鲜用；根全年或秋季采挖，除去泥土，切段，晒干。

【性能主治】　竹柏：止血，接骨；主治外伤出血，骨折。竹柏根：味淡、涩，性平；祛风除湿；主治风湿痹痛。

【生境分布】　散生于低海拔常绿阔叶林中。国内分布于浙江、福建、江西、湖南、广西、广东等省；省内各地公园有盆栽，温室越冬。

七、三尖杉科 Cephalotaxaceae

三尖杉属 Cephalotaxus Sied. et Zucc. ex Endl.

1.1 三尖杉 Cephalotaxus fortunei Hook. f.

【别　名】　头形杉、娑罗树、血榧。

【药用部位】　枝叶（三尖杉），根（三尖杉根），种子（血榧）。

【采收加工】　枝叶：全年或夏、秋季采收，晒干；根：全年采挖，去净泥土，晒干；种子：秋季成熟时采收，晒干。

【性能主治】　三尖杉：味苦、涩，性寒，有毒；抗癌；主治恶性淋巴瘤，白血病，肺癌，胃癌，食道癌，直肠癌等。三尖杉根：味苦、涩，性平；抗癌，活血，止痛；主治直肠癌，跌打损伤。血榧：味甘、涩，性平；驱虫消积，润肺止咳；主治食积腹胀，小儿疳积，虫积，肺燥咳嗽。

【生境分布】　为我国特有树种，生长于针、阔叶树混交林中。国内分布于中南及陕西、甘肃、安徽、浙江、四川、云南等省区；省内临沂市有栽培。

1.2 粗榧 Cephalotaxus sinensis (Rehd. Et Wils.) Li

【别　名】　中国粗榧、鄂西粗榧、粗榧杉、粗榧子、打更落、榧子、红壳松、华中粗榧。

【药用部位】　种子（粗榧）。

【采收加工】　秋季采收，晒干。

【性能主治】　味甘、涩，性平；驱虫，消积；主治蛔虫病，钩虫病，食积。

【生境分布】　为我国特有树种，生长于海拔 700～1200m 山地雨林或季雨林区的沟谷、溪涧旁或山坡。国内分布于陕西、甘肃、河南、安徽、江苏、浙江、福建、江西、湖北、湖南、广东、广西、四川、云南、贵州等省区；省内青岛中山公园、青岛植物园、潍坊植物园有引种栽培。

八、红豆杉科 Taxaceae

1 红豆杉属 Taxus L.

1.1 南方红豆杉 Taxus chinensis (Pilg.) Rehd. var. mairei (Lemee et Levl.) Cheng et L. K. Fu

【别　名】　红豆树、观音杉、红豆杉。

【药用部位】　枝叶（红豆杉）。

【采收加工】　夏、秋季采收，晒干。

【性能主治】　利尿消肿，温肾通经；主治肾病，糖尿病，肾炎浮肿，小便不利，淋病，月经不调，产后瘀血，痛经等。

【生境分布】 为中国特有树种，常生于海拔 1000～1200m 以上的高山上部。国内分布于甘肃、陕西、四川、云南、贵州、湖北、湖南、广西和安徽等省区；省内山东科技大学青岛校区有引种栽培。

1.2 东北红豆杉 Taxus cuspidata Sieb. et Zucc.

【别　　名】 紫衫。

【药用部位】 枝叶（紫衫）。

【采收加工】 夏、秋季采收，晒干。

【性能主治】 利水消肿；主治肾炎浮肿，小便不利，糖尿病。

【生境分布】 为耐荫树种，抗寒性强，散生于海拔 500～1000m 的山地林中。国内分布于东北地区；省内昆嵛山林场、青岛中山公园、崂山太清宫、潍坊植物园等有引种栽培。

2　榧树属 Torreya Arn.

日本榧树 Torreya nucifera (L.) Sieb. et Zucc.

【药用部位】 种子、叶与心材（日本榧树）。

【采收加工】 全年可采，鲜用。

【性能主治】 止咳，消积，润肠，驱虫。其种子有很强的杀虫活性，在我国和朝鲜用于治疗绦虫感染，在日本民间用作流产药。

【生境分布】 原产日本。国内南京、上海、杭州、庐山等地，省内青岛等地，有引种栽培。

九、麻黄科 Ephedraceae

麻黄属 Ephedra Tourn. ex L.

1.1 草麻黄 Epbedra sinica Stapf

【别　　名】 麻黄草、麻黄。

【药用部位】 草质茎枝（麻黄），根（麻黄根）。

【采收加工】 8～10 月间割取部分绿色茎枝，或连根拔起，去净泥土及根部，放通风处晾干，或晾至六成干时再晒干；根立秋后采挖，去尽须根及茎苗，晒干。

【性能主治】 **麻黄**：味辛、微苦，性温；发汗解表，宣肺平喘，利水消肿；主治风寒表实证，恶寒发热，无汗，头痛身疼，邪壅于肺，肺气不宣，咳嗽气喘，风水肿，小便不利；风湿痹痛，肌肤不仁以及风疹瘙痒、阴疽痰核。**麻黄根**：味甘、微涩，性平；止汗；主治自汗，盗汗。

【生境分布】 生长于沿海砂滩及荒岛等处。国内分布于辽宁、吉林、内蒙古、河北、山西、河南西北部及陕西；省内无棣、沾化、莱州、蓬莱、利津、长岛等地有分布。

1.2 中麻黄 Epbedra intermedia Schrenk ex Ney.

【别　　名】 麻黄。

【药用部位】 同麻黄。

【采收加工】 同麻黄。

【性能主治】 同麻黄。

【生境分布】 生长于盐碱地、沿海砂滩、荒岛。国内分布于西北地区及辽宁、河北、内蒙古；省内滨州、烟台等地有分布。

1.3 木贼麻黄 Ephedra equisetina Bge.

【别　　名】 麻黄、麻黄草、木麻黄。

【药用部位】 同麻黄。

【采收加工】 同麻黄。

【性能主治】 同麻黄。

【生境分布】 生长于干旱荒漠、多砂石的山地或草地。国内分布于河北、山西、陕西、内蒙古、甘肃及新疆；省内济南、蓬莱、宁津等地有引种。

第四节　被子植物门
ANGIOSPERMAE

被子植物是植物界进化最高级、种类最多、分布最广的类群。现知被子植物有 1 万多属，20 多万种，占植物界的一半。我国有 2700 多属，约 3 万种，是药用植物最多的类群。被子植物种类如此众多，适应性如此广泛，这与它的结构复杂化、完善化是密不可分的，特别是繁殖器官的结构和生殖过程的特点，给予了它适应、抵御各种不良环境的内在条件，使它在生存竞争、自然选择的过程中不断产生新的变异和新的物种。和裸子植物相比，被子植物有真正的花；胚珠包藏在子房内，子房在受精后形成果实，既能保护种子又可帮助种子散布；具有双受精现象和三倍体胚乳，生活力更强；孢子体高度发达和进一步分化，除乔木和灌木外，更多是草本；在解剖构造上，木质部有导管，韧皮部有筛管、伴胞，使输导组织结构和生理功能更加完善，同时随着演化化学成分不断发展和复杂化，包含了所有天然化合物的各种类型，具有多种生理活性。被子植物的产生，使地球更加色彩鲜艳、花果丰茂，也直接或间接地促进了依赖植物为生的动物界（尤其是昆虫、鸟类和哺乳类）的发展。

传统上，被子植物被分为两大类，即"单子叶植物"和"双子叶植物"。

一、单子叶植物纲
MONOCOTYLEDONS

单子叶植物叶脉常为平行脉，花叶基本上为 3 数，种子以具 1 枚子叶为特征。绝大多数为草本，极少数为木本，维管束分散，筛管的质体具有楔形蛋白质的内含物，维管束通常无形成层。茎及根一般无次生肥大生长，主根较早即停止生长，另发出多数纤细的不定根，形成须根。叶一般为单叶、全缘，稀有掌状或羽状分裂叶以及掌状或羽状复叶；叶片与叶柄未分化，或已明显分化，并常有叶柄的一部分抱茎成叶鞘。三基数花，花粉粒具单萌发孔。种子具 1 枚子叶，胚常变位，看起来子叶似顶生，而胚芽似侧生，发芽时，首先突破种皮而出的为胚根，其次为围绕胚芽的子叶鞘的基部，胚轴一般极短或受抑制，胚乳中的养分，被子叶顶部所吸收。

（一）香蒲科 Typhaceae

香蒲属 Typha L.

1.1　狭叶香蒲 Typha angustifolia Linn.

【别　　名】　水烛、蒲草、水蜡烛、蒲子、蒲黄、蒲棒。

【药用部位】　花粉（蒲黄）。

【采收加工】　6～7月待雄花花粉成熟时，选择晴天，用手把雄花勒下，晒干，搓碎，用细筛筛去杂质。

【性能主治】　味甘、微辛，性平；止血，祛瘀，利尿；主治吐血、咯血、衄血、血痢，便血，崩漏，外伤出血，心腹疼痛，经闭腹痛，产后瘀痛，痛经，跌扑肿痛，血淋涩痛，带下，口疮，阴下湿痒。

【生境分布】　生长于浅水处。国内分布于东北、华北、西北、华东及河南、湖北、广西、四川、贵州、云南等省区；省内分布于无棣、聊城、临沂、德州、东营、微山、济宁、东平等地。

1.2　小香蒲 Typha minima Funk.

【别　　名】　蒲黄、蒲棒。

【药用部位】　花粉（蒲黄）。

【采收加工】　同狭叶香蒲。

【性能主治】　同狭叶香蒲。

【生境分布】　生长于池塘、水沟边浅水处，亦常见于一些水体干枯后的湿地及低洼处。国内分布于东北、西北、西南及河北、河南等省区；省内分布于无棣、聊城、临沂、德州、东营、微山、济宁、东平等地。

1.3　东方香蒲 Typha orientalis Presl.

【别　　名】　香蒲、蒲黄、蒲棒、水蜡烛。

【药用部位】　花粉（蒲黄）。

【采收加工】　同狭叶香蒲。

【性能主治】　同狭叶香蒲。

【生境分布】　生长于水旁或沼泽中。国内分布于东北、华北、华东及陕西、湖南、广东、贵州、云南等省区；省内分布于德州、临沂、微山、济宁、东平、东营等地。

1.4　长苞香蒲 Typha angustata Bory. et Chaub.

【别　　名】　蒲黄、蒲棒。

【药用部位】　花粉（蒲黄）。

【采收加工】　同狭叶香蒲。

【性能主治】　同狭叶香蒲。

【生境分布】　生长于池沼、水边。国内分布于东北、华北、华东及陕西、甘肃、新疆、四川等地；省内分布于东营、济宁、东平、临沂、微山等地。

1.5　无苞香蒲 Typha laxmannii Lepech.

【药用部位】　花粉（蒲黄）。

【采收加工】　同狭叶香蒲。

【性能主治】　同狭叶香蒲。

【生境分布】　生长于湖泊、池塘、河流的浅滩。国内分布于黑龙江、吉林、辽宁、内蒙古、河北、河南、山西、陕西、青海、甘肃、宁夏、四川等省区；省内分布于各地水泊。

（二）黑三棱科 Sparganiaceae

黑三棱属 Sparganium L.

黑三棱 Sparganium stoloniferum Hamlt.

【别　　名】　京三棱、三棱。

【药用部位】　块茎（三棱）。

【采收加工】　冬季苗枯时收获，割去枯残茎叶，挖取块茎，洗净，晒至八成干时，放入竹笼里，撞去须根和粗皮，或削去外皮，晒或炕至全干。

【性能主治】　味辛、苦，性平；破血行气，消积止痛；主治癥瘕痞块，瘀滞经闭，痛经，食积胀痛，跌扑伤痛。

【生境分布】　生长于池沼或水沟等处。国内分布于东北、华北、华东、西南及陕西、宁夏、甘肃、河南、湖北、湖南等省区；省内各地均有分布。

（三）眼子菜科 Potamogetonaceae

1　水麦冬属 Triglochin L.

1.1　海韭菜 Triglochin maritimum L.

【别　　名】　圆果水麦冬。

【药用部位】　全草（海韭菜），果实（海韭菜籽）。

【采收加工】　全草6～7月采收，切段，晒干；果实8～9月采收，晒干。

【性能主治】　**海韭菜：**味甘，性平；清热生津，解毒利湿；主治热盛伤津，胃热烦渴，小便淋痛。**海韭菜籽：**味甘，性平；健脾止泻；主治脾虚泄泻。

【生境分布】　生长于河边湿地、沼泽草甸和浅水中。国内分布于东北、华北、西北、西南等区域；省内分布于胶东沿海地区。

1.2　水麦冬 Triglochin palustre L.

【药用部位】　果实（水麦冬果）。

【采收加工】　8～9月采收，晒干。

【性能主治】　消炎，止泻；藏医常用治眼痛，腹泻。

【生境分布】　生长于河岸湿地、沼泽地或盐碱湿地上。国内分布于西南、西北、华北、东北等区域；省内分布于鲁北地区。

2　眼子菜属 Potamogeton L.

2.1　眼子菜 Potamogeton distinctus A. Benn.

【别　　名】　鸭吃菜、鸭子草。

【药用部位】　全草（眼子菜），嫩根（眼子菜根）。

【采收加工】　全草3～4月采收，洗净，晒干或鲜用；根于春季采挖，去除泥土杂质，洗净，鲜用或晒干。

【性能主治】　眼子菜：味苦，性寒；清热解毒，利湿通淋，止血，驱蛔；主治湿热痢疾，黄疸，热淋，带下，鼻衄，痔疮出血，蛔虫病，疮痈肿毒。眼子菜根：理气和中，止血；主治气癖腹痛，腰痛，痔疮出血。

【生境分布】　生长于水田或水塘中。国内分布于西南、西北、华中、华东、华北等区域；省内分布于微山、济宁、东平等地。

2.2　鸡冠眼子菜 Potamogeton cristatus Regel et Maack.

【别　　名】　小叶眼子菜、水竹叶、眼子菜。

【药用部位】　全草（眼子菜）。

【采收加工】　3～4月采收，洗净，晒干或鲜用。

【性能主治】　味苦，性寒；清热解毒，利湿通淋，止血，驱蛔；主治湿热痢疾，黄疸，热淋，带下，鼻衄，痔疮出血，蛔虫病，疮痈肿毒。

【生境分布】　生长于静水池沼中。国内分布于东北及江苏、浙江、江西、福建、台湾、河南、湖北、湖南、四川等省区；省内分布于济宁、微山。

2.3　浮叶眼子菜 Potamogeton natans L.

【别　　名】　西藏眼子菜、水案板。

【药用部位】　全草（水案板）。

【采收加工】　8～10月采收，鲜用或切段晒干。

【性能主治】　味微苦，性凉；清热解毒，除湿利水；主治目赤肿痛，疮痈肿毒，黄疸，水肿，痔疮出血，蛔虫病。

【生境分布】　生长于池沼及浅河。国内分布于南北各地；省内分布于微山、济宁、东平等地。

2.4　篦齿眼子菜 Potamogeton pectinatus L.

【别　　名】　龙须眼子菜、红线草。

【药用部位】　全草（篦齿眼子菜）。

【采收加工】　6～7月采收，洗净，晾干。

【性能主治】　味微苦，性凉；清热解毒；主治肺热咳嗽，疮疖。

【生境分布】　生长于浅河、池沼。国内分布于南北各地；省内各地均有分布。

2.5　穿叶眼子菜 Potamogeton perfoliatus L.

【别　　名】　抱茎眼子菜、酸水草。

【药用部位】　全草（酸水草）。

【采收加工】　夏、秋季采收，鲜用或晒干。

【性能主治】　味淡，微辛，性凉；祛风利湿；主治湿疹，皮肤瘙痒。

【生境分布】　生长于淡水湖泊及流动较少的河沟。国内分布于东北、内蒙古、河北、山西、陕西、宁夏、青海、甘肃、新疆、河南、湖南、贵州、云南等省区；省内分布于东营等地。

2.6　竹叶眼子菜 Potamogeton malaianus Miq.

【别　　名】　马来眼子菜。

【药用部位】　全草（竹叶眼子菜）。

【采收加工】　夏、秋季采收，鲜用或晒干。

【性能主治】　清热解毒、止血。

【生境分布】　生长于灌渠、池塘、河流等静、流水体，水体多呈微酸性。国内分布于南北各省区；省内各地均有分布。

2.7　小眼子菜 Potamogeton pusillus L.

【别　　名】　小叶眼子菜、水板凳、水案板。

【药用部位】　全草（小眼子菜）。

【采收加工】　夏、秋季采收，鲜用或晒干。

【性能主治】　味微苦，性凉；清热解毒；主治痈肿疮疡，肺痈，乳痈，肠痈等。

【生境分布】　生长于灌渠、池塘、河流等静、流水体，水体多呈微酸性。国内分布于东北、内蒙古、河北、河南、山西、陕西、甘肃、青海、安徽、江苏、江西、台湾、湖南、云南等省区；省内各地均有分布。

3　大叶藻属 Zostera L.

3.1　大叶藻 Zostera marina L.

【别　　名】　海带草、海草。

【药用部位】　全草（大叶藻）。

【采收加工】　春、夏、秋季采收，鲜用或晒干。

【性能主治】　味咸，性寒；清热化痰，软坚散结，利水；主治瘿瘤结核，疝瘕，水肿，脚气。

【生境分布】　生长于海滩中潮带，成大片的单种群落。国内分布于辽宁等地；省内分布于青岛、烟台、蓬莱等沿海地区。

3.2　矮大叶藻 Zostera japonica Asch et Graebn

【药用部位】　全草（大叶藻）。

【采收加工】　同大叶藻。

【性能主治】　同大叶藻。

【生境分布】　生长于浅海中，但少见。国内分布于辽宁、河北等地沿海区域；省内分布于烟台等地。

（四）泽泻科 Alismataceae

1　泽泻属 Alisma L.

1.1　东方泽泻 Alisma orientale（Sam.）Juzepcz.

【别　　名】　水泻、天鹅蛋、水泽、耳泽、如意菜。

【药用部位】　块茎（泽泻），叶（泽泻叶），果实（泽泻实）。

【采收加工】　块茎于12月下旬植株大部分叶片枯黄时收获，除去泥土、茎叶，留下中心小叶，以免干燥时流出黑汁液，用无烟煤火炕干，趁热放在筐内，撞掉须根和粗皮；叶于夏季采收，晒干或鲜用；果实于夏、秋季成熟后分批采收，用刀割下果序，扎成小束，挂于空气流通处，然后脱粒，晒干。

【性能主治】 泽泻：味甘、淡，性寒；利水渗湿，泄热通淋；主治小便不利，热淋涩痛，水肿胀满，泄泻，痰饮眩晕，遗精。**泽泻叶**：味微咸，性平；益肾，止咳，通脉，下乳；主治虚劳，咳喘，乳汁不下，疮肿；**泽泻实**：味甘，性平；祛风湿，益肾气；主治风痹，肾亏体虚，消渴。

【生境分布】 生长于沼泽边缘。国内分布于东北、华东、西南及河北、新疆、河南等省区；省内分布于烟台、青岛、济宁等地。

1.2 窄叶泽泻 Alisma canaliculatum A. Br. et Bouche.

【别 名】 大箭、汗枪箭。

【药用部位】 全草（大箭）。

【采收加工】 8～9月采收，晒干或鲜用。

【性能主治】 味淡，性微寒；清热利湿，解毒消肿；主治小便不利，水肿，无名肿毒，皮肤疱疹，湿疹，蛇咬伤。

【生境分布】 生长于沼泽林缘或水沟中。国内分布于长江流域及其以南各地；省内分布于崂山等地。

2 慈姑属 Sagittaria L.

野慈姑 Sagittaria trifolia L.

【别 名】 慈姑、水荸荠、剪刀草、水萍。

【药用部位】 球茎（慈姑），地上部分（慈姑叶），花（慈姑花）。

【采收加工】 球茎于秋季初霜后采收，洗净，晒干或鲜用；叶于夏、秋季采收，鲜用或切段晒干；花于秋季开放时采收，鲜用。

【性能主治】 **慈姑**：味甘、微苦、微辛，性微寒；活血止血，止咳通淋，散结解毒；主治产后血闷，胎衣不下，带下，崩漏，衄血，呕血，咳嗽痰血，淋浊，疮肿，目赤肿痛，角膜白斑，瘰疬，睾丸炎，骨膜炎，毒蛇咬伤。**慈姑叶**：味苦、微辛，性寒；清热解毒，凉血化瘀，利水消肿；主治咽喉肿痛，黄疸，水肿，恶疮肿毒，丹毒，瘰疬，湿疹，蛇虫咬伤。**慈姑花**：味微苦，性寒；清热解毒，利湿；主治疔肿，痔漏，湿热黄疸。

【生境分布】 生长于湖泊、池塘、沼泽、水田等处。国内分布于东北、华北、西北、华东、华南及四川、贵州、云南等省区；省内微山、东平等地有分布。

（五）水鳖科 Hydrocharitaceae

1 水鳖属 Hydrocharis L.

水鳖 Hydrocharis dubia (Bl.) Backer

【别 名】 马尿花、天泡草、白萍。

【药用部位】 全草（水鳖）。

【采收加工】 春、夏季采收，鲜用或晒干。

【性能主治】 味苦，性寒；清热利湿；主治湿热带下。

【生境分布】 生长于静水池沼中。国内分布于东北、河北、陕西、江苏、安徽、浙江、江西、台湾、河南、湖北、湖南、广东、海南、广西、四川、云南等省区；省内分布于微山、济宁、东平等地。

2 苦草属 Vallisneria L.

苦草 Vallisneria natans (lour.) Hara

【别 名】 带子草、脚带草、韭菜草、小节草。

【药用部位】 全草（苦草）。

【采收加工】 春、夏季采收，鲜用或晒干。

【性能主治】 味苦，性温；燥湿止带，行气活血；主治带下色白，产后恶露不尽。

【生境分布】 生长于沼泽、溪流中。国内分布于吉林、河北、陕西、江苏、安徽、浙江、江西、福建、台湾、湖北、湖南、广东、广西、四川、贵州、云南等省区；省内分布于济南、微山、济宁、东平等地。

（六）禾本科 Gramineae

1 刚竹属 Phyllostachys

1.1 淡竹 Phyllostachys glauca Mc Clure.

【别 名】 洛宁淡竹、麻壳淡竹、绿粉竹。

【药用部位】 茎秆去外皮刮出的中间层（竹茹），茎经火烤后流出的液汁（竹沥），叶（竹叶），卷而未放的幼叶（竹卷心），嫩苗（淡竹笋），箨叶（淡竹壳），枯死的幼株茎杆（仙人杖），根茎（淡竹根）。

【采收加工】 竹茹为冬季采伐当年生长的新竹，除去枝叶，锯成段，刮去外层青皮，然后将中间层刮成丝状，摊放晾干；竹沥为取鲜竹竿，截成30～50cm长段，两端去节，劈开，架起，中间用火烤之，两端即有液汁流出，以器皿盛之；叶随时可采，鲜用；竹卷心为清晨采摘卷而未放的幼叶，鲜用；嫩苗为夏、秋季采收，去箨叶，晒干或鲜用；箨叶为夏季采摘，晾干或鲜用；幼株茎秆全年均可采收，去杂质，切段，晒干；根茎全年均可采收。

【性能主治】 **竹茹**：味甘，性微寒；清热化痰，除烦止呕，安胎凉血；主治肺热咳嗽，烦热惊悸，胃热呕呃，妊娠恶阻，胎动不安，吐血，衄血，尿血，崩漏。**竹沥**：味甘、苦，性寒；清热降火，滑痰利窍；主治中风痰迷，肺热痰壅，惊风，癫痫，热病痰多，壮热烦渴，子烦，破伤风。**竹叶**：味甘、淡，性寒；清热除烦，生津，利尿；主治热病烦渴，小儿惊痫，咳逆吐衄，小便短赤，口糜舌疮。**竹卷心**：味甘、微苦、淡，性寒；清心除烦，利尿，解毒；主治热病烦渴，小便短赤，烧烫伤。**淡竹笋**：味甘，性寒；清热消痰；主治热狂，头风，头痛，心胸烦闷，眩晕，惊痫，小儿惊风。**淡竹壳**：味甘、淡，性寒；明目退翳；主治目翳。**仙人仗**：味咸，性平；和胃，利湿，截疟；主治呕逆反胃，小儿吐乳，水肿，脚气，疟疾，痔疮。**淡竹根**：味甘、淡，性寒；清热除烦，涤痰定惊；主治发热心烦，惊悸，小儿惊痫。

【生境分布】　生长于海拔 1200m 以下的中性或微酸、微碱性土壤，通常栽植于庭园。国内分布于河南及长江流域以南各地；省内各地均有栽培。

1.2　桂竹 Phyllostachys bambusoides Sieb. et Zucc.

【别　　名】　刚竹、台竹、鬼角竹、钢铁头竹、箭竹、般竹、光竹、网苦竹。

【药用部位】　根及根茎（斑竹根），箨叶（斑竹壳）。

【采收加工】　根及根茎 9～10 月采挖，洗净，切段，晒干；箨叶 4～7 月采收，去毛，晒干或鲜用。

【性能主治】　斑竹根：味淡、微苦，性寒；祛风除湿，止咳平喘，止血；主治风湿痹痛，四肢筋骨疼痛，咳嗽气喘，血崩。斑竹壳：味苦，性寒；凉血透疹；主治热病身发斑疹。

【生境分布】　生长于海拔 700～1300m 的温暖湿润、深厚肥沃之地。国内分布于黄河流域及以南各地，从武夷山脉向西经五岭山脉至西南各地均可见野生植株；省内滕州、泰安有栽培。

1.3　紫竹 Phyllostachys nigra (Lodd. ex Lindl.) Munro

【别　　名】　乌竹、黑竹、水竹子、油竹。

【药用部位】　根茎（紫竹根）。

【采收加工】　全年均可采收，洗净，晒干。

【性能主治】　味辛、淡，性凉；祛风除湿，活血解毒；主治风湿热痹，筋骨酸痛，经闭，癥瘕，狂犬咬伤。

【生境分布】　生长于海拔 1000m 以下的酸性土山地。国内分布于南北各地，在湖南南部与广西交界处尚可见有野生的紫竹林；省内济南、青岛、泰安等地有引种栽培。

1.4　毛竹 Phyllostachys heterocycla (Carr.) Mitford cv. 'pubescens'

【别　　名】　猫头竹、江南竹、猫竹、茅竹、南竹、孟宗竹、狸头竹。

【药用部位】　嫩苗（毛笋）。

【采收加工】　4 月采挖，鲜用。

【性能主治】　味甘，性寒；化痰，消胀，透疹；主治食积腹胀，痘疹不出。

【生境分布】　生长于海拔 400～800m 的丘陵、低山山麓地带，多为人工栽培。国内分布于秦岭、汉水流域至长江流域以南和台湾省，黄河流域也有栽培；省内崂山、日照、莒南、滕州及蒙山、泰山林场有引种栽培。

1.5　刚竹 Phyllostachys sulphurea (Carr.) A. et C. Riv. 'viridis'

【别　　名】　金竹。

【药用部位】　竿内薄膜（竹衣）。

【采收加工】　四季均可采收，把竹节的两头截掉，用温水泡一会取出，用有尖的东西把竹子的膜轻轻撬起，再用比竹管细的棍从膜撬起的一头穿进去把膜从另一头顶出来，晾干。

【性能主治】　主治音哑，劳咳。

【生境分布】　原产于我国，生长于低山坡。国内黄河至长江流域及福建均有分布；省内济宁、滕州、泰安、兖州等地有栽培。

1.6　水竹 Phyllostachys heteroclada Oliver

【别　　名】　卡开芦、大芦。

【药用部位】　根茎（水竹）。

【采收加工】　全年均可采挖，洗净，切段，晒干。

【性能主治】　味苦，性寒；清热解毒，利尿消肿；主治热病发狂，肺痈，泻痢，小便黄赤，肾炎水肿。

【生境分布】　生长于河流两岸及山谷中，为长江流域及其以南最常见的野生竹种。国内分布于黄河流域及其以南各地；省内济南、青岛庭院内有栽培。

2　大明竹属 Pleioblastus Nakai

苦竹 Pleioblastus amarus (Keng) Keng f.

【别　　名】　伞柄竹。

【药用部位】　茎秆去外皮刮出的中间层（苦竹茹），茎经火烤后流出的液汁（苦竹沥），嫩叶（苦竹叶），嫩苗（苦竹笋），根茎（苦竹根）。

【采收加工】　苦竹茹为冬季采伐当年生长的新竹，除去枝叶，锯成段，刮去外层青皮，然后将中间层刮成丝状，摊放晾干；苦竹沥为取鲜竹竿，截成 30～50cm 长段，两端去节，劈开，架起，中间用火烤之，两端即有液汁流出，以器皿盛之；苦竹叶于夏、秋季采摘，鲜用；5～6 月笋期采收嫩苗；根茎全年可采，洗净，切段，晒干或鲜用。

【性能主治】　苦竹茹：味苦，性凉；清热，化痰，凉血；主治烦热呕逆，痰热咳喘，小便涩痛，尿血。苦竹沥：味苦，性寒；清火，解毒利窍；主治目赤，牙痛，口疮。苦竹叶：味苦，性寒；清心，利尿明目，解毒；主治热病烦渴，失眠，小便短赤，口疮，目痛，失音，烫火伤。苦竹笋：味苦，性寒；清热除烦，除湿，利水；主治热病烦渴，湿热黄疸，小便不利，脚气。苦竹根：味苦，性寒；清热，除烦，清痰；主治发热，烦闷，咳嗽痰黄。

【生境分布】　生长于向阳山坡或平原，多为栽培。国内分布于江苏、安徽、浙江、江西、福建、湖北、湖南、四川、贵州、云南等省区；省内平邑、蒙山及青岛中山公园有栽培。

3　箬竹属 Indocalamus Nakai

阔叶箬竹 Indocalamus latifolius (Keng) McClure

【别　　名】　寮竹。

【药用部位】　叶（寮竹叶）。

【采收加工】　全年均可采，晒干。

【性能主治】　味甘，性寒；清热止血，解毒消肿；主治吐血，衄血，便血，崩漏，小便不利，喉痹，痈肿。

【生境分布】　生长于林下或山坡。国内分布于华东及湖北、湖南、广东、四川等省区；省内蒙山中上部及济南、青岛、潍坊、临沂等地有栽培。

4　箣竹属 Bambusa Retz. Corr. Schreber

4.1　凤尾竹 Bambusa multiplex (Lour.) Raeuschel ex J. A. et J. H. Schult. 'Fernleaf'

【别　　名】　观音竹、米竹、筋头竹、蓬莱竹。

【药用部位】　叶、叶芽（凤尾竹）。

【采收加工】　全年可采，晒干。

【性能主治】　味甘，性凉；清热除烦，利尿；主治外感发热、神昏谵语，手足心热、心烦，小便不利，淋涩不通。

【生境分布】　原产中国南部，喜温暖湿润和半阴环境。国内分布于长江以南各省区；省内济南、青岛等地有引种栽培。

4.2　佛肚竹 Bambusa ventricosa McClure

【别　　名】　佛竹、罗汉竹、密节竹、大肚竹、葫芦竹。

【药用部位】　嫩叶（佛肚竹）。

【采收加工】　全年均可采，鲜用或晒干。

【性能主治】　清热，除烦。

【生境分布】　生长于肥沃、疏松、湿润、排水良好的砂质壤土。国内分布于华南地区，各地多有栽培；省内济南、青岛有引种栽培。

5　稻属 Oryza L.

5.1　稻 Oryza sativa L.

【别　　名】　稻子、稻芽、稻谷。

【药用部位】　种仁（粳米、籼米），发芽颖果（谷芽），稻的颖果经加工脱下的果皮（米皮糠），果实上的细芒刺（稻谷芒），茎叶（稻草），加工储存年久的粳米（陈仓米）。

【采收加工】　种仁在秋季颖果成熟时采收，脱下果实，晒干，除去稻壳；谷芽一般在春、秋季加工，取拣净的稻谷，用水浸泡1～2天，捞出，置于能排水的容器内，盖好，每日淋水1次，保持湿润，使发芽，待须根长约3.3～7mm时，取出，晒干；果皮在加工粳米、籼米时收集，晒干；稻谷芒在脱粒、晒谷或扬谷时收集，晒干；稻草在收获稻谷时，收集脱粒的稻秆，晒干；陈仓米为秋季颖果成熟时采收，脱下果实，晒干，除去稻壳，入仓年久变色后应用。

【性能主治】　粳米：味甘，性平；补气健脾，除烦渴，止泻痢；主治脾胃气虚，食少纳呆，倦怠乏力，心烦口渴，泻下痢疾。籼米：味甘，性温；温中益气，健脾止泻；主治脾胃虚寒泄泻。谷芽：味甘，性平；消食化积，健脾开胃；

主治食积停滞，胀满泄泻，脾虚少食，脚气浮肿。米皮糠：味甘、辛，性温；开胃，下气；主治噎嗝，反胃，脚气。稻谷芒：利湿退黄；主治黄疸。稻草：味辛，性温；宽中，下气，消食，解毒；主治噎嗝，反胃，食滞，腹痛，泄泻，消渴，黄疸，喉痹，痔疮，烫火伤。陈仓米：味甘、淡，性平；调中和胃，渗湿止泻，除烦；主治脾胃虚弱，食少，泄泻反胃，噤口痢，烦渴。

【生境分布】　栽培于农田，为重要的粮食作物。国内南方为主要产稻区，北方各省均有栽种；省内主要栽培于临沂、济宁及黄河故道。

5.2　糯稻 Oryza sativa L. var. glutinosa Matsum.

【别　　名】　糯米、糯稻根须、稻根须、糯稻根。

【药用部位】　去壳种仁（糯米），淘米泔水（糯米泔），根及根茎（糯稻根）。

【采收加工】　糯米为用机器除去稻壳，取其种仁；糯米泔为淘洗糯米时，取第二次流出的米泔水；糯稻根为秋、冬两季，糯稻收割后，挖取根茎及须根，去除残茎，洗净，晒干。

【性能主治】　糯米：味甘，性温；补中益气，健脾止泻，缩尿，敛汗，解毒；主治脾胃虚寒泄泻，霍乱吐逆，消渴尿多，自汗，痘疮，痔疮。糯米泔：味甘，性凉；除烦，止渴；主治霍乱，心烦口渴。糯稻根：味甘，性平；养阴除热，止汗；主治阴虚发热，自汗盗汗，口渴咽干，肝炎，丝虫病。

【生境分布】　栽培于农田，为重要的粮食作物。国内南部和中部地均有栽培；省内济宁、泰安、济南、滨州、临沂等地有栽培。

6　假稻属 Leersia Sw.

6.1　假稻 Leersia japonica (Makino) Honda

【别　　名】　水游草。

【药用部位】　全草（假稻）。

【采收加工】　夏、秋季采收，晒干。

【性能主治】　味辛，性平；疏风解表，利湿，通络止痛；主治感冒，头痛身疼，疟疾，白带，下肢水肿，小便不利，痹痛麻木。

【生境分布】　生长于池塘、水田、溪沟、湖旁水湿地。国内分布于江苏、浙江、湖南、湖北、四川、贵州、广西、河南、河北，省内分布于济南、济宁、泰安、青岛等地。

6.2　秕壳草 Leersia sayanuka Ohwi

【别　　名】　秕谷草。

【药用部位】　全草（秕谷草）。

【采收加工】　夏、秋季采收，晒干。

【性能主治】　清热，解表。

【生境分布】　生长于林下或溪旁、湖边水湿草地。国内分布于安徽、江苏、浙江、广东、广西；省内分布于昆嵛山、崂山及胶南等地。

7 菰属 Zizania L.

菰 Zizania latifolia (Griseb.) Turcz.

【别　　名】　蒋草、菰蒋草、茭草。

【药用部位】　嫩茎秆被菰黑粉菌 Yenia esculenta（P. Henn.）Liou 刺激而形成的纺锤形肥大部分（茭白），根及根茎（菰根），果实（菰米）。

【采收加工】　茭白、菰根均秋季采收，鲜用或晒干；果实9～10月成熟后采收，搓去外皮，扬净，晒干。

【性能主治】　茭白：味甘，性寒；解热毒，除烦渴，利二便；主治烦热，消渴，二便不通，黄疸，痢疾，热淋，目赤，乳汁不下，疮疡。菰根：味甘，性寒；除烦止渴，清热解毒；主治消渴，心烦，小便不利，小儿麻疹高热不退，黄疸，烧烫伤。菰米：味甘，性寒；除烦止渴，和胃理肠；主治心烦口渴，大便不通，小便不利，小儿泄泻。

【生境分布】　生长于湖沼、水塘。国内南北各地均有分布；省内分布于微山、济宁、东平等地。

8 芦竹属 Arundo L.

芦竹 Arundo donax L.

【别　　名】　荻芦竹、绿竹。

【药用部位】　根茎（芦竹根），嫩苗（芦竹笋），竹沥（芦竹沥）。

【采收加工】　根茎夏季拔取全株，砍取根茎，洗净，剔除须根，切片或整条晒干；嫩苗春季采收，洗净，鲜用；竹沥采收加工同淡竹沥。

【性能主治】　芦竹根：味苦、甘，性寒；清热泻火，生津除烦，利尿；主治热病烦渴，虚劳骨蒸，吐血，热淋，小便不利，风火牙痛。芦竹笋：味苦，性寒；清热泻火；主治肺热吐血，骨蒸潮热，头晕，热淋，牙痛。芦竹沥：味苦，性寒；清热镇惊；主治小儿高热惊风。

【生境分布】　生长于溪旁及屋边较潮湿的深厚土壤处。国内分布于西南、华南及浙江、江苏、湖南等省区；省内徂徕山、昆嵛山、崂山、东营等地有引种栽培。

9 芦苇属 Phragmites Trin.

芦苇 Phragmites australis (Cav.) Trin. ex Steud.

【别　　名】　苇葭、芦竹、蒲苇、苇子草。

【药用部位】　根茎（芦根），嫩茎（芦茎），嫩苗（芦笋），叶（芦叶），箨叶（芦竹箨），花（芦花）。

【采收加工】　根茎夏、秋季采收，除去泥土、剪去须根，切段，晒干或鲜用；嫩茎夏、秋季采收，晒干或鲜用；嫩苗夏、秋季采收，洗净，晒干或鲜用；叶春、夏、秋季均可采收，晒干或鲜用；箨叶春、夏、秋季均可采收，晒干；花秋后采收，晒干。

【性能主治】　芦根：味甘，性寒；清热生津，除烦止呕，利尿，透疹；主治热病烦渴，胃热，肺热咳嗽，肺痈吐脓，热淋，麻疹，解河豚鱼毒。芦茎：味甘，性寒；清肺解

毒，止咳排脓；主治肺痈吐脓，肺热咳嗽，痈疽。芦笋：味甘，性寒；清热生津，利水通淋；主治热病口渴心烦，肺痈，肺萎，淋病，小便不利，解鱼、肉中毒。芦叶：味甘，性寒；清热辟秽，止血，解毒；主治霍乱吐泻，吐血，衄血，肺痈。芦竹箨：味甘，性寒；生肌敛疮，止血；主治金疮，吐血。芦花：味甘，性寒；止泻，止血，解毒；主治吐泻，衄血，血崩，外伤出血，鱼蟹中毒。

【生境分布】　生长于河流、池沼岸边浅水中。国内大部分地区有分布；省内各地均有分布。

10 龙常草属 Diarrhena Beauv.

龙常草 Diarrhena manshurica Maxim.

【别　　名】　粽心草。

【药用部位】　全草（龙常草）。

【采收加工】　秋季采收，晒干。

【性能主治】　味咸，性温，无毒；主轻身，益阴气，疗痹寒湿。

【生境分布】　生长于林下和草地。国内分布于东北、河北、陕西等省区；省内分布于胶东半岛地区及鲁中南山区。

11 臭草属 Melica L.

臭草 Melica scabrosa Trin

【别　　名】　猫毛草。

【药用部位】　全草（臭草）。

【采收加工】　夏季采收，洗净，晒干。

【性能主治】　味甘，性凉；利尿通淋，清热退黄；主治尿路感染，肾炎水肿，感冒发热，黄疸型肝炎，糖尿病。

【生境分布】　生长于海拔200～3300m的山坡草地、荒芜田野、渠边路旁。国内分布于东北、华北、西北及江苏、安徽、河南、湖北、四川、云南、西藏等省区；省内分布于各地山区。

12 早熟禾属 Poa L.

12.1 草地早熟禾 Poa pratensis L.

【药用部位】　根茎。

【采收加工】　夏、秋季采收，去须根及泥土，晒干或鲜用。

【性能主治】　降血糖；主治糖尿病。

【生境分布】　生长于荒坡、山地、路边及草地。国内分布于东北、华北、华东及西南等区域；省内分布于鲁中南山区及青岛、烟台。

12.2 硬质早熟禾 Poa sphondylodes Trin.

【别　　名】　龙须草。

【药用部位】　地上部分（龙须草）。

【采收加工】　秋季采收，切段，晒干。

【性能主治】　味甘、淡，性平；清热解毒，利尿通淋；主治小便淋涩，黄水疮。

【生境分布】　生长于山坡及沟旁、河流两岸、低湿草

地。国内分布于东北、华北等区域；省内分布于各地山区。

13 碱茅属 Puccinellia Parl.

星星草 Puccinellia tenuiflora (Griseb.) Scribn. et Merr.

【别　　名】　小花碱茅。

【药用部位】　花（星星草）。

【采收加工】　秋季采收，晒干。

【性能主治】　主治脓疱疮（黄水疮）。

【生境分布】　生长于草原盐化湿地、固定沙滩、沟旁渠岸草地上。国内分布于辽宁、吉林、黑龙江、内蒙古、河北、甘肃、青海、新疆等省区；省内分布于鲁西北及沿海地区。

14 雀麦属 Bromus L.

雀麦 Bromus japonicus Thunb.

【别　　名】　野麦、野大麦、野燕麦、山大麦、瞌睡草、山稷子。

【药用部位】　全草（雀麦），种子（雀麦米）。

【采收加工】　全草4～6月采收，晒干；种子成熟时采收，晒干。

【性能主治】　雀麦：味甘，性平；止汗，催产；主治汗出不止，难产。雀麦米：味甘，性平；滑肠，益肝和脾。

【生境分布】　生长于山野、荒坡、道旁。国内分布于华东、华中、陕西、青海、新疆、四川等省区；省内分布于各地山区。

15 大麦属 Hordeum L.

大麦 Hordeum vulgare L.

【别　　名】　麦子、麦、麦芽。

【药用部位】　颖果（大麦），发芽颖果（麦芽），幼苗（大麦苗），成熟后枯黄的茎秆（大麦秆）。

【采收加工】　颖果在4～5月份果实成熟时采收，晒干；麦芽为发芽2～3毫米的颖果，晒干；大麦苗在冬季采收，晒干或鲜用；大麦秆在果实成熟后收割，除去果实，取茎秆，晒干。

【性能主治】　大麦：味甘，性凉；健脾和胃，宽肠，利水；主治腹胀，食滞泄泻，小便不利。麦芽：味甘，性平；消食化积，回乳；主治食积不消，腹满泄泻，恶心呕吐，食欲不振，乳汁郁积，乳房胀痛。大麦苗：味苦、辛，性寒；利湿退黄，护肤敛疮；主治黄疸，小便不利，皮肤皲裂，冻疮。大麦秆：味甘、苦，性温；利湿消肿，理气；主治小便不通，心胃气痛。

【生境分布】　为重要的粮食作物。国内及省内各地有栽培。

16 小麦属 Triticum L.

小麦 Triticum aestivum L.

【别　　名】　麦子、麦、余麦、秕麦子、麦余子、普通小麦。

【药用部位】　种子或其面粉（小麦），干瘪轻浮的颖果（浮小麦），幼嫩茎苗。

【采收加工】　种子在成熟时采收，脱粒晒干或打成面粉；种子成熟采收后，去瘪瘦轻浮与未脱净皮的麦粒，漂洗后晒干；幼嫩茎苗在植株苗期采收。

【性能主治】　小麦：味甘，性凉；养心，益肾，除热，止渴；主治脏燥，烦热，消渴，泄利，痈肿，外伤出血，烫伤。浮小麦：味甘，性凉；除虚热，止汗；主治阴虚发热，盗汗，自汗。幼嫩茎苗：除烦热，疗黄疸，解酒毒。

【生境分布】　栽培于农田，为重要粮食作物。国内北方各省区广泛栽培；省内各地均有栽培。

17 鹅观草属 Roegneria C. Koch.

鹅观草 Roegneria kamoji Ohwi

【别　　名】　弯鹅观草、弯穗鹅观草、垂穗鹅观草、弯穗大麦草。

【药用部位】　全草（鹅观草）。

【采收加工】　夏、秋季采收，晒干。

【性能主治】　味甘，性凉；清热凉血，镇痛；主治咳嗽痰中带血，劳伤疼痛。

【生境分布】　生长于路旁或潮湿草地以及山坡上。除青海、西藏外，分布几遍全国；省内各地山区丘陵均有分布。

18 虉草属 Phalaris L.

虉草 Phalaris arundinacea L.

【别　　名】　草芦、马羊草。

【药用部位】　全草（虉草）。

【采收加工】　夏、秋季采收，晒干。

【性能主治】　味苦、微辛，性平；调经，止带；主治月经不调，赤白带下。

【生境分布】　生长于海拔75～3200m的林下、潮湿草地或水湿处。国内分布于东北、西北、华东和湖南、四川等省区；省内分布于胶东丘陵地区。

19 茅香属 Hierochloe R. Br.

茅香 Hierochloe odorata (L.) Beauv.

【别　　名】　香草。

【药用部位】　根（茅香）。

【采收加工】　春、秋季采挖，去净泥土，切段，晒干或鲜用。

【性能主治】　味甘，性寒；凉血止血，清热利尿；主治吐血，尿血，肾炎浮肿，热淋。

【生境分布】　生长于海拔2500～3000m的山谷草丛或林缘。国内分布于华北、西北和云南等省区；省内分布于鲁西北及胶东半岛。

20 拂子茅属 Calamagrostis Adans.

拂子茅 Calamagrostis epigeios (L.) Roth

【药用部位】　全草（拂子茅）。

【采收加工】　夏、秋季采收，晒干。

【性能主治】 味酸，性平；催产，助生；用作催产，治疗产后出血。

【生境分布】 生长于潮湿地及河岸沟渠旁。国内主要分布于东北、华北、西北等区域；省内各地均有分布。

21 棒头草属 Polypogon Desf.

棒头草 Polypogon fugax Ness ex Steud.

【药用部位】 全草（棒头草）。

【采收加工】 夏、秋季采收，晒干或鲜用。

【性能主治】 主治关节痛。

【生境分布】 生长于低湿地或水边。国内各地均有分布；省内分布于青岛、烟台、威海等地。

22 梯牧草属 Phleum L.

梯牧草 Phleum pratense L.

【药用部位】 全草（梯牧草）。

【采收加工】 夏、秋季采收，晒干或鲜用。

【性能主治】 味淡，性凉；止血，解热，杀虫；主治吐血，尿血，丝虫病，疟疾，刀伤出血。

【生境分布】 生长于山坡、旷野的草丛中。原产欧洲、亚洲西部，国内入侵河北、河南、甘肃、宁夏、云南等地；省内崂山、沂山有逸生。

23 看麦娘属 Alopecurus L.

看麦娘 Alopecurus aequalis Sobol.

【别　　名】 山高粱、路边谷、牛头猛。

【药用部位】 全草（看麦娘）。

【采收加工】 春、夏季采收，晒干或鲜用。

【性能主治】 味淡，性凉；清热利湿，止泻，解毒；主治水肿，水痘，泄泻，黄疸型肝炎，赤眼，毒蛇咬伤。

【生境分布】 生长于海拔较低之田边及潮湿之地。国内分布于大部分省区；省内各地均有分布。

24 獐毛属 Aeluropus Trin.

獐毛 Aeluropus sinensis (Debeaux) Tzvel.

【别　　名】 马牙头、马绊草、小叶芦。

【药用部位】 全草（獐毛）。

【采收加工】 夏、秋季采收，去除杂质，切段，晒干。

【性能主治】 味甘、淡，性平；清热利尿，退黄；主治黄疸型肝炎，肝硬化腹水，胆囊炎。

【生境分布】 生长于海岸边至海拔 3200m 的内陆盐碱地。国内分布于东北、华北、西北至华东沿海盐渍土地带，是盐渍土的指示植物；省内分布于沾化、利津、东营、滨州、广饶、烟台、青岛、五莲等地。

25 画眉草属 Eragrostis Wolf

25.1 大画眉草 Eragrostis cilianensis (All.) Link ex Vign. -lut.

【别　　名】 星星草、西连画眉草。

【药用部位】 全草（大画眉草）、花序（大画眉草花）。

【采收加工】 全草夏、秋季采收，晒干或鲜用；花序秋季采收，晒干。

【性能主治】 大画眉草：味甘、淡，性凉；利尿通淋，疏风清热；主治热淋、石淋、目赤痒痛。大画眉草花：味淡，性平；解毒，止痒；主治黄水疮。

【生境分布】 生长于荒芜草地上。国内、省内各地均有分布。

25.2 小画眉草 Eragrostis minor Host

【别　　名】 蚊蚊草、星星草。

【药用部位】 全草（小画眉草）。

【采收加工】 夏季采收，晒干或鲜用。

【性能主治】 味淡，性凉；疏风清热，凉血，利尿；主治目赤云翳，崩漏，热淋，小便不利。

【生境分布】 生长于荒野，山地和路旁。国内、省内各地均有分布。

25.3 画眉草 Eragrostis pilosa (L.) Beauv.

【别　　名】 榧子草、星星草、蚊子草。

【药用部位】 全草（画眉草）。

【采收加工】 夏、秋季采收，洗净，晒干。

【性能主治】 味甘、淡，性凉；利尿通淋，清热活血；主治热淋，石淋，目赤痒痛，跌打损伤。

【生境分布】 生长于荒芜田野草地上。国内、省内各地均有分布。

25.4 无毛画眉草 Eragrostis pilosa (L.) Beauv. var. imberbis Franch.

【药用部位】 同画眉草。

【采收加工】 同画眉草。

【性能主治】 同画眉草。

【生境分布】 同画眉草。

25.5 知风草 Eragrostis ferruginea (Thunb.) Beauv.

【别　　名】 程咬金。

【药用部位】 根（知风草）。

【采收加工】 8月采收，去除地上部分，洗净，晒干或鲜用。

【性能主治】 味甘，性平；舒筋散瘀；主治跌打内伤，筋骨疼痛。

【生境分布】 生长于路边、山坡草地。国内、省内各地均有分布。

25.6 乱草 Eragrostis japonica (Thunb.) Trin.

【别　　名】 碎米知风草、香榧草、须须草。

【药用部位】 全草（乱草）。

【采收加工】 夏、秋季采收，晒干或鲜用。

【性能主治】 味咸，性平；清热凉血；主治咳血，吐血。

【生境分布】 生长于田野路旁、河边及潮湿地。国内分布于长江以南和西南地区；省内分布于沂山、蒙山、五莲山和鲁西地区。

26　千金子属 Leptochloa Beauv.

千金子 Leptochloa chinensis (L.) Nees

【别　　名】　油草。

【药用部位】　全草（油草）。

【采收加工】　夏、秋季采收，晒干。

【性能主治】　味辛、淡，性平；行水破血，化痰散结；主治癥瘕积聚，久热不退。

【生境分布】　生长于潮湿土地。国内分布于华东、华中、华南、西南及陕西等区域；省内分布于鲁中南和鲁西南地区。

27　穇属 Eleusine Gaertn.

27.1　牛筋草 Eleusine indica (L.) Gaertn.

【别　　名】　千金草、蟋蟀草、千斤拔、蹲倒驴。

【药用部位】　根或全草（牛筋草）。

【采收加工】　8～9月采收，洗净，晒干或鲜用。

【性能主治】　味甘、淡，性凉；清热利湿，凉血解毒；主治伤暑发热，小儿惊风，乙脑，流脑，黄疸，小便不利，痢疾，便血，疮疡肿痛，跌打损伤。

【生境分布】　生长于荒芜之地及道路旁。国内、省内各地均有分布。

27.2　穇 Eleusine coracana (L.) Gaertn.

【别　　名】　鸡爪粟、龙爪粟。

【药用部位】　种仁（穇子）。

【采收加工】　秋季果实成熟时采收，晒干，搓下种仁，再晒干。

【性能主治】　味甘，性温；补中益气，厚肠胃。

【生境分布】　国内分布于长江以南及陕西、安徽、河南、西藏等省区；省内鲁南地区有栽培。

28　虎尾草属 Chloris Swartz

虎尾草 Chloris virgata Swartz

【别　　名】　棒槌草、大屁股草。

【药用部位】　全草（虎尾草）。

【采收加工】　夏、秋季采收，晒干。

【性能主治】　味辛、苦，性微温；祛风除湿，解毒杀虫；主治感冒头痛，风湿痹痛，泻痢腹痛，疝气，脚气，痈疮肿毒，刀伤。

【生境分布】　生长于农田、路旁或荒地。国内、省内各地均有分布。

29　狗牙根属 Cynodon Rich.

狗牙根 Cynodon dactylon (L.) Pers.

【别　　名】　铁线草、绊根草、铺地草、行仪芝。

【药用部位】　全草（狗牙根）。

【采收加工】　夏、秋季收获，洗净，晒干或鲜用。

【性能主治】　味苦、微甘，性凉；祛风活络，凉血止血，解毒；主治风湿痹痛，半身不遂，劳伤吐血，鼻衄，便血，跌打损伤，疮疡肿毒。

【生境分布】　生长于旷野、路边及草地中。国内分布于黄河以南各省区；省内各地均有分布。

30　鼠尾粟属 Sporobolus R. Br.

鼠尾粟 Sporobolus fertilis (Steud.) W. D. Clayt.

【别　　名】　鼠尾草、牛顿草。

【药用部位】　全草或根（鼠尾粟）。

【采收加工】　夏、秋季采收，晒干或鲜用。

【性能主治】　味甘、淡，性平；清热，凉血，解毒，利尿；主治流脑、乙脑高热神昏，传染性肝炎，黄疸，痢疾，热淋，尿血，乳痈。

【生境分布】　生长于海拔 120～2600m 的山野路边、山坡草地及山谷湿处和林下。国内分布于华东、华中、西南及陕西、甘肃、西藏等省区；省内各地均有分布。

31　虱子草属（锋芒草属）Tragus Hall.

虱子草 Tragus berteronianus Schult.

【别　　名】　草虱子。

【药用部位】　全草（虱子草），果实（虱子草子）。

【采收加工】　全草夏季采收，除去杂质，晒干；果实于成熟后采摘，晒干。

【性能主治】　虱子草：治疗痢疾；虱子草子：止血、退虚热。

【生境分布】　生长于荒野路旁草地中，海拔可达 1200m。国内分布于东北、华北、内蒙古、甘肃、四川、江苏、安徽等省区；省内各地均有分布。

32　柳叶箬属 Isachne R. Br.

柳叶箬 Isachne globosa (Thunb.) Kuntze

【别　　名】　百珠筱、细叶筱。

【药用部位】　全草（柳叶箬）。

【采收加工】　夏季采收，晒干。

【性能主治】　主治小便淋痛，跌打损伤。

【生境分布】　生长于山坡草地。国内分布于辽宁、河北、陕西、河南、江苏、安徽、浙江、江西、湖北、四川、贵州、湖南、福建、台湾、广东、广西、云南等省区；省内各地均有分布。

33　黍属 Panicum L.

黍 Panicum miliaceum L.

【别　　名】　稷、穄。

【药用部位】　种子（黍米），茎秆（黍茎），根（黍根）。

【采收加工】　种子秋季采收，碾去壳，晒干；茎秋季采收，晒干；根秋季采挖，洗净，晒干。

【性能主治】　黍米：味甘，性微温；益气补中，除烦止渴，解毒；主治烦渴，泻痢，吐逆，咳嗽，胃痛，小儿鹅口疮，疮痈，烫伤。**黍茎**：味辛，性热，小毒；利尿消肿，止血，解毒；主治小便不利，水肿，妊娠尿血，脚气。**黍根**：味辛，性热，小毒；利尿消肿，止血；主治小便不利，脚气，水肿，妊娠尿血。

【生境分布】　粮食作物。国内东北、华北、西北、华南、西南及华东等区域山区均有栽培，新疆偶见有野生品种；省内各地有少量栽培。

34　稗属 Echinochloa Beauv.

稗 Echinochloa crusgalli (L.) Beauv. var. erusall.

【别　　名】　稗子、水高粱。

【药用部位】　种子（稗米），根或苗叶（稗根苗）。

【采收加工】　种子夏、秋季果实成熟时采收，碾去壳，晒干；根或苗叶夏季采收，鲜用或晒干。

【性能主治】　稗米：味辛、甘、苦，性微寒；作饭食，益气健脾。**稗根苗**：味甘、苦，性微寒；止血生肌；主治金疮，外伤出血。

【生境分布】　生长于沼泽地、沟边及水稻田中。国内、省内各地均有分布。

35　野黍属 Eriochloa Kunth

野黍 Eriochloa villosa (Thunb.) Kunth

【别　　名】　拉拉草、唤猪草。

【药用部位】　全草（野黍）。

【采收加工】　夏、秋季采收，鲜用或晒干。

【性能主治】　主治火眼、结膜火、视力模糊。

【生境分布】　生长于山坡和潮湿地区。国内分布于东北、华北、华东、华中、西南、华南等区域；省内分布于胶东、鲁中、鲁西南地区。

36　马唐属 Digitaria Hall

36.1　马唐 Digitaria sanguinalis (L.) Scop.

【别　　名】　羊麻、羊粟。

【药用部位】　全草（马唐）。

【采收加工】　夏、秋季采收，晒干。

【性能主治】　味甘，性寒；主调中，明耳目。

【生境分布】　生长于山坡草地和荒野路旁。国内、省内各地均有分布。

36.2　止血马唐 Digitaria ischaemum (Schreb.) Schreb.

【别　　名】　抓秧草。

【药用部位】　全草（止血马唐）。

【采收加工】　夏、秋季采收，晒干。

【性能主治】　味涩，性寒；凉血止血；主治血热妄行的出血证，如鼻衄、咯血、呕血、便血、尿血、痔血、崩漏等。

【生境分布】　生长于田野、河边润湿处。国内分布于黑龙江、吉林、辽宁、内蒙古、甘肃、新疆、西藏、陕西、

山西、河北、四川及台湾等省区；省内各地均有分布。

37　狗尾草属 Setaria Beauv.

37.1　大狗尾草 Setaria faberii Herrm.

【别　　名】　狗尾巴。

【药用部位】　全草或根（大狗尾草）。

【采收加工】　春、夏、秋季均可采收，晒干或鲜用。

【性能主治】　味甘，性平；清热消疳，祛风止痛；主治小儿疳积，风疹，牙痛。

【生境分布】　生长于山坡、路旁、田园或荒野。国内分布于黑龙江、江苏、浙江、安徽、台湾、江西、湖北、湖南、广西、四川、贵州等省区；省内各地均有分布。

37.2　金色狗尾草 Setaria glauca (L.) Beauv.

【别　　名】　金狗尾、狗尾巴。

【药用部位】　全草（金色狗尾草）。

【采收加工】　夏、秋季采收，晒干。

【性能主治】　味甘、淡，性平；清热，明目，止痢；主治目赤肿痛，眼睑炎，赤白痢疾。

【生境分布】　生长于林边、山坡和荒芜的园地及荒野。国内、省内各地均有分布。

37.3　谷子 Setaria italica (L.) Beauv.

【别　　名】　粟、小米、小米子、谷。

【药用部位】　种仁（粟米），储存陈久者（陈粟米），发芽颖果（粟芽），种仁经淘洗所得的泔水（粟米泔汁），种皮（粟糠）。

【采收加工】　种仁、陈粟米秋季果实成熟后采收，打下种子，去净杂质，晒干；粟芽将颖果入水中浸透，捞出置于筐内，上盖稻草，每日洒水 4～5 次，保持湿润，至芽长 2～3mm，取出，晒干；粟米泔汁为淘洗粟米时，取第二次流出的米泔水；种皮为收集加工粟米时脱下的种皮，晒干。

【性能主治】　粟米：味甘、咸，性凉；和中，益肾，除热，解毒；主治脾胃虚热，反胃呕吐，腹满食少，消渴，泻痢，烫火伤。**陈粟米**：味苦，性寒；除烦，止痢，利小便。**粟芽**：味甘，性微温；健脾，消食；主治食积胀满，不思饮食。**粟米泔汁**：清热止泻，止渴，杀虫敛疮；主治霍乱，泻痢，消渴，疮疥。**粟糠**：味苦，性凉；主治痔漏脱肛。

【生境分布】　栽培作物。国内、省内各地均有栽培。

37.4　狗尾草 Setaria viridis (L.) Beauv.

【别　　名】　莠子、狗尾巴草、光明草。

【药用部位】　全草（狗尾草）。

【采收加工】　夏、秋季采收，晒干或鲜用。

【性能主治】　味甘、淡，性凉；清热利湿，祛风明目，解毒，杀虫；主治风热感冒，黄疸，小儿疳积，痢疾，小便涩痛，目赤肿痛，痈肿，寻常疣，疥癣等。

【生境分布】　生长于荒野、道旁。国内、省内各地均有分布。

38　狼尾草属 Pennisetum Rich.

38.1　狼尾草 Pennisetum alopecuroides (L.) Spreng.

【别　名】　拐头草、韧丝草。

【药用部位】　全草（狼尾草），根及根茎（狼尾草根）。

【采收加工】　全草夏、秋季采收，洗净，晒干；根及根茎全年均可采收，洗净，晒干或鲜用。

【性能主治】　狼尾草：味甘，性平；清肺止咳，凉血明目；主治肺热咳嗽，目赤肿痛。狼尾草根：味甘，性平；清肺止咳，解毒；主治肺热咳嗽，疮毒。

【生境分布】　生长于田岸、荒地、道旁及小山坡上。国内东北、华北、华东、中南及西南等区域均有分布；省内分布于各地山区丘陵地带。

38.2　白草 Pennisetum flaccidum Griseb.

【别　名】　倒生草、白花草。

【药用部位】　根茎（白草根）。

【采收加工】　秋季采挖，洗净，以纸遮盖，晒干。

【性能主治】　味甘，性寒；清热利尿，凉血止血；主治热淋，尿血，肺热咳嗽，鼻衄，胃热烦渴。

【生境分布】　生长于海拔 800～4600m 山坡和较干燥之处。国内分布于黑龙江、吉林、辽宁、内蒙古、河北、山西、陕西、甘肃、青海、四川、云南、西藏等省区；省内分布于鲁西北地区。

39　芒属 Miscanthus Anderss.

芒 Miscanthus sinensis Anderss.

【别　名】　茅草、芒草。

【药用部位】　茎（芒茎），含寄生虫的幼茎（芒气笋子），根状茎（芒根），花序（芒花）。

【采收加工】　茎于夏、秋季采收，洗净，切段，鲜用或晒干；含寄生虫的幼茎于夏季采收，晒干；根状茎于秋、冬季采收，晒干；花序秋季采收，晒干。

【性能主治】　芒茎：味甘，性平；清热利尿，解毒，散血；主治小便不利，虫兽咬伤。芒气笋子：味甘，性平；补肾，止呕；主治肾虚阳痿，妊娠呕吐。芒根：味甘，性平；止咳，利尿，活血，止渴；主治咳嗽，小便不利，干血痨，带下，热病口渴。芒花：味甘，性平；活血通经；主治月经不调，闭经，产后恶露不尽，半身不遂。

【生境分布】　生长于山坡草地或河边湿地。国内、省内各地均有分布。

40　荻属 Triarrhena Nakai.

荻 Triarrhena sacchariflora (Maxim.) Nakai

【别　名】　狼尾巴花、巴茅、山苇子。

【药用部位】　根茎（巴茅根）。

【采收加工】　全年均可采，洗净，切段，晒干。

【性能主治】　味甘，性凉；清热活血；主治干血痨，潮热，产妇失血口渴，牙痛。

【生境分布】　生长于山坡草地或岸边湿地。国内分布于东北、华北、西北、华东等区域；省内各地均有分布。

41　白茅属 Imperata Cyr.

41.1　白茅 Imperata cylindrica (L.) Beauv.

【别　名】　茅草、茅根、茅针花、甜根草。

【药用部位】　根茎（白茅根），初生未开放花序（白茅针），花穗（白茅花），叶（茅草叶）。

【采收加工】　根茎春、秋季采挖，除去地上部分和鳞片状的叶鞘，洗净，鲜用或扎把晒干；白茅针于 4～5 月采摘未开放花序，鲜用或晒干；花穗于 4～5 月花盛开前采收，晒干；叶全年可采，晒干。

【性能主治】　白茅根：味甘，性寒；凉血止血，清热生津，利尿通淋；主治血热出血，热病烦渴，胃热呕逆，肺热喘咳，小便淋沥涩痛，水肿，黄疸。白茅针：味甘，性平；止血，解毒；主治衄血、尿血、大便下血，外伤出血，疮痈肿毒。白茅花：味甘，性温；止血，定痛；主治吐血、衄血、刀伤。茅草叶：味辛、微苦，性平；祛风除湿；主治风湿痹痛，皮肤风疹。

【生境分布】　生长于路旁向阳干草地或山坡上。国内分布于东北、华北、华东、中南、西南及陕西、甘肃等省区；省内各地均有分布。

41.2　丝茅 Imperata koenigii (Retz.) Beauv.

【别　名】　茅针、茅根、白茅根、丝毛草根。

【药用部位】　根茎（丝毛草根），花序（茅花）。

【采收加工】　春、秋季采挖，鲜用或晒干；花序 4～5 月花盛开前采收，晒干。

【性能主治】　丝毛草根：利尿。茅花：止血。

【生境分布】　生长于路旁向阳草地或山坡。国内分布于河南、陕西、江苏、浙江、安徽、江西、湖南、湖北、福建、台湾、广东、海南、广西、贵州、四川、云南、西藏等省区；省内各地均有分布。

42　油芒属 Eccoilopus Steud.

油芒 Eccoilopus cotulifer (Thunb.) Hack.

【别　名】　山高粱。

【药用部位】　全草（油芒）。

【采收加工】　夏、秋季采收，切段，晒干或鲜用。

【性能主治】　味甘，性平；解表，清热，活血通经；主治风热感冒，痢疾，痛经，闭经。

【生境分布】　生长于山坡、山谷和荒地路旁。国内分布于河南、陕西、甘肃、江苏、浙江、安徽、江西、湖北、湖南、台湾、贵州、四川、云南等省区；省内分布于鲁中南山区。

43　高粱属 Sorghum Moench

高粱 Sorghum bicolor (L.) Moench

【别　　名】　蜀黍、高粱米、秫秫、红蜀黍。

【药用部位】　种仁（高粱），种皮（高粱米糠），根（高粱根）。

【采收加工】　种仁于秋季种子成熟后采收，晒干；种皮于收集加工高粱时收集，晒干；根在秋季采挖，洗净，晒干。

【性能主治】　高粱：味甘、涩，性温；健脾止泻，化痰安神；主治脾虚泄泻，霍乱，消化不良，痰湿咳嗽，失眠多梦。高粱米糠：和胃消食；主治小儿消化不良。高粱根：味甘，性平；平喘，利水，止血，通络；主治咳嗽喘满，小便不利，产后出血，血崩，足膝疼痛。

【生境分布】　生长于山坡、路边及草地上。我国北方普遍栽培；省内分布于胶东沿海地区。

44　香茅属 Cymbopogon Spreng.

橘草 Cymbopogon goeringii (Steud.) A. Camus

【别　　名】　野香茅。

【药用部位】　全草（橘草）。

【采收加工】　夏、秋季阴天或早晨采割，晾干。

【性能主治】　味辛，性温，止咳平喘，祛风除湿，通经止痛，止泻；主治急慢性支气管炎，支气管哮喘，风湿性关节炎，头痛，跌打损伤，心胃气痛，腹痛，水泻。

【生境分布】　生长于山坡草地。国内分布于华北、华东、华南、西南等区域；省内分布于各地山区丘陵地带。

45　荩草属 Arthraxon Beauv.

荩草 Arthraxon hispidus (Thunb.) Makino

【别　　名】　马耳草、炮竹草。

【药用部位】　全草（荩草）。

【采收加工】　7～9月割取，晒干。

【性能主治】　味苦，性平，止咳定喘，解毒杀虫；主治久咳气喘，肝炎，咽喉炎，口腔炎，鼻炎，淋巴结炎，乳腺炎，疮疡疥癣。

【生境分布】　生长于山坡、草地和阴湿处。国内、省内各地均有分布。

46　菅属 Themeda Forssk.

黄背草 Themeda japonica (Willd.) Tanaka

【别　　名】　黄草、白草、山杆子草、菅草。

【药用部位】　全草（黄背草），幼苗（黄背草苗），根（黄背草根），果实（黄背草果）。

【采收加工】　全草于夏、秋季采收，晒干；幼苗于春、夏季采收，晒干；根于夏、秋季采收，洗净，晒干，果实于秋末成熟后采收，晒干。

【性能主治】　黄背草：味甘，性温；活血通经，祛风除湿；主治经闭，风湿痹痛。黄背草苗：味甘，性平；平肝；主治高血压病。黄背草根：味甘，性平；祛风湿；主治风湿痹痛。黄背草果：味甘，性平；固表敛汗；主治盗汗。

【生境分布】　生长于山坡、路旁等荒脊土地上。国内分布于东北至华南、西南等区域；省内分布于各地山区丘陵地带。

47　玉蜀黍属 Zea L.

玉蜀黍 Zea mays L.

【别　　名】　麻蜀黍、棒子、苞米。

【药用部位】　种子（玉蜀黍），种子油（玉米油），花柱和柱头（玉米须），雄花穗（玉米花），穗轴（玉米轴），鞘状苞片（玉蜀黍苞片），叶（玉蜀黍叶），根（玉蜀黍根）。

【采收加工】　种子于成熟时采收玉米棒，脱粒，晒干；种子油在种子成熟时采集，晒干，榨取油；花柱及柱头在玉米成熟时，摘取，晒干；雄花穗在夏、秋季采收，晒干；穗轴在秋季果实成熟时采收，脱去种子后收集，晒干；苞片在秋季采收种子时收集，晒干；叶在夏、秋季采收，晒干；根在秋季采收，洗净，鲜用或晒干。

【性能主治】　玉蜀黍：味甘，性平；调中开胃，利尿消肿；主治食欲不振，小便不利，水肿，尿路结石等症。玉米油：降压，降血脂；主治高血压病，高血脂，动脉硬化，冠心病。玉米须：味甘、淡，性平；利尿消肿，清肝利胆；主治水肿，小便淋沥，黄疸，胆囊炎，胆结石，高血压，糖尿病，乳汁不通。玉米花：味甘，性凉；疏肝利胆；主治肝炎、胆囊炎。玉米轴：味甘，性平；健脾燥湿；主治消化不良，泻痢，小便不利，水肿，脚气，小儿夏季热，口舌糜烂。玉蜀黍苞片：味甘，性平；清热利尿，和胃；主治尿路结石，水肿，胃痛吐酸。玉蜀黍叶：味微甘，性凉；利尿通淋；主治砂淋，小便涩痛。玉蜀黍根：味甘，性平；利尿通淋，祛瘀止血；主治小便不利，水肿，砂淋，胃痛，吐血。

【生境分布】　为主要粮食作物之一。国内、省内各地广泛栽培。

48　薏苡属 Coix L.

薏苡 Coix lacryma-jobi L.

【别　　名】　野珠珠、草珠珠、铁玉米、铁玉蜀黍、铁麻蜀黍。

【药用部位】　种仁（薏苡仁），叶（薏苡叶），根（薏苡根）。

【采收加工】　种仁于果实成熟后，晒干，脱皮总苞和种皮；叶于夏、秋季采收，鲜用或晒干；根于秋季采挖，洗净，晒干。

【性能主治】　薏苡仁：味甘、淡，性微寒；利湿健脾，舒筋除痹，清热排脓；主治水肿，脚气，小便淋沥，湿热病，泄泻，带下，风湿痹痛，筋脉拘挛，肺痈，肠痈，扁平疣。薏苡叶：暖胃，益气血。薏苡根：味苦、甘，性微寒；清热通淋，利湿杀虫；主治热淋，血淋，石淋，黄疸，水肿，白带过多，脚气，风湿痹痛，蛔虫病。

【生境分布】　生长于屋旁、荒野、河边、溪涧或阴湿山谷中，一般为栽培品。国内大部分地区均有分布；省内各地有栽培。

（七）莎草科 Cyperaceae

1　藨草属 Scirpus L.

1.1　荆三棱 Scirpus yagara Ohwi

【别　　名】　三棱草、野荸荠、湖三棱、灯心草、马胡须、三楞果、铁荸荠、老母拐子。

【药用部位】　块茎（荆三棱）。

【采收加工】　秋季采挖，除去根茎及须根，洗净，或削去外皮，晒干。

【性能主治】　味辛、苦，性平；祛瘀通经，破血消癥，行气消积；主治血滞经闭，痛经，产后瘀阻腹痛，跌打瘀肿，腹中包块，食积腹痛。

【生境分布】　生长于湖、河、浅水中和水湿地。国内分布于东北、华北、华东、西南及陕西、甘肃、青海、新疆、河南、湖北等省区；省内分布于文登、乳山、牟平、海阳、日照、微山等地。

1.2　藨草 Scirpus triqueter L.

【别　　名】　三棱藨草、三角草。

【药用部位】　全草（藨草）。

【采收加工】　秋季采收，洗净，切段，晒干。

【性能主治】　味甘、微苦，性平；开胃消食，清热利湿；主治饮食积滞，胃纳不佳，呃逆饱胀，热淋，小便不利。

【生境分布】　生长于河边、溪塘边、沼泽地及低洼潮湿地。国内除广东、海南外，各地均有分布；省内分布于微山、济宁、东平、威海、郯城等地。

1.3　扁秆藨草 Scirpus planiculmis Fr. Schmidt.

【别　　名】　扁秆荆三棱。

【药用部位】　块茎（扁秆荆三棱）。

【采收加工】　夏、秋季采收，去除茎叶及根茎，洗净，晒干。

【性能主治】　味苦，性平；祛瘀通经，行气消积；主治经闭，痛经，产后瘀阻腹痛，癥瘕积聚，胸胁腹痛，消化不良。

【生境分布】　生长于海拔 1600m 以下的河边、沟边、湖边及田边近水处。国内分布于东北、华北及甘肃、青海、江苏、浙江、云南等省区；省内分布于青岛、济南、滨州、东营、微山、烟台等地，以文登、乳山、海阳及微山湖、东平湖产量最大。

1.4　华东藨草 Scirpus karuizawensis Makino

【药用部位】　全草（华东藨草）。

【采收加工】　夏、秋季采收，晒干。

【性能主治】　清热解毒，凉血利尿。

【生境分布】　生长于河旁、溪边近水处或干枯的河底。

国内分布于东北、河南、江苏等省区；省内分布于泰山、徂徕山、崂山、荣成等地。

1.5　水葱 Scirpus validus Vahl

【别　　名】　水葱藨草。

【药用部位】　地上部分（水葱）。

【采收加工】　夏、秋季采收，洗净，切段，晒干。

【性能主治】　味甘、淡，性平；除湿利尿，消肿；主治水肿胀满，小便不利。

【生境分布】　生长于水边、浅水塘、沼泽地或湿地草丛中。国内分布于东北、内蒙古、山西、陕西、甘肃、新疆、河北、江苏、贵州、四川、云南等省区；省内分布于东营、微山、荣成等地。

1.6　水毛花 Scirpus triangulatus Roxb.

【别　　名】　三角草、水三棱草、丝毛草、三棱观。

【药用部位】　根（蒲草根），全草（水毛花）。

【采收加工】　根秋季采挖，洗净，鲜用或晒干；全草夏、秋季采收，洗净，切段，晒干。

【性能主治】　**蒲草根**：味淡、微苦，性凉；清热利湿，解毒；主治热淋，小便不利，带下，牙龈肿痛。**水毛花**：味苦、辛，性凉；清热解毒，宣肺止咳；主治感冒发热，咳嗽。

【生境分布】　生长于沟、塘、湖边及溪边草地。国内除新疆、西藏外，广布于各地；省内分布于微山等地。

1.7　萤蔺 Scirpus juncoides Roxb.

【别　　名】　直立席草、三棱草。

【药用部位】　全草（萤蔺）。

【采收加工】　夏、秋季采收，洗净，晒干。

【性能主治】　味甘、淡，性凉；清热凉血，解毒利湿，消积开胃；主治麻疹热毒，肺痨咳血，牙痛，目赤，热淋，食积停滞。

【生境分布】　生长于路旁、田边、塘边、溪旁、沼泽地或荒地潮湿处。国内除内蒙古、甘肃、西藏尚未见到外，分布几遍全国；省内分布于泰山、威海、临沭、微山、蒙山等地。

2　荸荠属 Heleocharis R. Br.

2.1　荸荠 Heleocharis tuberosa (Roxb.) Roem. et Schult

【别　　名】　田薯仔、尾黎、野地栗。

【药用部位】　球茎（荸荠），地上部分（通天草）。

【采收加工】　球茎于冬季采挖，洗净，鲜用或风干；地上部分于 7～8 月间采收，晒干或鲜用。

【性能主治】　**荸荠**：味甘，性寒；清热生津，化痰，消积；主治温病口渴，咽喉肿痛，痰热咳嗽，目赤，消渴，痢疾，黄疸，热淋，食积，赘疣。**通天草**：味苦，性凉；清热解毒，利尿，降逆；主治热淋，小便不利，水肿，疔疮，呃逆。

【生境分布】　生长于水边或浅水中。国内大部分地区有栽培；省内微山湖、东平湖等地有栽培。

2.2 牛毛毡 Heleocharis yokoscensis (Franch. et Savat.) Tang et Wang

【别　名】　地毛。

【药用部位】　全草（牛毛毡）。

【采收加工】　夏季采收，洗净，晒干。

【性能主治】　味辛，性温；发散风寒，祛痰平喘，活血祛瘀；主治风寒感冒，支气管炎，跌打损伤。

【生境分布】　生长于水田中、池塘边及湿黏土中。国内分布广泛；省内分布于鲁中南及胶东半岛。

3 球柱草属 Bulbostylis C. B. Clarke

3.1 球柱草 Bulbostylis barbata (Rottb.) Kunth

【别　名】　秧草、大毛草、旗茅、龙爪草、畦莎、油麻草。

【药用部位】　全草（球柱草）。

【采收加工】　夏、秋季采收，洗净，晒干。

【性能主治】　味苦，性寒；凉血止血；主治呕血，咯血，衄血，尿血，便血。

【生境分布】　生长于海拔 130～500m 的海边沙地、河滩沙地、田边、山坡草丛中。国内分布于华东、中南及辽宁、河北、台湾等省区；省内分布于昆嵛山、蒙山、枣庄、临沭、莱芜、郯城等地。

3.2 丝叶球柱草 Bulbostylis densa (Wall.) Hand. -Mzt.

【别　名】　黄毛草、细黄毛草。

【药用部位】　全草（丝叶球柱草）。

【采收加工】　夏、秋季采收，晒干。

【性能主治】　清凉，解热。

【生境分布】　生长于海边、河边、荒坡、路旁及林下。国内分布于华东、华南、西南及河北等省区；省内分布于泰山、昆嵛山、荣成等地。

4 飘拂草属 Fimbristylis Vahl

4.1 两歧飘拂草 Fimbristylis dichotoma (L.) Vahl

【别　名】　飘拂草。

【药用部位】　全草（飘拂草）。

【采收加工】　夏、秋季采收，洗净，晒干。

【性能主治】　味淡，性寒；清热利尿，解毒；主治小便不利，湿热浮肿，淋病，小儿胎毒。

【生境分布】　生长于河边、湖旁、稻田及路边潮湿处。国内除西北外，各地均有分布；省内分布于烟台、临沂、泰安、崂山、威海、徂徕山等地。

4.2 烟台飘拂草 Fimbristylis stauntoni Debeaux et Franch.

【药用部位】　全草（烟台飘拂草）。

【采收加工】　夏、秋季采收，晒干。

【性能主治】　利小便。

【生境分布】　生长于河边、水田。国内分布于东北、河北、河南、陕西、湖北、江苏、浙江、安徽等省区；省内分布于烟台、临沂、泰安等地。

4.3 水虱草 Fimbristylis miliacea (L.) Vahl

【别　名】　日照飘拂草。

【药用部位】　全草（水虱草）。

【采收加工】　夏、秋季采收，鲜用或晒干。

【性能主治】　味甘、淡，性凉；清热利尿，活血解毒；主治风热咳嗽，小便短赤，胃肠炎，跌打损伤。

【生境分布】　生长于溪边、沼泽地、水田及潮湿的山坡、路旁和草地。国内分布于华东、华南、西南及河北、陕西、河南、湖北等省区；省内分布于临沭等地。

5 湖瓜草属 Lipocarpha R. Br.

湖瓜草 Lipocarpha microcephala (R. Rr.) Kunth

【别　名】　华湖瓜草。

【药用部位】　全草（湖瓜草）。

【采收加工】　夏、秋季采收，洗净，鲜用或晒干。

【性能主治】　味微苦，性平；清热止惊；主治小儿惊风。

【生境分布】　生长于水边和沼泽中。国内各地均有分布；省内分布于泰山、临沭、莱芜等地。

6 莎草属 Cyperus L.

6.1 香附 Cyperus rotundus L.

【别　名】　张罗草、张大罗、棱草根、香附草。

【药用部位】　根茎（香附），茎叶（莎草）。

【采收加工】　根茎春、秋季采挖，用火燎去须根，晒干；茎叶春、夏季采收，洗净，鲜用或晒干。

【性能主治】　香附：味辛、甘、微苦，性平；理气解郁，调经止痛，安胎；主治胁肋胀痛，乳房胀痛，疝气疼痛，月经不调，脘腹痞满疼痛，嗳气吞酸，经行腹痛，崩漏带下，胎动不安。莎草：味苦、辛，性凉；行气开郁，祛风止痒，宽胸利痰；主治胸闷不舒，风疹瘙痒，痈疮肿毒。

【生境分布】　生长于山坡草地、耕地、路旁水边潮湿处。国内分布于华东、中南、西南及辽宁、河北、山西、陕西、甘肃、台湾等省区；省内分布于泰安、菏泽、潍坊、临沂、青岛等地，以泰安、东明、菏泽、莱芜、新泰、梁山、东平、曹县、郯城、莒南、日照、临沂产量较多。泰安等地产品最为著名，素有"东香附"之称。著名商品有：汶香附，产于泰安和大汶河两岸；潍香附，产于潍坊和潍河两岸；明香附，产于东明及菏泽等地。

6.2 旋鳞莎草 Cyperus michelianus (L.) Link

【别　名】　旋颖莎草、护儿草、护心草。

【药用部位】　全草（护心草）。

【采收加工】　8～9月采收，洗净，晒干。

【性能主治】　味辛、淡，性平；行气活血，调经；主治月经不调，痛经。

【生境分布】　生长于水边、路旁、潮湿空旷处。国内分布于黑龙江、河北、江苏、安徽、浙江、河南、广东、四川、云南等地；省内分布于泰山、济南、滨州、肥城、东平等地。

6.3　三轮草 Cyperus orthostachyus Franch. et Savat.

【药用部位】　全草（三轮草）。

【采收加工】　夏、秋季采收，晒干。

【性能主治】　祛风止痛，清热泻火；主治感冒，咳嗽，疟疾。

【生境分布】　多生长于水边。国内分布于东北及河北、湖北、四川、贵州等省区；省内分布于昆嵛山、胶州等地。

6.4　碎米莎草 Cyperus iria L.

【别　　名】　三方草、米莎草、野荠草、三楞草。

【药用部位】　全草（三楞草）。

【采收加工】　8～9月采收，洗净，晒干。

【性能主治】　味辛，性微温；祛风除湿，活血调经；主治风湿筋骨疼痛，瘫痪，月经不调，闭经，痛经，跌打损伤。

【生境分布】　生长于山坡、田间、路旁阴湿处。国内分布于东北、华东、中南、西南及河北、陕西、甘肃、新疆、台湾等省区；省内各地均有分布。

6.5　风车草 Cyperus alternifolius L. subsp. flabelliformis (Rottb.) Kukenth.

【别　　名】　伞莎草。

【药用部位】　茎叶（伞莎草）。

【采收加工】　全年均可采收，洗净，鲜用或晒干。

【性能主治】　味酸、甘、微苦，性凉；行气活血，解毒；主治瘀血作痛，蛇虫咬伤。

【生境分布】　原产非洲，生长于森林、草原地区河流沿岸的沼泽地区及积水处或栽培于水池中。国内、省内各地公园及庭院常见栽培，作为观赏植物。

6.6　异型莎草 Cyperus difformis L.

【别　　名】　碱草、五粒关、王母钗。

【药用部位】　带根全草（王母钗）。

【采收加工】　7～8月采收，洗净，鲜用或晒干。

【性能主治】　味咸、微苦，性凉；利尿通淋，行气活血；主治热淋，小便不利，跌打损伤。

【生境分布】　生长于田中、水边、潮湿地。国内分布于东北、华南及山西、河北、安徽、江苏、浙江、福建、湖北、四川、云南等省区；省内各地均有分布。

7　水莎草属 Juncellus (Griseb.) C. B. Clarke

水莎草 Juncellus serotinus (Rottb.) C. B. Clarke

【别　　名】　聚穗莎草、头状穗莎草、三轮草、状元壶、球形莎草。

【药用部位】　全草（水莎草）。

【采收加工】　夏、秋季采收，洗净，晒干。

【性能主治】　味辛、微苦，性平；止咳化痰；主治慢性支气管炎。

【生境分布】　生长于稻田、河岸、沼泽地、路旁阴湿草丛中。国内分布于东北及山西、河北、陕西、甘肃、江苏、河南等省区；省内分布于青岛、滨州、东营、新泰、东平、肥城、微山、泰安等地。

8　扁莎属 Pycreus P. Beauv.

8.1　红鳞扁莎 Pycreus sanguinolentus (Vahl) Nees

【药用部位】　全草（红鳞扁莎）。

【采收加工】　夏、秋季采收，洗净，晒干。

【性能主治】　清热解毒，除湿退黄；主治肝炎。

【生境分布】　生长于河边草甸、潮湿地。国内分布于东北地区及内蒙古、山西、陕西、甘肃、新疆、河北、河南、江苏、湖南、江西、福建、广东、广西、贵州、云南、四川等省区；省内分布于鲁中南及胶东地区。

8.2　红边扁莎 Pycreus sanguinolentus (Vahl) Nees f. rubro-marginatus (Schrenk) L. K. Dai

【药用部位】　同红鳞扁莎。

【采收加工】　同红鳞扁莎。

【性能主治】　同红鳞扁莎。

【生境分布】　同红鳞扁莎。

9　水蜈蚣属 Kyllinga Rottb.

无刺鳞水蜈蚣 Kyllinga brevifolia Rottb. var. leiolepis (Franch. et Savat.) Hara

【别　　名】　水蜈蚣。

【药用部位】　带根茎全草（水蜈蚣）。

【采收加工】　5～9月采收，洗净，鲜用或晒干。

【性能主治】　味辛、微苦、甘，性平；疏风解表，清热利湿，活血解毒；主治感冒发热头痛，急性支气管炎，百日咳，疟疾，黄疸，痢疾，乳糜尿，疮疡肿毒，皮肤瘙痒，毒蛇咬伤，风湿性关节炎，跌打损伤等。

【生境分布】　生长于水边湿草地。国内分布于河南、河北、辽宁、陕西、江苏、吉林、山西、甘肃等地；省内分布于鲁中南及胶东半岛。

10　苔草属 Carex L.

10.1　针叶苔草 Carex lanceolata Boott

【别　　名】　披针苔、披针叶苔草。

【药用部位】　全草（针叶苔草）。

【采收加工】　夏、秋季采收，洗净，切段，晒干。

【性能主治】　味苦，性凉；清热燥湿，解毒；主治湿疹，黄水疮，小儿羊须疮。

【生境分布】　生长于林下、山坡或路边。国内分布于东北、河北、山西、陕西、甘肃、江苏、浙江、河南、贵州、四川等省区；省内分布于各地山区。

10.2 白颖苔草 Carex duriuscula C. A. Mey. subsp. rigescens (Franch.) S. Y. Liang et Y. C. Tang

【别　　名】　硬苔草、细叶苔草。

【药用部位】　全草（白颖苔草）。

【采收加工】　夏、秋季采收，洗净，晒干。

【性能主治】　味甘、苦、涩，性平；清热利尿，通淋；主治乳糜尿。

【生境分布】　生长于田边、路旁、荒地和干燥山坡。国内分布于东北、河北、陕西、江苏、安徽、河南、湖北、四川等省区；省内各地均有分布。

10.3 宽叶苔草 Carex siderosticta Hance

【别　　名】　崖棕。

【药用部位】　根（崖棕根）。

【采收加工】　夏、秋季采收，洗净，切段，晒干。

【性能主治】　味甘、辛，性温；益气养血，活血调经；主治气血虚弱，倦怠无力，心悸失眠，月经不调，经闭。

【生境分布】　生长于林下、路边、阴处岩石上。国内分布于东北、陕西、安徽、浙江、江西、河南、湖北、四川、贵州等省区；省内分布于鲁中南及胶东地区。

10.4 翼果苔草 Carex neurocarpa Maxim.

【药用部位】　全草（翼果苔草）。

【采收加工】　夏、秋季采收，晒干。

【性能主治】　民间用于治疗感冒，有体外抗病毒作用。

【生境分布】　生长于水边或草丛中。国内分布于东北、华北、陕西、甘肃、四川、河南、江苏、福建等省区；省内分布于鲁中南及胶东地区。

（八）棕榈科 Palmae

1 棕榈属 Trachycarpus

棕榈 Trachycarpus fortunei (Hook.) H. Wendl.

【别　　名】　棕、栟榈、棕树、山棕、棕葵花。

【药用部位】　叶柄及叶鞘纤维（棕榈皮），根（棕榈根），心材（棕树心），叶（棕榈叶），花蕾及花（棕榈花），成熟果实（棕榈子），根及根茎（龙棕）。

【采收加工】　棕榈皮全年可采，晒干；根全年可采，洗净，切段，晒干或鲜用；心材全年可采，除去茎皮，取木质部，切段，晒干；叶全年可采，晒干或鲜用；棕榈花在将开或刚开时采收，晒干；棕榈子在霜降前后采收，晒干；龙棕全年可采挖，洗净，切段，晒干。

【性能主治】　棕榈皮：味苦、涩，性平；收敛止血；主治吐血，衄血，便血，尿血，血崩，外伤出血。棕榈根：味苦、涩，性凉；收敛止血，涩肠止痢，除湿，消肿，解毒；主治吐血，便血，崩漏，带下，痢疾，淋浊，水肿，关节疼痛，瘰疬，流注，跌打损伤。棕树心：味苦、涩，性平；养心安神，收敛止血；主治心悸，头昏，崩漏，脱肛，子宫脱垂。棕榈叶：味苦、涩，性平；收敛止血，降血压；

主治吐血，劳伤，高血压病。棕榈花：味苦、涩，性平；止血，止泻，活血，散结；主治崩漏，带下，肠风，泻痢，瘰疬。棕榈子：味苦、甘、涩，性平；止血，涩肠，固精；主治肠风，崩漏，带下，泻痢，遗精。龙棕：味苦、涩，性凉；清热凉血；主治胃溃疡，月经过多，子宫脱垂。

【生境分布】　栽培或野生，生长于村边、庭园、田边、丘陵或山地。国内分布于长江以南地区；省内各地公园多见盆栽，供观赏。

2 蒲葵属 Livistona R. Br.

蒲葵 Livistona chinensis (Jacq.) R. Br.

【别　　名】　葵扇木、扇叶葵、蓬扇树。

【药用部位】　根（蒲葵根），叶（蒲葵叶），种子（蒲葵子）。

【采收加工】　根全年可采挖，洗净，晒干；叶全年可采收，切碎，晒干；种子春季采收，除去杂质，晒干。

【性能主治】　蒲葵根：味甘、苦、涩，性凉；止痛，平喘；主治各种疼痛，哮喘。蒲葵叶：味甘、涩，性平；收敛止血，止汗；主治咳血，吐血，衄血，崩漏，外伤出血，自汗，盗汗。蒲葵子：味甘、苦，性平，小毒；活血化瘀，软坚散结；主治慢性肝炎，癥瘕积聚。

【生境分布】　栽培于庭院或宅旁。国内分布于南部地区；省内各地庭院及公园温室内常见盆栽，供观赏。

3 棕竹属 Rhapis L. f. ex Ait.

3.1 棕竹 Rhapis excelsa (Thunb.) Henry ex Rehd.

【别　　名】　筋头竹、观音竹、虎散竹、竹叶棕。

【药用部位】　叶（棕竹），根（棕竹根）。

【采收加工】　叶全年均可采收，切碎，晒干；根全年可采，切段，鲜用或晒干。

【性能主治】　棕竹：味甘、涩，性平；收敛止血；主治鼻衄，咯血，吐血，产后出血过多。棕竹根：味甘、涩，性平；祛风除湿，收敛止血；主治风湿痹痛，鼻衄，咯血，跌打劳伤。

【生境分布】　生长于山坡、沟旁荫蔽潮湿的灌木丛中。国内分布于东南至西南区域；省内各地公园温室常见栽培，供观赏。

3.2 矮棕竹 Rhapis humilis Bl.

【别　　名】　筋头竹、棕树、美三。

【药用部位】　叶（矮棕竹叶），根（矮棕竹根）。

【采收加工】　全年均可采收，晒干。

【性能主治】　矮棕竹叶：同棕竹叶。矮棕竹根：同棕竹根。

【生境分布】　生长于山坡、沟旁荫蔽潮湿的灌木丛中。国内分布于东南至西南区域；省内各地公园温室内常见栽培，供观赏。

4 假槟榔属 Archontophoenix H. Wendl. et Drude

假槟榔 Archontophoenix alexandrae (F. Muell) H. Wendl. et Drude

【别　　名】　亚历山大椰子。

【药用部位】　叶（假槟榔叶）。

【采收加工】　全年均可采收，晒干。

【性能主治】　味苦、涩，性平；收敛止血；主治外伤出血。

【生境分布】　原产澳大利亚。国内广东、广西有引种栽培；省内青岛、济南等地公园温室常见栽培，供观赏。

5 鱼尾葵属 Caryota

鱼尾葵 Caryota ochlandra Hance

【别　　名】　长穗鱼尾葵、假桄榔、青棕。

【药用部位】　根（鱼尾葵根），叶（鱼尾葵叶）。

【采收加工】　全年可采收，晒干。

【性能主治】　**鱼尾葵根**：味微甘、涩，性平；强筋壮骨；主治肝肾亏虚，筋骨痿软。**鱼尾葵叶**：味微甘、涩，性平；收敛止血；主治咳血，吐血，便血，崩漏。

【生境分布】　生长于山坡或沟谷林中，海拔 450～700m。国内分布于福建、广东、广西、海南、云南等地；省内各地公园温室有栽培，供观赏。

6 散尾葵属 Chrysalidocarpus

散尾葵 Chrysalidocarpus lutescens H. Wendle

【别　　名】　黄椰子、紫葵。

【药用部位】　叶鞘纤维（散尾葵）。

【采收加工】　全年均可采收，去除叶子，晒干。

【性能主治】　味微苦，涩，性凉；收敛止血；主治吐血，咯血，便血，崩漏。

【生境分布】　原产非洲马达加斯加。国内广东、海南、广西、云南有栽培，多植于庭园或花圃中；省内各地公园温室有栽培，供观赏。

（九）天南星科 Araceae

1 菖蒲属 Acorus L.

1.1 菖蒲 Acorus calamus L.

【别　　名】　臭蒲、臭蒲子、臭姑子、臭蒲根、水菖蒲。

【药用部位】　根茎（水菖蒲）。

【采收加工】　全年均可采收，但以 8～9 月采挖者良，洗净，去除须根，晒干。

【性能主治】　味辛、苦，性温；化痰开窍，除湿健胃，杀虫止痒；主治痰厥昏迷，中风，癫痫，惊悸健忘，耳鸣耳聋，食积腹痛，痢疾泄泻，风湿疼痛，湿疹，疥疮。

【生境分布】　生长于海拔 2600m 以下的水边、沼泽湿地或湖泊浮岛上，也有栽培。国内分布于各省区；省内各地

均有分布，以微山湖、东平湖、南阳湖一带较多。

1.2 石菖蒲 Acorus tatarinowii Schott

【别　　名】　九节菖蒲、小菖蒲、节菖蒲。

【药用部位】　根茎（石菖蒲）。

【采收加工】　早春或冬末采挖，剪去叶片和须根，洗净，晒干，撞去毛须。

【性能主治】　味辛、苦，性微温；化痰开窍，化湿行气，祛风利痹，消肿止痛；主治热病神昏，痰厥，健忘，耳鸣，耳聋，脘腹胀痛，噤口痢，风湿痹痛，跌打损伤，痈疽疥癣。

【生境分布】　生长于海拔 20～2600m 的密林下湿地或溪涧旁石上。国内分布于黄河流域以南各地；省内济南、潍坊、济宁等地温室有栽培，供观赏。

1.3 金钱蒲 Acorus gramineus Soland.

【别　　名】　大节菖蒲、钱蒲、建菖蒲、小石菖蒲、随手香、金钱菖蒲。

【药用部位】　根茎（金钱菖蒲）。

【采收加工】　早春或冬末采挖，去除叶片和须根，洗净，晒干。

【性能主治】　味辛，性温；化湿开胃，开窍豁痰，醒神益智；主治脘痞不饥，噤口下痢，神昏癫痫，健忘耳聋。

【生境分布】　生长于海拔 1800m 以下的水旁湿地，常见栽培。国内分布于西南及浙江、江西、湖北、湖南、广东、广西、陕西、甘肃、四川、贵州、云南等省区；省内各地温室有少量盆栽。

2 大藻属 Pistia L.

大藻 Pista stratiotes L.

【别　　名】　水浮莲、水葫芦、大浮萍。

【药用部位】　全草（大浮萍）。

【采收加工】　夏季采收，除去须根，洗净，鲜用或晒干。

【性能主治】　味辛，性寒；疏风透疹，利尿除湿，凉血活血；主治风热感冒，麻疹不透，荨麻疹，血热瘙痒，汗斑，湿疹，水肿，小便不利，风湿痹痛，丹毒，无名肿毒，跌打肿痛。

【生境分布】　喜高温多雨的环境，生长于平静的淡水池塘、沟渠中。国内长江流域以南各地有栽培，福建、台湾、广东、海南、广西、云南有野生；省内济宁、临沂、济南等地有引种或逸生。

3 马蹄莲属 Zantedeschia Spreng.

马蹄莲 Zantedeschia aethiopica (L.) Spreng.

【药用部位】　块茎（马蹄莲）。

【采收加工】　全年可采收，鲜用。

【性能主治】　有毒，清热解毒；多外用治烫伤。

【生境分布】　原产非洲。国内、省内各地公园多有盆栽，供观赏。

4 广东万年青属 Aglaonema Schott

广东万年青 Aglaonema modestum Schott ex Engl.

【别　　名】　亮丝草、大叶万年青。

【药用部位】　根茎或茎叶（广东万年青）。

【采收加工】　根茎秋后采收，鲜用或切片晒干；茎叶夏末采收，鲜用或切段晒干。

【性能主治】　味辛、微苦，性寒，有毒；清热凉血，消肿拔毒，止痛；主治咽喉肿痛，白喉，肺热咳嗽，吐血，热毒便血，疮疡肿毒，蛇犬咬伤。

【生境分布】　生长于海拔 500～1700m 的密林中。国内分布于华南及云南等省区；省内各地公园温室有少量栽培。

5 半夏属 Pinellia Tenore

5.1 半夏 Pinellia ternata (Thunb.) Breit.

【别　　名】　三叶半夏、麻芋头、老鸹芋头、老鸹眼、无心菜、老鹳眼。

【药用部位】　块茎（半夏）。

【采收加工】　9 月下旬至 11 月收获，筛去泥土，按大、中、小分开，置于筐内，于流水中用棍棒捣脱皮，洗净，晒干或烘干。

【性能主治】　味辛，性温，有毒；燥湿化痰，降逆止呕，消痞散结；主治咳喘痰多，呕吐反胃，胸脘痞满，头痛眩晕，夜卧不安，瘿瘤痰核，痈疽肿毒。

【生境分布】　生长于山地、农田、溪边或林下。国内分布于除内蒙古、新疆、青海、西藏外的其他各省区；省内各地均有分布，野生品以青州、昌邑、沂源、博山、即墨、菏泽、临沂、沂水、郯城、蒙阴、安丘、泰安等地较多，青州、沂水、蒙阴、郯城等地产品质量好，菏泽栽培面积大。

5.2 狭叶半夏 Pinellia ternata (Thunb.) Breit. f. angustata (Schott) Makino.

【药用部位】　块茎（半夏）。

【采收加工】　同半夏。

【性能主治】　同半夏。

【生境分布】　生长于山地、农田、溪边或林下。省内菏泽地区有栽培。

5.3 虎掌 Pinella pedatisecta Schott.

【别　　名】　掌叶半夏、虎掌南星。

【药用部位】　块茎（虎掌南星）。

【采收加工】　10 月采挖，去掉泥土及茎叶、须根，装入撞兜内撞搓，去除表皮，洗净，未撞净的表皮用竹刀刮净，晒干。

本品有毒，加工操作时应戴手套、口罩或手上擦菜油，可预防皮肤发痒红肿。

【性能主治】　味苦、辛，性温，有毒；祛风止惊，化痰散结；主治中风痰壅，口眼㖞斜，半身不遂，手足麻痹，风痰眩晕，癫痫，惊风，破伤风，咳嗽多痰，痈肿，瘰疬，

跌扑损伤，毒蛇咬伤。

【生境分布】　生长于山谷、河岸、草地、草丛及竹林下。国内分布于华北、华东、中南、西南及陕西等省区；省内各地山区均有分布，菏泽、济宁等地有栽培。

5.4 鹞落坪半夏 Pinella yaoluopingensis X. H. Guo et X L. Liu

【别　　名】　半夏。

【药用部位】　块茎（鹞落坪半夏）。

【采收加工】　夏、秋季采收，去皮，晒干。

【性能主治】　止咳，止吐。

【生境分布】　生长于山谷、河岸、草地、草丛。国内分布于安徽等地；省内菏泽等地有引种栽培。

6 犁头尖属 Typhonium Schott

独角莲 Typhonium giganteum Engl.

【别　　名】　白附子、禹白附、野半夏、野慈菇、麻芋子。

【药用部位】　块茎（禹白附）。

【采收加工】　冬季倒苗后，挖起块茎，堆积发酵，使外皮皱缩易脱，装在箩筐里，放在流水里踩去粗皮，晒干；亦有不去粗皮，切成 2～3mm 厚的薄片，晒干。

【性能主治】　味辛、甘，性温，有毒；祛风痰，通经络，解毒镇痛；主治中风痰壅，口眼㖞斜，偏头痛，破伤风，毒蛇咬伤，瘰疬结核，痈肿。

【生境分布】　生长于阴湿林下、山涧、水沟。国内分布于北纬 42° 以南包括西藏南部在内的广大地区，吉林、辽宁、江苏、湖北等地有栽培；省内分布于泰山、蒙山等地。

7 天南星属 Arisaema Mart.

7.1 东北天南星 Arisaema amurense Maxim.

【别　　名】　天老星、长虫苞米、山苞米、虎掌、天南星。

【药用部位】　块茎（天南星）。

【采收加工】　10 月采挖，去掉泥土及茎叶、须根，经搓撞去皮，洗净，未撞净的表皮用竹刀刮净，晒干。

【性能主治】　味苦、辛，性温，有毒；祛风止痉，化痰散结；主治中风痰壅，口眼㖞斜，半身不遂，手足麻痹，风痰眩晕，癫痫，惊风，破伤风，咳嗽多痰，痈肿，瘰疬，跌扑损伤，毒蛇咬伤。

【生境分布】　生长于海拔 50～1200m 的林下和沟旁。国内分布于东北、华北及陕西、宁夏、江苏、河南等省区；省内分布于昆嵛山、崂山、蒙山、泰山等地。

7.2 天南星 Arisaema heterophyllum Bl.

【别　　名】　异叶天南星。

【药用部位】　块茎（天南星）。

【采收加工】　同东北天南星。

【性能主治】　同东北天南星。

【生境分布】　生长于灌丛、草地及林下。国内分布于

除西北、西藏以外的大部分地区；省内分布于昆嵛山、崂山。

8　芋属 Colocasia Schott

芋 Colocasia esculenta (L.) Schott.

【别　　名】　毛芋头、芋头。

【药用部位】　根茎（芋头），叶片（芋叶），叶柄（芋梗），花序（芋头花）。

【采收加工】　根茎秋季采挖，去净须根及地上部分，洗净，鲜用或晒干；叶7~8月采收，鲜用或晒干；叶柄8~9月采收，去除叶片，洗净，鲜用或切段晒干；花序开放时采收，鲜用或晒干。

【性能主治】　芋头：味甘、辛，性平；健脾补虚，散结解毒；主治脾胃虚弱，纳少乏力，消渴，瘰疬，腹中痞块，肿毒，赘疣，鸡眼，疥癣，烫火伤。芋叶：味辛、甘，性平；止泻，敛汗，消肿，解毒；主治泄泻，自汗，盗汗，痈疽肿毒，黄水疮，蛇虫咬伤。芋梗：味辛，性平；祛风，利湿，解毒，化瘀；主治荨麻疹，过敏性紫癜，腹泻，痢疾，小儿盗汗，黄水疮，无名肿毒，蛇头疔，蜂蛰伤。芋头花：味辛，性平，有毒；理气止痛，散瘀止血；主治气滞胃痛，噎嗝，吐血，子宫脱垂，小儿脱肛，内外痔，鹤膝风。

【生境分布】　栽培于菜园或田边。国内各省区均有栽培；省内大部分地区有栽培，济南、济宁、烟台、潍坊、青岛等地栽培较多。

9　海芋属 Alocasia (Schott) G. Don

海芋 Alocasia macrorrhiza (L.) Schott

【别　　名】　大叶野芋头、野芋头。

【药用部位】　根茎或茎（海芋），果实（野芋实）。

【采收加工】　根茎或茎全年均可采收，用刀削去外皮，切片，用清水浸漂5~7天，并多次换水，取出鲜用或晒干；果实于夏季采收，晒干。

【性能主治】　海芋：味辛，性寒，有毒；清热解毒，行气止痛，散结消肿；主治流感，感冒，腹痛，肺结核，风湿骨痛，疔疮，痈疽肿痛，瘰疬，附骨疽，斑秃，疥癣，蛇虫咬伤。野芋实：味辛，性温，小毒；行气止痛；主治小肠疝气。

【生境分布】　生长于海拔1700m以下的山野间。国内分布于华南、西南及福建、台湾、湖南等省区；省内各地公园温室有盆栽。

（十）浮萍科 Lemnaceae

1　紫萍属 Spirodela Schleid.

紫萍 Spirodela polyrrhiza (L.) Schleid.

【别　　名】　紫背浮萍、紫浮萍、浮萍。

【药用部位】　全草（浮萍）。

【采收加工】　6~9月采收，去除杂质，洗净，晒干。

【性能主治】　味辛，性寒；发汗解表，透疹止痒，利水消肿，清热解毒；主治风热表证，麻疹不透，瘾疹瘙痒，

水肿，癃闭，疮癣，丹毒，烫伤。

【生境分布】　生长于池沼、水田、湖湾或静水中。国内分布于南北各地；省内分布于青岛、济南、泰安、临沂、烟台、潍坊等地。

2　浮萍属 Lemna L.

浮萍 Lemna minor L.

【别　　名】　青萍、水面草、浮萍草。

【药用部位】　全草（浮萍）。

【采收加工】　同紫萍。

【性能主治】　同紫萍。

【生境分布】　生长于池沼、水田、湖泊或静水中，常与紫萍混生。国内、省内各地均有分布。

（十一）谷精草科 Eriocaulaceae

谷精草属 Eriocaulon L.

1.1　白药谷精草 Eriocaulon cinereum R. Br.

【别　　名】　赛谷精草、小谷精草、异花谷精草、谷精草。

【药用部位】　带花茎的头状花序（谷精草）。

【采收加工】　秋季采收，将花茎拔出，除净泥杂，晒干。

【性能主治】　味辛、甘，性平；祛风散热，明目退翳；主治目赤翳障，羞明流泪，雀目，头痛，鼻渊，喉痹，牙痛及风疹瘙痒。

【生境分布】　生长于水田、沟边。国内分布于华东、中南及山西、陕西、台湾、贵州等省区；省内分布于徂徕山、青岛等地。

1.2　长苞谷精草 Eriocaulon decemflorum Maxim.

【别　　名】　谷精草、小谷精草。

【药用部位】　全草（长苞谷精草）。

【采收加工】　秋季采收，将花茎拔出，除净泥杂，晒干。

【性能主治】　味甘，性平；清热止痛；主治目赤疼痛、头痛、咽喉痛、牙齿痛等。

【生境分布】　生长于路边、溪旁湿地。国内分布于黑龙江、辽宁、江苏、浙江、江西、福建、湖南、广东等省区；省内分布于昆嵛山等地。

（十二）鸭跖草科 Commelinaceae

1　竹叶子属 Streptolirion Edgew.

竹叶子 Streptolirion volubile Edgew.

【别　　名】　竹叶子草、笋壳菜、猪耳朵。

【药用部位】　全草（竹叶子）。

【采收加工】　夏、秋季采收，洗净，鲜用或晒干。

【性能主治】　味甘，性平；清热，利水，解毒，化瘀；主治感冒发热，肺痨咳嗽，口渴心烦，水肿，热淋，白带，

咽喉肿痛，痈疮肿毒，跌打损伤，风湿骨痛。

【生境分布】　生长于海拔500～3000m的山谷、灌丛、密林下或草地。国内分布于中南、西南及辽宁、河北、山西、陕西、甘肃、浙江、湖北等省区；省内分布于泰山、崂山、艾山等地。

2　紫竹梅属 Setcreasea K. Shum. et Sydow

紫鸭跖草 Setcreasea purpurea Boom.

【别　　名】　紫竹梅、紫锦草、紫叶草。

【药用部位】　全草（紫鸭跖草）。

【采收加工】　夏、秋季采收，洗净，鲜用或晒干。

【性能主治】　味甘、淡，性凉；解毒，散结，利尿，活血；主痈疮肿毒，瘰疬结核，毒蛇咬伤，淋证，跌打损伤。

【生境分布】　原产墨西哥。国内、省内各地公园与庭院有盆栽，供观赏。

3　吊竹梅属 Zebrina Schnizl.

吊竹梅 Zebrina pendula Schnizl.

【药用部位】　全草（吊竹梅）。

【采收加工】　全年均可采收，洗净，晒干或鲜用。

【性能主治】　味甘、淡，性寒；清热利湿，凉血解毒；主治水肿，小便不利，淋证，痢疾，带下，咳嗽咯血，目赤肿痛，咽喉肿痛，疮痈肿毒，烧烫伤，毒蛇咬伤。

【生境分布】　原产墨西哥，生长于山边、村边和沟旁以及路边阴湿草地上。国内分布于福建、浙江、广东、海南、广西等地；省内各地公园温室有盆栽。

4　鸭跖草属 Commelina L.

4.1　饭包草 Commelina bengalensis L.

【别　　名】　火柴头、马耳草。

【药用部位】　全草（饭包草）。

【采收加工】　夏、秋季采收，洗净，鲜用或晒干。

【性能主治】　味苦，性寒；清热解毒，利水消肿；主治热病发热，烦渴，咽喉肿痛，热痢，热淋，痔疮，疔疮痈肿，蛇虫咬伤。

【生境分布】　生长于田边、沟内或林下阴湿处。国内分布于河北、陕西、江苏、安徽、浙江、江西、福建、广东、海南、广西、贵州、云南等省；省内分布于泰山、沂山、崂山、昆嵛山等地。

4.2　鸭跖草 Commelina communis L.

【别　　名】　三节子草、气死日头、菱角草、竹叶草。

【药用部位】　全草（鸭跖草）。

【采收加工】　6～7月开花期采收，鲜用或晒干。

【性能主治】　味甘、淡，性寒；清热解毒，利水消肿；主治风热感冒，热病发热，咽喉肿痛，痈肿疔毒，水肿，小便热淋涩痛。

【生境分布】　生长于海拔100～2400m的沟边、路边、

田埂、荒地、宅旁墙角、山坡湿润处。国内分布于南北大部分地区；省内各地均有分布。

5　水竹叶属 Murdannia Royle

5.1　裸花水竹叶 Murdannia nudiflora (L.) Brenan

【别　　名】　红毛草、水竹叶、鸭舌头。

【药用部位】　全草（红毛草）。

【采收加工】　夏、秋季采收，洗净，鲜用或晒干。

【性能主治】　味甘、淡，性凉；清肺热，凉血解毒；主治肺热咳嗽，咳血，吐血，咽喉肿痛，目赤肿痛，疮痈肿毒。

【生境分布】　生长于海拔200～1600m的溪边、水边和林下。国内分布于华东、中南、西南等区域；省内分布于鲁中南山区及鲁东丘陵。

5.2　水竹叶 Murdannia triquetra (WII.) Bruckn.

【别　　名】　竹叶党。

【药用部位】　全草（水竹叶）。

【采收加工】　夏、秋季采收，洗净，鲜用或晒干。

【性能主治】　味甘，性寒；清热解毒，利尿；主治发热，咽喉肿痛，肺热喘咳，咳血，热淋，热痢，痈疖疔毒，蛇虫咬伤。

【生境分布】　生长于阴湿地区或水边、稻田中。国内分布于华东、中南、西南等区域；省内分布于徂徕山、五莲山、牟平等地。

（十三）雨久花科 Pontederiaceae

1　雨久花属 Monochoria Presl

1.1　雨久花 Monochoria korsakowii Regel et Maack

【别　　名】　蓝鸟花、雨韭。

【药用部位】　全草（雨韭）。

【采收加工】　夏、秋季采收，鲜用或切段晒干。

【性能主治】　味甘，性寒；清肺热，利湿热，解疮毒；主治高热咳喘，湿热黄疸，丹毒，疮疖。

【生境分布】　生长于池塘、湖边或稻田，常与荷花、浮萍等混生。国内分布于东北、华北、华东及河南等省区；省内各地均有分布。

1.2　鸭舌草 Monochoria vaginalis (Burm. f.) Presl

【别　　名】　水玉簪、鸭儿嘴。

【药用部位】　全草（鸭舌草）。

【采收加工】　夏、秋季采收，鲜用或切段晒干。

【性能主治】　味苦，性凉；清热，凉血，利尿，解毒；主治感冒高热，肺热咳喘，百日咳，咳血，吐血，崩漏，尿血，热淋，痢疾，肠炎，肠痈，丹毒，疮肿，咽喉肿痛，牙龈肿痛，风火赤眼，毒蛇咬伤，毒菇中毒。

【生境分布】　生长于潮湿地或稻田中。国内、省内各地均有分布。

2　凤眼蓝属 Eichhornia Kunth

凤眼蓝 Eichhornia crassipes（Mart.）Solms

　　【别　　名】　水葫芦。

　　【药用部位】　根或全草（凤眼蓝）。

　　【采收加工】　春、夏季采收，洗净，鲜用或晒干。

　　【性能主治】　味辛、淡，性寒；疏散风热，利水通淋，清热解毒；主治风热感冒，水肿，热淋，尿路结石，风疹，湿疮，疖肿。

　　【生境分布】　生长于水塘中。国内分布于广东、广西等地，长江以南地区广泛栽培；省内郯城、济南等地有引种。

（十四）灯心草科 Juncaceae

灯心草属 Juncus L.

1.1　小灯心草 Juncus bufonius L.

　　【别　　名】　野灯草。

　　【药用部位】　全草（野灯草）。

　　【采收加工】　夏季采收，洗净，晒干。

　　【性能主治】　味苦，性凉；清热，通淋，利尿，止血；主治热淋，小便涩痛，水肿，尿血。

　　【生境分布】　生长于河岸或沼池旁的水湿处。国内分布于长江以北及四川、云南等省区；省内分布于崂山、泰山等地。

1.2　星花灯心草 Juncus distrophanthus Buchen

　　【别　　名】　扁秆灯芯草、螃蟹脚。

　　【药用部位】　全草（螃蟹脚）。

　　【采收加工】　夏季采收，洗净，晒干。

　　【性能主治】　味苦，性凉；清热利尿，消食；主治小便赤涩热痛，宿食不化。

　　【生境分布】　生长于水湿处。国内分布于陕西、江苏、浙江、江西、湖北、湖南、四川等地；省内分布于泰山、徂徕山等地。

1.3　灯心草 Juncus effusus L.

　　【别　　名】　窝草、羊毛胡子、胡草、蔺草、龙须草、野席草、马棕根、野马棕。

　　【药用部位】　茎髓或全草（灯心草），根及根茎（灯心草根）。

　　【采收加工】　全草秋季采割，晒干；茎髓秋季采割下茎秆，顺茎划开皮部，剥出髓心，捆把晒干；根及根茎夏、秋季采挖，除去茎部，洗净，晒干。

　　【性能主治】　灯心草：味甘、淡，性微寒；利水通淋，清心降火；主治淋病，水肿，小便不利，湿热黄疸，心烦不寐，小儿夜啼，喉痹，口疮，创伤。灯心草根：味甘，性寒；利水通淋，清心安神；主治淋病，小便不利，湿热黄疸，心悸不安。

　　【生境分布】　生长于水旁、田边等潮湿处。国内分布

于长江下游及陕西、福建、四川、贵州等省区，四川及江苏等地有栽培；省内分布于除鲁西北以外的各地区。

1.4　翅茎灯心草 Juncus alatus Franch. et Savat.

　　【药用部位】　茎髓及全草（翅茎灯心草）。

　　【采收加工】　夏季采收，晒干。

　　【性能主治】　清心降火，利尿通淋。

　　【生境分布】　生长于海拔 400～2300m 的水边、田边、湿草地和山坡林下荫湿处。国内分布于河北、陕西、甘肃、江苏、安徽、浙江、江西、福建、河南、湖北、湖南、广东、广西、四川、贵州、云南；省内分布于胶东地区及蒙山。

1.5　细灯心草 Juncus gracillimus V. Krecz. et Gontsch.

　　【药用部位】　全草（灯心草）。

　　【采收加工】　夏季采收，洗净，晒干。

　　【性能主治】　清热，通淋，利水；主治小便涩痛，淋浊，带下。

　　【生境分布】　生长于溪边、水渠、湖边湿地草丛。国内分布于长江以北及江苏、四川等省区；省内分布于烟台、崂山、昆嵛山、东平等地。

（十五）百部科 Stemonaceae

百部属 Stemona Lour.

1.1　直立百部 Stemona sessilifolia（Miq.）Franch. et Sav.

　　【别　　名】　百部、百部子、百部袋。

　　【药用部位】　块根（百部）。

　　【采收加工】　冬季地上部枯萎后或春季萌芽前采挖，除去细根、泥土，在沸水中刚煮透时，取出，晒干或烘干，亦可鲜用。

　　【性能主治】　味苦、微甘，性微温；润肺止咳，杀虫灭虱；主治新久咳嗽，肺痨，百日咳，蛲虫病，体虱，疥癣。

　　【生境分布】　生长于山地林下或竹林下。国内分布于华东及河南、湖北等省区；省内分布于章丘、长清、泰安、临沂、沂源等地山区丘陵。

1.2　山东百部 Stemona shandongensis D. K. Zang

　　【药用部位】　块根（百部）。

　　【采收加工】　同直立百部。

　　【性能主治】　同直立百部。

　　【生境分布】　生长于山地林下或竹林下。国内分布于华东及河南、湖北等省区；省内分布于泰安、章丘、长清、历城等地山区丘陵。

（十六）百合科 Liliaceae

1 假叶树属 Ruscus L.

假叶树 Ruscus aculeata L.

【药用部位】 全草（假叶树）。

【采收加工】 夏、秋季采收，晒干或鲜用。

【性能主治】 提取物用于治疗毛发病症，特别是簇状脱发和男性脱发，也可与其他外用药物合用诱导 VEGF 的产生来防止皮肤衰老。

【生境分布】 原产南欧和北非、西欧和地中海沿岸地区。国内有引种；省内各地偶见栽培，作盆景。

2 天门冬属 Asparagus L.

2.1 攀援天门冬 Asparagus brachyphyllus Turcz.

【别　名】 海滨天冬、糙叶石刁柏、短叶天门冬、抓地龙。

【药用部位】 块根（抓地龙）。

【采收加工】 夏、秋季采收，洗净，煮沸约30分钟捞出，剥去外皮，晒干或鲜用。

【性能主治】 味苦、微辛，性温；祛风湿，止痒；主治风湿痹痛，湿疹，皮肤瘙痒，毒肿疮疡。

【生境分布】 生长于中低山的山坡、灌木丛中或田野村边。国内分布于吉林、辽宁、河北、山西、陕西、宁夏等地；省内分布于沿海各地。

2.2 天门冬 Asparagus cochinchinensis (Lour.) Merr.

【别　名】 颠勒、髦、颠棘、浣草、万岁藤、白罗杉、丝冬、小叶青、三百棒、乳薯。

【药用部位】 块根（天门冬）。

【采收加工】 秋后采挖，去掉泥土，用水煮或蒸至皮裂，捞出入清水中，趁热剥去外皮，烘干。

【性能主治】 味甘、苦，性寒；滋阴润燥，清肺降火；主治燥热咳嗽，阴虚劳嗽，热病伤阴，内热消渴，肠燥便秘，咽喉肿痛。

【生境分布】 生长于阴湿的山野林边、草丛或灌木丛中，也有栽培。国内分布于华东、中南、西南及河北、山西、陕西、甘肃、台湾等省区；省内泰山、蒙山、崂山等地有少量野生分布，各地公园、庭院有栽培，供观赏。

2.3 石刁柏 Asparagus officinalis L.

【别　名】 芦笋、龙须菜。

【药用部位】 嫩茎（石刁柏），块根（小百部）。

【采收加工】 嫩茎于4~5月间采收，随即采取保鲜措施，防止日晒、脱水；块根秋季采挖，鲜用或切片晒干。

【性能主治】 **石刁柏**：味微甘，性平；清热利湿，活血散结；主治肝炎，银屑病，高脂血症，乳腺增生。另对淋巴肉瘤、膀胱癌、乳腺癌、皮肤癌等有一定的疗效。**小百部**：味苦、甘、微辛，性温，有小毒；温肺，止咳，杀虫。

主治风寒咳嗽，百日咳，肺结核，老年咳嗽，蛲虫，疥癣。

【生境分布】 生长于砂质河滩、河岸、草坡或林下，栽培于园地或大田。国内分布于新疆西北部；省内潍坊、青岛、济南、烟台、菏泽等地有栽培。

2.4 南玉带 Asparagus oligoclonos Maxim.

【药用部位】 根（南玉带）。

【采收加工】 秋后采收，去净泥土，晒干。

【性能主治】 止咳平喘、清热解毒。

【生境分布】 生长于海拔较低的草原、林下或潮湿地。国内分布于黑龙江、吉林、辽宁、内蒙古、河北和河南；省内分布于泰安、临沂、烟台、潍坊等地。

2.5 文竹 Asparagus setaceus (Kunth) Jessop

【药用部位】 块根或全株（文竹）。

【采收加工】 秋季割去茎蔓，挖出块根，去掉泥土，用水煮或蒸至皮裂，剥去外皮，切段，晒干；全株全年可采，鲜用或晒干。

【性能主治】 味甘、微苦，性寒；润肺止咳，凉血通淋；主治阴虚肺燥，咳嗽，咯血，小便淋沥。

【生境分布】 原产非洲南部。国内各地常见人工栽培；省内各地公园温室有栽培，供观赏。

2.6 雉隐天冬 Asparagus schoberioides kunth.

【别　名】 龙须菜。

【药用部位】 根及根茎（雉隐天冬），全草（龙须菜）。

【采收加工】 夏季采收全草，秋季采挖根及根茎，洗净，晒干。

【性能主治】 **雉隐天冬**：润肺降气，下痰止咳；用于肺实喘满，咳嗽多痰，胃脘疼痛。**龙须菜**：止血利尿。

【生境分布】 生长于山坡草丛或林下。国内分布于东北及河北、河南、山西、陕西、甘肃等省区；省内分布于泰安、临沂等地。

3 芦荟属 Alöe L.

3.1 库拉索芦荟 Alöe vera L.

【别　名】 芦荟叶、芦荟。

【药用部位】 叶汁经浓缩的干燥品（芦荟），叶（芦荟叶），花（芦荟花），根（芦荟根）。

【采收加工】 将采收后的鲜叶片切口向下直放于盛器中，取其流出的液汁干燥，也可将叶片洗净、横切成片，加入与叶片同等量的水煎煮2~3小时，过滤，将过滤液浓缩成黏稠状，倒入模型内烘干或曝晒干，即为芦荟；叶全年可采，鲜用或晒干；花7~8月间采收，鲜用或阴干；根全年可采，切段，晒干。

【性能主治】 **芦荟**：味苦，性寒；泻下，清肝，杀虫；主治热结便秘，肝火头痛，目赤惊风，虫积腹痛，疥癣，痔瘘。**芦荟叶**：味苦、涩，性寒；泻火，解毒，化瘀，杀虫；主治目赤，便秘，白浊，尿血，小儿惊痫，痄积，烧烫伤，妇女经闭，痔疮，疥疮，痈疖肿毒，跌打损伤；**芦荟花**：味甘、淡、性凉；止咳，凉血化瘀；主治咳嗽，咳血，吐血，白浊。**芦荟根**：味甘、淡、性凉；清热利湿，化瘀；主治小儿疳积，尿路感染。

【生境分布】 原产非洲北部地区。国内、省内各地公园温室常见栽培。

3.2 斑纹芦荟 Alöe vera (L.) Burm. f. var. chinensis (Haw.) Berg.

【别　名】 油葱、象鼻草、象鼻莲、罗帏草、罗帏花。

【药用部位】 同库拉索芦荟。

【采收加工】 同库拉索芦荟。

【性能主治】 同库拉索芦荟。

【生境分布】 国内福建、台湾、广东、广西、四川、云南等地有栽培；省内各地公园温室有栽培，供观赏。

4 菝葜属 Smilax L.

4.1 菝葜 Smilax china L.

【别　名】 王瓜草、金刚藤、金刚树。

【药用部位】 根茎（菝葜），叶（菝葜叶）。

【采收加工】 根茎2月或8月采挖，除去泥土及须根，切片，晒干；叶夏、秋季采收，鲜用或晒干。

【性能主治】 **菝葜**：味甘、酸，性平；祛风利湿，解毒消痈；主治风湿痹痛，淋浊，带下，泄泻，痢疾，痈肿疮毒，顽癣，烧烫伤。**菝葜叶**：味甘，性平；祛风，利湿，解毒；主治风肿，疮疖，肿毒，臁疮，烧烫伤，蜈蚣咬伤。

【生境分布】 生长于海拔2000m以下的林下灌木丛中、路旁、河谷或山坡上。国内分布于华东、中南、西南及台湾等省区；省内分布于烟台、临沂、青岛、泰安等地山区。

4.2 华东菝葜 Smilax sieboldii Miq.

【别　名】 鲶鱼须、倒钩刺、鲶鱼须菝葜、铁丝灵仙。

【药用部位】 根及根茎（铁丝灵仙）。

【采收加工】 夏、秋季采挖，除去茎叶，洗净，捆成小把，晒干或鲜用。

【性能主治】 味辛、微苦，性平；祛风除湿，活血通络，解毒散结；主治风湿痹痛，关节不利，疮疖，肿毒，瘰疬。

【生境分布】 生长于林下、灌丛中或山坡草丛中。国内分布于华东及台湾等省区；省内分布于昆嵛山、崂山及鲁中南山地丘陵。

4.3 鞘柄菝葜 Smilax stans Maxim.

【药用部位】 根及根茎（铁丝灵仙）。

【采收加工】 夏、秋季采挖，除去茎叶，洗净，捆成小把，晒干或鲜用。

【性能主治】 味辛、微苦，性平；祛风除湿，活血通络，解毒散结；主治风湿痹痛，关节不利，疮疖，肿毒，瘰疬。

【生境分布】 生长于林下、灌丛中或山坡阴处。国内分布于河北、山西、陕西、甘肃、安徽、浙江、台湾、河南、湖北和四川等地；省内分布于济南、泰山及胶东丘陵地区。

4.4 白背牛尾菜 Smilax nipponica Miq.

【别　名】 长叶牛尾菜、马尾伸筋。

【药用部位】 根或根茎（马尾伸筋）。

【采收加工】 6～8月采挖，洗净，晾干。

【性能主治】 味苦，性平；壮筋骨，利关节，活血止痛；主治腰腿疼痛，屈伸不利，月经不调，跌打伤痛。

【生境分布】 生长于林下、水旁或山坡草丛中。国内分布于华东及辽宁、台湾、河南、湖南、广东、四川、贵州等省区；省内分布于昆嵛山、崂山等地。

4.5 牛尾菜 Smilax riparia A. DC.

【别　名】 草菝葜。

【药用部位】 根及根茎（牛尾菜）。

【采收加工】 夏、秋季采挖，洗净，晾干。

【性能主治】 味甘、微苦，性平；祛风湿，通经络，祛痰止咳；主治风湿痹痛，劳伤腰痛，跌打损伤，咳嗽气喘。

【生境分布】 生长于林下、灌丛、山沟或山坡草丛中。国内除内蒙古、宁夏、青海、新疆、西藏以及四川、云南高山地区外，各地均有分布；省内分布于昆嵛山、崂山、蒙山、徂徕山等地。

4.6 尖叶牛尾菜 Smilax riparia A. DC. var. acuminata (C. H. Wright) Wang et Tang

【药用部位】 根及根茎（牛尾菜）。

【采收加工】 同牛尾菜。

【性能主治】 同牛尾菜。

【生境分布】 生长于山坡林下或石崖下草丛中。国内分布于湖北、河南、四川和陕西；省内分布于威海和蒙山。

5 朱蕉属 Cordyline Comm. ex Juss.

朱蕉 Cordyline fruticosa (L.) A. Cheval.

【别　名】 铁树。

【药用部位】 叶或根（朱蕉），花（朱蕉花）。

【采收加工】 叶或根随时可采，鲜用或晒干；花8～9月采收，晒干。

【性能主治】 **朱蕉**：味甘、淡，性微寒；凉血止血，散瘀定痛；主治咳血，吐血，衄血，尿血，便血，崩漏，胃痛，筋骨痛，跌打肿痛。**朱蕉花**：味甘、淡，性凉；清热化痰，凉血止血；主治痰火咳嗽，咯血，吐血，尿血，血崩，痔疮出血。

【生境分布】 多为庭院栽培。国内分布于南部热带地区；省内各地公园温室有栽培，供观赏。

6 山麦冬属 Liriope Lour.

6.1 山麦冬 Liriope spicata (Thunb.) Lour.

【别　　名】　大叶麦门冬、蒲草、兰草、野麦冬、山韭菜、土麦冬。

【药用部位】　块根（土麦冬）。

【采收加工】　立夏或清明前后采挖，剪下块根，洗净，晒干。

【性能主治】　味甘、微苦，性微寒；养阴生津；主治阴虚肺燥，咳嗽痰黏，胃阴不足，口燥咽干，肠燥便秘。

【生境分布】　生长于山沟、林下草丛或栽培于田间、公园和庭院内。国内分布于除东北及内蒙古、青海、新疆、西藏以外的其他各省区；省内分布于各地山区。

6.2 低矮山麦冬 Liriope spicata (Thunb.) Lour. var. humilis F. Z. Li

【别　　名】　土麦冬。

【药用部位】　块根（土麦冬）。

【采收加工】　同山麦冬。

【性能主治】　同山麦冬。

【生境分布】　生长于山沟、林下草丛或栽培于田间、公园和庭院内。国内分布于除东北及内蒙古、青海、新疆、西藏以外的其他各省区；省内分布于栖霞。

6.3 阔叶山麦冬 Liriope platyphylla Wang et Tang

【别　　名】　大麦冬、常青草、大叶麦冬、麦门冬、土麦冬、山麦冬。

【药用部位】　块根（山麦冬）。

【采收加工】　夏季采收，洗净，晒干。

【性能主治】　味甘、微苦，性微寒；滋阴润肺，益胃生津，清心除烦；主治肺燥干咳，肺痈，阴虚劳嗽，津伤口渴，消渴，心烦失眠，咽喉疼痛，肠燥便秘，血热吐衄。

【生境分布】　生长于山沟或林下草丛，或栽培于田间、公园和庭院内。国内分布于华东及河南、湖南、湖北、江西、广东、广西等省区；省内分布于各地山区，青岛、菏泽、济宁等地有栽培。

6.4 禾叶山麦冬 Liriope graminifolia (Thunb.) Lour.

【别　　名】　山麦冬。

【药用部位】　块根（山麦冬）。

【采收加工】　夏季采收，洗净，晒干。

【性能主治】　清心润肺，养胃生津。

【生境分布】　生长于海拔几十米至2300m的山坡、山谷林下、灌丛中或山沟阴湿处、石缝 间及草丛中。国内分布于河北、山西、陕西、甘肃、河南、安徽、湖北、贵州、四川、江苏、浙江、江西、福建、台湾和广东；省内分布于崂山、昆嵛山、泰山、蒙山。

7 沿阶草属 Ophiopogon Ker-Gawl.

麦冬 Ophiopogon japonicus (L. f.) Ker.-Gawl.

【别　　名】　羊韭、阶前草、沿阶草、羊胡子草、麦门冬。

【药用部位】　块根（麦冬）。

【采收加工】　秋后选晴天挖取，抖去泥土，切下块根，洗净，晒干水气后，揉搓，再晒，再搓，反复4～5次，直到去尽须根，晒干或鲜用。

【性能主治】　味甘、微苦，性微寒；滋阴润肺，益胃生津，清心除烦；主治肺燥干咳，肺痈，阴虚劳嗽，津伤口渴，消渴，心烦失眠，咽喉疼痛，肠燥便秘，血热吐衄。

【生境分布】　生长于海拔2000m以下的山坡阴湿处、林下或溪旁或栽培。国内分布于华东、中南及河北、陕西、四川、贵州、云南等省区；省内分布于昆嵛山、崂山等地，青岛、济南、泰安、菏泽等地有栽培。

8 蜘蛛抱蛋属 Aspidistra Ker-Gawl.

蜘蛛抱蛋 Aspidistra elatior Bl.

【别　　名】　一叶兰。

【药用部位】　根茎（一叶兰）。

【采收加工】　全年均可采，除去须根及叶，洗净，鲜用或切片晒干。

【性能主治】　味辛、甘，性微寒；活血止痛，清肺止咳，利尿通淋；主治跌打损伤，风湿痹痛，腰痛，经闭腹痛，肺热咳嗽，砂淋，小便不利。

【生境分布】　生长于海拔1100m的阔叶林下。国内分布于长江以南地区；省内各地公园有栽培，供观赏。

9 虎尾兰属 Sansevieria Thunb.

虎尾兰 Sansevieria trifasciata Prain

【别　　名】　虎皮兰、虎尾掌。

【药用部位】　叶（虎尾兰），根茎（虎尾兰根）。

【采收加工】　叶全年可采，洗净，鲜用或晒干；根全年可采，洗净，切片鲜用。

【性能主治】　虎尾兰：味酸，性凉；清热解毒，活血消肿；主治感冒，肺热咳嗽，疮疡肿毒，跌打损伤，毒蛇咬伤，烫火伤。虎尾兰根：味辛，性凉；祛风湿，通经络，活血消肿；主治风湿关节痛，四肢麻木，跌打损伤。

【生境分布】　原产非洲西部。国内、省内各地均有栽培。

10 铃兰属 Convallaria L.

铃兰 Convallaria majalis L.

【别　　名】　草玉铃、糜子草、扫帚糜子、草玉兰、秀才塔拉头。

【药用部位】　全草或根（铃兰）。

【采收加工】　7～9月采挖，去净泥土，晒干。

【性能主治】　味甘、苦，性温，有毒；温阳利水，活血祛风；主治充血性心力衰竭，风湿性心脏病，阵发性心动过速，浮肿。

【生境分布】 生长于海拔 850～2500m 的潮湿阴处或沟边。国内分布于东北、华北及陕西、甘肃、宁夏、江苏、浙江、河南、湖南等省区；省内分布于各地山区。

11 吉祥草属 Reineckia Kunth

吉祥草 Reineckia carnea（Andr.）Kunth

【别　名】 松寿兰、玉带草、广东万年青。

【药用部位】 全草（吉祥草）。

【采收加工】 四季均可采收，洗净，鲜用或晒干。

【性能主治】 味甘，性凉；清肺止咳，凉血止血，解毒利咽；主治肺热咳嗽，吐血，咯血，衄血，咽喉肿痛，目赤翳障，痈肿疮疖。

【生境分布】 生长于阴湿山坡、山谷或密林下或栽培。国内分布于西南及陕西、江苏、安徽、浙江、江西、河南、湖北、湖南、广东、广西等省区；省内各地常盆栽于公园或庭院内，供观赏。

12 粉条儿菜属 Aletris L.

粉条儿菜 Aletris spicata（Thunb.）Franch.

【别　名】 金线吊白米、小肺筋草。

【药用部位】 根及全草（小肺筋草）。

【采收加工】 5～6 月采收，洗净，鲜用或晒干。

【性能主治】 味甘、苦，性平；清热，润肺止咳，活血调经，杀虫；主治咳嗽，咯血，百日咳，喘息，肺痈，乳痈，腮腺炎，经闭，缺乳，小儿疳积，蛔虫病，风火牙痛。

【生境分布】 生长于低山地区阳光充足的空旷草地上或山坡、灌丛边缘。国内分布于华东、中南、西南及河北、山西、陕西、甘肃等省区；省内分布于沂山、蒙山及胶东丘陵地区。

13 萱草属 Hemerocallis L.

13.1 黄花菜 Hemerocallis citrina Baroni

【别　名】 黄金萱、柠檬萱草、黄花萱草、金针菜。

【药用部位】 花蕾（金针菜）。

【采收加工】 5～8 月花将要开放时采收，蒸后晒干。

【性能主治】 味甘，性凉；清热利湿，宽胸解郁，凉血解毒；主治小便短赤，黄疸，胸闷心烦，少寐，痔疮便血，疮痈。

【生境分布】 生长于海拔 2000m 以下的山坡、山谷、荒地或林缘。国内分布于河北、陕西、甘肃、河南、湖北、湖南、四川；省内分布于各地山区丘陵地带。

13.2 小黄花菜 Hemerocallis minor Mill.

【药用部位】 根（黄花菜根）。

【采收加工】 夏、秋季采挖，除去残茎、须根，洗净，晒干。

【性能主治】 味甘，性凉，有毒；清热利湿，凉血止血，解毒消肿；主治黄疸，水肿，淋浊，带下，衄血，便血，崩漏，瘰疬，乳痈，乳汁不通。

【生境分布】 生长于沼泽地、湿地、林荫旁。国内分布于东北、河北、江苏、江西、山西、陕西等省区；省内各地山区均有分布。

13.3 北黄花菜 Hemerocallis lilio-asphodelus L.

【别　名】 野黄花菜，萱草。

【药用部位】 根（黄花菜根）。

【采收加工】 同小黄花菜。

【性能主治】 同小黄花菜。

【生境分布】 生长于海拔 500～2300m 的草甸、湿草地、荒坡或灌丛下。国内分布于黑龙江、辽宁、河北、山西、陕西、甘肃、江苏等地；省内分布于崂山。

13.4 萱草 Hemerocallis fulva L.

【别　名】 忘萱草。

【药用部位】 根（萱草根），嫩苗（萱草嫩苗）。

【采收加工】 根夏、秋季采挖，除去残茎、须根，洗净泥土，晒干；嫩苗春季采收，鲜用。

【性能主治】 **萱草根**：味甘，性凉，有毒；清热利湿，凉血止血，解毒消肿；主治黄疸，水肿，淋浊，带下，衄血，便血，崩漏，瘰疬，乳痈，乳汁不通。**萱草嫩苗**：味甘性凉；清热利湿；主治胸膈烦热，黄疸，小便短赤。

【生境分布】 生长于山沟、草丛或岩缝中，或栽培于田边地头。国内栽培广，秦岭以南地区有野生分布；省内分布于沂山、昆嵛山、牙山、崂山等地。

14 万年青属 Rohdea Roth

万年青 Rohdea japonica（Thunb.）Roth

【药用部位】 根及根茎（万年青），叶（万年青叶），花（万年青花）。

【采收加工】 根及根茎全年均可采，洗净，去须根，鲜用或切片晒干；叶全年均可采，鲜用或晒干；花 5～6 月开时采收，阴干或烘干。

【性能主治】 **万年青**：味苦、微甘，性寒，有小毒；清热解毒，强心利尿，凉血止血；主治咽喉肿痛，白喉，疮疡肿毒，蛇虫咬伤，心力衰竭，水肿臌胀，咯血，吐血，崩漏。**万年青叶**：味苦、涩，性微寒；清热解毒，强心利尿，凉血止血；主治咽喉肿痛，疮毒，蛇伤，心力衰竭，咯血，吐血。**万年青花**：祛瘀止痛，补肾；主治跌打损伤，肾虚腰痛。

【生境分布】 生长于海拔 750～1700m 的林下、山谷阴湿草地。国内分布于江苏、浙江、江西、湖北、湖南、广西、四川、贵州等地；省内各地公园温室常有栽培，供观赏。

15 知母属 Anemarrhena Bge.

知母 Anemarrhena asphodeloides Bge.

【别　名】 大芦水、山韭菜、穿地龙。

【药用部位】 根茎（知母）。

【采收加工】 春、秋季采挖，除去枯叶和须根，抖掉泥土，晒干或烘干，为"毛知母"；趁鲜剥去外皮，晒干，为"知母肉"。

【性能主治】 味苦，性寒；清热泻火，滋阴润燥，止渴除烦；主治温热病，高热烦渴，咳嗽气喘，燥咳，便秘，骨蒸潮热，虚烦不眠，消渴淋浊。

【生境分布】 生长于向阳干燥山坡、丘陵草丛中或草原地带。国内分布于东北、华北及陕西、宁夏、甘肃、江苏等省区，在新疆、安徽、江西、河南等地有引种栽培；省内分布于泰安、牟平、招远、栖霞、莱西等地。

16 吊兰属 Chlorophytum Ker-Gawl.

吊兰 Chlorophytum comosum (Thunb.) Baker

【药用部位】 全草或根（吊兰）。

【采收加工】 全年均可采收，洗净，鲜用。

【性能主治】 味甘、微苦，性凉；化痰止咳，散瘀消肿，清热解毒；主治痰热咳嗽，跌打损伤，骨折，痈肿，痔疮，烧伤。

【生境分布】 原产非洲南部。国内、省内各地公园温室、庭院常有盆栽，供观赏。

17 玉簪属 Hosta Tratt.

17.1 玉簪 Hosta plantaginea (Lam.) Aschers

【别　　名】 白玉簪、小芭蕉、金销草、化骨莲、棒玉簪、田螺七、玉香棒。

【药用部位】 根茎（玉簪根），花（玉簪花），叶或全草（玉簪）。

【采收加工】 根茎秋季采挖，去除茎叶、须根，洗净，鲜用或切片晾干；花7～8月似开非开时采摘，晒干；叶或全草夏、秋季采收，洗净，鲜用或晾干。

【性能主治】 玉簪根：味苦、辛，性寒，有毒；清热解毒，下骨鲠；主治痈肿疮疡，乳痈，瘰疬，咽喉肿痛，骨鲠。玉簪花：味苦、甘，性凉，有小毒；清热解毒，利水，通经；主治咽喉肿痛，疮痈肿痛，小便不利，经闭。玉簪：味苦、辛，性寒，有毒；清热解毒，散结消肿；主治乳痈，痈肿疮疡，瘰疬，毒蛇咬伤。

【生境分布】 生长于阴湿地。国内各地均有栽培；省内各地公园、庭院常有少量栽培。

17.2 紫玉簪 Hosta ventricosa (Salisb.) Stearn

【别　　名】 紫萼、棱子草、耳叶七、化骨莲。

【药用部位】 根（紫玉簪根），叶（紫玉簪叶），花（紫玉簪）。

【采收加工】 根全年可采，洗净，鲜用或晒干；叶夏、秋季采收，洗净，鲜用；花夏、秋间采收，晾干。

【性能主治】 紫玉簪根：味苦、微辛，性凉；清热解毒，散瘀止痛，止血，下骨鲠；主治咽喉肿痛，痈肿疮疡，跌打损伤，牙痛，胃痛，吐血，崩漏，骨鲠。紫玉簪叶：味苦、微甘，性凉；凉血止血，解毒；主治崩漏，湿热带下、

疮肿、溃疡。紫玉簪：味甘、微苦，性凉；凉血止血，解毒；主治吐血，崩漏，湿热带下，咽喉肿痛。

【生境分布】 生长于山坡林下阴湿地。国内分布于华东、中南、西南及陕西、河北等省区；省内各地公园及庭院有少量栽培。

18 鹿药属 Smilacina Desf.

鹿药 Smilacina japonica A. Gray.

【别　　名】 雪花菜、黄蝎子根、糖精。

【药用部位】 根及根茎（鹿药）。

【采收加工】 春、秋季采挖，洗净，鲜用或晒干。

【性能主治】 味甘、苦，性温；补肾壮阳，活血祛瘀，祛风止痛；主治肾虚阳痿，月经不调，偏、正头痛，风湿痹痛，痈肿疮毒，跌打损伤。

【生境分布】 生长于林下阴湿处或岩缝中。国内分布于东北及河北、山西、陕西、甘肃、江苏、安徽、浙江、江西、台湾、河南、湖北、湖南、四川和贵州等省区；省内分布于鲁中南及胶东半岛山区。

19 黄精属 Polygonatum Mill.

19.1 黄精 Polygonatum sibiricum Delar. ex Redoute

【别　　名】 笔管菜、鸡头七、乌鸦七、黄鸡菜、鬼蔓菁、地管子。

【药用部位】 根茎（黄精）。

【采收加工】 9～10月采挖，去掉茎秆，洗净，除去须根和烂疤，蒸至透心，晒干或烘干。

【性能主治】 味甘，性平；养阴润肺，补脾益气，滋肾填精；主治阴虚劳嗽，肺燥咳嗽，脾虚乏力，食少口干，消渴，肾亏腰膝酸软，阳痿遗精，耳鸣目暗，须发早白，体虚羸瘦。

【生境分布】 生长于山地林下、灌丛或山坡半阴处。国内分布于东北、华北及陕西、宁夏、甘肃、河南、江苏、安徽、浙江等省区；省内分布于昆嵛山、崂山、牙山、蒙山、沂山、泰山等地。

19.2 二苞黄精 Polygonatum involucratum Maxim.

【药用部位】 根茎（黄精）。

【采收加工】 同黄精。

【性能主治】 同黄精。

【生境分布】 生长于背阴山坡、林下、草丛。国内分布于东北、山西、河北等省区；省内分布于昆嵛山、崂山、鲁山等地。

19.3 热河黄精 Polygonatum macropodium Turcz.

【药用部位】 根茎（黄精）。

【采收加工】 同黄精。

【性能主治】 同黄精。

【生境分布】 生长于山坡背阴处或林下杂草丛中，国内分布于辽宁、河北、山西、内蒙古、北京、天津等地；省

内分布于崂山、昆嵛山、泰山、蒙山、徂徕山等地。

19.4　玉竹 Polygonatum odoratum (Mill.) Druce.

【别　　名】　女草、小笔管菜、地管子、铃铛菜、毛管菜、白豆子、靠山竹、老鸦子瓣、黄半节、鬼蔓菁、毛管草。

【药用部位】　根茎（玉竹）。

【采收加工】　8～9月挖取根茎，抖去泥沙，晒或炕到发软时，边晒边搓揉，反复数次，至柔软光滑、无硬心、色黄白时，晒干。

【性能主治】　味甘，性平；滋阴润肺，养胃生津；主治燥咳，劳嗽，热病阴液耗伤之咽干口渴，内热消渴，阴虚外感，头昏眩晕，筋脉挛痛。

【生境分布】　生长于林下及山坡阴湿处。国内分布于东北、华北、华东及陕西、甘肃、青海、河南、台湾、湖北、湖南、广东等省区；省内分布于各地山区丘陵地带，以昆嵛山、崂山、泰山、蒙山等地较多。

20　万寿竹属 Disporum Salisb.

20.1　宝铎草 Disporum sessile D. Don

【别　　名】　淡竹花、竹林霄。

【药用部位】　根及根茎（竹林霄）。

【采收加工】　夏、秋季采挖，洗净，鲜用或晒干。

【性能主治】　味甘、淡，性平；润肺止咳，健脾消食，舒筋活络，清热解毒；主治肺热咳嗽，肺痨咯血，食积胀满，风湿痹痛，腰腿痛，骨折，烧、烫伤。

【生境分布】　生长于海拔600～2500m的林下或灌木丛中。国内分布于华东、中南、西南及河北、陕西、台湾等省区；省内分布于蒙山、沂山、崂山、昆嵛山、泰山等地。

20.2　山东万寿竹 Disporum smilacinum A. Gray.

【药用部位】　根茎。

【采收加工】　秋季采收，晒干。

【性能主治】　润肺养阴。

【生境分布】　生长于山坡、草丛中。省内分布于崂山、昆嵛山及荣成等地。

21　葱属 Allium L.

21.1　洋葱 Allium cepa L.

【别　　名】　圆葱、洋葱头、玉葱、葱头。

【药用部位】　鳞茎（洋葱）。

【采收加工】　当植株下部第1～2片叶枯黄、鳞茎停止膨大时便可采挖，在田间晾晒3～4天，当叶片晒至七八成干时，编成辫子贮藏，鲜用。

【性能主治】　味辛、甘，性温；健胃理气，解毒杀虫，降血脂；主治食少腹胀，创伤，溃疡，滴虫性阴道炎，高脂血症。

【生境分布】　原产亚洲西部。国内、省内各地均有栽培。

21.2　葱 Allium fistulosum L.

【别　　名】　和事草、芤、菜伯、火葱、大葱。

【药用部位】　种子（葱实），花（葱花），叶（葱叶），须根（葱须），鳞茎（葱白），茎或全株捣取之汁（葱汁）。

【采收加工】　种子在夏、秋季采收，晒干；花在7～9月开放时采收，阴干；叶全年均可采收，鲜用或晒干；须根全年均可采收，晒干；鳞茎夏、秋季采收，除去须根、叶及外膜，鲜用；葱汁为全年采茎或全株，捣汁，鲜用。

【性能主治】　葱实：味辛，性温；温肾，明目，解毒；主治肾虚阳毒，遗精，目眩，视物昏暗，疮痈。葱花：味辛，性温；散寒通阳；主治脘腹冷痛，胀满。葱叶：味辛，性温；发汗解表，解毒散肿；主治感冒风寒，风水浮肿，疮痈肿痛，跌打损伤。葱须：味辛，性平；祛风散寒，解毒，散瘀；主治风寒头痛，喉疮，痔疮，冻伤。葱白：味辛，性温；发表，通阳，解毒，杀虫；主治感冒风寒，阴寒腹痛，二便不通，痢疾，疮痈肿痛，虫积腹痛。葱汁：味辛，性温；散瘀止痛，通窍，驱虫，解毒；主治衄血，尿血，头痛，耳聋，虫积，外伤出血，跌打损伤，疮痈肿痛。

【生境分布】　原产西伯利亚。国内、省内各地栽培普遍。

21.3　小根蒜 Allium macrostemon Bunge

【别　　名】　薤白、菜芝、祥谷菜、小根菜、子根蒜、团葱。

【药用部位】　鳞茎（薤白）。

【采收加工】　5～6月采收，将鳞茎挖起，除去叶苗和须根，洗去泥土，鲜用或略蒸，晒干或炕干。

【性能主治】　味辛、苦，性温；理气宽胸，通阳散结；主治胸痹心痛彻背，胸脘痞闷，咳嗽痰多，脘腹疼痛，泻痢后重，白带，疮疖痈肿。

【生境分布】　生长于海拔1500m以下的山坡、丘陵、山谷或草地。国内分布于除新疆、青海以外的各省区；省内分布于各地山区丘陵地带。

21.4　密花小根蒜 Allium macrostemon Bunge var. uratense (Fr.) Airy-Shaw

【药用部位】　鳞茎（薤白）。

【采收加工】　同小根蒜。

【性能主治】　同小根蒜。

【生境分布】　生长于海拔1500m以下的山坡、丘陵、山谷或草地。国内分布于除新疆、青海以外的各省市；省内分布于泰山、徂徕山等地。

21.5　大蒜 Allium sativum L.

【别　　名】　青蒜。

【药用部位】　鳞茎（大蒜）。

【采收加工】　在蒜薹采收后20～30天采挖，除去残茎及泥土，置通风处晾至外皮干燥，鲜用。

【性能主治】　味辛，性温；温中行滞，解毒，杀虫；

主治脘腹冷痛，痢疾，泄泻，肺痨，百日咳，感冒，痈疖肿毒，肠痈，癣疮，蛇虫咬伤，钩虫病，蛲虫病，带下阴痒，疟疾，喉痹，水肿。

【生境分布】　原产亚洲西部和欧洲。国内、省内各地普遍栽培。

21.6　球序韭 Allium thunbergii G. Don

【别　名】　山韭。

【药用部位】　全草（山韭）。

【采收加工】　夏、秋季间采收，洗净，鲜用。

【性能主治】　味咸，性平；健脾开胃，补肾缩尿；主治脾胃气虚，饮食减少，肾虚不固，小便频数。

【生境分布】　生长于海拔 1300m 以下的山坡、草地或林缘。国内分布于东北及河北、山西、陕西、江苏、台湾、河南、湖北等省区；省内分布于胶东半岛山区。

21.7　韭 Allium tuberosum Rottl. ex Spreng.

【别　名】　韭菜。

【药用部位】　叶（韭菜），根（韭菜根），种子（韭子）。

【采收加工】　叶每年可采割数次，鲜用；根全年可采，洗净，鲜用或晒干；种子于种壳变黑、种子变硬时分批采收，晾晒至能脱粒时再行脱粒，晒干。

【性能主治】　韭菜：味辛，性温；补肾，温中，行气，散瘀，解毒；主治肾虚阳痿，里寒腹痛，噎膈反胃，胸痹疼痛，衄血，吐血，尿血，痢疾，痔疮，痈疮肿毒，漆疮，跌打损伤。韭菜根：味辛，性温；温中，行气，散瘀，解毒；主治里寒腹痛，食积腹胀，胸痹疼痛，赤白带下，衄血，吐血，漆疮，疮癣，跌打损伤。韭子：味辛、甘，性温；补益肝肾，壮阳固精；主治肾虚阳痿，腰膝酸软，遗精，尿频，尿浊，带下清稀。

【生境分布】　原产亚洲东南部，现在世界上广泛栽培。国内广泛栽培，亦有野生；省内各地均有栽培。

21.8　茖葱 Allium victorialis L.

【别　名】　格葱、山葱、隔葱、鹿耳葱、角葱、天蒜、岩葱。

【药用部位】　鳞茎（茖葱）。

【采收加工】　夏、秋季采挖，洗净，鲜用。

【性能主治】　味辛，性温；散瘀，止血，解毒；主治跌打损伤，血瘀肿痛，衄血，疮痈肿痛。

【生境分布】　生长于山野林荫、草甸。国内分布于东北、华北和陕西、甘肃、安徽、浙江、河南、湖北、四川等省区；省内分布于蒙山。

21.9　碱韭 Allium polyrhizum Turcz. ex Regel

【药用部位】　全草（碱韭）。

【采收加工】　夏、秋季采收，鲜用或晒干。

【性能主治】　味辛、苦，性温；消肿，干黄水，健胃；主治积食腹胀，消化不良，风寒湿痹，痈疖疔毒，皮肤炭疽。

【生境分布】　生长于海拔 1000～3700m 的向阳山坡或草地上。国内分布于新疆、青海、甘肃、内蒙古、宁夏、山西、河北、辽宁、吉林和黑龙江；省内分布于泰安等地。

21.10　长梗韭 Allium neriniflorum (Herb.) Baker

【药用部位】　鳞茎（长梗韭）。

【采收加工】　5～6 月采挖，去净茎叶及须根，洗净，用开水稍煮至内部无生心，晒干。

【性能主治】　味辛、苦，性温；通阳散结，下气；主治胸闷刺痛，心绞痛，泻痢后重，慢性气管炎，咳嗽痰多。鲜品用于食河豚中毒。

【生境分布】　生长于海拔 2000m 以下的山坡、湿地、草地或海边沙地。国内分布于黑龙江、吉林、辽宁、河北等地；省内分布于长岛。

22　藜芦属 Veratrum L.

22.1　藜芦 Veratrum nigrum L.

【别　名】　黑藜芦、旱葱、苍蝇草。

【药用部位】　根及根茎（藜芦）。

【采收加工】　5～6 月未抽花葶前采挖，除去叶，晒干或烘干。

【性能主治】　味辛、苦，性寒，有毒；涌吐风痰，杀虫；主治中风痰壅，癫痫，疟疾，疥癣，恶疮。

【生境分布】　生长于海拔 1200～3000m 的山坡林下或草丛中。国内分布于东北、华北及陕西、甘肃、河南、湖北、四川、贵州等省区；省内分布于泰山及蒙山。

22.2　狭叶藜芦 Veratrum stenophyllum Diels

【别　名】　披麻草、七仙草、藜芦、小藜芦、小棕包、千张纸、翻天印、人头发、小姐药、七仙草。

【药用部位】　地下部分（狭叶藜芦）。

【采收加工】　夏季采挖，除去叶，晒干。

【性能主治】　味麻，有大毒；活血散瘀，消炎止痛；主治风湿疼痛，跌打损，降血压。

【生境分布】　生长于海拔 2000～4000m 的山坡草地。国内分布于云南、四川等地；省内分布于崂山。

22.3　毛穗藜芦 Veratrum maackii Regel

【别　名】　马氏藜芦。

【药用部位】　根及根茎（藜芦）。

【采收加工】　5～6 月未抽花葶前采挖，除去叶，晒干或烘干。

【性能主治】　同藜芦。

【生境分布】　生长于海拔 400～1700m 的山地林下或高山草甸。国内分布于黑龙江、吉林、辽宁、内蒙古等省区；省内分布于崂山、昆嵛山、牙山、艾山等地。

23　绵枣儿属 Scilla L.

绵枣儿 Scilla scilloides (Lindl.) Druce

【别　名】　地溜子、山蒜、毒蒜头、八步紧、山地枣、药狗蒜。

【药用部位】 鳞茎或全草（绵枣儿）。

【采收加工】 6～7月采收，洗净，鲜用或晒干。

【性能主治】 味苦、甘，性寒，有小毒；活血止痛，解毒消肿，强心利尿；主治跌打损伤，筋骨疼痛，疮痈肿痛，乳痈，心脏病水肿。

【生境分布】 生长于山坡、草地、路旁或林缘。国内分布于东北、华北、华东、华中及台湾、广东、四川、云南等省区；省内分布于各地山区丘陵地带。

24 虎眼万年青属 Ornithogalum L.

虎眼万年青 Ornithogalum caudatum Jacq.

【别　　名】 海葱、鸟乳花、玻璃球花、葫芦兰、兰奇、珍珠草。

【药用部位】 鳞茎或全草（虎眼万年青）。

【采收加工】 夏、秋季采收，鲜用或晒干。

【性能主治】 清热解毒，消坚散结；民间用其鲜汁液涂抹患处治疗疔疮，内服治疗无名肿毒、肝炎、肝硬化、肝癌等。

【生境分布】 原产非洲南部。国内、省内各地公园多有盆栽，供观赏。

25 贝母属 Fritillaria L.

25.1 伊贝母 Fritillaria pallidiflora Schrenk

【别　　名】 伊犁贝母。

【药用部位】 鳞茎（伊贝母）。

【采收加工】 6月份以后植株茎叶枯萎时采挖，晒干或烘干。

【性能主治】 味苦，甘，性微寒；清肺，化痰，散结；主治肺热咳嗽，痰黏胸闷，劳嗽咯血，瘰疬，痈肿。

【生境分布】 生长于海拔1300～1780m的林下或草坡上。国内分布于新疆；省内烟台、威海等地有引种栽培。

25.2 平贝母 Fritillaria ussuriensis Maxim.

【药用部位】 鳞茎（平贝母）。

【采收加工】 5月下旬或6月上旬采挖，除去泥土及须根，晒干或烘干。

【性能主治】 味苦、辛，性微寒；清热润肺，化痰止咳；主治肺热燥咳，干咳少痰，阴虚痨嗽，咯痰带血，瘰疬，乳痈。

【生境分布】 生长于林中肥沃土壤上。国内分布于东北地区；省内文登、荣成等地有引种栽培。

26 百合属 Lilium L.

26.1 野百合 Lilium brownii F. E. Brown ex Miellez

【别　　名】 夜合花、白花百合。

【药用部位】 鳞茎（百合），花（百合花），种子（百合子）。

【采收加工】 9～10月份茎叶枯萎后采挖，去掉茎秆、须根，洗净，从鳞茎基部横切一刀，使鳞片分开，然后于开水中烫5～10分钟，当鳞片边缘变软，背部有微裂时，迅速捞起，放清水中洗去黏液，晒干或炕干；花6～7月采摘，阴干或晒干；种子夏、秋季采收，晒干。

【性能主治】 百合：味甘、微苦，性微寒；养阴润肺，清心安神；主治阴虚久咳，痰中带血，热病后期，余热未清，或情志不遂所致的虚烦惊悸、失眠多梦、精神恍惚，痈肿，湿疮。**百合花**：味甘、微苦，性微寒；清热润肺，宁心安神；主治咳嗽痰少或黏，眩晕，心烦，夜寐不安，天疱湿疮。**百合子**：味甘、微苦，性凉；清热止血；主治肠风下血。

【生境分布】 生长于海拔600～2150m以下的山坡、灌丛林下、路旁、溪旁或石缝中。国内分布于广东、广西、湖南、湖北、江西、安徽、福建、浙江、四川、云南、贵州、陕西、甘肃和河南等省区；省内分布于崂山、威海等地。

26.2 百合 Lilium brownii F. E. Brown ex Miellez var. viridulum Baker

【药用部位】 鳞茎（百合），花（百合花），种子（百合子）。

【采收加工】 同野百合。

【性能主治】 同野百合。

【生境分布】 生长于海拔300～920m山坡草丛中、疏林下、山沟旁、地边或村旁，也有栽培。国内分布于河北、山西、河南、陕西、湖北、湖南、江西、安徽和浙江；省内分布于昆嵛山、崂山、蒙山等地。

26.3 卷丹 Lilium lancifolium Thunb.

【别　　名】 山百合。

【药用部位】 鳞茎（百合），花（百合花），种子（百合子）。

【采收加工】 同野百合。

【性能主治】 同野百合。

【生境分布】 生长于海拔2500m以下的林缘路旁及山坡草地。国内分布于河北、陕西、甘肃、江苏、安徽、浙江、江西、河南、湖北、湖南、广东、四川、贵州、云南、西藏等地，现全国各地均有栽培；省内分布于各地山区。

26.4 山丹 Lilium pumilum DC.

【别　　名】 细叶百合、卷莲花、灯伞花、散莲花。

【药用部位】 鳞茎（百合），花（百合花），种子（百合子）。

【采收加工】 同野百合。

【性能主治】 同野百合。

【生境分布】 生长于海拔400～2600m山坡、林下及山地岩石间。国内分布于东北、华北、西北及河南等省区；省内分布于泰山、崂山、荣成等地。

26.5 渥丹 Lilium concolor Salisb.

【别　　名】　山丹、山百合、山蛋子、山瓣子花、野百合。

【药用部位】　鳞茎（百合），花（百合花），种子（百合子）。

【采收加工】　同野百合。

【性能主治】　同野百合。

【生境分布】　生长于山坡、林缘、石缝、山沟或路旁草丛中。国内分布于河南、河北、山西、陕西和吉林等省区；省内分布于昆嵛山、崂山、蒙山、千佛山等地。

26.6 有斑百合 Lilium concolor Sailsb. var. pulchellum (Fisch.) Regel

【药用部位】　鳞茎（百合），花（百合花），种子（百合子）。

【采收加工】　同野百合。

【性能主治】　同野百合。

【生境分布】　生长于山坡、林缘、石缝、山沟或路旁草丛中。国内分布于河南、河北、山西、陕西和吉林等地；省内各地山区均有分布。

26.7 青岛百合 Lilium tsingtauense Gilg.

【别　　名】　崂山百合、野百合、百合。

【药用部位】　鳞茎（青岛百合）。

【采收加工】　秋季采挖，晒干。

【性能主治】　味甘、微苦，性微寒；养阴润肺，清心安神；主治阴虚久咳，痰中带血，热病后期余热未清，或情志不遂所致的虚烦惊悸、失眠多梦、精神恍惚，痈肿，湿疮。

【生境分布】　生长于山坡林缘、山沟石缝或杂草丛中。国内分布于安徽、吉林等地；省内分布于青岛、烟台等地。

27 郁金香属 Tulipa L.

27.1 老鸦瓣 Tulipa edulis (Miq.) Baker.

【别　　名】　山慈菇、光慈姑。

【药用部位】　鳞茎（光慈姑）。

【采收加工】　春、秋、冬季均可采收，洗净，除去须根及外皮，晒干或鲜用。

【性能主治】　味甘、辛，性寒，有小毒；清热解毒，散结消肿；主治咽喉肿痛，瘰疬结核，瘀滞疼痛，痈疖肿毒，蛇虫咬伤。

【生境分布】　生长于山坡草地及路旁。国内分布于辽宁、陕西、江苏、安徽、浙江、江西、湖北、湖南；省内分布于各地山区丘陵地带。

27.2 郁金香 Tulipa gesneriana L.

【别　　名】　郁草、郁金。

【药用部位】　花（郁金香）。

【采收加工】　春季开花期采收，鲜用或晒干。

【性能主治】　味苦、辛，性平；化湿辟秽；主治脾胃湿浊，胸脘满闷，呕逆腹痛，口臭苔腻。

【生境分布】　原产欧洲。国内各地常见栽培；省内济南、青岛等地有引种。

28 顶冰花属 Gagea Salisb.

顶冰花 Gagea lutea (L.) Ker-Gawl.

【别　　名】　漉林。

【药用部位】　鳞茎（顶冰花）。

【采收加工】　春季开花期采收，鲜用或晒干。

【性能主治】　味苦，性平；清心；主治心脏病。

【生境分布】　生长于林下、灌丛或草地。国内分布于东北地区；省内昆嵛山、泰山有分布。

（十七）石蒜科 Amaryllidaceae

1 石蒜属 Lycoris Herb.

1.1 石蒜 Lycoris radiata (L'Her.) Herb.

【别　　名】　水麻、酸头草、一枝箭、蒜头草、婆婆酸、蟑螂花、螃蟹花。

【药用部位】　鳞茎（石蒜）。

【采收加工】　秋季采挖，洗净，鲜用或晒干。

【性能主治】　味辛、甘，性温，有毒；祛痰催吐，解毒散结；主治喉风，单双乳蛾，咽喉肿痛，痰涎壅塞，食物中毒，胸腹积水，恶疮肿毒，痰核瘰疬，痔瘘，跌打损伤，风湿关节痛，顽癣，烫火伤，蛇咬伤。

【生境分布】　生长于山地阴湿处或林缘、溪边、路旁，庭院常见栽培。国内分布于华东、中南、西南及陕西等省区；省内济南、青岛等地有栽培。

1.2 忽地笑 Lycoris aurea (L'Herit) Herb.

【别　　名】　黄花石蒜、铁色箭。

【药用部位】　鳞茎（铁色箭）。

【采收加工】　秋季采挖，洗净，鲜用或晒干。

【性能主治】　味辛、甘，性微寒，有毒；润肺止咳，解毒消肿；主治肺热咳嗽，或咳血，阴虚痨热，小便不利，痈肿疮毒，疔疮结核，烫火伤。

【生境分布】　生长于阴湿山坡、岩石上及石崖下土壤肥沃的地方。国内分布于西南及江苏、安徽、浙江、江西、福建、台湾、湖北、湖南、广西、广东等省区；省内济南、青岛等地有栽培。

1.3 鹿葱 Lycoris squamigera Maxim.

【别　　名】　夏水仙、紫花石蒜。

【药用部位】　鳞茎（鹿葱）。

【采收加工】　夏、秋季采挖，洗净，鲜用或晒干。

【性能主治】　消炎止血，清热镇痛，利尿消肿，健胃通乳。鳞茎为提取加兰他敏的原料。

【生境分布】　生长于山沟、溪边的阴湿处。国内分布于江苏、浙江等地；省内崂山有分布。

2 朱顶红属 Hippeastrum Herb.

朱顶红 Hippeastrum rutilum (Ker-Gawl) Herb.

【别　　名】　红花莲、华胄兰、并蒂莲。

【药用部位】　鳞茎（并蒂莲）。

【采收加工】　秋季采挖，洗去泥沙，鲜用或切片晒干。

【性能主治】　味辛，性温，有毒；解毒消肿；主治痈疮肿毒。

【生境分布】　原产南美洲。国内南北各地庭院常见引种栽培，供观赏；省内各地公园温室有盆栽。

3 水仙属 Narcissus L.

水仙花 Narcissus tazetta L. var. chinensis Roem.

【别　　名】　雅蒜、天葱。

【药用部位】　花（水仙花），鳞茎（水仙根）。

【采收加工】　花春季采摘，鲜用或晒干；鳞茎春、秋采挖，洗净，用开水烫后，切片晒干或鲜用。

【性能主治】　水仙花：味辛，性凉；清心悦神，理气调经，解毒辟秽；主治神疲头昏，月经不调，痢疾，疮肿。水仙根：味苦、微辛，性寒，有毒；清热解毒，散结消肿；主治痈疽肿毒，乳痈，瘰疬，痄腮，鱼骨鲠喉。

【生境分布】　原产亚洲东部的海滨温暖地区。国内分布于江苏、浙江、福建、广东、四川、贵州等地，多栽培于花圃或盆栽；省内各地公园及庭院常见栽培，供观赏。

4 文殊兰属 Crinum L.

文殊兰 Crinum asiaticum L. var. sinicum (Roxb. ex Herb.) Baker

【别　　名】　文兰树、牛黄金、千层喜、秦琼剑、十八学士、白花石蒜。

【药用部位】　叶（罗裙带），鳞茎（罗裙带根），果实（文殊兰果）。

【采收加工】　叶全年可采，鲜用或晒干；鳞茎全年均可采，洗净，鲜用或切片晒干；果实 11～12 月成熟时采收，鲜用。

【性能主治】　罗裙带：味辛、苦，性凉，有毒；清热解毒，祛瘀止痛；主治热疮肿毒，淋巴结炎，咽喉炎，头痛，痹痛麻木，跌打瘀肿，骨折，毒蛇咬伤。罗裙带根：味苦、辛，性凉，有毒；清热解毒，散瘀止痛；主治痈疽疮肿，疥癣，乳痈，喉痛，牙痛，风湿关节痛，跌打损伤，骨折，毒蛇咬伤。文殊兰果：活血消肿；主治跌打肿痛。

【生境分布】　生长于海滨地区或河旁沙地，亦栽植于庭院。国内分布于福建、台湾、湖南、广东、海南、广西、四川、贵州、云南等地；省内各地公园温室常见盆栽，供观赏。

5 葱莲属 Zephyranthes Herb.

5.1 葱莲 Zephyranthes candida (Lindl.) Herb.

【别　　名】　葱兰、肝风草。

【药用部位】　全草（肝风草）。

【采收加工】　全年可采，洗净，多鲜用。

【性能主治】　味甘，性平；平肝息风；主治小儿惊风，癫痫，破伤风。

【生境分布】　原产南美洲。国内南方有引种栽培；省内各地公园温室常见盆栽，供观赏。

5.2 韭莲 Zephyranthes grandiflora Lindl.

【别　　名】　风雨花、赛番红花。

【药用部位】　全草（赛番红花）。

【采收加工】　夏、秋季采收，晒干。

【性能主治】　味苦，性寒；凉血止血，解毒消肿；主治吐血，便血，崩漏，跌伤红肿，疮痈红肿，毒蛇咬伤。

【生境分布】　原产南美洲。国内、省内各地公园温室常见盆栽，供观赏。

6 晚香玉属 Polianthes L.

晚香玉 Polianthes tuberosa L.

【别　　名】　月下香。

【药用部位】　鳞茎（晚香玉）。

【采收加工】　9～10 月采挖，洗净，切片晒干。

【性能主治】　味微甘、淡，性凉；清热解毒；主治痈疮肿毒。

【生境分布】　原产墨西哥。国内、省内各地庭院、公园温室常见栽培，供观赏。

7 龙舌兰属 Agave L.

7.1 龙舌兰 Agave americana L.

【别　　名】　剑兰、剑麻。

【药用部位】　叶（龙舌兰）。

【采收加工】　全年可采，洗净，鲜用或沸水烫后晒干。

【性能主治】　味苦、酸，性温；解毒拔脓，杀虫，止血；主治痈疽疮疡，疥癣，盆腔炎，子宫出血。

【生境分布】　原产美洲热带。国内华南及西南等区域常见引种栽培，在云南已逸生多年；省内各地公园温室常见盆栽，供观赏。

7.2 金边龙舌兰 Agave americana L. var. marginata Trel.

【别　　名】　金边莲、金边假菠萝、黄边龙舌兰。

【药用部位】　叶（金边龙舌兰）。

【采收加工】　全年可采，鲜用或烫后晒干。

【性能主治】　味苦、辛，性凉；润肺止咳，凉血止血，清热解毒；主治肺燥咳嗽，咯血，虚喘，麻疹不透，痈肿疮毒，烫火伤。

【生境分布】　原产美洲。国内长江流域以及以南地区温室及庭园有栽培；省内各地公园温室常见盆栽，供观赏。

7.3 剑麻 Agave sisalana Perr. ex Engelm.

【别　　名】　菠萝麻。

【药用部位】 叶（剑麻叶）。

【采收加工】 冬季采收，洗净，鲜用或晒干。

【性能主治】 味微甘、辛，性凉；凉血止血，消肿解毒；主治肺痨咯血，衄血，便血，痢疾，痈疮肿毒，痔疮。

【生境分布】 生长于山坡、林缘或路旁。国内分布于华南及西南地区，多栽培；省内济南、青岛等地有引种栽培。

8 君子兰属 Clivia Lindl.

君子兰 Clivia miniata Regel

【别　　名】 大花君子兰、大叶石蒜、剑叶石蒜、达木兰。

【药用部位】 全株（君子兰）。

【采收加工】 全年可采，洗净，鲜用或晒干。

【性能主治】 植株体内含有石蒜碱和君子兰碱，还含有微量元素硒，用来治疗癌症、肝炎病、肝硬化腹水和脊髓灰质炎等。

【生境分布】 原产于非洲南部，生长于树下，既怕炎热又不耐寒，喜欢半阴而湿润环境，畏强烈直射阳光。国内、省内各地公园温室常见盆栽，供观赏。

（十八）薯蓣科 Dioscoreaceae

薯蓣属 Dioscorea L.

1.1 穿龙薯蓣 Dioscorea nipponica Makino

【别　　名】 穿山龙、串地龙、穿龙骨、山常山。

【药用部位】 根茎（穿山龙）。

【采收加工】 春季采挖，去掉外皮及须根，切段，晒干或烘干。

【性能主治】 味苦，性平；祛风除湿，活血通络，止咳；主治风湿痹痛，肢体麻木，胸痹心痛，慢性气管炎，跌打损伤，疟疾，痈肿。

【生境分布】 生长于海拔300～2000m的山坡、林边、河谷两侧或灌木丛中，山脊路旁、沟边也有。国内分布于东北、华北、西北（除新疆）及河南、湖北、江苏、安徽、浙江、江西、四川等省区；省内分布于烟台、青岛、临沂、泰安、潍坊、济南等地山区。

1.2 薯蓣 Dioscorea opposita Thunb.

【别　　名】 儿草、延草、白山药、理毛条、长山药、药豆根、野薯、莱山药、山药。

【药用部位】 块茎（山药）。

【采收加工】 霜降后植株叶呈黄色时采挖，洗净，刮去外皮，晒干或烘干，为毛山药；选粗大顺直的毛山药，用清水浸匀，再加微热，用棉被盖好，保持湿润，闷透，然后放在木板上搓揉成圆柱状，将两头切齐，晒干，打光，为光山药。

【性能主治】 味甘，性平；补脾，养肺，固肾，益精；主治脾虚泄泻，食少浮肿，肺虚咳喘，消渴，遗精，带下，

肾虚尿频，外用治痈肿，瘰疬。

【生境分布】 生长于山坡、山谷林下、溪边、路旁的灌丛或杂草中，或为栽培。国内分布于华北、西北、华东和华中区域；省内分布于昆嵛山、崂山、泰山、徂徕山、蒙山等地，菏泽、潍坊等地有大面积栽培。

（十九）鸢尾科 Iridaceae

1 射干属 Belamcanda Adans.

射干 Belamcanda chinensis (L.) DC.

【别　　名】 蝴蝶花、老婆扇子、皮虎扇子、燕尾、扁竹。

【药用部位】 根茎（射干）。

【采收加工】 春、秋季采收，洗净泥土，晒干，搓去须根，再晒至全干。

【性能主治】 味苦、辛，性寒，有毒；清热解毒，祛痰利咽，消瘀散结；主治咽喉肿痛，痰壅咳喘，瘰疬结核，疟母癥瘕，痈肿疮毒。

【生境分布】 生长于山坡、草原、田野旷地、杂木林缘，常见栽培。国内除黑龙江、内蒙古和新疆外的其他各省区均有分布；省内分布于各地山区丘陵地带，菏泽、长清等地有栽培。

2 番红花属 Crocus L.

番红花 Crocus sativus L.

【别　　名】 西红花、藏红花、红花。

【药用部位】 花柱上部及柱头（番红花）。

【采收加工】 10～11月下旬，晴天早晨日出时采花，再摘取柱头，晒干，或在55～60℃下烘干。

【性能主治】 味甘，性平；活血祛瘀，散郁开结，凉血解毒；主治痛经，经闭，月经不调，产后恶露不尽，腹中包块疼痛，跌扑损伤，忧郁痞闷，惊悸，温病发斑，麻疹。

【生境分布】 原产欧洲南部至伊朗。国内浙江、江西、江苏、北京、上海等省市有少量栽培；省内青岛、临沂、济南等地有引种栽培。

3 香雪兰属 Freesia Klatt

香雪兰 Freesia refracta Klatt

【别　　名】 小菖兰、菖蒲兰。

【药用部位】 球茎（香雪兰）。

【采收加工】 春、夏季采收，洗净，鲜用或切片晒干。

【性能主治】 清热解毒，凉血止血；主治血热衄血，吐血，便血，崩漏，痢疾，疮肿，外伤出血，蛇伤。

【生境分布】 原产非洲南部。国内南方各地多露天栽培；省内各大公园温室有盆栽，供观赏。

4 唐菖蒲属 Gladiolus L.

唐菖蒲 Gladiolus gandavensis Van Houtte

【别　　名】 标杆花、菖兰、荸荠莲、十样花、剑兰、

搜山黄。

【药用部位】　球茎（搜山黄）。

【采收加工】　秋季采挖，洗净，晒干或鲜用。

【性能主治】　味苦、辛，性凉，有毒；清热解毒，散瘀消肿；主治痈肿疮毒，咽喉肿痛，疟腮，痧证，跌打损伤。

【生境分布】　原产南非。国内各地广为栽培，贵州及云南一些地方常逸为半野生；省内各地公园、庭院常见栽培，供观赏。

5　鸢尾属 Iris L.

5.1　野鸢尾 Iris dichotoma Pall.

【别　　名】　冷水丹、射干鸢尾、白射干、白花射干、二歧鸢尾、搜山虎、金盏子花、白花鸢尾、扁子草、羊角草。

【药用部位】　根茎或全草（白花射干）。

【采收加工】　春季采收全草，秋季采收根茎，鲜用或切段晒干。

【性能主治】　味苦、辛，性寒，有小毒；清热解毒，活血消肿，止痛止咳；主治咽喉、牙龈肿痛，疟腮，乳痈，胃痛，肝炎，肝脾肿大，肺热咳喘，跌打损伤，水田性皮炎。

【生境分布】　生长于砂质草地、山坡石隙等向阳干燥处。国内分布于东北、华北、陕西、宁夏、甘肃、青海、安徽、江苏、江西、河南等省区；省内分布于各地山区丘陵地带。

5.2　玉蝉花 Iris ensata Thunb.

【别　　名】　紫花鸢尾、花菖蒲、东北鸢尾。

【药用部位】　根茎（玉蝉花）。

【采收加工】　秋后采收，切片，晒干。

【性能主治】　味辛、苦，性寒，有小毒；消积理气，活血利水，清热解毒；主治咽喉肿痛，食积饱胀，湿热痢疾，经闭腹胀，水肿。

【生境分布】　生长于沼泽地或河岸水湿地。国内分布于东北及浙江等省区；省内分布于昆嵛山、荣成等地。

5.3　马蔺 Iris lactea Pall. var. chinensis（Fisch.）Koidz.

【别　　名】　蠡实、紫蓝草、兰花草、箭秆风、马帚子、马莲。

【药用部位】　全草（马蔺），种子（马蔺子），花（马蔺花），根（马蔺根）。

【采收加工】　全草夏、秋季采收，晒干或鲜用；种子在果实成熟后采收，除去果壳，晒干；花在5～7月盛开时采收，晒干；根在夏、秋季采收，除去根茎，洗净，鲜用或晒干。

【性能主治】　马蔺：味苦、微甘，性微寒；清热解毒，利尿通淋，活血消肿；主治喉痹，淋浊，关节痛，痈疽恶疮，金疮。马蔺子：微甘，性平；清热利湿，解毒杀虫，止血定痛；主治黄疸，淋浊，小便不利，肠痈，虫积，疟疾，风湿痛，喉痹，牙痛，吐血，衄血，便血，崩漏，疮肿，瘰疬，疝气，痔疮，烫伤，蛇伤。马蔺花：味微苦、辛、微甘，性寒；清热解毒，凉血止血，利尿通淋；主治喉痹，吐血，衄血，崩漏，便血，淋证，疝气，痔疮，痈疽，烫伤。马蔺根：微甘，性平；清热解毒，活血利尿；主治喉痹，痈疽，传染性肝炎，风湿痹痛，淋浊。

【生境分布】　生长于荒地、山坡草地或灌丛中。国内分布于东北、华北、西北及江苏、安徽、浙江、河南、湖北、湖南、四川、西藏等省区；省内各地有野生。

5.4　鸢尾 Iris tectorum Maxim.

【别　　名】　屋顶鸢尾。

【药用部位】　根茎（鸢根），叶或全草（鸢尾）。

【采收加工】　根茎全年可采，去除茎叶及须根，洗净，鲜用或切片晒干；叶及全草夏、秋季采收，洗净，切碎，鲜用。

【性能主治】　鸢根：味苦、辛，性寒，有毒；消积杀虫，破瘀行水，解毒；主治食积胀满，蛔虫腹痛，癥瘕臌胀，咽喉肿痛，痔瘘，跌打损伤，疮疖肿毒，蛇犬咬伤。鸢尾：味辛、苦，性凉，有毒；清热解毒，祛风利湿，消肿止痛；主治咽喉肿痛，肝炎，肝肿大，膀胱炎，风湿痛，跌打肿痛，疮疖，皮肤瘙痒。

【生境分布】　生长于林缘、水边湿地及向阳坡处。国内分布于西南及山西、陕西、甘肃、江苏、安徽、浙江、江西、福建、湖北、湖南、广西等省区；省内烟台、泰安、青岛、临沂、济南等地公园、庭院有栽培。

5.5　单花鸢尾 Iris uniflora Pall. ex Link

【药用部位】　根茎（单花鸢尾），种子（单花鸢尾子）。

【采收加工】　根茎夏、秋季采挖，切片，晒干；种子秋季采收，晒干。

【性能主治】　单花鸢尾：味甘、苦，性微寒，有小毒；泻下行水；主治水肿，肝硬化腹水，小便不利，大便秘结。单花鸢尾子：味甘，性平；清热解毒，利尿，止血；主治咽喉肿痛，黄疸肝炎，小便不利，吐血，衄血，月经过多，白带。

【生境分布】　生长于山坡、林缘、林中旷地，多成片生长。国内分布于黑龙江、辽宁、内蒙古等省区；省内分布于烟台海阳市留格镇日照庄村。

（二十）芭蕉科 Musaceae

芭蕉属 Musa L.

芭蕉 Musa basjoo Sieb. et Zucc.

【别　　名】　板蕉、牙蕉、大叶芭蕉、大头芭蕉。

【药用部位】　根茎（芭蕉根），叶（芭蕉叶），茎的汁液（芭蕉油），花（芭蕉花），果实（芭蕉子）。

【采收加工】　根茎全年可采，鲜用或晒干；叶全年可采，切碎，鲜用或晒干；茎的汁液于夏秋将近根部刺破取流出汁液，用瓶子装好，密封，或以嫩茎捣烂绞汁；花在开放时采收，鲜用或阴干；果实在成熟时采收，鲜用。

【性能主治】 芭蕉根：味甘，性寒；清热解毒，止渴，利尿；主治热病，烦闷，消渴，痈肿疔疮，丹毒，崩漏，淋浊，水肿，脚气。芭蕉叶：味甘、淡，性寒；清热，利尿，解毒；主治热病，中暑，水肿，脚气，痈肿，烫伤。芭蕉油：味甘，性寒；清热，止渴，解毒；主治热病烦渴，惊风，癫痫，高血压头痛，疔疮痈疽，中耳炎，烫伤。芭蕉花：味甘、微辛，性凉；化痰消痞，散瘀，止痛；主治胸膈饱胀，脘腹痞疼，吞酸反胃，呕吐痰涎，头目昏眩，心痛，怔忡，风湿疼痛，痢疾。芭蕉子：性寒；生食止渴润肺，蒸熟取仁通血脉，填骨髓。

【生境分布】 原产琉球群岛。秦岭淮河以南可露地栽培，多栽培于田园及农舍附近；省内各地公园温室常见栽培，供观赏。

（二十一）姜科 Zingiberaceae

姜属 Zingiber Boehm

姜 Zingiber officinale Rosc.

【别　　名】 生姜、鲜姜、老姜。

【药用部位】 新鲜根茎（生姜），干燥根茎（干姜），根茎外皮（生姜皮），茎叶（姜叶）。

【采收加工】 新鲜根茎于 10～12 月茎叶枯黄时挖取，去掉茎叶、须根，鲜用；新鲜根茎烘干，去粗皮，为干姜；新鲜根茎洗净，用竹刀刮取外层栓皮，晒干，为生姜皮；茎叶夏、秋季采收，切碎，鲜用或晒干。

【性能主治】 生姜：味辛，性温；散寒解表，降逆止呕，化痰止咳；主治风寒感冒，恶寒发热，头痛鼻塞，呕吐，痰饮喘咳，胀满，泄泻。干姜：味辛，性热；温中散寒，回阳通脉，温肺化饮；主治脘腹冷痛，呕吐，泄泻，亡阳厥逆，寒饮喘咳，寒湿痹痛。生姜皮：味辛，性凉；行水消肿；主治水肿初起，小便不利。姜叶：味辛，性温；活血散结；主治癥积，扑损瘀血。

【生境分布】 原产太平洋群岛。国内中部、东南部至西南部各省区内广泛栽培；省内泰安、莱芜、临沂、潍坊、济南等地栽培较多。

（二十二）美人蕉科 Cannaceae

美人蕉属 Canna

1.1 大花美人蕉 Canna generalis Bailey

【别　　名】 美人蕉。

【药用部位】 根茎及花（大花美人蕉）。

【采收加工】 夏、秋季采收，除去茎叶及须根，鲜用或切片晒干；花开放时采收，阴干。

【性能主治】 味甘、淡，性寒；清热利湿，解毒，止血；主治急性黄疸型肝炎，白带过多，跌打损伤，疮疡肿毒，子宫出血，外伤出血。

【生境分布】 原产美洲。国内、省内各地常见栽培。

1.2 美人蕉 Canna india L.

【别　　名】 兰蕉、水蕉、虎头蕉、莲蕉、小芭蕉、红花蕉。

【药用部位】 根或茎（美人蕉根），花（美人蕉花）。

【采收加工】 根与茎全年可采挖，除去茎叶，洗净，切片，晒干或鲜用；花开时采收，阴干。

【性能主治】 美人蕉根：味甘、微苦、涩，性凉；清热解毒，调经，利水；主治月经不调，带下，黄疸，痢疾，疮疡肿毒。美人蕉花：味甘、淡，性凉；凉血止血；主治吐血，衄血，外伤出血。

【生境分布】 原产印度。国内各地普遍栽培，亦有野生于湿润草地；省内各地园林部门及庭院多有栽培。

1.3 黄花美人蕉 Canna orhiodes Bailey

【药用部位】 根或茎（黄花美人蕉根），花（黄花美人蕉花）。

【采收加工】 根茎全年可采，去除茎叶，洗净，切片，晒干或鲜用；花在开放时采收，阴干。

【性能主治】 黄花美人蕉根：清热利湿、解毒；主治崩止带。黄花美人蕉花：止血；主治外伤出血。

【生境分布】 原产印度。生长于河滩、溪边或水塘边。国内、省内各地多有引种栽培。

（二十三）兰科 Orchidaceae

1 杓兰属 Cypripedium L.

紫点杓兰 Cypripedium guttatum Sw.

【别　　名】 小口袋花、斑花杓兰。

【药用部位】 花或全草（斑花杓兰）。

【采收加工】 春、夏季采挖，洗净，晾干。

【性能主治】 镇静止痛，发汗解热；主治神经衰弱，癫痫，小儿高热惊厥，头痛，胃脘痛。

【生境分布】 生长于高寒山区林下或草地。国内分布于东北、华北及山西、四川、云南等省区；省内分布于崂山。

2 舌唇兰属 Platanthera L. C. Rich.

2.1 二叶舌唇兰 Platanthera chlorantha Cust. ex Rchb.

【别　　名】 土白芨、蛇儿参。

【药用部位】 块茎（土白芨）。

【采收加工】 8～10 月采收，鲜用或切片晒干。

【性能主治】 味苦，性平；补肺生肌，化瘀止血；主治肺痨咯血，吐血，衄血，创伤，烫火伤，痈肿。

【生境分布】 生长于海拔 400～3500m 的山坡林下及灌丛下。国内分布于东北、华北及陕西、甘肃、青海、河南、四川、云南、西藏等省区；省内分布于泰山、崂山、牙山、昆嵛山。

2.2 密花舌唇兰 Platanthera hologlottis Maxim.

【药用部位】 全草（密花舌唇兰）。

【采收加工】 夏、秋季采收，鲜用或晒干。

【性能主治】 润肺止咳。

【生境分布】 生长于海拔 260～3200m 的山坡林下或山沟潮湿草地。国内分布于黑龙江、吉林、辽宁、内蒙古、河北、江苏、安徽、浙江、江西、福建、湖南、广东、四川、云南；省内分布于崂山、荣成。

2.3 尾瓣舌唇兰 Platanthera mandarinorum Rchb. f.

【别 名】 双肾草。

【药用部位】 全草或块茎（双肾草）。

【采收加工】 春、秋季采收，块茎水潦过心、晒干，全草直接晒干。

【性能主治】 味甘，性平；镇静、解痉、益肾安神，利尿降压；块茎用于降压利尿，全草用于带下、崩漏、遗尿、肺热咳嗽。

【生境分布】 生长于海拔 300～2100m 的山坡林下或草地。国内分布于江苏、安徽、浙江、江西、福建、河南、湖北、湖南、广东、广西、四川、贵州、云南；省内分布于海阳、昆嵛山、崂山、荣成。

3 蜻蜓兰属 Tulotis Rafin.

蜻蜓兰 Tulotis fuscescens (L.) Czer.

【药用部位】 全草（蜻蜓兰）。

【采收加工】 夏、秋季采收，鲜用或晒干。

【性能主治】 味苦，性寒；解毒生肌；主治烧伤。

【生境分布】 生长于海拔 500～2800m 的山坡林下。国内分布于东北、华北、西北及四川、云南等省区；省内分布于荣成等地。

4 无柱兰属 Amitostigma Schltr.

细葶无柱兰 Amitostigma gracile (Bl.) Schltr.

【别 名】 无柱兰、华无柱兰、独叶一枝枪。

【药用部位】 全草或块茎（独叶一枝枪）。

【采收加工】 夏季采收，洗净，晒干或鲜用。

【性能主治】 味微甘，性凉；解毒消肿，活血止血；主治无名肿毒，毒蛇咬伤，跌打损伤，吐血。

【生境分布】 生长于沟谷边或山坡林下阴湿处岩石上。国内分布于华东、中南、西南及辽宁、河北、山西等省区；省内分布于泰山、蒙山、崂山、沂山、昆嵛山、徂徕山等地。

5 隔距兰属 Cleisostoma Bl.

蜈蚣兰 Cleisostoma scolopendrifolium (Makino) Garay

【别 名】 柏子兰、白脚蜈蚣、飞天蜈蚣、蜈蚣草。

【药用部位】 全草（蜈蚣兰）。

【采收加工】 全年均可采收，鲜用或晒干。

【性能主治】 味微苦，性凉；清热解毒，润肺止咳；主治气管炎，咯血，咳血，口腔炎，慢性鼻窦炎，咽喉炎，急性扁桃体炎，胆囊炎，肾盂肾炎，小儿惊风。

【生境分布】 附生于岩石上和树上。国内分布于江苏、浙江、福建、湖北等省；省内分布于崂山、荣成、乳山等地。

6 朱兰属 Pogonia Juss.

朱兰 Pogonia japonica Rchb. f.

【别 名】 斩龙剑、双肾草、祖师箭、青蛇剑。

【药用部位】 全草（朱兰）。

【采收加工】 夏、秋季采收，鲜用或晒干。

【性能主治】 味甘，性平；清热解毒；主治肝炎，胆囊炎，痈疽疮肿，毒蛇咬伤。

【生境分布】 生长于海拔 450～3000m 的山坡林下或山坡草丛中。国内分布于东北、华北及湖北、湖南、广西、四川、贵州、云南等省区；省内分布于昆嵛山、崂山等地。

7 兰属 Cymbidium Sw.

7.1 建兰 Cymbidium ensifolium (L.) Sw.

【别 名】 建兰花、秋兰、八月兰、官兰花。

【药用部位】 花（兰花），叶（兰花叶），根（兰花根）。

【采收加工】 花将开放时采收，鲜用或晒干；叶全年均可采，将叶齐根剪下，洗净，切段，鲜用或晒干；根全年均可采挖，除去叶，洗净，鲜用或晒干。

【性能主治】 兰花：味辛，性平；调气和中，止咳，明目；主治胸闷，腹泻，久咳，青盲内障。兰花叶：味辛，性微寒；清肺止咳，凉血止血，利湿解毒；主治肺痈，支气管炎，咳嗽，咯血，吐血，尿血，白浊，白带，尿路感染，疮毒疔肿。兰花根：味辛，性微寒；润肺止咳，清热利湿，活血止血，解毒杀虫；主治肺结核咯血，百日咳，急性胃肠炎，热淋，带下，白浊，月经不调，崩漏，便血，跌打损伤，疮疖肿毒，痔疮，蛔虫腹痛，狂犬咬伤。

【生境分布】 生长于山坡林下。国内分布于华东、中南、西南地区，各地均有栽培，变种、变型、品种很多；省内各地公园及家庭常有栽培，供观赏。

7.2 春兰 Cymbidium goeringii (Reichb. f.) Reichb. f.

【别 名】 朵朵香、山兰、兰花。

【药用部位】 花（兰花）。

【采收加工】 将开放时采收，鲜用或晒干。

【性能主治】 味辛，性平；调气和中，止咳，明目；主治胸闷，腹泻，久咳，青盲内障。

【生境分布】 生长于山坡林下或溪边。国内分布于华东、中南、西南及甘肃、陕西等省区；省内各地公园及家庭常有栽培，供观赏。

7.3 蕙兰 Cymbidium faberi Rolfe

【别　　名】　兰花草、夏蕙、二月兰。

【药用部位】　花（兰花），根皮（化气兰），果实（蕙实）。

【采收加工】　花将开放时采收，鲜用或晒干；根皮于秋季采挖，抽去木心，晒干；果实成熟时采收，晒干。

【性能主治】　**兰花**：味辛，性平；调气和中，止咳，明目；主治胸闷，腹泻，久咳，青盲内障。**化气兰**：味苦，甘，性凉，小毒；润肺止咳，清利湿热，杀虫；主治咳嗽，小便淋浊，赤白带下，鼻衄，蛔虫病，头虱。**蕙实**：味辛，性平；明目，补中。

【生境分布】　生长于林下阴湿处。国内分布于华东、中南、西南及陕西等省区；省内各地公园及家庭常有栽培，供观赏。

8　角盘兰属 Herminium Guett.

角盘兰 Herminium monorchis（L.）R. Br.

【别　　名】　人参果、人头七。

【药用部位】　带根茎全草（人头七）。

【采收加工】　秋季采收，洗净，晒干。

【性能主治】　味甘，性温；补肾健脾，调经活血，解毒；主治头昏失眠，烦躁口渴，不思饮食，月经不调，毒蛇咬伤。

【生境分布】　生长于海拔 500～4200m 的山坡草地。国内分布于东北、华北及陕西、甘肃、青海、河南、四川、云南、西藏等省区；省内分布于烟台、泰安、淄博、济南、潍坊、青岛等地。

9　羊耳蒜属 Liparis L. C. Rich.

羊耳蒜 Liparis japonica（Miq.）Maxim.

【别　　名】　两片草、石蒜头。

【药用部位】　带根全草（羊耳蒜）。

【采收加工】　夏、秋季采挖，鲜用或切段晒干。

【性能主治】　味甘、微酸，性平；活血止血，消肿止痛；主治崩漏，产后腹痛，白带过多，扁桃体炎，跌打损伤，烧伤。

【生境分布】　生长于海拔 2400～2600m 的常绿阔叶林、松林及灌丛中。国内分布于东北、西北及安徽、湖北、四川、贵州、云南等省区；省内分布于各地山区。

10　白及属 Bletilla Rchb. f.

白及 Bletilla striata（Thunb. ex A. Murray）Rchb. f.

【别　　名】　白鸟儿头、地螺丝、军求子、利知子。

【药用部位】　根茎（白及）。

【采收加工】　9～10 月采挖，将根茎浸水中约 1 小时左右，洗净泥土，除去须根，经蒸煮至内面无白心，晒干或炕干，撞去残须。

【性能主治】　味苦、甘、涩，性寒；收敛止血，消肿生肌；主治咯血，吐血，衄血，便血，外伤出血，痈肿疮毒，烫灼伤，手足皲裂，肛裂。

【生境分布】　生长于山野山谷较潮湿处。国内分布于华东、中南、西南及河北、山西、陕西、甘肃、台湾等省区；省内青岛中山公园有栽培。

11　绶草属 Spiranthes L. C. Rich.

绶草 Spiranthes sinensis（Pers.）Ames.

【别　　名】　盘龙参。

【药用部位】　根和全草（盘龙参）。

【采收加工】　夏、秋季采收，鲜用或晒干。

【性能主治】　味甘、苦，性平；益气养阴，清热解毒；主治病后虚弱，阴虚内热，咳嗽吐血，头晕，腰痛酸软，糖尿病，遗精，淋浊带下，咽喉肿痛，毒蛇咬伤，烫火伤，疮疡痈肿。

【生境分布】　生长于海拔 400～3500m 的山坡林下、灌丛中、草地、路边或沟边草丛中。国内各地分布几遍；省内分布于临沂、泰安、烟台、淄博、济南、潍坊等地。

12　斑叶兰属 Goodyera R. Br.

小斑叶兰 Goodyera repens（L.）R. Br.

【别　　名】　袖珍斑叶兰、匍枝斑叶兰、南投斑叶兰、斑叶兰。

【药用部位】　全草（斑叶兰）。

【采收加工】　夏、秋季采收，洗净，鲜用或晒干。

【性能主治】　味甘、辛，性平；润肺止咳，补肾益气，行气活血，消肿解毒；主治肺痨咳嗽，气管炎，头晕乏力，神经衰弱，阳痿，跌打损伤，骨节疼痛，咽喉肿痛，乳痈，疮疖，瘰疬，毒蛇咬伤。

【生境分布】　生长于山谷林下阴湿处。广布于全国各地；省内分布于泰山、沂山等山区。

13　石斛属 Dendrobium Sw.

13.1 金钗石斛 Dendrobium nobile Lindl.

【别　　名】　金钗花、千年润、吊兰花、扁黄草、扁草、大黄草、石斛。

【药用部位】　茎（石斛）。

【采收加工】　全年均可收割，鲜用者，除去须根及杂质，另行保存；干者，去根洗净，搓去薄膜状叶鞘，晒干或烘干，也可置开水中略烫，再晒干或烘干。

【性能主治】　味甘，性微寒；生津养胃，滋阴清热，润肺益肾，明目强腰；主治热病伤津，口干烦渴，胃阴不足，胃痛干呕，肺燥干咳，虚热不退，阴伤目暗，腰膝软弱。

【生境分布】　附生于高山岩石上或林中树干上。国内分布于台湾、湖北、广东、广西、四川、贵州、云南等省区；省内济南、青岛等地温室常有栽培，供观赏。

13.2　铁皮石斛 Dendrobium candidum Wall. ex Lindl.

【别　　名】　黑节草、铁皮兰、石斛。

【药用部位】　茎（石斛）。

【采收加工】　同金钗石斛，或将长 8cm 左右的石斛茎洗净晾干，用文火均匀炒至柔软，搓去叶鞘，趁热将茎扭成螺旋状或弹簧状，反复数次，最后晒干，商品称为耳环石斛，又名枫斗。

【性能主治】　味甘，性微寒；生津养胃，滋阴清热，润肺益肾，明目强腰；主治热病伤津，口干烦渴，胃阴不足，胃痛干呕，肺燥干咳，虚热不退，阴伤目暗，腰膝软弱。

【生境分布】　附生于树上。国内分布于广西、贵州、云南等省区；省内济南、青岛等地温室常有栽培，供观赏。

14　天麻属 Gastrodia R. Br.

天麻 Gastrodia elata Bl.

【别　　名】　赤箭。

【药用部位】　块茎（天麻）。

【采收加工】　春、冬季采挖，蒸后烘干。

【性能主治】　味甘，辛，性平；息风止痉，平抑肝阳，祛风通络；主治急慢性惊风，抽搐拘挛，破伤风，眩晕，头痛，半身不遂，肢麻，风湿痹痛。

【生境分布】　生长于海拔 1200～1800m 的林下阴湿、腐殖质丰富的地方。国内分布于吉林、辽宁、河北、陕西、甘肃、安徽、河南、湖北、四川、贵州、云南、西藏等省区；省内烟台、临沂等地有栽培，烟台、昆嵛山有少量野生。

15　火烧兰属 Epipactis

火烧兰 Epipactis helleborine (L.) Crantz

【别　　名】　小花火烧兰、野竹兰。

【药用部位】　根（野竹兰）。

【采收加工】　秋季采挖，除去茎叶，洗净，晒干。

【性能主治】　味苦，性寒；清肺止咳，活血，解毒；主治肺热咳嗽，咽喉肿痛，牙痛，目赤肿痛，胸胁满闷，腹泻，腰痛，跌打损伤，毒蛇咬伤。

【生境分布】　生长于海拔 250～3600m 的山坡林下、草丛或沟边。国内分布于辽宁、河北、山西、陕西、甘肃、青海、新疆、安徽、湖北、四川、贵州、云南和西藏；省内分布于蒙山。

二、双子叶植物纲 DICOTYLEDONS

双子叶植物为被子植物两大门类之一。种子的胚通常具两枚子叶，胚根伸长成发达的主根，少数也有成须根状的；叶脉多为网状脉；茎内维管束排列成圆筒形（环状排列），具形成层、保持分裂能力，故茎能加粗；花部（即萼片、花瓣、雄蕊）常为 5 数或 4 数，少数部分为多数，花被由辐射对称至两侧对称，子房由上位至下位；果实有开裂或不开裂的各种类型。成熟种子，有胚乳或无胚乳。

双子叶植物是植物界种类最多、适应性最强的类群，约有 20 万～25 万种，超过植物界总种数的一半。来自双子叶植物的传统中药材种类最多，常见的有人参、八角、三七、大黄、大戟、大枣、大蓟、小蓟、栀子、山楂、羌活、川乌、川断、川芎、延胡索、木瓜、木香、升麻、牡丹皮、丹参、乌药、金银花、甘草、龙葵、生地黄、白术、白芍、白芷、玄参、地榆、当归、合欢皮、防风、红花、芫花、杜仲、佛手、辛夷、远志、连翘、沙参、沉香、陈皮、苦参、降香、荆芥、茜草、草乌、枳壳、枳实、枸杞子等等。

（一）三白草科 Saururaceae

蕺菜属 Houttuynia Thunb.

蕺菜 Houttuynia cordata Thunb.

【别　　名】　狗贴耳、鱼腥草、蕺菜。

【药用部位】　带根全草（鱼腥草）。

【采收加工】　夏、秋季采收，洗净，晒干；鲜用随时可采。

【性能主治】　味辛，性微寒；清热解毒，排脓消痈，利尿通淋；主治肺痈吐脓，痰热喘咳，喉蛾，热痢，痈肿疮毒，热淋。

【生境分布】　生长于沟边、溪边及潮湿的疏林下。国内分布于陕西、甘肃及长江流域以南各省区；省内济南等地有引种栽培。

（二）金粟兰科 Chloranthaceae

金粟兰属 Chloranthus Sw.

1.1　银线草 Chloranthus japonicus Sieb.

【别　　名】　四块瓦、鬼督邮、独摇草、鬼独摇草。

【药用部位】　全草或根及根茎（银线草）。

【采收加工】　夏、秋季采挖，洗净，鲜用或晒干。

【性能主治】　味辛，苦，性温；有毒；活血化瘀，祛风除湿，解毒；主治跌打损伤，风湿痹痛，风寒感冒，肿毒疮疡，毒蛇咬伤。

【生境分布】　生长于山谷林下阴湿处。国内分布于吉林、辽宁、河北、山西、陕西、甘肃等省区；省内分布于烟台、青岛崂山、威海昆嵛山、潍坊青州仰天寺等地。

1.2　金粟兰 Chloranthus spicatus (Thunb.) Makino.

【别　　名】　珠兰、鱼子兰、茶兰、真珠兰。

【药用部位】　全株或根、叶（珠兰）。

【采收加工】　夏季采集，洗净，切片，晒干。

【性能主治】　味辛，甘，性温；祛风湿，活血止痛，杀虫；主治风湿痹痛，跌打损伤，偏头痛，顽癣。

【生境分布】　生长于山区丛林中，现各地多栽培。国内分布于福建、广东、四川、贵州、云南等省区；省内各地公园温室常见引种栽培。

1.3 丝穗金粟兰 Chloranthus fortunei (A. Gray) Solms-Laub.

【别　　名】　水晶花、老妈妈花、四块瓦。

【药用部位】　全草或根（剪草）。

【采收加工】　夏季采集，除去杂质，洗净，晒干。

【性能主治】　味辛、苦，性平；有毒；祛风活血，解毒消肿；主治风湿痹痛，跌打损伤，疮疖痈疖，毒蛇咬伤。

【生境分布】　生长于山坡林下阴湿处或草丛中。国内分布于华东及台湾、湖北、湖南、广东、广西、四川等省区；省内分布于临沂、青岛崂山、烟台、威海昆嵛山等地。

1.4 及己 Chloranthus serratus (Thunb.) Roem. et Schult.

【别　　名】　獐耳细辛、四叶细辛、四片瓦。

【药用部位】　根（及己）。

【采收加工】　春季开花前采挖，去掉茎叶、泥沙，阴干。

【性能主治】　味苦，性平，有毒；活血散瘀，祛风止痛，解毒杀虫；主治跌打损伤，骨折、经闭，风湿痹痛，疔疮疖肿，疥癣，皮肤瘙痒，毒蛇咬伤。

【生境分布】　生长于山坡林下阴湿处和山谷溪边草丛中。国内分布于江苏、安徽、浙江、江西、福建、湖北、湖南、广东、广西、四川等省区；省内分布于胶东半岛山区地带。

（三）杨柳科 Salicaceae

1 杨属 Populus L.

1.1 银白杨 Populus alba L.

【别　　名】　白背杨。

【药用部位】　叶（银白杨）。

【采收加工】　春、夏季采收，鲜用或晒干。

【性能主治】　味苦，性寒；止咳平喘，化痰清热；主治咳嗽，气喘。

【生境分布】　喜生长于湿润肥沃的沙质土上。国内分布于辽宁、河北、山西、陕西、宁夏、甘肃、青海、江苏、安徽、河南、广西等省区，仅新疆有野生；省内各地多栽培于公园、庭院或村旁路边。

1.2 山杨 Populus davidiana Dode.

【别　　名】　大叶杨、响杨、麻嘎勒。

【药用部位】　树皮（白杨树皮），根皮（白杨树根皮），树枝（白杨枝），叶（白杨叶）。

【采收加工】　树皮全年可采，但多在秋、冬季结合伐木时采收，趁鲜剥皮，晒干；根皮冬、春季采挖、剥取，除去泥土，晒干；树枝秋、冬季采收，除去粗皮，锯成段，晒干；嫩叶春季采收，鲜用或晒干。

【性能主治】　白杨树皮：味苦，性寒；祛风活血，清热利湿，驱虫；主治风痹，脚气，扑损瘀血，痢疾，肺热咳嗽，口疮，牙痛，小便淋沥，蛔虫病。白杨树根皮：味苦，性平；清热，止咳，利湿，驱虫；主治肺热咳喘，淋浊，白带，妊娠下痢，蛔虫病。白杨枝：味苦，性寒；行气消积，解毒敛疮；主治腹痛，腹胀，癥块，口吻疮。白杨叶：味苦，性寒；祛风止痛，解毒敛疮；主治龋齿疼痛，骨疽，臁疮。

【生境分布】　生长于海拔 1200～3800m 的山坡、山脊和沟谷地带，常形成小面积纯林或与其他树种形成混交林。国内分布于东北、华北、西北、中南、西南及西藏等省区；省内分布于昆嵛山、崂山、鲁山、泰山等地。

1.3 钻天杨 Populus nigra L. var. italica (Moench) Koehne.

【别　　名】　美国白杨、美杨、笔杨。

【药用部位】　树皮（钻天杨）。

【采收加工】　秋、冬季结合伐木采收，鲜用或晒干。

【性能主治】　味苦，性寒；凉血解毒，祛风除湿；主治感冒，肝炎，痢疾，风湿疼痛，脚气肿，烧烫伤，疥癣秃疮。

【生境分布】　原产意大利，喜光、抗寒、抗旱，稍耐盐碱及水湿。国内长江、黄河流域广为栽培；省内各地均有栽培，多作行道树。

1.4 箭杆杨 Populus nigra L. var. thevestina (Dode) Bean

【别　　名】　钻天杨、白杨树。

【药用部位】　树皮或叶（箭杆杨）。

【采收加工】　秋、冬季采剥树皮，晒干；夏季采叶，鲜用。

【性能主治】　味苦，性寒；祛风除湿，凉血解毒；主治风湿痹痛，脚气肿，肝炎，痢疾，烧烫伤，疥癣秃疮。

【生境分布】　喜光，耐寒，抗大气干旱，稍耐盐碱。国内分布于黄河上、中游一带，陕西、甘肃、山西南部、河南西部等地栽培较多；省内各地有少量栽培，生长较差。

1.5 小叶杨 Populus simonii Carr.

【别　　名】　青杨、南京白杨，河南杨、明杨。

【药用部位】　树皮（小叶杨）。

【采收加工】　全年均可采剥，晒干。

【性能主治】　味苦，性寒；祛风活血，清热利湿；主治风湿痹症，跌打肿痛，肺热咳嗽，小便淋沥，口疮，牙痛，痢疾，脚气，蛔虫病。

【生境分布】　生长于山谷两旁，平原地区有栽培。国内华北各地常见分布，以黄河中下游地区分布最为集中；省内各地均有栽培。

1.6 毛白杨 Populus tomentosa Carr.

【别　　名】　白杨树、笨白杨、杨树、大叶杨。

【药用部位】　树皮或嫩枝（毛白杨），雄花序（杨树花）。

【采收加工】　树皮秋、冬季或结合伐木采剥，刮去粗皮，鲜用或晒干；雄花序春季现蕾花开时，分批摘取，鲜用或晒干；夏季采叶，全年采枝和树皮，晒干或鲜用。

【性能主治】　**毛白杨**：味苦、甘，性寒；清热利湿，止咳化痰；主治肝炎，痢疾，淋浊，咳嗽痰喘。**杨树花**：味苦，性寒；清热解毒，化湿止痢；主治细菌性痢疾，肠炎。

【生境分布】　生长于海拔1500m以下温和平原地区，亦有栽培。国内分布于辽宁、河北、山西、陕西、甘肃、江苏、安徽、浙江、河南等省区；省内各地均有分布。

1.7　加拿大白杨 Populus canadensis Moench.

【别　　名】　欧美杨、加拿大杨。

【药用部位】　雄花序（杨树花）。

【采收加工】　春季现蕾开花时，分批摘取，鲜用或晒干。

【性能主治】　同毛白杨雄花序。

【生境分布】　生长于温暖湿润地区。国内除广东、海南、云南、西藏外，各省区均有引种；省内各地均有分布。

2　柳属 Salix L.

2.1　垂柳 Salix babylonica L.

【别　　名】　小杨、杨柳、水柳、垂丝柳。

【药用部位】　枝条（柳枝），树皮或根皮（柳白皮），根及须根（柳根），茎枝蛀孔中的蛀屑（柳屑），带毛种子（柳絮），叶（柳叶），花序（柳花）。

【采收加工】　春季摘取嫩枝，鲜用或晒干；冬、春季采收树皮或根皮，除去粗皮，鲜用或晒干；春、夏、秋季采收根及须根，洗净，鲜用或晒干；夏、秋季采收蛀屑，除去杂质，晒干；春季果实将成熟时采收带毛种子，晒干；叶春、夏季采收，鲜用或晒干；花序春季花初开放时采收，鲜用或晒干。

【性能主治】　**柳枝**：味苦，性寒；祛风利湿，解毒消肿；主治风湿痹痛，小便淋浊，黄疸，风疹瘙痒，疔疮，丹毒，龋齿，龈肿；淋病，白浊，水肿，黄疸，风湿疼痛，黄水湿疮，牙痛，烫伤。**柳白皮**：味苦，性寒；祛风利湿，消肿止痛；主治风湿骨痛，风肿瘙痒，黄疸，淋浊，白带，乳痈，疔疮，牙痛，烫火伤。**柳根**：味苦，性寒；利水通淋，祛风除湿，泻火解毒；主治淋证，白浊，水肿，黄疸，痢疾，白带，风湿疼痛，黄水疮，牙痛，烫伤，乳痈。**柳屑**：味苦，性寒；祛风，除湿，止痒；主治风疹，筋骨疼痛，湿气腿肿。**柳絮**：味苦，性凉；凉血止血，解毒消痈；主治吐血，创伤出血，痈疽，恶疮。**柳叶**：味苦，性寒；清热，解毒，利尿，平肝，止痛，透疹；主治慢性气管炎，尿道炎，膀胱炎，膀胱结石，白浊，高血压，痈疽肿毒，烫火伤，关节肿痛，牙痛，痧疹，皮肤瘙痒。**柳花**：味苦，性寒；祛风利湿，止血散瘀；主治风水，黄疸，咳血，吐血，便血，血淋，经闭，疮疥，齿痛。

【生境分布】　耐水湿，也能生长于旱处。国内分布于长江及黄河流域，其他各省区均有栽培；省内各地均有分布。

2.2　旱柳 Salix matsudana Koidz.

【别　　名】　河柳、杨树、青皮柳。

【药用部位】　嫩叶、枝或树皮（旱柳）。

【采收加工】　春季采收嫩叶及枝条或树皮，鲜用或晒干。

【性能主治】　味苦，性寒；清热除湿，消肿止痛；主治急性膀胱炎，小便不利，黄水疮，疮毒，牙痛。

【生境分布】　为平原地区常见树种。国内分布于东北、华北平原、西北黄土高原，西至甘肃、青海，南至淮河流域及江苏、浙江等省区；省内各地均有分布，以黄河沿岸及盐碱地区最多。

2.3　河柳 Salix chaenomeloides Kimura

【别　　名】　腺柳。

【药用部位】　根、幼枝，叶、花、果实（河柳）。

【采收加工】　幼枝、叶春季、夏季采收，花春季采收，根与果实秋后采收，鲜用或晒干。

【性能主治】　根、幼枝：利尿、解毒；叶、花、果实：外用治恶疮。

【生境分布】　生长于沟边、河滩及路旁。国内分布于辽宁及黄河下、中游流域诸省区；省内各地均有分布。

（四）杨梅科 Myricaceae

杨梅属 Myrica L.

杨梅 Myrica rubra (Lour.) Sieb. et Zucc.

【别　　名】　圣生梅、白蒂梅、树梅。

【药用部位】　果实（杨梅果实），树皮（杨梅树皮），根（杨梅根）。

【采收加工】　果实近成熟时采收，多鲜用；树皮、根全年可采，晒干。

【性能主治】　**杨梅果实**：味甘、酸，性温；生津解渴，和胃消食；主治烦渴，吐泻，痢疾，腹痛，涤肠胃，解酒。**杨梅树皮**：止血治痢；外用治刀伤出血，跌打伤，筋骨痛。**杨梅根**：味辛，性温；理气，止血，化瘀；主治胃痛，膈食呕吐，疝气，吐血，血崩，痔血，外伤出血，跌打损伤，牙痛，汤火伤，恶疮，疥癞。

【生境分布】　生长于海拔125～1500m的山坡或山谷林中。国内分布于华东和湖南、广东、广西、贵州等省区；省内山东科技大学青岛校区、崂山太清宫有引种栽培。

（五）胡桃科 Juglandaceae

1　胡桃属 Juglans L.

1.1　胡桃 Juglans regia L.

【别　　名】　羌桃、播罗斯、核桃。

【药用部位】 种仁（胡桃仁），花（胡桃花），未成熟果实的外果皮（胡桃青皮），未成熟的果实（青胡桃果），木质隔膜（分心木），成熟果实的内果皮（胡桃壳），叶（胡桃叶），嫩枝（胡桃枝），根或根皮（胡桃根），脂肪油（胡桃油），树皮（胡桃树皮），种仁返油而变成黑色者（油胡桃）。

【采收加工】 9～10月中旬果实成熟后采摘，去掉果皮，击开核壳，取种仁，晒干；花于5～6月盛开时采收，除去杂质，鲜用或晒干；夏、秋季采摘未成熟果实，削取绿色外果皮，鲜用或晒干；夏季采收未成熟果实，洗净，鲜用或晒干；秋、冬季采收成熟核果，击开核壳，剥取核仁时，收集果核内的木质隔膜，晒干；采胡桃仁时，收集核壳（木质内果皮），除去杂质，晒干；叶春、夏、秋季均可采收，鲜用或晒干；嫩枝春、夏季采摘，洗净，鲜用。根全年可采，洗净，切片，或剥取根皮、切片，鲜用；压榨净胡桃种仁，收集榨出的脂肪油；树皮全年可采，或结合砍伐、整枝采剥茎皮和枝皮，鲜用或晒干。

【性能主治】 胡桃仁：味甘、涩，性温；补肾益精，温肺定喘，润肠通便，主治腰痛脚弱，尿频，遗尿，阳痿，遗精，久咳喘促，肠燥便秘，石淋及疮疡瘰疬。胡桃花：味甘、微苦，性温；软坚散结，除疣；主治赘疣。胡桃青皮：味苦、涩，性平；止痛，止咳，止泻，解毒，杀虫；主治脘腹疼痛，痛经，久咳，泄泻久痢，痈肿疮毒，顽癣，秃疮，白癜风。青胡桃果：味苦、涩，性平；止痛，乌须发；主治胃脘疼痛，须发早白。分心木：味苦、涩，性平；涩精缩尿，止血止带，止泻痢；主治遗精滑泄，尿频遗尿，崩漏，带下，泄泻，痢疾。胡桃壳：味苦、涩，性平；止血，止痢，散结消痈，杀虫止痒；主治妇女崩漏，痛经，久痢，疟母，乳痈，疥癣，鹅掌风。胡桃叶：味苦、涩，性平；收敛止带，杀虫，消肿；主治妇女白带，疥癣，象皮腿。胡桃枝：杀虫止痒，解毒散结；主治疥疮，瘰疬，肿块。胡桃根：味苦、涩，性平；止泻，止痛，乌须发；主治腹泻，须发早白。胡桃油：味辛、甘，性温；温补肾阳，润肠，驱虫，止痒，敛疮；主治肾虚腰酸，肠燥便秘，虫积腹痛，聤耳出脓，疥癣，冻疮，狐臭。胡桃树皮：味苦、涩，性凉；涩肠止泻，解毒，止痒；主治泄泻，痢疾，麻风结节，肾囊风，皮肤瘙痒。油胡桃：味辛，性热，有毒；消痈肿，疬风，霉疮，疥癣，白秃疮，须发早白。

【生境分布】 生长于山坡及丘陵地带。国内分布于西北、华北、华东、中南、西南等区域，南北各地均有栽培；省内青州、临朐、泰安、莱芜、邹城、滕州、临沂等地有栽培。

1.2 核桃楸 Juglans mandshurica Maxim.

【别　　名】 胡桃楸、楸子、山核桃。

【药用部位】 未成熟果实或果皮（核桃楸果），树皮（核桃楸皮），种仁（核桃楸果仁）。

【采收加工】 未成熟绿色果实或成熟果皮夏、秋季采收，鲜用或晒干；树皮春、秋季采剥，晒干；种仁于秋季果实成熟时采收，除去外果皮、内果皮（壳），取仁，晒干。

【性能主治】 核桃楸果：味辛、味苦，性平，有毒；行气止痛，杀虫止痒；主治脘腹疼痛，牛皮癣。核桃楸皮：味苦、辛，性微寒；清热燥湿，泻肝明目；主治湿热下痢，带下黄稠，目赤肿痛，麦粒肿，迎风流泪，骨结核。核桃楸果仁：味甘，性温；敛肺平喘，温补肾阳，润肠通便；主治肺虚咳喘，肾虚腰痛，遗精阳痿，大便秘结。

【生境分布】 生长于土质肥厚、湿润、排水良好的沟谷两旁或山坡中下部的杂木林中。国内分布于东北及河北、山西等省区；省内崂山、泰山等地有栽培。

2 化香属 Platycarya Sieb. et Zucc.

化香树 Platycarya strobilacea Sieb. et Zucc.

【别　　名】 化香柳、花木香、还香树。

【药用部位】 叶（化香树叶），果实（化香树果）。

【采收加工】 叶夏、秋季采收，鲜用或晒干；果实秋季近成熟时采收，晒干。

【性能主治】 化香树叶：味辛，性温，有毒；解毒疗疮，杀虫止痒；主治疮痈肿毒，骨痈流脓，顽癣，阴囊湿疹，癞头疮。化香树果：味辛，性温。活血行气，止痛，杀虫止痒；主治内伤胸腹胀痛，跌打损伤，筋骨疼痛，痈肿，湿疮，疥癣。

【生境分布】 生长于600～1300m的向阳山坡杂木林中，为低山丘陵次生林中常见树种。国内分布于华东及陕西南部、台湾、河南、湖北、湖南、四川、贵州、云南等省区；省内分布于胶南、五莲、日照、郯城等鲁东南沿海地区。

3 枫杨属 Pterocarya Kunth

枫杨 Pterocarya stenoptera DC.

【别　　名】 枫柳、麻柳、燕子柳。

【药用部位】 树皮（枫柳皮），果实（麻柳果），根或根皮（麻柳树根），叶（麻柳叶）。

【采收加工】 树皮夏、秋季剥取，鲜用或晒干；果实夏、秋季近成熟时采收，鲜用或晒干；根或根皮全年均可采挖或结合伐木采挖，将根除去泥土，洗净，晒干，或趁鲜时剥取根皮，晒干；叶春、夏、秋季均可采收，除去杂质，鲜用或晒干。

【性能主治】 枫柳皮：味辛、苦，性温，有毒；祛风止痛，杀虫，敛疮；主治风湿麻木，寒湿骨痛，头颅伤痛，齿痛，疥癣，浮肿，痔疮，烫伤，溃疡日久不敛。麻柳果：味苦，性温；温肺止咳，解毒敛疮；主治风寒咳嗽，疮疡肿毒，天疱疮。麻柳树根：味苦、辛，性热，有毒；祛风止痛，杀虫止痒，解毒敛疮；主治风湿痹痛，牙痛，疥癣，疮疡肿毒，溃疡日久不敛，汤火烫伤，咳嗽。麻柳叶：味辛、苦，性温，有毒；祛风止痛，杀虫止痒，解毒敛疮；主治风湿痹痛，牙痛，膝关节痛，疥癣，湿疹，阴道滴虫，烫伤，创伤，溃疡不敛，血吸虫病，咳嗽气喘。

　　【生境分布】　生长于海拔 1500m 以下的平原溪涧河滩、阴湿山地杂木林中，现已广发栽培于庭园或道旁。国内分布于华东、中南、西南及陕西、台湾等地，东北和华北仅有栽培；省内分布于山地丘陵，以鲁中南及胶东山地、河滩最为常见。

4　山核桃属 Carya Nutt.

美洲山核桃 Carya illinoensis（Wangenh.）K. Koch

　　【别　　名】　美国山核桃、长山核桃、薄壳山核桃、碧根果。

　　【药用部位】　种仁（山核桃仁）。

　　【采收加工】　果实成熟后去掉果皮，击开核壳，取种仁，晒干。

　　【性能主治】　补肾助阳，温肺定喘，润肠通便。

　　【生境分布】　原产美洲密西西比河流域及墨西哥北部。国内河北、河南、江苏、浙江、福建、江西、湖南、四川等省有引种栽培；省内泰安、青岛、烟台等地有少量引种。

（六）桦木科 Betulaceae

1　榛属 Corylus L.

1. 1　榛 Corylus heterophylla Fisch. ex Trautv.

　　【别　　名】　榛子、山板栗、平榛。

　　【药用部位】　种仁（榛子），雄花（榛子花）。

　　【采收加工】　秋季果实成熟后及时采摘，晒干后除去总苞及果壳，取种仁，晒干；雄花在清明前后采收，晾干。

　　【性能主治】　榛子：味甘，性平；健脾和胃，润肺止咳；主治病后体弱，脾虚泄泻，食欲不振，咳嗽。**榛子花：** 止血，消肿，敛疮；主治外伤出血，冻伤，疮疖。

　　【生境分布】　生长于海拔 200～1000m 的山地阴坡灌丛中；国内分布于东北、华北、陕西等省区；省内分布于胶东丘陵及鲁中南山区。

1. 2　川榛 Corylus heterophylla Fisch. ex Trautv.
　　　var. sutchuenensis Franch.

　　【别　　名】　榛子、木里仙。

　　【药用部位】　果实（木里仙）。

　　【采收加工】　秋季采收，晒干。

　　【性能主治】　味甘，性平；健胃；主治食欲不佳。

　　【生境分布】　生长于海拔 200～2500m 山地林中。国内分布于陕西、甘肃、安徽、浙江、江西、河南、湖北、四川、贵州等省；省内分布于昆嵛山、牙山、艾山、鲁山等地。

1. 3　毛榛 Corylus mandshurica Maxim.

　　【别　　名】　毛榛子、火榛子、榛子。

　　【药用部位】　种仁（榛子）

　　【采收加工】　同榛。

　　【性能主治】　同榛。

　　【生境分布】　生长于海拔 400～1500m 的山坡灌丛或林中；国内分布于东北、河北、山西、甘肃、四川等省区；省内崂山有少量分布。

2　鹅耳枥属 Carpinus L.

2. 1　鹅耳枥 Carpinus turczaninowii Hance

　　【别　　名】　穗子榆。

　　【药用部位】　根皮（鹅耳枥）。

　　【采收加工】　全年均可采挖，剥取根皮，洗净，切片，鲜用或晒干。

　　【性能主治】　味淡，性平；活血消肿，利湿通淋；主治跌打损伤，痈肿疮毒，淋证。

　　【生境分布】　生长于山谷低地、背阴山坡树木中。国内分布于辽宁、山西、河北、河南、陕西、甘肃；省内各地山区丘陵均有分布。

2. 2　千金榆 Carpinus cordata Bl.

　　【别　　名】　半拉子。

　　【药用部位】　果穗（半拉子）。

　　【采收加工】　秋季采摘，晒干。

　　【性能主治】　味甘、淡，性平；健胃消食；主治脾胃虚弱，食欲不振，脘腹胀满，消化不良。

　　【生境分布】　生长于海拔 500～2500m 的山坡阴地或山谷杂木林中。国内分布于东北、华北、陕西、甘肃、河南等省区；省内分布于胶东半岛沿海丘陵地区。

3　桤木属 Alnus Mill.

3. 1　辽东桤木 Alnus sibirica Fisch. ex Turcz.

　　【别　　名】　水冬瓜、赤杨、牛屎树、罗拐木、水青冈。

　　【药用部位】　树皮、根皮（辽东桤木）。

　　【采收加工】　冬、春季采集，半干燥后切片，晒干。

　　【性能主治】　味苦，性凉；清热，止咳，化痰，平喘；主治慢性气管炎。

　　【生境分布】　生长于山区沟边或林中，或成群落生长。国内分布于东北、内蒙古等省区；省内分布于泰山、崂山、蒙山等地，青岛、临沂、潍坊、泰安等地有栽培。

3. 2　日本桤木 Alnus japonica（Thunb.）Steud.

　　【别　　名】　赤杨。

　　【药用部位】　嫩枝叶或树皮（日本桤木）。

　　【采收加工】　春、秋季采收，鲜用或晒干。

　　【性能主治】　味苦、涩，性凉；清热降火，止血；主治鼻衄，外伤出血，水泻。

　　【生境分布】　生长于山坡、山沟、河边阴湿处、路旁。国内分布于吉林、辽宁、河北、江苏等地；省内分布于烟台、泰山、蒙山、崂山等地。

4　桦木属 Betula L.

4. 1　白桦 Betula platyphylla Suk.

　　【别　　名】　桦木、桦树、桦皮树、粉桦。

【药用部位】 树皮（桦木皮），树干流出的液汁（桦树液），叶（桦木叶）。

【采收加工】 树皮春、夏、秋季均可剥取，晒干；5月间将树皮划开，收集液汁，鲜用；夏季采叶，晒干或鲜用。

【性能主治】 桦木皮：味苦，性平；清热利湿，祛痰止咳，消肿解毒；主治咽痛喉痹，咳嗽气喘，痢疾，腹泻，黄疸，淋证，小便不利，乳痈，疮毒痒疹等。桦树液：味苦，性凉；祛痰止咳，清热解毒；主治咳嗽，气喘，小便赤涩。桦木叶：利尿。

【生境分布】 生长于海拔400～4100m的山地林中，是阔叶林和针阔叶混交林常见树种，常成群落生长。国内分布于东北、华北及河南、陕西、宁夏、甘肃、四川、云南、江苏及西藏等省区；省内昆嵛山、崂山、泰山、蒙山等地有引种栽培。

4.2 黑桦 Betula dahurica Pall.

【别　　名】 臭桦、棘皮桦。

【药用部位】 树皮（桦树皮）。

【采收加工】 春、夏、秋季均可剥取，晒干。

【性能主治】 主治痢疾，腹泻。

【生境分布】 生长于海拔400～1300m干燥、土层较厚的阳坡、山顶石岩上、针叶林或杂木林下。国内分布于黑龙江、辽宁、吉林、河北、山西、内蒙古；省内徂徕山林场有引种栽培。

（七）壳斗科 Fagaceae

1 栗属 Castanea Mill.

1.1 板栗 Castanea mollissima Bl.

【别　　名】 栗子树、毛栗子、栗、瑰栗、毛板栗。

【药用部位】 种仁（栗子），总苞（板栗壳、栗毛球），外果皮（栗壳），叶（栗叶），花序（栗花），树皮（栗树皮），根（栗树根），内果皮（栗荴）。

【采收加工】 种仁秋季果实成熟时采收，去掉总苞，将果实晒干，分别选取种仁、果皮和总苞，晒干；春季采集花序，鲜用或阴干；夏、秋季采收叶，晒干或鲜用；全年可采根，洗净，鲜用或晒干；内果皮剥取栗仁时收集，阴干。

【性能主治】 栗子：味甘，微咸，性平；益气健脾，补肾强筋，活血消肿，止血；主治脾虚泄泻，反胃呕吐，脚膝酸软，筋骨打折肿痛，吐血，衄血，便血，瘰疬。栗毛球：味微甘、涩，性平；清热散结，化痰，止血；主治丹毒，瘰疬，痰核，百日咳，中风不语，便血，鼻衄。栗壳：味甘、涩，性平；降逆生津，化痰止咳，清热散结，止血；主治反胃，呕哕，消渴，咳嗽痰多，百日咳，腮腺炎，瘰疬，便血，衄血。内果皮：主治瘰疬，骨鲠，皮肤干燥。栗叶：味微甘，性平；清肺止咳，解毒消肿；主治百日咳，肺结核，咽喉肿痛，肿毒，漆疮。栗花：味微苦、涩，性平；清热燥湿，止血，散结；主治泻痢，痢疾，带下，便血，瘰

疬，瘿瘤。栗树皮：味微苦、涩，性平；解毒消肿，收敛止血；用于癞疮，丹毒，口疮，漆疮，便血，鼻衄，创伤出血，跌扑伤痛。栗树根：味微苦，性平；行气止痛，活血调经；主治疝气偏坠，牙痛，风湿关节痛，月经不调。栗荴：味甘、涩，性平；散结下气，养颜；主治骨鲠，瘰疬，反胃，面有皱纹。

【生境分布】 生长于海拔370～2800m的地区，栽培于海拔100～2500m的低山丘陵、缓坡及河滩。国内分布于辽宁以南各地，除青海、新疆外均有栽培，以华北、西南、长江流域栽培最为集中，产量最大；省内大部分地区有栽培，以泰安、日照、郯城、临沂、五莲、莱阳等地较多。

1.2 茅栗 Castanea seguinii Dode.

【别　　名】 毛栗、野栗子、毛板栗。

【药用部位】 总苞、树皮、根（茅栗）。

【采收加工】 果实成熟时采收总苞，树皮与根全年可采，鲜用或晒干。

【性能主治】 主治肺炎，肺结核，丹毒，疮毒。

【生境分布】 生长于海拔400～2000m丘陵山地，常见于山坡灌木丛中，与阔叶常绿或落叶树混生。国内分布于大别山以南、五岭南坡以北各地；省内山东省农业科学院果树研究所板栗种植基地有引种栽培。

1.3 锥栗 Castanea henryi (Skan) Rehd. et Wils.

【别　　名】 尖栗、箭栗、旋栗、棒栗。

【药用部位】 种仁（锥栗），叶、总苞（锥栗叶、锥栗毛球）。

【采收加工】 果实成熟时采收种子与总苞，叶在生长季节采摘，鲜用或晒干。

【性能主治】 锥栗：味甘，性平；补益肾气；主治肾虚，痿弱，消瘦，腰脚不遂，内寒腹泻。锥栗叶、锥栗毛球：味苦、涩，性平；主治湿热，泄泻。

【生境分布】 生长于海拔100～1800m的丘陵与山地，常见于落叶或常绿的混交林中。国内分布于秦岭南坡以南、五岭以北各地，但台湾及海南不产；省内山东省农业科学院果树研究所板栗种植基地、蒙山万寿宫林场有引种栽培。

2 栎属 Quercus L.

2.1 麻栎 Quercus acutissima Carr.

【别　　名】 橡树、大橡子。

【药用部位】 果实（橡实），壳斗（橡实壳），根皮或树皮（橡木皮）。

【采收加工】 果实成熟后摘下，晒干，分别收集壳斗和果实，晒干；根皮或树皮全年可采，除去泥土，洗净，切片，晒干。

【性能主治】 橡实：味苦、涩，性微温；收敛固涩，止血，解毒；主治泄泻痢疾，便血，痔血，脱肛，小儿疝气，疮痈久溃不敛，乳腺炎，睾丸炎。橡实壳：味涩，性温；涩肠止泻，止带，止血，敛疮；主治赤白下痢，肠风下血，脱肛，崩

中，带下，牙疳，疮疡。**橡木皮**：味苦、涩，性平；解毒利湿，涩肠止泻；主治泻泄，痢疾，疮疡，瘰疬。

【生境分布】　生长于海拔 200～2200m 的山地、丘陵、针叶林、阔叶林中。国内分布于华东、中南、西南及辽宁、河北、陕西、山西、甘肃等省区；省内分布于胶东丘陵及鲁中南山区。

2.2　小叶栎 Quercus chenii Nakai

【别　　名】　橡树、大橡子。

【药用部位】　枝、壳斗（小叶栎）。

【采收加工】　冬季果实成熟后采收壳斗，枝全年可采，晒干。

【性能主治】　收敛，止泻。

【生境分布】　生长于海拔 600m 以下的丘陵地区，成小片纯林或与其他落叶阔叶树组成混交林。国内分布于江苏、安徽、浙江、江西、福建、河南、湖北、四川等省区；省内泰山前坡、山东科技大学青岛校区有引种栽培。

2.3　栓皮栎 Quercus variabilis Bl.

【别　　名】　软木栎、粗皮栎、白麻栎、厚皮青冈、花栎、青杠碗。

【药用部位】　果壳或果实（青杠碗）。

【采收加工】　秋季采收，晒干。

【性能主治】　味苦、涩，性平，止咳，止泻，止血，解毒；主治咳嗽，久泻，久痢，痔疮出血，头癣。

【生境分布】　生长于海拔 3000m 以下向阳山坡灌木林中。国内分布于华东、中南、西南、辽宁、河北、陕西、山西、甘肃、台湾等省区；省内分布于鲁中南山地及胶东丘陵地区。

2.4　槲树 Quercus dentata Thunb.

【别　　名】　柞栎、朴橄、槲橄、大叶栎、金鸡树、槲栎。

【药用部位】　树皮（槲皮），叶（槲叶），种子（槲实仁）。

【采收加工】　槲皮全年均可采，剥取树皮，洗净，切片，晒干；槲叶全年可采，鲜用或晒干；冬季果实成熟后连壳斗摘下，晒干，除去壳斗及种壳，取种子，晒干。

【性能主治】　**槲皮**：味苦、涩，性平；解毒消肿，涩肠，止血；主治疮痈肿痛，溃破不敛，瘰疬，痔疮，痢疾，肠风下血。**槲叶**：味甘、苦，性平；止血，通淋；主治吐血、衄血，便血，痔血，血痢，小便淋痛。**槲实仁**：味苦、涩，性平；涩肠止泻；主治腹泻，痢疾。

【生境分布】　生长于海拔 2700m 以下的山坡阳地，或与其他栎类、栲类、马尾松等混生，有时成纯林。国内分布于大部分地区；省内分布于各地山区丘陵地带。

2.5　柞槲栎 Quercus mongolica-dentata Nakai

【药用部位】　树皮、叶、果仁（柞槲栎）。

【采收加工】　树皮春、秋季采收，叶夏、秋季采收，果实成熟后取果仁，晒干。

【性能主治】　**树皮**：解毒消肿。**叶**：止血、利水。**果仁**：涩肠；主治痢疾。

【生境分布】　生长于向阳山坡，与槲树混生。国内分布于辽东半岛；省内分布于胶东山区丘陵、济南长清莲台山等地。

2.6　白栎 Quercus fabri Hance

【别　　名】　青冈树、金刚栎、白柴蒲树、皂斗、栎柴。

【药用部位】　带虫瘿的果实及总苞（白栎蔀）。

【采收加工】　秋季采收带虫瘿的果实及总苞，晒干；全年采根，鲜用或晒干。

【性能主治】　味苦、涩，性平；理气消积，明目解毒；主治疝气，疳积，痢疾，火眼赤痛，泄泻，创疖。

【生境分布】　生长于海拔 1900m 以下的山区丘陵林中，多与麻栎、枫香等混生，有时生成次生矮林。国内分布于淮河以南、长江流域、华南、西南等区域；省内泰山前坡有引种栽培。

2.7　蒙古栎 Quercus mongolica Fisch. ex Ledeb.

【别　　名】　柞树、软菠萝、菠萝、青刚栎、小叶槲树。

【药用部位】　树皮（柞树皮），叶（柞树叶），果实（柞树果）。

【采收加工】　春、秋季剥取树皮，刮去外层粗皮，晒干；夏、秋季采嫩叶，晒干或鲜用；秋季采果，晒干。

【性能主治】　**柞树皮**：味微苦、涩，性平；清热利湿，解毒消肿；主治痢疾，肠炎，小儿消化不良，气管炎，黄疸，痔疮。**柞树叶**：味微苦、涩，性平；清热止痢，止咳，解毒消肿；主治痢疾，肠炎，消化不良，痈肿，支气管炎，痔疮。**柞树果**：味苦、涩，性微温；健脾止泻，收敛止血，涩肠固脱，解毒消肿；主治脾虚泄泻，痔疮出血，脱肛，乳痈。

【生境分布】　生长于海拔 200～2100m 的向阳山坡干燥处的疏林中，常与辽东栎、杨、桦等混生，有时成纯林。国内分布于东北、华北等区域；省内分布于鲁中南、胶东等地区。

2.8　短柄枹栎 Quercus serrata Thunb. var. brevipetiolata (DC.) Nakai

【别　　名】　短柄枹树、短柄枹。

【药用部位】　带虫瘿的果实（短柄枹栎虫瘿）。

【采收加工】　秋季采集，晒干。

【性能主治】　健脾胃，利尿，解毒；主治胃痛，小便淋涩。

【生境分布】　生长于海拔 60～2000m 的山地杂木林中。国内分布于华东、陕西、甘肃、河南、湖北、湖南、四川、贵州等区域；省内分布于胶东地区。

（八）榆科 Ulmaceae

1　榆属 Ulmus L.

1.1　榆 Ulmus pumila L.

【别　　名】　白榆、榆钱树、家榆。

【药用部位】　树皮、根皮（榆白皮），茎皮部的涎汁（榆皮涎），花（榆花），果实或种子（榆荚仁），叶（榆叶），枝（榆枝）。

【采收加工】　春季或 8～9 月间割下老枝条，剥取内皮，晒干；春、秋季采收根皮，晒干；茎皮部的涎汁四季可采，割破茎皮，收集流出的涎汁；花 3~4 月采，鲜用或晒干；果实或种子 4~6 月果实成熟时采收，除去果翅，晒干；叶夏、秋季采，鲜用或晒干；树枝夏、秋季采收，鲜用或晒干。

【性能主治】 榆白皮：味甘，性微寒；利水通淋，祛痰，消肿解毒；主治水肿，小便不利，淋浊，带下，咳喘痰多，失眠，内外出血，难产胎死不下，痈疽、瘰疬，秃疮，疥癣。**榆皮涎：** 杀虫；主治疥癣。**榆花：** 味甘，性平；清热定惊，利尿疗疮；主治小儿惊痫，小便不利，头疮。**榆荚仁：** 味甘、微辛，性平；健脾安神，清热利水，消肿杀虫；主治失眠，食欲不振，带下，小便不利，水肿，小儿疳热羸瘦，烫火伤，疮癣。**榆叶：** 味甘，性平；清热利尿，安神，祛痰止咳；主治水肿，小便不利，石淋，尿浊，失眠，暑热困闷，痰多咳嗽，酒皶鼻。**榆枝：** 味甘，性平；利尿通淋；主治气淋。

【生境分布】 生长于河堤、田埂和路边。国内分布于东北、华北、西北、华东、中南、西南及西藏等省区；省内各地均有分布。

1.2 大果榆 Ulmus macrocarpa Hance

【别　　名】 黄榆、毛榆、柳榆。

【药用部位】 果实的加工品（芜荑）。

【采收加工】 夏季当果实成熟时采下，晒干，搓去膜翅，取种子。将 55kg 种子浸入水中，待发酵后，加入家榆树皮面 5kg，红土 15kg，菊花末 2.5kg，加适量温开水混合均匀，如糊状，放板上摊平约 1.3cm 厚，切成径约 6.7cm 的方块，晒干，即为芜荑；亦可在 5~6 月采实取仁，用种子 60%，异叶败酱 20%，家榆树皮 10%，灶心土 10%，混合制成扁平方形，晒干。

【性能主治】 味苦、辛，性温；杀虫消积，除湿止痢；主治虫积腹痛，小儿疳积，久泻久痢，疮疡，疥癣。

【生境分布】 生长于海拔 1000~1300m 的向阳山坡、丘陵及固定沙丘上，在林区多生长于林缘及河岸。国内分布于东北、华北及陕西、甘肃、青海、江苏、安徽、河南等省区；省内分布于各地山区丘陵地带。

1.3 黑榆 Ulmus davidiana Planch.

【别　　名】 山毛榆、热河榆、东北黑榆。

【药用部位】 树皮、根皮（黑榆皮）。

【采收加工】 根皮春、秋季采剥，树皮夏、秋季采剥，鲜用或晒干。

【性能主治】 驱虫消积，祛痰利尿；主治小儿疳积，骨瘤，骨结核。

【生境分布】 生长于石灰岩山地及谷地；国内分布于黑龙江、吉林、辽宁、内蒙古、河北、浙江、山西、安徽、河南、湖北、陕西、甘肃及青海等省区；省内各地均有分布。

1.4 春榆 Ulmus davidiana Planch. var. japonica (Rehd.) Nakai

【别　　名】 翼枝榆、山榆。

【药用部位】 同黑榆。

【采收加工】 同黑榆。

【性能主治】 同黑榆。

【生境分布】 生长于石灰岩山地及谷地。国内分布于东北、华中、华东、西北等区域；省内各地均有分布。

1.5 旱榆 Ulmus glancescens Franch.

【别　　名】 灰榆、山榆、黄青榆。

【药用部位】 植株各部（旱榆）。

【采收加工】 春、夏、秋季采收，鲜用或晒干。

【性能主治】 利水消肿。

【生境分布】 生长于山坡石缝或栽培。国内分布于辽宁、河北、河南、山西、内蒙古、陕西、甘肃及宁夏等省区；省内分布于济南、泰安等地。

1.6 榔榆 Ulmus parvifolia Jacq.

【别　　名】 小叶榆、脱皮榆、铁树。

【药用部位】 树皮、根皮（榔榆皮），叶（榔榆叶），茎（榔榆茎）。

【采收加工】 树皮、根皮全年可采，洗净，晒干；茎、叶夏、秋季均可采收，鲜用。

【性能主治】 **榔榆皮：** 味甘、微苦，性寒；清热利水，解毒消肿，凉血止血；主治热淋，小便不利，疮疡肿毒，乳痈，水火烫伤，痢疾，胃肠出血，尿血，痔血，腰背酸痛，外伤出血。**榔榆叶：** 味甘、微苦，性寒；清热解毒，消肿止痛；主治热毒疮疡，牙痛。**榔榆茎：** 味甘、微苦，性寒；通络止痛；主治腰背酸痛。

【生境分布】 生长于海拔 1300m 以下的平原丘陵地、山地及疏林中。国内分布于华东、中南、西南及河北、陕西、台湾、西藏等省区；省内分布于鲁中、鲁南山区，济南趵突泉公园有栽培。

2 榉属 Zelkova Spach

2.1 榉树 Zelkova serrata (Thunb.) Makino

【别　　名】 榉榆、血榉。

【药用部位】 树皮（榉树皮），叶（榉树叶）。

【采收加工】 树皮全年可采，鲜用或晒干；叶夏、秋季采收，鲜用或晒干。

【性能主治】 **榉树皮：** 味苦，性寒；清热解毒，止血，利水，安胎；主治感冒发热，血痢，便血，水肿，妊娠腹痛，目赤肿痛，烫伤，疮疡肿痛。**榉树叶：** 味苦，性寒；清热解毒，凉血；主治疮疡肿痛，崩中带下。

【生境分布】 多生长于山坡、路旁或栽于宅旁。国内分布于中南、西南及陕西、甘肃、江苏、安徽、浙江、江西、福建、西藏等省区；省内济南、青岛、泰安、临沂等地公园及泰山、昆嵛山、崂山有引种栽培。

2.2 大叶榉树 Zelkova schneideriana Hand.-Mazz

【别　　名】 榉榆、血榉、鸡油树、黄桅榆、大叶榆。

【药用部位】 树皮（大叶榉树皮），叶（大叶榉树叶）。

【采收加工】　树皮全年可采，鲜用或晒干；叶夏、秋季采收，鲜用或晒干。

【性能主治】　**大叶榉树皮**：主治感冒，头痛，肠胃实热，痢疾，妊娠腹痛，全身水肿，血痢，急性结膜炎。**大叶榉树叶**：主治妇女血带下，胃肠道出血症，痢疾。

【生境分布】　生长于溪间水旁或山坡土层较厚的疏林中。国内分布于陕西、甘肃、江苏、安徽、浙江、江西、福建、河南、湖北、湖南、广东、广西、四川、贵州、云南和西藏等省区；省内青岛、济南、泰安、刘公岛有引种栽培。

3　刺榆属 Hemiptelea Planch.

刺榆 Hemiptelea davidii Planch.

【别　　名】　钉枝榆、刺榔、骚夹菜。

【药用部位】　树皮、根皮（刺榆皮），叶（刺榆叶）。

【采收加工】　根皮、树皮全年可采，刮去外层粗皮，鲜用；叶春、夏季采收，鲜用或晒干。

【性能主治】　**刺榆皮**：味苦、辛，性微寒；解毒消肿；主治疮痈肿毒，毒蛇咬伤。**刺榆叶**：味淡，性微寒；利水消肿，解毒；主治水肿，疮疡肿毒，毒蛇咬伤。

【生境分布】　生长于山麓、山坡路旁，通常栽植于村落附近。国内分布于东北、华北、西北、华东、华中等区域；省内分布于胶东半岛及鲁山、曲阜孔林等地。

4　糙叶树属 Aphananthe Planch.

糙叶树 Aphananthe aspera (Thunb.) Planch.

【别　　名】　牛筋树、白鸡油、白鸡油树、粗叶树。

【药用部位】　根皮、树皮（糙叶树皮）。

【采收加工】　春、秋季剥取，晒干。

【性能主治】　主治腰肌劳损疼痛。

【生境分布】　生长于路旁、河边，常与朴树、栎树等混生。国内分布于华东、西南及山西、台湾、湖北、湖南、广东、广西等省区；省内崂山太清宫及泰安有栽培。

5　朴属 Celtis L.

5.1　小叶朴 Celtis bungeana Bl.

【别　　名】　黑弹树、棒子木、白麻子、棒棒木。

【药用部位】　树干、枝条（棒棒木）。

【采收加工】　夏季砍割枝条，切薄片，或取树干刨成薄片，晒干。

【性能主治】　味辛、微苦，性凉；祛痰，止咳，平喘；主治慢性咳嗽，哮喘。

【生境分布】　生长于低山、丘陵地区。国内分布于华北、西南及辽宁、河北、山西、陕西、甘肃、江苏、安徽、浙江、江西、湖北、湖南、广西、西藏等省区；省内分布于各地山区丘陵地带。

5.2　朴树 Celtis sinensis Pers.

【别　　名】　拔树、千粒树、朴榆、桑仔。

【药用部位】　树皮（朴树皮），叶（朴树叶），成熟果实（朴树果），根皮（朴树根皮）。

【采收加工】　树皮全年可采，洗净，切片，晒干；叶夏季采收，鲜用或晒干；成熟果冬季采，晒干；根皮全年可采，刮去粗皮，洗净，鲜用或晒干。

【性能主治】　**朴树皮**：味辛、苦，性平；祛风透疹，消食化滞；主治麻疹透发不畅，消化不良。**朴树叶**：味微苦，性凉；清热，凉血，解毒；主治漆疮，荨麻疹。**朴树果**：味苦、涩，性平；清热利咽；主治感冒咳嗽音哑。**朴树根皮**：味苦、辛，性平；祛风透疹，消食止泻；主治麻疹透发不畅，消化不良，食积泻痢，跌打损伤。

【生境分布】　生长于山坡、山沟、丘陵。国内分布于华东、中南及陕西、台湾、四川、贵州等省区；省内分布于鲁中南山区及胶东丘陵地区，青岛、济南、枣庄等地有栽培。

5.3　大叶朴 Celtis koraiensis Nakai

【别　　名】　大叶白麻子、白麻子。

【药用部位】　茎、叶、根（大叶朴）。

【采收加工】　茎、叶夏、秋季采收，根秋季采收，鲜用或晒干。

【性能主治】　止咳、平喘；主治痼疮。

【生境分布】　生长于山沟、谷边及岩石缝中。国内分布于辽宁、华北、西北等省区；省内分布于各地山区丘陵地带。

5.4　紫弹树 Celtis biondii Pamp.

【药用部位】　叶（紫弹树叶），根皮（紫弹树根皮），茎枝（紫弹树茎枝）。

【采收加工】　叶于春、夏季采收，鲜用或晒干；根于春初、秋末挖取，除去须根，泥土，剥皮，晒干；茎枝全年可采，切片，晒干。

【性能主治】　**紫弹树叶**：味甘，性寒；清热解毒；主治疮毒溃烂。**紫弹树根皮**：味甘，性寒；解毒消肿，祛痰止咳；主治乳痈肿痛，痰多咳喘。**紫弹树茎枝**：味甘，性寒；通络止痛；主治腰背酸痛。

【生境分布】　生长于山坡、山沟及杂木林中。国内分布于西南及陕西、甘肃、江苏、安徽、浙江、江西、福建、河南、湖北、湖南、广东、广西等省区；省内分布于枣庄抱犊崮及莲青山。

6　青檀属 Pteroceltis Maxim.

青檀 Pteroceltis tatarinowii Maxim.

【别　　名】　翼朴、檀树、摇钱树。

【药用部位】　叶（青檀）。

【采收加工】　夏、秋季采收，鲜用或晒干。

【性能主治】　祛风，除湿，消肿；主治诸风麻痹，痰湿流注，脚膝瘙痒，胃痛及发痧气痛。

【生境分布】　生长于山谷溪边、石灰岩山地疏林中。国内分布于辽宁、河北、山西、陕西、甘肃、青海、江苏、安徽、浙江、江西、福建、河南、湖北、湖南、广东、广西、四川和贵州；省内分布于泰山灵岩寺、济南佛峪、枣庄青檀寺。

（九）桑科 Moraceae

1 桑属 Morus L.

1.1 桑 Morus alba L.

【别　　名】　家桑、桑椹树。

【药用部位】　叶（桑叶），叶的蒸馏液（桑叶露），鲜叶的乳汁（桑叶汁），根皮（桑白皮），根（桑根），枝条经烧灼后沥出的液汁（桑沥），树皮中之白色液汁（桑皮汁），嫩枝（桑枝），果穗（桑椹子），老树上的结节（桑瘿）。

【采收加工】　桑叶：10～11月霜降后采收，晒干；桑叶露：取鲜桑叶和清水置于蒸馏器中，加热，收取蒸馏液，分装于玻璃瓶中，封口，灭菌；桑叶汁：摘取鲜桑叶，滴取白色乳汁于容器中，鲜用；桑白皮：春、秋季挖取根部，去净泥土及须根，趁鲜时刮去黄棕色粗皮，用刀纵向剖开皮部，以木槌轻击，使皮部与木部分离，除去木心，晒干；桑枝：初夏剪取，晒干；桑根：全年挖取根部，除去泥土和须根，鲜用或晒干；桑沥：取较粗枝条，将两端架起，中间加火烤，收集两端滴出的液汁；桑皮汁：用刀划破桑树枝皮，立即有白色乳汁流出，用洁净容器收取；桑枝：春末、夏初采收，去叶，略晒，趁新鲜时切成长30～60cm的段或斜片，晒干；桑椹子：果穗5～6月变红时采收，晒干或蒸后晒干；桑瘿：冬季桑树修枝时，锯取老桑树上的瘤状结节，趁鲜劈成不规则小块、片，晒干。

【性能主治】　桑叶：味甘、苦，性寒；疏散风热，清肺，明目；主治风热感冒，风温初起、发热头痛、汗出恶风、咳嗽胸痛，或肺燥干咳无痰、咽干口渴，风热及肝阳上扰，目赤肿痛。桑叶露：味苦，性微寒；清热明目；主治目赤肿痛。桑叶汁：味苦，性微寒；清肝明目，消肿解毒；主治目赤肿痛，痈疖，瘰疬，蜈蚣咬伤。桑白皮：味甘、辛，性寒；泻肺平喘，利水消肿；主治肺热喘咳，水饮停肺，胀满喘急，水肿，脚气，小便不利。桑根：味微苦，性寒；清热定惊，祛风通络；主治惊痫，目赤，牙痛，筋骨疼痛。桑沥：味甘，性凉；祛风止痉，清热解毒；主治破伤风，皮肤疮疥。桑皮汁：味苦，性微寒；清热解毒，止血；主治口舌生疮，外伤出血，蛇虫咬伤。桑枝：味苦，性平；祛风湿，通经络，行气水；主治风湿痹痛，中风半身不遂，水肿脚气，肌体风痒。桑椹子：味甘、酸，性寒；滋阴养血，生津，润燥；主治肝肾不足和血虚精亏的头晕目眩，腰酸耳鸣，须发早白，失眠多梦，津伤口渴，消渴，肠燥便秘。桑瘿：味苦，性平；祛风除湿，止痛，消肿；主治风湿痹痛，胃痛，鹤膝风。

【生境分布】　生长于丘陵、山坡、村旁、田野等处，多为人工栽培。国内各省区均有分布；省内分布于各地山区丘陵地带，烟台、潍坊、聊城、济宁、临沂等地普遍栽培。

1.2 华桑 Morus cathayana Hemsl.

【别　　名】　葫芦桑。

【药用部位】　叶（桑叶），根皮（桑白皮），嫩枝（桑枝），果穗（桑椹子）。

【采收加工】　同桑。

【性能主治】　同桑。

【生境分布】　生长于海拔900～1300m的向阳山坡或沟谷。国内分布于长江流域各省区；省内烟台、青州等地有栽培。

1.3 蒙桑 Morus mongolica（Bur.）Schneid.

【药用部位】　叶（桑叶），根皮（桑白皮），嫩枝（桑枝）。

【采收加工】　同桑。

【性能主治】　同桑。

【生境分布】　生长于海拔800～1500m山地或林中。国内分布于黑龙江、吉林、辽宁、内蒙古、新疆、青海、河北、山西、河南、陕西、安徽、江苏、湖北、四川、贵州、云南等省区；省内分布于各地山区丘陵地带。

1.4 鸡桑 Morus australis Poir.

【别　　名】　小叶桑、野桑、山桑。

【药用部位】　叶（鸡桑叶），根或根皮（鸡桑根）。

【采收加工】　叶夏季采收，鲜用或晒干；根秋、冬季采挖，趁鲜刮去栓皮，洗净，或剥取白皮，晒干。

【性能主治】　鸡桑叶：味甘、辛，性寒；清热解毒，宣肺止咳；主治风热感冒，肺热咳嗽，头痛，咽痛。鸡桑根：味甘、辛，性寒；清肺，凉血，利湿；主治肺热咳嗽，鼻衄，水肿，腹泻，黄疸。

【生境分布】　生长于石灰岩的山坡林中。国内分布于河北、安徽、江西、福建、台湾、河南、湖南、广东、广西、四川、贵州、云南等省区；省内分布于昆嵛山及淄博、泰安等地。

2 构属 Broussonetia L'Hér.

构树 Broussonetia papyrifera（L.）L'Hér. ex Vent.

【别　　名】　楮桑、楮桃树、沙纸树。

【药用部位】　果实（楮实），枝条（楮茎），除去外皮的内皮（楮树白皮），嫩根或根皮（楮树根），茎皮部的乳汁（楮树间白汁），叶（楮叶）。

【采收加工】　楮实：9月秋季果实变红时采摘，除去灰白色膜状宿萼及杂质，晒干；楮茎：春季采收枝条，晒干；楮树白皮：春、秋季剥取树皮，除去外皮，晒干；楮树根：嫩根春季采挖，或秋季挖根，剥取根皮，鲜用或晒干；楮树间白汁：春、秋季割开树皮，流出乳汁，干后，取下；楮叶：全年可采，鲜用或晒干。

【性能主治】　楮实：味甘，性寒；滋肾补阴，清肝明目，健脾利水；主治肾虚腰膝酸软，阳痿，目昏，目翳，水肿，尿少。楮茎：祛风，明目，利尿；主治风疹，目赤肿痛，小便不利。楮树白皮：味甘，性平；利水，止血；主治小便不利，水肿胀满，便血，崩漏。楮树根：味甘，性微寒；凉血散瘀，清热利湿；主治咳嗽吐血，崩漏，水肿，跌打损伤。楮树间白汁：味甘，性平；利尿，杀虫解毒；主治水肿，疥癣，虫咬。**楮叶**：味甘，性凉；凉血止血，利尿，解毒；主治吐血，衄血，崩漏，金疮出血，水肿，疝气，痢疾，毒疮。

【生境分布】 生长于山坡林缘或村寨道旁。国内分布于华东、华南、西南及河北、山西、陕西、甘肃、湖北、湖南等省区；省内各地均有分布，以临朐、沂水为多。

3 柘属 Cudrania Tréc

柘树 Cudrania tricuspidata（Carr.）Bur. ex Lavallee

【别　　名】 柘桑、黄疸树、刺桑。

【药用部位】 根（穿破石），木材（柘木），除去栓皮的树皮或根皮（柘木白皮），果实（柘树果），枝及叶（柘树茎叶）。

【采收加工】 **穿破石**：全年可挖根，除去泥土、须根，晒干，或洗净，趁鲜切片，晒干，亦可鲜用；**柘木**：木材全年可采，砍取树干及粗枝，趁鲜剥去树皮，切段或切片，晒干；**柘木白皮**：全年可剥取根皮和树皮，刮去栓皮，鲜用或晒干；**柘树果**：果实将成熟时采收，切片，鲜用或晒干；**柘树茎叶**：夏、秋季采收，鲜用或晒干。

【性能主治】 **穿破石**：味淡、味苦，性凉；祛风通络，清热除湿，解毒消肿；主治风湿痹痛，跌打损伤，黄疸，腮腺炎、肺结核，胃和十二指肠溃疡，淋浊，闭经，劳伤咳血，疔疮痈肿。**柘木**：味甘，性温；主治虚损，妇女崩中血结，疟疾。**柘木白皮**：味甘、微苦，性平；补肾固精，利湿解毒，止血，化瘀；主治肾虚耳鸣，腰膝冷痛，遗精，带下，黄疸，疮疖，呕血，咯血，崩漏，跌打损伤。**柘树果实**：味苦，性平；清热凉血，舒筋活络；主治跌打损伤。**柘树茎叶**：味甘、微苦，性凉；清热解毒，舒筋活络；主治疔腮，痈肿，隐疹，湿疹，跌打损伤，腰腿痛。

【生境分布】 生长于海拔 200～1500m 的阳光充足的荒坡、山地、林缘和溪旁。国内分布于华东、中南、西南及河北、陕西、甘肃等省区；省内各地均有分布。

4 榕属（无花果属）Ficus L.

4.1 无花果 Ficus carica L.

【别　　名】 天生子、文仙果、奶浆果。

【药用部位】 果实（无花果），叶（无花果叶），根（无花果根）。

【采收加工】 果实 7～10 月呈绿色时，分批采摘，或拾取落地的未成熟果实，用开水烫后，晒干或烘干；叶夏、秋季采收，鲜用或晒干；根全年可采，鲜用或晒干。

【性能主治】 **无花果**：味甘，性平；清热生津，健脾益胃，解毒消肿；主治咽喉肿痛，燥咳声嘶，乳汁稀少，肠热便秘，食欲不振，消化不良，泄泻，痢疾，痈肿，癣疾。**无花果叶**：味甘、微辛，性平，小毒；清湿热，解疮毒，消

肿止痛；主治湿热泄泻，带下，痔疮，痈肿疼痛，瘰疬。**无花果根**：味甘，性平；清热解毒，散瘀消肿；主治肺热咳嗽，咽喉肿痛，痔疮，痈疽，瘰疬，筋骨疼痛。

【生境分布】 原产地中海沿岸。国内各地均有栽培；省内以烟台、青岛、威海沿海栽培较多，多栽培于庭院。

4.2 榕树 Ficus microcarpa L. f.

【别　　名】 榕、小叶榕、倒生树。

【药用部位】 气生根（榕须），果实（榕树果），树脂（榕树胶汁），树皮（榕树皮），叶（榕树叶）。

【采收加工】 气生根全年可采，割下，扎成小把，鲜用或晒干；果实夏、秋季采收，鲜用或晒干；树脂全年可采，割伤树皮，收集流出的乳汁；树皮全年可剥取，晒干；叶全年可采，鲜用或晒干。

【性能主治】 **榕须**：味苦，性平；散热，祛风湿，活血止痛；主治流感，百日咳，麻疹不透，扁桃体炎，结膜炎，风湿骨痛，痧气腹痛，久痢，胃痛，白带，湿疹，阴痒，跌打损伤。**榕树果**：味微甘，性平；清热解毒；主治疮疖，癀疮。**榕树胶汁**：味微甘，性平；明目去翳，解毒消肿；主治赤眼，目翳，瘰疬，唇疗，牛皮癣，赘疣。**榕树皮**：味微苦，性微寒；止泻，消肿，止痒；主治泄泻，痔疮，疥癣。**榕树叶**：味淡，性凉；清热发表，解毒消肿，祛湿止痛；主治流感，慢性气管炎，百日咳，扁桃体炎，目赤，牙痛，菌痢，肠炎，乳痈，烫伤，跌打损伤。

【生境分布】 生长于海拔 400～800m 的林缘或旷野，野生或植为行道树。国内分布于浙江、江西、福建、台湾、广东、海南、广西、贵州、云南等省区；省内各地公园温室及庭院内常见栽培，多作盆景观赏。

4.3 薜荔 Ficus pumila L.

【别　　名】 凉粉子，木莲，凉粉果。

【药用部位】 茎叶（薜荔）。

【采收加工】 4～6 月间采收，晒干。

【性能主治】 味酸，性平；祛风，利湿，活血，解毒；主治风湿痹痛，泻痢，淋病，跌打损伤，痈肿疮疖。

【生境分布】 生长于旷野树上或村边残墙破壁上或石灰岩山坡上。国内分布于华东、中南、西南等栖；省内海阳等地有引种栽培。

5 大麻属 Cannabis L.

大麻 Cannabis sativa L.

【别　　名】 麻、火麻、山丝苗。

【药用部位】 种仁（火麻仁），根（麻根），雄花（麻花），茎皮部纤维（麻皮），叶（麻叶），雌花序及幼嫩果序（麻蕡）。

【采收加工】 果实大部分成熟时，割取果株，晒干，脱粒，扬净，取果实脱壳，得种仁；根全年可采挖，去净泥土，晒干；雄花 5～6 月花期时采收，鲜用或晒干；茎皮部纤维在夏、秋季剥取，除去外皮，晒干；叶夏、秋季茂盛时

采收，鲜用或晒干；雌花序及幼嫩果序夏季采收，鲜用或晒干。

【性能主治】 **火麻仁：**味甘，性平；润燥滑肠，利水通淋，活血；主治肠燥便秘，风痹，消渴，风水，脚气，热淋，痢疾，月经不调，疮癣，丹毒。**麻根：**味苦，性平；散瘀，止血，利尿；主治跌打损伤，难产，胞衣不下，血崩，淋证，带下。**麻花：**味苦、辛，性温，有毒；祛风，活血，生发；主治风病肢体麻木，遍身瘙痒，眉发脱落，妇女经闭。**麻皮：**味甘，性平；活血，利尿；主治跌扑损伤，热淋胀痛。**麻叶：**味苦、辛，性平，有毒；截疟，驱蛔，定喘；主治疟疾，蛔虫症，气喘。**麻蕡：**味辛，性平，有毒；祛风镇痛，定惊安神；主治痛风，痹症，癫狂，失眠，咳喘。

【生境分布】 常为野生，生长于路旁、沟边，原产中亚。国内各地均有栽培，也有半野生，分布于东北、华北、华东、中南等区域；省内各地均有栽培，以鲁中、鲁南较多。

6 葎草属 Humulus L.

6.1 啤酒花 Humulus lupulus L.

　　【别　　名】 忽布、蛇麻花、酵母花、酒花、蛇麻草。
　　【药用部位】 未成熟带花果穗（啤酒花）。
　　【采收加工】 夏、秋季当果穗呈绿色而略带黄色时采摘，晒干或烘干，烘干时温度不得超过45℃。
　　【性能主治】 味苦，性微凉；健胃消食，利尿安神，抗痨消炎；主治消化不良，腹胀，浮肿，膀胱炎，肺结核，咳嗽，失眠，麻风病。
　　【生境分布】 原产欧洲、美洲和亚洲，中国新疆维吾尔自治区北部有野生。国内分布于东北、华北及浙江等省区，多为栽培；省内青岛崂山于1930年前后引种栽培，鲁中、鲁南也有引种。

6.2 葎草 Humulus scandens（Lour.）Merr.

　　【别　　名】 拉拉秧、拉拉藤、拉狗蛋。
　　【药用部位】 全草（葎草）。
　　【采收加工】 9～10月收割，除去杂质，晒干。
　　【性能主治】 味甘、苦，性寒；清热解毒，利尿通淋；主治肺热咳嗽，肺痈，虚热烦渴，热淋，水肿，小便不利，湿热泻痢，热毒疮疡，皮肤瘙痒。
　　【生境分布】 生长于路旁、沟边湿地、村边篱笆上或林缘灌丛。国内分布于大部分省区；省内各地均有分布。

（十）荨麻科 Urticaceae

1 荨麻属 Urtica L.

1.1 宽叶荨麻 Urtica laetevirens Maxim.

　　【别　　名】 螫麻、哈拉海、痒痒草。
　　【药用部位】 全草（荨麻），根（荨麻根）。
　　【采收加工】 全草夏、秋季采收，切段，晒干；根夏、秋季采挖，除去杂质，洗净，晒干或鲜用。

【性能主治】 **荨麻：**味苦、辛，性温，有毒；祛风通络，平肝定惊，消积通便，解毒；主治风湿痹痛，产后抽风，小儿惊风，小儿麻痹后遗症，高血压，消化不良，大便不通，荨麻疹，跌打损伤，虫蛇咬伤。**荨麻根：**味苦、辛，性温，有小毒；祛风，活血，止痛；主治风湿疼痛，荨麻疹，湿疹，高血压。

【生境分布】 生长于山地林下或沟边。国内分布于东北、华北及陕西、甘肃、青海、湖北、湖南、四川、云南、西藏等省区；省内分布于胶东丘陵、泰山等地。

1.2 狭叶荨麻 Urtica angustifolia Fisch. ex Hornem.

　　【别　　名】 螫麻子、小荨麻、哈拉海。
　　【药用部位】 同宽叶荨麻。
　　【采收加工】 同宽叶荨麻。
　　【性能主治】 同宽叶荨麻。
　　【生境分布】 生长于山地林边或沟边。国内分布于东北、华北等区域；省内分布于崂山等地。

2 蝎子草属 Girardinia Gaud.

蝎子草 Girardinia suborbiculata C. J. Chen.

　　【别　　名】 红藿毛草、火麻草。
　　【药用部位】 全草（蝎子草）。
　　【采收加工】 夏、秋季采收，多鲜用。
　　【性能主治】 味辛，性温，有毒；止痛；主治风湿痹痛。
　　【生境分布】 生长于海拔50～800m的林下或沟边阴处。国内分布于东北、华北及陕西、河南等省区；省内分布于泰山灵岩寺等地，济南有少量栽培。

3 冷水花属 Pilea Lindl.

透茎冷水花 Pilea pumila（L.）A. Gray.

　　【别　　名】 蒙古冷水花、美豆、直苎麻、肥肉草、冰糖草。
　　【药用部位】 全草或根茎（透茎冷水花）。
　　【采收加工】 夏、秋季采收，洗净，鲜用或晒干。
　　【性能主治】 味甘，性寒；清热，利尿，解毒；主治尿路感染，急性肾炎，子宫内膜炎，子宫垂落，赤白带下，跌打损伤，痈肿初起，虫蛇咬伤。
　　【生境分布】 生长于山坡林下或沟谷阴湿处。国内除黑龙江、青海、新疆、台湾、海南、西藏外，各省区均有分布；省内分布于各地山区。

4 苎麻属 Boehmeria Jacq.

4.1 苎麻 Boehmeria nivea（L.）Gaud.

　　【别　　名】 野麻、野苎麻、天青地白、白叶苎麻。
　　【药用部位】 根和根茎（苎麻根），茎皮（苎麻皮），叶（苎麻叶），花（苎麻花），茎或带叶嫩茎（苎麻梗）。
　　【采收加工】 **苎麻根：**冬、春季采挖，除去地上茎和泥土,晒干;**苎麻皮**:夏、秋季采剥,鲜用或晒干;**苎麻叶**:春、夏、秋季采收,鲜用或晒干;**苎麻花**:夏季盛开期采收,鲜用或晒干;**苎麻梗**:春、夏季采收,鲜用或晒干。

【性能主治】 **苎麻根**:味甘,性寒;凉血止血,清热安胎,利尿,解毒;主治血热妄行所致的咯血、吐血、衄血、血淋、便血、崩漏、紫癜,胎动不安,胎漏下血,小便淋沥,痈疮肿毒,虫蛇咬伤。**苎麻皮**:味甘,性寒;清热凉血,散瘀止血,解毒利尿,安胎回乳;主治瘀热心烦,天行热病,产后血晕,腹痛,跌打损伤,创伤出血,血淋,小便不通,肛门肿痛,胎动不安,乳房胀痛。**苎麻叶**:味甘、微苦,性寒;凉血止血,散瘀消肿,解毒;主治咯血、吐血、血淋、尿血,月经过多,外伤出血,跌扑肿痛,脱肛不收,丹毒,疮肿,乳痈,湿疹,蛇虫咬伤。**苎麻花**:味甘,性寒;清心除烦,凉血透疹;主治心烦失眠,口舌生疮,麻疹透发不畅,风疹瘙痒。**苎麻梗**:味甘,性寒;散瘀,解毒;主治金疮折损,痘疮,痈肿,丹毒。

【生境分布】 原产中国西南地区,一般种植在山区平地、缓坡地、丘陵地或平原冲积土上。国内河南及陕西以南各省区广为栽培,也有野生;省内鲁东、鲁南等地有栽培或逸为野生。

4.2 糙叶水苎麻 Boehmeria platyphylla D. Don var. scabrella (Roxb.) Wedd.

【药用部位】 根或茎叶。

【采收加工】 全年可采,鲜用或晒干。

【性能主治】 味辛、微苦,性平;祛风除湿;解毒;疗疮;主治风湿痹痛,疮毒,烧烫伤,疟疾。

【生境分布】 生长于海拔1000m左右的山坡林下。国内分布于广东、广西、贵州、云南等省区;省内分布于海阳、日照等地。

4.3 长叶苎麻 Boehmeria longispica Steud.

【别　　名】 山麻、大叶苎麻、水禾麻。

【药用部位】 根或全草(水禾麻)。

【采收加工】 夏、秋季采收,鲜用或晒干。

【性能主治】 味甘、辛,性平;清热祛风,解毒杀虫,化瘀消肿;主治风热感冒,麻疹,痈肿,毒蛇咬伤,皮肤瘙痒,疥疮,风湿痹痛,跌打伤肿,骨折。

【生境分布】 生长于山坡、沟边或林缘。国内分布于华东及陕西、甘肃、台湾、河南、湖北、湖南、广东、广西、四川、贵州、云南等省区;省内分布于各地山区丘陵地带。

4.4 悬铃叶苎麻 Boehmeria tricuspis (Hance) Makino

【别　　名】 山麻、水苎麻、八角麻、野苎麻、方麻、龟叶麻。

【药用部位】 嫩茎叶(赤麻),根(山麻根)。

【采收加工】 **赤麻**:夏、秋季采收,洗净,鲜用或晒干;**山麻根**:秋季采挖,洗净,晒干或鲜用。

【性能主治】 **赤麻**:味涩、微苦,性平;收敛止血,清热解毒;主治咯血,衄血,尿血,便血,崩漏,跌打损伤,无名肿毒,疮疡。**山麻根**:味微苦、辛,性平;活血止血,解毒消肿;主治跌打损伤,胎漏下血,痔疮肿痛,疖肿。

【生境分布】 生长于林下或沟边草地。国内分布于辽宁、河北、陕西、甘肃、江西、河南、湖北、四川等省区;省内分布于胶东半岛等地。

4.5 赤麻 Boehmeria silvestrii (Pamp.) W. T. Wang

【别　　名】 线麻。

【药用部位】 带根全草(赤麻)。

【采收加工】 夏、秋季采收,鲜用或晒干。

【性能主治】 味涩、微苦,性平;收敛止血,清热解毒;主治咯血,衄血,尿血,便血,崩漏,跌打损伤,无名肿毒,疮疡。

【生境分布】 生长于山谷、溪边。国内分布于陕西、广西、重庆、四川等省区;省内分布于昆嵛山、崂山、鲁山、蒙山等地。

4.6 小赤麻 Boehmeria spicata (Thunb.) Thunb.

【别　　名】 水麻、小红活麻、赤麻。

【药用部位】 全草或叶(小赤麻),根(小赤麻根)。

【采收加工】 **小赤麻**:夏、秋季采收,鲜用或晒干;**小赤麻根**:秋季采收,洗净,鲜用或晒干。

【性能主治】 **小赤麻**:味淡、辛,性凉;利尿消肿,解毒透疹;主治水肿腹胀,麻疹。**小赤麻根**:味辛、微苦,性凉;活血消肿,止痛;主治跌打损伤,痔疮肿痛。

【生境分布】 生长于丘陵或低山草坡或沟旁。国内分布于江苏、浙江、江西、河南、湖北等省区;省内分布于胶东半岛等地。

4.7 细野麻 Boehmeria gracilis C. H. Wright.

【别　　名】 野苎麻、细穗苎麻、宽叶苎麻。

【药用部位】 地上部分(麦麸草),根(麦麸草根)。

【采收加工】 地上部分秋季采收,晒干;根秋季采收,鲜用或晒干。

【性能主治】 **麦麸草**:味辛、微苦,性平;祛风止痒,解毒利湿;主治皮肤瘙痒,湿毒疮疹。**麦麸草根**:味辛、微苦,性平;活血消肿;主治跌打损伤,痔疮肿痛。

【生境分布】 生长于海拔1200~2600m的山坡草地或灌丛中。国内分布于华东及辽宁、河北、陕西、甘肃、河南、湖北、四川、贵州等省区;省内分布于胶东半岛等地。

5 墙草属 Parietaria L.

墙草 Parietaria micrantha Ledeb.

【别　　名】 白猪仔菜、白石薯。

【药用部位】 根(墙草根)。

【采收加工】 全年可采，多鲜用。

【性能主治】 味苦、酸，性平；清热解毒，消肿，拔脓；主治痈疽疔疮，乳腺炎，睾丸炎，深部脓肿，多发性脓肿，秃疮。

【生境分布】 生长于海拔 700～3500m 的山坡阴湿地或石隙间。国内分布于东北、华北及陕西、甘肃、青海、福建、湖北、湖南、四川、云南、西藏等省区；省内分布于胶东半岛、泰山等地。

（十一）檀香科 Santalaceae

百蕊草属 Thesium L.

1.1 百蕊草 Thesium chinense Turcz.

【别　　名】 珍珠草、百乳草、小草、细须草、青龙草。

【药用部位】 全草（百蕊草），根（百蕊草根）。

【采收加工】 全草春、夏季拔取，去净泥土，晒干；根夏、秋季采挖，洗净，晒干。

【性能主治】 百蕊草：味辛、微苦，性寒；清热，利湿，解毒；主治风热感冒，中暑，肺痈，乳蛾，淋巴结结核，乳痈，疖肿，淋证，黄疸，腰痛，遗精。百蕊草根：味微苦、辛，性平；行气活血，通乳；主治月经不调，乳汁不下。

【生境分布】 生长于沙地草丛中或石坎边。国内分布于东北、华北及陕西至长江以南大部分地区；省内分布于各地山区丘陵地带。

1.2 长梗百蕊草 Thesium chinense Turcz. var. longipedunculatum Y. C. Chu

【别　　名】 茅草细辛、铁刷把、百蕊草。

【药用部位】 全草（百蕊草）。

【采收加工】 春、夏季采收，去净泥土，晒干。

【性能主治】 味辛、微苦，性寒；清热，利湿，解毒；主治风热感冒，中暑，肺痈，乳蛾，淋巴结结核，乳痈，疖肿，淋证，黄疸，腰痛，遗精。

【生境分布】 生长于草坡。国内分布于黑龙江、吉林、辽宁、山西、广东、四川等省区；省内分布于各地山区。

（十二）桑寄生科 Loranthaceae

1 桑寄生属 Loranthus L.

北桑寄生 Loranthus tanakae Franch. et Savat.

【别　　名】 桑寄生、寄生。

【药用部位】 枝叶（北桑寄生）。

【采收加工】 秋末至次春采割带叶茎枝，除去粗茎，切段，晒干或蒸后晒干。

【性能主治】 味苦、甘，性平；补肝肾，强筋骨，祛风湿，安胎；主治腰膝酸痛，筋骨痿弱，肢体偏枯，风湿痹痛，头昏目眩，胎动不安，崩漏下血。

【生境分布】 生长于山地阔林中，常寄生长于栎属、榆属、李属和桦木属植物上。国内分布于河北、山西、陕西、甘肃、四川等省区；省内分布于青州、淄博、郯城等地，多寄生于栗树、杏树、梨树上。

2 槲寄生属 Viscum L.

槲寄生 Viscum coloratum（Kom.）Nakai

【别　　名】 寄生、冬青。

【药用部位】 带叶茎枝（槲寄生）。

【采收加工】 一般在冬季采收，用刀割下，除去粗枝，扎成小把，或用沸水捞过（使不变色），阴干或晒干。

【性能主治】 味苦、甘，性平；补肝肾，强筋骨，祛风湿，安胎；主治腰膝酸软，风湿痹痛，胎动不安，胎漏下血。

【生境分布】 生长于海拔 300～2000m 的阔叶林中，寄生长于榆树、柳树、杨树、栎树、梨树、李树、苹果、枫杨、赤杨、椴树等植物上。国内分布于东北、华北、华东、华中及陕西、宁夏、甘肃、青海、台湾、广西等省区；省内分布于鲁山、蒙山等地。

（十三）马兜铃科 Aristolochiaceae

1 马兜铃属 Aristolochia L.

1.1 北马兜铃 Aristolochia contorta Bge.

【别　　名】 臭瓜蒌、茶叶包、臭罐罐、吊挂篮子。

【药用部位】 果实（马兜铃），根（青木香），茎叶（天仙藤）。

【采收加工】 果实 9～10 月采摘，晒干；根 10～11 月茎叶枯萎时挖取，除去须根、泥土，晒干；茎叶于霜降前未落叶时采收，晒干。

【性能主治】 马兜铃：味苦、微辛，性寒；清肺降气，止咳平喘，清泄大肠；主治肺热喘咳，痰壅久咳，肠热痔血，痔疮肿痛，水肿。青木香：味辛、苦，性寒；行气止痛，解毒消肿，平肝降压；主治胸胁脘腹疼痛，疝气痛，肠炎，下痢腹痛，咳嗽痰喘，蛇虫咬伤，眩晕头痛，痈肿疔疮，湿疹，皮肤瘙痒，高血压病。天仙藤：味苦，性温；行气活血，利水消肿，解毒；主治疝气痛，胃痛，产后血气腹痛，风湿痹痛，妊娠水肿，蛇虫咬伤。

【生境分布】 生长于林缘、溪流两岸、路旁及山坡灌丛中。国内分布于东北、华北及陕西、甘肃、宁夏、江西、湖北等省区；省内分布于各地山区丘陵地带，以潍坊、青州、临朐、淄博、蒙阴、沂水、章丘、济宁等地产量较多。

1.2 马兜铃 Aristolochia debilis Sieb et Zucc.

【别　　名】 水马香果、蛇参果、三角草、秋木香罐。

【药用部位】 同北马兜铃。

【采收加工】 同北马兜铃。

【性能主治】 同北马兜铃。

【生境分布】 生长于山谷、沟边阴湿处或山坡灌丛中。

国内分布于河南及长江流域以南等省区；省内分布于徂徕山、蒙山、沂山等地。

1.3 寻骨风 Aristolochia mollissima Hance.

【别　名】　绵毛马兜铃、黄木香、毛香、猴耳草。

【药用部位】　全草（寻骨风）。

【采收加工】　5月开花前采收，连根挖出，除去泥土、杂质，洗净，切段，晒干。

【性能主治】　味辛、苦，性平；祛风除湿，活血通络，止痛；主治风湿痹痛，肢体麻木，筋骨拘挛，脘腹疼痛，跌打伤痛，外伤出血，乳痈及多种化脓性感染。

【生境分布】　生长于低山草丛、山坡灌丛及路旁。国内分布于山西、陕西、江苏、浙江、江西、河南、湖南、贵州等省区；省内分布于各地山区丘陵地带。

2 细辛属 Asarum L.

细辛 Asarum sieboldii Miq.

【别　名】　华细辛、盆草细辛。

【药用部位】　带根全草（细辛）。

【采收加工】　9月中旬采挖，去掉泥土，放阴凉处，阴干。

【性能主治】　味辛，性温，小毒；散寒祛风，止痛，温肺化饮，通窍；主治风寒表证，头痛，牙痛，风湿痹痛，痰饮喘咳，鼻塞，鼻渊，口疮。

【生境分布】　生长于林下阴湿腐殖质土中。国内分布于陕西、安徽、浙江、江西、河南、湖北、四川等省区；省内分布于青岛崂山等地。

（十四）蓼科 Polygonaceae

1 竹节蓼属 Homalocladium (F. Muell.) Bailey

竹节蓼 Homalocladium platycladum (F. Mull.) Bailey

【别　名】　百足草、扁茎蓼。

【药用部位】　全草（竹节蓼）。

【采收加工】　全年均可采取，晒干或鲜用。

【性能主治】　味甘、淡，性平；清热解毒，祛瘀消肿；主治痈疽肿毒，跌打损伤，蛇虫咬伤。

【生境分布】　原产南太平洋所罗门群岛。国内分布于福建、广东、广西等省区，多栽植于庭园；省内各地公园温室及庭院常见栽培，供观赏。

2 金线草属 Antenoron Rafin.

金线草 Antenoron filiforme (Thunb.) Rob. et Vaut.

【别　名】　重阳柳、白马鞭。

【药用部位】　全草（金线草），根茎（金线草根）。

【采收加工】　全草夏、秋季采收，晒干或鲜用；根茎夏、秋季采挖，洗净，晒干或鲜用。

【性能主治】　金线草：味辛、苦，性凉，小毒；凉血止血，清热利湿，散瘀止痛；主治咳嗽，吐血，便血，血崩，泄泻，痢疾，胃痛，经期腹痛，产后血瘀腹痛，跌打损伤，风湿痹痛，瘰疬，痈肿。金线草根：味苦、辛，性微寒；凉血止血，散瘀止痛，清热解毒；主治咳嗽咯血，吐血，崩漏，月经不调，痛经，脘腹疼痛，泄泻，痢疾，跌打损伤，风湿痹痛，瘰疬，痈疽肿痛，烫火伤，毒蛇咬伤。

【生境分布】　生长于山地林缘、路旁阴湿地。国内分布于山西、陕西、安徽、江苏、浙江、江西、河南、湖北、广东、广西、四川、贵州等省区；省内分布于胶东山区丘陵。

3 蓼属 Polygonum L.

3.1 两栖蓼 Polygonum amphibium L.

【别　名】　小黄药、天蓼、扁蓄蓼、醋柳、胡水蓼、湖蓼。

【药用部位】　全草（两季栖蓼）。

【采收加工】　夏、秋季间采收，洗净，鲜用或晒干。

【性能主治】　味苦，性平；清热利湿，解毒；主治脚浮肿，痢疾，尿血，潮热，多汗，疔疮，无名肿毒。

【生境分布】　生长于湖泊、河流浅水中及水边湿地。国内分布于吉林、辽宁、河北、山西、陕西、江苏、湖北、贵州、云南等省区；省内分布于东营、滨州、微山、东平、济南等地。

3.2 萹蓄 Polygonum aviculare L.

【别　名】　扁竹草、珠芽草、扁蓄子芽。

【药用部位】　全草（萹蓄）。

【采收加工】　7～8月生长旺盛时采收，除去杂草、泥沙，晒干或鲜用。

【性能主治】　味苦，性微寒；利水通淋，杀虫止痒；主治淋证，小便不利，黄疸，带下，泻痢，蛔虫病，蛲虫病，钩虫病，妇女阴蚀，皮肤湿疮，疥癣，痔疾。

【生境分布】　生长于山坡、田野、路旁。国内、省内各地均有分布。

3.3 褐鞘蓼 Polygonum aviculare L. var. fusco-ochreatum (Kom.) A. J. Li

【药用部位】　同萹蓄。

【采收加工】　同萹蓄。

【性能主治】　同萹蓄。

【生境分布】　生长于山坡、路边。国内分布于黑龙江、吉林、辽宁；省内分布于艾山。

3.4 腋花蓼 Polygonum plebeium R. Br.

【别　名】　习见蓼、小萹蓄、猪牙草。

【药用部位】　全草（小萹蓄）。

【采收加工】　开花时采收，晒干。

【性能主治】　味苦，性凉；利尿通淋，清热解毒，化湿杀虫；主治热淋，石淋，黄疸，痢疾，恶疮疥癣，外阴湿痒，蛔虫病。

【生境分布】 生长于原野、荒地、路旁。国内长江以南各省区，北至河北、陕西均有分布；省内分布于烟台、潍坊、泰安、济南、济阳、聊城等地。

3.5 尼泊尔蓼 Polygonum nepalense Meisn.

【别　　名】 头状蓼、猫儿眼睛、小猫眼、野荞麦。

【药用部位】 全草（猫儿眼睛）。

【采收加工】 夏、秋间采收，晾干。

【性能主治】 味苦、酸，性寒；清热解毒，除湿通络；主治咽喉肿痛，目赤，牙龈肿痛，赤白痢疾，风湿痹痛。

【生境分布】 生长于山区土壤深厚湿润、阳光充足的沟边及路旁。国内分布于东北、华北、西北、华东、中南、西南及西藏等省区；省内分布于济南、泰安等地。

3.6 红蓼 Polygonum orientale L.

【别　　名】 荭草、荭蓼、东方蓼。

【药用部位】 茎叶（荭草），果实（水红花子），根茎（荭草根），花序（荭草花）。

【采收加工】 茎叶晚秋霜后采割，洗净，茎切成小段，晒干，叶置通风处阴干；秋季成熟时采收果穗，晒干，打下果实，除杂质；根茎夏、秋季挖取，洗净，晒干或鲜用；花序在夏季开花时采收，鲜用或晒干。

【性能主治】 荭草：味辛，性平，小毒；祛风除湿，清热解毒，活血，截疟；主治风湿痹痛，痢疾，腹泻，吐泻转筋，水肿，脚气，痈疮疔疖，蛇虫咬伤，小儿疳积，疝气，跌打损伤，疟疾。水红花子：味咸，性凉；活血消积，健脾利湿，清热解毒，明目；主治胁腹癥积，水臌，胃脘痛，食少腹胀，火眼，疮肿，瘰疬。荭草根：味辛，性凉，有毒；清热解毒，除湿通络，生肌敛疮；主治痢疾，肠炎，水肿，脚气，风湿痹痛，跌打损伤，荨麻疹，疮痈肿痛或久溃不敛。荭草花：味辛，性温；行气活血，消积，止痛；主治头痛，心胃气痛，腹中痞积，痢疾，小儿疳积，横痃。

【生境分布】 生长于路旁和水边湿地。国内除西藏自治区外，分布几遍全国；省内各地有少量栽培或零星野生。

3.7 蓼蓝 Polygonum tinctorium Ait.

【别　　名】 蓝、靛青。

【药用部位】 果实（蓝实），茎叶（蓼大青叶）。

【采收加工】 果实秋季成熟后采收，除去杂质，晒干；茎叶夏、秋季枝叶茂盛时采收，除去杂质，鲜用或晒干。

【性能主治】 蓝实：味甘、苦，性寒；清热，凉血，解毒；主治温病高热，吐衄，发斑，咽喉肿痛，疔肿，无名肿毒，疮蚀疮，蜂虫蜇伤。蓼大青叶：味苦，性寒；清热解毒，凉血消斑；主治温病发热，发斑发疹，吐血衄血，喉痹，热痢，黄疸，丹毒，痄腮，口疮，痈肿。

【生境分布】 生长于旷野水沟边，多为栽培或为半野生状态。国内分布于辽宁、河北、陕西等省区；省内泰安、烟台、青岛等地有栽培或逸为野生。

3.8 拳参 Polygonum bistorta L.

【别　　名】 拳蓼、倒根草。

【药用部位】 根茎（拳参）。

【采收加工】 春、秋季挖取根状茎，去掉茎、叶及须根，洗净，晒干或切片晒干，亦可鲜用。

【性能主治】 味苦，性微寒，小毒；清热利湿，凉血止血，解毒散结；主治肺热咳嗽，热病惊痫，赤痢，热泻，吐血，衄血，痔疮出血，痈肿疮毒。

【生境分布】 生长于山野草丛或林下阴湿处。国内分布于辽宁、内蒙古、河北、山西、陕西、宁夏、甘肃、新疆、江苏、安徽、浙江、河南、湖北、湖南等省区；省内分布于各地山区丘陵地带。

3.9 支柱蓼 Polygonum suffultum Maxim.

【别　　名】 紫参、血三七、红三七。

【药用部位】 根茎（红三七）。

【采收加工】 秋季采挖，除去须根及杂质，洗净，晾干。

【性能主治】 味苦、涩，性凉；止血止痛，活血调经，除湿清热；主治跌打伤痛，外伤出血，吐血，便血，崩漏，月经不调，赤白带下，湿热下痢，痈疮。

【生境分布】 生长于中山区的林下或潮湿处。国内分布于河北、山西、陕西、甘肃、河南、湖南、浙江、江西、湖北、四川、贵州等省区；省内分布于蒙山等地。

3.10 西伯利亚蓼 Polygonum sibiricum Laxm.

【别　　名】 剪刀股、驴耳朵、野茶、牛鼻子、鸭子嘴。

【药用部位】 根茎（西伯利亚蓼）。

【采收加工】 秋季采挖，除去泥土及杂质，洗净，晾干。

【性能主治】 味微辛、苦，性微寒；疏风清热，利水消肿；主治目赤肿痛，皮肤湿痒，水肿，腹水。

【生境分布】 生长于盐碱荒地或砂质含盐碱土壤。国内分布于黑龙江、吉林、辽宁、内蒙古、河北、山西、甘肃、江苏、四川、云南和西藏等省区；省内分布于滨州、烟台、青岛等地。

3.11 叉分蓼 Polygonum divaricatum L.

【别　　名】 分叉蓼、分枝蓼、叉枝蓼。

【药用部位】 全草（酸不溜），根（酸不溜根）。

【采收加工】 全草夏、秋季间采收，晒干；根春、秋季采挖，晒干。

【性能主治】 酸不溜：味酸、苦，性凉；清热燥湿，软坚散结；主治湿热腹泻，痢疾，瘿瘤，瘰疬。酸不溜根：味酸、甘，性温；温肾散寒，理气止痛，止泻止痢；主治寒疝，阴囊汗出，胃痛，腹泻，痢疾。

【生境分布】 生长于山坡、沙丘、沟谷、丘陵坡地。国内分布于东北、华北、西北等区域；省内分布于胶东半岛、泰山等地。

3.12　丛枝蓼 Polygonum posumbu Buch. -Ham. ex D. Don

【别　　名】　簇蓼。

【药用部位】　全草（丛枝蓼）。

【采收加工】　7～9月花期采收，鲜用或晒干。

【性能主治】　味辛，性平；清热燥湿，健脾消疳，活血调经，解毒消肿；主治泄泻，痢疾，疳疾，月经不调，湿疹，脚癣，毒蛇咬伤。

【生境分布】　生长于溪沟边或阴湿处。国内南北各地均有分布；省内分布于泰安、烟台、青岛、临沂等地。

3.13　柳叶刺蓼 Polygonum bungeanum Turcz.

【别　　名】　本氏蓼。

【药用部位】　全草（柳叶刺蓼）。

【采收加工】　花期采收，鲜用或晒干。

【性能主治】　消肿解毒、利尿。

【生境分布】　生长于田边、路旁、湿地。国内分布于东北及华北东部；省内分布于烟台、济南等地。

3.14　酸模叶蓼 Polygonum lapathifolium L.

【别　　名】　辣蓼草、旱苗蓼、大马蓼、鱼蓼。

【药用部位】　全草（鱼蓼）。

【采收加工】　夏、秋季间采收，晒干。

【性能主治】　味辛、苦，性微温；解毒，除湿，活血；主治疮疡肿痛，瘰疬，腹泻，痢疾，湿疹，疳积，风湿痹痛，跌打损伤，月经不调。

【生境分布】　生长于路旁湿地、沟渠水边。国内分布于各省区；省内各地均有分布。

3.15　柳叶蓼 Polygonum lapathifolium L. var. salicifolium Sibth.

【别　　名】　绵毛酸模叶蓼、柳叶大马蓼、绵毛大马蓼。

【药用部位】　全草（辣蓼草）。

【采收加工】　夏、秋季间采收，晾干。

【性能主治】　味辛，性温；解毒，健脾，化湿，活血，截疟；主治疮疡肿痛，暑湿腹泻，肠炎痢疾，小儿疳积，跌打伤痛，疟疾。

【生境分布】　生长于近水草地、流水沟中或阴湿处。国内、省内各地均有分布。

3.16　杠板归 Polygonum perfoliatum L.

【别　　名】　拉拉秧、白拉秧、贯叶蓼。

【药用部位】　全草（杠板归），根（杠板归根）。

【采收加工】　全草夏、秋季间采割，鲜用或晾干；根夏季采挖，除净泥土，鲜用或晒干。

【性能主治】　杠板归：味酸、苦，性平；清热解毒，利湿消肿，散瘀止血；主治疔疮痈肿，丹毒，痄腮，乳腺炎，聤耳，喉蛾，感冒发热，肺热咳嗽，百日咳，瘰疬，痔瘘，鱼口便毒，泻痢，黄疸，臌胀，水肿，淋浊，带下，疟疾，风火赤眼，跌打肿痛，吐血，便血，蛇虫咬伤。杠板归根：味酸、苦，性平；解毒消肿；主治对口疮，痔疮，肛瘘。

【生境分布】　生长于荒芜沟岸、河边及村庄附近。国内各省区均有分布；省内分布于各地山区丘陵地带。

3.17　桃叶蓼 Polygonum persicaria L.

【别　　名】　马蓼、大蓼、春蓼。

【药用部位】　全草（马蓼）。

【采收加工】　6～9月花期采收，晒干。

【性能主治】　味辛、苦，性温；发汗除湿，消食，杀虫；主治风寒感冒，风寒湿痹，伤食泄泻及肠道寄生虫病。

【生境分布】　生长于河岸水湿地。国内分布于东北、华北、华东、西南及陕西、河南、湖北等省区；省内分布于鲁中南及胶东半岛等地。

3.18　长鬃蓼 Polygonum longisetum De Br.

【别　　名】　白辣蓼。

【药用部位】　全草（白辣蓼）。

【采收加工】　夏、秋季间采收，晾干。

【性能主治】　味辛，性温；解毒，除湿；主治肠炎，菌痢，无名肿毒，阴疳，瘰疬，毒蛇咬伤，风湿痹痛。

【生境分布】　生长于山谷水边、河边草地。国内分布于东北、华北、华东及河南、陕西、湖北、湖南、贵州、云南等省区；省内分布于鲁中南山区及鲁东丘陵地区。

3.19　圆基长鬃蓼 Polygonum longisetum De Br. var. rotundatum A. J. Li

【药用部位】　同长鬃蓼。

【采收加工】　同长鬃蓼。

【性能主治】　同长鬃蓼。

【生境分布】　生长于沟边湿地、水塘边。国内分布于东北、华北、陕西、甘肃、河南、江苏、浙江、安徽、湖北、江西、福建、广东、广西、四川、贵州、云南和西藏；省内分布于鲁中南山区及鲁东丘陵地区。

3.20　水蓼 Polygonum hydropiper L.

【别　　名】　水辣蓼、辣蓼。

【药用部位】　地上部分（水蓼），果实（蓼实），根（水蓼根）。

【采收加工】　地上部分在播种当年7～8月花期割取，晾干或鲜用；果实秋季成熟时采收，除去杂质，阴干；根在秋季开花时采挖，洗净，鲜用或晒干。

【性能主治】　水蓼：味辛、苦，性平；行滞化湿，散瘀止血，祛风止痒，解毒；主治湿滞内阻，脘闷腹痛，泄泻，痢疾，小儿疳积，崩漏，血滞经闭，痛经，跌打损伤，风湿痹痛，便血，外伤出血，皮肤瘙痒，湿疹，风疹，足癣，痈肿，毒蛇咬伤。蓼实：味辛，性温；化湿利水，破瘀散结，解毒；主治吐泻腹痛，水肿，小便不利，癥积痞胀，痈肿疮疡，瘰疬。水蓼根：味辛，性温；活血调经，健脾利湿，解毒消肿；主治月经不调，小儿疳积，痢疾，肠炎，跌打肿痛，蛇虫咬伤。

【生境分布】 生长于水边、路旁湿地。国内分布于南北各省区；省内分布于各地山区丘陵地带及河沟边。

3.21 箭叶蓼 Polygonum sagittatum L.

【别　　名】 长野荞麦草、大叶野荞麦草、荞麦刺、秋雀翘、降龙草。

【药用部位】 全草（雀翘），果实（雀翘实）。

【采收加工】 全草夏、秋季采收，扎成束，鲜用或阴干；果实夏、秋季成熟时采收，除去杂物，晒干。

【性能主治】 雀翘：味辛、苦，性平，祛风除湿，清热解毒；主治风湿关节疼痛，疮痈疖肿，泄泻，痢疾，毒蛇咬伤。雀翘实：味咸，性平；益气，明目；主治气虚视物不清。

【生境分布】 生长于山脚、路旁水边。省内分布于东北、华北、西南、华东及陕西、甘肃、台湾、河南、湖北、湖南、广西等省区；省内分布于各地山区。

3.22 稀花蓼 Polygonum dissitiflorum Hemsl.

【别　　名】 疏花蓼。

【药用部位】 全草（稀花蓼）。

【采收加工】 花期采收，鲜用或晾干。

【性能主治】 清热解毒，利湿；主治急慢性肝炎，小便淋痛，毒蛇咬伤。

【生境分布】 生长于河边林下潮湿地。国内分布于东北、华北、华东及陕西、甘肃、河南、湖北、湖南等省区；省内分布于泰山等地。

3.23 戟叶蓼 Polygonum thunbergii Sieb. et Zucc.

【别　　名】 水麻蓼、火烫草、水麻艿。

【药用部位】 全草（水麻艿）。

【采收加工】 夏季采收，鲜用或晒干。

【性能主治】 味苦、辛，性寒；祛风清热，活血止痛；主治风热头痛，咳嗽，痧疹，痢疾，跌打伤痛，干血痨。

【生境分布】 生长于山谷草地、水边湿地。国内分布于东北、华北、华东、中南、西南及陕西、甘肃等省区；省内分布于胶东半岛及鲁山、蒙山、徂徕山等地。

3.24 香蓼 Polygonum viscosum Buch. -Ham. ex. D. Don

【别　　名】 水毛蓼、红干蓼、粘毛蓼。

【药用部位】 茎叶（粘毛蓼）。

【采收加工】 花期采收，扎成束，晒干。

【性能主治】 味辛，性平；理气除湿，健胃消食；主治胃气痛，消化不良，小儿疳积，风湿疼痛。

【生境分布】 生长于水边及路旁湿地。国内分布于吉林、广东、辽宁、陕西、安徽、江苏、浙江、河南、湖北、福建、江西、贵州、云南等省区；省内分布于海阳、日照等地。

3.25 蚕茧草 Polygonum japonicum Meissn.

【别　　名】 紫蓼、水咙蚣、香烛干子、小蓼子草、蓼于草。

【药用部位】 全草（蚕茧草）。

【采收加工】 花期采收，鲜用或晒干。

【性能主治】 味辛，性平；主治蚕及诸虫咬人，生捣敷疮。有抗生育作用。

【生境分布】 生长于水沟或路旁草丛中。国内分布于江苏、安徽、浙江、福建、四川、湖北、广东、台湾；省内分布于崂山、临沭等地。

3.26 刺蓼 Polygonum senticosum (Meisn.) Franch. et Sav.

【别　　名】 廊茵、急解素、蛇不钻、猫舌草、红火老鸦酸草。

【药用部位】 全草（刺蓼）。

【采收加工】 花期采收，鲜用或晒干。

【性能主治】 味酸、微辛，性平；解毒消肿，利湿止痒，主治湿疹，黄水疮，疔疮，痈疖，蛇咬伤。

【生境分布】 生长于山沟、林内。国内分布于东北、河北、河南、江苏、浙江、安徽、湖南、湖北、台湾、福建、广东、广西、贵州和云南等省区；省内分布于胶东、临沭等地。

3.27 长戟叶蓼 Polygonum maackianum Regel

【别　　名】 马蓼、马氏蓼。

【药用部位】 全草（长戟叶蓼）。

【采收加工】 花期采收，鲜用或晒干。

【性能主治】 清热解毒，消肿。

【生境分布】 生长于山谷水边、山坡湿地。国内分布于东北、华北、陕西、华东、华中、华南、四川、云南、贵州等省区；省内分布于昆嵛山。

4 何首乌属 Fallopia Adans

4.1 何首乌 Fallopia multiflora (Thunb.) Harald.

【别　　名】 野苗、赤葛、多花蓼、紫乌藤、夜交藤。

【药用部位】 块根（何首乌）、叶（何首乌叶）、藤茎或带叶藤茎（夜交藤）。

【采收加工】 块根秋季落叶后或早春萌发前采挖，除去茎藤，洗净泥土，大的切成2cm左右的厚片，小的不切，晒干或烘干；叶夏、秋季采收，鲜用；带叶藤茎夏、秋季采割，或藤茎秋、冬季采割，晒干或烘干。

【性能主治】 何首乌：味苦、甘、涩，性微温；养血滋阴，润肠通便，截疟，祛风，解毒；主治血虚头昏目眩、心悸、失眠，肝肾阴虚之腰膝酸软、须发早白、耳鸣、遗精，肠燥便秘，久疟体虚，风疹瘙痒，疮痈，瘰疬，痔疮。何首乌叶：味微苦，性平；解毒散结，杀虫止痒；主治疮疡，瘰疬，疥癣。夜交藤：味甘、味苦，性平；养心安神，祛风，通络；主治失眠，多梦，血虚身痛，肌肤麻木，风湿痹痛，风疹瘙痒。

【生境分布】　生长于草坡、路边、山坡石缝及灌木丛中。国内分布于华东、中南及河北、山西、陕西、甘肃、台湾、四川、贵州、云南等省区；省内分布于崂山、白云山、蒙山、泰山、徂徕山等地。

4.2　卷茎蓼 Fallopia convolvulus (L.) Löve

【别　　名】　卷旋蓼。

【药用部位】　全草（卷茎蓼）。

【采收加工】　夏、秋季采收，洗净，晒干。

【性能主治】　味辛，性温；健脾消食；主治消化不良，腹泻。

【生境分布】　生长于山谷、田边或路旁。国内分布于东北、华北、西南及陕西、甘肃、台湾、河南、湖北、西藏等省区；省内分布于崂山、烟台、沂山、临沭等地。

4.3　木藤蓼 Fallopia aubertii (L. Henry) Holub

【别　　名】　降头、血地、大红花、血地胆。

【药用部位】　块根（木藤蓼）。

【采收加工】　秋季采收，洗净，切片，晒干。

【性能主治】　味苦、涩，性凉；清热解毒，调经止血，行气消积；主治痈肿，月经不调，外伤出血，崩漏，消化不良，痢疾，胃痛。

【生境分布】　生长于沟边、灌丛。国内分布于内蒙古、山西、河南、陕西、甘肃、宁夏、青海、湖北、四川等省区；省内千佛山公园有引种栽培。

5　虎杖属 Reynoutria Houtt.

虎杖 Reynoutria japonica Houtt.

【别　　名】　穿筋龙、活血龙、舒筋龙。

【药用部位】　根茎及根（虎杖），叶（虎杖叶）。

【采收加工】　春、秋季采挖根及根茎，除去须根，洗净，晒干，鲜根可随采随用；叶春季及夏、秋季采收，洗净，鲜用或晒干。

【性能主治】　虎杖：味苦、酸，性微寒；活血散瘀，祛风通络，清热利湿，解毒；主治妇女经闭，痛经，产后恶露不下，癥瘕积聚，跌扑损伤，风湿痹痛，湿热黄疸，淋浊带下，疮疡肿毒，毒蛇咬伤，水火烫伤；虎杖叶：味苦，性平；祛风湿，解热毒；主治风湿关节疼痛，蛇咬伤，漆疮。

【生境分布】　生长于山谷溪边。国内分布于华东、中南、西南及河北、陕西、甘肃等省区；省内分布于胶东丘陵及鲁中南山区。

6　荞麦属 Fagopyrum Mill.

6.1　荞麦 Fagopyrum esculentum Moench.

【别　　名】　净肠草、流注草。

【药用部位】　种子（荞麦），茎叶（荞麦秸），叶（荞麦叶）。

【采收加工】　种子霜降前后成熟时收割，打下种子，除去杂质，晒干；茎叶夏、秋季采收，洗净，鲜用或晒干；

叶夏、秋季采收，洗净，鲜用或晒干。

【性能主治】　荞麦：味甘、微酸，性寒；健脾消积，下气宽肠，解毒敛疮；主治肠胃积滞，泄泻，痢疾，绞肠痧，白浊，带下，自汗，盗汗，疱疹，丹毒，痈疽，发背，瘰疬，烫火伤。荞麦秸：味酸，性寒；下气消积，清热解毒，止血，降压；主治噎食，消化不良，痢疾，白带，痈肿，烫伤，咯血，紫癜，高血压，糖尿病并发视网膜炎。荞麦叶：味酸，性寒；利耳目，下气，止血，降压；主治眼目昏糊，耳鸣重听，嗳气，紫癜，高血压。

【生境分布】　原产中亚，生长于荒坡、路边或栽培。国内各地均有栽培；省内分布于各地山区丘陵地带。

6.2　金荞麦 Fagopyrum dibotrys (D. Don) Hara

【别　　名】　五毒草、天荞麦、野荞麦。

【药用部位】　根茎（金荞麦），茎叶（金荞麦茎叶）。

【采收加工】　根茎秋季地上部分枯萎后采挖，去净泥土，晒干或阴干；茎叶夏季采集，鲜用或晒干。

【性能主治】　金荞麦：味酸、苦，性寒；清热解毒，活血消痈，祛风除湿；主治肺痈，肺热咳嗽，咽喉肿痛，痢疾，风湿痹痛，跌打损伤，痈肿疮毒，蛇虫咬伤。金荞麦茎叶：味苦、辛，性凉；清热解毒，健脾利湿，祛风通络；主治肺痈，咽喉肿痛，肝炎腹胀，消化不良，痢疾，痈疽肿毒，瘰疬，蛇虫咬伤，风湿痹痛，头风痛。

【生境分布】　生长于路边、沟旁阴湿地。国内分布于华东、中南、西南和陕西、甘肃等省区；省内济南等地有引种栽培。

7　酸模属 Rumex L.

7.1　酸模 Rumex acetosa L.

【别　　名】　山大黄、山菠菜、山酸溜。

【药用部位】　根（酸模），茎叶（酸模叶）。

【采收加工】　根与茎叶夏季采收，洗净，鲜用或晒干。

【性能主治】　酸模：味酸、微苦，性寒；凉血止血，泄热通便，利尿，杀虫；主治吐血，便血，月经过多，热痢，目赤，便秘，小便不通，淋浊，恶疮，疥癣，湿疹。酸模叶：味酸、微苦，性寒；泄热通秘，利尿，凉血止血，解毒；主治便秘，小便不利，内痔出血，疮疡，丹毒，疥癣，湿疹，烫伤。

【生境分布】　生长于路边、山坡及湿地。国内分布于大部分省区；省内分布于各地山区丘陵地带。

7.2　巴天酸模 Rumex patientia L.

【别　　名】　牛耳酸模、菠菜酸模。

【药用部位】　根（牛西西），叶（牛西西叶）。

【采收加工】　根全年可采挖，洗净，切片，晒干或鲜用；叶生长茂盛时采收，鲜用或晒干。

【性能主治】　牛西西：味苦、酸，性寒；清热解毒，止血消肿，通便，杀虫；主治吐血，衄血，便血，崩漏，赤白带下，紫癜，痢疾，肝炎，大便秘结，小便不利，痈疮肿毒，疥癣，跌打损伤，烫火伤。**牛西西叶**：味苦，性寒；祛风止痒，敛疮，清热解毒；主治皮肤瘙痒，烫火伤，咽痛。

【生境分布】　生长于低谷、路旁、草地或沟边。国内分布于吉林、内蒙古、河北、山西、陕西、甘肃、青海、河南等省区；省内分布于各地山区丘陵地带及河沟边。

7.3　皱叶酸模 Rumex crispus L.

【别　名】　羊蹄草、牛舌头。

【药用部位】　根（牛耳大黄），叶（牛耳大黄叶）。

【采收加工】　根、叶4～5月采收，晒干或鲜用。

【性能主治】　**牛耳大黄**：味苦，性寒；清热解毒，凉血止血，通便杀虫；主治急慢性肝炎，肠炎，痢疾，慢性气管炎，吐血，衄血，便血，崩漏，热结便秘，痈疽肿毒，疥癣，秃疮。**牛耳大黄叶**：清热解毒，止咳；主治热结便秘，咳嗽，痈肿疮毒。

【生境分布】　生长于沟边湿地、河岸及水甸子旁。国内分布于东北、华北及陕西、甘肃、青海、福建、台湾、广西、贵州等省区；省内分布于崂山、昆嵛山、五莲山等地。

7.4　钝叶酸模 Rumex obtusifolius L.

【别　名】　金不换、土大黄。

【药用部位】　根（土大黄），叶（土大黄叶）。

【采收加工】　根9～10月采挖，除去泥土及杂质，洗净，切片，晾干或鲜用；叶春、夏季采收，洗净，鲜用或晒干。

【性能主治】　**土大黄**：味辛、苦，性凉；清热解毒，凉血止血，祛瘀消肿，通便，杀虫；主治肺痨咳血，肺痈，吐血，瘀滞腹痛，跌打损伤，大便秘结，痄腮，痈疡肿毒，烫伤，疥癣，湿疹。**土大黄叶**：味苦、酸，性平；清热解毒，凉血止血，消肿散瘀；主治肺痈，肺结核咯血，痈疮肿毒，痄腮，咽喉肿痛，跌打损伤。

【生境分布】　生长于原野山坡边。国内分布于江苏、安徽、浙江、江西、河南、湖南、广西、广东、四川、云南等省区；省内分布广泛，烟台、青岛、潍坊、济南等地有少量栽培。

7.5　齿果酸模 Rumex dentatus L.

【别　名】　牛舌草、羊蹄、齿果羊蹄。

【药用部位】　叶（牛舌草）。

【采收加工】　4～5月采叶，鲜用或晒干。

【性能主治】　味苦，性寒；清热解毒，杀虫止痒；主治乳痈，疮疡肿毒，疥癣。

【生境分布】　生长于路旁或水边。国内分布于西南及河北、山西、陕西、甘肃、江苏、浙江、台湾、河南、湖北、湖南、广西等省区；省内各地均有分布。

7.6　长刺酸模 Rumex maritimus L.

【别　名】　刺酸模、假菠菜、海滨酸模、海滨羊蹄。

【药用部位】　根或全草（野菠菜）。

【采收加工】　全年可采，鲜用或晒干。

【性能主治】　味酸、苦，性寒；凉血，解毒，杀虫；主治肺结核咯血，痔疮出血，痈疮肿毒，疥癣，皮肤瘙痒。

【生境分布】　生长于山野或路旁阴湿地。国内分布于东北、东南沿海及贵州、云南等省区；省内分布于微山等地。

7.7　羊蹄 Rumex japonicas Houtt.

【别　名】　秃菜、猪耳朵、天王叶、牛舌菜。

【药用部位】　根（羊蹄），果实（羊蹄实），叶（羊蹄叶）。

【采收加工】　根秋季地上叶变黄时采挖，洗净，鲜用或切片晒干；果实春季成熟时采摘，晒干；叶夏、秋季采收，洗净，鲜用或晒干。

【性能主治】　**羊蹄**：味苦，性寒；清热通便，凉血止血，杀虫止痒；主治大便秘结，吐血衄血，肠风便血，痔血，崩漏，疥癣，白秃，痈疮肿毒，跌打损伤。**羊蹄实**：味苦，性平；凉血止血，通便；主治赤白痢疾，漏下，便秘。**羊蹄叶**：味甘，性寒；凉血止血，通便，解毒消肿，杀虫止痒；主治肠风便血，便秘，小儿疳积，痈疮肿毒，疥癣。

【生境分布】　生长于山野、路旁、湿地。国内分布于东北、华北、华东、中南等区域；省内分布于崂山等地。

（十五）藜科 Chenopodiaceae

1　盐角草属 Salicornia L.

盐角草 Salicornia europaea L.

【别　名】　海蓬子、海甲菜、海胖子。

【药用部位】　全草（海蓬子）。

【采收加工】　夏季收割，洗净，晒干。

【性能主治】　平肝，利尿，降压；主治高血压，头痛。

【生境分布】　生长于盐碱地、盐湖边及海边、河谷潮湿的重盐质土壤上。国内分布于华北、西北和辽宁、江苏等省区；省内分布于烟台、青岛、无棣、沾化、广饶、东营等地。

2　菠菜属 Spinacia L.

菠菜 Spinacia oleracea L.

【别　名】　波斯菜、赤根菜、鹦鹉菜。

【药用部位】　全草（菠菜），种子（菠菜子）。

【采收加工】　全草冬、春季采收，除去泥土、杂质，洗净鲜用；种子6～7月成熟时，割取地上部分，打下种子，除去杂质，晒干或鲜用。

【性能主治】　**菠菜**：味甘，性平；养血，止血，平肝，润燥；主治衄血，便血，头痛，目眩，目赤，夜盲症，消渴引饮，便闭，痔疮。**菠菜子**：清肝明目，止咳平喘；主治目赤肿痛，咳喘。

【生境分布】　原产波斯（今伊朗）。国内各省区均有栽培，为常见蔬菜之一；省内各地普遍栽培于菜园或麦田。

3 滨藜属 Atriplex L.

中亚滨藜 Atriplex centralasiatica Iljin

【别　　名】 软蒺藜、白蒺藜。

【药用部位】 果实（软蒺藜）。

【采收加工】 秋季果实成熟时割取地上部分，晒干，打下果实，去净杂质。

【性能主治】 味苦，性平；清肝明目，祛风止痒，活血消肿，通乳；主治目赤肿痛，头痛，头晕，咳逆，喉痹，风疹，皮肤瘙痒，肿毒，乳汁不畅。

【生境分布】 生长于戈壁、荒地、河岸和盐碱化土壤上。国内分布于华北、西北及吉林、辽宁等省区；省内分布于东营、沾化、利津、寿光、无棣、广饶、青岛等地。

4 甜菜属 Beta L.

4.1 甜菜 Beta vulgaris L.

【别　　名】 莙荙菜、红菜头。

【药用部位】 根部（甜菜）。

【采收加工】 秋季采挖，洗净泥土，鲜用或晒干。

【性能主治】 味甘，性平；宽胸下气；主治胸膈胀闷。

【生境分布】 原产于欧洲西部和南部沿海。全国各地普遍栽培；省内部分地区有栽培。

4.2 厚皮菜 Beta vulgaris L. var. cicla L.

【别　　名】 牛皮菜、石菜、光菜。

【药用部位】 茎或叶（莙荙菜），果实（莙荙子）。

【采收加工】 茎或叶夏、秋季均可采收，鲜用或晒干；果实夏季成熟时采收，晒干。

【性能主治】 莙荙菜：味甘、苦，性寒；清热解毒，行瘀止血；主治时行热病，痔疮，麻疹透发不畅，吐血，热毒下痢，闭经，淋浊，痈肿，跌打损伤，蛇虫伤。莙荙子：味甘、苦，性寒；清热解毒，凉血止血；主治小儿发热，痔瘘下血。

【生境分布】 原产欧洲南部。国内南北方及西北地区多有栽培，以南方栽培为主，叶供蔬菜用；省内各地常有栽培。

5 藜属 Chenopodium L.

5.1 土荆芥 Chenopodium ambrosioides L.

【别　　名】 臭草、臭荆芥、臭蒿。

【药用部位】 带果穗全草（土荆芥）。

【采收加工】 8月下旬～9月下旬收割，摊放在通风处或捆束悬挂，阴干。

【性能主治】 味辛、苦，性微温，大毒；祛风除湿，杀虫止痒，活血消肿；主治钩虫病，蛔虫病，蛲虫病，头虱，皮肤湿疹，疥癣，风湿痹痛，经闭，痛经，口舌生疮，咽喉肿痛，跌打损伤，蛇虫咬伤。

【生境分布】 生长于旷野、路旁、河岸和溪边。国内分布于华东、中南、西南等地区，北方各省区常有栽培；省

内分布于崂山、临沂、日照、肥城等地。

5.2 藜 Chenopodium album L.

【别　　名】 灰菜、野灰菜。

【药用部位】 幼嫩全草（藜），果实（藜实）。

【采收加工】 幼嫩全草春、夏季割取，去杂质，鲜用或晒干；果实秋季成熟时割取全草，打下果实和种子，除去杂质，晒干或鲜用。

【性能主治】 藜：味甘，性平，有小毒；清热祛湿，解毒消肿，杀虫止痒；主治发热，咳嗽，痢疾，腹泻，腹痛，疝气，龋齿痛，湿疹，疥癣，白癜风，疮疡肿痛，毒虫咬伤。藜实：味苦、微甘，性寒，小毒；清热祛湿，杀虫止痒；主治小便不利，水肿，皮肤湿疮，头疮，耳聋。

【生境分布】 生长于荒地、路旁及山坡。国内、省内各地均有分布。

5.3 灰绿藜 Chenopodium glaucum L.

【别　　名】 盐灰菜。

【药用部位】 同藜。

【采收加工】 同藜。

【性能主治】 同藜。

【生境分布】 生长于农田、菜园、村舍附近或有轻度盐碱的土地上。国内分布于除台湾、福建、江西、广东、广西、贵州、云南等以外的其他省区；省内各地均有分布。

5.4 杂配藜 Chenopodium hybridum L.

【别　　名】 大叶藜、大叶灰菜、血见愁。

【药用部位】 全草（大叶藜）。

【采收加工】 6～8月割取带花、果全草，鲜用或切碎晒干。

【性能主治】 味甘，性平；调经止血，解毒消肿；主治月经不调，崩漏，吐血，衄血，咯血，尿血，血痢，便血，疮痈肿毒。

【生境分布】 原产欧洲及西亚，生长于村边、菜地及林缘草丛中。国内分布于东北、华北、西北、西南及江苏、浙江等省区；省内分布于泰安、潍坊、青州等地。

5.5 小藜 Chenopodium serotinum L.

【别　　名】 金锁天、水落藜。

【药用部位】 全草（灰薺）。

【采收加工】 3～4月采收，洗净，去杂质，鲜用或晒干。

【性能主治】 味苦、甘，性平；疏风清热，解毒祛湿，杀虫；主治风热感冒，腹泻，痢疾，荨麻疹，疮疡肿毒，疥癣，湿疮，白癜风，虫咬伤。

【生境分布】 生长于荒地或田间。国内除西藏外，其他省区均有分布；省内分布于各地。

5.6 刺藜 Chenopodium aristatum L.

【别　　名】 红小扫帚苗、铁扫帚苗、鸡冠冠草、刺穗藜。

【药用部位】 全草（刺藜）。

【采收加工】 夏、秋季采集，洗净，晒干。

【性能主治】 味淡，性平；活血，祛风止痒；主治月经过多，痛经，闭经，过敏性皮炎，荨麻疹。

【生境分布】 多生于高粱、玉米、谷子田间，有时也见于山坡、荒地等处。国内分布于黑龙江、吉林、辽宁、内蒙古、河北、山西、河南、陕西、宁夏、甘肃、四川、青海及新疆；省内记载有分布。

5.7 尖头叶藜 Chenopodium acuminatum Willd.

【别　　名】 绿珠藜。

【药用部位】 全草（尖头叶藜）。

【采收加工】 夏、秋季采集，洗净，晒干。

【性能主治】 主治冻伤，风寒头痛，四肢胀痛。

【生境分布】 生长于海滨、湖边、荒地等处。国内分布于河北、辽宁、江苏、浙江、福建、台湾、广东、广西；省内分布于泰山、崂山、徂徕山、日照等地。

6　地肤属 Kochia Roth

6.1 地肤 Kochia scoparia (L.) Schrad.

【别　　名】 地麦苗、鸭舌草、扫帚菜。

【药用部位】 成熟果实（地肤子），嫩茎叶（地肤苗）。

【采收加工】 果实秋季成熟时割取全草，晒干，打下果实，除去杂质；嫩茎叶春、夏季割取，洗净，鲜用或晒干。

【性能主治】 地肤子：味辛，性寒；清热利湿，祛风止痒；主治小便不利，淋浊，带下，血痢，风疹，湿疹，疥癣，皮肤瘙痒，疮毒。地肤苗：味苦，性寒；清热解毒，利尿通淋；主治赤白痢，泄泻，小便淋痛，目赤涩痛，雀盲，皮肤风热赤肿，恶疮疥癣。

【生境分布】 生长于荒野、田边、路旁，栽培于庭园。国内分布于大部分省区；省内各地均有分布。

6.2 碱地肤 Kochia scoparia (Linn.) Schrad. var. sieversiana (Pall.) Ulbr. ex Aschers. et Graebn.

【药用部位】 同地肤。

【采收加工】 同地肤。

【性能主治】 同地肤。

【生境分布】 是耐盐碱的旱生、中旱生植物，习见于我国北方草原带的盐碱化草原、荒漠草原地带。国内分布于东北、华北、西北等区域；省内分布于烟台、东营、广饶、沾化、无棣等地。

6.3 扫帚菜 Kochia scoparia (L.) Schrad. f. trichophylla (Hort.) Schinz et Thell.

【别　　名】 地麦、落帚、扫帚苗、扫帚菜。

【药用部位】 同地肤。

【采收加工】 同地肤。

【性能主治】 同地肤。

【生境分布】 生长于原野、山林、荒地、田边、路旁、果园、庭院。国内、省内分布广泛，各地均有栽培。

7　虫实属 Corispermum L.

7.1 兴安虫实 Corispermum chinganicum Iljin

【别　　名】 虫实。

【药用部位】 全草（虫实）。

【采收加工】 夏、秋季采收，晒干。

【性能主治】 味淡、微苦，性凉；清湿热，利小便；主治小便不利，热涩疼痛，黄疸。

【生境分布】 生长于固定沙地、半固定沙丘地。国内分布于东北、华北、西北等区域；省内分布于烟台等地。

7.2 软毛虫实 Corispermum puberulum Iljin.

【别　　名】 绵蓬、红蓬草、老母鸡窝、棉蓬、砂林草、乌苏图-哈麻哈格。

【药用部位】 全草（软毛虫实）。

【采收加工】 夏、秋季采收，晒干。

【性能主治】 味淡、微苦，性凉；清湿热，利小便；主治小便不利，热涩疼痛，黄疸。

【生境分布】 生长于河边沙地及海滨沙滩。国内分布于黑龙江等省区；省内分布于烟台等地。

8　碱蓬属 Suaeda Forsk. ex Scop.

8.1 灰绿碱蓬 Suaeda glauca (Bge.) Bge.

【别　　名】 碱蓬、碱蒿子、蓬子菜、盐蒿、老虎尾。

【药用部位】 全草（碱蓬）。

【采收加工】 夏、秋季收割地上部分，晒干，亦可鲜用。

【性能主治】 味微咸，性凉；清热，消积；主治食积停滞，发热。

【生境分布】 生长于海滩、河谷、路旁、田间等处盐碱地上。国内分布于东北、西北、华北及河南、江苏、浙江等省区；省内分布于沿海地区。

8.2 盐地碱蓬 Suaeda salsa (Linn.) Pall.

【别　　名】 翅碱蓬、碱葱、盐蒿、海英菜。

【药用部位】 全草（盐地碱蓬）。

【采收加工】 夏、秋季收割地上部分，鲜用或晒干。

【性能主治】 味咸，性凉；清热，消积。

【生境分布】 生长于海滨、荒漠低处的盐碱荒地上。国内分布于河北、青海、山西、浙江、东北、宁夏、内蒙古、陕西、新疆、江苏、甘肃等省区；省内分布于沿海盐碱地。

9　猪毛菜属 Salsola L.

9.1 猪毛菜 Salsola collina Pall.

【别　　名】 扎蓬棵、蓬子菜、猴子毛。

【药用部位】 全草（猪毛菜）。

【采收加工】 夏、秋季植株开花时割取，晒干。

【性能主治】 味淡，性凉；平肝潜阳，润肠通便；主治高血压病，头痛，眩晕，失眠，肠燥便秘。

【生境分布】 生长于村边、路旁、荒地戈壁滩和含盐碱的沙质土壤上。国内分布于东北、华北、西北、西南及江苏、安徽、河南等省区；省内各地均有分布。

9.2　无翅猪毛菜 Salsola komarovii Iljin

【药用部位】 同猪毛菜。

【采收加工】 同猪毛菜。

【性能主治】 同猪毛菜。

【生境分布】 生长于海滨、河滩砂质土地上。国内分布于黑龙江、辽宁、河北、山西、青海、上海、浙江、河南等省区；省内分布于沿海地区。

9.3　刺沙蓬 Salsola ruthenica Iljin

【别　　名】 猪毛菜、大翅猪毛菜、扎蓬棵、风滚草。

【药用部位】 全草（刺沙蓬）。

【采收加工】 夏季植株开花时拔取全草，抖净泥土，切段，晒干。

【性能主治】 味淡，性凉；平肝降压；主治高血压病，头痛，眩晕。

【生境分布】 生长于沙丘、草原、石质山坡及海边。国内分布于东北、华北、西北及西藏、江苏等省区；省内分布于烟台、牟平、日照等地。

（十六）苋科 Amaranthaceae

1　青葙属 Celosia L.

1.1　青葙 Celosia argentea L.

【别　　名】 青葙子、野鸡冠花、狗尾巴花。

【药用部位】 种子（青葙子），茎叶或根（青葙），花序（青葙花）。

【采收加工】 秋季果实成熟时采割地上部分或摘取果穗，晒干，搓出种子，除去杂质；茎叶或根夏季采收，晒干或鲜用；花序花期采收，晒干或鲜用。

【性能主治】 青葙子：味苦，性微寒；祛风热，清肝火，明目退翳；主治目赤肿痛，眼生翳膜，视物昏花，高血压病，鼻衄，皮肤风热瘙痒，疮癣。青葙：味苦，性寒；燥湿清热，杀虫止痒，凉血止血；主治湿热带下，小便不利，尿浊，泄泻，阴痒，疮疥，痔疮，衄血，创伤出血。青葙花：味苦，性凉；凉血止血，清肝除湿，明目；主治吐血，衄血，崩漏，赤痢，血淋，热淋，白带，目赤肿痛，目生翳障。

【生境分布】 生长于山坡、路旁、平原较干燥的向阳处。国内分布于江苏、安徽、浙江、福建、台湾、江西、湖北、湖南、广东、海南、广西、贵州、云南、四川、甘肃、陕西及河南；省内各地均有分布。

1.2　鸡冠花 Celosia cristata L.

【别　　名】 鸡冠子花、红鸡冠花、鸡公花、鸡髻花、芦花鸡冠、笔鸡冠、小头鸡冠、凤尾鸡冠、大鸡公花、鸡角根、红鸡冠。

【药用部位】 花序（鸡冠花），茎叶（鸡冠苗），种子（青葙子）。

【采收加工】 花序在秋季 8～9 月花盛开时采收，花序连同一部分茎秆割下，晒干；鸡冠子在秋后果实成熟时采收果序，晒干，搓出种子，除去杂质；鸡冠苗在夏季采收，晒干或鲜用。

【性能主治】 鸡冠花：味甘、涩，性凉；凉血止血，止带，止泻；主治诸出血症，带下，泄泻，痢疾。鸡冠苗：味甘，性凉；清热凉血，解毒；主治痢疾，痔疮，吐血，衄血，崩漏，荨麻疹。鸡冠子：味甘，性凉；凉血止血，清肝明目；主治便血，赤白痢疾，崩漏，目赤肿痛

【生境分布】 原产非洲、美洲热带和印度。广布于温暖地区，国内各地均有栽培；省内各地多栽培于公园或庭院。

2　苋属 Amaranthus L.

2.1　苋 Amaranthus tricolor L.

【别　　名】 红苋菜、雁来红、老来变、青香苋。

【药用部位】 茎叶（苋），种子（苋实），根（苋根）。

【采收加工】 茎叶在春、夏季采收，洗净，晒干或鲜用；种子在秋季果实成熟时采割地上部分，晒干，打下种子；根在春、夏、秋季采挖，洗净，鲜用或晒干。

【性能主治】 苋：味甘，性微寒；清热解毒，通利二便，止痢；主治痢疾，二便不通，蛇虫蜇伤，疮毒。苋实：味甘，性寒；清肝明目，通利二便；主治青盲翳障，视物昏暗，白浊血尿，二便不利。苋根：味辛，性微寒；清热解毒，散瘀止痛；主治痢疾，泄泻，痔疮，牙痛，漆疮，阴囊肿痛，跌打损伤，崩漏，带下。

【生境分布】 原产印度。国内、省内各地均有栽培，或逸为野生。

2.2　尾穗苋 Amaranthus caudatus L.

【别　　名】 红苋菜、老来少、老枪谷、穗冠花。

【药用部位】 根（老枪谷根），叶（老枪谷叶），种子（老枪谷子）。

【采收加工】 根夏、秋季采挖，去茎叶，洗净，鲜用或晒干；叶夏、秋季采收，洗净，鲜用；种子秋季果实成熟时剪下果穗，晒干，搓下种子，除去杂质。

【性能主治】 老枪谷根：味甘，性平；健脾，消疳；主治脾胃虚弱之倦怠乏力、食少，小儿疳积。老枪谷叶：解毒消肿；主治疔疮疖肿，风疹瘙痒。老枪谷子：味辛，性凉；清热透表；主治小儿水痘，麻疹。

【生境分布】 原产热带。全国各地均有栽培；省内济南、徂徕山等地有栽培或逸为野生。

2.3　反枝苋 Amaranthus retroflexus L.

【别　　名】 西风谷、红苋菜。

【药用部位】 全草或根（野苋菜），种子（野苋子）。

【采收加工】 全草或根春、夏、秋季采收，洗净，鲜用或晒干；秋季采收果实，日晒，搓揉取出种子，晒干。

【性能主治】 野苋菜：味甘，性微寒；清热解毒，利尿；主治腹泻，痢疾，毒蛇咬伤，蜂蜇伤，小便不利，水肿，疗疮肿毒。野苋子：味甘，性凉；清肝明目，利尿；主治肝热目赤，翳障，小便不利。

【生境分布】 生长于旷野、田间、村舍附近草地。国内分布于东北、华北、西北、河南、台湾等省区；省内各地均有分布。

2.4　凹头苋 Amaranthus lividus L.

【别　　名】 野苋、光苋菜。

【药用部位】 同反枝苋。

【采收加工】 同反枝苋。

【性能主治】 同反枝苋。

【生境分布】 生长于庭园、路边等处。国内、省内各地均有分布。

2.5　繁穗苋 Amaranthus paniculatus L.

【别　　名】 老粘谷、凤迎花、红苋菜、田苋菜。

【药用部位】 全草（红粘谷），种子（红粘谷子）。

【采收加工】 全草在春、夏季未开花前采收，洗净，鲜用；种子在夏、秋季果实成熟时采收，晒干。

【性能主治】 红粘谷：味甘，性凉；清热解毒，利湿；主治痢疾，黄疸。红粘谷子：味甘、苦，性微寒；清热解毒，活血消肿；主治痢疾，胁痛，跌打损伤，痈疮肿毒。

【生境分布】 国内、省内各地均有栽培或野生。

2.6　刺苋 Amaranthus spinosus L.

【别　　名】 刺苋菜、苋菜、野苋菜、猪母菜、刺刺草。

【药用部位】 全草或根（簕苋菜）。

【采收加工】 春、夏、秋季采收，洗净，晒干或鲜用。

【性能主治】 味甘，性微寒；清热，利湿，解毒消痈，凉血止血；主治痢疾，便血，胃出血，浮肿，痔血，胆囊炎，胆结石，湿热泄泻，带下，小便涩痛，咽喉肿痛，湿疹，痈肿，牙龈糜烂，蛇咬伤。

【生境分布】 生长于荒地或田圃地。国内分布于华东、中南、西南、陕西等省区；省内分布于泰安、郯城、济南、青岛、日照等地。

2.7　皱果苋 Amaranthus viridis L.

【别　　名】 假苋菜、绿苋。

【药用部位】 全草或根（白苋）。

【采收加工】 春至秋季采收全株或根，洗净，鲜用或晒干。

【性能主治】 味甘、淡，性寒；清热，利湿，解毒；主治痢疾，泄泻，小便赤涩，疮肿，蛇虫蜇伤，牙疳。

【生境分布】 生长于庭园、路边或开垦后被废弃的沙荒地。国内分布于东北、华北、华东、中南及陕西、贵州、云南等省区；省内各地均有分布。

3　牛膝属 Achyranthes L.

3.1　牛膝 Achyranthes bidentata Bl.

【别　　名】 怀牛膝、牛波落盖、山苋菜、对节菜、透骨草、喉白草。

【药用部位】 根（怀牛膝），茎叶（牛膝茎叶）。

【采收加工】 根在10月中旬至11月上旬茎叶枯萎时采挖，除去地上茎、芦头、须根和泥土，捆成小把，晒至干瘪后，将顶端切齐，晒干；茎叶在春、夏、秋季采收，洗净、鲜用。

【性能主治】 牛膝：味苦、酸，性平；补肝肾，强筋骨，活血通经，引血下行，利尿通淋；主治腰膝酸痛，下肢痿软，血滞经闭，痛经，产后血瘀腹痛，筋骨无力，癥瘕，胞衣不下，热淋，血淋，跌打损伤，痈肿恶疮，咽喉肿痛，肝阳眩晕。牛膝茎叶：味苦、酸，性平；祛寒湿，强筋骨，活血利尿；主治寒湿痿痹，腰膝疼痛，淋闭，疟疾。

【生境分布】 生长于屋旁、林缘、山坡草丛中。国内分布于除东北以外的广大地区，在有些地区大量栽培，河南产的怀牛膝为道地药材；省内各地山区丘陵均有分布，部分地区有栽培。

3.2　柳叶牛膝 Achyranthes longifolia (Makino) Makino.

【别　　名】 怀牛膝、山牛膝、苏木红、荔枝红、红牛膝。

【药用部位】 同牛膝。

【采收加工】 同牛膝。

【性能主治】 同牛膝。

【生境分布】 生长于山坡草丛中。国内分布于陕西、浙江、江西、福建、台湾、湖北、湖南、广东、四川、贵州、云南等地；省内分布于崂山。

4　莲子草属 Alternanthera Forsk.

4.1　喜旱莲子草 Alternanthera philoxeroides (Mart.) Griseb.

【别　　名】 空心莲子草、空心苋。

【药用部位】 全草（喜旱莲子草）。

【采收加工】 春、夏、秋季采收，鲜用或晒干。

【性能主治】 味苦、甘，性寒；清热凉血，利尿，解毒；主治咳血，尿血，感冒发热，麻疹，乙型脑炎，黄疸，疗腮，淋浊，湿疹，痈肿疖疮，毒蛇咬伤。

【生境分布】 原产巴西，生长于田野荒地、池塘或水沟边。国内分布于河北、安徽、湖北、广西、江苏、浙江、江西、湖南、福建等省区；省内济南、肥城、聊城等地有逸生。

4.2　莲子草 Alternanthera sessilis (L.) DC.

【别　　名】 虾钳菜、耐惊菜、蓬子草、白花仔、水牛膝。

【药用部位】 全草（莲子草）。

【采收加工】 夏、秋季采收，晒干或鲜用。

【性能主治】 味甘，性寒；清热解毒，凉血散瘀，除湿通淋；主治咳嗽吐血，便血，湿热黄疸，痢疾，泄泻，牙龈肿痛，咽喉肿痛，肠痈，乳痈，痄腮，淋病，痈疽肿毒，湿疹，跌打损伤，毒蛇咬伤。

【生境分布】 生长于旷野、路边、田边潮湿处。国内分布于华东、中南、西南等区域；省内分布于微山等地。

4.3 锦绣苋 Alternanthera bettzickiana (Regel) Nichols.

【别　名】 五色草、红草、红节节草、红莲子草。

【药用部位】 全草（锦绣苋）。

【采收加工】 夏、秋季采收，晒干或鲜用。

【性能主治】 清热解毒，清肝明目，消积逐瘀，凉血止血；主治结膜炎，便血，痢疾。

【生境分布】 原产巴西，国内、省内各地公园多有栽培。

5 千日红属 Gomphrena L.

千日红 Gomphrena globosa L.

【别　名】 百日红、千金红、千年红、沸水菊、球形鸡冠花、火球花。

【药用部位】 头状花序或全草（千日红）。

【采收加工】 夏、秋季采收，鲜用或晒干。

【性能主治】 味甘、微咸，性平；清肝明目，止咳定喘，解毒；主治咳嗽，哮喘，百日咳，小儿夜啼，目赤肿痛，肝热头晕，头痛，疮疖，痢疾。

【生境分布】 原产北美。国内各地均有栽培；省内各地公园或庭院常见栽培，供观赏。

（十七）紫茉莉科 Nyctaginaceae

1 紫茉莉属 Mirabilis L.

紫茉莉 Mirabilis jalapa L.

【别　名】 苦丁香、野丁香、白丁香花、胭脂花、粉豆子花、晚饭花。

【药用部位】 根（紫茉莉根），叶（紫茉莉叶），花（紫茉莉花），果实（紫茉莉子）。

【采收加工】 根10～11月挖取，洗净泥土，晒干或鲜用；叶在植株生长茂盛花未开时采摘，洗净，晒干或鲜用；花在7～9月盛开时采收，鲜用或晒干；果实在秋季9～10月成熟后采收，除去杂质，晒干。

【性能主治】 **紫茉莉根**：味甘、淡，性微寒；清热利湿，解毒活血；主治热淋，白浊，水肿，赤白带下，关节肿痛，痈疮肿毒，乳痈，跌打损伤。**紫茉莉叶**：味甘、淡，性微寒；清热解毒，祛风渗湿，活血；主治痈肿疮毒，疥癣，跌打损伤。**紫茉莉花**：味微甘，性凉；润肺，凉血；主治咯血。**紫茉莉子**：味甘，性微寒；清热化癍，利湿解毒；主治

面生斑痣，脓疱疮。

【生境分布】 原产热带美洲，生长于水沟边、房前屋后墙角下或庭院中。全国各地均有栽培；省内各地公园、庭院习见栽培，供观赏。

2 叶子花属 Bougainvillea Comm. ex Juss

2.1 叶子花 Bougainvillea spectabilis Willd.

【别　名】 三角梅、三角花、九重葛、室中花、贺春红。

【药用部位】 花（叶子花）。

【采收加工】 冬、春季开花时采收，晒干。

【性能主治】 解毒清热、调和气血；主治妇女月经不调，疝毒。

【生境分布】 原产热带美洲。国内、省内各地公园多有栽培，供观赏。

2.2 光叶子花 Bougainvillea glabra Choisy

【别　名】 宝巾、簕杜鹃、小叶九重葛、三角花、紫三角、紫亚兰、三角梅。

【药用部位】 花（光叶子花），叶（光叶子花叶）。

【采收加工】 花在冬、春季节开花时采收，晒干；叶在春、夏季采收，鲜用或晒干。

【性能主治】 **光叶子花**：味苦、涩，性温；活血调经，化湿止带；主治血瘀经闭，月经不调，赤白带下。**光叶子花叶**：捣烂敷患处，散瘀消肿。

【生境分布】 原产巴西。国内南方栽植于庭院、公园，北方栽培于温室；省内各地公园常见栽培，供观赏。

（十八）商陆科 Phytolaccaceae

商陆属 Phytolacca L.

1.1 商陆 Phytolacca acinosa Roxb.

【别　名】 水萝卜、王母牛、狼毒、下山虎、牛大黄、章柳、山萝卜、见肿消、倒水莲、金七娘、猪母耳、白母鸡。

【药用部位】 根（商陆），叶（商陆叶），花（商陆花）。

【采收加工】 根在秋季至次春采挖，除去须根及泥沙，切成块或片，晒干或阴干；叶在春、夏季采收，鲜用或晒干；花在夏季花期采收，晒干或阴干。

【性能主治】 **商陆**：味苦，性寒，有毒；逐水消肿，通利二便，解毒散结；主治水肿胀满，二便不通，癥瘕，疝癖，瘰疬，疮毒。**商陆叶**：清热解毒；主治痈肿疮毒。**商陆花**：化痰开窍；主治痰湿上蒙，健忘，嗜睡，耳目不聪。

【生境分布】 生长于路旁疏林下，或栽培于庭园。国内、省内各地山区均有分布。

1.2 垂序商陆 Phytolacca americana L.

【别　名】 美商陆、狼毒、美洲商陆。

【药用部位】 根（商陆），叶（美商陆叶），种子（美

商陆子）。

【采收加工】　根在秋季至次春采挖，除去须根及泥沙，切成块或片，晒干或阴干；叶在植株生长茂盛花未开时采收，除去杂质，鲜用或晒干；种子9～10月采，晒干。

【性能主治】　**商陆**：味苦，性寒，有毒；逐水消肿，通利二便，解毒散结；主治水肿胀满，二便不通，癥瘕，疟癖，瘰疬，疮毒。**美商陆叶**：清热；主治脚气。**美商陆子**：味苦，性寒，有毒；利水消肿；主治水肿，小便不利。

【生境分布】　生长于林下、路边、宅旁阴湿处。国内分布于陕西、河北、江苏、浙江、江西、湖北、广西、四川等省区；省内各地山区有零星逸生。

（十九）番杏科 Aizoaceae

粟米草属 Mollugo L.

粟米草 Mollugo stricta L.

【别　　名】　地麻黄、鸭脚瓜子草、地杉树。

【药用部位】　全草（粟米草）。

【采收加工】　秋季采收，鲜用或晒干。

【性能主治】　味淡，涩，性凉；清热化湿，解毒消肿；主治腹痛泄泻，痢疾，感冒咳嗽，中暑，皮肤热疹，目赤肿痛，疮疖肿毒，毒蛇咬伤，烧烫伤。

【生境分布】　生长于阴湿处或田边。国内分布于秦岭、黄河以南，东南至西南各地；省内分布于胶东及鲁东南地区。

（二十）马齿苋科 Portulacaceae

1　马齿苋属 Portulaca L.

1.1　马齿苋 Portulaca oleracea L.

【别　　名】　马苋菜、马生菜、蚂蚱菜、马踏菜、灰苋。

【药用部位】　全草（马齿苋），种子（马齿苋子）。

【采收加工】　全草在夏、秋季采收，除去残根及杂草，洗净，略蒸或烫后晒干，亦可鲜用；秋季采割地上部分，收集种子，晒干。

【性能主治】　**马齿苋**：味酸，性寒；清热解毒，凉血止痢，除湿通淋；主治热毒泻痢，热淋，尿闭，赤白带下，崩漏，疮疡痈疖，湿癣，丹毒，瘰疬，白秃，痔血。**马齿苋子**：味甘，性寒；清肝，化湿，明目；主治青盲白翳，泪囊炎。

【生境分布】　生长于田野路边及庭园废墟等向阳处。国内、省内各地均有分布。

1.2　大花马齿苋 Portulaca grandiflora Hook.

【别　　名】　松叶牡丹、金丝杜鹃、半支莲、龙须牡丹、洋马齿。

【药用部位】　全草（半支莲）。

【采收加工】　夏、秋季采收，除去残根及杂质，洗净，

鲜用或略蒸、烫后晒干。

【性能主治】　味淡、味苦，性寒；清热解毒，散瘀止血；主治咽喉肿痛，疮疖，湿疹，跌打肿痛，烫火伤，外伤出血。

【生境分布】　原产南美、巴西、阿根廷、乌拉圭等地。国内、省内各地均有栽培，供观赏。

2　土人参属 Talinum Adans.

栌兰 Talinum paniculatum（Jacq.）Gaertn.

【别　　名】　土人参、假人参、参草、土高丽参、瓦炕头。

【药用部位】　根（土人参），叶（土人参叶）。

【采收加工】　根秋、冬季采挖，洗净，除去细根，晒干或蒸后晒干；叶在夏、秋季采收，洗净，鲜用或晒干。

【性能主治】　**土人参**：味甘、淡，性平；补气润肺，止咳，调经；主治气虚劳倦，食少，泄泻，肺痨咳血，眩晕，潮热，盗汗，自汗，月经不调，带下，产妇乳汁不足。**土人参叶**：味甘，性平；通乳汁，消肿毒；主治乳汁不足，痈肿疔毒。

【生境分布】　生长于田野、路边、墙角石旁、山坡沟边等阴湿处。国内分布于江苏、安徽、浙江、福建、河南、广东、广西、四川、贵州、云南等省区；省内各地有少量栽培。

（二十一）落葵科 Basellaceae

落葵属 Basella L.

落葵 Basella alba L.

【别　　名】　木耳菜、胭脂菜、御菜、藤儿菜、木耳菜。

【药用部位】　叶或全草（落葵），果实（落葵子），花（落葵花）。

【采收加工】　叶或全草夏、秋季采收，晒干或鲜用；果实在7～10月成熟后采收，晒干；花在春、夏季开放时采摘，鲜用。

【性能主治】　**落葵**：味甘、酸，性寒；润肠通便，清热利湿，凉血解毒，活血；主治大便秘结，小便短涩，痢疾，热毒疮痈，跌打损伤。**落葵子**：润泽肌肤，美容。**落葵花**：味苦，性寒；凉血解毒；主治痘疹，乳头破裂。

【生境分布】　原产亚洲热带，生长于海拔2000m以下地区。国内长江流域以南均有栽培；省内各地常见栽培。

（二十二）石竹科 Caryophyllaceae

1　假繁缕属 Pseudostellaria Pax

1.1　孩儿参 Pseudostellaria heterophylla（Miq.）Pax

【别　　名】　太子参、童参、双批七、四叶参、米参。

【药用部位】　块根（太子参）。

【采收加工】　块根在 6～7 月茎叶大部分枯萎时，选晴天采挖，除去茎叶，洗净，晒干，或置沸水中烫至中央无白心时捞出，晒至七八成干，搓去须毛，再晒至全干。

【性能主治】　味甘、微苦，性微寒；益气生津，补脾润肺；主治脾胃虚弱，食欲不振，倦怠无力，病后虚弱，气阴两伤，干咳痰少，自汗气短，肺燥干咳，温病后期气虚津伤，内热口渴，神经衰弱，心悸失眠，头昏健忘，小儿夏季热。

【生境分布】　生长于山坡林下和岩石缝中。国内分布于东北、华北、西北、华东、湖北、湖南等省区；省内各地山区均有分布。

1.2　蔓孩儿参 Pseudostellaria davidii（Franch.）Pax

【别　　名】　蔓假繁缕。

【药用部位】　全草（蔓孩儿参）。

【采收加工】　花期采收，晒干或鲜用。

【性能主治】　活血祛瘀，解毒，利尿。

【生境分布】　生长于混交林、杂木林下、溪旁或林缘石质坡地。国内分布于黑龙江、辽宁、吉林、内蒙古、河北、山西、陕西、甘肃、青海、新疆、浙江、安徽、河南、四川、云南、西藏；省内分布于泰山、沂山、徂徕山、崂山、昆嵛山等地。

2　漆姑草属 Sagina L.

漆姑草 Sagina japonica（Sw.）Ohwi

【别　　名】　蛇牙草、虎牙草、鼻药、牛毛粘、大龙叶。

【药用部位】　全草（漆姑草）。

【采收加工】　4～5 月采收，除去杂质，晒干或鲜用。

【性能主治】　味苦、辛，性凉；凉血解毒，杀虫止痒；主治漆疮，秃疮，湿疹，丹毒，瘰疬，无名肿毒，毒蛇咬伤，鼻渊，龋齿痛，跌打内伤。

【生境分布】　生长于山地或田间路旁阴湿草地。国内分布于东北、华北、华东、中南、西南、陕西、广西等省区；省内分布于济南、青岛、泰安、烟台等地。

3　鹅肠菜属 Myosoton Moench

鹅肠菜 Myosoton aquaticum（L.）Moench

【别　　名】　牛繁缕、鹅儿肠、鸡卵菜、抽筋草、鸡娘草。

【药用部位】　全草（鹅肠草）。

【采收加工】　春季茎叶茂盛时采收，晒干或鲜用。

【性能主治】　味甘、酸，性平；清热解毒，散瘀消肿；主治肺热咳喘，痈疽，小儿疳积，牙痛，痢疾，痔疮肿痛，月经不调。

【生境分布】　生长于海拔 3000m 以下的山野阴湿处或路旁田野草地。国内各地均有分布；省内分布于各地山区丘陵地带。

4　卷耳属 Cerastium L.

粘毛卷耳 Cerastium glomeratum Thuill.

【别　　名】　圈序卷耳、卷耳、球序卷耳、婆婆指甲菜、瓜子草、高脚鼠耳草。

【药用部位】　全草（粘毛卷耳）。

【采收加工】　春、夏季采收，鲜用或晒干。

【性能主治】　味甘、微苦，性凉；清热，利湿，凉血解毒；主治感冒发热，湿热泄泻，肠风下血，乳痈，疔疮，高血压病。

【生境分布】　生长于海拔 3000m 以下的田野路边、山坡草丛。国内各地均有分布；省内分布于泰山及胶东丘陵地区。

5　繁缕属 Stellaria L.

5.1　繁缕 Stellaria media（L.）Cyr.

【别　　名】　鸡肠草、鹅肠菜、五爪龙、和尚菜、乌云草。

【药用部位】　全草（繁缕）。

【采收加工】　春、夏、秋季开花时采收，去净泥土，晒干。

【性能主治】　味微苦、甘、酸，性凉；清热解毒，凉血消痈，活血止痛，催乳；主治痢疾，肝炎，肠痈，肺痈，乳痈，疔疮肿痛，痔疮肿痛、出血，跌打肿痛，产后瘀血腹痛，乳汁不下。

【生境分布】　生长于田间路边或溪旁草地。国内、省内各地均有分布。

5.2　牛繁缕 Myosoton acquaticum Moench.

【别　　名】　伸筋藤、壮筋丹、鹅儿肠、鹅肠菜、白头娘草、鸡娘草。

【药用部位】　全草（牛繁缕）。

【采收加工】　春季生长旺盛时采收，鲜用或晒干。

【性能主治】　味甘、酸，性平；清热解毒，散瘀消肿；主治肺热咳喘，痢疾，痈疽，痔疮，牙痛，月经不调，小儿疳积。

【生境分布】　生长于海拔 3000m 以下的山野阴湿处或路旁田间草地。国内、省内各地均有分布。

5.3　沼生繁缕 Stellaria palustris Ehrh. ex Retz.

【别　　名】　湿地繁缕、沼繁缕、沼生天蓬。

【药用部位】　全草（沼生繁缕）。

【采收加工】　6～7 月花期采收，鲜用或晒干。

【性能主治】　消肿解毒。

【生境分布】　生长于山坡草丛。国内分布于云南、陕西、四川、山西、黑龙江、甘肃、内蒙古、河南、辽宁、河北等省区；省内分布于昆嵛山、徂徕山、泰山等地。

5.4　雀舌草 Stellaria uliginosa Murr.

【别　　名】　天蓬草、滨繁缕、天蓬草、小红娘、兰衣参。

【药用部位】　全草（天蓬草）。

【采收加工】　夏至秋初采收，洗净，鲜用或晒干。

【性能主治】　味辛，性平；祛风散寒，活血消肿，解毒止血；主治伤风感冒，风湿骨痛，疮痈肿毒，跌打损伤，骨折，蛇咬伤。

【生境分布】　生长于田间、溪边潮湿地带。国内分布于东北、华北、华中、华东、西南及陕西、甘肃、青海等省区；省内分布于泰山、徂徕山、潍坊、临沂、崂山等地。

5.5　箐姑草 Stellaria vestita Kurz

【别　　名】　抽筋菜、地精草、鹅儿伸筋、疏花繁缕、星毛繁缕、被单草、单背叶、滇繁缕、贯叶繁缕、小鹅肠草、星叶繁缕、竹枝草。

【药用部位】　全草（箐姑草）。

【采收加工】　花期采收，鲜用或晒干。

【性能主治】　舒筋活血；主治中风不语，口眼㖞斜，小儿惊风，风湿筋骨痛。

【生境分布】　生长于草坡、石隙、石滩或林下。国内分布于甘肃、河北、陕西、广西、湖南、福建、江西、贵州、湖北、河南、云南、浙江、西藏、四川等省区；省内有分布记载。

5.6　中国繁缕 Stellaria chinensis Regel

【别　　名】　鸦雀子窝。

【药用部位】　全草（中国繁缕）。

【采收加工】　花期采收，鲜用或晒干。

【性能主治】　味苦、辛，性平；清热解毒，活血止痛；主治乳痈，肠痈，疖肿，跌打损伤，产后瘀痛，风湿骨痛，牙痛。

【生境分布】　生长于沟边、林缘、路边、山坡、湿地、石缝、水边及田边草地。国内分布于北京、河北、河南、陕西、甘肃、江苏、安徽、浙江、福建、江西、湖北、湖南、广西、四川；省内分布于鲁中南及鲁东地区。

5.7　禾叶繁缕 Stellaria graminea L.

【药用部位】　全草（禾叶繁缕）。

【采收加工】　花期采收，鲜用或晒干。

【性能主治】　味甘、酸，性凉；清热解毒，化痰，止痛，催乳。

【生境分布】　生长于山坡草地、林下或石缝。国内分布于湖北、山西、云南、西藏、青海、四川、北京、甘肃、新疆、河北、陕西等省区；省内有分布记载。

6　蚤缀属 Arenaria L.

6.1　蚤缀 Arenaria serpyllifolia L.

【别　　名】　小无心菜、无心菜、铃铃草、白莲子草、星子草。

【药用部位】　全草（无心菜）。

【采收加工】　初夏采集，鲜用或晒干。

【性能主治】　味苦、辛，性凉；清热，明目，止咳，主治肝热目赤，翳膜遮睛，肺痨咳嗽，咽喉肿痛，牙龈炎。

【生境分布】　生长于海拔 4000m 以下的山坡、路旁荒地、田野。国内分布于自东北经黄河流域到华南、西南各地；省内分布于各地山区丘陵地带。

6.2　灯心草蚤缀 Arenaria juncea Bieb.

【别　　名】　老牛筋、山羊胡子、山银柴胡。

【药用部位】　根（山银柴胡）。

【采收加工】　春、秋季挖根，去净泥土，切片，晒干。

【性能主治】　味甘，性微寒；凉血，清虚热；主治阴虚肺劳，骨蒸潮热，盗汗，小儿疳热，久疟不止。

【生境分布】　生长于山坡柞树疏林下、山坡石缝间，常成片生长。国内分布于东北、华北、山西、新疆、内蒙古、江苏等省区；省内分布于胶东半岛及蒙山、临沭等地。

7　狗筋蔓属 Cucubalus L.

狗筋蔓 Cucubalus baccifer L.

【别　　名】　小九牯牛、抽筋草、铁栏杆、土牛膝、九股牛。

【药用部位】　带根全草（狗筋蔓）。

【采收加工】　秋末冬初采挖，洗净，鲜用或晒干。

【性能主治】　味甘、苦，性温；活血定痛，接骨生肌；主治跌打损伤，骨折，风湿骨痛，月经不调，瘰疬，痈疽。

【生境分布】　生长于森林灌丛、湿地、河边。国内分布于华东、中南、西南、陕西、甘肃等省区；省内分布于青岛等地。

8　蝇子草属 Silene L.

8.1　女娄菜 Silene aprica Turcz. ex Fisch et Mey.

【别　　名】　大米罐、米瓦罐、罐罐花、土地榆、山牡丹。

【药用部位】　全草（女娄菜），根（女娄菜根）。

【采收加工】　夏、秋季采收带根全草或根，洗净，鲜用或晒干。

【性能主治】　女娄菜：味辛、苦，性平；活血调经，下乳，健脾，利湿，解毒；主治月经不调，乳少，小儿疳积，脾虚浮肿，疔疮肿毒。女娄菜根：味苦、甘，性平；利尿，催乳；主治小便短赤，乳少。

【生境分布】　生长于海拔 3800m 以下的山坡草地或旷野路边草丛。国内各省区均有分布；省内分布于各地山区丘陵地带。

8.2　粗壮女娄菜 Silene firma Sieb. et Zucc.

【别　　名】　坚硬女娄菜、硬叶女娄菜。

【药用部位】　全草（硬叶女娄菜）。

【采收加工】　8～9月采收，晒干。

【性能主治】　味甘、淡，性凉；清热解毒，利尿，调经；主治咽喉肿痛，聤耳出脓，小便不利。

【生境分布】　生长于山坡、河谷、灌丛间。国内分布于东北、华北及长江流域；省内分布于胶东丘陵及泰山、徂徕山等地。

8.3　麦瓶草 Silene conoidea L.

【别　　名】　米瓦罐、灯笼草、香炉草、净瓶、面条菜。

【药用部位】　全草（麦瓶草），种子（麦瓶草种子）。

【采收加工】　全草在春、夏季采收，晒干；种子在5～6月采收，晒干。

【性能主治】　麦瓶草：味甘，微苦，性凉；养阴，清热，止血，调经；主治衄血，吐血，虚痨咳嗽，咯血，尿血，月经不调。麦瓶草种子：味甘，性平；止血，催乳；主治鼻衄，尿血，乳汁不下。

【生境分布】　生长于海拔 3000m 以下的麦田或荒草地。国内分布于西北、华北、西南、长江流域；省内各地均有分布。

8.4　蝇子草 Silene fortunei Vis.

【别　　名】　苍蝇花、沙参、鹤草、八月白、蚊子草。

【药用部位】　全草（蝇子草）。

【采收加工】　夏、秋季采割，除去杂质，鲜用或晒干。

【性能主治】　味辛，涩，性凉；清热利湿，活血解毒；主治带下，痢疾，肠炎，热淋，咽喉肿痛，劳伤发热，跌打损伤，毒蛇咬伤。

【生境分布】　生长于山坡、林下、杂草丛。国内分布于华北、西北、长江流域及其以南各省区；省内分布于各地山区丘陵地带。

8.5　山蚂蚱 Silene jenisseensis Willd.

【别　　名】　旱麦瓶草、山银柴胡、黄柴胡、铁柴胡、卖瓶草、山蚂蚱草。

【药用部位】　同灯心草蚤缀。

【采收加工】　同灯心草蚤缀。

【性能主治】　同灯心草蚤缀。

【生境分布】　生长于石质山坡、石缝、湖边沙岗、沙质草地。国内分布于东北、华北、西北等区域；省内分布于各地山区丘陵地带。

9　剪秋罗属 Lychnis L.

浅裂剪秋罗 Lychnis cognata Maxim.

【别　　名】　山红花、剪秋罗、小尖叶参。

【药用部位】　根、全草（剪秋萝）。

【采收加工】　秋后采集，洗净，鲜用或晒干。

【性能主治】　味甘，性寒；清热利尿，健脾，安神；主治小便不利，小儿疳积，盗汗，头痛，失眠。

【生境分布】　生长于海拔 400～2000m 的山林草甸、林间草地。国内分布于东北、华北地区；省内分布于威海、荣成等地。

10　麦蓝菜属 Vaccaria Medic.

麦蓝菜 Vaccaria segetalis（Neck.）Garcke

【别　　名】　王不留行、王不留、王母牛、留行子、禁宫花、剪金花。

【药用部位】　种子（王不留行）。

【采收加工】　当种子大多数变黄褐色，少数已经变黑时，将地上部分割回，置于阴凉通风处，后熟 7 天左右，待种子变黑时，晒干，打下种子，除去杂质。

【性能主治】　味苦，性平；活血通经，下乳消痈；主治经行腹痛，经闭，乳汁不通，乳痈，痈肿。

【生境分布】　生长于山坡、路旁、麦田或田埂，也有栽培。国内分布于除华南以外的各省区；省内各地均有分布。

11　石竹属 Dianthus L.

11.1　石竹 Dianthus chinensis L.

【别　　名】　鹅毛石竹、绣竹、洛阳花、石柱花、东北石竹。

【药用部位】　地上全草（瞿麦）。

【采收加工】　夏、秋季花果期割取，除去杂草和泥土，晒干。

【性能主治】　味苦，性寒；利小便，清湿热，活血通经；主治小便不通，热淋，血淋，石淋，闭经，目赤肿痛，痈肿疮毒，湿疮瘙痒。

【生境分布】　生长于海拔 1000m 以下的山坡草丛。国内大部分地区均有分布，庭园也有栽培；省内分布于各地山区丘陵地带。

11.2　辽东石竹 Dianthus chinensis L. var. liaotungensis Y. C. Chu

【别　　名】　石竹。

【药用部位】　同石竹。

【采收加工】　同石竹。

【性能主治】　同石竹。

【生境分布】　生长于向阳山坡草丛。国内分布于东北地区；省内分布于泰山。

11.3　三脉石竹 Dianthus chinensis L. var. trinervis D. Q. Lu

【别　　名】　石竹。

【药用部位】　同石竹。

【采收加工】　同石竹。

【性能主治】　同石竹。

【生境分布】　生长于向阳山坡草丛。国内分布于东北沿海；省内分布于泰山。

11.4　兴安石竹 Dianthus chinensis L. var. versicolor（Fisch. ex Link）Y. C. Ma

【别　　名】　石竹、石竹子花、小茶花、茶棵子。

【药用部位】　同石竹。

【采收加工】　同石竹。

【性能主治】　同石竹。

【生境分布】　生长于向阳山坡草丛、林缘草地、山坡灌丛。国内分布于东北及内蒙古、河北、甘肃、新疆等省区；省内分布于长清、泰安、肥城、临沂等地丘陵地带。

11.5 山东石竹 Dianthus chinensis L. var. shandongensis J. X. Li et F. Q. Zhou

【别　　名】　石竹。

【药用部位】　同石竹。

【采收加工】　同石竹。

【性能主治】　同石竹。

【生境分布】　生长于向阳山坡草丛。省内分布于沂山、蒙山、泰山、胶南（灵山岛）等地，为山东特有种。

11.6 瞿麦 Dianthus superbus L.

【别　　名】　大菊、地面、红花瞿麦、木碟花、剪刀花。

【药用部位】　同石竹。

【采收加工】　同石竹。

【性能主治】　同石竹。

【生境分布】　生长于山坡、林下、路旁、草地。国内大部分地区均有分布；省内分布于各地山区。

11.7 长萼瞿麦 Dianthus longicalyx Miq.

【别　　名】　长萼石竹、长筒瞿麦。

【药用部位】　同石竹。

【采收加工】　同石竹。

【性能主治】　同石竹。

【生境分布】　生长于山坡草丛。国内分布于吉林、辽宁、河北、山西、陕西、浙江、湖北等地；省内分布于蒙山、昆嵛山、崂山、牙山。

11.8 香石竹 Dianthus caryophyllus L.

【别　　名】　康乃馨、狮头石竹、麝香石竹、大花石竹、荷兰石竹。

【药用部位】　地上全草（香石竹）。

【采收加工】　花期采收，晒干。

【性能主治】　清热，利水，破血，通经。

【生境分布】　原产于地中海地区。国内、省内各地多有栽培。

12 石头花属 Gypsophila L.

长蕊石头花 Gypsophila oldhamiana Miq.

【别　　名】　霞草、丝石竹。

【药用部位】　同灯心草蚤缀。

【采收加工】　同灯心草蚤缀。

【性能主治】　同灯心草蚤缀。

【生境分布】　生长于海拔 2000m 以下的山坡干燥处、海滨荒山、沙坡地。国内分布于华北、东北、河南、江苏、陕西、甘肃等省区；省内分布于各地山区丘陵地带。

13 肥皂草属 Saponaria L.

肥皂草 Saponaria officinalis L.

【别　　名】　石碱花。

【药用部位】　根（肥皂草）。

【采收加工】　秋季采收，晒干。

【性能主治】　止咳，祛痰；主治气管炎。

【生境分布】　原产欧洲及西亚。国内、省内栽培广泛，作庭园观赏。

（二十三）睡莲科 Nymphaeaceae

1 芡属 Euryale Salisb. ex DC.

芡 Euryale ferox Salisb.

【别　　名】　芡实、鸡头米、鸡头莲、假莲藕、苏黄。

【药用部位】　种仁（芡实），根及根茎（芡实根），叶（芡实叶），花茎（芡实茎）。

【采收加工】　9～10 月采收成熟果实，取出种子，去净杂质，晒干；根 9～10 月采收，洗净，晒干；叶在 6 月采收，晒干；花茎在花期采收，鲜用或晒干。

【性能主治】　**芡实：**味甘、涩，性平；固肾涩精，补脾止泻；主治遗精，白浊，带下，小便不禁，大便泄泻。**芡实根：**味咸、甘，性平；散结止痛，止带；主治疝气疼痛，无名肿毒，白带。**芡实叶：**味苦、甘，性平；行气和血，祛瘀止血；主治吐血，便血，妇女产后胞衣不下。**芡实茎：**味咸、甘，性平；清虚热，生津液；主治虚热烦渴，口干咽燥。

【生境分布】　生长于湖泊、池沼、水田。国内分布于东北、华北、华东、华中、西南等区域；省内分布于南四湖、东平湖等地。

2 莲属 Nelumbo Adans.

莲 Nelumbo nucifera Gaertn.

【别　　名】　荷、荷花、芙蕖、水芝、藕、莲花。

【药用部位】　成熟种子（莲子），老熟果实（石莲子），果皮（莲衣），种胚（莲子心），花蕾（莲花），雄蕊（莲须），花托（莲房），叶柄或花柄（荷梗），叶（荷叶），叶基部（荷叶蒂），肥大根茎（藕），根茎节部（藕节）。

【采收加工】　**莲子：**9～10 月果实成熟时，剪下莲蓬，剥出果实，趁鲜用快刀将果实划开，剥去壳皮，晒干；**石莲子：**10 月间割下莲蓬，取出成熟果实，晒干，或于修整池塘时拾取落于淤泥中之莲实，晒干；**莲衣：**在采收莲子时，收集壳皮，晒干；**莲子心：**在莲子成熟时剥取种胚，晒干；**莲花：**6～7 月采收含苞待放花蕾或开放花，阴干；**莲须：**在花盛开时采摘雄蕊，阴干；**莲房：**在秋季果实成熟时，割下花托，除去果实及梗，晒干；**荷梗：**夏、秋季采收叶柄或花柄，去叶及莲蓬，晒干或鲜用；**荷叶：**6～7 月花未开放时采收，除去叶柄，鲜用，或晒至七八成干时对折成半圆形再晒干；**荷叶蒂：**7～9 月采摘荷叶，将叶基部连同叶柄周围部分叶片剪下，晒干；**藕：**秋、冬及春初采挖根茎，多鲜用；**藕节：**秋、冬或春初挖藕时，切下节部，洗净，晒干。

【性能主治】　**莲子：**味甘、涩，性平；补脾止泻，益肾涩精，养心安神；主治脾虚久泻、久痢，肾虚遗精、滑泄，小便不禁，妇人崩漏带下，心神不宁，惊悸，不眠。**石莲子**：味甘、涩，微苦，性寒；清湿热，开胃进食，清心宁神，涩精止泻；主治噤口痢，呕吐不食，心烦失眠，遗精，尿浊，带下。**莲衣**：味涩、微苦，性平；收敛止血；主治吐血，衄血，下血。**莲子心**：味苦，性寒；清心火，平肝火，止血，固精；主治神昏谵语，烦躁不眠，眩晕目赤，吐血，遗精。**莲花**：味苦、甘，性平；散瘀止血，祛湿消风；主治跌伤呕血，血淋，崩漏下血，疥疮瘙痒。**莲须**：味甘、涩，性平；清心益肾，涩精止血；主治遗精，尿频，遗尿，带下，吐血，崩漏。**莲房**：味苦、涩，性平；散瘀止血；主治崩漏，月经过多，便血，尿血。**荷梗**：味苦，性平；解暑清热，理气化湿；主治暑湿胸闷不适，泄泻，痢疾，淋病，带下。**荷叶**：味苦、涩，性平；清热解暑，升发清阳，散瘀止血；主治暑热烦渴，头痛眩晕，大便泄泻，脾虚腹胀，吐血下血，产后恶露不净。**荷叶蒂**：味苦、涩，性平；解暑祛湿，祛瘀止血，安胎；主治暑湿泄泻，血痢，崩漏带下，妊娠胎动不安。**藕**：味甘，性寒；清热生津，凉血，散瘀，止血；主治热病烦渴，吐血，衄血，下血。**藕节**：味甘、涩，性平；散瘀止血；主治吐血，咯血，尿血，便血，血痢，血崩。

【生境分布】 生长于湖沼、水泽、池塘及水田，野生或栽培。国内分布于南北各地；省内各地池塘、水泊、水湾有分布。

3 睡莲属 Nymphaea L.

睡莲 Nymphaea tetragona Georgi

【别　　名】 暝菜、子午莲、粉色睡莲、野生睡莲、矮睡莲、侏儒睡莲。

【药用部位】 花（睡莲），根茎（睡莲根）。

【采收加工】 花夏季采收，洗净，晒干；根茎四季采收，晒干或鲜用。

【性能主治】 **睡莲**：味甘、苦，性平；消暑，解酒，定惊；主治中暑，醉酒烦渴，小儿惊风。**睡莲根**：消暑，强壮，收敛；主治肾炎。

【生境分布】 生长于池沼、湖泊。国内各地均产；省内分布于南四湖、东平湖。

（二十四）金鱼藻科 Ceratophyllaceae

金鱼藻属 Ceratophyllum L.

金鱼藻 Ceratophyllum demersum L.

【别　　名】 聚藻、松藻。

【药用部位】 全草（金鱼藻）。

【采收加工】 全年可采，除去杂质，晒干或鲜用。

【性能主治】 味甘、淡，性凉；凉血止血，清热利水；主治内伤吐血，咳血，热淋涩痛。

【生境分布】 生长于海拔2700m以下的池沼、湖泊、池塘、河沟，常在1～3m深的水域形成密集的水下群落。

国内、省内各地均有分布。

（二十五）芍药科 Paeoniaceae

芍药属 Paeonia L.

1.1 芍药 Paeonia lactiflora Pall.

【别　　名】 离草、余容、没骨花、将离、婪尾春、犁食、黑牵夷、红药。

【药用部位】 根（白芍）。

【采收加工】 9～10月采挖3～4年生植株根，除去茎叶及泥土，水洗，沸水煮5～15分钟至无硬心，用竹刀刮去外皮，晒干或切片晒干。

【性能主治】 味苦、酸，性微寒；养血和营，缓急止痛，敛阴平肝；主治月经不调，经行腹痛，崩漏，自汗，盗汗，胁肋脘腹疼痛，四肢挛痛，头痛，眩晕。

【生境分布】 生长于山坡草地和林下。国内分布于东北、华北及陕西、甘肃等省区；省内各地均有栽培，以菏泽市最多，主产菏泽、郓城、曹县等地。

1.2 牡丹 Paeonia suffruticosa Andr.

【别　　名】 木芍药、花王、洛阳花、富贵花、云南牡丹、鼠姑、鹿韭、白茸、百雨金。

【药用部位】 根皮（牡丹皮），花（牡丹花）。

【采收加工】 9月下旬～10月上旬植株地上部枯萎时将根挖起，去泥、须根，趁鲜抽出木心，晒干，为原丹皮，若刮去外皮，去除木心，为刮丹皮；花在开放时采收，晾干。

【性能主治】 **牡丹皮**：味苦、辛，性微寒；清热凉血，活血散瘀；主治温热病热入血分，发斑，吐衄，热病后期热伏阴分发热，阴虚骨蒸潮热，血滞经闭，痛经，癥瘕，痈肿疮毒，跌扑伤痛，风湿热痹。**牡丹花**：味苦、淡，性平；活血调经；主治妇女月经不调，经行腹痛。

【生境分布】 栽培于土层深厚、排水良好、肥沃疏松的砂质壤土或粉砂壤土。国内栽培于安徽、四川、湖南、湖北、陕西、甘肃、贵州等省区；省内各地均有栽培，以菏泽最为著名。

（二十六）毛茛科 Ranunculaceae

1 乌头属 Aconitum L.

1.1 乌头 Aconitum carmichaeli Debx.

【别　　名】 独白草、鸳鸯菊、草乌。

【药用部位】 块根（草乌头）。

【采收加工】 晚秋或次年早春采挖，剪去根头部，洗净，晒干。

【性能主治】 味辛、苦，性热，大毒；祛风除湿，温经散寒，消肿止痛；主治风寒湿痹，关节疼痛，头风头痛，中风不遂，心腹冷痛，寒疝作痛，跌打损伤，瘀血肿痛，阴疽肿毒，并可麻醉止痛。

【生境分布】 生长于山坡草地或灌木丛中。国内分布于辽宁、陕西、甘肃、江苏、安徽、浙江、江西、河南、湖北、湖南、广东、广西、四川、贵州、云南等省区，主要栽培于四川、陕西、湖北、湖南、云南等省区也有栽培；省内分布于昆嵛山、艾山、牙山、蒙山、沂山、沂南等地，主产于烟台、临沂，单县有少量栽培。

1.2 展毛乌头 Aconitum carmichaeli Debx. var. truppelianum (Ulbr.) W. T. Wang et Hsiao

【药用部位】 同乌头。

【采收加工】 同乌头。

【性能主治】 同乌头。

【生境分布】 生长于山地草坡、林边或灌丛中。国内分布于辽宁、江苏、浙江等省区；省内分布于崂山、昆嵛山、泰山、徂徕山、沂山、蒙山等地。

1.3 圆锥乌头 Aconitum paniculigerum Nakai

【药用部位】 同乌头。

【采收加工】 同乌头。

【性能主治】 同乌头。

【生境分布】 生长于山地林缘或草丛。国内分布于辽宁、吉林等地；省内分布于济南南部山区。

1.4 拟两色乌头 Aconitum loczyonum Rapes

【别 名】 天鹅花。

【药用部位】 同乌头。

【采收加工】 同乌头。

【性能主治】 同乌头。

【生境分布】 生长于山谷草丛或疏林下。省内分布于牙山、崂山等地。

2 翠雀属 Delphinium L.

烟台翠雀花 Delphinium chefoense Franch.

【别 名】 山鸦雀儿、山鸦雀花、苦莲。

【药用部位】 根（烟台翠雀根），全草（烟台翠雀）。

【采收加工】 夏季采收，鲜用或晒干。

【性能主治】 烟台翠雀根：有毒；清热解毒。烟台翠雀：杀苍蝇及蛆。

【生境分布】 生长于山坡、草丛、疏林下。省内分布于胶东半岛及蒙阴等地，为山东特有植物。

3 飞燕草属 Consolida (DC.) S. F. Gray

飞燕草 Consolida ajacis (L.) Schur.

【别 名】 彩雀、鸽子花、百部草、鸡爪连、干鸟草、萝小花、千鸟花。

【药用部位】 根和种子（飞燕草）。

【采收加工】 秋季采根，洗净，鲜用；采收成熟果实，晒干，打下种子，去净杂质。

【性能主治】 味辛、苦，性温，有毒；种子有催吐、泻下作用，外用杀虫，治疥疮、头虱；根外用治疗跌打损伤。

【生境分布】 原产欧洲南部，生长于山坡、草地、固定沙丘。国内各省区多有栽培；省内各地公园常见栽培。

4 升麻属 Cimicifura L.

兴安升麻 Cimicifuga dahurica (Turcz.) Maxim.

【别 名】 地芽龙、苦龙牙菜、窟窿牙根。

【药用部位】 根茎（升麻）。

【采收加工】 秋季地上部分枯萎后采挖，去净泥土，晒至八成干时，用火燎去须根，再晒至全干，撞去表皮及残存须根。

【性能主治】 味辛、甘，性微寒；清热解毒，发表透疹，升阳举陷；主治时疫火毒，口疮，咽痛，斑疹，头痛寒热，痈肿疮毒，中气下陷，脾虚泄泻，久痢下重，妇女带下，崩中。

【生境分布】 生长于海拔300～1200m的山地林缘、林中或山坡草地。国内分布于黑龙江、吉林、辽宁、内蒙古、河北、山西、湖北等省区；省内分布于烟台、荣成等地。

5 驴蹄草属 Caltha L.

三角叶驴蹄草 Caltha palustris L. var. sibirica Regel

【别 名】 驴蹄草。

【药用部位】 全草（驴蹄草）。

【采收加工】 夏、秋季采收，洗净，鲜用或晒干。

【性能主治】 味辛、微苦，性凉；祛风，解暑，活血消肿；主治伤风感冒，中暑发痧，跌打损伤，汤火烫伤。

【生境分布】 生长于沼泽、河边草地、山谷边或浅水中。国内分布于黑龙江、吉林、辽宁、内蒙古等省区；省内分布于胶东沿海地区。

6 类叶升麻属 Actaea L.

类叶升麻 Actaea asiatica Hara

【别 名】 马尾升麻、绿豆升麻。

【药用部位】 根茎（绿豆升麻）。

【采收加工】 春、秋季采挖，洗净泥土，切片，晒干。

【性能主治】 味辛、微苦，性平；散风热，祛风湿，透疹，解毒；主治风热头痛，咽喉肿痛，风湿疼痛，风疹块，麻疹不透，百日咳，子宫脱垂，犬咬伤。

【生境分布】 生长于海拔350～3100m的山地林下、草地或沟边阴湿处。国内分布于东北及内蒙古、河北、山西、陕西、甘肃、青海、湖北、四川、云南、西藏等省区；省内分布于牙山等地。

7 天葵属 Semiaquilegia Makino

天葵 Semiaquilegia adoxoides (DC.) Makino

【别 名】 麦无踪、夏无踪、耗子屎、千年老鼠屎、紫背天葵、小乌头。

【药用部位】 全草（天葵草），块根（天葵子），种子

（千年耗子屎）。

【采收加工】　天葵草：秋季采收，除去杂质，晒干；天葵子：移栽后的第三年5月植株未完全枯萎前采挖，去净残叶、须根，晒干；千年耗子屎：春末果实成熟时采收，晒干。

【性能主治】　天葵草：味甘，性微寒；解毒消肿，利水通淋；主治瘰疬痈肿，蛇虫咬伤，疝气，小便淋痛。天葵子：味甘、微苦、微辛，性寒，有小毒；清热解毒，消肿散结，利水通淋；主治小儿热惊，癫痫，痈肿，疔疮，乳痈，瘰疬，皮肤痒疮，目赤肿痛，咽痛，蛇虫咬伤，热淋，砂淋。千年耗子屎：味甘，性寒；解毒，散结；主治乳痈肿痛，瘰疬，疮毒，妇人血崩，带下，小儿惊风。

【生境分布】　生长于疏林下、草丛、沟边、路旁或山谷阴湿处。国内分布于陕西、江苏、安徽、浙江、江西、福建、湖北、湖南、广西、四川、贵州等省区；省内分布于济南、兖州、邹城等地。

8　耧斗菜属 Aquilegia L.

8.1　耧斗菜 Aquilegia viridiflora Pall.

【别　　名】　绿花耧斗菜。

【药用部位】　带根全草（耧斗菜）。

【采收加工】　6～7月间采收，晒干。

【性能主治】　味微苦、辛、甘，性平；活血调经，凉血止血，清热解毒；主治痛经，崩漏，痢疾。

【生境分布】　生长于海拔200～2300m的山地路旁、河边或潮湿草地。国内分布于东北、华北及陕西、宁夏、甘肃、青海等省区；省内分布于烟台、青岛、泰安、临沂等地。

8.2　紫花耧斗菜 Aquilegia viridiflora Pall. f. atropurpurea（Willd.）Kitag.

【别　　名】　紫花菜。

【药用部位】　同耧斗菜。

【采收加工】　同耧斗菜。

【性能主治】　同耧斗菜。

【生境分布】　生长于山谷林中或沟边多石处。国内分布于青海、山西、河北、内蒙古、辽宁等省区；省内分布于胶东半岛。

8.3　华北耧斗菜 Aquilegia yabeana Kitag.

【别　　名】　五铃花、紫霞耧斗、亮壳草、石胆七。

【药用部位】　全草（华北耧斗菜）。

【采收加工】　夏、秋季采收，晒干。

【性能主治】　通经活血；主治月经不调，产后瘀血过多，痛经，瘰疬，疮疖，泄泻，蛇咬伤。

【生境分布】　生长于山沟旁阴湿处。国内分布于四川、陕西、河南、山西、河北和辽宁；省内分布于青岛、烟台、临沂、泰安、济南、潍坊等地。

9　铁线莲属 Clematis L.

9.1　大叶铁线莲 Clematis heracleifolia DC.

【别　　名】　木通花、草本女萎。

【药用部位】　全株（草牡丹）。

【采收加工】　夏、秋季采收，切段，晒干。

【性能主治】　味辛、甘、苦，性微温；祛风除湿，止泻痢，消痈肿；主治风湿性关节痛，腹泻，痢疾，结核性溃疡。

【生境分布】　生长于山坡沟谷、路旁或林边。国内分布于吉林、辽宁、河北、山西、陕西、安徽、江苏、浙江、河南、湖北、湖南等省区；省内分布于各山区丘陵地带。

9.2　褐紫铁线莲 Clematis fusca Turcz.

【别　　名】　褐毛铁线莲、铁线莲、威灵仙

【药用部位】　根及根茎（褐毛铁线莲）。

【采收加工】　夏、秋季采挖，除去茎叶及泥土，晒干

【性能主治】　祛瘀，利尿，解毒；主治风湿痹痛。

【生境分布】　生长于山坡、林缘、杂木林或灌丛。国内分布于辽宁、吉林、黑龙江等省区；省内分布于烟台、青岛、荣成等地山区丘陵。

9.3　长冬草 Clematis hexapetala Pall. var. tchefouenssis（Debeaux.）S. Y. Hu.

【别　　名】　铁扫帚、黑老婆秧。

【药用部位】　根及根茎（威灵仙）。

【采收加工】　秋季采挖，去净茎叶，洗净，晒干或切段晒干。

【性能主治】　味辛、咸、味苦，性温，小毒；祛风除湿，通络止痛；主治风湿痹痛，肢体麻木，筋脉拘挛，屈伸不利，脚气肿痛，疟疾，骨鲠咽喉，痰饮积聚。

【生境分布】　生长于山坡草地或固定的沙丘上。国内分布于中南及黑龙江、吉林、辽宁、内蒙古、河北、山西、陕西、甘肃等省区；省内分布于烟台、临沂、潍坊、青岛、淄博、泰安等地山区丘陵。

9.4　太行铁线莲 Clematis kirilowii Maxim.

【别　　名】　威灵仙、铁线莲、软灵仙。

【药用部位】　同长冬草。

【采收加工】　夏、秋季采挖，除去茎叶，晒干。

【性能主治】　同长冬草。

【生境分布】　生长于低山坡草地、灌丛或路旁。国内分布于山西、河北、北京、河南、安徽、江苏等省区；省内分布于各地山区丘陵地带。

9.5　狭裂太行铁线莲 Clematis kirilowii Maxim. var. chanetii（Lévl.）Hand.－Mazz.

【药用部位】　同长冬草。

【采收加工】　同太行铁线莲。

【性能主治】　同长冬草。

【生境分布】　生长于低山坡草地、灌丛或路旁。国内

分布于山西、河北、北京、河南、安徽、江苏等省区；省内分布于各地山区丘陵地带。

9.6 毛果扬子铁线莲 Clematis ganpiniana (Lévl. et Vant.) Tamura var. tenuisepala (Maxim.) C. T. Ting

【别　　名】　丝柄短尾铁线莲、铁线莲。

【药用部位】　根及根茎（铁线莲）。

【采收加工】　夏、秋季采挖，除去茎叶，洗净，晒干。

【性能主治】　主治小便不利，风湿骨痛。

【生境分布】　生长于山坡、林下、沟边、路旁草丛或灌丛。国内分布于甘肃、陕西、湖北、河南、山西、江苏、浙江等省区；省内分布于胶南、泰安、济南、淄博等地。

9.7 转子莲 Clematis patens Morr. et Decne

【别　　名】　大花铁线莲.

【药用部位】　根及根茎（转子莲）。

【采收加工】　夏、秋季采挖，去净茎叶，晒干。

【性能主治】　祛瘀，利尿，解毒。

【生境分布】　生长于山坡杂草丛及灌丛。国内分布于辽宁等省；省内分布于青岛、烟台等地山区丘陵地带。

9.8 东北铁线莲 Clematis terniflora DC. var. mandshurica (Rupr.) Ohwi

【别　　名】　辣蓼铁线莲、黑薇。

【药用部位】　根及根茎（威灵仙）。

【采收加工】　秋季采挖，去净茎叶，洗净，晒干或切段晒干。

【性能主治】　味辛、咸、味苦，性温，小毒；祛风除湿，通络止痛；主治风湿痹痛，肢体麻木，筋脉拘挛，屈伸不利，脚气肿痛，疟疾，骨鲠咽喉，痰饮积聚。

【生境分布】　生长于山坡灌丛、杂木林下、林边。国内分布于东北、内蒙古、山西等省区；省内分布于荣成等地。

9.9 卷萼铁线莲 Clematis tubulosa Turcz.

【别　　名】　管花铁线莲。

【药用部位】　根及全草（卷萼铁线莲）。

【采收加工】　夏、秋季采收，晒干。

【性能主治】　祛风除湿，解毒消肿。

【生境分布】　生长于山坡沟谷、林下及灌丛中。国内分布于辽宁、河北、北京、天津等地；省内分布于泰山、沂山、昆嵛山、崂山。

9.10 黄花铁线莲 Clematis intricata Bunge

【别　　名】　狗断肠。

【药用部位】　全草及叶（黄花铁线莲）。

【采收加工】　夏季采收，晒干。

【性能主治】　味辛，性温；祛风除湿，解毒，止痛；主治风湿筋骨疼痛，疮疖肿毒。

【生境分布】　生长于山坡、草地、路边或灌木丛。国

内分布于华北和西北等区域；省内分布于东营。

10　唐松草属 Thalictrum L.

10.1 唐松草 Thalictrum aquilegifolium L. var. sibiricum Regel et Tiling

【别　　名】　连翘果唐松草、翼果白蓬草。

【药用部位】　根及根茎（唐松草）。

【采收加工】　春、秋季挖根茎及根，除去地上茎叶，洗去泥土，晒干。

【性能主治】　味苦，性寒；清热泻火，燥湿解毒；主治热病心烦，湿热泻痢，肺热咳嗽，目赤肿痛，痈肿疮疖。

【生境分布】　生长于海拔 500～1800m 的草原、山地林边或林中。国内分布于东北、华北及浙江等省区；省内分布于青岛、烟台、潍坊、临沂等地山区。

10.2 盾叶唐松草 Thalictrum ichangense Lecoy. ex Oliv.

【别　　名】　宜昌唐松草、盾叶白蓬草。

【药用部位】　全草或根（岩扫把）。

【采收加工】　秋季采收，晒干。

【性能主治】　味苦，性寒；清热解毒，燥湿；主治湿热黄疸，湿热痢疾，小儿惊风，目赤肿痛，丹毒游风，鹅口疮，跌打损伤。

【生境分布】　生长于海拔 600～1900m 的山地。国内分布于辽宁、陕西、浙江、湖北、湖南、广西、四川、贵州、云南等省区；省内分布于烟台、青岛、海阳、乳山等地山区丘陵地带。

10.3 东亚唐松草 Thalictrum minus L. var. hypoleucum (Sieb. et Zucc) Miq.

【别　　名】　秋唐松草、小果白蓬草。

【药用部位】　根及根茎（烟窝草）。

【采收加工】　夏、秋季采收，洗净，晒干。

【性能主治】　味苦，性寒，有小毒；清热解毒，燥湿；主治百日咳，痈疮肿毒，牙痛，湿疹。

【生境分布】　生长于丘陵、山地林边或山谷沟边。国内分布于东北、华北及陕西、江苏、安徽、河南、湖北、湖南、广东、四川、贵州等省区；省内各地山区丘陵地带均有分布。

10.4 瓣蕊唐松草 Thalictrum petaloideum L.

【别　　名】　肾叶唐松草。

【药用部位】　根及根茎（瓣蕊唐松草）。

【采收加工】　夏、秋季采挖，除去茎叶及泥土，切段，晒干。

【性能主治】　味苦，性寒；清热，燥湿，解毒；主治湿热泻痢，黄疸，肺热咳嗽，目赤肿痛，痈肿疮疖，渗出性皮炎。

【生境分布】　生长于海拔 500～3000m 的山坡草地。国内分布于东北、华北及陕西、宁夏、甘肃、青海、安徽、

河南、四川等省区；省内分布于青岛、烟台等地。

10.5　短梗箭头唐松草 Thalictrum simplex L. var. brevipes Hara

【别　　名】　箭头唐松草。

【药用部位】　根或全草（硬水黄连）。

【采收加工】　春、秋季采收，晒干。

【性能主治】　味苦，性寒；清热解毒，利湿退黄，止痢；主治黄疸，痢疾，肺热咳嗽，目赤肿痛，鼻疳。

【生境分布】　生长于平原或低山草地、沟边。国内分布于华北及吉林、辽宁、陕西、甘肃、青海、湖北、四川等省区；省内分布于胶东山区丘陵地带。

10.6　丝叶唐松草 Thalictrum foeniculaceum Bge.

【药用部位】　全草（丝叶唐松草）。

【采收加工】　夏、秋季采收，晒干。

【性能主治】　主治失眠、口腔溃疡。

【生境分布】　生长于海拔 590～1000m 山坡、山脚沙地、多石砾处或平原草丛。国内分布于甘肃、陕西、山西、河北、辽宁等省区；省内分布于章丘、沂源等地。

11　银莲花属 Anemone L.

11.1　山东银莲花 Anemone chosenicola Ohwi var. schantungensis (Hand.-Mazz.) Tamura

【别　　名】　银莲花。

【药用部位】　根及根茎（山东银莲花）。

【采收加工】　夏、秋季采挖，除去茎叶及杂质，晒干。

【性能主治】　清热解毒，止血除湿。

【生境分布】　生长于海拔 600m 以上较肥沃潮湿石缝、草丛。省内分布于崂山、昆嵛山等地，为山东特有药用植物。

11.2　多被银莲花 Anemone raddeana Regel

【别　　名】　关东银莲花、红背银莲花。

【药用部位】　根茎（竹节香附）。

【采收加工】　夏季采挖，除去残茎及须根，晒干。

【性能主治】　味辛，性热，有毒；祛风湿，散寒止痛，消痈肿；主治风寒湿痹，四肢拘挛，骨节疼痛，痈疽肿痛。

【生境分布】　生长于海拔 800m 的山地林中或草地阴处。国内分布于黑龙江、吉林、辽宁等省区；省内分布于青岛、烟台等地。

12　白头翁属 Pulsatilla Adans.

12.1　白头翁 Pulsatilla chinensis (Bge.) Regel

【别　　名】　奈何草、白头草、毛姑朵花。

【药用部位】　根（白头翁），花（白头翁花），地上部分（白头翁茎叶）。

【采收加工】　3～4月或 9～10月采根，去除地上部分，保留根头部白色茸毛，洗去泥土，晒干；4月中旬采花，晒干；秋季采收地上部分，切段，晒干。

【性能主治】　白头翁：味苦，性寒；清热解毒，凉血止痢，燥湿杀虫；主治赤白痢疾，鼻衄，崩漏，血痔，寒热温疟，带下，湿疹，瘰疬，眼目赤痛。白头翁花：味苦，性寒；清热解毒，杀虫；主治疟疾，头疮，白秃疮。白头翁茎叶：味苦，性寒；泻火解毒，止痛，利尿消肿；主治风火牙痛，四肢关节疼痛，秃疮，浮肿。

【生境分布】　生长于平原或低山山坡草地、林缘或干旱多石的坡地。国内分布于东北、华北及陕西、甘肃、江苏、安徽、河南、湖北、四川等省区；省内各地山区丘陵地带均有分布。

12.2　白花白头翁 Pulsatilla chinensis (Bge.) Regel f. alba D. K. Zang

【药用部位】　同白头翁。

【采收加工】　同白头翁。

【性能主治】　同白头翁。

【生境分布】　生境与国内分布同白头翁。省内分布于安丘。

12.3　多萼白头翁 Pulsatilla chinensis (Bge.) Regel f. plurisepala D. K. Zang

【别　　名】　同白头翁。

【药用部位】　同白头翁。

【采收加工】　同白头翁。

【性能主治】　同白头翁。

【生境分布】　生境与国内分布同白头翁。省内分布于安丘。

13　侧金盏花属 Adonis L.

冰凉花 Adonis amurensis Regel et Radde

【别　　名】　侧金盏花、冰蕶花、冰了花、冰凌花、福寿草。

【药用部位】　带根全草（冰凉花）。

【采收加工】　4月采挖，去净泥土，切段，晒干。

【性能主治】　味苦，性平，大毒；强心，利尿，镇静；主治急性和慢性心功能不全，充血性心力衰竭，心房纤维颤动，心脏性水肿。

【生境分布】　生长于山坡草地或林下腐殖质土壤上。国内分布于黑龙江、吉林、辽宁、江苏等省区；省内分布于乳山等地。

14　碱毛茛属 Halerpestes Green

圆叶碱毛茛 Halerpestes cymbalaria (Pursh) Green

【别　　名】　水葫芦苗。

【药用部位】　全草（圆叶碱毛茛）。

【采收加工】　7～9月采集，洗净，晒干。

【性能主治】　味甘、淡，性寒；利水消肿，祛风除湿；主治水肿，腹水，小便不利，风湿痹痛。

【生境分布】　生长于碱性沼泽地或湖边。国内分布于东北、华北及陕西、甘肃、青海、新疆、四川、西藏等省区；省内分布于东营等地。

15　毛茛属 Ranunculus L.

15.1　茴茴蒜 Ranunculus chinensis Bge.

【别　　名】　辣辣草、山辣子、山辣椒。

【药用部位】　全草（回回蒜），果实（回回蒜果）。

【采收加工】　全草夏、秋季采收，洗净，晒干或鲜用；果实夏季采摘，鲜用或晒干。

【性能主治】　茴茴蒜：味辛、苦，性温，有毒；解毒退黄，截疟，定喘，镇痛；主治肝炎，黄疸，肝硬化腹水，疮癞，牛皮癣，疟疾，哮喘，牙痛，胃痛，风湿痛。茴茴蒜果：味苦，性微温；明目，截疟；主治夜盲，疟疾。

【生境分布】　生长于海拔 700～2500m 的平原与丘陵、溪边及田旁水湿草地。国内分布于东北、华北、中南、西南及陕西、甘肃、青海、江苏、安徽、江西等省区；省内各地均有分布。

15.2　毛茛 Ranunculus japonicus Thunb.

【别　　名】　五虎草。

【药用部位】　全草及根（毛茛）。

【采收加工】　夏末秋初采收，洗净，阴干或鲜用。

【性能主治】　味辛，性温，有毒；退黄，定喘，截疟，镇痛，消翳；主治黄疸，哮喘，疟疾，偏头痛，牙痛，鹤膝风，风湿性关节痛，目生翳膜，瘰疬，痈疮肿毒。

【生境分布】　生长于田野、路边、水沟边草丛或山坡湿地。国内除西藏外，其他各省区均有分布；省内各地均有分布。

15.3　石龙芮 Ranunculus sceleratus L.

【别　　名】　野芹菜、辣子草、水虎掌草。

【药用部位】　全草（石龙芮），果实（石龙芮子）。

【采收加工】　全草在开花末期采收，洗净，鲜用或阴干；果实夏季采收，除去杂质，晒干。

【性能主治】　石龙芮：味苦、辛，性寒，有毒；清热解毒，消肿散结，止痛，截疟；主治痈疖肿毒，毒蛇咬伤，痰核瘰疬，风湿关节肿痛，牙痛，疟疾。石龙芮子：味苦，性平；和胃，益肾，明目，祛风湿；主治心腹烦满，肾虚遗精，阳痿阴冷，不育无子，风寒湿痹。

【生境分布】　生长于平原湿地或河沟边。国内、省内各地均有分布。

15.4　扬子毛茛 Ranunculus sieboldii Miq.

【别　　名】　西氏毛茛。

【药用部位】　全草（鸭脚板草）。

【采收加工】　春、夏季采收，洗净，鲜用或晒干。

【性能主治】　味辛、苦，性热，有毒；除痰截疟，解毒消肿；主治疟疾，瘰肿，毒疮，跌打损伤。

【生境分布】　生长于平原湿地或山林坡边。国内分布

于陕西、甘肃、江苏、浙江、江西、福建、湖北、广西、四川、贵州、云南等省区；省内分布于东营等地。

（二十七）木通科 Lardizabalaceae

木通属 Akebia Decne.

1.1　木通 Akebia quinata (Houtt.) Decne.

【别　　名】　野木瓜、五叶木通、落霜红。

【药用部位】　藤茎（木通），根（木通根），成熟果实（八月札）。

【采收加工】　藤茎与根秋、冬季采收，晒干或烘干；果实成熟而未开裂时采摘，晾干，或用沸水烫透晒干。

【性能主治】　木通：味苦，性寒；清热利尿，活血通脉；主治小便短赤，淋浊，水肿，胸中烦热，咽喉疼痛，口舌生疮，风湿痹痛，乳汁不通，经闭，痛经。木通根：味苦，性平；祛风除湿，活血行气，利尿，解毒；主治风湿痹痛，跌打损伤，经闭，疝气，睾丸肿痛，脘腹胀闷，小便不利，带下，虫蛇咬伤。八月札：味微苦，性平；疏肝和胃，活血止痛，软坚散结，利小便；主治肝胃气滞，脘腹、胁肋胀痛，饮食不消，下痢便泄，疝气疼痛，腰痛，经闭痛经，瘿瘤瘰疬，恶性肿瘤。

【生境分布】　生长于山坡、山沟、溪旁等处的乔木与灌木林中。国内分布于陕西、江苏、安徽、江西、河南、湖北、湖南、广东、四川、贵州等省区；省内分布于胶东丘陵及鲁中南山区。

1.2　三叶木通 Akebia trifoliata (Thunb.) Koidz

【别　　名】　甜果木通、三叶拿藤、三叶瓜藤。

【药用部位】　同木通。

【采收加工】　同木通。

【性能主治】　同木通。

【生境分布】　生长于山地沟谷边疏林或丘陵灌丛。国内分布于河北、山西、陕西、甘肃、河南和长江流域；省内沂蒙山区有极少量分布。

（二十八）小檗科 Berberidaceae

1　小檗属 Berberis L.

1.1　黄芦木 Berberis amurensis Rupr.

【别　　名】　大叶小檗。

【药用部位】　根和茎、枝（黄芦木）。

【采收加工】　春、秋季采挖根及茎，洗净，晒干；茎枝全年可采，切段，晒干。

【性能主治】　味苦，性寒；清热燥湿，解毒；主治肠炎，痢疾，慢性胆囊炎，急慢性肝炎，无名肿毒，丹毒，湿疹，烫伤，目赤，口疮。

【生境分布】　生长于海拔 1250～2850m 的山坡灌丛、山沟、山区地埂上。国内分布于东北、华北及陕西等省区；省内分布于胶东丘陵及鲁中南山区。

1.2　细叶小檗 Berberis poiretii Schneid.

【别　　名】　红狗奶子、刺溜溜。

【药用部位】　根、茎及树皮（三颗针）。

【采收加工】　根春、秋季采收，除去须根，洗净，切片，晒干或烘干；茎枝全年可采，切段，晒干。

【性能主治】　味苦，性寒；清热，燥湿，泻火解毒；主治湿热痢疾，腹泻，黄疸，湿疹，疮疡，口疮，目赤，咽痛。

【生境分布】　生长于向阳的砂质丘陵、山坡、路旁或溪边。国内分布于东北、华北及陕西、河南等省区；省内分布于鲁中山区。

1.3　日本小檗 Berberis thunbergii DC.

【别　　名】　刺檗、红叶小檗、目木。

【药用部位】　根、根皮及枝叶（一颗针）。

【采收加工】　夏季采收枝叶，秋季采挖根及根皮，洗净，切段，晒干。

【性能主治】　味苦，性寒；清热燥湿，泻火解毒；主治湿热泄泻，痢疾，胃热疼痛，目赤肿痛，口疮，咽喉肿痛，急性湿疹，烫伤。

【生境分布】　原产于中国东北南部、华北及秦岭，通常种植在路旁或沟边做绿篱。国内河北、陕西、安徽、湖北、湖南、广东等省区有栽培；省内济南、青岛、泰安等地公园及庭院有引种，供观赏或做绿篱。

1.4　紫叶小檗 Berberis thunbergii DC. var. atropurpurea Chenault.

【别　　名】　红叶小檗。

【药用部位】　同日本小檗。

【采收加工】　同日本小檗。

【性能主治】　同日本小檗。

【生境分布】　原产日本。国内、省内各地公园及庭院有引种栽培，供观赏或做绿篱。

1.5　首阳小檗 Berberis dielsiana Fedde

【别　　名】　黄檗刺。

【药用部位】　根（首阳小檗）。

【采收加工】　春、秋季采收，晒干。

【性能主治】　清热，退火，抗菌。

【生境分布】　生长于山坡、山谷灌丛、山沟溪旁或林中。国内分布于陕西、河南、河北、甘肃、山西、湖北等省区；省内文献记载有分布。

1.6　庐山小檗 Berberis virgetorum Schneid.

【药用部位】　根（庐山小檗）。

【采收加工】　春、秋季采收，晒干。

【性能主治】　味苦，性寒；清热解毒；主治肝炎，胆囊炎，肠炎，菌痢，咽喉炎，结膜炎，尿道炎，疮疡肿毒。

【生境分布】　生长于山地灌丛或山谷、溪边肥沃土壤处。国内分布于浙江、江西、福建、湖南、湖北、广东、广西等省区；省内山东农业大学校园内有引种栽培。

1.7　天台小檗 Berberis virgetorum Schneid.

【别　　名】　天台长柱小檗、长柱小檗。

【药用部位】　同庐山小檗。

【采收加工】　同庐山小檗。

【性能主治】　同庐山小檗。

【生境分布】　生长于山坡林下、林缘、灌丛或山谷、溪边。国内分布于浙江；省内青岛中山公园、城阳区有引种栽培。

1.8　豪猪刺 Berberis julianae Schneid

【别　　名】　石妹刺、土黄连、鸡足黄连、三颗针、小檗。

【药用部位】　根、茎皮（土黄连）。

【采收加工】　春、秋采挖，除去枝叶、根须及泥土，将皮剥下，切片，晒干。

【性能主治】　味苦，性寒；清热燥湿，泻火解毒；主治细菌性痢疾，胃肠炎，消化不良，黄疸，肝硬化腹水，尿路感染，急性肾炎，扁桃体炎，口腔炎，支气管炎，外用治中耳炎，目赤肿痛，外伤感染。

【生境分布】　生长于山坡林下、林缘或沟边。国内分布于湖北、四川、贵州、湖南、广西等省区；省内枣庄、泰安有引种栽培。

2　十大功劳属 Mahonia Nutt.

2.1　阔叶十大功劳 Mahonia bealei (Fort.) Carr.

【别　　名】　土黄柏、土黄连、八角刺、刺黄柏、黄天竹。

【药用部位】　茎或茎皮（功劳木），根（十大功劳根），叶（十大功劳叶），果实（功劳子）。

【采收加工】　茎或茎皮全年可采，鲜用或晒干；根全年可采挖，洗净，除去须根，切段，晒干或鲜用；叶全年可采，晒干；果实6月采收，晒干。

【性能主治】　功劳木：味苦，性寒；清热，燥湿，解毒；主治肺热咳嗽，黄疸，泄泻，痢疾，目赤肿痛，疮疡，湿疹，烫伤。十大功劳根：味苦，性寒；清热，燥湿，消肿，解毒；主治湿热痢疾，腹泻，黄疸，肺痨咳血，咽喉痛，目赤肿痛，疮疡，湿疹。十大功劳叶：味苦，性寒；清虚热，燥湿，解毒；主治肺痨咳血，骨蒸潮热，头晕耳鸣，腰膝酸软，湿热黄疸，带下，痢疾，风热感冒，目赤肿痛，痈肿疮疡。功劳子：味苦，性凉；清虚热，补肾，燥湿；主治骨蒸潮热，腰膝酸软，头晕耳鸣，湿热腹泻，带下，淋浊。

【生境分布】　生长于向阳山坡灌丛，也有栽培。国内分布于陕西、安徽、浙江、江西、福建、河南、湖北、湖南、四川等省区；省内济南、青岛、泰安等地公园有盆栽，供观赏。

2.2　细叶十大功劳 Mahonia fortunei (Lindl.) Fedde

【别　　名】　十大功劳、西风竹、狭叶十大功劳、小黄檗。

【药用部位】 同阔叶十大功劳。

【采收加工】 同阔叶十大功劳。

【性能主治】 同阔叶十大功劳。

【生境分布】 生长于山坡灌丛、路边，也栽培于庭园。国内分布于江苏、浙江、江西、福建、湖北、湖南、广东等省区；省内青岛、济南、泰安等地公园有盆栽，供观赏。

3 南天竹属 Nandina Thunb.

南天竹 Nandina domestica Thunb.

【别　　名】 南天烛、蓝田竹、杨桐。

【药用部位】 果实（南天竹子），根（南天竹根），茎枝（南天竹梗），叶（南天竹叶）。

【采收加工】 秋季果实成熟时或至次年春季采收，晒干；根9～10月采收，晒干或鲜用；茎枝全年可采，除去杂质及叶，切段，晒干；叶全年可采，除去枝梗杂质，晒干。

【性能主治】 南天竹子：味酸、甘，性平，敛肺止咳，平喘；主治久咳，气喘，百日咳。南天竹根：味苦，性寒，小毒；清热，止咳，除湿，解毒；主治肺热咳嗽，湿热黄疸，腹泻，风湿痹痛，疮疡，瘰疬。南天竹梗：味苦，性寒；清湿热，降逆气；主治湿热黄疸，泻痢，热淋，目赤肿痛，咳嗽，膈食。南天竹叶：味苦，性寒；清热利湿，泻火，解毒；主治肺热咳嗽，百日咳，热淋，尿血，目赤肿痛，疮痈，瘰疬。

【生境分布】 生长于疏林及灌木丛。国内分布于陕西、江苏、安徽、浙江、江西、福建、湖北、湖南、广东、广西、四川、贵州等省区；省内烟台、泰安、临沂、济南、青岛等地公园有栽培，供观赏。

4 淫羊藿属 Epimedium L.

朝鲜淫羊藿 Epimedium koreanum Nakai

【别　　名】 淫羊藿、仙灵脾。

【药用部位】 茎叶（淫羊藿），根（淫羊藿根）。

【采收加工】 茎叶夏、秋季采收，晒干；根夏、秋季采挖，洗净，晒干。

【性能主治】 淫羊藿：味辛、甘，性温，补肾壮阳，强筋健骨，祛风除湿；主治阳痿遗精，虚冷不育，尿频失禁，肾虚喘咳，腰膝酸软，风湿痹痛，半身不遂，四肢不仁。淫羊藿根：味辛、甘，性温，补肾助阳，祛风除湿；主治肾虚阳痿，小便淋漓，喘咳，风湿痹痛。

【生境分布】 生长于林下或灌丛。国内分布于吉林、辽宁、浙江、安徽等省区；省内分布于鲁中南山区。

（二十九）防己科 Menispermaceae

1 蝙蝠葛属 Menispermum L.

蝙蝠葛 Menispermum dauricum DC.

【别　　名】 七常山、防己葛。

【药用部位】 根茎（北豆根），藤茎（蝙蝠藤），叶（蝙蝠葛叶）。

【采收加工】 根茎春、秋季采挖，除去泥土，洗净，晒干；藤茎秋季采割，切段，晒干；叶夏、秋季采收，鲜用或晒干。

【性能主治】 北豆根：味苦，性寒，小毒；清热解毒，消肿止痛，利湿；主治咽喉肿痛，肺热咳嗽，痄腮，黄疸，痢疾，风湿痹痛，痔疮肿痛，蛇虫咬伤。蝙蝠藤：味苦，性寒；清热解毒，消肿止痛；主治腰痛，瘰疬，咽喉肿痛，腹泻痢疾，痔疮肿痛。蝙蝠葛叶：散结消肿，祛风止痛；主治瘰疬，风湿痹痛。

【生境分布】 生长于山坡林缘、灌丛、田边、路旁及石砾滩地，或攀援于岩石上。国内分布于东北、华北、华东及陕西、宁夏、甘肃等省区；省内分布于崂山、昆嵛山、泰山、徂徕山、沂山、蒙山等地。

2 木防己属 Cocculus DC.

木防己 Cocculus orbiculatus (L.) DC.

【别　　名】 清风藤、小葛子。

【药用部位】 根（木防己），茎（小青藤），花（木防己花）。

【采收加工】 根春、秋季采挖，去除茎、叶、芦头，洗净，晒干；茎秋、冬季采收，除去杂质，刮去粗皮，洗净，切段，晒干；花5～6月采摘，鲜用或晒干。

【性能主治】 木防己：味苦、辛，性寒；祛风除湿，通经活络，解毒消肿；主治风湿痹痛，水肿，小便淋痛，闭经，跌打损伤，咽喉肿痛，疮疡肿毒，湿疹，毒蛇咬伤。小青藤：味苦，性平；祛风除湿，调气止痛，利水消肿；主治风湿痹痛，跌打损伤，胃痛，腹痛，水肿，淋证。木防己花：解毒化痰；主治慢性骨髓炎。

【生境分布】 生长于山坡、灌丛、林缘、路边或疏林。国内分布于华东、中南、西南及河北、辽宁、陕西等省区，尤以长江流域及以南各地常见；省内分布于泰山、徂徕山、蒙山、沂山、崂山、昆嵛山等地。

（三十）五味子科 Schisandraceae

五味子属 Schisandra Michx.

五味子 Schisandra chinensis (Turcz.) Baill.

【别　　名】 辽五味子、北五味子。

【药用部位】 果实（五味子）。

【采收加工】 8月下旬～10月上旬，果实呈紫红色时，随熟随收，晒干或阴干。

【性能主治】 味酸，性温；收敛固涩，益气生津，宁心安神；主治久咳虚喘，梦遗滑精，尿频遗尿，久泻不止，自汗盗汗，津伤口渴，心悸失眠。

【生境分布】 生长于海拔1500m以下的向阳山坡杂林、林缘及溪旁灌木中。国内分布于东北、华北及河南等省区；省内分布于烟台、青岛、临沂、泰安等地。

（三十一）市兰科 Magnoliaceae

1　木兰属 Magnolia L.

荷花玉兰 Magnolia grandiflora L.

【别　　名】　洋玉兰、百花果。

【药用部位】　花和树皮（广玉兰）。

【采收加工】　春季采收未开放的花蕾，白天曝晒，晚上发汗，五成干时，堆放1～2天，再晒至全干；树皮随时可采，晒干。

【性能主治】　味辛，性温，祛风散寒，行气止痛；主治外感风寒，头痛鼻塞，脘腹胀痛，呕吐腹泻，高血压，偏头痛。

【生境分布】　原产北美洲东南部，喜潮湿温暖气候。国内长江流域以南各地有广泛栽培；省内济南、青岛、泰安、临沂、潍坊、莱芜、菏泽等地公园、庭院有引种。

2　玉兰属 Yulania Spach

2.1　玉兰 Yulania denudata (Desr.) D. L. Fu

【别　　名】　玉堂春、白玉兰。

【药用部位】　花蕾（辛夷）。

【采收加工】　1～3月，齐花梗处剪下未开放的花蕾，白天置阳光下曝晒，晚上堆成垛发汗，使里外干湿一致，晒至五成干时，堆放1～2天，再晒至全干，如遇雨天，可烘干。

【性能主治】　味辛，性温；散风寒，通鼻窍；主治鼻渊，风寒感冒之头痛，鼻塞，流涕。

【生境分布】　生长于海拔1200m以下的常绿阔叶树和落叶阔叶树混交林中。国内分布于安徽、浙江、江西、湖南、广东等省区；省内大部分地区公园、庭院有引种栽培。

2.2　望春玉兰 Yulania biondii (Pamp.) D. L. Fu

【别　　名】　望春花、迎春树、辛兰。

【药用部位】　同玉兰。

【采收加工】　同玉兰。

【性能主治】　同玉兰。

【生境分布】　生长于海拔400～2400m的山坡林中。国内分布于陕西、甘肃、河南、湖北及四川等省区；省内青岛、潍坊等地公园有少量栽培。

2.3　紫玉兰 Yulania liliflora (Desr.) D. L. Fu

【别　　名】　木兰、辛夷、木笔、望春。

【药用部位】　同玉兰。

【采收加工】　同玉兰。

【性能主治】　同玉兰。

【生境分布】　生长在山坡林缘。国内分布于福建、湖北、四川、云南等省区；省内各地公园或庭园有引种栽培。

2.4　皱叶木兰 Yulania kobus (DC.) Spach.

【别　　名】　白玉兰、日本厚朴。

【药用部位】　同玉兰。

【采收加工】　同玉兰。

【性能主治】　同玉兰。

【生境分布】　原产日本和朝鲜南部。省内青岛中山公园、青岛植物园有引种栽培。

2.5　武当玉兰 Yulania sprengeri (Pamp.) D. L. Fu

【别　　名】　湖北木兰、迎春树。

【药用部位】　花蕾（辛夷），树皮（厚朴）。

【采收加工】　花蕾采收加工同玉兰；树皮采收加工同厚朴。

【性能主治】　同辛夷。

【生境分布】　生长于海拔1300～2000m的常绿、落叶阔叶混交林中。国内分布于陕西、甘肃、河南、湖北、四川等省区；省内曲阜、邹城等地公园、庭院有引种栽培。

2.6　二乔玉兰 Yulania soulangeana (Soul.-Bod.) D. L. Fu

【别　　名】　苏郎木兰、珠砂玉兰、紫砂玉兰。

【药用部位】　花蕾（二乔木兰）。

【采收加工】　含苞待放时采收，晒干。

【性能主治】　解毒。

【生境分布】　原产我国，为玉兰和木兰的杂交种。国内华北、华中及江苏、陕西、四川、云南等省区均有栽培；省内青岛公园及庭园有引种。

3　天女花属 Oyama (Nakai) N. H. Xia & Wu

天女木兰 Oyama sieboldii (K. Koch) N. H. Xia & C. Y. Wu

【别　　名】　小花木兰、天女花。

【药用部位】　花蕾（木兰花）。

【采收加工】　春季开放前采摘，晒干。

【性能主治】　味苦，性寒；利尿消肿，润肺止咳；主治肺虚咳嗽，痰中带血，酒疸，重舌，痈肿。

【生境分布】　生长于海拔700～1800m的山坡杂木林中。国内分布于辽宁、安徽、浙江、江西等省区；省内崂山茶涧庙旧址、潍坊植物园及枣庄、昌邑等地有引种栽培。

4　厚朴属 Houpoёa N. H. Xia & Wu

4.1　厚朴 Houpoёa officinalis (Rehd. et Wils.) N. H. Xia & C. Y. Wu

【别　　名】　厚朴树、紫朴、紫油朴、川朴。

【药用部位】　树皮、根皮和枝皮（厚朴），花蕾（厚朴花），果实（厚朴果）。

【采收加工】　树皮、根皮和枝皮宜在4～8月生长盛期采收，根皮和枝皮直接阴干或卷筒后干燥，称根朴和枝朴，干皮可环剥或条剥，卷筒置沸水中烫软，置阴湿处发汗，待皮内侧或横断面变成紫褐色或棕褐色，并现油润或光泽时，将每段树皮卷成双筒，用竹篾扎紧，削齐两端，曝干；花蕾春末夏初含苞待放时采收，置蒸笼中蒸至上气后约10分钟取出，晒干或文火烘干；果实9～10月采摘，去梗，晒干。

【性能主治】 厚朴：味苦、辛，性温；行气消积，燥湿除满，降逆平喘；主治食积气滞，腹胀便秘，湿阻中焦，脘痞吐泻，痰壅气逆，胸满喘咳。厚朴花：味辛、微苦，性温；行气宽中，开郁化湿；主治肝胃气滞，胸脘胀闷，食欲不振，纳谷不香，感冒咳嗽等证。厚朴果：味甘，性温；消食，理气，散结；主治消化不良，胸脘胀闷，鼠瘘。

【生境分布】 常混生于落叶阔叶林内，或生于常绿阔叶林缘。国内分布于陕西、甘肃、浙江、江西、湖北、湖南、四川、贵州等省区；省内青岛、烟台、泰安等地有引种栽培。

4.2 庐山厚朴 Houpoëa officinalis Rehd. et Wils. subsp. biloba (Rehd. et Wils.) Law

【别　　名】 凹叶厚朴。

【药用部位】 同厚朴。

【采收加工】 同厚朴。

【性能主治】 同厚朴。

【生境分布】 生长于山坡及路旁溪边杂木林中。国内分布于安徽、浙江、江西、福建、湖南等省区；省内青岛、烟台、邹城等地有引种。

4.3 日本厚朴 Houpoëa hypoleuca (Thunb.) N. H. Xia & C. Y. Wu

【药用部位】 同厚朴。

【采收加工】 同厚朴。

【性能主治】 同厚朴。

【生境分布】 原产日本北海道。省内青岛中山公园、山东科技大学青岛校区、崂山明霞洞及昌邑等地有引种栽培。

5 木莲属 Manglietia Bl.

5.1 木莲 Manglietia fordiana Oliv.

【别　　名】 黄心树、木莲果。

【药用部位】 果实、树皮、根皮（木莲）。

【采收加工】 树皮、根皮全年可采，果实在成熟开裂之前摘取，晒干。

【性能主治】 味辛，性凉；止咳，通便；主治实火便闭，老年干咳。

【生境分布】 生长于海拔1200m的花岗岩、沙质岩山地丘陵。国内分布于福建、广东、广西、贵州、云南等省区；省内崂山太清宫有引种栽培。

5.2 红花木莲 Manglietia insignis (Wall.) Bl.

【别　　名】 木莲花、细花木莲、厚朴、土厚朴、小叶子厚朴。

【药用部位】 树皮（红花木莲）。

【采收加工】 6～7月剥取，阴干或炕干。

【性能主治】 味苦、辛，性温；燥湿健脾；主治脘腹痞满胀痛，宿食不化，呕吐，泄泻，痢疾。

【生境分布】 生长于海拔600～2000m的山地林中。国内分布于湖南、广西、四川、贵州、云南等省区；省内山东科技大学青岛校区、枣庄峄城区等有引种栽培。

6 含笑属 Michelia L.

6.1 白兰花 Michelia alba DC.

【别　　名】 白玉兰、白兰。

【药用部位】 花（白兰花），叶（白兰花叶）。

【采收加工】 花夏、秋季开放时采收，鲜用或晒干；叶夏、秋季采收，鲜用或晒干。

【性能主治】 白兰花：味苦、辛，性微温；化湿，行气，止咳；主治胸闷腹胀，中暑，咳嗽，前列腺炎，白带。白兰花叶：味苦、辛，性平；清热利尿，止咳化痰；主治尿路感染，小便不利，支气管炎。

【生境分布】 原产印度尼西亚爪哇。国内浙江、福建、台湾、湖南、湖北、广东、广西、四川、云南等省区广为引种；省内各地公园温室有栽培。

6.2 含笑 Michelia figo (lour.) Spreng

【别　　名】 含笑美、含笑梅、山节子、白兰花、唐黄心树、香蕉花、香蕉灌木。

【药用部位】 花（含笑），根（含笑根）。

【采收加工】 花春季采摘，晾干；根春、夏季采收，晒干。

【性能主治】 含笑：味涩、苦，性凉；清热解毒；主治咽喉炎，鼻炎，结膜炎。含笑根：味涩、苦，性微寒；收涩止血；主治妇女崩漏。

【生境分布】 生长于阴坡杂木林中。国内分布于华南等区域；省内山东科技大学青岛校区有引种栽培。

6.3 深山含笑 Michelia maudiae Dunn

【别　　名】 光叶白兰花、莫夫人含笑花。

【药用部位】 花（深山含笑）。

【采收加工】 春季采摘，晾干。

【性能主治】 味辛，性温；散风寒，通鼻窍，行气止痛。

【生境分布】 国内分布于浙江、福建、湖南、广东、广西、贵州等省区；省内山东科技大学青岛校区有引种栽培。

7 鹅掌楸属 Liriodendron L.

7.1 鹅掌楸 Liriodendron chinense (Hemsl.) Sarg.

【别　　名】 马褂木、遮阳树、双飘树。

【药用部位】 树皮（凹朴皮），根（鹅掌楸根）。

【采收加工】 树皮夏、秋季采收，晒干；根秋季采挖，除净泥土，鲜用或晒干。

【性能主治】 凹朴皮：味辛，性温；祛风除湿，散寒止咳；主治风湿痹痛，风寒咳嗽。鹅掌楸根：味辛，性温；祛风湿，强筋骨；主治风湿关节痛，肌肉痿软。

【生境分布】 生长于山地林中或成小片纯林。国内分布于江苏、安徽、浙江、江西、福建、台湾、湖南、湖北、广西、四川、贵州、云南等省区；省内各地公园及崂山、昆嵛山林场有引种栽培。

7.2　北美鹅掌楸 Liriodendron tulipifera L.

【别　　名】　美国黄杨、美国白杨、金丝白木。

【药用部位】　同鹅掌楸。

【采收加工】　同鹅掌楸。

【性能主治】　同鹅掌楸。

【生境分布】　原产北美东南部。国内庐山、南京、广州、昆明等地有栽培；省内各地公园及崂山林场有引种。

（三十二）腊梅科 Calycanthaceae

腊梅属 Chimonanthus Lindl.

1.1　腊梅 Chimonanthus praecox (L.) Link.

【别　　名】　腊木、臭腊梅、金黄茶、金梅、蜡花、黄梅花。

【药用部位】　花蕾（腊梅花），根（铁筷子）。

【采收加工】　花在刚开放时采收，用无烟微火炕到表面干燥时取出，回潮后，再行复炕，反复1～2次，至呈金黄色、全干；根全年可采挖，洗净，鲜用或晒干。

【性能主治】　腊梅花：味辛、甘、微苦，性凉，小毒；解暑清热，理气开郁；主治暑热烦渴，头晕，胸闷脘痞，梅核气，咽喉肿痛，百日咳，小儿麻疹，烫火伤。铁筷子：味辛，性温，有毒；祛风止痛，理气活血，止咳平喘；主治风湿痹痛，风寒感冒，跌打损伤，脘腹疼痛，哮喘，劳伤咳嗽，疔疮肿毒。

【生境分布】　生长于山坡灌丛或水沟边。国内分布于华东及湖北、湖南、四川、贵州、云南等省区；省内各地有栽培。

1.2　山腊梅 Chimonanthus nitens Oliv.

【别　　名】　亮叶腊梅、毛山茶、岩马桑、香风茶。

【药用部位】　叶（山腊梅）。

【采收加工】　全年可采，以夏、秋季采收为佳，晒干。

【性能主治】　味微苦、辛，性凉；解表祛风，清热解毒；预防感冒、流行性感冒、中暑，主治慢性气管炎，胸闷。

【生境分布】　生长于沟边、山坡、林缘、路边灌丛及疏林中。国内分布于江苏、安徽、浙江、江西、福建、湖北、湖南、广西、贵州、云南等省区；省内崂山太清宫有引种栽培。

（三十三）樟科 Lauraceae

1　润楠属 Machilus Nees

红楠 Machilus thunbergii Sieb. et Zucc.

【别　　名】　山樟树、白漆柴、乌樟。

【药用部位】　根皮、树皮（红楠皮）。

【采收加工】　全年可采，刮去栓皮，洗净，切段，鲜用或晒干。

【性能主治】　味辛、苦，性温；温中顺气，舒筋活血，消肿止痛；主治呕吐腹泻，小儿吐乳，胃呆食少，扭挫伤，转筋，足肿。

【生境分布】　生长于山地阔叶混交林中。国内分布于江苏、安徽、浙江、江西、福建、台湾、湖南、广东、广西等省区；省内分布于崂山、长门岩岛等地。

2　樟属 Cinnamomum Trew.

樟树 Cinnamomum camphora (L.) Presl.

【别　　名】　樟、乌樟、香樟、小叶樟。

【药用部位】　木材（樟木），根（香樟根），树皮（樟树皮），叶或枝叶（樟树叶），成熟果实（樟木子），病态果实（樟梨子），根、干、枝、叶经蒸馏精制而成的颗粒状物（樟脑）。

【采收加工】　樟木：冬季砍收树干，锯段，劈成小块，晒干；香樟根：春、秋季采挖，洗净，切片，晒干；樟树皮：全年可采，切段，鲜用或晒干；樟树叶：3月下旬前及5月上旬后含油多时采收，鲜用或晾干；樟木子：11～12月采摘，晒干；樟梨子：秋、冬季摘取病态果实或拾取落果，除去果梗，晒干；樟脑：9～12月砍伐老树，取其树根、树干、树枝，锯劈呈碎片（树叶亦可用），置蒸馏器中蒸馏，樟木中含有的樟脑及挥发油随水蒸气镏出，冷却后，即得粗制樟脑，粗制樟脑再经升华精制，即得精制樟脑粉，将此樟脑粉置模型中压榨，则为透明的樟脑块。

【性能主治】　樟木：味辛，性温；祛风散寒，温中理气，活血通络；主治风寒感冒，胃寒胀痛，寒湿吐泻，风湿痹痛，跌打伤痛，疥癣风痒。香樟根：味辛，性温；温中止痛，辟秽和中，祛风除湿；主治胃脘疼痛，霍乱吐泻，风湿痹痛，皮肤瘙痒等。樟树皮：味辛、苦，性温；祛风除湿，暖胃和中，杀虫疗疮；主治风湿痹痛，胃脘疼痛，呕吐泄泻，脚气肿痛，跌打损伤，疥癣疮毒，毒虫蜇伤。樟树叶：味辛，性温；祛风，除湿，杀虫，解毒；主治风湿痹痛，胃痛，水火烫伤，疮疡肿毒，慢性下肢溃疡，疥癣，皮肤瘙痒，毒虫咬伤。樟木子：味辛，性温；祛风散寒，温胃和中，理气止痛；主治脘腹冷痛，寒湿吐泻，气滞腹胀，脚气。樟梨子：味辛，性温；健胃温中，理气止痛；主治胃寒脘腹疼痛，食滞腹胀，呕吐腹泻，外用治疮肿。樟脑：味辛，性热，小毒；通关窍，利滞气，辟秽浊，杀虫止痒，消肿止痛；主治热病神昏，中恶猝倒，痧胀吐泻腹痛，寒湿脚气，疥疮顽癣，秃疮，冻疮，臁疮，水火烫伤，跌打伤痛，牙痛，风火赤眼。

【生境分布】　生长于山坡或沟谷，常栽培于低山平原。国内分布于浙江、江西、福建、台湾、湖北、湖南、广东、海南、广西、四川、云南等省区；省内济南、青岛、泰安、日照、临沂、济宁、枣庄、滕州等地公园、庭院有引种栽培。

3 檫木属 Sassafras Trew

檫木 Sassafras tzumu (Hemsl.) Hemsl.

【别　　名】　檫树、山檫。

【药用部位】　根或茎、叶（檫树）。

【采收加工】　根部于秋、冬季挖取，洗净泥沙，切段，晒干；茎、叶秋季采集，切段，晒干。

【性能主治】　味辛、甘，性温；祛风除湿，活血散瘀，止血；主治风湿痹痛，跌打损伤，腰肌劳损，半身不遂，外伤出血。

【生境分布】　生长于疏林或密林中。国内分布于江苏、安徽、浙江、江西、福建、湖北、湖南、广东、广西、四川、贵州、云南等省区；省内昆嵛山、崂山、蒙山、泰山等地林场有引种栽培。

4 山胡椒属 Lindera Thunb.

4.1 山胡椒 Lindera glauca (Sieb. et Zucc.) Bl.

【别　　名】　牛荆条、牛筋树、崂山棍、雷公子、假死柴、野胡椒、香叶子、油金条。

【药用部位】　果实（山胡椒），根（山胡椒根），叶（山胡椒叶）。

【采收加工】　果实秋季成熟时采收，晒干；根秋季采收，晒干；叶秋季采收，晒干或鲜用。

【性能主治】　**山胡椒：**味辛，性温；温中散寒，行气止痛，平喘；主治脘腹冷痛，胸满痞闷，哮喘。**山胡椒根：**味辛、苦，性温；祛风通络，理气活血，利湿消肿，化痰止咳；主治风湿痹痛，跌打损伤，胃脘疼痛，脱力劳伤，支气管炎，水肿，外用治疮疡肿痛，水火烫伤。**山胡椒叶：**味苦、辛，性微寒；解毒消疮，祛风止痛，止痒，止血；主治疮疡肿毒，风湿痹痛，跌打损伤，外伤出血，皮肤瘙痒，蛇虫咬伤。

【生境分布】　生长于山地、丘陵灌丛和疏林缘。国内分布于甘肃、山西、安徽、浙江、江西、福建、台湾、河南、湖南、广东、广西、四川、云南等省区；省内分布于昆嵛山、崂山、五莲山、沂山、泰山、蒙山等地。

4.2 红果钓樟 Lindera eythrocarpa Makino

【别　　名】　乌樟、红果山胡椒。

【药用部位】　根皮（钓樟根皮），枝叶（钓樟枝叶），枝叶经煎熬而成的加工品（詹糖香）。

【采收加工】　根皮全年可采，洗净，晒干；枝叶春、夏、秋季采收，洗净，切碎，鲜用或晒干；枝叶采收后，洗净，切碎，加水，慢火煎熬即成詹糖香。

【性能主治】　**钓樟根皮：**味辛，性温；暖胃温中，行气止痛，祛风除湿；主治胃寒吐泻，腹痛腹胀，水肿脚气，风湿痹痛，疥癣湿疮，跌打损伤。**钓樟枝叶：**味辛，性温；祛风杀虫，敛疮止血；主治疥癣痒疮，外伤出血，手足皲裂。**詹糖香：**味辛，性微温；祛风除湿，解毒杀虫；主治风

水，恶疮，疥癣。

【生境分布】　生长于山坡、山谷、溪边、林下等处。国内分布于陕西、江苏、安徽、浙江、江西、福建、台湾、河南、湖北、湖南、广东、广西、四川等省区；省内分布于昆嵛山、伟德山、崂山等地。

4.3 长梗红果山胡椒 Lindera eythrocarpa Makino var. longipes S. B. Liang

【药用部位】　同山胡椒。

【采收加工】　同山胡椒。

【性能主治】　同山胡椒。

【生境分布】　生长于山坡杂木林。国内分布同山胡椒；省内分布于昆嵛山等地。

4.4 狭叶山胡椒 Lindera angustifolia Cheng

【别　　名】　鸡婆子、见风消、狭叶钓樟、细叶见风消、雷公叶见肿消，五雷消、雷公条、小鸡条。

【药用部位】　根或枝叶（见风消）。

【采收加工】　秋季采收，晒干。

【性能主治】　味辛，性温；祛风，除湿，行气散寒，解毒消肿；主治风寒感冒，头痛，风湿痹痛，四肢麻木，痢疾，肠炎，跌打损伤，疮疡肿毒，荨麻疹，淋巴结结核。

【生境分布】　生长于荒野山坡灌丛或疏林中。国内分布于河北、江苏、安徽、浙江、江西、福建、河南、湖南、广东、广西等省区；省内分布于昆嵛山、崂山等地，数量较少。

4.5 三桠乌药 Lindera obtusiloba Bl.

【别　　名】　香丽木、甘姜、大山胡椒、假崂山棍。

【药用部位】　树皮（三钻风）。

【采收加工】　全年可采，晒干或鲜用。

【性能主治】　味辛，性温；温中行气，活血散瘀；主治心腹疼痛，跌打损伤，瘀血肿痛，疮毒。

【生境分布】　生长于山谷溪边、杂木林中或林缘。国内分布于辽宁、山西、陕西、江苏、安徽、浙江、江西、河南、湖北、湖南、四川、西藏等省区；省内分布于昆嵛山、崂山、五莲山、蒙山、沂山等地。

5 月桂属 Laurus L.

月桂 Laurus nobilis L.

【别　　名】　月桂树、桂冠树、甜月桂、月桂冠。

【药用部位】　果实（月桂子），叶（月桂叶）。

【采收加工】　果实9月成熟时采收，除去杂质，晒干；叶秋季采收，晒干。

【性能主治】　**月桂子：**味辛，性温；祛风湿，解毒，杀虫；主治风湿痹痛，河豚中毒，疥癣，耳后疮。**月桂叶：**味辛，性微温；健胃理气；主治脘胀腹痛，外用治疗跌扑损伤，疥癣。

【生境分布】　原产地中海一带。国内浙江、江苏、福建、台湾、四川及云南等省有引种栽培；省内青岛中山公

园、崂山太清宫有引种栽培。

（三十四）伯乐树科 Bretschneideraceae

伯乐树属 Bretschneidera

伯乐树 Bretschneidera sinensis Hemsl.

【别　　名】　钟萼木、山桃花、山桃树。

【药用部位】　树皮（伯乐树）。

【采收加工】　夏、秋季采收，晒干。

【性能主治】　味甘、辛，性平；主治筋骨疼痛。

【生境分布】　中国特有树种，国家一级保护树种，生长于沟谷、溪旁坡地。国内分布于四川、云南、贵州、广西、广东、湖南、湖北、江西、浙江、福建等省区；省内崂山太清宫有引种栽培。

（三十五）罂粟科 Papaveraceae

1　博落回属 Macleaya R. Br.

博落回 Macleaya cordata (Willd.) R. Br.

【别　　名】　落回、勃勒回、号筒秆、号筒青、滚地龙、山号筒、山麻骨、猢狲竹、空洞草、角罗吹、亚麻筒、三钱三、山火筒、山梧桐、通大海、泡通珠、边天蒿、通天大黄、土霸王、号桐树。

【药用部位】　根或全草（博落回）。

【采收加工】　秋、冬季采收，晒干，鲜用随时可采。

【性能主治】　味苦、辛，性寒，大毒；散瘀，祛风，解毒，止痛，杀虫；主治痈疮疔肿、臁疮、痔疮、湿疹、蛇虫咬伤、跌打肿痛、风湿关节痛、龋齿痛、顽癣、滴虫性阴道炎及酒皶鼻。

【生境分布】　生长于海拔 150～830m 的丘陵或低山林、灌丛、草丛、村边或路旁等处。国内分布于江苏、安徽、浙江、江西、福建、台湾、湖北、湖南、广东、海南、广西、四川、贵州、云南等省区；省内济南、青岛等地有栽培。

2　白屈菜属 Chelidonium L.

白屈菜 Chelidonium majus L.

【别　　名】　土黄连、小黄连。

【药用部位】　全草（白屈菜），根（白屈菜根）。

【采收加工】　全草盛花期采收，割取地上部分，晒干或鲜用；根夏季采挖，洗净，阴干。

【性能主治】　白屈菜：味苦，性凉，有毒；镇痛，止咳，利尿，解毒；主治胃痛，腹痛，肠炎，痢疾，慢性支气管炎，百日咳，咳嗽，黄疸，水肿，腹水，疥癣疮肿，蛇虫咬伤。白屈菜根：味苦、涩，性温；散瘀，止血，止痛，解蛇毒；主治劳伤血瘀，脘痛，月经不调，痛经，蛇咬伤。

【生境分布】　生长于山谷湿润地、水沟边、绿林草地或草丛中、住宅附近。国内分布于东北、华北、西北及江苏、江西、四川等省区；省分布于各地山区丘陵地带。

3　蓟罂粟属 Argemone L.

蓟罂粟 Argemone mexicana L.

【别　　名】　罂子粟、阿芙蓉、御米、象谷、米囊、囊子、莺粟。

【药用部位】　全草（蓟罂粟），根（蓟罂粟根），种子（蓟罂粟子）。

【采收加工】　全草春、夏季采收，晒干；根秋季采挖，晒干；夏末采收成熟果实，压破，除去果壳，将种子取出，晒干。

【性能主治】　蓟罂粟：味辛、苦，性凉；发汗利水，清热解毒，止痛止痒；主治感冒无汗，黄疸，淋病，水肿，眼睑裂伤，疝痛，疥癞，梅毒。蓟罂粟根：利小便，杀虫；主治淋病，绦虫病。蓟罂粟子：缓泻，催吐，解毒，止痛；主治便秘，疝痛，牙痛，梅毒。

【生境分布】　原产墨西哥，生长于海拔 850～1200m 的田坝中或江边。国内福建、台湾、广东、海南、云南等省区有庭园栽培，或逸为野生，北京、河南等省市偶见栽培；省内济南、青岛等地有少量栽培。

4　罂粟属 Papaver L.

4.1　罂粟 Papaver somniferum L.

【别　　名】　鸦片花、大烟、米壳花、阿芙蓉。

【药用部位】　种子（罂粟），初生茎叶（罂粟嫩苗），干燥果壳（罂粟壳），果实乳汁干燥品（鸦片）。

【采收加工】　罂粟：6～8月采摘成熟果实，剖取种子，晒干；罂粟嫩苗：2～3月采，洗净，鲜用；罂粟壳：6～8月采摘成熟果实，破开，除去种子，晒干；鸦片：在蒴果近成熟、果皮由绿转黄而呈显蜡被时，用利刃或特制锯齿切伤器，于晴天傍晚浅割果皮，将散布于果皮组织中的乳汁管切断，即有白色乳汁自割缝处渗出成滴状，暴露于空气中后则由白色转为微红色和棕色，并逐渐凝固成黏稠状物，翌晨用涂油的竹蔑或竹刀刮取，以罂粟叶包裹，置暗处阴干。

【性能主治】　罂粟：味甘，性平；健脾开胃，清热利水；主治泄泻，反胃。罂粟嫩苗：味甘，性平；除热润燥，开胃厚肠；主治泻痢。罂粟壳：味酸、涩，性微寒；敛肺，涩肠，固肾，止痛；主治久咳劳嗽，喘息，泄泻，痢疾，脱肛，遗精，白带，心腹及筋骨疼痛。鸦片：味苦，性温，有毒；止痛，涩肠，镇咳；主治心腹痛，久泻，久痢，咳嗽无痰。

【生境分布】　原产西亚。本品严禁非法种植，现特许某些单位栽培以供药用。

4.2　虞美人 Papaver rhoeas L.

【别　　名】　丽春花、赛牡丹、锦被花。

【药用部位】　全草或花、果实（丽春花）。

【采收加工】　夏、秋季采集全草，晒干；待蒴果干枯、种子呈褐色时采摘，撕开果皮将种子轻轻抖入容器内，放干燥阴凉处晾干。

【性能主治】　味苦、涩，性微寒，有毒；镇咳，镇痛，止泻；主治咳嗽，偏头痛，腹痛，痢疾。

【生境分布】 原产欧洲。国内、省内各地公园、庭园常有栽培。

5 角茴香属 Hypecoum L.

角茴香 Hypecoum erectum L.

【别　　名】 直立角茴香、咽喉草、黄花草。

【药用部位】 根或全草（角茴香）。

【采收加工】 春季开花前挖根及全草，晒干。

【性能主治】 味苦、辛，性凉；清热解毒，镇咳止痛；主治感冒发热，咳嗽，咽喉肿痛，肝热目赤，肝炎，胆囊炎，痢疾，关节疼痛。

【生境分布】 生长于干燥山坡、草地、沙地、砾质碎石地。国内分布于东北、华北、西北及内蒙古等省区；省内分布于鲁中南山区丘陵地带。

6 荷包牡丹属 Dicentra Bernh.

荷包牡丹 Dicentra spectabilis (L.) Lem.

【别　　名】 鱼儿牡丹、荷包花、蒲包花、兔儿牡丹、铃儿草。

【药用部位】 根茎（荷包牡丹根）。

【采收加工】 夏季采挖，洗净，晒干或鲜用。

【性能主治】 味辛、苦，性温；祛风，活血，镇痛；主治金疮，疮毒及胃痛。

【生境分布】 原产中国、西伯利亚及日本，未见野生种，均为栽培品。国内东北、西北及内蒙古、河北等省区均有栽培；省内菏泽等地有栽培。

7 紫堇属 Corydalis DC.

7.1 延胡索 Corydalis yanhusuo W. T. Wang ex Z. Y. Su et C. Y. Wu

【别　　名】 延胡、元胡、竹叶延胡索。

【药用部位】 块茎（延胡索）。

【采收加工】 5月地上部分枯萎后选晴天挖掘，除去须根，擦去老皮，洗净，过筛，分级，倒入沸水中煮烫，不断搅拌，大块茎煮4～5分钟，小块茎煮3分钟，煮至无白心为度，捞起，晾晒3～4天，堆放室内2～3天，反复2～3次即可干燥，亦可50～60℃烘干。

【性能主治】 味辛、苦，性温；活血散瘀，利气止痛；主治胸痹心痛，脘腹疼痛，腰痛，疝气痛，痛经，经闭，癥瘕，产后瘀滞腹痛，跌打损伤。

【生境分布】 生长于低海拔旷野草地、丘陵林缘。国内分布于陕西、江苏、安徽、浙江、河南、湖北等省区；省内烟台、泰安、临沂、枣庄、潍坊、济南等地有栽培。

7.2 全叶延胡索 Corydalis repens Mandl et Muelhd.

【别　　名】 土元胡、东北延胡索。

【药用部位】 块茎（土元胡）。

【采收加工】 5～6月挖取，去外皮，用开水煮至内部变黄，晒干。

【性能主治】 味辛、苦，性温；活血，散瘀，理气，止痛；主治心腹腰膝诸痛，痛经，月经不调，产后瘀滞腹痛，崩漏，癥瘕，跌打损伤。

【生境分布】 生长于海拔700～1000m的杂木疏林下或林缘。国内分布于东北及河北、江苏、安徽、浙江、河南等省区；省内分布于济南、泰安、蒙阴、临沂等地。

7.3 齿瓣延胡索 Corydalis turtschaninovii Bess.

【别　　名】 土元胡、延胡索、元胡。

【药用部位】 同全叶延胡索。

【采收加工】 5月上旬茎叶枯萎时采挖，搓去浮皮，洗净，按大、中、小分成三档，分别放入80～90℃的水中煮3～4分钟，小块茎2分钟，随时翻动，至内无白心、呈黄色时捞出，晒干。

【性能主治】 同全叶延胡索。

【生境分布】 生长于林缘、杂木疏林下、河滩及溪沟边。国内分布于东北及内蒙古、河北、山西等省区；省内分布于昆嵛山、牙山、艾山、烟台、威海、日照等地。

7.4 地丁紫堇 Corydalis bungeana Turcz.

【别　　名】 地丁草、小根地丁、紫堇。

【药用部位】 全草（苦地丁）。

【采收加工】 夏季采收，洗净，晒干。

【性能主治】 味苦，性寒；清热毒，消痈肿；主治流行性感冒，上呼吸道感染，扁桃体炎，传染性肝炎，肠炎，痢疾，肾炎，腮腺炎，结膜炎，急性阑尾炎，疔疮痈肿，瘰疬。

【生境分布】 生长于旷野、宅旁草丛或丘陵、疏林下。国内分布于辽宁、内蒙古、河北、山西、陕西、宁夏、甘肃、河南等省区；省内分布于青岛、烟台、济南、泰安等地。

7.5 深山黄堇 Corydalis pallida (Thunb.) Pers.

【别　　名】 黄堇。

【药用部位】 全草（深山黄堇）。

【采收加工】 春、夏季采收，鲜用或晒干。

【性能主治】 味微苦，性凉，有毒；清热利湿，解毒；主治湿热泄泻，赤白痢疾，带下，痈疮热疖，丹毒，风火赤眼。

【生境分布】 生长于丘陵林下或沟边潮湿处。国内分布于东北及安徽、浙江、江苏、江西、福建、台湾、河南等省区；省内分布于胶东丘陵地区。

7.6 小黄紫堇 Corydalis raddeana Regel.

【药用部位】 根或全草（黄堇）。

【采收加工】 夏季采收，洗净，晒干。

【性能主治】 味苦，性寒，有毒；清热利湿，解毒杀虫；主治湿热泄泻，痢疾，黄疸，目赤肿痛，聤耳流脓，疮毒，疥癣，毒蛇咬伤。

【生境分布】　生长于山地石缝、阴湿处。国内分布于山西、河北、辽宁、吉林等省区；省内分布于昆嵛山、崂山、泰山等地。

7.7　台湾黄堇 Corydalis balansae Prain.

【别　　名】　北越紫堇、鸡屎草、臭虫草。

【药用部位】　全草（黄花地锦苗）。

【采收加工】　春、夏季采挖，洗净，鲜用。

【性能主治】　味苦，性凉；清热解毒，消肿止痛；主治痈疮肿毒，顽癣，跌打损伤。

【生境分布】　生长于 200～400m 的低山沟边潮湿处。国内分布于华东及台湾、湖南、广东、广西等省区；省内分布于昆嵛山、崂山、牙山、艾山等地。

（三十六）山柑科 Capparidaceae

白花菜属 Cleome L.

1.1　白花菜 Cleome gynandra L.

【别　　名】　白花草、羊角菜、屡析草、臭花菜、猪屎草、五梅草、白花仔草。

【药用部位】　全草（白花菜），根（白花菜根），种子（白花菜子）。

【采收加工】　全草夏季采收，鲜用或晒干；根夏、秋季挖，晒干；种子于 7～9 月当角果呈黄白色、种子呈黑褐色时分批采收，也可待角果全部成熟后，割取全株，晒干，脱粒。

【性能主治】　白花菜：味辛、甘，性平；祛风除湿，清热解毒；主治风湿痹痛，跌打损伤，淋浊，白带，痔疮，疟疾，痢疾，蛇虫咬伤。白花菜根：味苦、辛，性平；祛风止痛，利湿通淋；主治跌打骨折，小便淋痛。白花菜子：味苦、辛，性温，小毒；祛风散寒，活血止痛；主治风寒筋骨麻木，肩背酸痛，腰痛，腿寒，外伤瘀肿疼痛，骨结核，痔疮瘘管。

【生境分布】　生长于低海拔地区田野、荒地。国内分布于华北及以南至台湾、广东、海南等省区；省内济宁、长清、宁阳等地有栽培。

1.2　醉蝶花 Cleome spinosa Jacq.

【别　　名】　西洋白花菜、凤蝶草、紫龙须、蜘蛛花。

【药用部位】　全草（醉蝶花）。

【采收加工】　夏、秋季采收，晒干。

【性能主治】　味辛、涩，性平，有小毒；祛风散寒，杀虫止痒。

【生境分布】　原产南美。国内、省内各地公园及庭院有栽培。

（三十七）十字花科 Cruciferae

1　碎米荠属 Cardamine L.

1.1　碎米荠 Cardamine hirsuta L.

【别　　名】　硬毛碎米荠、宝岛碎米荠、白带草、见肿消、毛碎米荠、雀儿菜。

【药用部位】　全草（白带草）。

【采收加工】　2～5 月采集，晒干或鲜用。

【性能主治】　味甘、淡，性凉；清热利湿，安神，止血；主治湿热泻痢，热淋，白带，心悸，失眠，虚火牙痛，小儿疳积，吐血，便血，疔疮。

【生境分布】　生长于海拔 1000m 以下的山坡、路旁、荒地和耕地阴湿处。国内分布于辽宁、河北、山西、陕西、甘肃及长江以南各地；省内各地均有分布。

1.2　弯曲碎米荠 Cardamine flexuosa With.

【别　　名】　萝目草、小叶地豇豆。

【药用部位】　同碎米荠。

【采收加工】　同碎米荠。

【性能主治】　同碎米荠。

【生境分布】　生长于田边、路旁及湿润草地。国内分布于辽宁、河北、陕西、甘肃、河南及长江以南各地；省内分布于胶东半岛及鲁中南山区。

1.3　弹裂碎米荠 Cardamine impatiens L.

【别　　名】　水菜花、野菜子。

【药用部位】　全草（弹裂碎米荠）。

【采收加工】　春季采收，鲜用或晒干。

【性能主治】　味淡，性平；活血调经，清热解毒，利尿通淋；主治妇女月经不调，痈肿，淋证。

【生境分布】　生长于海拔 150～3500m 的山坡、路旁、沟谷、水边或阴湿地。国内分布于东北、华北、华东、西北、西南等区域；省内分布于胶东丘陵地带。

1.4　毛果碎米荠 Cardamine impatiens L. var. dasycarpa (M. Bieb.) T. Y. Cheo et R. C. Fang

【药用部位】　同弹裂碎米荠。

【采收加工】　同弹裂碎米荠。

【性能主治】　同弹裂碎米荠。

【生境分布】　生长于路旁、山坡、沟谷、水边或阴湿地。国内分布于河南、安徽、江苏、浙江、福建、湖南、甘肃、四川、贵州、云南等省区；省内分布于胶东地区。

1.5　水田碎米荠 Cardamine lyrata Bge.

【别　　名】　水田荠、碎米荠。

【药用部位】　全草（水田碎米荠）。

【采收加工】　春季采收，洗净，晒干或鲜用。

【性能主治】　味甘、微辛，性平；清热利湿，凉血调经，明目去翳；主治肾炎水肿，痢疾，吐血，崩漏，月经不调，目赤，云翳。

【生境分布】　生长于水田边、溪边或浅水处。国内分布于东北及内蒙古、河北、江苏、安徽、浙江、江西、河南、湖北、湖南、广西等省区；省内分布于莱阳等地。

2　豆瓣菜属 Nasturtium R. Br.

豆瓣菜 Nasturtium officinale R. Br.

【别　　名】　西洋菜干、水田芥、水蓴菜。

【药用部位】　全草（西洋菜干）。

【采收加工】　春季采收，晒干。

【性能主治】　味甘、淡，性凉；清肺，凉血，利尿，解毒；主治肺热咳燥，坏血病，泌尿系统炎症，疔毒痈肿，皮肤瘙痒。

【生境分布】　生长于水中、水沟边、山涧河边、沼泽地或水田中。国内分布于黑龙江、河北、山西、陕西、江苏、安徽、河南、广东、广西、四川、贵州、云南、西藏等省区；省内各地均有分布。

3　独行菜属 Lepidium L.

3.1　葶苈 Lepidium apetalum Willd.

【别　　名】　独行菜、腺茎独行菜、沙芥。

【药用部位】　种子（北葶苈子），全草（辣辣菜）。

【采收加工】　4月底～5月上旬采收呈黄绿色果实，打下种子，晒干，除去茎、叶杂质；春季采收全草，洗净，晒干。

【性能主治】　北葶苈子：味辛、苦，性寒；泻肺降气，祛痰平喘，利水消肿，泄热逐邪；主治痰涎壅肺之咳喘痰多，肺痈，水肿，胸腹积水，小便不利，慢性肺源性心脏病，心力衰竭之喘肿。辣辣菜：味辛，性平；清热解毒，利尿，通淋；主治痢疾，腹泻，小便不利，淋症，浮肿。

【生境分布】　生长于海拔400～2000m的山坡、沟旁、路旁或村庄附近。国内分布于东北、华北、西北、华东、西南等区域；省内各地均有分布。

3.2　琴叶葶苈 Lepidium virginicum L.

【别　　名】　北美独行菜、美洲独行菜、大叶香荠菜。

【药用部位】　种子（葶苈子），全草（大叶香荠菜）。

【采收加工】　4月底至5月上旬采收呈黄绿色果实，打下种子，晒干，除去茎、叶杂质；春、夏季采收全草，鲜用或晒干。

【性能主治】　葶苈子：味辛、苦，性寒；泻肺降气，祛痰平喘，利水消肿，泄热逐邪；主治痰涎壅肺之喘咳痰多，肺痈，水肿，胸腹积水，小便不利，慢性肺源性心脏病，心力衰竭之喘肿。大叶香荠菜：味甘，性平；驱虫消积；主治小儿虫积腹胀。

【生境分布】　原产美洲，生长于路旁、荒地及田野。国内分布于江苏、安徽、浙江、江西、福建、台湾、河南、湖北、广西等省区；省内各地均有分布，以鲁中南及胶东半岛分布较多。

3.3　家葶苈 Lepidium sativum L.

【别　　名】　家独行菜、台尔台孜。

【药用部位】　全草和种子（家独行菜）。

【采收加工】　春、夏季采收全草，晒干；8～9月果实

成熟时割取全株，打下种子，晒干，去除杂质。

【性能主治】　味辛，性温；祛痰止咳，温中，利尿；主治咳嗽，喘息，痰多而稠，呃逆，腹泻，痢疾，腹胀，水肿，小便不利，疥癣，亦可用于催产。

【生境分布】　生长于山坡、田野、路旁。国内分布于黑龙江、吉林、新疆及西藏等省区；省内分布于胶东半岛地区。

4　荠属 Capsella Medic.

荠菜 Capsella bursa-pastoris (L.) Medic.

【别　　名】　荠、菱角菜。

【药用部位】　全草（荠菜），花序（荠菜花），种子（荠菜子）。

【采收加工】　3～5月采收全草，除去枯叶杂质，晒干；4～5月采收花序，晒干；6月采收成熟果枝，晒干，打下种子，去除杂质。

【性能主治】　荠菜：味甘、淡，性凉；凉肝止血，平肝明目，清热利湿；主治吐血，衄血，咯血，尿血，崩漏，目赤疼痛，眼底出血，高血压病，赤白痢疾，肾炎水肿，乳糜尿。荠菜花：味甘，性凉；凉血止血，清热利湿；主治崩漏，尿血，吐血，咯血，衄血，小儿乳积，痢疾，赤白带下。荠菜子：味甘，性平；祛风明目；主治目痛，青盲翳障。

【生境分布】　生长于山坡、田埂、路边、草地、庭院或村庄附近。国内各省区均有分布或栽培；省内各地普遍分布。

5　播娘蒿属 Descurainia Webb. et Berth.

播娘蒿 Descurainia sophia (L.) Webb. ex Prantl

【别　　名】　眉毛蒿、米米蒿、婆婆蒿。

【药用部位】　种子（南葶苈子）。

【采收加工】　4月底至5月上旬采收呈黄绿色果实，晒干，打下种子，除去茎、叶杂质。

【性能主治】　味辛、苦，性寒；泻肺降气，祛痰平喘，利水消肿，泄热逐邪；主治痰涎壅肺之喘咳痰多，肺痈，水肿，胸腹积水，小便不利，慢性肺源性心脏病，心力衰竭之喘肿。

【生境分布】　生长于山坡、田野和农田。国内分布于东北、华北、西北、华东、西南等区域；省内各地均有分布。

6　萝卜属 Raphanus L.

莱菔 Raphanus sativus L.

【别　　名】　萝卜、罗服。

【药用部位】　鲜根（莱菔），开花结实后的老根（地骷髅），基生叶（莱菔叶），成熟种子（莱菔子）。

【采收加工】　秋、冬季采收鲜根，除去茎叶，洗净，鲜用；种子成熟后采收老根，去除地上部分，洗净，晒干；

冬季或早春采收基生叶，洗净，晒干；翌年5～8月采收充分成熟角果，晒干，打下种子，除去杂质。

【性能主治】　莱菔：味辛、甘，性凉，熟者味甘，性平；消食，下气，化痰，止血，解渴，利尿；主治消化不良，食积胀满，吞酸，吐食，腹泻，痢疾，便秘，痰热咳嗽，咽喉不利，咳血，吐血，衄血，便血，消渴，淋浊，外治疮疡，损伤瘀肿，烫伤及冻疮。地骷髅：味甘、微辛，性平；行气消积，化痰，解渴，利水消肿；主治食积气滞，腹胀痞满，痢疾，咳嗽痰多，消渴，脚气，水肿。莱菔叶：味辛、苦，性平；消食理气，清肺利咽，散瘀消肿；主治食积气滞，脘腹痞满，呃逆，吐酸，泄泻，咳痰，音哑，咽喉肿痛，妇女乳房肿痛，乳汁不通，外治损伤瘀肿。莱菔子：味辛、甘，性平；消食导滞，降气化痰；主治食积气滞，脘腹胀满，腹泻，下痢后重，咳嗽多痰，气逆喘满。

【生境分布】　原产我国，栽培历史悠久。国内、省内均有栽培，且有数量众多的栽培品种。

7　诸葛菜属 Orychophragmus Bge.

诸葛菜 Orychophragmus violaceus (L.) O. E. Schulz.

【别　　名】　二月蓝。

【药用部位】　全草（诸葛菜）。

【采收加工】　春季花开时采收，晒干或鲜用。

【性能主治】　利水消肿，泻肺平喘。

【生境分布】　生长于山坡、路旁或地边。国内分布于辽宁、河北、山西、河南、安徽、江苏、浙江、湖北、江西、陕西、甘肃、四川等省区；省内各地山区均有分布。

8　芸苔属 Brassica L.

8.1　芥菜 Brassica juncea (L.) Czern. et Coss.

【别　　名】　芥、芥子、黄芥、盖菜、挂菜。

【药用部位】　嫩茎和叶（芥菜），种子（芥子）。

【采收加工】　秋季采收嫩茎和叶，鲜用或晒干；6～7月果实成熟变黄色时，割取全株，晒干，打下种子，簸去杂质。

【性能主治】　芥菜：味辛，性温；利肺豁痰，消肿散结；主治寒饮咳嗽，痰滞气逆，胸膈满闷，砂淋，石淋，牙龈肿烂，乳痈，痔肿，冻疮，漆疮。芥子：味辛，性热，小毒；温中散寒，豁痰利窍，通络消肿；主治胃寒呕吐，心腹冷痛，咳喘痰多，口噤，耳聋，喉痹，风湿痹痛，肢体麻木，妇人经闭，痈肿，瘰疬。

【生境分布】　原产亚洲。为国内、省内常见栽培蔬菜。

8.2　油菜 Brassica campestris L.

【别　　名】　油白菜、菜薹、芸薹、芸苔、寒菜、胡菜、苦菜、薹芥、瓢儿菜、佛佛菜。

【药用部位】　根、茎和叶（芸薹），种子（芸薹子），种子榨取的油（芸薹子油）。

【采收加工】　2～3月采收根、茎和叶，鲜用；4～6月果实成熟时，将地上部分割下，晒干，打下种子，除去杂质。

【性能主治】　芸薹：味辛、甘，性平；凉血散血，解毒消肿；主治血痢，丹毒，热毒疮肿，乳痈，风疹，吐血。芸薹子：味辛、甘，性平；活血化瘀，消肿散结，润肠通便；主治产后恶露不尽，瘀血腹痛，痛经，长风下血，血痢，风湿关节肿痛，痈肿丹毒，乳痈，便秘，粘连性肠梗阻。芸薹子油：味辛、甘，性平；解毒消肿，润肠；主治风疮，痈肿，汤火灼伤，便秘。

【生境分布】　为栽培植物，喜肥沃、湿润土地。国内主产区是长江流域和西北地区；省内鲁西南常见栽培。

8.3　球茎甘蓝 Brassica caulorapa Pasq.

【别　　名】　擘蓝、玉蔓菁、茄莲。

【药用部位】　球茎、叶片和种子（擘蓝）。

【采收加工】　球茎与叶：4～7月播种者夏、秋季采收，9月播种者冬、春季采收；种子：果实成熟时采收，晒干，打下种子，去净杂质。

【性能主治】　味甘、辛，性凉；健脾利湿，解毒；主治脾虚水肿，小便淋浊，大便下血，湿热疮毒。

【生境分布】　栽培于排水良好、土壤肥沃的园地。国内南北各地普遍栽培供蔬食；省内大多地区有栽培。

8.4　甘蓝 Brassica oleracea L.

【别　　名】　葵花白菜、包心菜、卷心菜。

【药用部位】　叶（甘蓝）。

【采收加工】　夏、秋季采收，鲜用。

【性能主治】　味甘，性平；清热利湿，散结止痛，益肾补虚；主治湿热黄疸，消化道溃疡疼痛，关节不利，虚损。

【生境分布】　栽培于排水良好、土壤肥沃的园地。国内各省区均有栽培；省内各地栽培广泛。

8.5　青菜 Brassica chinensis L.

【别　　名】　江门白菜、小白菜、油白菜。

【药用部位】　叶（菘菜），种子（菘菜子）。

【采收加工】　植株生长茂盛时采叶，鲜用；5～6月果实近成熟时收割全株，晒干，打出种子，去除杂质。

【性能主治】　菘菜：味甘，性凉；解热除烦，生津止渴，清肺消痰，通利肠胃；主治肺热咳嗽，消渴，便秘，食积，丹毒，漆疮。菘菜子：味甘，性平；清肺化痰，消食醒酒；主治痰热咳嗽，食积，醉酒。

【生境分布】　原产我国，生长在土壤肥沃疏松、排水良好的向阳地。国内南北各省均有栽培，尤以长江流域为广；省内各地普遍栽培。

8.6　白菜 Brassica pekinensis (Lour.) Rupr.

【别　　名】　大白菜、卷心白、结球白菜、包心白菜、黄芽白菜。

【药用部位】　鲜叶和根（黄芽白菜）。

【采收加工】　秋、冬季采收，鲜用。

【性能主治】　味甘，性平；通利肠胃，养胃和中，利小便。

【生境分布】　原产中国，栽培于园地或大田。国内、省内各地广泛栽培。

8.7　芜菁甘蓝 Brassica napobrassica Mill.

【别　　名】　洋大头、芥疙瘩、布留克、洋蔓菁。

【药用部位】　种子（芜菁甘蓝子）。

【采收加工】　6～7月果实成熟时，割取全株，晒干，打下种子，簸去杂质。

【性能主治】　味辛、甘、苦，性平；清湿热，散热毒，消食下气；主治湿热黄疸，便秘腹胀，热毒乳痈，小儿头疮，无名肿毒，骨疽。

【生境分布】　原产斯堪地那维亚或俄罗斯。国内东北、华北、华东及西北等区域均有栽培；省内潍坊等地有栽培。

8.8　芜青 Brassica rapa L.

【别　　名】　芜菁、地蔓菁、扁萝卜、圆根。

【药用部位】　根或叶（芜菁），花（芜菁花），种子（芜菁子）。

【采收加工】　根或叶冬季及翌年3月间采收，鲜用或晒干；花开时采收，鲜用或晒干；种子6～7月果实成熟时，割取全株，晒干，打下种子。

【性能主治】　芜菁：味辛、甘、苦，性温；消食下气，解毒消肿；主治宿食不化，心腹冷痛，咳嗽，疔毒痈肿。芜菁花：味辛，性平；补肝明目，敛疮；主治虚劳目暗，久疮不愈。芜菁子：味苦、辛，性寒；养肝明目，行气利水，清热解毒；主治青盲目暗，黄疸便结，小便不利，癥积，疮疽。

【生境分布】　原产地中海沿岸及阿富汗、巴基斯坦、外高加索等地。国内各地均有栽培；省内临沂等地有栽培。

9　白芥属 Sinapis L.

白芥 Sinapis alba L.

【别　　名】　胡芥、辣菜、白辣菜。

【药用部位】　嫩茎叶（白芥），种子（白芥子）。

【采收加工】　春、秋季采摘嫩茎叶，鲜用或晒干；春播7～8月，秋播5月中、下旬，待果实大部分出现黄色时割下全株，后熟数日，晒干，脱出子粒，簸除杂质。

【性能主治】　白芥：味辛，性温；温中散寒，利气化痰；主治脘腹冷痛，咳嗽痰喘。白芥子：味辛，性温；化痰逐饮，散结消肿；主治咳嗽痰多，胸满胁痛，肢体麻木，关节肿痛，湿痰流注，阴疽肿毒。

【生境分布】　原产欧洲。国内辽宁、山西、新疆、安徽、四川、云南等省区有栽培；省内各地均有栽培。

10　蔊菜属 Rorippa Scop.

10.1　蔊菜 Rorippa indica (L.) Hiern.

【别　　名】　印度蔊菜、天菜子、香荠菜。

【药用部位】　全草（蔊菜）。

【采收加工】　5～7月采收，鲜用或晒干。

【性能主治】　味辛、苦，性微温；祛痰止咳，解表散寒，活血解毒，利湿退黄；主治咳嗽痰喘，感冒发热，麻疹透发不畅，风湿痹痛，咽喉肿痛，疔疮痈肿，漆疮，经闭，跌打损伤，黄疸，水肿。

【生境分布】　生长于路旁、田边、园圃、沟河边、林缘、屋边墙脚下及山坡路旁潮湿处。国内分布于陕西、甘肃、江苏、浙江、江西、福建、台湾、河南、湖南、广东、四川、云南等省区；省内各地均有分布。

10.2　广州蔊菜 Rorippa cantoniensis (Lour.) Ohwi

【药用部位】　同蔊菜。

【采收加工】　同蔊菜。

【性能主治】　同蔊菜。

【生境分布】　生长于田边、路旁、河岸湿地。国内分布于河北、河南、安徽、江苏、福建、湖南、湖北、广东、广西、四川、云南等省区；省内分布于鲁中南及胶东地区。

10.3　无瓣蔊菜 Rorippa dubia (Pers.) Hara

【别　　名】　清明菜、地豇豆、天荠菜。

【药用部位】　同蔊菜。

【采收加工】　同蔊菜。

【性能主治】　同蔊菜。

【生境分布】　生长于海拔500～3700m的山坡路旁、山谷、河边潮湿地、田圃、田野潮湿处。国内分布于陕西、甘肃、江苏、浙江、福建、湖北、广东、广西等省区；省内各地均有分布。

10.4　沼生蔊菜 Rorippa Islandica (Oed.) Borb.

【别　　名】　风花菜。

【药用部位】　全草（水前草）。

【采收加工】　7～8月采收，洗净，切段，晒干。

【性能主治】　味辛、苦，性凉；清热解毒，利水消肿；主治风热感冒，咽喉肿痛，黄疸，淋病，水肿，关节炎，痈肿，汤火伤。

【生境分布】　生长于潮湿地或近水处，如溪岸、田边、河旁、洼地、草地或宅旁污水边。国内分布于东北、华北、西北及江苏、安徽、河南、湖南、贵州、云南等省区；省内分布于胶东半岛及鲁中南地区。

10.5　风花菜 Ropippa globosa (Turcz.) Hayek

【别　　名】　球果蔊菜、圆果蔊菜、银条菜、塘葛菜。

【药用部位】　全草、种子（风花菜）。

【采收加工】　7～8月采收全草，切段，晒干；8～9月采收种子，晒干。

【性能主治】　味苦、辛，性凉；清热利尿，解毒消肿；主治黄疸，水肿，淋病，咽痛，痈肿，汤火伤。

【生境分布】　生长于山坡、路旁、杂草丛、潮湿处。国内分布于黑龙江、吉林、辽宁、河北、山西、安徽、浙江、江苏、湖南、江西、广东、广西等省区；省内分布于泰安、青岛、潍坊等地。

11　涩芥属 Malcolmia R. Br.

涩芥 Malcolmia africana (L.) R. Br.

【别　　名】　离蕊芥、大麦荠菜、麦拉拉。

【药用部位】　种子（紫花芥子）。

【采收加工】　7～9月果实成熟时，割取全草，晒干，打下种子，除去杂质。

【性能主治】　味苦、辛，性寒；祛痰定喘，泻肺行水；主治咳逆痰多，胸腹积水，胸胁胀满，肺痛。

【生境分布】　生长于海拔400～2800m处的路边、荒地、田间、山坡及渠岸。国内分布于西北及河北、山西、江苏、安徽、河南、四川、西藏等省区；省内分布于胶东地区。

12　菘蓝属 Isatis L.

菘蓝 Isatis indigotica Fort.

【别　　名】　大青叶、板蓝根、大青。

【药用部位】　根（板蓝根），叶（大青叶）。

【采收加工】　秋季挖根，去掉茎叶，洗净，晒干；叶8～10月采收，晒干。

【性能主治】　板蓝根：味苦，性寒；清热，解毒，凉血，利咽；主治温毒发斑，高热头痛，大头瘟疫，烂喉丹痧，丹毒，痄腮，喉痹，疮肿，水痘，麻疹，肝炎，流行性感冒。大青叶：味苦，性寒；清热解毒，凉血消斑；主治温热病高热烦渴，神昏，斑疹，吐血，衄血，黄疸，热痢，丹毒，喉痹，口疮，痄腮。

【生境分布】　原产中国，栽培于排水良好、疏松肥沃的砂质壤土上。国内各省区均有栽培；省内栽培以菏泽、潍坊、烟台、青岛等地面积较大。

13　菥蓂属 Thlaspi L.

菥蓂 Thlaspi arvense L.

【别　　名】　羊辣罐、苦稽、苦菜。

【药用部位】　全草（菥蓂），种子（菥蓂子）。

【采收加工】　于植株花期采收全草，切段，晒干；5～6月果实成熟时，割取全株，打下种子，晒干。

【性能主治】　菥蓂：味苦、甘，性微寒；清热解毒，利水消肿；主治目赤肿痛，肺痛，肠痈，泄泻，痢疾，白带，产后瘀血腹痛，消化不良，肾炎水肿，肝硬化腹水，痈疮肿毒。菥蓂子：味辛，性微温；明目，祛风湿；主治目赤肿痛，障翳胬肉，迎风流泪，风湿痹痛。

【生境分布】　生长于平地路旁、沟边或村落附近。分布几遍全国；省内各地均有分布。

14　花旗杆属 Dontostemon Andrz. ex Lédeb.

花旗杆 Dontostemon dentatus (Bge.) Lédeb.

【别　　名】　米蒿、苦葶苈。

【药用部位】　种子（苦葶苈）。

【采收加工】　夏、秋季果实成熟时割取植株，晒干，打下种子，除去杂质。

【性能主治】　利小便，润肠通便。

【生境分布】　生长于山坡、林缘、路边或草地上。国内分布于东北及河北、山西、河南、安徽、江苏、陕西等省区；省内分布于各地山区丘陵地带。

15　紫罗兰属 Matthiola R. Br.

紫罗兰 Matthiola incana (L.) R. Br.

【别　　名】　草桂花、草紫罗兰、四桃克。

【药用部位】　花（紫罗兰）。

【采收加工】　花期采收，晒干。

【性能主治】　清热解毒，美白祛斑，滋润皮肤，增强光泽，防紫外线照射，对支气管炎也有调理之效。

【生境分布】　原产欧洲。国内、省内均有引种，栽培于庭园花坛或温室。

16　南芥属 Arabis L.

垂果南芥 Arabis pendula L.

【别　　名】　垂果南芥菜、唐芥、野白菜。

【药用部位】　果实（扁担蒿）。

【采收加工】　秋季采收，晒干。

【性能主治】　味辛，性平；清热解毒，消肿；主治疮疡肿毒，阴道炎，阴道滴虫。

【生境分布】　生长于山坡、路边、河岸草丛及灌木林。国内分布于东北、内蒙古、河北、山西、湖北、甘肃、青海、新疆、四川、贵州、云南等省区；省内分布于泰山、沂山、蒙山、崂山等地。

17　糖芥属 Erysimum L.

17.1　糖芥 Erysimum bungei (Kitag.) Kitag.

【别　　名】　冈托巴。

【药用部位】　全草和种子（糖芥）。

【采收加工】　春、夏季采收全草，晒干；7～9月果熟时割取全株，晒干，打下种子，去净杂质。

【性能主治】　味苦、辛，性寒；健脾和胃，利尿强心；主治脾胃不和，食积不化，心力衰竭之浮肿。

【生境分布】　生长于田边、荒地。国内分布于东北、华北及陕西、江苏、四川等省区；省内分布于牙山、艾山等地。

17.2　黄花糖芥 Erysimum bungei (Kitag.) Kitag. f. flavum (Kitag.) K. C. Kuan

【药用部位】　同糖芥。

【采收加工】　同糖芥。

【性能主治】　同糖芥。

【生境分布】　生长于山坡草丛。国内分布于辽宁；省内分布于艾山。

17.3 小花糖芥 Erysimum cheiranthoides L.

【别　　名】　浅波缘糖芥。

【药用部位】　全草和种子（桂竹糖芥）。

【采收加工】　在植株盛花期割取全草，晒干；在果实近成熟时，割下全草，晒干，将种子打落，簸去杂质。

【性能主治】　味辛、微苦，性寒，小毒；强心利尿，和胃消食；主治心力衰竭，心悸，浮肿，脾胃不和，食积不化。

【生境分布】　生长于海拔500～2000m的山坡、山谷、路旁及村旁荒地。国内分布于东北、华北、西北及江苏、安徽、河南、湖北、湖南、四川、云南等省区；省内各地均有分布。

18　桂竹香属 Cheiranthus L.

桂竹香 Cheiranthus cheiri L.

【别　　名】　黄紫罗兰、香紫罗兰、华尔花。

【药用部位】　花（桂竹香）。

【采收加工】　春季开花时采摘，鲜用或晒干。

【性能主治】　味甘，性平；润肠通便，通经；主治大便秘结，月经不调，经闭，痛经。

【生境分布】　原产南欧。国内各地有栽培；省内青岛等地公园有栽培，供观赏或药用。

19　葶苈属 Draba L.

葶苈 Draba nemorosa L.

【别　　名】　剪子股、雀儿不食、筛子底。

【药用部位】　种子（和葶苈子）。

【采收加工】　夏季果实成熟时采收，晒干，打下种子。

【性能主治】　味辛、苦，性寒；泻肺行水，祛痰平喘；主治痰饮，咳喘，脘腹胀满，肺痈。

【生境分布】　生长于山坡、田边、路旁、草地或河岸湿地。国内分布于东北、华北及江苏、浙江、西北、四川、西藏等省区；省内各地均有分布。

（三十八）景天科 Crassulaceae

1　青锁龙属 Crassula L.

燕子掌 Crassula obliqua L. f.

【别　　名】　景天树、八宝、看青、冬青、肉质万年青、豆瓣掌。

【药用部位】　根或全草（燕子掌）。

【采收加工】　春、秋季采根，洗净，晒干；全草全年可采，鲜用或晒干。

【性能主治】　降糖，降脂；主治腹泻、癫痫。

【生境分布】　原产非洲南部。国内、省内多有栽培，供观赏。

2　景天属 Sedum L.

2.1　费菜 Sedum aizoon L.

【别　　名】　六月淋、长生景天、汉三七。

【药用部位】　根或全草（景天三七）。

【采收加工】　春、秋季采根，洗净，晒干；全草随时可采，鲜用或晒干。

【性能主治】　味甘、微酸，性平；散瘀，止血，宁心安神，解毒；主治吐血，衄血，咯血，便血，尿血，崩漏，紫斑，外伤出血，跌打损伤，心悸，失眠，疮疖痈肿，烫火伤，毒虫蜇伤。

【生境分布】　生长于温暖向阳的山坡岩石或草地上。国内分布于黑龙江、吉林、内蒙古、山西、陕西、宁夏、甘肃、青海、江苏、安徽、浙江、江西、湖北、四川等省区；省内各地山区丘陵地带均有分布。

2.2　横根费菜 Sedum kamtschaticum Fisch.

【别　　名】　堪察加景天、石板菜、黄菜子、金不换、北景天。

【药用部位】　同费菜。

【采收加工】　同费菜。

【性能主治】　同费菜。

【生境分布】　生长于多石的山坡上。国内分布于吉林、内蒙古、河北、山西等省区；省内分布于胶东、长岛等地。

2.3　垂盆草 Sedum sarmentosum Bge.

【别　　名】　匍行景天、卧茎景天、火连草、水马齿苋。

【药用部位】　全草（垂盆草）。

【采收加工】　全年可采，晒干或鲜用。

【性能主治】　味甘、淡、微酸，性凉；清利湿热，解毒消肿；主治湿热黄疸，淋病，泻痢，肺痈，肠痈，疮疖肿毒，蛇虫咬伤，水火烫伤，咽喉肿痛，口腔溃疡，湿疹，带状疱疹。

【生境分布】　生长于海拔1600m以下的向阳山坡、石隙、沟边及路旁阴湿处。国内分布于吉林、辽宁、河北、江西、陕西、甘肃、江苏、安徽、浙江、江西、福建、河南、湖北、湖南、四川、贵州等省区；省内分布于临沂、济南、青岛、烟台、泰安等地。

2.4　佛甲草 Sedum lineare Thunb.

【别　　名】　狗牙菜、尖甲草。

【药用部位】　茎叶（佛甲草）。

【采收加工】　鲜用随采随用；夏、秋季采收全株，洗净，放开水中烫一下，捞起，晒干或炕干。

【性能主治】　味甘、淡，性寒；清热解毒，利湿，止血；主治咽喉肿痛，目赤肿痛，热毒痈肿，疔疮，丹毒，缠腰火丹，烫火伤，毒蛇咬伤，黄疸，湿热泻痢，便血，崩漏，外伤出血，扁平疣。

【生境分布】　生长于低山阴湿处或山坡、山谷岩石缝中。国内分布于中南及陕西、甘肃、江苏、安徽、浙江、江西、福建、台湾、四川、贵州、云南等省区；省内分布于青岛、烟台、潍坊等地。

2.5 火焰草 Sedum stellariifolium Franch.

【别　名】 繁缕叶景天、卧儿菜。

【药用部位】 全草（火焰草）。

【采收加工】 夏季采收，晒干。

【性能主治】 味微苦，性凉；清热解毒，凉血止血；主治热毒疮疡，乳痈，丹毒，无名肿毒，水火烫伤，咽喉肿痛，牙龈炎，血热吐血，咯血，鼻衄，外伤出血。

【生境分布】 生长于山坡或山谷石缝中。国内分布于辽宁、河北、山西、陕西、甘肃、台湾、河南、湖北、湖南、四川、贵州、云南等省区；省内分布于昆嵛山、长岛、崂山、徂徕山、泰山等地。

2.6 藓状景天 Sedum polytrichoides Hemsl.

【药用部位】 根（藓状景天）。

【采收加工】 夏、秋季采收，晒干。

【性能主治】 清热解毒，止血。

【生境分布】 生长于山坡岩石阴湿处及水甸子。国内分布于四川；省内分布于昆嵛山。

3 瓦松属 Orostachys Fisch.

3.1 瓦松 Orostachys fimbriatus（Turcz.）Berger

【别　名】 流苏瓦松、瓦花、脚码鸭子、老婆指甲。

【药用部位】 全草（瓦松）。

【采收加工】 夏、秋季采收，鲜用或用开水烫后晒干。

【性能主治】 味酸、苦，性凉，有毒；凉血止血，清热解毒，收湿敛疮；主治吐血，鼻衄，便血，血痢，热淋，疔疮痈肿，痔疮，湿疹，烫伤，肺炎，宫颈糜烂，乳糜尿。

【生境分布】 生长于山坡石上或屋瓦上。国内分布于东北、华北、西北、华东及湖北等省区；省内各地均有分布。

3.2 山东瓦松 Orostachys fimbriatus（Turcz.）Berger var. shandongensis F. Z. Li et X. D. Chen

【药用部位】 同瓦松。

【采收加工】 同瓦松。

【性能主治】 同瓦松。

【生境分布】 生长于山坡草丛。省内分布于泰山、徂徕山、蒙山等地。

3.3 大花瓦松 Orostachys fimbriatus（Turcz.）Berger var. grandiflorus F. Z. Li et X. D. Chen

【药用部位】 同瓦松。

【采收加工】 同瓦松。

【性能主治】 同瓦松。

【生境分布】 生长于山坡草丛。省内分布于泰山。

3.4 狼爪瓦松 Orostachys cartilagineus A. Bor.

【别　名】 酸塔、酸溜溜。

【药用部位】 地上部分（辽瓦松）。

【采收加工】 夏季采收，晒干。

【性能主治】 味酸，性平，有毒；凉血，止痢，解毒敛疮；主治泻痢，便血，崩漏，疮疡，烫火伤。

【生境分布】 生长于屋顶上或向阳石质山坡上。国内分布于东北及内蒙古等省区；省内分布于胶东半岛。

4 八宝属 Hylotelephium H. Ohba

4.1 八宝 Hylotelephium erythrostictum（Miq.）H. Ohba

【别　名】 对叶景天、白花蝎子草。

【药用部位】 全草（景天），花（景天花）。

【采收加工】 夏、秋季采收全草，置沸水中稍烫，晒干；7～8月采花，晒干。

【性能主治】 景天：味苦、酸，性寒；清热解毒，止血；主治赤游丹毒，疔疮痈疖，火眼目翳，烦热惊狂，风疹，漆疮，烧烫伤，蛇虫咬伤，吐血，咯血，月经量多，外伤出血。景天花：味苦，性寒；清热利湿，明目，止痒；主治赤白带下，火眼赤肿，风疹瘙痒。

【生境分布】 生长于山坡草地、石缝中或沟边湿地。国内分布于东北及河北、山西、陕西、江苏、安徽、浙江、河南、湖北、四川、贵州、云南等省区；省内各地山区均有分布。

4.2 轮叶八宝 Hylotelephium verticillatum（L.）H. Ohba

【别　名】 一代宗。

【药用部位】 全草（轮叶八宝）。

【采收加工】 夏、秋季采收，鲜用或晒干。

【性能主治】 味苦，性凉；活血化瘀，解毒消肿；主治劳伤腰痛，金创出血，无名肿痛，蛇虫咬伤。

【生境分布】 生长于山坡草丛中或沟边阴湿处。国内分布于吉林、辽宁、河北、山西、陕西、甘肃、江苏、安徽、浙江、河南、湖北、四川等省区；省内分布于昆嵛山、牙山、崂山、蒙山等地。

4.3 长药八宝 Hylotelephium spectabile（Bor.）H. Ohba

【别　名】 长药景天、蝎子掌。

【药用部位】 叶（石头菜）。

【采收加工】 春、夏季采收，鲜用或晒干。

【性能主治】 味微苦，性凉；清热解毒，消肿止痛；主治疔疮，痈肿，烫火伤，蜂蜇。

【生境分布】 生长于低山多石山坡地。国内分布于东北及河北、陕西、安徽、河南等省区；省内分布于昆嵛山、牙山、艾山、徂徕山、泰山、济南等地。

5 落地生根属 Bryophyllum Salisb.

落地生根 Bryophyllium pinnatum（L. f.）Oken

【别　名】 叶生根、不死鸟、墨西哥斗笠、灯笼花。

【药用部位】 根及全草（落地生根）

【采收加工】 全年可采，多鲜用。

【性能主治】 味苦、酸，性寒；凉血止血，清热解毒；主治吐血，外伤出血，跌打损伤，疔疮痈肿，乳痈，乳岩，丹毒，溃疡，烫伤，胃痛，关节痛，咽喉肿痛，肺热咳嗽。

【生境分布】 原产非洲。国内各地均有栽培；省内各地公园温室有栽培。

6 伽蓝菜属 Kalanchoe Adans.

伽蓝菜 Kalanchoe laciniata (L.) DC.

【别　　名】 裂叶落地生根、齿叶落地生根。

【药用部位】 全草（伽蓝菜）。

【采收加工】 全年可采，多鲜用。

【性能主治】 味甘、微苦，性寒；散瘀止血，清热解毒；主治跌打损伤，扭伤，外伤出血，咽喉炎，烫伤，湿疹，痈疮肿毒，毒蛇咬伤。

【生境分布】 生长于湿热气候条件下、湿润沙质地上，多为栽培。国内分布于福建、台湾、广东、广西、云南等省区；省内偶见栽培，供观赏。

（三十九）虎耳草科 Saxifragaceae

1 落新妇属 Astilbe Buch. – Ham. ex D. Don.

1.1 落新妇 Astilbe chinensis (Maxim.) Franch. et Savat.

【别　　名】 红花落新妇。

【药用部位】 全草（落新妇），根茎（红升麻）。

【采收加工】 全草秋季采收，除去根茎，洗净，晒干或鲜用；根茎夏、秋季采挖，除去杂质，洗净，鲜用或晒干。

【性能主治】 落新妇：味苦，性凉；祛风，清热，止咳；主治风热感冒，头身疼痛，咳嗽。红升麻：味辛、苦，性温；活血止痛，祛风除湿，强筋健骨，解毒；主治跌打损伤，风湿痹痛，劳倦乏力，毒蛇咬伤。

【生境分布】 生长于海拔 400～3600m 山坡林下阴湿地或林缘路旁草丛。国内分布于东北、华北、西南及陕西、宁夏、甘肃、安徽、浙江、江西、湖北、湖南、广西等省区；省内分布于崂山、昆嵛山、蒙山、沂山、泰山等地。

1.2 大落新妇 Astilbe grandis Stapf ex Wils.

【别　　名】 华南落新妇、朝鲜落新妇、土升麻、土苍术。

【药用部位】 同落新妇。

【采收加工】 同落新妇。

【性能主治】 同落新妇。

【生境分布】 生长于海拔 400～2000m 的山谷、溪边和林中。国内分布于东北及安徽、浙江、江西、福建、湖北、湖南、广东、广西、四川、贵州等省区；省内分布于昆嵛山等地。

2 扯根菜属 Penthorum Gronov. ex L.

扯根菜 Penthorum chinense Pursh

【别　　名】 水泽兰、赶黄草。

【药用部位】 全草（水泽兰）。

【采收加工】 夏季采收，扎把晒干。

【性能主治】 味苦、微辛，性寒；利水除湿，活血散瘀，止血，解毒；主治水肿，小便不利，黄疸，带下，痢疾，闭经，跌打损伤，尿血，崩漏，疮痈肿毒，毒蛇咬伤。

【生境分布】 生长于海拔 1700m 以下阴湿草丛或水沟边。国内分布于华北、华东、中南及陕西、四川、贵州等省区；省内分布于崂山、昆嵛山、徂徕山、蒙山及荣成、胶南等地。

3 岩白菜属 Bergenia Moench

厚叶岩白菜 Bergenia crassifolia (L.) Fritsch

【药用部位】 全草（厚叶岩白菜）。

【采收加工】 5～6 月采挖，洗净，晒干。

【性能主治】 味酸、涩，性凉；补虚止血，止咳定喘；主治头晕，咳嗽，哮喘，吐血，咯血。

【生境分布】 生长于海拔 1700～2600m 落叶松林下、悬崖石缝中。国内分布于新疆等省区；省内济南、青岛等地公园有栽培，供观赏。

4 虎耳草属 Saxifraga Tourn ex L.

虎耳草 Saxifraga stolonifera Curt.

【别　　名】 耳朵草、耳聋草、石荷叶。

【药用部位】 全草（虎耳草）。

【采收加工】 四季均可采收，将全草拔出，洗净，晒干。

【性能主治】 味苦、辛，性寒，小毒；疏风，清热，凉血，解毒；主治风热咳嗽，肺痈，吐血，聤耳流脓，风火牙痛，风疹瘙痒，痈肿丹毒，痔疮肿痛，毒虫咬伤，烫伤，外伤出血。

【生境分布】 生长于海拔 400～4500m 的林下、灌丛、草甸和阴湿岩石旁。国内分布于华东、中南、西南及河北、陕西、甘肃等省区；省内分布于崂山、泰山等地。

5 绣球属 Hydrangea L.

5.1 绣球 Hydrangea macrophylla (Thunb.) Seringe.

【别　　名】 八仙花、粉团花、草绣球、紫绣球、紫阳花。

【药用部位】 根、叶或花（绣球）。

【采收加工】 根秋季挖，切片，晒干；叶夏季采收，晒干；花初夏至深秋采收，晒干。

【性能主治】 味苦、微辛，性寒，小毒；抗疟，清热，解毒，杀虫；主治疟疾，心热惊悸，烦躁，喉痹，阴囊湿疹，疥癞。

【生境分布】 原产日本。生长于山谷溪旁或山顶疏林中。省内各地公园、庭院有引种栽培。

5.2 圆锥绣球 Hydrangea paniculata Sieb.

【别　　名】 糊溲疏、水桠木。

【药用部位】 叶及根（水桠木）。

【采收加工】 夏、秋季采收，鲜用或晒干。

【性能主治】 味苦、微酸，性平；截疟，解毒，散瘀止血；主治疟疾，咽喉疼痛，皮肤溃烂，跌打损伤，外伤出血。

【生境分布】 生长于山谷溪边、林缘灌丛、郊野路旁或水沟边。国内分布于安徽、浙江、江西、福建、台湾、湖北、湖南、广西、贵州、云南等省区；省内济南、青岛、泰安、临沂等地公园有引种栽培。

6 溲疏属 Deutzia Thunb.

6.1 光萼溲疏 Deutzia glabrata Kom.

【别　　名】 无毛溲疏、崂山溲疏、紫阳花。

【药用部位】 枝叶（崂山溲疏）。

【采收加工】 夏季采收，切段，晒干。

【性能主治】 味辛、苦，性寒；清热，利尿；主治胃热小便不利，皮肤燥痒。

【生境分布】 生长于山坡灌木丛中及背阴处。国内分布于东北及河南等省区；省内分布于崂山、昆嵛山、艾山、牙山等地。

6.2 无柄溲疏 Deutzia glabrata Kom. var. sessilifolia（Pamp.）Zaikonn.

【药用部位】 同光萼溲疏。

【采收加工】 同光萼溲疏。

【性能主治】 同光萼溲疏。

【生境分布】 生长于山坡灌木丛中。国内分布于陕西、河南、湖北等省区；省内分布于昆嵛山。

6.3 小花溲疏 Deutzia parviflora Bge.

【别　　名】 喇叭枝、溲疏、多花溲疏、千层皮。

【药用部位】 树皮（小花溲疏）。

【采收加工】 夏、秋季将树皮剥下，晒干。

【性能主治】 解表，宣肺；主治感冒，支气管炎。

【生境分布】 生长于沟谷、林缘。国内分布于吉林、辽宁、内蒙古、河北、山西、陕西、甘肃、河南、湖北等省区；省内分布于崂山、蒙山等地。

6.4 大花溲疏 Deutzia grandiflora Bge.

【别　　名】 步步楷、脆枝、华北溲疏、空竹花、喇叭枝。

【药用部位】 茎、叶、花（大花溲疏）。

【采收加工】 夏、秋季采收，晒干。

【性能主治】 清热利水，下气。

【生境分布】 生长于岩石间、灌木丛。国内分布于湖北、河北、陕西、内蒙古、辽宁等省区；省内分布于鲁中南及胶东山区丘陵地带。

6.5 溲疏 Deutzia scabra Thunb.

【别　　名】 野茉莉、空疏、巨骨、空木、卵花；

【药用部位】 果实（溲疏）。

【采收加工】 7～10月采收，晒干。

【性能主治】 味苦、辛，性寒，小毒；清热，利尿；主治发热，小便不利，遗尿。

【生境分布】 生长于海拔1200m以下的山坡灌丛或栽培于庭园。国内分布于江苏、安徽、浙江、江西、湖北、贵州等省区；省内各地公园有栽培。

7 山梅花属 Philadelphus L.

7.1 山梅花 Philadelphus incanus Koehne

【药用部位】 根皮（山梅花根皮）。

【采收加工】 秋季采收，晒干。

【性能主治】 解热镇痛；主治挫伤，腰胁痛，胃痛，头痛。

【生境分布】 国内分布于四川、湖北、湖南、江西、江苏、河南、陕西、甘肃、青海等省区；省内青岛中山公园、山东农业大学树木园有引种栽培。

7.2 太平花 Philadelphus pekinensis Rupr.

【别　　名】 北京山梅花。

【药用部位】 同山梅花。

【采收加工】 同山梅花。

【性能主治】 同山梅花。

【生境分布】 生长于海拔700～900m山坡杂木林中或灌丛中。国内分布于辽宁、河北、山西、陕西、河南、甘肃、江苏、浙江、四川等省区；省内各地公园有引种栽培。

7.3 西洋山梅花 Philadelphus coronarius Linn.

【药用部位】 同山梅花。

【采收加工】 同山梅花。

【性能主治】 同山梅花。

【生境分布】 原产南欧意大利至高加索。省内崂山北九水、潍坊植物园、山东农业大学树木园等地有引种栽培。

8 茶藨子属 Ribes L.

8.1 华茶藨 Ribes fasciculatum Sieb. et Zucc. var. chinense Maxim.

【别　　名】 大蔓茶藨、华蔓茶藨子。

【药用部位】 根（三米）。

【采收加工】 夏、秋季采挖，洗净，切段，晒干。

【性能主治】 凉血清热，调经；主治虚热乏力，月经不调，痛经。

【生境分布】 生长于山坡疏林内、溪谷两旁及山岩附近。国内分布于辽宁、河北、陕西、江苏、浙江、河南、湖北等省区；省内分布于胶东山区丘陵地带。

8.2 东北茶藨子 Ribes mandschuricum（Maxim.）Kom.

【别　　名】　山麻子。

【药用部位】　果实（灯笼果）。

【采收加工】　果实成熟后采收，晒干。

【性能主治】　味辛，性温；解表；主治感冒。

【生境分布】　生长于海拔1200～1800m的杂木林或针阔叶混交林。国内分布于东北、华北及陕西、甘肃等省区；省内分布于胶东及鲁中南山区丘陵地带。

8.3　美丽茶藨子 Ribes pulchellum Turcz.

【别　　名】　小叶茶藨、碟花茶藨子。

【药用部位】　果实（小叶茶藨）。

【采收加工】　果实成熟后采摘，晒干。

【性能主治】　味微苦，性凉；解毒解表；主治感冒。

【生境分布】　生长于山坡上或沟边。国内分布于华北及吉林、陕西、甘肃、新疆等省区；省内分布于邹城凤凰山等地。

（四十）海桐花科 Pittosporaceae

海桐花属 Pittosporum Banks

海桐 Pittosporum tobira（Thunb.）Ait.

【别　　名】　金边海桐、海桐花、山矾、七里香、宝珠香、山瑞香。

【药用部位】　枝、叶（海桐枝叶）。

【采收加工】　全年可采，晒干或鲜用。

【性能主治】　解毒，杀虫；主治疥疮，肿毒。

【生境分布】　国内分布于江苏、浙江、福建、台湾、广东、云南等省区，多栽培于庭园；省内青岛、临沂、济南、烟台等地公园、庭院有引种栽培。

（四十一）金缕梅科 Hamamelidaceae

1　枫香属 Liquidambar L.

枫香树 Liquidambar formosana Hance

【别　　名】　枫香树、香枫、枫仔树。

【药用部位】　树脂（枫香脂），根（枫香树根），树皮（枫香树皮），叶（枫香树叶），果序（路路通）。

【采收加工】　枫香脂：选生长20年以上的粗壮大树，于7～8月从树根起每隔15～20cm交错凿开一洞，在11月至次年3月采收流出的树脂，晒干或自然干燥；枫香树根：秋、冬季采挖，洗净，去粗皮，晒干；枫香树皮：四季均可剥取，晒干或烘干；枫香树叶：春、夏季采收，鲜用或晒干；路路通：冬季采收果序，除去杂质，晒干。

【性能主治】　枫香脂：味苦、辛，性平；祛风活血，解毒止痛，止血，生肌；主治痈疽，疮疹，瘰疬，痹痛，瘫痪、吐血、衄血，咯血，外伤出血，皮肤皲裂。枫香树根：味辛、苦，性平；解毒消肿，祛风止痛；主治疮痈疔疮，风湿痹痛，牙痛，湿热泄泻，痢疾，小儿消化不良。枫香树皮：味辛、微涩，性平；除湿止泻，祛风止痒；主治痢

疾，泄泻，大风癞疾，痒疹。枫香树叶：味辛、苦，性平；行气止痛，解毒，止血；主治胃脘疼痛，伤暑腹痛，痢疾，泄泻，痈肿疮疡，湿疹，吐血，咯血，创伤出血。路路通：味苦，性平；祛风除湿，疏肝活络，利水；主治风湿痹痛，肢体麻木，手足拘挛，脘腹疼痛，经闭，乳汁不通，水肿胀满，湿疹。

【生境分布】　生长于山坡杂木林、灌丛或溪谷边及林缘。国内分布于安徽、浙江、江西、湖北、湖南、广西、四川等省区；省内昆嵛山、崂山、泰山及徂徕山等地有引种栽培。

2　檵木属 Loropetalum R. Brown

檵木 Loropetalum chinense（R. Br.）Oliver.

【别　　名】　鸡寄、坚漆、白花树。

【药用部位】　花（檵花），根（檵木根），叶（檵木叶）。

【采收加工】　清明前后采花，阴干；根全年均可采挖，洗净，切块，晒干或鲜用；叶全年可采，晒干。

【性能主治】　檵花：味甘、涩，性平；清热止咳，收敛止血；主治肺热咳嗽，咯血，鼻衄，便血，痢疾，泄泻，崩漏。檵木根：味苦、涩，性微温；止血，活血，收敛固涩；主治咯血，吐血，便血，外伤出血，崩漏，产后恶露不尽，风湿关节疼痛，跌打损伤，泄泻，痢疾，白带，脱肛。檵木叶：味甘、涩，性凉；收敛止血，清热解毒；主治咯血，吐血，便血，崩漏，产后恶露不净，紫癜，暑热泻痢，跌打损伤，创伤出血，肝热目赤，喉痛。

【生境分布】　生长于向阳山坡、路边、灌木丛、丘陵地及郊野溪沟边。国内分布于中部、南部及西南等区域；省内青岛、枣庄、泰安、临沂等地有引种栽培。

3　牛鼻栓属 Fortunearia Rehd. et Wils.

牛鼻栓 Fortunearia sinensis Rehd. et Wils.

【别　　名】　连合子、木里仙、牛鼻栋。

【药用部位】　枝叶或根（牛鼻栓）。

【采收加工】　枝叶春、夏季采摘，晒干；根全年可采，洗净，晒干。

【性能主治】　味苦、涩，性平；益气，止血；主治气虚劳伤乏力，创伤出血。

【生境分布】　生长于山坡杂木林或岩隙中。国内分布于陕西、江苏、安徽、浙江、江西、河南、湖北、四川等省区；省内泰安、青岛等地有引种栽培。

4　蜡瓣花属 Corylopsis Sieb. et Zucc.

中华蜡瓣花 Corylopsis sinensis Hemsl.

【别　　名】　蜡瓣花、连核眉、连盒子。

【药用部位】　根或根皮（蜡瓣花根）。

【采收加工】　夏季采挖，刮去粗皮，洗净，晒干。

【性能主治】　味甘，性平；疏风和胃，宁心安神；主

治外感风邪，头痛，恶心呕吐，心悸，烦躁不安。

【生境分布】　生长于湿润肥沃的山坡阔叶林或灌木丛中。国内分布于安徽、浙江、江西、福建、湖北、湖南、广东、广西、贵州等省区；省内泰安有引种栽培。

5　蚊母树属 Distylium Sieb. et Zucc.

蚊母树 Distylium racemosum Sieb. et Zucc.

【别　　名】　瓢柴、野茶。

【药用部位】　根（蚊母树根）。

【采收加工】　全年可采，切段，晒干。

【性能主治】　味辛、微苦，性平；利水渗湿，祛风活络；主治水肿，手足浮肿，风湿骨节疼痛，跌打损伤。

【生境分布】　生长于海拔 100～200m 丘陵地带。国内分布于长江流域以南各省区；省内青岛、济南、泰安、临沂等地公园有引种栽培。

（四十二）杜仲科 Eucommiaceae

杜仲属 Eucommia Oliv.

杜仲 Eucommia ulmoides Oliv.

【别　　名】　丝棉树、棉皮树、胶树。

【药用部位】　树皮（杜仲），嫩叶（檰芽），叶（杜仲叶）。

【采收加工】　杜仲：6～7 月高温湿润季节，在离地面 10cm 以上树干上剥取树皮，用开水烫泡后展平、压紧，稻草包裹使其发汗，至 1 周后内皮略成紫褐色时取出，晒干，刮去粗皮；**檰芽**：春季采摘初生嫩叶，鲜用或晒干；**杜仲叶**：秋末采收，除去杂质，晒干。

【性能主治】　杜仲：味甘，微辛，性温；补肝肾，强筋骨，安胎；主治腰膝酸痛，阳痿，尿频，小便余沥，风湿痹痛，胎动不安，习惯性流产。**檰芽**：味甘，性平，补虚生津，解毒，止血；主治身体虚弱，口渴，脚气，痔疮肿痛，便血。

杜仲叶：味微辛，性温；补肝肾，强筋骨，降血压；主治腰背疼痛，足膝酸软乏力，高血压病。

【生境分布】　生长于海拔 300～500m 的低山、谷地或疏林。国内分布于陕西、甘肃、浙江、河南、湖北、四川、贵州、云南等省区；省内各地山区及部分庭园有栽培，崂山、蒙山等地栽培历史较长。

（四十三）悬铃木科 Platanaceae

悬铃木属 Platanus L.

1.1　一球悬铃木 Platanus occidentalis L.

【别　　名】　美国梧桐。

【药用部位】　果实（梧桐果），树皮（梧桐皮）。

【采收加工】　春季采剥树皮，晒干；秋、冬季采摘成熟果实，晒干。

【性能主治】　梧桐皮：主治腹泻，痢疾，疝气，齿痛。
梧桐果：发汗。

【生境分布】　为栽培杂交种。省内青岛、济南、泰安等地有栽培。

1.2　二球悬铃木 Platanus acerifolia（Ait.）Willd.

【别　　名】　英国梧桐、槭叶悬铃木。

【药用部位】　同一球悬铃木。

【采收加工】　同一球悬铃木。

【性能主治】　同一球悬铃木。

【生境分布】　原产欧洲。国内东北、北京以南各地均有栽培；省内各地多有栽培，常作行道树。

1.3　三球悬铃木 Platanus orientalis L.

【别　　名】　法国梧桐。

【药用部位】　同一球悬铃木。

【采收加工】　同一球悬铃木。

【性能主治】　同一球悬铃木。

【生境分布】　原产欧洲东部及亚洲西部。国内黄河、长江流域各省区均有栽培；省内青岛、济南、泰安等地有引种，为优良的行道树及公园绿化树。

（四十四）蔷薇科 Rosaceae

1　绣线菊属 Spiraea L.

1.1　绣球绣线菊 Spiraea blumei G. Don

【别　　名】　珍珠梅、珍珠绣球、绣球。

【药用部位】　根及根皮（麻叶绣球），果实（麻叶绣球果）。

【采收加工】　根及根皮全年可采，洗净，晒干；果实成熟后采收，晒干。

【性能主治】　麻叶绣球：味辛，性微温；活血止痛，解毒祛湿；主治跌打损伤，瘀滞疼痛，咽喉肿痛，白带，疮毒，湿疹。麻叶绣球果：味辛，性微温；理气和中；主治脘腹胀痛。

【生境分布】　生长于海拔 500～2000m 的向阳山坡、杂木林或路旁。国内分布于辽宁、内蒙古、河北、山西、陕西、甘肃、江苏、安徽、浙江、江西、福建、河南、湖北、广东、广西、四川等省区；省内泰安、青岛等地有栽培。

1.2　华北绣线菊 Spiraea fritschiana Schneid.

【别　　名】　弗式绣线菊、柳叶绣线菊、蚂蟥梢。

【药用部位】　全株（桦叶绣线球）。

【采收加工】　夏季采收，切碎，晒干。

【性能主治】　味苦，性寒；利尿通淋，清热解毒，活血通经；主治热淋，风火牙痛，经闭。

【生境分布】　生长于海拔 100～1000m 的岩石坡地、山谷丛林间或土质肥沃湿润处的杂草丛中。国内分布于陕西、江苏、浙江、河南等省区；省内分布于昆嵛山、崂山、蒙山、沂山、徂徕山、泰山等地。

1.3 大叶华北绣线菊 Spiraea fritschiana Schneid. var. angulata (Schneid.) Rehd.

【药用部位】 同华北绣线菊。

【采收加工】 同华北绣线菊。

【性能主治】 同华北绣线菊。

【生境分布】 生长于山坡杂木林和林缘多石地。国内分布于黑龙江、辽宁、河北、甘肃、江西、湖北、安徽等省区；省内分布于昆嵛山、崂山、蒙山、沂山、徂徕山、泰山等地。

1.4 小叶华北绣线菊 Spiraea fritschiana Schneid. var. parvifolia Liou

【药用部位】 同华北绣线菊。

【采收加工】 同华北绣线菊。

【性能主治】 同华北绣线菊。

【生境分布】 生长于干燥山坡。国内分布于辽宁、河北等省区；省内分布于昆嵛山、崂山、蒙山、沂山、徂徕山、泰山等地。

1.5 长毛华北绣线菊 Spiraea fritschiana Schneid. var. villosa Y. Q. Zhu et D. K. Zang

【药用部位】 同华北绣线菊。

【采收加工】 同华北绣线菊。

【性能主治】 同华北绣线菊。

【生境分布】 生长于岩石坡地、山谷丛林间。国内分布于陕西、江苏、浙江、河南等省区；省内分布于昆嵛山、崂山、蒙山、沂山、徂徕山、泰山等地。

1.6 粉花绣线菊 Spiraea japonica L.

【别 名】 日本绣线菊、蚂蝗梢、火烧尖。

【药用部位】 根（绣线菊根），叶（绣线菊叶），果实（绣线菊子）。

【采收加工】 根7～8月采挖，除去泥土，晒干；叶春、秋季采收，鲜用或晒干；果实秋季成熟时采收，晒干。

【性能主治】 绣线菊根：味苦、微辛，性凉，祛风清热，明目退翳；主治咳嗽，头痛，牙痛，目赤翳障。绣线菊叶：味淡，性平，解毒消肿，去腐生肌；主治阴疽瘘管。绣线菊子：味苦，性凉；清热祛湿；主治痢疾。

【生境分布】 原产日本、朝鲜。国内、省内常见栽培，供观赏。

1.7 光叶绣线菊 Spiraea japonica L. var. fortunei (Planch.) Rehd.

【药用部位】 同粉花绣线菊。

【采收加工】 同粉花绣线菊。

【性能主治】 同粉花绣线菊。

【生境分布】 生长于海拔700～3000m山坡、田野或杂木林。国内分布于陕西、江苏、安徽、浙江、江西、湖北、四川、贵州、云南等省区；省内分布于崂山、昆嵛山等地。

1.8 李叶绣线菊 Spiraea prunifolia Sieb. et Zucc.

【别 名】 御马鞭、李叶笑靥花、小叶米筛草。

【药用部位】 根（笑靥花）。

【采收加工】 秋、冬季采挖，除去泥土、须根，晒干。

【性能主治】 利咽消肿，祛风止痛；主治咽喉肿痛，风湿痹痛。

【生境分布】 生长于坡地或石岩上。国内分布于陕西、江苏、安徽、浙江、江西、湖北、湖南、四川、贵州等省区；省内济南、青岛、泰安等地公园及庭院有栽培。

1.9 珍珠绣线菊 Spiraea thunbergii Sieb. ex Blume

【别 名】 喷雪花、珍珠花、补氏绣线菊。

【药用部位】 同李叶绣线菊。

【采收加工】 同李叶绣线菊。

【性能主治】 同李叶绣线菊。

【生境分布】 原产华东。国内辽宁、陕西等地广为栽培；省内青岛、烟台、泰安等地有栽培。

1.10 土庄绣线菊 Spiraea pubescens Turcz.

【别 名】 土庄花、石蒡子、小叶石棒子、蚂蚱腿、柔毛绣线菊。

【药用部位】 茎髓（土庄绣线菊）。

【采收加工】 秋季采收，割取地上茎，截成段，趁鲜取出茎髓，理直，晒干。

【性能主治】 利尿消肿；主治水肿。

【生境分布】 生长于海拔200～2500m干燥岩石坡地、向阳或半阴处、杂木林。国内分布于黑龙江、吉林、辽宁、内蒙古、河北、山西、陕西、甘肃、安徽、河南、湖北等省区；省内分布于崂山、昆嵛山、泰山、蒙山等地。

1.11 三裂绣线菊 Spiraea trilobata L.

【别 名】 三桠绣线菊、团叶绣球、三裂叶绣线菊。

【药用部位】 果实，叶（三裂绣线菊）。

【采收加工】 叶夏季采收，果实秋季采收，晒干。

【性能主治】 活血祛瘀，消肿止痛。

【生境分布】 生长于向阳山坡、灌丛、岩石缝中或栽培于庭园。国内分布于黑龙江、辽宁、内蒙古、山西、河北、河南、甘肃、湖北、江苏、浙江等省区；省内分布于临沂、泰安、青岛、烟台等地山区丘陵地带。

1.12 麻叶绣线菊 Spiraea cantoniensis Lour.

【药用部位】 根、叶、果实（麻叶绣线菊）。

【采收加工】 叶夏季采收，果实秋季采收，根秋、冬季采收，晒干。

【性能主治】 清热，凉血，祛瘀，消肿止痛；主治跌打损伤、疥癣。

【生境分布】 国内分布于广东、广西、福建、浙江、江西等省区，河北、河南、陕西、安徽、江苏、四川均有栽培；省内各地城市公园、庭园常见栽培。

1.13　绣线菊 Spiraea salicifolia L.

【别　　名】　柳叶绣线菊、蚂蟥草、珍珠梅、马尿骚。

【药用部位】　根或全株（空心柳）。

【采收加工】　根秋季采挖，洗净，晒干；全株夏、秋季采，切碎，晒干。

【性能主治】　味苦，性平；活血调经，利水通便，化痰止咳；主治跌打损伤，关节酸痛，闭经，痛经，小便不利，大便秘结，咳嗽痰多。

【生境分布】　生长于海拔 200～900m 河流沿岸、湿草地、空旷地和山沟中。国内分布于黑龙江、吉林、辽宁、内蒙古、河北等省区；省内济南、青岛等地公园及庭院有少量栽培。

1.14　中华绣线菊 Spiraea chinensis Maxim.

【药用部位】　同李叶绣线菊。

【采收加工】　同李叶绣线菊。

【性能主治】　同李叶绣线菊。

【生境分布】　生长于山坡灌丛。国内分布于内蒙古、河北、陕西、河南、安徽、江苏、浙江、福建、江西、湖北、湖南、广东、广西、四川、云南、贵州；省内分布于崂山及枣庄抱犊崮。

1.15　直果绣线菊 Spiraea chinensis Maxim. var. erecticarpa Y. Q. Zhu et Zucc.

【药用部位】　同李叶绣线菊。

【采收加工】　同李叶绣线菊。

【性能主治】　同李叶绣线菊。

【生境分布】　生长于石灰岩山地石缝。国内分布于陕西、江苏、安徽、浙江、江西、湖北、湖南、四川、贵州等省区；省内分布于枣庄抱犊崮。

2　珍珠梅属 Sorbaria (Ser.) A. Br. ex Aschers.

2.1　珍珠梅 Sorbaria sorbifolia (L.) A. Br.

【别　　名】　华楸珍珠梅、东北珍珠梅。

【药用部位】　茎皮或果穗（珍珠梅）。

【采收加工】　春、秋季采集茎枝，或剥取外皮，晒干；9～10月果穗成熟时采收，晒干。

【性能主治】　味苦，性寒，有毒；活血祛瘀，消肿止痛；主治跌打损伤，骨折，风湿痹痛。

【生境分布】　生长于海拔 250～1500m 山坡疏林。国内分布于黑龙江、吉林、辽宁、内蒙古等省区；省内各地均有栽培。

2.2　华北珍珠梅 Sorbaria kirilowii (Regel) Maxim.

【别　　名】　干柴狼、吉氏珍珠梅、珍珠树、米帚子。

【药用部位】　同珍珠梅。

【采收加工】　同珍珠梅。

【性能主治】　同珍珠梅。

【生境分布】　生长于山坡阳处、杂木林。国内分布于河北、河南、陕西、山西、甘肃、青海、内蒙古等省区；省内各地公园、街道、庭院有引种栽培。

3　白鹃梅属 Exochorda Lindl.

白鹃梅 Exochorda racemosa (Lindl.) Rehd.

【别　　名】　总花白鹃梅、九头活、金瓜果、茧子花。

【药用部位】　根皮及树皮（茧子花）。

【采收加工】　春、夏季采剥根皮及树皮，洗净，晒干。

【性能主治】　味甘，性平；通络止痛；主治腰膝及筋骨酸痛。

【生境分布】　生长于海拔 250～500m 山坡阴地。国内分布于江苏、安徽、浙江、江西等省区；省内济南、青岛、泰安、潍坊等地公园有引种栽培。

4　棣棠花属 Kerria DC.

4.1　棣棠花 Kerria japonica (L.) DC.

【别　　名】　金碗、地棠、金棣棠、黄榆叶梅。

【药用部位】　花（棣棠花），枝叶（棣棠枝叶），根（棣棠根）。

【采收加工】　花 4～5 月采收，晒干；枝叶 7～8 月采收，晒干；根 7～8 月采收，洗净，切段，晒干。

【性能主治】　棣棠花：味微苦、涩，性平；化痰止咳，利湿消肿，解毒；主治咳嗽，风湿痹痛，产后劳伤痛，水肿，小便不利，消化不良，痈疽肿毒，湿疹，荨麻疹。棣棠枝叶：味微苦、涩，性平；祛风除湿，解毒消肿；主治风湿关节痛，荨麻疹，湿疹，痈疽肿毒。棣棠根：味涩、微苦，性平；祛风止痛，解毒消肿；主治关节疼痛，痈疽肿毒。

【生境分布】　生长于海拔 200～3000m 山坡灌丛。国内分布于陕西、甘肃、河南、湖北、湖南等省区；省内济南、青岛、泰安等地有栽培。

4.2　重瓣棣棠花 Kerria japonica (L.) DC. f. plena Schneid.

【别　　名】　重瓣棣棠。

【药用部位】　同棣棠花。

【采收加工】　同棣棠花。

【性能主治】　同棣棠花。

【生境分布】　生长于海拔 200～3000m 山坡灌丛。国内分布于华东、西南及陕西、甘肃、河南、湖北、湖南等省区；省内各大城市有栽培。

5　鸡麻属 Rhodotypos Sieb. et Zucc.

鸡麻 Rhodotypos scandens (Thunb.) Makino

【别　　名】　双珠母、白棣棠、三角草、山葫芦子、水葫芦杆。

【药用部位】　果实及根（鸡麻）。

【采收加工】　根夏、秋季采收，洗净，切片，晒干；果实 6～9 月采收，晒干。

【性能主治】　味甘，性平，补血，益肾；主治血虚肾亏。

【生境分布】 生长于海拔100～800m山坡疏林及山谷林下阴处。国内分布于辽宁、陕西、甘肃、江苏、安徽、浙江、河南、湖北等省区；省内分布于烟台、威海、青岛等地。

6 悬钩子属 Rubus L.

6.1 山莓 Rubus corchorifolius L. f.

【别　　名】 山莓悬钩子、大麦泡、刺葫芦。

【药用部位】 果实（山莓），根（山莓根），茎叶（山莓叶）。

【采收加工】 夏季果实饱满、外表呈绿色时采摘，酒蒸晒干或开水烫1～2分钟晒干；秋季采根，洗净，切片，晒干；茎叶自春至秋季均可采收，洗净，鲜用或晒干。

【性能主治】 山莓：味酸、微甘，性平；醒酒止渴，化痰解毒，收涩；主治醉酒，痛风，丹毒，烫火伤，遗精，遗尿。山莓根：味苦、涩，性平；凉血止血，活血调经，清热利湿，解毒敛疮；主治咯血，崩漏，痔疮出血，痢疾，泄泻，经闭，痛经，跌打损伤，毒蛇咬伤，疮疡肿毒，湿疹。山莓叶：味苦、涩，性平；清热利咽，解毒敛疮；主治咽喉肿痛，疮痈疔肿，乳腺炎，湿疹，黄水疮。

【生境分布】 生长于海拔200～2200m向阳山坡、溪边、山谷、荒地和疏密灌丛潮湿处。国内除东北、甘肃、青海、新疆、西藏外，其他各省区均有分布；省内分布于崂山等地。

6.2 牛迭肚 Rubus crataegifolius Bge.

【别　　名】 山楂叶悬钩子、树莓、牛叠肚。

【药用部位】 根（牛迭肚根），果实（牛迭肚果）。

【采收加工】 根冬秋季采挖，洗净，切片，晒干。果实夏、秋季成熟时采收，直接晒干或先在沸水中烫一下再晒干。

【性能主治】 牛迭肚根：味苦、涩，性平；祛风利湿；主治风湿性关节炎，痛风，肝炎。牛迭肚果：味酸、甘，性温；补肾固涩，止渴；主治肝肾不足，阳痿遗精，遗尿，尿频，须发早白，不孕症，口渴。

【生境分布】 生长于海拔300～2500m向阳山坡灌木丛或林缘，常在山沟、路边成群生长。国内分布于东北及河北、山西、河南等省区；省内分布于青岛、烟台、临沂、淄博、泰安等地。

6.3 茅莓 Rubus parvifolius L.

【别　　名】 小叶悬钩子、茅莓悬钩子。

【药用部位】 地上部分（薅田藨），根（薅田藨根）。

【采收加工】 地上部分7～8月采收，晒干；根秋、冬采挖，洗净，鲜用或切片晒干。

【性能主治】 薅田藨：味苦、涩，性凉；清热解毒，散瘀止血，杀虫疗疮；主治感冒发热，咳嗽痰血，痢疾，跌打损伤，产后腹痛，疥疮，疖肿，外伤出血。薅田藨根：味

甘、苦，性凉；清热解毒，祛风利湿，活血凉血；主治感冒发热，咽喉肿痛，风湿痹痛，肝炎，肠炎，痢疾，肾炎水肿，尿路感染，结石，跌打损伤，咳血，吐血，崩漏，疔疮肿毒，腮腺炎。

【生境分布】 生长于海拔400～2600m山坡杂木林下、向阳山谷、路旁或荒野。国内分布于黑龙江、吉林、辽宁、河北、山西、陕西、甘肃、江苏、安徽、浙江、江西、福建、台湾、河南、湖北、湖南、广东、广西、四川、贵州等省区；省内分布于烟台、泰安、临沂、青岛、济南、潍坊等地。

6.4 多腺悬钩子 Rubus phoenicolasius Maxim.

【别　　名】 白里叶莓、大红眼儿、悬钩子。

【药用部位】 根（空筒泡），茎（悬钩木），叶（空筒泡叶）。

【采收加工】 秋、冬季采根，洗净，晒干；秋季割取地上部分，除去叶和杂质，晒干；夏季采叶，鲜用或晒干。

【性能主治】 空筒泡：味甘、辛，性温；祛风活血，补肾壮阳；主治风湿痹痛，跌打损伤，月经不调，肾虚阳痿。悬钩木：味辛、苦，性平；解表散寒，祛风除湿，活血止痛；主治风寒感冒，流感发烧，咳嗽，风湿骨痛，跌打损伤，月经不调。空筒泡叶：味甘、苦，性平；解毒；主治黄水疮。

【生境分布】 生长于低海拔至中海拔林下、路旁或山沟谷底。国内分布于山西、陕西、甘肃、青海、江苏、河南、湖北、湖南、四川、贵州等省区；省内分布于烟台、青岛等地。

6.5 悬钩子 Rubus idaeus L.

【别　　名】 树莓、复盆子。

【药用部位】 果实（覆盆子）。

【采收加工】 果实已饱满呈绿色未成熟时采收，捡净梗、叶，用沸水烫1～2分钟，置烈日下晒干。

【性能主治】 味甘、酸，性微温；补肝益肾，固精缩尿，明目；主治阳痿早泄，遗精滑精，宫冷不孕，带下清稀，尿频遗溺，目视昏暗，须发早白。

【生境分布】 生长于山坡及野地。国内分布于吉林、河北等省；省内分布于济南等地。

6.6 空心泡 Rubus rosaefolius Smith

【别　　名】 蔷薇莓、七叶饭消扭、三月泡、白花三月泡、划船泡、龙船泡、倒触伞。

【药用部位】 根、嫩枝及叶（空心泡）。

【采收加工】 夏秋季采收，鲜用或晒干。

【性能主治】 味苦、甘、涩，性凉；清热、止咳、止血，祛风湿；主治肺热咳嗽、百日咳，咯血、盗汗、牙痛，筋骨痹痛，跌打损伤，外用治烧烫伤。

【生境分布】 生长于山坡及野地。国内分布于安徽、浙江、福建、台湾、江西、湖南、广东、广西、四川、贵州等省区；省内青岛中山公园有引种。

7　路边青属 Geum L.

7.1　路边青 Geum aleppicum Jacq.

【别　　名】　水杨梅、兰布政、草本水杨梅、五气朝阳草。

【药用部位】　全草或根（五气朝阳草）。

【采收加工】　夏季采收，鲜用或切段晒干。

【性能主治】　味苦、辛，性微寒；清热解毒，活血止痛，调经止带；主治疮痈肿痛，口疮咽痛，跌打伤痛，风湿痹痛，泻痢腹痛，月经不调，崩漏带下，脚气水肿，小儿惊风。

【生境分布】　生长于山坡草地、沟边、地边、河滩、林间隙地及林缘。国内分布于东北、华北、西南及陕西、甘肃、新疆、河南、湖北、西藏等省区；省内分布于青岛、烟台、泰安、临沂等地。

7.2　柔毛路边青 Geum japonicum Thunb. var. chinense F. Bolle

【别　　名】　华东水杨梅。

【药用部位】　全草（柔毛水杨梅），根（柔毛水杨梅根），花（柔毛水杨梅花）。

【采收加工】　全草夏、秋季采收，切碎，晒干或鲜用；根夏、秋季采挖，洗净，晒干；花夏、秋季盛开时采摘，晒干。

【性能主治】　柔毛水杨梅：味苦、辛，性寒；补肾平肝，活血消肿；主治头晕目眩，小儿惊风，阳痿，遗精，虚劳咳嗽，风湿痹痛，月经不调，疮疡肿痛，跌打损伤。柔毛水杨梅根：味辛、甘，性平；活血祛风，消肿止痛；主治疮疖疔毒，咽喉肿痛，跌打损伤，小儿惊风，感冒，风湿痹痛，痢疾，瘰疬。柔毛水杨梅花：味苦、涩，性平；止血；主治出血症。

【生境分布】　生长于海拔 200～2300m 山坡草地、田边、河边、灌丛及疏林下。国内分布于华东、中南、西南及陕西、甘肃、新疆等省区；省内分布于青岛、烟台、泰安、临沂等地。

8　委陵菜属 Potentilla L.

8.1　委陵菜 Potentilla chinensis Ser.

【别　　名】　毛鸡腿子、翻白叶、细翻白叶。

【药用部位】　带根全草（委陵菜）。

【采收加工】　4～10 月采挖，除去花枝、果枝，晒干。

【性能主治】　味苦，性寒；凉血止痢，清热解毒；主治赤痢腹痛，久痢不止，痔疮出血，疮痈肿毒。

【生境分布】　生长于海拔 400～3200m 山坡、草地、沟谷、林缘、灌丛及疏林下。国内分布于东北、华北、中南、西南及陕西、甘肃、江苏、安徽、浙江、江西、台湾、西藏等省区；省内各地均有分布。

8.2　细裂委陵菜 Potentilla chinensis Ser. var. lineariloba Franch. et Savat.

【别　　名】　线叶委陵菜。

【药用部位】　同委陵菜。

【采收加工】　同委陵菜。

【性能主治】　同委陵菜。

【生境分布】　生长于向阳山坡、草地、草甸、荒山草丛中。国内分布于黑龙江、吉林、辽宁、河北、江苏、河南等省；省内分布于胶东山区。

8.3　翻白草 Potentilla discolor Bge.

【别　　名】　鸡腿儿、鸡根、老鸦爪、山萝卜。

【药用部位】　带根全草（翻白草）。

【采收加工】　夏、秋季采收，洗净，晒干或鲜用。

【性能主治】　味甘、微苦，性平；清热解毒，凉血止血；主治肺热咳喘，泻痢，疟疾，咳血，吐血，便血，崩漏，痈肿疮癣，瘰疬结核。

【生境分布】　生长于海拔 100～1850m 荒地、山谷、沟边、山坡草地、草甸及疏林下。国内分布于东北、华北、华东、中南及陕西、四川等省区；省内各地均有分布。

8.4　莓叶委陵菜 Potentilla fragarioides L.

【别　　名】　假蛇莓、雉子筵。

【药用部位】　全草（雉子筵），根及根茎（雉子筵根）。

【采收加工】　全草夏季采收，晒干；根夏季采挖，洗净，晒干。

【性能主治】　雉子筵：味甘、微辛，性温；活血化瘀，养阴清热；主治疝气，干血痨。雉子筵根：味甘、微苦，性平；止血；主治月经过多，功能性子宫出血，子宫肌瘤出血，产后出血及避孕药引起的出血。

【生境分布】　生长于海拔 350～2400m 地边、沟边、草地、灌丛及疏林下。国内分布于东北、华北、华东、及陕西、甘肃、河南、湖南、广西、四川、云南等省区；省内分布于泰安、临沂等地。

8.5　三叶委陵菜 Potentilla freyniana Bornm.

【别　　名】　委陵菜、三叶蛇子草。

【药用部位】　根及全草（地蜂子）。

【采收加工】　夏季采挖，洗净，晒干或鲜用。

【性能主治】　味苦、涩，性微寒；清热解毒，敛疮止血，散瘀止痛；主治咳喘，痢疾，肠炎，痈肿疔疮，烧烫伤，口舌生疮，骨髓炎，骨结核，瘰疬，痔疮，毒蛇咬伤，崩漏，月经过多，产后出血，外伤出血，胃痛，牙痛，胸骨痛，腰痛，跌打损伤。

【生境分布】　生长于海拔 300～2100m 山坡草地、溪边及疏林下阴湿处。国内分布于东北、西南及河北、山西、陕西、甘肃、浙江、江西、福建、湖北、湖南等省区；省内分布于烟台、临沂、潍坊、泰安、烟台等地。

8.6　蛇含委陵菜 Potentilla kleiniana Wight et Arn.

【别　　名】　委陵菜、蛇含、山莓。

【药用部位】　带根全草（蛇含）。

【采收加工】 5月或9～10月采收，抖净泥沙，拣去杂质，晒干。

【性能主治】 味苦，性微寒；清热定惊，截疟，止咳化痰，解毒活血；主治高热惊风，疟疾，肺热咳嗽，百日咳，痢疾，疮疖肿毒，咽喉肿痛，风火牙痛，带状疱疹，目赤肿痛，虫蛇咬伤，风湿麻木，跌打损伤，月经不调，外伤出血。

【生境分布】 生长于海拔200～3000m田边、水旁、草甸及山坡草地。国内分布于华东、中南、西南及辽宁、陕西、西藏等省区；省内分布于烟台、临沂、潍坊、济南、青岛等地。

8.7 朝天委陵菜 Potentilla supina L.

【别　　名】 背铺委陵菜、铺地委陵菜、伏委陵菜。

【药用部位】 全草（朝天委陵菜）。

【采收加工】 夏季枝叶茂盛时采割，除去杂质，晒干。

【性能主治】 味甘、酸，性寒；收敛止泻，凉血止血，滋阴益肾；主治泄泻，吐血，尿血，便血，血痢，须发早白，牙齿不固。

【生境分布】 生长于海拔100～2000m田边、荒地、河岸沙地、草甸、山坡湿地。国内分布于东北、华北、西北、华东、西南及河南、湖北、湖南、广东、西藏等省区；省内各地均有分布。

8.8 三叶朝天委陵菜 Potentilla supina L. var. sinica Miq.

【药用部位】 同朝天委陵菜。

【采收加工】 同朝天委陵菜。

【性能主治】 同朝天委陵菜。

【生境分布】 生长于水边湿地。国内分布于黑龙江、河北、山西、陕西、甘肃、新疆、安徽、浙江、江西、广东、四川、云南、贵州等省区；省内分布于泰山、五莲等地。

8.9 菊叶委陵菜 Potentilla tanacetifolia Willd. ex Schlecht.

【别　　名】 委陵菜、蒿叶委陵菜。

【药用部位】 全草（菊叶委陵菜）

【采收加工】 夏、秋季采收，除去泥土，晒干。

【性能主治】 清热解毒，消炎止血。

【生境分布】 生长于山坡草地、低洼地或林缘。国内分布于黑龙江、吉林、辽宁、内蒙古、河北、山西、陕西、甘肃等省区；省内分布于烟台、青岛等地。

8.10 腺毛委陵菜 Potentilla longifolia Willd. ex Schlecht.

【别　　名】 粘委陵菜。

【药用部位】 全草（粘委陵菜）。

【采收加工】 夏季尚未抽茎时采挖，洗净，切段，晒干。

【性能主治】 味涩、微苦，性平；清热解毒，收敛固脱；主治肠炎，痢疾，肺炎，子宫脱垂。

【生境分布】 生长于海拔300～3200m山坡草地、高山灌丛、林缘及疏林下。国内分布于黑龙江、吉林、内蒙古、河北、山西、甘肃、青海、新疆、四川、西藏等省区；省内分布于徂徕山等地。

8.11 长毛委陵菜 Potentilla longifolia Willd. ex Schlecht. var. villosa F. Z. Li

【药用部位】 同腺毛委陵菜。

【采收加工】 同腺毛委陵菜。

【性能主治】 同腺毛委陵菜。

【生境分布】 生长于山坡、路边草丛。省内分布于威海。

8.12 匍枝委陵菜 Potentilla flagellaris Willd. ex Schlecht.

【别　　名】 蔓委陵菜、鸡儿头苗。

【药用部位】 全草（匍枝委陵菜）。

【采收加工】 夏、秋季采收，除去泥土，晒干。

【性能主治】 清热解毒。

【生境分布】 生长于田边、林下、阴湿草地。国内分布于黑龙江、吉林、辽宁、河北、山西、甘肃等省区；省内分布于烟台、泰安、临沂等地。

8.13 狼牙委陵菜 Potentilla cryptotaeniae Maxim.

【别　　名】 地蜂子。

【药用部位】 带根全草（狼牙委陵菜）。

【采收加工】 夏季采收，洗净，切碎，晒干。

【性能主治】 味涩，性平；活血止血，解毒敛疮；主治跌打损伤，外伤出血，肺虚咳嗽，泄泻，痢疾，胃痛，狂犬咬伤，疮疡。

【生境分布】 生长于海拔1000～2000m河谷、草甸、草原、林缘。国内分布于黑龙江、吉林、辽宁、陕西、甘肃、四川等省区；省内分布于昆嵛山等地。

8.14 蕨麻 Potentilla anserina L.

【别　　名】 仙人果、鸭子巴掌菜、老鸹膀子、曲尖委陵菜。

【药用部位】 块根（蕨麻），全草（蕨麻草）。

【采收加工】 6～9月采挖块根，除去杂质，洗净，晒干；夏、秋季采收全草，除去杂质，晒干。

【性能主治】 **蕨麻**：味甘、微苦，性寒；补气血，健脾胃，生津止渴；主治病后贫血，营养不良，水肿，脾虚泄泻，风湿痹痛。**蕨麻草**：味甘、苦，性凉；凉血止血，解毒利湿；主治各种出血，痢疾，泄泻，疮疡疖肿。

【生境分布】 生长于海拔500～4100m河岸、路边、山坡草地及草甸。国内分布于东北、华北、西北及四川、云南、西藏等省区；省内分布于乳山等地。

8.15 金露梅 Potentilla fruticose L.

【别　　名】 金腊梅、金老梅。

【药用部位】 花、叶（金露梅）。

【采收加工】 夏秋季采收，鲜用或晒干。

【性能主治】 健脾，化湿，清暑，调经。

【生境分布】 国内分布于黑龙江、辽宁、吉林、内蒙古、河北、陕西、山西、甘肃、新疆、四川、云南、西藏等省区；省内青岛等地有引种栽培。

9 草莓属 Fragaria L.

草莓 Fragaria ananassa Duch.

【别　　名】 荷兰草莓、凤梨草莓。

【药用部位】 果实（草莓）。

【采收加工】 在果皮着色75%～80%时采收，多鲜用。

【性能主治】 味甘、微酸，性凉；清凉止渴，健胃消食；主治口渴，食欲不振，消化不良。

【生境分布】 原产南美、欧洲等地，栽培于排水良好、肥沃的壤土中。国内、省内多有栽培。

10 蛇莓属 Duchesnea J. E. Smith

蛇莓 Duchesnea indica (Andr.) Focke

【别　　名】 地莓、蛤蟆眼、鸡蛋黄草、三爪龙。

【药用部位】 全草（蛇莓）。

【采收加工】 6～11月采收，洗净，晒干或鲜用。

【性能主治】 味甘、苦，性寒；清热解毒，凉血止血，散瘀消肿；主治热病，惊痫，感冒，痢疾，黄疸，目赤，口疮，咽痛，痄腮，疔肿，毒蛇咬伤，吐血，崩漏，月经不调，烫火伤，跌打肿痛。

【生境分布】 生长于山坡、河岸、草地潮湿处。国内分布于辽宁以南各省区；省内分布于青岛、烟台、临沂、淄博等地。

11 蔷薇属 Rosa L.

11.1 野蔷薇 Rosa multiflora Thunb.

【别　　名】 墙麻、山棘、蔷薇。

【药用部位】 花（蔷薇花），花的蒸馏液（蔷薇露），叶（蔷薇叶），枝（蔷薇枝），根（蔷薇根），果实（营实）。

【采收加工】 蔷薇花：5～6月花盛开时择晴天采收，晒干；蔷薇露：取蔷薇花瓣，拣净，用蒸馏法蒸取蒸馏液，收集于容器中；蔷薇叶：夏、秋季采收，晒干；蔷薇枝：全年可采，剪枝，切段，晒干；蔷薇根：秋季采挖，洗净，切片，晒干；营实：秋季采收果实，以半青半红未成熟时为佳，鲜用或晒干。

【性能主治】 蔷薇花：味苦、涩，性凉；清暑，和胃，活血止血，解毒；主治暑热烦渴，胃脘胀闷，吐血，衄血，口疮，痈疖，月经不调。蔷薇露：味甘，性微温；温中行气；主治胃脘不舒，胸膈郁气，口疮，消渴。蔷薇叶：味甘，性凉；解毒消肿；主治疮痈肿毒。蔷薇枝：味甘，性凉；清热消肿，生发；主治疮疖，秃发。蔷薇根：味苦、涩，性凉；清热解毒，祛风除湿，活血调经，固精缩尿，消骨鲠；主治疮痈肿毒，烫伤，口疮，痔血，鼻衄，关节疼痛，月经不调，痛经，久痢不愈，遗尿，尿频，白带过多，子宫脱垂，骨鲠。营实：味酸，性凉；清热解毒，祛风活血，利水消肿；主治疮痈肿毒，风湿痹痛，关节不利，月经不调，水肿，小便不利。

【生境分布】 生长于路旁、田边、丘陵、灌丛。国内分布于江苏、河南等省区；省内分布于青岛、烟台、泰安、临沂等地。

11.2 粉团蔷薇 Rosa multiflora Thunb. var. cathayensis Rehd. et Wils.

【药用部位】 同野蔷薇。

【采收加工】 同野蔷薇。

【性能主治】 同野蔷薇。

【生境分布】 同野蔷薇。

11.3 玫瑰 Rosa rugosa Thunb.

【别　　名】 玫瑰花、红玫瑰、刺玫花。

【药用部位】 花（玫瑰花），花的蒸馏液（玫瑰露），根（玫瑰根）。

【采收加工】 玫瑰花：5～6月采摘已充分膨大但尚未开放花蕾，文火烘干或阴干；玫瑰露：取玫瑰花瓣，拣净，用蒸馏法蒸取蒸馏液，收集于容器中；玫瑰根：全年可采，洗净，切片，晒干。

【性能主治】 玫瑰花：味甘、微苦，性温；理气解郁，和血调经；主治肝气郁结所致胸膈满闷，脘胁胀痛，乳房作胀，月经不调，痢疾，泄泻，带下，跌打损伤，痈肿。玫瑰露：味淡，性平；和中，养颜泽发；主治肝气犯胃，脘腹胀满疼痛，肤发枯槁。玫瑰根：味甘、微苦，性微温；活血，调经，止带；主治月经不调，带下，跌打损伤，风湿痹痛。

【生境分布】 生长于低山丛林、沟谷、沿海陆地或海岛，亦栽培于排水良好、肥沃的沙质壤土、田边、地堰、公园或庭园。国内各省区均有栽培，多分布于华北，以江苏、浙江及广东最多；省内烟台、威海等地有少量野生，平阴有大面积栽培。

11.4 黄刺玫 Rosa xanthina Lindl.

【别　　名】 黄刺梅、山刺枚、刺玫花、刺玖花。

【药用部位】 花（黄刺玫花），果实（黄刺玫果）。

【采收加工】 5月前后采花，阴干或鲜用；秋季采果，晒干。

【性能主治】 理气，活血，调经，消肿，祛湿利尿。

【生境分布】 栽培于庭院或山坡。国内分布于吉林、辽宁、内蒙古、河北、山西、陕西、甘肃、青海等省区；省内各地有栽培。

11.5 月季花 Rosa chinensis Jacq.

【别　　名】　月季、四季花、月月红、长春花。

【药用部位】　花（月季花），叶（月季花叶），根（月季花根）。

【采收加工】　月季花：夏、秋季选晴天采收半开放花朵，及时摊开晾干或用微火烘干；月季花叶：春至秋季枝叶茂盛时采摘，鲜用或晒干；根全年可采，洗净，切段，晒干。

【性能主治】　月季花：味甘、微苦，性温；活血调经，解毒消肿；主治月经不调，痛经，闭经，跌打损伤，瘀血肿痛，瘰疬，痈肿，烫伤。月季花叶：味微苦，性平；活血消肿，解毒，止血；主治疮疡肿毒，瘰疬，跌打损伤，腰膝肿痛，外伤出血。月季花根：味甘、苦、微涩，性温；活血调经，消肿散结，涩精止带；主治月经不调，痛经，闭经，血崩，跌打损伤，瘰疬，遗精，带下。

【生境分布】　原产中国。生长于山坡或路旁，栽培于庭院、公园或肥沃土壤，盐碱性土壤生长亦良好。国内、省内栽培普遍。

11.6 木香花 Rosa banksiae Ait.

【别　　名】　七里香、蜜香、青木香、五香、南木香、广木香。

【药用部位】　根或叶（木香花）。

【采收加工】　叶夏季采收，晒干；根夏、秋季采挖，洗净泥土，切片，晒干。

【性能主治】　味涩，性平；涩肠止泻，解毒，止血；主治腹泻，痢疾，疮疖，月经过多，便血。

【生境分布】　生长于海拔 500～1500m 溪边、路旁或山坡灌丛。国内分布于四川、云南等省区；省内济南、青岛、曲阜等地有栽培。

11.7 山刺玫 Rosa davurica Pall.

【别　　名】　野蔷薇、刺玫蔷薇。

【药用部位】　果实（刺玫果），花（刺玫花），根（刺玫根）。

【采收加工】　果实：将成熟时采摘，晒干，干后除去花萼，或把新鲜果实切成两半，除去果核，再晒干；花：花期采收，晒干；根：夏、秋季采挖，洗净，切片，晒干。

【性能主治】　刺玫果：味酸、苦，性温；健脾消食，活血调经，敛肺止咳；主治消化不良，食欲不振，脘腹胀痛，腹泻，月经不调，痛经，动脉粥样硬化，肺结咳嗽。刺玫花：味酸、甘，性平；理气和胃；止咳；主治月经不调，痛经，崩漏，吐血，肋间神经痛，肺痨咳嗽。刺玫根：主治经血不止。

【生境分布】　国内分布于黑龙江、吉林、辽宁、内蒙古、河北、陕西等省区；省内潍坊植物园有引种栽培。

11.8 黄蔷薇 Rosa hugonise Hemsl.

【药用部位】　根、叶（黄蔷薇）。

【采收加工】　夏秋季采收，鲜用或晒干。

【性能主治】　止痛，收敛。

【生境分布】　生长于山坡、灌丛，海拔 600～2300m。国内分布于山西、陕西、甘肃、青海、四川等省区；省内济南、泰安、仰天山等地公园有引种栽培。

11.9 缫丝花 Rosa roxburghii Tratt.

【别　　名】　刺梨、木梨子、刺槟榔根、刺梨子、单瓣缫丝花。

【药用部位】　根（缫丝花根），果实（缫丝花果）。

【采收加工】　秋季采收，鲜用或晒干。

【性能主治】　缫丝花根：味酸、涩，性平；消食健胃，收敛止泻；主治食积腹胀，痢疾，泄泻，自汗盗汗，遗精，带下病，月经过多，痔疮出血。缫丝花果：味酸、涩，性平；解暑，消食；主治中暑，食滞，痢疾。

【生境分布】　国内分布于陕西、甘肃、江西、安徽、浙江、福建、湖南、湖北、四川、云南、贵州、西藏等省区；省内济南、泰安有引种栽培。

12 龙芽草属 Agrimonia L.

12.1 龙芽草 Agrimonia pilosa Ldb.

【别　　名】　仙鹤草、粘牛尾巴草、念骨朵子、括头筻子。

【药用部位】　地上部分（仙鹤草），带短小根茎的冬芽（鹤草芽），根（龙芽草根）。

【采收加工】　地上部分于开花前枝叶茂盛时采收，切段，晒干或鲜用；带短小根茎的冬芽于冬、夏季新株萌发前挖取，除去老根，留幼芽（带小根茎），晒干或低温烘干；根秋后采挖，除去地上部分，洗净，晒干。

【性能主治】　仙鹤草：味苦、涩，性平；收敛止血，止痢，杀虫；主治咯血，吐血，衄血，尿血，便血，崩漏及外伤出血，腹泻，痢疾，脱力劳伤，疟疾，滴虫性阴道炎。鹤草芽：味苦、涩，性凉；驱虫，解毒消肿；主治绦虫病，阴道滴虫病，疮疖疥癣，赤白痢疾。龙芽草根：味辛、涩，性温；解毒，驱虫；主治赤白痢疾，疮疡，肿毒，疟疾，绦虫病，闭经。

【生境分布】　生长于溪边、路旁、草地、灌丛、林缘及疏林下。国内南北各省区均有分布；省内分布于济南、泰安、枣庄、临沂、淄博、青岛、烟台等地。

12.2 黄龙尾 Agrimonia pilosa Ldb. var. nepalensis (D. Don) Nakai

【别　　名】　尼泊尔龙芽草、仙鹤草、绒毛龙牙草。

【药用部位】　同龙牙草。

【采收加工】　同龙牙草。

【性能主治】　同龙牙草。

【生境分布】　同龙牙草。

12.3 托叶龙芽草 Agrimonia coreana Nakai

【别　　名】　朝鲜龙牙草。

【药用部位】 地上部分（仙鹤草）。

【采收加工】 于开花前枝叶茂盛时采收，切段，晒干或鲜用。

【性能主治】 味苦、涩，性平；收敛止血，止痢，杀虫；主治咯血，吐血，衄血，尿血，便血，崩漏及外伤出血，腹泻，痢疾，脱力劳伤，疟疾，滴虫性阴道炎。

【生境分布】 生长于山坡灌丛和林缘。国内分布于吉林、辽宁、浙江等省区；省内分布于长岛、昆嵛山等地。

13 地榆属 Sanguisorba L.

13.1 地榆 Sanguisorba officinalis L.

【别　　名】 红绣球、一枝箭、马猴枣。

【药用部位】 根（地榆），叶（地榆叶）。

【采收加工】 根春、秋季采收，除去茎叶，洗净，晒干或切片晒干；叶夏季采收，鲜用或晒干。

【性能主治】 地榆：味苦、酸、涩，性微寒；凉血止血，清热解毒，消肿敛疮；主治吐血，咯血，衄血，尿血，便血，痔血，血痢，崩漏，赤白带下，疮痈肿痛，湿疹，阴痒，水火烫伤，蛇虫咬伤。地榆叶：味苦，微寒；清热解毒；主治热病发热，疮疡肿毒。

【生境分布】 生长于海拔 30～3000m 草原、草甸、山坡草地、灌丛或疏林下。国内分布于东北、华北、西北、华东、西南及河南、湖北、湖南、广西等省区；省内分布于烟台、青岛、淄博、临沂、泰安、潍坊、枣庄、菏泽、济宁等地，以蒙阴、牟平、淄博、长清、邹平、龙口、泰安、历城、章丘等地蕴藏量较大。

13.2 长叶地榆 Sanguisorba officinalis L. var. longifolia (Bertol.) Yü et Li

【别　　名】 绵地榆。

【药用部位】 同地榆。

【采收加工】 同地榆。

【性能主治】 同地榆。

【生境分布】 同地榆。

13.3 粉花地榆 Sanguisorba officinalis L. var. carnea (Fisch.) Regel. ex Maxim.

【药用部位】 同地榆。

【采收加工】 同地榆。

【性能主治】 同地榆。

【生境分布】 生长于山坡草丛。国内分布于黑龙江、吉林等省区；省内分布于崂山等地。

13.4 细叶地榆 Sanguisorba tenuifolia Fisch. et Link

【药用部位】 同地榆。

【采收加工】 同地榆。

【性能主治】 同地榆。

【生境分布】 生长于山坡草地、草甸及林缘。国内分布于东北及内蒙古等省区；省内分布于青岛崂山等地。

13.5 宽蕊地榆 Sanguisorba applanata Yü et Li

【药用部位】 同地榆。

【采收加工】 同地榆。

【性能主治】 同地榆。

【生境分布】 生长于生坡、溪边、疏林下或山沟阴湿处。国内分布于河北、江苏等省区；省内分布于烟台、威海、青岛等地山区丘陵地带。

13.6 柔毛宽蕊地榆 Sanguisorba applanata Yü et Li var. villosa Yü et Li

【药用部位】 同地榆。

【采收加工】 同地榆。

【性能主治】 同地榆。

【生境分布】 同宽蕊地榆。

14 石楠属 Photinia Lindl.

14.1 石楠 Photinia serrulata Lindl.

【别　　名】 凿木、千年红、将军梨。

【药用部位】 叶或带叶嫩枝（石楠叶），果实（石楠实），根或根皮（石楠根）。

【采收加工】 石楠叶：全年可采，以夏、秋季采者为佳，晒干；石楠实：9～11 月采收成熟果实，晾干；石楠根：全年可采，洗净，切碎，晒干或鲜用。

【性能主治】 石楠叶：味辛、苦，性平，小毒；祛风湿，止痒，强筋骨，益肝肾；主治风湿痹病，头风头痛，风疹，脚膝痿弱，肾虚腰痛，阳痿，遗精。石楠实：味辛、苦，性平；祛风湿，消积聚；主治风痹积聚。石楠根：味辛、苦，性平；祛风除湿，活血解毒；主治风痹，历节痛风，外感咳嗽，疮疡肿痛，跌打损伤。

【生境分布】 生长于海拔 1000～2500m 杂木林。国内分布于陕西、甘肃、江苏、安徽、浙江、江西、福建、台湾、河南、湖北、湖南、广东、广西、四川、贵州、云南等省区；省内各地公园及庭院中有栽培。

14.2 毛叶石楠 Photinia villosa (Thunb.) DC.

【别　　名】 糯米珠、细毛扇骨木、鸡丁子。

【药用部位】 根、果实（毛叶石楠）。

【采收加工】 根全年可采，洗净，晒干；果实 8～9 月成熟时采收，晒干。

【性能主治】 味辛、苦，性平；清热利湿，和中健脾；主治湿热内蕴，呕吐，泄泻，痢疾，劳伤疲乏。

【生境分布】 生长于海拔 800～1200m 山坡灌丛。国内分布于甘肃、江苏、安徽、浙江、江西、福建、河南、湖北、湖南、广东、贵州、云南等省区；省内分布于烟台、青岛等地。

14.3 光叶石楠 Photinia glabra (Thunb.) Maxim.

【别　　名】 木球花、凿木、扇骨木。

【药用部位】 果实（醋林子），叶（光叶石楠）。

【采收加工】 果实 9～10 月成熟时采收，叶全年可采，晒干。

【性能主治】 醋林子：味酸，性温；杀虫，止血，涩肠，生津，解酒；主治蛔虫腹痛，痔漏下血，久痢。光叶石楠：味苦、辛，性凉；清热利尿，消肿止痛；主治小便不利，跌打损伤，头痛。

【生境分布】 生长于海拔 500～800m 山坡杂木林。国内分布于江苏、安徽、浙江、江西、福建、湖北、湖南、广东、广西、四川、贵州、云南等省区；省内青岛有栽培。

15 枇杷属 Eriobotrya Lindl.

枇杷 Eriobotrya japonica (Thunb.) Lindl.

【别　　名】 卢橘、金丸、卢枝。

【药用部位】 叶（枇杷叶），果实（枇杷），种子（枇杷核），根（枇杷根），树干的韧皮部（枇杷木白皮），花（枇杷花）。

【采收加工】 枇杷叶：全年可采，以夏季采者为好，晒干；枇杷：分次采收，采黄留青，采熟留生，晒干或鲜用；枇杷核：春、夏季果实成熟时捡拾果核，晒干；枇杷根：全年可采，洗净，切片，晒干；枇杷木白皮：全年可剥取树皮，去除外层粗皮，晒干或鲜用；枇杷花：冬、春季采收，晒干。

【性能主治】 枇杷叶：味苦、微辛，性微寒；清肺止咳，和胃降逆，止渴；主治肺热咳嗽，阴虚劳嗽，咳血，衄血，吐血，胃热呕吐，妊娠恶阻，小儿吐乳，消渴及肺风面疮。枇杷：味甘、酸，性凉；润肺下气，止渴；主治肺热咳喘，吐逆，烦渴。枇杷核：味苦，性平，小毒；化痰止咳，疏肝行气，利水消肿；主治咳嗽痰多，疝气，瘰疬，水肿。枇杷根：味苦，性平；清肺止咳，下乳，祛风湿；主治虚劳咳嗽，乳汁不通，风湿痹痛。枇杷木白皮：味苦，性平；降逆和胃，止咳，止泻，解毒；主治呕吐，呃逆，久咳，久泻，痈疡肿痛。枇杷花：味淡，性平；疏风止咳，通鼻窍；主治感冒咳嗽，鼻塞流涕，虚劳久嗽，痰中带血。

【生境分布】 原产中国，现广为栽培，常栽种于村边、平地或坡边。国内分布于中南及陕西、甘肃、江苏、安徽、浙江、江西、福建、台湾、四川、贵州、云南等省区；省内济南、青岛、泰安等地有引种栽培。

16 花楸属 Sorbus L.

16.1 水榆花楸 Sorbus alnifolia (Sieb. et Zucc.) K. Koch.

【别　　名】 水榆、花楸、枫榆。

【药用部位】 果实（水榆果）。

【采收加工】 秋季成熟时采收，晒干。

【性能主治】 味甘，性平；养血补虚；主治血虚萎黄，劳倦乏力。

【生境分布】 生长于海拔 500～2300m 山坡、山沟或山顶混交林或灌木丛。国内分布于东北及河北、陕西、甘肃、安徽、江西、浙江、河南、湖北、四川等省区；省内分布于胶东及鲁中南山区丘陵地带。

16.2 裂叶水榆 Sorbus alnifolia (Sieb. et Zucc.) K. Koch. var. lobulata Rehd.

【药用部位】 同水榆花楸。

【采收加工】 同水榆花楸。

【性能主治】 同水榆花楸。

【生境分布】 生长于海拔 500～2300m 山坡、山沟或山顶混交林、灌木丛。国内分布于东北及河北、陕西、甘肃、安徽、江西、浙江、河南、湖北、四川等省区；省内分布于蒙山、崂山等地。

16.3 棱果水榆 Sorbus alnifolia (Sieb. et Zucc.) K. Koch. var. angulata S. B. Liang

【药用部位】 同水榆花楸。

【采收加工】 同水榆花楸。

【性能主治】 同水榆花楸。

【生境分布】 山东特有树种。生长于海拔 600m 山坡杂木林。国内分布于东北及河北、陕西、甘肃、安徽、江西、浙江、河南、湖北、四川等省区；省内分布于鲁山。

16.4 花楸树 Sorbus pohuashanensis (Hance) Hedl.

【别　　名】 花楸、马家木、臭山槐、百花山花楸。

【药用部位】 果实（花楸果），茎皮或茎（花楸茎皮）。

【采收加工】 秋季采收成熟果实，鲜用或晒干；春季剥取茎皮或采收茎枝，切段，晒干。

【性能主治】 花楸果：味甘、苦，性平；止咳化痰，健脾利水；主治咳嗽，哮喘，脾虚浮肿，胃炎。花楸茎皮：味苦，性寒；清肺止咳，解毒止痢；主治慢性支气管炎，肺痨，痢疾。

【生境分布】 生长于海拔 900～2500m 山坡或山谷杂木林。国内分布于东北及内蒙古、河北、山西、甘肃等省区；省内分布于泰安、临沂、烟台、潍坊、青岛等地。

16.5 北京花楸 Sorbus discolor (Maxim.) Maxim.

【别　　名】 白果花楸。

【药用部位】 同花楸树。

【采收加工】 同花楸树。

【性能主治】 同花楸树。

【生境分布】 生长于阴坡的山沟及杂木林中。国内分布于河北、河南、山西、甘肃、内蒙古等省区；省内分布于胶东及鲁中山区。

16.6 泰山花楸 Sorbus taishanensis F. Z. Li et X. D. Chen

【药用部位】 同花楸树。

【采收加工】 同花楸树。

【性能主治】 同花楸树。

【生境分布】 生长于海拔 1200m 以上山坡处。山东特有树种，分布于泰山。

16. 7 湖北花楸 Sorbus hupehensis Schneid.

【药用部位】 同花楸树。

【采收加工】 同花楸树。

【性能主治】 同花楸树。

【生境分布】 生长于高山阴坡或山沟密林中。国内分布于湖北、江西、安徽、四川、贵州、陕西、甘肃、青海等省区；省内分布于昆嵛山、崂山及鲁中山区。

16. 8 少叶花楸 Sorbus hupehensis Schneid. var. paucijuga (D. K. Zang et. P. C. Huang) L. T. Lu

【药用部位】 同花楸树。

【采收加工】 同花楸树。

【性能主治】 同花楸树。

【生境分布】 生长于海拔 300m 山坡。山东特有树种，分布于崂山北九水。

17 榅桲属 Cydonia Mill.

榅桲 Cydonia oblonga Mill.

【别　　名】 木梨、土木瓜、金苹果。

【药用部位】 果实（榅桲），树皮（榅桲皮）。

【采收加工】 果实成熟时采摘，纵剖为两瓣，晒干；树皮全年可采，晒干。

【性能主治】 榅桲：味酸、甘，微温；温中下气，消食，止泻，解酒；主治食积不消，脘腹痞胀，呕吐酸水，水泻，酒后纳呆。榅桲皮：收湿敛疮；主治疮口不敛，流黄水。

【生境分布】 原产伊朗和土耳其。国内陕西、新疆、江西、福建等地有栽培；省内淄博、郯城、平邑、泰安、聊城及崂山等地有引种。

18 木瓜属 Chaenomeles Lindl.

18. 1 皱皮木瓜 Chaenomeles speciosa (Sweet) Nakai

【别　　名】 贴梗海棠、贴梗木瓜。

【药用部位】 果实（木瓜）。

【采收加工】 外皮呈青黄色时采收，用铜刀对半切成两瓣，不去籽，薄摊放在竹帘上晒，先仰晒几天至颜色变红时，再翻晒至全干，阴雨天可用文火烘干。

【性能主治】 味酸，性温；舒筋活络，和胃化湿；主治风湿痹痛，肢体酸重，筋脉拘挛，吐泻转筋，脚气水肿。

【生境分布】 生长于山坡平缓处或栽培于房前屋后。国内分布于华东、华中及西南等区域；省内主要栽培于邹城、泰安、潍坊、烟台、临沂等地。

18. 2 光皮木瓜 Chaenomeles sinensis (Thouin.) Koehne

【别　　名】 海棠、土木瓜、木瓜。

【药用部位】 果实（榠楂）。

【采收加工】 10～11 月将成熟时采摘，纵剖成 2 或 4 瓣，置沸水中略烫，晒干或烘干。

【性能主治】 味酸，性温；舒筋，化湿，和胃；主治腓肠肌痉挛，吐泻腹痛，风湿性关节痛，腰膝酸重疼痛。

【生境分布】 栽培或野生。国内分布于陕西、甘肃、江苏、安徽、浙江、江西、河南、湖北、湖南、广东、广西、云南等省区；省内各地均有栽培，济宁、泰安、菏泽等地较多。

18. 3 毛叶木瓜 Chaenomeles cathayensis (Hemsl.) Schneid.

【别　　名】 狭叶木瓜。

【药用部位】 果实（楂子）。

【采收加工】 9～10 月成熟后采摘，纵剖为两瓣或数片，用沸水略烫，晒干或烘干。

【性能主治】 味酸、涩，性平；和胃化湿，舒筋活络；主治呕吐腹泻，腰膝酸痛，脚气肿痛，腓肠肌痉挛。

【生境分布】 生长于海拔 900～2500m 山坡、林边、道旁，各地习见栽培。国内分布于西南及陕西、甘肃、江西、福建、湖北、湖南、广西等省区；省内各地庭院、公园有少量栽培。

18. 4 日本木瓜 Chaenomeles japonica (Thunb.) Lindl. ex Spach

【别　　名】 倭海棠、和木瓜。

【药用部位】 果实（日本木瓜）。

【采收加工】 9～10 月成熟后采摘，纵剖为两瓣或数片，用沸水略烫，晒干或烘干。

【性能主治】 味酸，性温；和胃化湿，舒筋活络；主治呕吐、腹泻、风湿痹痛、筋脉拘挛、脚气病、霍乱、中暑。

【生境分布】 原产日本。省内济南、青岛、潍坊等地庭院、公园有少量栽培。

19 唐棣属 Amelanchier Medic.

东亚唐棣 Amelanchier asiatica (Sieb. et Zucc.) Endl. ex Walp.

【药用部位】 树皮（扶桵木皮）。

【采收加工】 全年可采剥，切片，晒干。

【性能主治】 味苦，性平，小毒；祛风活血，止痛，止带；主治脚气痛痹，折损瘀血，白带。

【生境分布】 生长于海拔 1000～2000m 山坡灌木丛。国内分布于浙江、安徽、江西等省区；省内青岛中山公园有引种栽培。

20 梨属 Pyrus L.

20. 1 白梨 Pyrus bretschneideri Rehd.

【别　　名】 白挂梨、罐梨、梨树。

【药用部位】 果实（梨），果皮（梨皮），花（梨花），叶（梨叶），树枝（梨枝），树皮（梨木皮），木材烧成的灰

（梨木灰），根（梨树根）。

【采收加工】 梨：8～9月果皮呈现固有颜色，种子变为褐色，果柄易脱落时，即可采摘，多鲜用；**梨皮**：削取成熟果实果皮，鲜用或晒干；**梨花**：盛开时采摘，晒干；**梨叶**：夏、秋季采收，鲜用或晒干；**梨枝**：全年可采，切段，晒干；**梨木皮**：春、秋季采收，截成条状，晒干；**梨木灰**：全年可采茎枝，晒干，烧炭；**梨树根**：全年可采，洗净，切段，晒干。

【性能主治】 梨：味甘、微酸，性凉；清肺化痰，生津止渴；主治肺燥咳嗽，热病烦躁，津少口干，消渴，目赤，疮疡，烫火伤。**梨皮**：味甘、涩，性凉；清心润肺，降火生津，解疮毒；主治暑热烦渴，肺燥咳嗽，吐血，痢疾，发背，疔疮，疥癣。**梨花**：味淡，性平；泽面祛斑；主治面生黑斑粉滓。**梨叶**：味辛、涩、微苦，性平；疏肝和胃，利水解毒；主治霍乱吐泻腹痛，水肿，小便不利，小儿疝气，菌菇中毒。**梨枝**：味辛、涩、微苦，性平；行气和中，止痛；主治霍乱吐泻，腹痛。**梨木皮**：味苦，性寒；清热解毒；主治热病发热，疮癣。**梨木灰**：味微咸，性平；降逆下气；主治气积郁冒，胸满气促，结气咳逆。**梨树根**：味甘、淡，性平；润肺止咳，理气止痛；主治肺虚咳嗽，疝气腹痛。

【生境分布】 生长于海拔100～2000m干旱寒冷地区山坡阳处。国内分布于河北、山西、陕西、甘肃、青海、河南等省区，北部习见栽培；省内各地普遍栽培，著名栽培品种有鸭梨、莱阳梨、茌梨、阳信梨、恩梨、长把梨、金坠子梨、香水梨等。

20.2 沙梨 Pyrus pyrifolia (Burm. f.) Nakai

【别　　名】 麻安梨、砂梨、酥梨、雪梨。

【药用部位】 同白梨。

【采收加工】 同白梨。

【性能主治】 同白梨。

【生境分布】 生长于海拔100～1400m温暖多雨地区。国内分布于江苏、安徽、浙江、江西、福建、湖北、湖南、广东、广西、四川、贵州、云南等省区，南北各地均有栽培；省内鲁南及威海栽培较多。

20.3 秋子梨 Pyrus ussuriensis Maxim.

【别　　名】 野梨、花盖梨、山梨、沙果梨。

【药用部位】 同白梨。

【采收加工】 同白梨。

【性能主治】 同白梨。

【生境分布】 生长于海拔100～2000m寒冷干燥山区。国内分布于东北、华北及陕西、甘肃等省区，东北、华北和西北各地均有栽培；省内胶东、鲁中、鲁西等地有少量栽培。

20.4 河北梨 Pyrus hopeiensis Yü

【别　　名】 麻梨。

【药用部位】 同白梨。

【采收加工】 同白梨。

【性能主治】 同白梨。

【生境分布】 生长于山坡杂木林。国内分布于河北，省内分布于崂山北九水。

20.5 洋梨 Pyrus communis L. var. sativa (DC.) DC.

【别　　名】 茄梨、巴梨、葫芦梨。

【药用部位】 果实（阳梨）。

【采收加工】 秋季成熟时采收，鲜用。

【性能主治】 润肺，化痰。

【生境分布】 原产欧洲西洋梨的栽培变种。省内各地果园有引种栽培，以胶东地区栽培较多。

20.6 杜梨 Pyrus betulaefolia Bge.

【别　　名】 棠梨树、土梨、海棠梨、野梨子、灰梨。

【药用部位】 果实（棠梨），枝叶（棠梨枝叶），树皮（棠梨树皮）。

【采收加工】 果实8～9月采摘，晒干或鲜用；枝叶夏季采收，切段，晒干；树皮全年可采，晒干。

【性能主治】 棠梨：味酸、甘、涩，性寒；涩肠，敛肺，消食；主治泻痢，咳嗽，食积。**棠梨枝叶**：味酸、甘、涩，性寒；疏肝和胃，缓急止泻；主治反胃呕吐，霍乱吐泻，转筋腹痛。**棠梨树皮**：味苦，性平；敛疮；主治皮肤溃疡。

【生境分布】 生长于海拔50～1800m平原或山坡阳处。国内分布于辽宁、河北、山西、陕西、甘肃、江苏、安徽、江西、河南、湖北、湖南等省区；省内各地均有分布。

20.7 豆梨 Pyrus calleryana Dcne.

【别　　名】 鹿梨。

【药用部位】 果实（鹿梨），果皮（鹿梨果皮），叶（鹿梨叶），枝条（鹿梨枝），根（鹿梨根），根皮（鹿梨根皮）。

【采收加工】 果实8～9月采摘，晒干；削取成熟果实果皮，晒干；叶夏、秋季采收，晒干或鲜用；枝条全年可采，切段，晒干；根全年可采，洗净，切片，晒干；根皮全年可采，洗净，鲜用或晒干。

【性能主治】 鹿梨：味酸、甘、涩，性凉；健脾消食，涩肠止痢；主治饮食积滞，泻痢。**鹿梨果皮**：味甘、涩，性凉；清热生津，涩肠止痢；主治热病伤津，久痢，疮癣。**鹿梨叶**：微涩、微甘，性凉；清热解毒，润肺止咳；主治毒菇中毒，毒蛇咬伤，胃肠炎，肺热咳嗽。**鹿梨枝**：味微苦，性凉；行气和胃，止泻；主治霍乱吐泻，反胃吐食。**鹿梨根**：味涩、微甘，性凉；润肺止咳，清热解毒；主治肺燥咳嗽，疮疡肿毒。**鹿梨根皮**：味酸、涩，性寒；清热解毒，敛疮；主治疮疡，疥癣。

【生境分布】 生长于海拔80～1800m山坡、平原或山谷杂木林。国内分布于华东、中南及湖北等省区；省内分布于烟台、青岛、临沂等地。

20.8　柳叶豆梨 Pyrus calleryana Dcne. var. lanceolata Rehd.

【药用部位】　同豆梨。

【采收加工】　同豆梨。

【性能主治】　同豆梨。

【生境分布】　生长于山坡杂木林中。国内分布于安徽、浙江、福建；省内分布于蒙山。

20.9　褐梨 Pyrus phaeocarpa Rehd.

【药用部位】　果实、枝条（褐梨）。

【采收加工】　果实成熟后采收，鲜用；枝条全年可采，切段，晒干。

【性能主治】　消食、止泻。

【生境分布】　生长于山坡、沙滩或为栽培。国内分布于河北、陕西、山西、甘肃；省内德州、聊城、菏泽、临沂等地有野生。

21　苹果属 Malus Mill.

21.1　苹果 Malus pumila Mill.

【别　　名】　柰、柰子、频果、平安果、智慧果。

【药用部位】　果实（苹果），果皮（苹果皮），叶（苹果叶）。

【采收加工】　早熟品种果实 7～8 月采收，晚熟品种 9～10 月采收，鲜用；果皮于果实成熟后削取，鲜用或晒干；叶夏、秋季采收，鲜用或晒干。

【性能主治】　**苹果**：味甘、酸，性凉；益胃，生津，除烦，醒酒；主治津少口渴，脾虚泄泻，食后腹胀，饮酒过度。**苹果皮**：降逆和胃；主治反胃。**苹果叶**：凉血解毒；主治产后血晕，月经不调，发热，热毒疮疡，烫伤。

【生境分布】　原产欧洲及亚洲中部，生长于海拔 50～2500m 山坡、平原旷野及黄土丘陵。国内辽宁、河北、山西、陕西、甘肃、江苏、四川、云南、西藏等省区有栽培；省内各地均有栽培。

21.2　三叶海棠 Malus sieboldii (Regel) Rehd.

【别　　名】　山茶果、野黄子、山楂子。

【药用部位】　果实（三叶海棠）。

【采收加工】　8～9 月果实成熟时采摘，鲜用或晒干。

【性能主治】　味酸，性微温；消食健胃；主治饮食积滞。

【生境分布】　生长于海拔 150～2000m 山坡杂木林或灌木丛。国内分布于辽宁、陕西、甘肃、浙江、江西、福建、湖北、湖南、广东、广西、四川、贵州等省区；省内分布于胶东山区丘陵地带。

21.3　楸子 Malus prunifolia (Willd.) Borkh.

【别　　名】　海棠果。

【药用部位】　果实（楸子）。

【采收加工】　8～9 月果实成熟时采收，鲜用。

【性能主治】　味酸、甘，性平；生津，消食；主治口渴，食积。

【生境分布】　生长于海拔 50～1300m 山坡、平地或山谷梯田边。国内分布于华北及辽宁、陕西、甘肃、河南等省区；省内分布于胶东丘陵及鲁中山区。

21.4　歪把海棠 Malus prunifolia (Willd.) Borkh. var. obliquipedicellata X. W. Li et J. W. Sun

【药用部位】　同楸子。

【采收加工】　同楸子。

【性能主治】　同楸子。

【生境分布】　生长于海拔 300m 山坡。山东特有树种，分布于泰山。

21.5　西府海棠 Malus micromalus Makino

【别　　名】　小果海棠、子母海棠、海红、解语花。

【药用部位】　果实（海红）。

【采收加工】　8～9 月成熟时采收，鲜用。

【性能主治】　味酸、甘，性平；涩肠止痢；主治泄泻，痢疾。

【生境分布】　中国特有植物，为常见栽培果树及观赏树。国内分布于辽宁、河北、山西、陕西、甘肃、云南等省区；省内各地公园、庭院及果园有栽培。

21.6　毛山荆子 Malus manshurica (Maxim.) Kom.

【别　　名】　辽山荆子、棠梨木。

【药用部位】　果实、叶、花（毛山荆子）。

【采收加工】　夏、秋季采收，晒干。

【性能主治】　和胃止吐，止泻；主治呕吐，泄泻。

【生境分布】　生长于海拔 100～2100m 山坡杂木林，山顶及山沟也有。国内分布于东北及内蒙古、山西、陕西、甘肃等省区；省内各地果园及花卉场圃有栽培。

21.7　湖北海棠 Malus hupehensis (Pamp.) Rehd.

【别　　名】　茶海棠、野海棠、小石枣、野花红、花红茶。

【药用部位】　嫩叶及果实（湖北海棠），根（湖北海棠根）。

【采收加工】　嫩叶夏、秋季采收，鲜用；果实 8～9 月采收，鲜用；根夏、秋季采挖，洗净，切片，鲜用或晒干。

【性能主治】　**湖北海棠**：味酸，性平；消积化滞，和胃健脾；主治食积停滞，消化不良，痢疾，疳积。**湖北海棠根**：活血通络；主治跌打损伤。

【生境分布】　生长于海拔 50～2900m 山坡或山谷丛林。国内分布于华东、西南及山西、陕西、甘肃、河南、湖北、湖南、广东等省区；省内分布于泰安、临沂、烟台、青岛、潍坊、济南、淄博等地山区。

21.8　泰山湖北海棠 Malus hupehensis (Pamp.)

Rehd. var. taiensis G. Z. Qian

【药用部位】 同湖北海棠。

【采收加工】 同湖北海棠。

【性能主治】 同湖北海棠。

【生境分布】 生长于山坡杂木林。山东特有树种，分布于泰山玉泉寺、岱顶。

21.9 平邑甜茶 Malus hupehensis（Pamp.）Rehd. var. mengshanensis G. Z. Qian et W. H. Shao

【药用部位】 同湖北海棠。

【采收加工】 同湖北海棠。

【性能主治】 同湖北海棠。

【生境分布】 生长于山坡杂木林。山东特有树种，分布于蒙山龟蒙顶、天麻林场。

21.10 垂丝海棠 Malus halliana Koehne

【药用部位】 花（垂丝海棠）。

【采收加工】 3～4月盛开时采收，晒干。

【性能主治】 味淡、苦，性平；调经止血；主治血崩。

【生境分布】 生长于海拔50～1200m山坡丛林或山溪边。国内分布于陕西、江苏、安徽、浙江、四川、云南等省区，各地常见栽培，有重瓣、白花等变种；省内各地公园及庭院有栽培。

21.11 花红 Malus asiatica Nakai

【别　　名】 林檎、沙果。

【药用部位】 果实（林檎），根（林檎根），叶（花红叶）。

【采收加工】 果实8～9月将成熟时采摘，鲜用或切片晒干；根全年可采，洗净，切片，晒干；叶夏季采摘，鲜用或晒干。

【性能主治】 林檎：味酸、甘，性温；下气宽胸，生津止渴，和中止痛；主治痰饮积食，胸膈痞塞，消渴，霍乱，吐泻腹痛，痢疾。林檎根：杀虫，止渴；主治蛔虫病、绦虫病，消渴。花红叶：泻火明目，杀虫解毒；主治眼目青盲，翳膜遮睛，小儿疥疮。

【生境分布】 生长于海拔50～2800m山坡阳处、平原砂地。国内分布于华北、西南及辽宁、陕西、甘肃、新疆、河南、湖北等省区；省内鲁西、鲁西北及胶东、鲁中南山区常见栽培。

21.12 山荆子 Malus baccata（L.）Borkh.

【别　　名】 林荆子、石枣、糖李子、山丁子、山定子。

【药用部位】 果实（山荆子）。

【采收加工】 秋季成熟时采摘，切片，晾干。

【性能主治】 止泻痢；主治痢疾，吐泻。

【生境分布】 生长于海拔50～1500m山坡杂木林及山谷阴处灌木丛。国内分布于东北、华北及陕西、甘肃等省

区；省内主要分布于鲁中山区，烟台、青岛、泰安等地有栽培。

22 栒子属 Cotoneaster B. Ehrhart

22.1 平枝栒子 Cotoneaster horizontalis Dcne.

【别　　名】 平枝灰栒子。

【药用部位】 枝叶或根（水莲沙）。

【采收加工】 全年可采，洗净，切片，晒干。

【性能主治】 味酸、涩，性凉；清热利湿，化痰止咳，止血止痛；主治痢疾，泄泻，腹痛，咳嗽，吐血，痛经，白带。

【生境分布】 生长于海拔2000～2500m岩石坡或灌木丛。国内分布于西南及陕西、甘肃、浙江、湖北、湖南等省区；省内青岛、济南、泰安等地公园有引种栽培。

22.2 西北栒子 Cotoneaster zabelii Schneid.

【别　　名】 林氏栒子、杂氏灰栒子、土兰条。

【药用部位】 果实、枝叶（西北栒子）。

【采收加工】 夏、秋季采收，鲜用或晒干。

【性能主治】 凉血止血。

【生境分布】 生长于山坡阴处、林下、灌丛。国内分布于湖北、湖南及华北、西北等省区；省内分布于鲁中南及胶东山区丘陵地带。

22.3 水栒子 Cotoneaster multiflorus Bge.

【别　　名】 多花栒子、栒子木、灰栒子。

【药用部位】 果实、枝叶（水栒子）。

【采收加工】 夏、秋季采收，鲜用或晒干。

【性能主治】 主治关节肌肉风湿、牙龈出血等症。

【生境分布】 生长于沟溪、杂木林。国内分布于黑龙江、辽宁、内蒙古、河北、陕西、山西、甘肃、青海、新疆、河南、四川、云南、西藏等省区；省内分布于长岛县大竹山岛。

23 山楂属 Crataegus L.

23.1 野山楂 Crataegus cuneata Sieb. et Zucc.

【别　　名】 山楂、小叶山楂、山果子。

【药用部位】 果实（野山楂）。

【采收加工】 秋季果实变成红色时采收，横切成两半或切片晒干。

【性能主治】 味酸、甘，性微温；健脾消食，活血化瘀；主治食滞肉积，脘腹疼痛，产后瘀痛，漆疮，冻疮。

【生境分布】 生长于海拔250～2000m山谷、多石湿地或灌木丛。国内分布于江苏、安徽、浙江、江西、福建、河南、湖北、湖南、广东、广西、贵州、云南等省区；省内分布于临沂、泰安、济南等地山区。

23.2 辽宁山楂 Crataegus sanguinea Pall.

【药用部位】 同野山楂。

【采收加工】 同野山楂。

【性能主治】 同野山楂。

【生境分布】　国内分布于黑龙江、吉林、辽宁、河北、内蒙古、新疆等省区；省内分布于鲁山。

23.3　毛山楂 Crataegus maximowiczii Schneid.

【别　　名】　马氏山楂。

【药用部位】　同野山楂。

【采收加工】　同野山楂。

【性能主治】　同野山楂。

【生境分布】　国内分布于东北地区及内蒙古；省内青岛等地有引种。

23.4　山东山楂 Crataegus shandongensis F. Z. Li et W. D. Peng

【药用部位】　同野山楂。

【采收加工】　同野山楂。

【性能主治】　同野山楂。

【生境分布】　生长于山坡灌丛。省内分布于泰山。

23.5　山楂 Crataegus pinnatifida Bge.

【别　　名】　山楂扣。

【药用部位】　成熟果实（山楂），种子（山楂核），花（山楂花），叶（山楂叶），木材（山楂木），根（山楂根）。

【采收加工】　9～10月采收成熟果实，趁鲜横切或纵切成两瓣，晒干；在加工山楂或山楂糕时收集种子，晒干；5～6月采花，晒干；夏、秋季采收叶，晒干；修剪时留较粗茎枝，去皮，切片，晒干；春、秋季采根，洗净，切段，晒干。

【性能主治】　山楂：味酸、甘，性微温；消食积，化滞瘀；主治饮食积滞，脘腹胀痛，泄泻痢疾，血瘀痛经、经闭，产后腹痛，恶露不尽，疝气或睾丸肿痛，高脂血症。山楂核：味苦，性平；消食，散结，催生；主治食积不化，疝气，睾丸偏坠，难产。山楂花：味苦，性平；降血压；主治高血压病。山楂叶：味酸，性平；止痒，敛疮，降血压；主治漆疮，溃疡不敛，高血压病。山楂木：味苦，性寒；祛风燥湿，止痒；主治痢疾，头风，身痒。山楂根：味甘，性平；消积和胃，祛风，止痛，消肿；主治食积，反胃，痢疾，风湿痹痛，咯血，痔漏，水肿。

【生境分布】　生长于海拔100～1500m溪边、山谷、林缘或灌木丛。国内分布于东北及内蒙古、河北、山西、陕西、江苏、浙江、河南等省区；省内各地山区丘陵地带均有分布。

23.6　山里红 Crataegus pinnatifida Bge. var. major N. E. Br.

【别　　名】　红果、棠棣、大山楂。

【药用部位】　同山楂。

【采收加工】　同山楂。

【性能主治】　同山楂。

【生境分布】　为中国著名果树，有3000余年栽培历史。国内华北及江苏、安徽、河南等省区均有栽培；省内主产于青州、费县、平邑、蒙阴等地，以青州产质量最好，驰名全国，有"青州府山楂"之称。

23.7　无毛山楂 Crataegus pinnatifida Bge. var. psilosa Schneid.

【别　　名】　秃山楂。

【药用部位】　同山楂。

【采收加工】　同山楂。

【性能主治】　同山楂。

【生境分布】　生长于山坡灌丛。国内分布于东北等区域；省内分布于泰山、徂徕山、蒙山等地。

24　火棘属 Pyracantha Roem.

24.1　火棘 Pyracantha fortuneana (Maxim.) Li

【别　　名】　救军粮、赤果、纯阳子、小红子。

【药用部位】　果实（赤阳子），根（红子根），叶（救军粮叶）。

【采收加工】　果实秋季成熟时采摘，晒干；根9～10月采挖，洗净，切段，晒干；叶全年可采，随采随用。

【性能主治】　赤阳子：味酸、涩，性平；健脾消食，收涩止痢，止痛；主治食积停滞，脘腹胀满，痢疾，泄泻，崩漏，带下，跌打损伤。红子根：味酸，性凉；清热凉血，化瘀止血；主治潮热盗汗，肠风下血，崩漏，疮疖痈疡，目赤肿痛，风火牙痛，跌打损伤，劳伤腰痛，外伤出血。救军粮叶：味苦、涩，性凉；清热解毒，止血；主治疮疡肿痛，目赤，痢疾，便血，外伤出血。

【生境分布】　生长于海拔500～2800m山坡、丘陵阳坡灌丛、草地及河沟路旁。国内分布于西南及陕西、江苏、浙江、福建、河南、湖北、湖南、广西、西藏等省区；省内各地公园有栽培。

24.2　细圆齿火棘 Pyracantha crenulata (D. Don) Roem.

【药用部位】　同火棘。

【采收加工】　同火棘。

【性能主治】　同火棘。

【生境分布】　生长于路边、沟旁、山坡、草地。国内分布于陕西、江苏、湖北、湖南、广东、广西、贵州、云南、四川等省区；省内济南、青岛、泰安、枣庄等地公园有栽培。

24.3　窄叶火棘 Pyracantha angustifolia (Franch.) Schneid.

【药用部位】　同火棘。

【采收加工】　同火棘。

【性能主治】　同火棘。

【生境分布】　生长于阳坡灌丛或路边。国内分布于湖北、云南、四川、西藏等省区；省内青岛等地有栽培。

25　桃属 Amygdalus L.

25.1　桃 Amygdalus persica L.

【别　　名】　毛桃、山桃。

【药用部位】　种子（桃仁），幼果（碧桃干），果实（桃子），果实上的毛（桃毛），花（桃花），叶（桃叶），幼枝（桃枝），除去栓皮的树皮（桃茎白皮），根或根皮（桃根），树皮中分泌出来的树脂（桃胶）。

【采收加工】　桃仁：夏、秋间采摘成熟果实，除净果肉及核壳，取种子，晒干；碧桃干：4～6月捡拾或采摘未成熟果实，晒干；桃子：采摘成熟果实，鲜用或作脯；桃毛：将未成熟果实上的毛刮下，晒干；桃花：3～4月将开放时采摘，阴干；桃叶：夏季采收，鲜用或晒干；桃枝：夏季采收幼枝，切段，晒干，或随剪随用；桃茎白皮：夏、秋季剥取树皮，除去栓皮，切碎，晒干或鲜用；桃根：全年可采，洗净，切片，晒干，或剥取根皮，切碎，晒干；桃胶：夏季用刀切割树皮，待树脂溢出后收集，水浸，洗去杂质，晒干。

【性能主治】　桃仁：味苦、甘，性平，有小毒；活血祛瘀，润肠通便；主治痛经，血滞经闭，产后瘀滞腹痛，癥瘕结块，跌打损伤，瘀血肿痛，肺痈，肠痈，肠燥便秘。碧桃干：味酸、苦，性平；敛汗涩精，活血止血，止痛；主治盗汗，遗精，心腹痛，吐血，妊娠下血。桃子：味甘、酸，性温；生津，润肠，活血，消积；主治津少口渴，肠燥便秘，闭经，积聚。桃毛：味辛，性平；活血，行气；主治血瘕，崩漏，带下。桃花：味苦，性平；利水通便，活血化瘀；主治小便不利，水肿，痰饮，脚气，砂石淋，便秘，癥瘕，闭经，癫狂，疮疹。桃叶：味苦、辛，性平；祛风清热，燥湿解毒，杀虫；主治外感风邪，头风，头痛，风痹，湿疹，痈肿疮疡，癣疮，疟疾，阴道滴虫。桃枝：味苦，性平；活血通络，解毒，杀虫；主治心腹疼痛，风湿关节痛，腰痛，跌打损伤，疮癣。桃茎白皮：味苦、辛，性平；清热利湿，解毒，杀虫；主治水肿，痧气腹痛，风湿关节痛，肺热喘闷，喉痹，牙痛，疮痈肿毒，瘰疬，湿疮，湿癣。桃根：味苦，性平；清热利湿，活血止痛，消痈肿；主治黄疸，痧气腹痛，腰痛，跌打劳伤疼痛，风湿痹痛，闭经，吐血，衄血，痈肿，痔疮。桃胶：味苦，性平；和血，通淋，止痢；主治血瘕，石淋，痢疾，腹痛，糖尿病，乳糜尿。

【生境分布】　生长于山坡、沟谷或杂木林。国内各省区普遍栽培；省内以肥城、青州、诸城、泰安、沂水、沂源、蒙阴、齐河、临朐、章丘等地栽培较多。

25.2　山桃 Amygdalus davidiana (Carr.) C. de Vos

【别　　名】　山毛桃、野桃。

【药用部位】　同桃。

【采收加工】　同桃。

【性能主治】　同桃。

【生境分布】　生长于海拔800～1200m山坡、山谷沟底或荒野疏林及灌丛。国内分布于河北、山西、陕西、甘肃、河南、四川、云南等省区；省内分布于各地山区丘陵地带。

25.3　白花山桃 Amygdalus davidiana (Carr.) C. de Vos f. alba (Carr.) Rehd.

【药用部位】　同桃。

【采收加工】　同桃。

【性能主治】　同桃。

【生境分布】　生长于山坡、山谷沟底或荒野疏林及灌丛内。国内分布于河北、河南、山西、陕西、甘肃、四川、云南等省区；省内各地均有分布。

25.4　扁桃 Amygdalus communis L.

【别　　名】　偏桃、偏核桃、京杏。

【药用部位】　种子（巴旦杏仁）。

【采收加工】　夏季果实成熟时采收，除去果肉及核壳，取种仁，晒干。

【性能主治】　甜巴旦杏仁味甘、性平，苦巴旦杏仁味苦、性平；润肺，止咳，化痰，下气；主治虚痨咳嗽、心腹满闷。甜巴旦杏仁偏于润肺化痰，苦巴旦杏仁偏于化痰下气。

【生境分布】　生长于低至中海拔山区的多石砾的干旱坡地。国内陕西、甘肃、新疆等省区有少量栽培；省内各地均有栽培，主产于烟台、青岛、泰安等地。

25.5　榆叶梅 Amygdalus triloba (Lindl.) Ricker

【别　　名】　山樱桃、赤棣。

【药用部位】　种仁（郁李仁）。

【采收加工】　5月中旬～6月初果实呈鲜红色后采收，堆放在阴湿处，待果肉腐烂，取其果核，稍晒干，压碎，去壳，取种仁，晒干。

【性能主治】　味辛、苦、甘，性平；润燥滑肠，下气利水；主治大肠气滞，肠燥便秘，水肿腹满，脚气，小便不利。

【生境分布】　生长于山坡、沟旁灌木林中或林缘。国内分布于东北、华北及陕西、甘肃、江苏、浙江、江西等省区；省内分布于临沂、枣庄等地山区。

26　杏属 Armeniaca Mill.

26.1　杏 Armeniaca vulgaris Lam.

【别　　名】　杏树、杏子、苦杏仁。

【药用部位】　种子（杏仁），果实（杏子），叶（杏叶），花（杏花），枝条（杏枝），树皮（杏树皮），根（杏树根）。

【采收加工】　6～7月果实成熟时采摘，除去果肉，洗净，敲碎果核，取种子，晾干；果实6～7月份成熟时采收，鲜用或晒干；叶夏、秋季生长茂盛时采收，鲜用或晒干；花3～4月采收，阴干；枝条夏、秋季采收，切段，晒干；树皮春、秋季采剥，削去外面栓皮，切碎，晒干；树根全年可采，洗净，切碎，晒干。

【性能主治】 杏仁：味苦，性微温，有小毒；降气化痰，止咳平喘，润肠通便；主治外感咳嗽喘满，肠燥便秘。杏子：味酸、甘，性温；润肺定喘，生津止渴；主治肺燥咳嗽，津伤口渴。杏叶：祛风利湿，明目；主治水肿，皮肤瘙痒，目疾多泪，痈疮瘰疬。杏花：味苦，性温；活血补虚；主治妇女不孕，肢体痹痛，手足逆冷。杏枝：活血散瘀；主治跌打损伤。杏树皮：解毒；主治食杏仁中毒。杏树根：解毒；主治杏仁中毒。

【生境分布】 生长于山坡或沟谷杂木林，栽培于梯田堰边或庭园。国内分布于各省区，多系栽培，在新疆伊犁一带有野生；省内各地均有栽培。

26.2 野杏 Armeniaca vulgaris Lam. var. ansu (Maxim.) Yü et Lu

【别　　名】 山杏。

【药用部位】 种子（杏仁），叶（杏叶），枝条（杏枝），树皮（杏树皮）。

【采收加工】 6～7月采摘成熟果实，除去果肉，洗净，敲碎果核，取种子，晾干；叶夏、秋季生长茂盛时采收，鲜用或晒干；枝条夏、秋季采收，切段，晒干；树皮春、秋季采剥，晒干。

【性能主治】 杏仁：味苦，性微温，小毒；降气化痰，止咳平喘，润肠通便；主治外感咳嗽喘满，肠燥便秘。杏叶：祛风利湿，明目；主治水肿，皮肤瘙痒，目疾多泪，痈疮瘰疬。杏枝：活血散瘀；主治跌打损伤。杏树皮：解毒；主治食杏仁中毒。

【生境分布】 生长于山坡、沟谷杂木林。国内主要分布于北部地区，栽培或野生，尤其在河北、山西等省区普遍野生；省内分布于各地山区丘陵地带。

26.3 东北杏 Armeniaca mandshurica (Maxim.) Skv.

【别　　名】 辽杏。

【药用部位】 种子（杏仁）。

【采收加工】 同杏仁。

【性能主治】 同杏仁。

【生境分布】 生长于海拔400～1000m开阔向阳山坡灌木林或杂木林。国内分布于吉林、辽宁等省区；省内鲁北地区偶见，部分果园场圃内有栽培。

26.4 梅 Armeniaca mume Sieb.

【别　　名】 梅花、梅树、红梅。

【药用部位】 近成熟果实经熏焙加工（乌梅），果实经盐渍加工（白梅），未成熟果实（青梅），种仁（梅核仁），叶（梅叶），带叶枝条（梅梗），根（梅根），花蕾（梅花）。

【采收加工】 乌梅：5～6月采摘未完全成熟果实，按大小分开，分别置炕上，用无烟火炕焙，至六成干时，轻轻翻动，使干燥均匀，至果肉呈黄褐色起皱皮为度，焙后再闷2～3天至变成黑色；白梅：采摘未成熟果实，用盐水浸渍，日晒夜渍，约经10天，至表面生霜；青梅：果实未成熟时采摘，鲜用；梅核仁：将成熟果实除去果肉，砸开核，取种仁，晒干；梅叶：叶夏、秋季采收，晒干或鲜用；梅梗：夏、秋季采收带叶枝条，切段，鲜用；梅根：全年挖取侧根，洗净，切段，晒干或鲜用；梅花：1月采收未开放花蕾，低温干燥。

【性能主治】 乌梅：味酸，性平；敛肺止咳，涩肠止泻，止血，生津，安蛔，治疮；主治久咳不止，久泻久痢，尿血便血，崩漏，虚热烦渴，蛔厥腹痛，疮痈。白梅：味酸、涩、咸，性平；利咽生津，涩肠止泻，除痰开噤，消疮，止血；主治咽喉肿痛，烦渴呕恶，久泻久痢，便血，崩漏，中风惊痫，痰厥口噤，梅核气，痈疽肿毒，外伤出血。青梅：味酸，性平；利咽，生津，涩肠止泻，利筋脉；主治咽喉肿痛，喉痹，津伤口渴，泻痢，筋骨疼痛。梅核仁：味酸，性平；清暑，除烦，明目；主治暑热霍乱，烦热，视物不清。梅叶：味酸，性平；止痢，止血，解毒；主治痢疾，崩漏等。梅梗：理气安胎；主治妇女小产。梅根：味微苦，性平；祛风，活血，解毒；主治风痹，喉痹，休息痢，胆囊炎，瘰疬。梅花：味苦、微甘、微酸，性凉；疏肝解郁，开胃生津，化痰；主治肝胃气痛，胸闷心烦，暑热烦渴，食欲不振，梅核气，妊娠呕吐，瘰疬结核，痘疹。

【生境分布】 原产中国南方，已有3000余年的栽培历史。国内各省区均有栽培，以长江流域以南各地栽培最多；省内各地公园、庭园常有栽培。

27 李属 Prunus L.

27.1 李 Prunus salicina Lindl.

【别　　名】 鸡血李、均亭李、麦李、金沙李、山李子。

【药用部位】 果实（李子），种子（李核仁），叶（李树叶），花（李子花），根（李根），根皮（李根皮），树脂（李树胶）。

【采收加工】 果实7～8月成熟时采摘，鲜用；收集成熟果实果核，洗净，破核，取仁，晒干；叶夏、秋间采收，鲜用或晒干；花4～5月间盛开时采摘，晒干；根全年可采，刮去粗皮，洗净，切段，晒干或鲜用；根皮全年可采，洗净，晒干；在生长茂盛季节，采收树干上分泌的树脂，晒干。

【性能主治】 李子：味甘、酸，性平；清热，生津，消积；主治虚劳骨蒸，消渴，食积。李核仁：味苦，性平；祛瘀，利水，滑肠；主治血瘀疼痛，跌打损伤，水肿臌胀，脚气，肠燥便秘。李树叶：味甘、酸，性平；清热解毒；主治壮热惊痫，肿毒溃烂。李子花：味苦，性平；泽面；主治面䵟粉滓。李根：味苦，性寒；清热解毒，利湿；主治疮疡肿毒，热淋，痢疾，白带。李根皮：味苦、咸，性寒；降逆，燥湿，清热解毒；主治气逆奔豚，湿热痢疾，赤白带下，消渴，脚气，丹毒疮痈。李树胶：味苦，性寒；清热，透疹，退翳；主治麻疹透发不畅，目生翳障。

【生境分布】 生长于海拔 400～2600m 山沟路旁或灌木林，为重要温带果树。国内除内蒙古、新疆、西藏外，各省区多有分布和栽培；省内分布于临沂、烟台、青岛等地，以蒙阴、栖霞等地较多。

27.2 杏李 Prunus simonii Carr.

【别　　名】 玉皇李、秋根李。

【药用部位】 根或叶（鸡血李）。

【采收加工】 根秋季采挖，洗净，切段，晒干；叶夏季采收，鲜用或晒干。

【性能主治】 味苦，性寒；清热除烦，利水通淋，止血；主治消渴，心烦，白浊，水肿，吐血，崩漏，跌打损伤，瘀血作痛。

【生境分布】 中国特有植物。国内分布于华北地区，广泛栽培为果树；省内淄博、青州及沂蒙山区有引种。

28 樱属 Cerasus Mill.

28.1 樱桃 Cerasus pseudocerasus (Lindl.) G. Don

【别　　名】 中国樱桃、樱桃骨、家樱桃。

【药用部位】 果实（樱桃），果实经加工取得的浓汁（樱桃水），果核（樱桃核），叶（樱桃叶），枝条（樱桃枝），根（樱桃根），花（樱桃花）。

【采收加工】 早熟品种果实 5 月中旬采收，中晚熟品种随后陆续采收，多鲜用；采摘成熟果实，去核后压榨取液汁，装入瓷坛封固；取成熟果实置于缸中，用器具揉搓，使果肉与核分离，取核洗净，晒干；叶夏、秋季采收，鲜用或晒干；枝条全年可采，切段，晒干；根全年可采，洗净，切段，晒干或鲜用；花盛开时采收，晒干。

【性能主治】 樱桃：味甘、酸，性温；补脾益肾；主治脾虚泄泻，肾虚遗精，腰腿疼痛，四肢不仁，瘫痪。樱桃水：味甘，性平；透疹，敛疮；主治疹发不出，冻疮，烧烫伤。樱桃核：味辛，性温；发表透疹，消疬瘤，灭瘢痕，行气止痛；主治痘疹初期透发不畅，皮肤瘢痕，瘿瘤，疝气疼痛。樱桃叶：味甘、苦，性温；温中健脾，止咳止血，解毒杀虫；主治胃寒食积，腹泻，咳嗽，吐血，疮疡肿痛，蛇虫咬伤，阴道滴虫。樱桃枝：味辛、甘，性温；温中行气，止咳，祛斑；主治胃寒脘痛，咳嗽，雀斑。樱桃根：味甘，性平；杀虫，调经，益气阴；主治绦虫、蛔虫、蛲虫病，经闭，劳倦内伤。樱桃花：养颜祛斑；主治面部粉刺。

【生境分布】 生长于海拔 300～600m 山坡向阳处或沟边。国内分布于华东及辽宁、河北、山西、陕西、甘肃、河南、湖北、广西、四川等省区；省内各地均有栽培，以胶东和鲁中山区丘陵地带较多。

28.2 山樱桃 Cerasus tomentosa (Thunb.) Wall.

【别　　名】 山豆子、樱桃、毛樱桃。

【药用部位】 果实（山樱桃）。

【采收加工】 6～9 月果实成熟时采摘，鲜用或晒干。

【性能主治】 味甘、辛，性平；健脾，益气，固精；主治食积泻痢，便秘，脚气，遗精滑泄。

【生境分布】 生长于向阳山坡、林中、林缘、灌丛或草地。国内分布于东北、华北及陕西、宁夏、甘肃、青海、四川、云南、西藏等省区；河北、新疆、江苏等城市庭园常有栽培；省内分布于各地山区丘陵地带。

28.3 山樱花 Cerasus serrulata (Lindl.) G. Don ex London

【别　　名】 野生福岛樱、樱花、华东山樱。

【药用部位】 种仁（山樱花）。

【采收加工】 7 月果实成熟时采摘，去净果肉，洗净，晒干，去种皮，取仁。

【性能主治】 味辛，性平；清肺透疹；主治麻疹透发不畅。

【生境分布】 生长于海拔 500～1500m 山谷林中或栽培。国内分布于黑龙江、河北、江苏、安徽、浙江、江西、湖南、贵州等省区；省内分布于烟台、青岛、临沂等地山区。

28.4 欧洲甜樱桃 Cerasus avium (L.) Moench.

【药用部位】 果实（欧洲甜樱桃）。

【采收加工】 6～7 月成熟时采收，鲜用。

【性能主治】 生津，开胃，利尿。

【生境分布】 原产欧洲及亚洲西部。国内东北、华北等地区有引种栽培；省内烟台、威海有栽培。

28.5 欧洲酸樱桃 Cerasus vulgaris Mill.

【药用部位】 同欧洲甜樱桃。

【采收加工】 同欧洲甜樱桃。

【性能主治】 同欧洲甜樱桃。

【生境分布】 同欧洲甜樱桃。

28.6 郁李 Cerasus japonica (Thunb.) Lois.

【别　　名】 雀李、棣梨、穿心梅。

【药用部位】 种仁（郁李仁），根（郁李根）。

【采收加工】 5 月中旬～6 月初果实呈鲜红色后采收，堆放在阴湿处，待果肉腐烂后，取其果核，清除杂质，稍晒干，将果核压碎，去壳，取种仁，晒干；根秋、冬季采挖，洗净，切段，晒干。

【性能主治】 郁李仁：味辛、苦、甘，性平；润燥滑肠，下气利水；主治大肠气滞，肠燥便秘，水肿腹满，脚气，小便不利。郁李根：味苦、酸，性凉；清热，杀虫，行气破积；主治龋齿疼痛，小儿发热，气滞积聚。

【生境分布】 生长于向阳山坡、路旁或小灌木丛。国内分布于东北及河北、浙江等省区；省内分布于烟台、威海、青岛、临沂、泰安、潍坊、淄博等地。

28.7 长梗郁李 Cerasus japonica (Thunb.) Lois. var. nakaii (Lévl.) Yü et Li

【别　　名】 中井郁李。

【药用部位】 同郁李。

【采收加工】　同郁李。

【性能主治】　同郁李。

【生境分布】　生长于向阳山坡。国内分布于东北地区；省内分布于崂山。

28.8　欧李 Cerasus humilis（Bge.）Sok.

【别　　名】　赤李子、侧李、欧李果。

【药用部位】　同郁李。

【采收加工】　同郁李。

【性能主治】　同郁李。

【生境分布】　生长于海拔 100～1800m 向阳山坡沙地、山地灌丛或庭园栽培。国内分布于东北及内蒙古、河北、河南等省区；省内分布于烟台、威海、青岛、临沂、泰安、潍坊、淄博等地。

28.9　麦李 Cerasus glandulosa（Thunb.）Lois.

【别　　名】　山樱桃、郁李。

【药用部位】　种子（麦李仁）。

【采收加工】　5 月中旬～6 月初果实呈鲜红色后采收，堆放在阴湿处，待果肉腐烂后，取其果核，清除杂质，稍晒干，将果核压碎，去壳，取种仁，晒干。

【性能主治】　味辛、苦、甘，性平；润燥滑肠，下气利水；主治大肠气滞，肠燥便秘，水肿腹满，脚气，小便不利。

【生境分布】　生长于山坡或沟谷灌丛，常与郁李、欧李等混生，庭园有栽培。国内分布于华东、华中、华南、西南及陕西、河南等省区；省内分布于烟台、青岛、临沂、泰安、潍坊、淄博等山区丘陵地带。

28.10　大叶早樱 Cerasus subhirtella（Miq.）Sok.

【药用部位】　种子（大叶早樱）。

【采收加工】　6 月果实成熟后采收，堆放在阴湿处，待果肉腐烂后，取其果核，清除杂质，稍晒干，将果核压碎，去壳，取种子，晒干。

【性能主治】　主治咳嗽，发热。

【生境分布】　原产日本。国内浙江、安徽、江西、四川等地有分布，常见栽培；省内济南、烟台、青岛、潍坊等地有引种。

28.11　毛叶欧李 Cerasus dictyoneura（Diels）Yu et L

【别　　名】　脉欧李、牛李、网脉欧李、显脉欧李、欧李子。

【药用部位】　种子（毛叶欧李仁）。

【采收加工】　9 月果实成熟后采收，堆放在阴湿处，待果肉腐烂后，取其果核，稍晒干，将果核压碎，去壳，取种子，晒干。

【性能主治】　味苦、甘，性平；润燥清肠，下气，利水；主治大便秘结，水肿，尿少。

【生境分布】　生长于山坡阳处灌丛或荒草地上，常有栽培。国内河北、山西、陕西、河南、甘肃、宁夏有分布；

省内分布于泰山。

29　稠李属 Padus Mill.

稠李 Padus racemosa（Lam.）Gilib.

【别　　名】　臭耳子、臭李子。

【药用部位】　果实（稠李果）及叶（稠李叶）。

【采收加工】　夏季采叶，秋季采收成熟果实，鲜用或晒干。

【性能主治】　稠李果：味甘、涩，性温；健脾止泻；主治脾虚泄泻。稠李叶：镇咳祛痰。

【生境分布】　生长于山沟、山坡、谷地、河滩或林中，栽培于庭园或果园。国内分布于东北、华北及内蒙古等省区；省内分布于烟台、青岛、威海、泰安等地。

（四十五）豆科 Leguminosae

1　合欢属 Albizia Durazz.

1.1　合欢 Albizia julibrissin Durazz.

【别　　名】　夜合树、绒花树、青堂、黄昏、合昏。

【药用部位】　树皮（合欢皮），花或花蕾（合欢花）。

【采收加工】　树皮夏、秋季剥取，切段，晒干；花与花蕾在夏季花初开时采收，除去枝叶，晒干。

【性能主治】　合欢皮：味甘，性平；安神解郁，活血消痈；主治心神不安，忧郁，不眠，内外痈疡，跌打损伤。合欢花：味甘、苦，性平；安神解郁，理气开胃，消风明目，活血止痛；主治忧郁失眠，胸闷纳呆，风火眼疾，视物不清，腰痛，跌打伤痛。

【生境分布】　生长于山坡或栽培。国内分布于华东、华北、西南、中南等区域；省内各地公园常见栽植。

1.2　山合欢 Albizia kalkora（Roxb.）Prain.

【别　　名】　山槐、绒木树、芙蓉树、白樱。

【药用部位】　同合欢。

【采收加工】　同合欢。

【性能主治】　同合欢。

【生境分布】　生长于低山、丘陵向阳山坡的杂木林中。国内分布于华北、华东、华南、西南及陕西、甘肃等省区；省内各地山区丘陵地带均有分布。

2　含羞草属 Mimosa L.

含羞草 Mimosa pudica L.

【别　　名】　知羞草、怕羞草、感应草、惧内草、怕丑草。

【药用部位】　全草（含羞草），根（含羞草根）

【采收加工】　全草夏季采收，除去泥沙，洗净，鲜用或晒干；根秋季采收，洗净，鲜用或晒干。

【性能主治】　含羞草：味甘、涩、微苦，性微寒，有小毒；凉血解毒，清热利湿，镇静安神；主治感冒，小儿高烧，支气管炎，肝炎，胃炎，肠炎，结膜炎，泌尿系结石，水肿，劳伤咳血，鼻衄，血尿，神经衰弱，失眠，疮疡肿毒，带状疱疹，跌打损伤。**含羞草根**：味涩、微苦，性温，有毒；止咳化痰，利湿通络，和胃消积，明目镇静；主治慢性气管炎，风湿疼痛，慢性胃炎，小儿消化不良，闭经，头痛失眠，眼花。

【生境分布】　原产热带美洲，现广泛分布于世界热带地区。国内分布于广东、广西、云南、台湾等省区；省内各地公园及庭院有栽培。

3　云实属 Caesalpinia L.

云实 Caesalpinia decapetala （Roth.）Alston

【别　　名】　云英、草云母、水皂角、臭草、羊石子草、老虎刺尖、杉刺、虎头刺、倒挂刺、阎王刺、爬墙刺、猫爪刺、斗米虫树、倒搭刺、山油皂、黄花刺。

【药用部位】　种子（云实），根（云实根），叶（四时青）。

【采收加工】　种子在秋季果实成熟时采收，晒干；根全年可采，洗净，鲜用或晒干；叶夏、秋季采收，鲜用或晒干。

【性能主治】　**云实**：味辛，性温；解毒除湿，止咳化痰，杀虫；主治痢疾，疟疾，慢性气管炎，小儿疳积，虫积。**云实根**：味苦、辛，性平；祛风除湿，解毒消肿；主治感冒发热，咳嗽，咽喉肿痛，牙痛，风湿痹痛，肝炎，痢疾，淋证，痈疽肿毒，皮肤瘙痒，毒蛇咬伤。**四时青**：味苦、辛，性凉；除湿解毒，活血消肿；主治皮肤瘙痒，口疮，痢疾，跌打损伤，产后恶露不尽。

【生境分布】　生长于山坡灌丛及平原、丘陵、河旁等地。国内分布于华南、华中、华东及四川、陕西、甘肃等省区；省内青岛、泰安、济南等地公园有少量引种。

4　肥皂荚属 Gymnocladus Lam.

肥皂荚 Gymnocladus chonensis Baill.

【别　　名】　肉皂角、肉皂荚、肥猪子。

【药用部位】　果实（肥皂荚），种子（肥皂核）。

【采收加工】　10月采收果实，阴干；将成熟果实干燥后，剥取种子，晒干。

【性能主治】　**肥皂荚**：味辛，性温；涤痰除垢，解毒杀虫；主治咳嗽痰壅，风湿肿痛，痢疾，肠风，便毒，疥癣。**肥皂核**：味甘，性温；祛痰，通便，利尿，杀虫；主治顽痰阻塞，大肠风秘，下痢，淋证，疥癣。

【生境分布】　生长于海拔150～1500m山坡、山腰或杂木林。国内分布于江苏、安徽、浙江、江西、福建、湖北、湖南、广东、四川、贵州等省区；省内青岛、泰安等地有引种。

5　皂荚属 Gleditsia L.

5.1　**皂荚** Gleditsia sinensis Lam.

【别　　名】　皂角、小皂角、猪牙皂、皂角板刺、大皂角。

【药用部位】　不育荚果（猪牙皂），荚果（大皂角），枝刺（皂角刺），种子（皂角子），叶（皂角叶），树皮或根皮（皂角木皮）。

【采收加工】　秋季采摘不育荚果和成熟荚果，晒干；将荚果晒干，剥出种子；枝刺全年采收，晒干或趁鲜切片后晒干；叶春季采，晒干；树皮或根皮秋、冬季采剥，切片，晒干。

【性能主治】　**猪牙皂**：味辛、咸，性温，有小毒；祛痰开窍，消肿散结；主治中风口噤，昏迷不醒，癫痫痰盛，官窍不通，喉痹痰阻，顽痰喘咳，咯痰不爽，大便秘结，痈肿。**大皂角**：味辛，性温，有小毒；开窍，祛痰，解毒；主治中风口噤，癫痫，咳喘痰壅，痈疮中毒。**皂刺**：味辛、咸，性温；搜风，化痰，托毒；主治痈肿，疮毒，胞衣不下，疮癣。**皂荚子**：味辛，性温；润肠通便，祛风散热，化痰散结；主治中风口噤，痰鸣喘咳，喉痹，疮癣肿毒。**皂荚叶**：味辛，性微温；祛风解毒，生发；主治风热疮癣，毛发不生。**皂荚木皮**：味辛，性温；解毒散结，祛风杀虫；主治淋巴结核，无名肿毒，风湿骨痛，疥癣，恶疮。

【生境分布】　生长于路旁、沟旁、宅旁或山坡向阳处。国内分布于辽宁、河北、山西、陕西、甘肃、江苏、浙江、安徽、河南、福建、广东、广西、贵州、云南、四川等区；省内各地均有分布，多栽培。猪牙皂产于国内四川、云南、贵州、陕西、河南等省区；省内主产于邹城等地。

5.2　**山皂荚** Gleditsia japonica Miq.

【别　　名】　山皂角、皂荚树、皂角树、悬刀树、荚果树、乌犀树、日本皂荚。

【药用部位】　同皂荚。

【采收加工】　同皂荚。

【性能主治】　同皂荚。

【生境分布】　生长于向阳山坡、村头、路边。国内分布于辽宁、河北、山西、河南、江苏、浙江、安徽等省区；省内分布于青岛、烟台、潍坊、济南、泰安、济宁、临沂等地。

5.3　**野皂荚** Gleditsia microphylla Gordon ex Y. T. Lee

【药用部位】　同皂荚。

【采收加工】　同皂荚。

【性能主治】　同皂荚。

【生境分布】　生长于山坡、溪旁土壤深厚处。国内分布于河北、河南、山西、陕西、江苏、安徽等省区；省内分布于济南、泰山、鲁山等地。

6　决明属 Cassia L.

6.1　**决明** Cassia tora L.

【别　　名】　草决明、决明子、羊角豆、假绿豆。

【药用部位】　种子（决明子），全草或叶（决明草）。

【采收加工】　秋末荚果成熟变黄褐色时采收，将全株割下晒干，打下种子，去净杂质；夏、秋间采收全草或叶，晒干或鲜用。

【性能主治】　决明子：味甘、苦、咸，性微寒；清热明目，润肠通便；主治目赤涩痛，羞明多泪，头痛眩晕，目暗不明，大便秘结。**决明草**：味咸、微苦，性平，祛风清热，解毒利湿；主治风热感冒，流感，急性结膜炎，黄疸，肾炎，瘰疬，疮痈疔肿。

【生境分布】　生长于山坡、河边、山脚荒地或路旁草丛。国内分布于长江流域以南各省区；省内各地均有栽培。

6.2　望江南 Cassia occidentalis L.

【别　　名】　羊角豆、野扁豆、望江南子。

【药用部位】　种子（望江南），茎叶（望江南茎叶），根（望江南根）。

【采收加工】　秋季采收成熟果实，打下种子，晒干；夏季采收茎叶，晒干或鲜用；秋季挖根，洗净，晒干。

【性能主治】　望江南：味苦，性平，有小毒；清热明目，健脾，润肠；主治高血压，肝热目赤，慢性便秘，伤食胃痛，痢疾，哮喘，疟疾。**望江南茎叶**：味苦，性寒，有小毒；清肺，利尿，通便，解毒消肿；主治咳嗽气喘，头痛目赤，小便血淋，大便秘结，痈肿疮毒，毒蛇咬伤。**望江南根**：主治风湿痛。

【生境分布】　生长于山坡道旁、林缘或灌丛中。国内分布于华东及广东、海南、广西、四川、贵州、云南等省区；省内各地公园及庭院有栽培。

6.3　槐叶决明 Cassia sophera L.

【别　　名】　茳芒决明。

【药用部位】　种子（茳芒），根（茳芒根）。

【采收加工】　10～11月果实成熟时采收，剪下荚果，打出种子，晒干；根在夏、秋季采挖，洗净，切片，晒干。

【性能主治】　茳芒：味甘、苦，性平；清肝明目，健胃调中，润肠解毒；主治目赤肿痛，头晕头胀，口腔糜烂，习惯性便秘，小儿疳积，痢疾，疟疾。**茳芒根**：味苦，性寒；清热解毒，杀虫；主治痢疾，咽喉炎，淋巴结炎，阴道滴虫，烧烫伤。

【生境分布】　生长于山地及空旷地的灌木丛或草丛中。国内分布于广东、云南等省区；省内各地均有栽培。

6.4　豆茶决明 Cassia nomame (Sieb.) Kitag.

【别　　名】　山扁豆、关门草。

【药用部位】　全草（关门草）。

【采收加工】　开花盛期割取地上部分，晒干。

【性能主治】　味甘、苦，性平；清热利尿，通便；主治水肿，脚气，黄疸，咳嗽，习惯性便秘。

【生境分布】　生长于山坡和田野的湿地草丛。国内分布于东北、华北及江苏、浙江、安徽、江西、湖北、湖南、云南、四川等省区；省内分布于各地山区丘陵地带。

7　紫荆属 Cercis L.

7.1　紫荆 Cercis chinensis Bge.

【别　　名】　满条红、紫花树、清明花。

【药用部位】　花（紫荆花），树皮（紫荆皮），木材（紫荆木），果实（紫荆果），根（紫荆根）。

【采收加工】　春季采收初开的花，晒干；春、夏季采剥树皮，晒干；夏季采摘成熟果实，晒干；全年采收木材，切片，晒干；根全年可采，鲜用或晒干。

【性能主治】　紫荆花：味苦，性平；清热凉血，祛风解毒；主治风湿筋骨痛，鼻中疳疮。**紫荆皮**：味苦，性平；活血通经，消肿解毒；主治风寒湿痹，经闭，血瘀疼痛，喉痛，淋疾，痈肿，疥癣，跌打损伤，蛇虫咬伤。**紫荆木**：味苦，性平；活血，通淋；主治痛经，瘀血腹痛，淋证。**紫荆果**：味苦，性平；止咳平喘，行气止痛；主治咳嗽痰多，哮喘，孕妇心痛。**紫荆根**：味苦，性平；破瘀活血，消痈解毒；主治月经不调，瘀滞腹痛，痈肿疮毒，痄腮。

【生境分布】　生长于低海拔的山坡溪畔、疏林或灌丛中。国内分布于辽宁、河北、河南、陕西、甘肃、江苏、安徽、浙江、江西、福建、湖北、湖南、广东、广西、四川、贵州、云南等省区；省内各地公园常见栽培。

7.2　白花紫荆 Cercis chinensis Bge. f. alba Hsu.

【药用部位】　同紫荆。

【采收加工】　同紫荆。

【性能主治】　同紫荆。

【生境分布】　国内分布于江苏、上海；省内济南植物园有引种。

8　沙冬青属 Ammopiptanthus Cheng f.

沙冬青 Ammopiptanthus mongolicus (Maxim. Ex Kom.) Cheng f.

【别　　名】　蒙古黄花木、冬青、蒙古沙冬青。

【药用部位】　枝叶（沙冬青）。

【采收加工】　夏、秋季采收，晒干。

【性能主治】　祛风、活血、止痛；外用主治冻疮、慢性风湿性关节炎等。

【生境分布】　生长于沙丘、河滩边台地，为良好的固沙植物。国内分布于内蒙古、宁夏、甘肃；省内东营有引种栽培。

9　马鞍树属 Maackia Rupr. et Maxim.

9.1　怀槐 Maackia amurensis Rupr. et Maxim.

【别　　名】　朝鲜槐、山槐。

【药用部位】　花（山槐花），树皮（山槐皮），枝（山槐枝）。

【采收加工】　花在6～7月采，晒干或烘干；树皮夏季剥取，切片，晒干；枝条夏季采收，切段，晒干。

【性能主治】　山槐花：味苦，性凉；凉血止血，清热解毒；主治各种出血症，痈疽疮毒。**山槐皮**：味苦，性凉；清热解毒，消肿散结；主治淋巴结结核，痈肿。**山槐枝**：祛风除湿；主治风湿性关节炎。

【生境分布】　生长于山坡灌丛、林缘、混交林中。国内分布于东北及内蒙古、河北等省区；省内胶东山区有分布。

9.2　毛叶朝鲜槐 Maackia amurensis Rupr. et Maxim. var. buergeri Schneid.

【药用部位】　同怀槐。

【采收加工】　同怀槐。

【性能主治】　同怀槐。

【生境分布】　生长于山坡灌丛、林缘、混交林中。国内分布于东北地区；省内青岛有分布。

10　槐属 Sophora L.

10.1　槐 Sophora japonica L.

【别　　名】　槐树、家槐、笨槐、槐连豆、国槐。

【药用部位】　花蕾（槐米），花（槐花），果实（槐角），嫩枝（槐枝），叶（槐叶），根（槐根），树皮（槐白皮），树脂（槐胶）。

【采收加工】　夏季采收花蕾或开放花，除去杂质，晒干；11～12月采收成熟果实，鲜用或晒干，或沸水稍烫后再晒干；春季采收嫩枝，晒干；春、夏季采叶，晒干或鲜用；全年采收根，洗净，晒干；树皮全年可剥取，除去外层栓皮，晒干；槐胶夏、秋季采收，晒干。

【性能主治】　**槐花及槐米**：味苦，性微寒；凉血止血，清肝泻火；主治便血，痔血，血痢，崩漏，吐血，衄血，肿热目赤，头痛眩晕。**槐角**：味苦，性寒；清热泻火，凉血止血；主治肠热便血，痔肿出血，肝热头痛，眩晕目赤。**槐枝**：味苦，性平；散瘀止血，清热燥湿，祛风杀虫；主治崩漏带下，心痛，目赤，痔疮，疥疮，阴囊湿痒。**槐叶**：味苦，性平；清肝泻火，凉血解毒，燥湿杀虫；主治小儿惊痫，壮热，肠风，尿血，湿疹，疥癣。**槐根**：味苦，性平；散瘀消肿，杀虫；主治痔疮，喉痹，蛔虫病。**槐白皮**：味苦，性平；祛风除湿，敛疮生肌，消肿解毒；主治风邪外中，热病口疮，肠风下血，痔疮，痈疽疮疖，水火烫伤。**槐胶**：味苦，性寒；平肝，息风，化痰；主治中风口噤，筋脉拘急，破伤风，顽痹，风热耳聋。

【生境分布】　国内分布于东北、内蒙古及新疆，南至广东、云南各省区，以黄河流域最为常见，为华北平原、黄土高原的农村、城市习见树种；省内各地普遍栽培。

10.2　龙爪槐 Sophora japonica L. var. pendula Hort.

【别　　名】　垂槐、盘槐。

【药用部位】　枝、叶。

【采收加工】　夏、秋季采收，枝切段或片，晒干。

【性能主治】　清肝，降血压。

【生境分布】　原产中国，现南北各省区广泛栽培，华北和黄土高原地区尤为多见，省内各地均有栽培。

10.3　苦参 Sophora flavescens Ait.

【别　　名】　地槐、山槐、野槐。

【药用部位】　根（苦参），种子（苦参实）。

【采收加工】　秋季挖根，除去地上部分，洗净，晒干；秋季采收成熟果实，打下种子，晒干。

【性能主治】　**苦参**：味苦，性寒；清热燥湿，杀虫，利尿；主治热痢，便血，黄疸尿闭，赤白带下，阴肿阴痒，湿疹，湿疮，皮肤瘙痒，疥癣麻风；外用于滴虫性阴道炎。**苦参实**：味苦，性寒；清热解毒，通便，杀虫；主治急性菌痢，大便秘结，蛔虫病。

【生境分布】　生长于山坡草丛、林缘或路旁。国内分布于南北各省区；省内各地山区丘陵地带均有分布。

10.4　毛苦参 Sophora flavescens Ait. var. kronei (Hance) C. Y. Ma

【药用部位】　同苦参。

【采收加工】　同苦参。

【性能主治】　同苦参。

【生境分布】　生长于山坡灌丛。国内分布于河北、山西、陕西、甘肃、河南、湖北、江苏；省内分布于泰山、蒙山等地。

10.5　白刺花 Sophora davidii (Franch.) Skeels

【别　　名】　狼牙刺、苦刺、苦刺枝、白花刺、铁马胡梢。

【药用部位】　花（白刺花），叶（白刺花叶），果实（白刺花果），根（白刺花根）。

【采收加工】　春季采收未完全开放花，夏季采叶，秋季采收成熟果实，晒干或鲜用；秋、冬季挖根，洗净，晒干。

【性能主治】　**白刺花**：味苦，性凉；清热解暑；主治暑热烦渴。**白刺花叶**：味苦，性凉；凉血，解毒，杀虫；主治衄血，疔疮肿毒，阴道滴虫，烫伤。**白刺花果**：味苦，性凉；清热化湿，消积止痛；主治消化不良，胃痛，腹痛。**白刺花根**：味苦，性寒；清热解毒，消炎杀虫，利尿消肿，凉血止血；主治胃痛，腹痛，痢疾，喉炎，扁桃体炎，气管炎，肝炎，肋膜炎，蛔虫病。

【生境分布】　生长于石灰质山坡。国内分布于河北、河南、山西、陕西、甘肃、湖南、湖北、贵州、云南、四川等省区；省内分布于鲁中南山区丘陵。

11　黄檀属 Dalbergia L. f.

黄檀 Dalbergia hupeana Hance

【别　　名】　檀树、檀根、望水檀、檀木、白檀树。

【药用部位】　根及根皮（檀根），叶（黄檀叶）。

【采收加工】　夏、秋季采叶，晒干或鲜用；夏、秋季采根或根皮，除去泥土，切碎，晒干。

【性能主治】 檀根：味苦、辛，性平，小毒；清热解毒，止血消肿；主治细菌性痢疾，疮疖疔毒，跌打肿痛，毒蛇咬伤。黄檀叶：味辛、苦，性平，小毒；清热解毒，活血消肿；主治疔疮肿毒，跌打损伤。

【生境分布】 生长于多石的山坡灌丛中。国内分布于华东、西南及江苏、浙江、江西、福建、河南、安徽、湖北、湖南、广东、广西、贵州、四川等省区；省内分布于胶东丘陵、沂蒙山区及枣庄等地。

12 紫藤属 Wisteria Nutt.

12.1 紫藤 Wisteria sinensis (Sims.) Sweet.

【别　　名】 萝花、藤萝花、藤萝、藤萝树、紫金藤。

【药用部位】 根（紫藤根），茎及茎皮（紫藤），花（紫藤花），种子（紫藤子）。

【采收加工】 根全年可采，洗净，切片，晒干；茎及茎皮夏季采收，晒干；花在花期采收，晒干；冬季采收成熟果实，取种子，晒干。

【性能主治】 紫藤根：味甘，性温；祛风除湿，舒筋活络；主治痹痛，痛风，关节痛。紫藤：味甘、苦，性微温，小毒；利水，除痹，杀虫；主治水癃病，浮肿，关节疼痛，肠寄生虫病。紫藤子：味甘，性微温，小毒；活血，通络，解毒，驱虫；主治筋骨疼痛，腹痛，吐泻，蛲虫病。紫藤花：解毒，止吐泻。

【生境分布】 生长于山坡、疏林缘、溪谷两旁、空旷草地。国内分布于华北、华东、中南、西南及辽宁、陕西、甘肃等省区，长江以南少有野生，多数为栽培；省内各地栽培于公园、庭院。

12.2 白花藤萝 Wisteria venusta Rehd. et Wills.

【别　　名】 白花藤、白藤、白龙藤、大发汗。

【药用部位】 根（大发汗）。

【采收加工】 全年可采，洗净，切片，晒干。

【性能主治】 味苦、辛，性温，有毒；发汗解表，祛风除湿，散瘀止痛；主治感冒发热，头痛鼻塞，风湿痹痛，跌打损伤。

【生境分布】 原产日本，生长于山坡岩石缝或灌木丛。国内分布于广西、云南等省区；省内青岛等地有栽培。

12.3 多花紫藤 Wisteria floribunda DC.

【别　　名】 日本紫藤。

【药用部位】 茎皮、花、种子（多花紫藤）。

【采收加工】 茎皮春季采收，花在花期采收，种子在果实成熟后采收，晒干。

【性能主治】 茎皮：杀虫，止痛，主治风痹痛、蛲虫病等；花：解毒，止吐泻；种子：有小毒，主治筋骨疼。

【生境分布】 原产日本。长江以南常见栽培；省内青岛有栽培。

12.4 藤萝 Wisteria villosa Rehder

【别　　名】 朱藤、招藤、招豆藤、葛花、柔毛紫藤。

【药用部位】 茎皮、花、种子（藤萝）。

【采收加工】 茎皮春季采收，花在花期采收，种子在果实成熟后采收，晒干。

【性能主治】 茎皮：杀虫、止痛、祛风通络，主治筋骨疼、风痹痛、蛲虫病等；花：解毒，止吐泻；种子：有小毒，主治筋骨疼。

【生境分布】 生长于山坡灌木丛及路旁。国内分布于河北、江苏、安徽、河南；省内各地公园有栽培。

13 刺槐属 Robinia L.

13.1 刺槐 Robinia pseudoacacia L.

【别　　名】 洋槐树、槐树、槐花、洋槐。

【药用部位】 花（刺槐花），根（刺槐根）。

【采收加工】 6～7月花盛开时采收花序，晾干；秋季挖根，洗净，切片，晒干。

【性能主治】 刺槐花：味甘，性平；止血；主治大肠下血，咯血，吐血，血崩。刺槐根：味苦，性微寒；凉血止血，舒筋活络；主治便血，咯血，吐血，崩漏，劳伤乏力，风湿骨痛，跌打损伤。

【生境分布】 原产美国东部，生长于公路旁及村舍附近。国内、省内广泛栽培。

13.2 无刺槐 Robinia pseudoacacia L. var. inermis DC.

【药用部位】 同刺槐。

【采收加工】 同刺槐。

【性能主治】 同刺槐。

【生境分布】 原产北美。省内青岛有栽培，作行道树及庭院树。

14 田菁属 Sesbania Scop.

田菁 Sesbania cannabina (Retz.) Pers.

【别　　名】 向天蜈蚣、铁精草、细叶木兰、叶顶珠。

【药用部位】 叶（向天蜈蚣），根（向天蜈蚣根）。

【采收加工】 叶夏季采收，鲜用或晒干；根秋季采挖，鲜用或晒干。

【性能主治】 向天蜈蚣：味甘、微苦，性平；清热凉血，解毒利尿；主治发热，目赤肿痛，小便淋痛，尿血，毒蛇咬伤。向天蜈蚣根：味甘、微苦，性平；涩精缩尿，止带；主治下消，遗精，子宫下垂，赤白带下。

【生境分布】 生长于田间、路旁或潮湿地。国内分布于华东及台湾、江苏、福建、浙江、广西、云南、广东等省区；省内各地有栽培或逸为野生。

15 木蓝属 Indigofera L.

15.1 本氏木蓝 Indigofera bungeana Walp.

【别　　名】 铁扫竹、铁扫帚、河北木蓝。

【药用部位】 根及全草（铁扫竹）。

【采收加工】 春、秋季采收，洗净，鲜用或切段晒干。

【性能主治】 味苦、涩，性凉；止血敛疮，清热利湿；主治吐血，创伤，无名肿毒，口疮，臁疮，痔疮，泄泻腹痛。

【生境分布】 生长于海拔600～1000m山坡草丛、河滩，也有栽培。国内分布于内蒙古、河北、陕西、山西、甘肃、江苏、安徽、浙江、湖北、四川、贵州、云南等省区；省内分布于济南、泰安、青岛等地。

15.2 花木蓝 Indigofera kirilowii Maxim. ex Palibin.

【别　　名】 吉氏木蓝、山扫帚、山花子、扫帚根、山绿豆。

【药用部位】 根（木蓝山豆根）。

【采收加工】 秋季采挖，鲜用或晒干。

【性能主治】 味苦，性寒；清热利咽，解毒，通便；主治暑瘟，热结便秘，咽喉肿痛，肺热咳嗽，黄疸，痔疮，秃疮，蛇、虫、犬咬伤。

【生境分布】 生长于山坡灌丛、疏林、岩缝中。国内分布于东北、华北及河北、陕西、山西、河南、浙江、内蒙古等省区；省内分布于各地山区。

16 长柄山蚂蝗属 Podocarpium（Benth.）Yang et Huang

长柄山蚂蝗 Podocarpium podocarpum（DC.）Yang et Huang

【别　　名】 菱叶山蚂蝗、小粘子草。

【药用部位】 根、叶（菱叶山蚂蝗）。

【采收加工】 夏、秋季采收，鲜用或切段晒干。

【性能主治】 味苦，性温；散寒解表，止咳，止血；主治风寒感冒，咳嗽，刀伤出血。

【生境分布】 生长于山谷、林缘、路旁潮湿处。国内分布于华北、华东、华中、华南、西南及陕西、甘肃等省区；省内分布于昆嵛山、青岛、曲阜孔林、抱犊崮等地。

17 菽子梢属 Campylotropis Bge.

菽子梢 Campylotropis macrocarpa（Bge.）Rehd.

【别　　名】 壮筋草、假花生、万年梢。

【药用部位】 根或枝叶（壮筋草）。

【采收加工】 夏、秋季采收根部或枝叶，切片或切段，晒干。

【性能主治】 味苦、微辛，性平；疏风解表，治血通络；主治风寒感冒，痧症，肾炎水肿，肢体麻木，半身不遂。

【生境分布】 生长于山坡、岩石缝中。国内分布于华北、华东及辽宁、陕西、甘肃、湖北、四川等省区；省内分布于济南橛山、开元寺，青州仰天山等地。

18 胡枝子属 Lespedeza Michx.

18.1 胡枝子 Lespedeza bicolor Turcz.

【别　　名】 野扫帚、扫帚苗、胡枝子苗。

【药用部位】 茎叶（胡枝子），根（胡枝子根），花（胡枝子花）。

【采收加工】 夏季采花，阴干或鲜用；夏、秋季采收茎叶，晒干或鲜用；秋、冬季挖根，洗净，晒干。

【性能主治】 胡枝子：味甘，性平；清热润肺，利水通淋；主治肺热咳嗽，感冒发热，百日咳，淋病，风湿骨痛，跌打损伤，骨折。胡枝子根：味甘，性平；祛风除湿，活血止痛，止血止带，清热解毒；主治感冒发烧，风湿痹痛，跌打损伤，鼻衄，赤白带下。胡枝子花：味甘，性平；清热止血，润肺止咳；主治便血，肺热咳嗽。

【生境分布】 生长于海拔较高的山顶、山坡或灌丛。国内分布于东北、华北及内蒙古、浙江、安徽、河南、湖北、陕西、甘肃、宁夏等省区；省内各地山区丘陵地带均有分布。

18.2 绿叶胡枝子 Lespedeza buergeri Miq.

【别　　名】 土附子、九月豆、女金丹。

【药用部位】 根（女金丹），叶（三叶青）。

【采收加工】 根夏、秋季采收，洗净，去掉粗皮，鲜用或晒干；叶夏、秋季采收，鲜用。

【性能主治】 女金丹：味辛、微苦，性平；清热解表，化痰，利湿，活血止痛；主治感冒发热，咳嗽，肺痈，小儿哮喘，淋证，黄疸，胃痛，胸痛，瘀血腹痛，风湿痹痛，崩漏，疔疮痈疽，丹毒。三叶青：清热解毒；主治痈疽发背。

【生境分布】 生长于山坡丛林或路旁杂草中。国内分布于陕西、山西、河南、江苏、浙江、安徽、江西、湖北、四川、台湾等省区；省内泰安等地有栽培。

18.3 兴安胡枝子 Lespedeza davurica（Laxm.）Schindl.

【别　　名】 青龙草、小茶叶、达呼里胡枝子。

【药用部位】 全草或根（枝儿条）。

【采收加工】 夏、秋季采挖，切段，晒干。

【性能主治】 味辛，性温；解表散寒；主治感冒，发烧，咳嗽。

【生境分布】 生长于海拔较低的干旱山坡、路旁或杂草丛中。国内分布于东北、华北、西北及内蒙古、安徽、云南、四川等省区；省内各地山区丘陵地带均有分布。

18.4 毛胡枝子 Lespedeza tomentosa（Thunb.）Sieb. ex Maxim.

【别　　名】 绒毛胡枝子、大胡枝子、山豆花。

【药用部位】 全株（山豆花），根（小血人参）。

【采收加工】 夏、秋季采收全株，切段，晒干；秋、冬季挖根，洗净，晒干。

【性能主治】 味甘、微淡，性平；健脾补虚，清热利湿，活血调经，滋补镇咳；主治血虚头晕，虚痨，虚肿，水肿，痢疾，经闭，痛经。

【生境分布】 生长于低山坡、荒地或路旁草丛中。国内分布于东北、华北、华东、华中、西南及内蒙古等省区；省内各地山区丘陵地带均有分布。

18.5　多花胡枝子 Lespedeza floribunda Bge.

【别　　名】　米汤草、石告杯、铁鞭草。

【药用部位】　根或全草（铁鞭草）。

【采收加工】　6～10 月采收，根洗净、切片、晒干，茎叶切段，晒干。

【性能主治】　味涩，性凉；消积，截疟；主治小儿疳积，疟疾。

【生境分布】　生长于山坡、旷野，石灰岩山地常见。国内分布于华北及辽宁、内蒙古、陕西、甘肃、宁夏、青海、江苏、浙江、江西、湖北、湖南、广西、四川等省区；省内分布于各地山区丘陵地带。

18.6　细梗胡枝子 Lespedeza virgata (Thunb.) DC.

【别　　名】　掐不齐、斑鸠花。

【药用部位】　全草（掐不齐）。

【采收加工】　夏季采收，切碎，晒干。

【性能主治】　味甘、微苦，性平；清暑利尿，截疟；主治中暑，小便不利，疟疾，感冒，高血压。

【生境分布】　生长于海拔 800m 以下石山山坡。国内分布于华北、华东、华中、西南及陕西、甘肃等省区；省内分布于泰山、徂徕山、崂山、昆嵛山等地。

18.7　截叶胡枝子 Lespedeza cuneata (Dum. Cours) G. Don.

【别　　名】　夜合草、铁扫把、截叶铁扫帚、夜关门。

【药用部位】　根及全草（夜关门、截叶铁扫帚）。

【采收加工】　夏、秋季采收全草，晒干；秋、冬季挖根，洗净，晒干。

【性能主治】　味苦、辛，性凉；补肝肾，益肺阴，祛瘀消肿；主治肝炎，肾炎，腹水，胃病癥块，腹泻痢疾，遗精，遗尿，尿道结石，疝气，白带，哮喘，劳伤，跌打损伤，小儿疳积，目赤，视力减退，毒蛇咬伤。

【生境分布】　生长于山坡、丘陵草丛中。国内分布于河南、陕西，南至广东、云南等省区；省内分布于青岛、烟台、潍坊、泰安等地。

18.8　尖叶胡枝子 Lespedeza juncea (L. f.) Pers.

【别　　名】　尖叶铁扫帚。

【药用部位】　全株（尖叶铁扫帚）。

【采收加工】　夏、秋季采收，切段，晒干。

【性能主治】　益肝明目，清热利湿，解毒。

【生境分布】　生长于山坡、丘陵。国内分布于东北及华北地区；省内分布于胶东山区。

18.9　阴山胡枝子 Lespedeza inschanica (Maxim.) Schindl.

【药用部位】　全株、根、叶（阴山胡枝子）。

【采收加工】　夏、秋季采收全草及叶，晒干；秋、冬季挖根，洗净，切片，晒干。

【性能主治】　全株：主治水泻，痢疾，感冒，跌打损伤，小儿遗尿，外用治疗刀枪伤，烫伤，疮毒；根：主治肾炎，膀胱炎，乳腺炎。叶：主治黄水疮，皮肤湿疹，毒蛇咬伤，带状疱疹。

【生境分布】　生长于旱山坡。国内分布于辽宁、内蒙古、河北、山西、陕西、甘肃、河南、江苏、安徽、湖北、湖南、四川、云南等省区；省内分布于各地山区。

18.10　美丽胡枝子 Lespedeza thunbergii (DC.) Nakai subsp. formosa (Vog.) H. Ohashi

【别　　名】　毛胡枝子。

【药用部位】　全株、根、叶（美丽胡枝子）。

【采收加工】　夏、秋季采收全草及叶，晒干；秋、冬季挖根，洗净，切片，晒干。

【性能主治】　清肺热，祛风湿，散瘀血；主治肺痈，风湿疼痛，跌打损伤。

【生境分布】　生长于海拔 2800m 以下山坡、路旁及林缘灌丛。国内分布于河北、陕西、甘肃、江苏、安徽、浙江、江西、福建、河南、湖北、湖南、广东、广西、四川、云南等省区；省内青岛中山公园有引种栽培。

19　鸡眼草属 Kummerowia Schneidl.

19.1　鸡眼草 Kummerowia striata (Thunb.) Schindl.

【别　　名】　掐不齐、人字草、蚂蚁草、瞎眼草。

【药用部位】　全草（鸡眼草）。

【采收加工】　7～9 月采收，鲜用或晒干。

【性能主治】　味甘、辛、微苦，性平；清热解毒、健脾利湿，活血止血；主治感冒发热，暑湿吐泻，黄疸，痈疽疔疮，痢疾，疳疾，血淋，咯血，衄血，跌打损伤，赤白带下。

【生境分布】　生长于山坡、路旁、草丛。国内分布于东北、华北、华东、中南、西南等区域；省内各地均有分布。

19.2　长萼鸡眼草 Kummerowia stipulacea (Maxim.) Makino

【别　　名】　竖毛鸡眼草、大山斑鸠窝。

【药用部位】　同鸡眼草。

【采收加工】　同鸡眼草。

【性能主治】　同鸡眼草。

【生境分布】　生长于山坡、路旁、草丛。国内分布于东北、华北、西北、中南等区域；省内各地均有分布。

20　刺桐属 Erythrina L.

龙牙花 Erythrina corallodendron L.

【别　　名】　象牙红。

【药用部位】 树皮（龙牙花）。

【采收加工】 全年可采，晒干。

【性能主治】 味辛，性温；疏肝行气，止痛；主治胸胁胀痛，乳房胀痛，痛经，经闭。

【生境分布】 原产热带美洲。国内广州、桂林、贵阳、西双版纳、杭州和台湾等地有栽培；省内各地公园温室有栽培。

21 土圞儿属 Apios Farb.

土圞儿 Apios fortunei Maxim.

【别　　名】 九子羊、地栗子、野绿豆。

【药用部位】 块根（土圞儿）。

【采收加工】 秋季茎叶枯萎时采挖，除去泥土、茎叶，晒干。

【性能主治】 味甘、微苦，性平；清热解毒，止咳祛痰；主治感冒咳嗽，咽喉肿痛，百日咳，乳痈，瘰疬，无名肿毒，毒蛇咬伤，带状疱疹。

【生境分布】 生长于潮湿山坡、灌丛或田埂上。国内分布于江苏、浙江、福建、江西、湖北、湖南、广东、广西、贵州、四川、台湾等省；省内分布于昆嵛山及荣成等地。

22 刀豆属 Canavaliae Adans.

刀豆 Canavaliae gladiata (Jacq.) DC.

【别　　名】 刀豆子、大刀豆。

【药用部位】 种子（刀豆）。

【采收加工】 8～11月分批采摘成熟果荚，剥出种子，晒干或炕干。

【性能主治】 味甘，性温；温中下气，益肾补元；主治虚寒呃逆，肾虚腰痛。

【生境分布】 原产美洲热带地区。国内长江以南各省有野生或栽培；省内济南、临沂等地有栽培。

23 葛属 Pueraria DC.

23.1 野葛 Pueraria lobata (Willd.) Ohwi

【别　　名】 葛、葛藤、野扁葛、葛条根。

【药用部位】 块根（葛根），块根经水磨而澄取的淀粉（葛粉），花（葛花），叶（葛叶），藤茎（葛藤），种子（葛谷）。

【采收加工】 块根春、秋季采挖，洗净，除去外皮，切斜厚片或小块，晒干；将块根水磨，澄取淀粉，晒干；立秋后采摘未完全开放花，去枝叶，晒干；叶全年可采，晒干或鲜用；藤茎全年可采，鲜用或晒干；秋季采收成熟果实，打下种子，晒干。

【性能主治】 **葛根**：味甘、辛，性凉；解肌退热，生津，透疹，升阳止泻；主治外感发热头痛、项背强痛，口渴，消渴，麻疹不透，热痢，泄泻，高血压颈项强痛。**葛粉**：味甘，性寒；解热除烦，生津止渴；主治烦热，口渴，醉酒，喉痹，疮疖。**葛花**：味甘，性平；解酒醒脾，止血；主治酒毒烦热口渴，头痛头晕，脘腹胀满，呕逆吐酸，不思饮食，吐血，肠风下血。**葛叶**：味甘、微涩，性凉；止血；主治外伤出血。**葛藤**：味甘，性寒；清热解毒，消肿；主治喉痹，疮痈疔肿。**葛谷**：味甘性平；健脾止泻，解酒；主治泄泻，痢疾，饮酒过度。

【生境分布】 生长于山坡、路边草丛及较阴湿的地方。国内分布于除新疆、西藏以外的各省区；省内分布于临沂、泰安、潍坊、烟台、青岛、济南等地。

23.2 甘葛藤 Pueraria thomsonii Benth.

【别　　名】 葛麻藤。

【药用部位】 块根。

【采收加工】 春、秋季采挖，洗净，除去外皮，切斜厚片或小块，晒干。

【性能主治】 味甘、辛，性凉；解肌退热，生津，透疹，升阳止泻；主治外感发热头痛、项背强痛，口渴，消渴，麻疹不透，热痢，泄泻，高血压颈项强痛。

【生境分布】 生长于山野灌丛和疏林。国内分布于广东、广西、四川、云南等省区；省内临沂、泰安等地有引种栽培。

23.3 白花葛藤 Pueraria montana (Lour.) Merr. var. culaishanensis D. K. Zang

【药用部位】 根（葛麻姆）。

【采收加工】 春、秋季采挖，洗净，切片，晒干。

【性能主治】 味苦、辛，性平；清热，透疹，生津，止咳；主治麻疹不透，肺热咳嗽，消渴，口腔溃疡。

【生境分布】 省内分布于徂徕山。

24 大豆属 Glycine L.

24.1 大豆 Glycine max (L.) Merr.

【别　　名】 大菽。

【药用部位】 黑色种子（黑大豆），黄色种子（黄大豆），黑色种子经蒸煮、发酵等加工而成的制品（淡豆豉、豆黄），种子发芽后晒干（大豆黄卷），黑大豆种皮（黑豆皮），种子制成的浆汁（豆腐浆），种子加工制成品（豆腐），种子所榨取的脂肪油（豆油），花（黑大豆花），叶（黑大豆叶），根（大豆根）。

【采收加工】 **黑大豆**：8～10月果实成熟后采收，碾碎果壳，拣取黑色种子，晒干；**黄大豆**：8～10月果实成熟后采收，拣取黄色种子，晒干；**淡豆豉**：将黑大豆洗净，另取桑叶、青蒿煎液拌入豆中，吸尽后置蒸笼内蒸透，取出稍晾，再置容器内，用煎煮过的桑叶、青蒿覆盖，在25～28℃和80%相对湿度下使其发酵，至长满黄衣时取出，除去药渣，加适量水搅拌，置容器内，保持50～60℃再闷15～20天，使其充分发酵，至有香气逸出时，取出，略蒸，干燥；**豆黄**：用黑大豆1斗，蒸熟，铺席上，以蒿覆之，待上黄，取出晒干；**大豆黄卷**：将大豆洗净，浸泡至外皮微铍，捞出，至竹笋内，上盖湿蒲包或湿布，每日淋水 1～2 次，促使发芽，至芽长 0.5～1cm 时，取出摊在匾内，先置有风处吹至半干（防止脱壳），再行晒干；**黑大豆皮：**将黑大豆用清水浸泡，待发芽后，搓下种皮，晒干；**豆腐浆、豆腐：**用黄大豆以水浸约 1 天左右，带水磨碎，滤去杂质，入锅煮沸，即成豆腐浆，再点以盐卤或石膏，即成豆腐花，然后用布包裹，榨去部分水分，即成豆腐；**黑大豆花：**6～7 月开放时采收，晒干；**黑大豆叶：**春季采收，鲜用或晒干；**大豆根：**秋季采收，洗净，晒干。

【性能主治】 **黑大豆：**味甘，性平；活血利水，祛风解毒，健脾益肾；主治水肿胀满，风毒脚气，黄疸浮肿，肾虚腰痛，遗尿，风痹筋挛，产后风痉，口噤，痈肿疮毒，药物、食物中毒。**黄大豆：**味甘，性平；宽中导滞，健脾利水，解毒消肿；主治食积泻痢，腹胀食呆，疮痈肿毒，脾虚水肿，外伤出血。**淡豆豉：**味苦、辛，性平；解肌发表，宣郁除烦；主治外感表证，寒热头痛，心烦，胸闷，懊恼不眠。**黄豆：**味甘，性温；祛风除湿，健脾益气；主治湿痹，关节疼痛，脾虚食少，阴囊湿痒。**大豆黄卷：**味甘，性平；清热透表，除湿利气；主治湿温初起，暑湿发热，食滞脘痞，湿痹，筋挛，骨节烦疼，水肿胀满，小便不利。**黑大豆皮：**味甘，性凉；养阴平肝，祛风解毒；主治眩晕，头痛，阴虚烦热，盗汗，风痹，湿毒，痈疮。**豆腐浆：**味甘，性平；清肺化痰，润燥通便，利尿解毒；主治虚劳咳嗽，痰火哮喘，肺痈，湿热黄疸，血崩，便血，大便秘结，小便淋浊，食物中毒。**豆腐：**味甘，性凉；泻火解毒，生津润燥，和中益气；主治目赤肿痛，肺热咳嗽，消渴，休息痢，脾虚腹胀。**豆油：**味辛、甘，性温；润肠通便，驱虫解毒；主治肠虫梗阻，大便秘结，疥癣。**黑大豆花：**味苦、微甘，性凉；明目去翳；主治翳膜遮睛。**黑大豆叶：**利尿通淋，凉血解毒；主治热淋，血淋，蛇咬伤。**大豆根：**味甘，性平；利水消肿；主治水肿。

【生境分布】 原产我国，是重要的粮食作物。国内、省内各地均有栽培。

24.2 野大豆 Glycine soja Sieb. et Zucc.

【别　　名】 稆豆、野黄豆。

【药用部位】 种子（稆豆），茎、叶及根（野大豆藤）。

【采收加工】 秋季采收成熟荚果，取出种子，晒干；秋季采收茎、叶及根，晒干。

【性能主治】 **稆豆：**味甘，性凉；补益肝肾，祛风解毒；主治肾虚腰痛，风痹，筋骨疼痛，阴虚盗汗，内热消渴，目昏头晕，产后风痉，小儿疳积，痈肿。**野大豆藤：**味甘，性凉；清热敛汗，舒筋止痛；主治盗汗，劳伤筋痛，胃脘痛，小儿食积。

【生境分布】 生长于海拔 100～800m 的山野、路旁或灌木丛中。国内分布于东北及河北、山西、陕西、甘肃、江苏、安徽、浙江、河南、湖北、湖南、四川、贵州等省区；省内分布于济南、青岛、烟台、泰安、东营等地。

25　两型豆属 Amphicarpaea Elliott.

三籽两型豆 Amphicarpaea trisperma Baker

【别　　名】 野扁豆、野黄豆、野毛扁豆、阴阳豆。

【药用部位】 全草或根（阴阳豆）。

【采收加工】 夏、秋季采收，晒干。

【性能主治】 味苦、淡，性平；消食，解毒，止痛；主治消化不良，体虚自汗，盗汗，各种疼痛，疮疖。

【生境分布】 生长于丛林边缘。国内分布于东北、华北、华东及黄河中下游、长江中下游等区域；省内分布于鲁中南山区。

26　扁豆属 Dolichos L.

扁豆 Dolichos lablab L.

【别　　名】 眉豆、白扁豆、小刀豆、火镰扁豆、膨皮豆、藤豆、沿篱豆、鹊豆、皮扁豆、豆角。

【药用部位】 种子（白扁豆），种皮（扁豆衣），花（扁豆花），叶（扁豆叶），茎藤（扁豆藤），根（扁豆根）。

【采收加工】 秋季采摘成熟荚果，剥取种子，晒干，捡净杂质；取鲜种子或干种子泡软，剥取种皮，晒干；夏、秋季采收未完全开放的花，晒干或阴干；叶秋季采收，鲜用或晒干；茎藤和根秋季采收，洗净，晒干。

【性能主治】 **白扁豆：**味甘、淡，性平；健脾，化湿，消暑；主治脾虚生湿，食少便溏，白带过多，暑湿吐泻，烦渴胸闷。**扁豆衣：**味甘，性平；消暑化湿，健脾止泻；主治暑湿内蕴，呕吐泄泻，胸闷纳呆，脚气浮肿，妇女带下。**扁豆花：**味甘，性平；解暑化湿，和中健脾；主治夏伤暑湿，发热，泄泻，痢疾，赤白带下，跌打伤肿。**扁豆叶：**味微甘，性平；清暑利湿，解毒消肿；主治暑湿吐泻，疮疖肿毒，蛇虫咬伤。**扁豆藤：**味微苦，性平；化湿和中；主治暑湿吐泻不止。**扁豆根：**味微苦，性平；消暑，化湿，止血；主治暑湿泄泻，痢疾，淋浊，带下，便血，痔疮，瘘管。

【生境分布】 原产印度。国内、省内各地广泛栽培。

27　豇豆属 Vibna Savi

27.1 豇豆 Vigna unguiculata (L.) Walp.

【别　　名】 豆角、饭豆。

【药用部位】 种子（豇豆），荚壳（豇豆壳），叶（豇豆叶），根（豇豆根）。

【采收加工】 秋季果实成熟时采收，晒干，打下种子，收集种子和果壳分别晒干；夏季采叶，秋季挖根，洗净，晒干或鲜用。

【性能主治】 **豇豆：**味甘、咸，性平；健脾利湿，补肾涩精；主治脾胃虚弱，泄泻痢疾，吐逆，肾虚腰痛，遗精，消渴，白带，小便频数。**豇豆壳：**味甘，性平；补肾健脾，利水消肿，镇痛，解毒；主治腰痛，肾炎，胆囊炎，带状疱疹，乳痈。**豇豆叶：**味甘、淡，性平；利小便，解毒；主治淋症，小便不利，蛇咬伤。**豇豆根：**味甘，性平；健脾益气，消积，解毒；主治脾胃虚弱，食积，白带，淋浊，痔血，疔疮。

【生境分布】 原产印度和缅甸，栽培于排水良好的田地。国内各省区广泛栽培；省内济南、泰安、临沂等地均有栽培。

27.2 长豇豆 Vigna unguiculata (L.) Walp. var. sesquipedalis (L.) Ohashi

【别　　名】 长豆角。

【药用部位】 种子（豇豆）。

【采收加工】 秋季果实成熟时采收，剥出种子，晒干。

【性能主治】 味甘，性平；健脾，补气；主治食欲不振。

【生境分布】 国内东北及河北、陕西、湖北、四川等省区均有栽培；省内栽培普遍。

27.3 饭豇豆 Vigna unguiculata (L.) Walp. var. cylindrical (L.) Ohashi

【别　　名】 饭豆、白饭豆、眉豆、短豇豆。

【药用部位】 种子（豇豆）。

【采收加工】 同长豇豆。

【性能主治】 同长豇豆。

【生境分布】 原产亚州南部。国内部分省区有栽培；省内栽培普遍。

28 菜豆属 Phaseolus L.

28.1 菜豆 Phaseolus vulgaris L.

【别　　名】 四季豆、芸豆、角豆。

【药用部位】 荚果（菜豆），种子（白饭豆）。

【采收加工】 夏季采摘荚果，鲜用；夏、秋季荚果成熟时采摘，打下种子，除去杂质，晒干。

【性能主治】 味甘、淡，性平；滋养解热，利尿消肿；主治暑热烦渴，水肿，脚气。

【生境分布】 原产美洲。国内各地广泛种植；省内栽培于园地、篱笆或地堰边。

28.2 矮菜豆 Phaseolus vulgaris L. var. humilis Alef.

【药用部位】 荚果（菜豆），种子（白饭豆）。

【采收加工】 夏季采摘荚果，鲜用；夏、秋季荚果成熟时采摘，打下种子，除去杂质，晒干。

【性能主治】 味甘、淡，性平；滋养解热，利尿消肿；主治暑热烦渴，水肿，脚气。

【生境分布】 国内各地广泛种植；省内各地栽培于园地、篱笆或地堰边。

28.3 金甲豆 Phaseolus lunatus L.

【别　　名】 棉豆、香豆、雪豆。

【药用部位】 种子（金甲豆）。

【采收加工】 秋季摘取成熟荚果，剥出种子，除去杂质，晒干。

【性能主治】 味甘、苦，性平；补血，活血，消肿；主治血虚，胸腹疼痛，跌打肿痛，水肿。

【生境分布】 原产美洲热带。国内河北、江西、广东、广西、云南等省区均有栽培；省内偶有栽培。

28.4 绿豆 Phaseolus radiatus L.

【别　　名】 小绿豆、绿饭豆、毛绿豆。

【药用部位】 种子（绿豆），种子经水磨加工而得的淀粉（绿豆粉），种皮（绿豆衣），种子经淹浸后发出的嫩芽（绿豆芽），叶（绿豆叶），花（绿豆花）。

【采收加工】 夏、秋季果实成熟时采割全株，晒干，打下种子，除去杂质；将绿豆用水泡胀，揉搓，取种皮，或收集绿豆发芽时脱落的种皮，晒干；夏季采花，夏、秋季采叶，鲜用或晒干。

【性能主治】 绿豆：味甘，性寒；清热，消暑，利水，解毒；主治暑热烦渴，感冒发热，霍乱吐泻，痰热哮喘，头痛目赤，口舌生疮，水肿尿少，疮疡肿毒，风疹丹毒，药物及食物中毒。绿豆粉：味甘，性寒；清热消暑，凉血解毒；主治暑热烦渴，痈肿疮疡，丹毒，烧烫伤，跌打损伤，肠风下血，酒毒。绿豆皮：味甘，性寒；清暑止渴，利尿解毒，退目翳；主治暑热烦渴，泄泻，痢疾，水肿，痈肿，丹毒，目翳。绿豆芽：味甘，性凉；清热消暑，解毒利尿；主治暑热烦渴，酒毒，小便不利，目翳。绿豆叶：味苦，性寒；和胃，解毒；主治霍乱吐泻，斑疹，疔疮，疥癣，药毒，火毒。绿豆花：味甘，性寒；解酒毒；主治急慢性酒精中毒。

【生境分布】 原产印度、缅甸。国内各地均有栽培；省内栽培于排水良好的肥沃土地。

28.5 赤小豆 Phaseolus calcaratus Roxb.

【别　　名】 红豆、朱豆、朱小豆、米赤豆。

【药用部位】 种子（赤小豆），花（赤小豆花），叶（赤小豆叶），芽（赤小豆芽）。

【采收加工】 秋季荚果成熟而未开裂时采割全株，晒干，打下种子，除去杂质；夏季采收叶、花，阴干或鲜用；取成熟种子进行发芽，晒干。

【性能主治】 赤小豆：味甘、酸，性微寒；利水消肿，退黄，清热解毒，消痈；主治水肿，脚气，黄疸，淋病，便血，肿毒疮疡，癣疹。赤小豆花：味辛，性微凉；解毒消肿，行气利水，明目；主治疔疮丹毒，饮酒过度，腹胀食少，水肿，肝热目赤昏花。赤小豆叶：味甘、酸、涩，性平；固肾缩溺，明目，止渴；主治小便频数，肝热目昏，心烦口渴。赤小豆芽：味甘，性微凉；清热解毒，止血，安胎；主治肠风便血，肠痈，赤白痢疾，妊娠胎漏。

【生境分布】 原产亚洲热带。国内分布于浙江、江西、湖南、广东、广西、贵州、云南等省区；省内各地栽培于农田。

28.6 赤豆 Phaseolus angularis W. F. Wight.

【别　　名】 红小豆、红饭豆。

【药用部位】　种子（赤豆），花（赤豆花），叶（赤豆叶），芽（赤豆芽）。

【采收加工】　秋季荚果成熟而未开裂时采割全株，晒干，打下种子，除去杂质；夏季采收开放花及叶，晒干；取成熟种子进行发芽，晒干。

【性能主治】　**赤豆**：味甘、酸，性微寒；利水消肿退黄，清热解毒消痈；主治水肿，脚气，黄疸，淋病，便血，肿毒疮疡，癣疹。**赤豆花**：味辛，性微凉；解毒消肿，行气利水，明目；主治疔疮丹毒，饮酒过度，腹胀食少，水肿，肝热目赤昏花。**赤豆叶**：味甘、酸、涩，性平；固肾缩尿，明目，止渴；主治小便频数，肝热目昏，心烦口渴。**赤豆芽**：味甘，性微凉；清热解毒，止血，安胎；主治肠风便血，肠痈，赤白痢疾，妊娠胎漏。

【生境分布】　国内各省区广泛种植；省内栽培于农田。

29　鹿藿属 Rhynchosia Lour.

29.1　鹿藿 Rhynchosia volubilis Lour.

【别　　名】　红荚豆、大叶野绿豆、山黑豆、野毛豆。

【药用部位】　茎叶（鹿藿），根（鹿藿根）。

【采收加工】　茎叶 5～6 月采收，鲜用或晒干；根秋季采挖，洗净，鲜用或晒干。

【性能主治】　**鹿藿**：味苦、酸，性平；祛风除湿，活血，解毒；主治风湿痹痛，头痛，牙痛，腰脊疼痛，瘀血腹痛，产褥热，瘰疬，痈肿疮毒，跌打损伤，烫火伤。**鹿藿根**：味苦，性平；活血止痛，解毒，消积；主治妇女痛经，瘰疬，疖肿，小儿疳积。

【生境分布】　生长于海拔 400～1200m 山坡草丛或附攀树上。国内分布于江苏、安徽、江西、福建、台湾、广东、广西、湖南、湖北、四川等省区；省内分布于荣成市青鱼滩。

29.2　渐尖叶鹿藿 Rhynchosia acuminatifolia Makino

【别　　名】　黑药豆。

【药用部位】　种子（黑药豆）。

【采收加工】　夏季果实成熟时采收，晒干，打下种子，除去杂质。

【性能主治】　味甘，性平；明目；主治眼目不明。

【生境分布】　生长于竹林边缘或山坡路旁。国内分布于安徽、浙江、江西；省内分布于崂山。

30　补骨脂属 Psoralea L.

补骨脂 Psoralea corylifolia L.

【别　　名】　胡韭子、破故纸、黑故子。

【药用部位】　果实（补骨脂）。

【采收加工】　秋季大部分果实成熟时，割取果穗，晒干，打下果实，除净杂质。

【性能主治】　味辛、苦，性温；温肾助阳，纳气，止泻；主治阳痿遗精，遗尿尿频，腰膝冷痛，肾虚作喘，五更泄泻；外用于白癜风，斑秃。

【生境分布】　生长于山坡草丛。国内分布于东北、华北、华东、中南、西南等区域；省内各地常有栽培。

31　紫穗槐属 Amorpha L.

紫穗槐 Amorpha fruticosa L.

【别　　名】　棉槐、洋腊条、棉槐棵、棉槐条子。

【药用部位】　叶（紫穗槐叶），荚果和种子（紫穗槐子），花（紫穗槐花）。

【采收加工】　夏季采摘近开放花和叶，晒干或鲜用；秋季果实成熟时采下果序，晒干，打下种子，去除杂质。

【性能主治】　**紫穗槐叶**：味苦，性凉；清热解毒，祛湿消肿；主治痈疮，烫伤，湿疹。**紫穗槐花**：清热，凉血，止血。**紫穗槐子**：杀虫。

【生境分布】　原产美国，生长于山坡、路旁、林缘。国内各省区广泛种植；省内常栽培于路边、沟渠或河岸。

32　合萌属 Aeschynomene L.

合萌 Aeschynomene indica L.

【别　　名】　田皂角、光棟子、海柳、野兰、野寒豆。

【药用部位】　地上部分（合萌），茎木质部（梗通草），根（合萌根），叶（合萌叶）。

【采收加工】　9～10 月采收地上部分，晒干或鲜用；秋季将主茎剥去外皮，取木质部，晒干；夏、秋季采叶，鲜用或晒干；秋季挖根，洗净，鲜用或晒干。

【性能主治】　**合萌**：味甘、苦，性微寒；清热利湿，祛风明目，通乳；主治热淋，血淋，水肿，泄泻，痢疾，疖肿，疮疥，目赤肿痛，眼生云翳，夜盲，关节疼痛，乳少。**梗通草**：味淡、微苦，性凉；清热，利尿，通乳，明目；主治热淋，小便不利，水肿，乳汁不通，夜盲。**合萌叶**：味甘，性微寒；解毒，消肿，止血；主治痈肿疮疡，创伤出血，毒蛇咬伤。**合萌根**：味甘、苦，性寒；清热利湿，消积，解毒；主治血淋，泄泻，痢疾，疳积，目昏，牙痛，疮疖。

【生境分布】　生长于潮湿地或水边。国内分布于东北、华北、华东、中南、西南等区域；省内除鲁西北以外，各地均产。

33　落花生属 Arachis L.

落花生 Arachis hypogaea L.

【别　　名】　花生、果子、长生果子、番果、落地生。

【药用部位】　种子（落花生），种子油（花生油），种皮（花生衣），果壳（花生壳），枝叶（落花生枝叶），根（落花生根）。

【采收加工】　秋季采挖根部，洗净，鲜用或切碎晒干；秋季挖出果实，剥离果壳及种子，分别晒干；取种子剥取种皮，晒干；将种子粉碎、加热、压榨，取油；夏、秋季采收茎叶，洗净，鲜用或切碎晒干。

【性能主治】　**落花生**：味甘，性平；健脾养胃，润肺化痰；主治脾虚不运，肺燥咳嗽，反胃不舒，脚气，乳少，大便燥结。**花生油：**味甘，性平；润燥滑肠去积；主治蛔虫性肠梗塞，胎衣不下，烫伤。**花生衣：**味甘、微苦、涩，性平；凉血止血，散瘀；主治血友病，类血友病，血小板减少性紫癜，肝病出血，术后出血，咳血，咯血，便血，衄血，子宫出血。**花生壳：**味淡、涩，性平；化痰止咳，降压；主治久咳气喘，咳痰带血，高胆固醇血症，高血压。**落花生枝叶：**味甘、淡，性平；清热解毒，宁神降压；主治跌打损伤，痈肿疮毒，失眠，高血压。**落花生根：**味淡，性平；祛风除湿，通络；主治风湿关节痛。

【生境分布】 原产南美洲巴西等地。国内各省区均有栽培；省内广泛栽培于地势较高、排水良好的沙质壤土或山地。

34 锦鸡儿属 Caragana Fabr.

34.1 锦鸡儿 Caragana sinica (Buchoz) Rehd.

【别　　名】 金雀花、铁扫帚、针扎、千口针、绣花针。

【药用部位】 花（锦鸡儿），根及根皮（锦鸡儿根）。

【采收加工】 4～5月采收开放花，晒干或鲜用；8～9月挖根，洗净，除去细根和尾须，刮去粗皮，用木棒轻敲，除去木心，切成15～16cm小段，晒干。

【性能主治】 锦鸡儿：味甘，性微温；健脾益肾，和血祛风，解毒；主治虚损咳嗽，头晕头痛，耳鸣眼花，腰膝酸软，气虚，带下，小儿疳积，痘疹透发不畅，乳痈，痛风，跌打损伤。**锦鸡儿根：**味甘、辛、微苦，性平；补肺健脾，活血祛风；主治虚劳倦怠，肺虚久咳，高血压，白带，血崩，月经不调，乳汁缺少，痛风，半身不遂，风湿骨痛，跌打损伤。

【生境分布】 生长于山坡灌丛或栽培于庭园。国内分布于河南、河北、陕西、江苏、浙江、福建、江西、湖北、湖南、云南、贵州、四川等省区；省内分布于青岛、潍坊、济南、临沂、泰山、徂徕山、齐河等地。

34.2 小叶锦鸡儿 Caragana microphylla Lam.

【别　　名】 柠鸡儿果。

【药用部位】 果实或根（小叶锦鸡儿）。

【采收加工】 秋季采收果实或挖取根部，晒干。

【性能主治】 味苦，性寒；清热利咽；主治咽喉肿痛。

【生境分布】 生长于山坡、岸边草地、沙丘。国内分布于东北及内蒙古、河北、山西、陕西、甘肃等省区；省内分布于各地山区丘陵地带。

34.3 黄刺条 Caragana frutex (L.) K. Koch

【别　　名】 木锦鸡儿、金雀花。

【药用部位】 花（木锦鸡儿）。

【采收加工】 春末夏初开花时采收，晒干。

【性能主治】 味甘，性平；活血补血；主治跌打损伤，劳伤，痘疹透发不畅。

【生境分布】 生长于海拔2100～2500m的向阳山坡。

国内分布于河北、宁夏、新疆等省区；省内济南、泰安、烟台、青岛等地有栽培，供观赏。

34.4 红花锦鸡儿 Caragana rosea Turcz.

【别　　名】 甘肃锦鸡儿、金雀花、黄枝条。

【药用部位】 根（红花锦鸡儿）。

【采收加工】 秋季采挖，洗净，切片，晒干。

【性能主治】 味甘、微辛，性平；健脾，益肾，通经，利尿；主治虚损劳热，咳喘，淋浊，阳痿，妇女血崩，白带，乳少，子宫脱垂。

【生境分布】 生长于山坡、沟谷灌丛。国内分布于东北、华北、西北及浙江、甘肃、江苏、河南等省区；省内分布于济南、青岛、泰安等地。

34.5 树锦鸡儿 Caragana arborescens Lam.

【别　　名】 蒙古鸡锦儿、小黄刺条、黄槐。

【药用部位】 全株（柠条）。

【采收加工】 秋季采挖，洗净，切片，晒干。

【性能主治】 味甘、微辛，性平；滋养，通乳，利尿，祛风湿；主治月经不调，宫颈癌，乳腺癌，脚气，带下病，乳汁不通，麻木浮肿。

【生境分布】 生长于林间、林缘。国内分布于黑龙江、内蒙古、河北、山西、陕西、甘肃、新疆等省区；省内济南、泰安、临沂、昌邑等地有引种栽培。

35 黄芪属 Astragalus L.

35.1 扁茎黄芪 Astragalus complanatus R. Br. ex Bge.

【别　　名】 背扁黄芪、沙苑子、沙苑蒺藜、潼蒺藜、蔓黄芪。

【药用部位】 种子（沙苑蒺藜）。

【采收加工】 秋末冬初当荚果成熟时采割全株，打出种子，除去杂质，晒干。

【性能主治】 味甘、微苦，性温；补肾固精，益肝明目；主治肝肾不足，腰痛膝软，遗精早泄，小便频数，眼目昏花。

【生境分布】 生长于山野、沟边、荒地。国内分布于东北、华北、西北及内蒙古等省区；省内各地药圃或林场有引种。

35.2 华黄芪 Astragalus chinensis L.

【别　　名】 木黄芪、地黄芪。

【药用部位】 种子（沙苑蒺藜）。

【采收加工】 秋末冬初当荚果成熟时采割全株，打出种子，除去杂质，晒干。

【性能主治】 味甘、微苦，性温；补肾固精，益肝明目；主治肝肾不足，腰痛膝软，遗精早泄，小便频数，眼目昏花。

【生境分布】 生长于盐碱地、砂质地及山坡。国内分布于东北、华北及内蒙古、河南、湖南等省区；省内烟台、东营等地有分布。

35.3 直立黄芪 Astragalus adsurgens Pall.

【别　　名】　斜茎黄芪、直立黄耆、沙打旺。

【药用部位】　种子（沙苑蒺藜）。

【采收加工】　秋末冬初当荚果成熟时采割全株，打出种子，除去杂质，晒干。

【性能主治】　味甘、微苦，性温；补肾固精，益肝明目；主治肝肾不足，腰痛膝软，遗精早泄，小便频数，眼目昏花。

【生境分布】　生长于田边草地、沟边、路旁。国内分布于东北、华南、西北、西南及内蒙古、陕西、宁夏、甘肃、江苏、河南、湖北、云南等省区；省内分布于济南等地。

35.4 草木樨状黄芪 Astragalus melilctcides Pall.

【别　　名】　秦头、苦豆根、扫帚苗、山胡麻、草木樨状紫云英。

【药用部位】　全草（秦头）。

【采收加工】　夏、秋季采收，晒干。

【性能主治】　味苦，性平；祛风除湿，止咳；主治风湿性关节疼痛，四肢麻木，咳嗽。

【生境分布】　生长于向阳山坡、沟旁、河床、沙地、草坡、沙质碎石坡地、沙丘。国内分布于华北及陕西、甘肃、河南等省区；省内分布于各地山区。

35.5 紫云英 Astragalus sinicus L.

【别　　名】　苕子、红花菜、沙苑蒺藜、草籽、灯笼花。

【药用部位】　全草（红花菜），种子（紫云英子）。

【采收加工】　全草春、夏季采收，鲜用或晒干；春、夏季果实成熟时割下全株，打下种子，除去杂质，晒干。

【性能主治】　红花菜：味微甘、辛，性平；清热解毒，祛风明目，凉血止血；主治风痰咳嗽，咽喉肿痛，目赤肿痛，疔疮，带状疱疹，疥癣，外伤出血，痔疮，月经不调，带下，血小板减少性紫癜。紫云英子：味辛，性凉；祛风明目；主治目赤肿痛。

【生境分布】　生长于溪边、森林潮湿处、山坡、山径旁。国内分布于云南、贵州、四川、河南、湖南、湖北、江西、广东、广西、福建、台湾、浙江、江苏、陕西等省区；省内济南、临沂等地有栽培或逸生。

35.6 膜荚黄芪 Astragalus membranaceus (Fisch.) Bge.

【别　　名】　黄芪、山爆仗、黄耆。

【药用部位】　根（黄芪）。

【采收加工】　秋季9～11月或春季冬芽萌动前采挖，除去须根及根头，晒干。

【性能主治】　味甘，性温；益气升阳，固表止汗，利水消肿，托毒生肌；主治内伤劳倦，脾虚泄泻，肺虚咳嗽，

脱肛，子宫下垂，便血，吐血，崩漏，自汗盗汗，水肿，血痹，痈疽难溃或久溃不敛，一切气虚血亏之证。

【生境分布】　生长于向阳山顶、河边砂质地、灌丛边缘。国内分布于东北、华北及内蒙古、北京、天津、河北、山西、陕西、宁夏、青海、甘肃、四川、西藏等省区；省内分布于各地山区，菏泽、曲阜、桓台及胶东各地有栽培。

35.7 蒙古黄芪 Astragalus membranaceus (Fisch.) Bge. var. mongholicus (Bge.) P. K. Hsiao

【别　　名】　绵芪、绵黄芪、软杆黄芪、黄耆。

【药用部位】　同膜荚黄芪。

【采收加工】　同膜荚黄芪。

【性能主治】　同膜荚黄芪。

【生境分布】　生长于向阳山坡、沟旁或疏林下。国内分布于黑龙江、吉林、辽宁、内蒙古、河北、山西、新疆和西藏等省区；省内曲阜、东营等地有栽培。

35.8 糙叶黄芪 Astragalus scaberrimus Bge.

【别　　名】　粗糙紫云英、掐不齐。

【药用部位】　根、叶（糙叶黄芪）。

【采收加工】　夏季采叶，晒干或鲜用；秋季挖根，洗净，晒干。

【性能主治】　味微苦，性平；健脾利水；主治水肿胀满。

【生境分布】　生长于山坡、路旁、河滩沙地或荒地。国内分布于东北及内蒙古、河北、山西、河南、陕西、甘肃、四川等省区；省内各地均有分布。

35.9 达呼里黄芪 Astrsgalus dahuricus (Pall.) DC.

【别　　名】　兴安黄芪。

【药用部位】　根（兴安黄芪）。

【采收加工】　秋季采挖，晒干。

【性能主治】　补气，利水。

【生境分布】　生长于山坡草丛。国内分布于东北、华北及内蒙古、陕西、甘肃等省区；省内分布于泰安等地。

36　棘豆属 Oxytropis DC.

36.1 二色棘豆 Oxytropis bicolor Bge.

【药用部位】　种子、根（二色棘豆）。

【采收加工】　秋季采收，晒干。

【性能主治】　清热解毒，外用治秃疮、瘰疬。

【生境分布】　生长于干旱山坡、石缝、丘陵、草丛。国内分布于华北及内蒙古、陕西、甘肃等省区；省内分布于济南、泰安等地。

36.2 硬毛棘豆 Oxytropis birta Bge.

【别　　名】　毛棘豆。

【药用部位】　种子、根（硬毛棘豆）。

【采收加工】　秋季采收，晒干。

【性能主治】　清热解毒。

【生境分布】　生长于干旱山坡、丘陵、草丛。国内分

布于东北、华北、华中及内蒙古、陕西、甘肃等省区；省内分布于济南、泰安等地。

37 米口袋属 Gueldenstaedtia Fisch.

37.1 米口袋 Gueldenstaedtia multiflora Bge.

【别　　名】　紫花地丁、地丁、甜地丁。

【药用部位】　带根全草（甜地丁）。

【采收加工】　夏、秋季挖取，洗净，鲜用或晒干。

【性能主治】　味甘、苦，性寒；清热解毒，凉血消肿；主治痈肿疔疮，丹毒，肠痈，瘰疬，毒虫咬伤，黄疸，肠炎，痢疾。

【生境分布】　生长于田边、路旁或山坡草地。国内分布于东北、华北及内蒙古、江苏、河南、陕西、甘肃、湖北、湖南、安徽、四川、广西、云南等省区；省内各地均有分布。

37.2 白花米口袋 Gueldenstaedtia multiflora Bge. f. alba (F. Z. Li) Tsui

【药用部位】　同米口袋。

【采收加工】　同米口袋。

【性能主治】　同米口袋。

【生境分布】　生长于田边、路旁或山坡草地。国内分布于南京；省内分布于泰山及济南千佛山等地。

37.3 光滑米口袋 Gueldenstaedtia maritima Maxim.

【别　　名】　海滨米口袋。

【药用部位】　同米口袋。

【采收加工】　同米口袋。

【性能主治】　同米口袋。

【生境分布】　生长于干旱山坡、海滩沙地。国内分布于辽宁、河北等省；省内各地均有分布。

37.4 狭叶米口袋 Gueldenstaedtia stenophylla Bge.

【药用部位】　同米口袋。

【采收加工】　同米口袋。

【性能主治】　同米口袋。

【生境分布】　生长于山坡草地、路旁。国内分布于东北、华北及陕西、甘肃、江苏、江西、河南等省区；省内各地均有分布。

38 甘草属 Glycyrrhiza L.

38.1 甘草 Glycyrrhiza uralensis Fisch.

【别　　名】　甜草、蜜草。

【药用部位】　根及根茎（甘草）。

【采收加工】　秋季采挖，除去茎基和须根，晒干。

【性能主治】　味甘，性平；益气补中，泻火解毒，润肺止咳，缓急止痛，调和诸药；主治脾胃虚弱，倦怠食少，肌瘦面黄，心悸气短，腹痛便溏，咳嗽气喘，四肢挛急疼

痛，脏躁，咽喉肿痛，痈肿疮毒，小儿胎毒，药物、食物中毒。

【生境分布】　生长于向阳干燥的钙质草原、河岸沙质土；国内分布于东北、华北、西北及内蒙古等省区；省内分布于沾化、孤岛、青岛等地，东营、滨州等地有栽培。

38.2 光果甘草 Glycyrrhiza glabra L.

【别　　名】　欧甘草、洋甘草。

【药用部位】　同甘草。

【采收加工】　同甘草。

【性能主治】　同甘草。

【生境分布】　原产欧洲地中海区域，北非、中亚细亚、西伯利亚也有，生长于干旱的盐碱性荒地。国内分布于新疆等省区；省内黄河三角洲有少量栽培。

38.3 胀果甘草 Glycyrrhiza inflata Batal.

【别　　名】　欧甘草。

【药用部位】　同甘草。

【采收加工】　同甘草。

【性能主治】　同甘草。

【生境分布】　生长于沙质土中。国内分布于甘肃、新疆等省区；省内黄河三角洲有少量栽培。

38.4 刺果甘草 Glycyrrhiza pallidiflora Maxim.

【别　　名】　臭稗棵子、野大棵、奶椎、马狼秆、马狼柴。

【药用部位】　果实（狗甘草），根（狗甘草根）。

【采收加工】　秋季挖根，除去须根，洗净，晒干；8～9月采摘成熟果实，鲜用或晒干。

【性能主治】　狗甘草根：味甘、辛，性温；杀虫止痒，镇咳；主治阴道滴虫病，百日咳。狗甘草：味甘、辛，性微温；催乳，清热；主治产后奶汁缺少。

【生境分布】　生长于较潮湿的河谷草丛、田边或路旁。国内分布于东北、华北及陕西、安徽、河南、江苏、内蒙古等省区；省内分布于孤岛、菏泽、淄博等地。

39 百脉根属 Lotus L.

百脉根 Lotus corniculatus L.

【别　　名】　牛角花、五叶草、黄金花、都草。

【药用部位】　根（百脉根）。

【采收加工】　夏季采挖，洗净，晒干。

【性能主治】　味甘、苦，性微寒；补虚，清热，止渴；主治虚劳，阴虚发热，口渴。

【生境分布】　生长于海拔 2300～3400m 的冷杉和高山栎混交林或山坡草地、田间湿润处。国内分布于西南及河北、陕西、甘肃、湖北、湖南、四川、贵州、广西、云南、西藏等省区；省内济南等地有栽培。

40 小冠花属 Coronilla L.

绣球小冠花 Coronilla varia L.

【别　　名】　多变小冠花。

【药用部位】　花（绣球小冠花）。

【采收加工】　花期采收，晒干。

【性能主治】　味苦，性寒；强心利尿；主治心悸、心慌，气短，水肿。

【生境分布】　原产欧洲地中海地区。我国东北南部有栽培；省内泰安、东营等地有引种。

41　野豌豆属 Vicia L.

41.1　歪头菜 Vicia unijuga A. Br.

【别　　名】　山绿豆、山豆苗、绿豆芽、野绿豆。

【药用部位】　全草（歪头菜）。

【采收加工】　夏、秋季采收，洗净，切段，晒干。

【性能主治】　味甘，性平；补虚，调肝，利尿，解毒；主治虚劳，头晕，胃痛，浮肿，疔疮。

【生境分布】　生长于海拔200～3800m的草地、山沟、林下或向阳灌丛中。国内分布于东北、华北、华东、西南及陕西、宁夏、甘肃、湖北、湖南等省区；省内各地山区海拔较高处有分布。

41.2　蚕豆 Vicia faba L.

【别　　名】　佛豆、罗汉豆、胡豆、寒豆。

【药用部位】　种子（蚕豆），种皮（蚕豆壳），果壳（蚕豆荚壳），花（蚕豆花），叶或嫩苗（蚕豆叶），茎（蚕豆茎）。

【采收加工】　夏季果实成熟时采收拔取全株，打下种子，鲜用或晒干；取蚕豆放水中浸透，剥下种皮，晒干；夏季果实成熟时采收，收集果壳，晒干；花在开放时采收，晒干；叶或嫩苗、茎在夏季采收，晒干。

【性能主治】　蚕豆：味甘、微辛，性平；健脾利水，解毒消肿；主治膈食，水肿，疮毒。蚕豆壳：味甘、淡，性平；利水渗湿，止血，解毒；主治水肿，脚气，小便不利，吐血，胎漏，下血，天疱疮，黄水疮，瘰疬。蚕豆荚壳：味苦、涩，性平；止血，敛疮；主治咯血，衄血，吐血，便血，尿血，手术出血，烧烫伤，天疱疮。蚕豆花：味甘、涩，性平；凉血止血，止带，降压；主治劳伤出血，咳嗽咯血，崩漏带下，高血压病。蚕豆叶：味苦、微甘，性温；止血，解毒；主治咯血，吐血，外伤出血，臁疮。蚕豆茎：味苦，性温；止血，止泻，解毒敛疮；主治各种内出血，水泻，烫伤。

【生境分布】　原产欧洲南部至非洲东部。我国早年引种并广泛栽培；省内鲁南、鲁西南有栽培。

41.3　无齿萼野豌豆 Vicia edentata Wang et Tang

【别　　名】　桑钩、野豌豆。

【药用部位】　全草及荚果（桑钩草）。

【采收加工】　秋季割取地上部分，晒干；果实在成熟时采收，晒干。

【性能主治】　味淡，性平；解毒，驱虫；主治蛔虫病。

【生境分布】　生长于海拔1000m左右的山坡疏林下、路边。国内分布于江苏、浙江、安徽、湖南等省；省内分布于烟台、青岛等地。

41.4　牯岭野豌豆 Vicia kulingiana Bailey

【别　　名】　红花豆、四叶豆、山蚕豆。

【药用部位】　全草（牯岭野豌豆）。

【采收加工】　夏、秋季采收，晒干。

【性能主治】　味苦、涩，性平；清热，解毒，消积；主治咽喉肿痛，疟疾，痈肿，疔疮，痔疮，食积不化。

【生境分布】　生长于山谷疏林中、山麓林缘、路旁、沟边草丛中。国内分布于江苏、安徽、浙江、江西、湖南等省区；省内分布于崂山。

41.5　救荒野豌豆 Vicia sativa L.

【别　　名】　大巢菜、野豌豆、野菜豆。

【药用部位】　全草或种子（大巢菜）。

【采收加工】　4～5月采割，分别收集全草和种子，晒干，亦可鲜用。

【性能主治】　味甘、辛，性寒；益肾，利水，止血，止咳；主治肾虚腰痛，遗精，黄疸，水肿，疟疾，鼻衄，心悸，咳嗽痰多，月季不调，疮疡肿毒。

【生境分布】　生长于山脚草地、路旁、灌木林下或麦田中。我国大部分地区有分布；省内各地均有分布。

41.6　四子野豌豆 Vicia tetrasperma (L.) Moench.

【别　　名】　四籽野豌豆、丝翘翘。

【药用部位】　全草（四子野豌豆）。

【采收加工】　夏季采收，洗净，鲜用或晒干。

【性能主治】　味甘、辛，性平；解毒疗疮，活血调经，明目定眩；主治疔疮，痈疽，发背，痔疮，月经不调，眼目昏花，眩晕，耳鸣。

【生境分布】　生长于田边、荒地、沟边。国内分布于河北、河南、江苏、浙江、安徽、江西、湖北、湖南、云南、贵州、四川、台湾等省区；省内各地均有分布。

41.7　长柔毛野豌豆 Vicia villosa Roth.

【别　　名】　冬巢菜。

【药用部位】　种子（长柔毛野豌豆）。

【采收加工】　果实成熟时采收，打下种子，晒干。

【性能主治】　调经通乳，消肿止痛；主治月经不调，经闭，水肿，产后乳少。

【生境分布】　原产欧洲。国内北方地区广为栽培，分布于东北、华北、西北及江苏、安徽、浙江、贵州等省区；省内部分地区有栽培。

41.8　山野豌豆 Vicia amoena Fisch.

【别　　名】　山豌豆、山黑豆。

【药用部位】　嫩茎叶（山野豌豆）。

【采收加工】　7～9月采收，晒干。

【性能主治】　味甘，性平；祛风除湿，活血止痛；主治风湿疼痛，筋脉拘挛，阴囊湿疹，跌打损伤，无名肿毒，鼻衄，崩漏。

【生境分布】 生长于山坡、路旁、灌丛中。国内分布于东北、华北、西北及内蒙古、河北、山西、河南、陕西、甘肃、青海、四川等省区；省内分布于济南、青岛、泰安等地山区。

41.9 北野豌豆 Vicia ramuliflora (Maxim.) Ohwi

【别　　名】 大花豌豆。

【药用部位】 全草（北野豌豆）。

【采收加工】 6～8月割取，晒干。

【性能主治】 味辛，性温，祛风除湿，活血止痛；主治风湿痹痛，筋脉拘挛。

【生境分布】 生长于林下、林缘、林间草地、草甸。国内分布于东北及内蒙古；省内分布于崂山。

41.10 小巢菜 Vicia hirsute (L.) S. F. Gray

【别　　名】 硬毛果野豌豆、雀豌豆、白花苕菜。

【药用部位】 全草（小巢菜）。

【采收加工】 春、夏季采收，鲜用或晒干。

【性能主治】 味辛、甘，性平；清热利湿，调经止血；主治黄疸，疟疾，月经不调，白带，鼻衄。

【生境分布】 生长于麦田或山坡。国内分布于陕西、江苏、安徽、浙江、江西、台湾、河南、湖北、四川、云南等省区；省内分布于崂山等地。

41.11 确山野豌豆 Vicia kioshanica Bailiey

【别　　名】 确山巢菜、山豆根、芦豆苗。

【药用部位】 茎叶（确山野豌豆）。

【采收加工】 夏季采收，鲜用或晒干。

【性能主治】 清热，消炎。

【生境分布】 生长于海拔100～1000m山坡、谷地、田边、路旁灌丛或湿草地。国内分布于陕西、甘肃、河北、河南、山西、湖北、江苏、安徽、浙江等省；省内分布于济南、泰山等地。

42 香豌豆属 Lathyrus L.

42.1 茳芒香豌豆 Lathyrus davidii Hance

【别　　名】 大山黧豆、茳芒山黧豆、大豌豆、茳芒决明香豌豆。

【药用部位】 种子（大山黧豆）。

【采收加工】 秋季果实成熟时采收，打下种子，除去杂质，晒干。

【性能主治】 味辛，性温，疏肝理气，调经止痛；主治痛经，月经不调。

【生境分布】 生长于山地林下、林缘、草坡、灌丛中。国内分布于东北、华北及内蒙古、河南、陕西、甘肃等省区；省内各地山区均有分布。

42.2 五脉叶香豌豆 Lathyrus quiquenervius (Miq.) Litv. ex Kom.

【别　　名】 山黧豆、竹叶马豆、铁马豆。

【药用部位】 全草（竹叶马豆）。

【采收加工】 春、夏季采收，鲜用或晒干。

【性能主治】 味苦，性凉；清热解毒；主治疮、癣、癫、疥，小儿麻疹后余毒未尽。

【生境分布】 生长于田边、路旁、草丛等地。国内分布于东北、华北、中南及内蒙古、云南等省区；省内分布于长岛、昆嵛山、沂山等地。

43 豌豆属 Pisum L.

豌豆 Pisum sativum L.

【别　　名】 大豌豆、白豌豆、荜豆、寒豆、雪豆。

【药用部位】 种子（豌豆），荚果（豌豆荚），花（豌豆花），嫩茎叶（豌豆苗）。

【采收加工】 采收成熟荚果，打下种子，除去杂质，晒干；7～9月采收荚果，鲜用或晒干；花6～7月开放时采收，鲜用或晒干；春季采收嫩茎叶，晒干或鲜用。

【性能主治】 豌豆：味甘，性平；和中下气，利水解毒，下乳；主治消渴，吐逆，泻痢腹胀，霍乱转筋，脚气水肿，疮痈，乳少。豌豆荚：味甘，性平；解毒敛疮；主治耳后糜烂。豌豆花：味甘，性平；清热，凉血；主治咳血，鼻衄，月经过多。豌豆苗：味甘，性平；清热解毒，凉血平肝；主治暑热，消渴，高血压，疔毒、疥疮。

【生境分布】 原产欧洲。国内各地普遍种植；省内鲁南及鲁西南栽培于排水良好的肥沃土地上。

44 草木樨属 Melilotus Mill.

44.1 白香草木樨 Melilotus albus Desr.

【别　　名】 辟汗草、白草木樨、金花草。

【药用部位】 全草（白香草木樨）。

【采收加工】 夏、秋季采收，除去杂质，晒干或鲜用。

【性能主治】 味苦、辛，性凉；清热解毒，和胃化湿；主治暑热胸闷，头痛，口臭，疟疾，痢疾，淋病，皮肤疮疡。

【生境分布】 原产亚洲西部。国内东北、河北、陕西、甘肃、四川等省区有栽培；省内各地有栽培或逸为野生长于山坡草丛。

44.2 黄香草木樨 Melilotus officinalis (L.) Desr.

【别　　名】 草木樨、黄零陵香。

【药用部位】 全草（黄零陵香）。

【采收加工】 夏、秋季割取地上部分，洗净，切段，晒干。

【性能主治】 味微甘，性平；止咳平喘，散结止痛；主治哮喘，支气管炎，肠绞痛，创伤，淋巴结肿痛。

【生境分布】 原产欧洲，生长于山野荒坡、路边。国内分布于四川及长江以南各地；省内济南、泰安、德州、东营等地有栽培或逸为野生。

44.3 小花草木樨 Melilotus indicus (L.) All.

【别　　名】 马兰菜、印度草木樨、臭草、朗日巴花。

【药用部位】 全草（小花草木樨）。

【采收加工】 6～8月割取地上部分，鲜用或晒干。

【性能主治】 味辛、甘、微苦，性凉，有小毒；清暑化湿，健胃和中；主治暑湿胸闷，头胀头痛，痢疾，疟疾，淋证，带下，口疮，口臭，疮疡，湿疮，疥癣，淋巴结核。

【生境分布】 生长于海拔3700m的山沟、溪边或路旁，也有少量栽培。国内分布于云南、湖北、台湾、福建、江苏、陕西、河北等省区；省内各地山区丘陵地带均有分布。

45 苜蓿属 Medicago L.

45.1 紫苜蓿 Medicago sativa L.

【药用部位】 全草（苜蓿），根（苜蓿根）。

【采收加工】 全草夏、秋间收割，鲜用或切段晒干；根夏季采挖，洗净，鲜用或晒干。

【性能主治】 苜蓿：味苦、涩、微甘，性平；清热凉血，利湿退黄，通淋排石；主治热病烦满，黄疸，肠炎，痢疾，浮肿，尿路结石，痔疮出血。苜蓿根：味苦，性寒；清热利湿，通淋排石；主治热病烦满，黄疸，尿路结石。

【生境分布】 原产于欧洲及亚洲西部，生长于旷野或田间。国内各地广泛引种，主要分布于黄河中下游及西北地区，东北南部也有少量栽培；省内各地均有栽培或野生于田边、路旁及空闲荒地。

45.2 南苜蓿 Medicago hispida Gaertn.

【别　　名】 黄花草子、磨盘草子、苜齐头、草头、金花菜。

【药用部位】 全草（南苜蓿）。

【采收加工】 夏、秋间收割，鲜用或切段晒干。

【性能主治】 味苦、涩、微甘，性平；清热凉血，利湿退黄，通淋排石；主治热病烦满，黄疸，肠炎，痢疾，浮肿，尿路结石，痔疮出血。

【生境分布】 原产伊朗、印度，栽培或生长于排水良好的土壤。国内分布于江苏、安徽、浙江、江西等省；省内各地有逸生。

45.3 天蓝苜蓿 Medicago lupulina L.

【别　　名】 天蓝、接筋草、黑荚苜蓿、杂花苜蓿。

【药用部位】 全草（老蜗生）。

【采收加工】 夏季采收，鲜用或切碎晒干。

【性能主治】 味甘、苦、微涩，性凉，有小毒；清热利湿，舒筋活络，止咳平喘，凉血解毒；主治湿热黄疸，热淋，石淋，风湿痹痛，咳喘，痔血，指头疔，毒蛇咬伤。

【生境分布】 生长于海拔400～1400m的荒山路边干燥处。国内分布于东北、华北、西北、华中、西南等区域；省内各地均有分布。

45.4 野苜蓿 Medicago falcata L.

【别　　名】 连花生、镰荚苜蓿、豆豆苗。

【药用部位】 全草（黄花苜蓿）。

【采收加工】 全草夏、秋季采收，晒干。

【性能主治】 味甘、微苦，性平；健脾补虚，利尿退黄，舒筋活络；主治脾虚腹胀，消化不良，浮肿，黄疸，风湿痹痛。

【生境分布】 生长于海拔3000～4100m的山坡林下、草原、丘陵、沟谷及低湿处。国内分布于东北、华北、西北及西藏等省区；省内分布于泰安、济南等地。

45.5 花苜蓿 Medicago ruthenica (L.) Trautv.

【别　　名】 奇尔克、扁豆子、苜蓿草、野苜蓿。

【药用部位】 全草、种子（花苜蓿）。

【采收加工】 全草夏、秋季采收；秋季采收成熟果实，打下种子，除去杂质，晒干。

【性能主治】 全草味苦，性寒；清热解毒，止咳，止血；主治发热，咳嗽，痢疾，外伤出血。种子研碎外敷，用于治疗烫伤与蚊虫叮伤。

【生境分布】 生长于草原、沙地、砂地、田埂、渠边、河岸及砂砾质土壤的山坡旷野。国内分布于东北、华北及甘肃、四川等省区；省内分布于泰山药乡。

46 车轴草属 Trifolium L.

46.1 红车轴草 Trifolium pratense L.

【别　　名】 红三叶、红花苜蓿、三叶草。

【药用部位】 花序及带花枝叶（红车轴草）。

【采收加工】 夏季采收，阴干。

【性能主治】 味甘、苦，性微寒；清热止咳，散结消肿；主治感冒，咳喘，硬肿，烧伤。

【生境分布】 原产欧洲，生长于温暖湿润处及砂质土中。国内分布于东北、华北及江苏、安徽、浙江、江西、贵州、云南等省区；省内各地均有栽培。

46.2 白车轴草 Trifolium repens L.

【别　　名】 白花苜蓿、白三叶、三消草、螃蟹花。

【药用部位】 全草（三消草）。

【采收加工】 夏、秋季花盛期采收，晒干。

【性能主治】 味微甘，性平；清热，凉血，宁心；主治癫痫，痔疮出血，硬结肿块。

【生境分布】 原产欧洲，生长于温暖湿润处及砂质土中。国内分布于东北、华北、江苏、贵州、云南等省区；省内各地均有栽培或逸生。

47 葫芦巴属 Trigonella L.

葫芦巴 Trigonella foenum-graecum L.

【别　　名】 芦巴子、香草、小木夏、苦豆子、苦朵菜、香苜蓿。

【药用部位】 种子（葫芦巴）。

【采收加工】 秋季果实成熟时采割植株，打下种子，除去杂质，晒干。

【性能主治】 味苦，性温；温肾阳，祛寒湿；主治寒疝，腹胁胀满，肾虚腰痛，寒湿脚气，阳痿遗精，腹泻。

【生境分布】 原产地中海东岸、中东、伊朗高原以至喜马拉雅地区,生长于田间、路旁。国内南北各地均有引种栽培;省内菏泽引种栽培面积较大。

48 猪屎豆属 Crotalaria L.

48.1 野百合 Crotalaria sessiliflora L.

【别　名】 农吉利、羊屎蛋、倒挂野芝麻。

【药用部位】 全草(农吉利)。

【采收加工】 秋季果实成熟时采割地上部分,晒干或鲜用。

【性能主治】 味淡,性平;散积,消肿,滋阴益肾,抗癌;主治皮肤癌,耳鸣耳聋,头目眩晕。

【生境分布】 生长于山坡草丛、农田旁及沟边。国内分布于东北、华北、华东、中南、西南等区域;省内分布于青岛、烟台、潍坊、济南、泰安、临沂等地。

48.2 猪屎豆 Crotalaria pallida Ait.

【别　名】 白猪屎豆、野苦豆、大眼兰、野黄豆草、猪屎青、野花生、大马铃、水蓼竹、响铃草。

【药用部位】 全草(猪屎豆),根(猪屎豆根)。

【采收加工】 全草秋季采收,鲜用或晒干;根夏、秋间采挖,洗净,切片,晒干。

【性能主治】 猪屎豆:味苦、辛,性平;清热利湿,解毒散结;主治痢疾,湿热腹泻,小便淋沥,小儿疳积,乳腺炎。猪屎豆根:味微苦、辛,性平;解毒散结,消积化滞;主治淋巴结核,乳腺炎,痢疾,小儿疳积。

【生境分布】 生长于海拔100～1000m的荒山草地及沙质土壤。国内分布于浙江、福建、台湾、湖南、广东、广西、四川、云南等省区;省内烟台有栽培。

(四十六)酢浆草科 Oxalidaceae

酢浆草属 Oxalis L.

1.1 酢浆草 Oxalis corniculata L.

【别　名】 醋溜溜、酸溜草、三叶草。

【药用部位】 全草(酢浆草)。

【采收加工】 全年可采,尤以夏、秋季为宜,鲜用或晒干。

【性能主治】 味酸,性寒;清热利湿,凉血散瘀,解毒消肿;主治湿润泄泻,痢疾,黄疸,淋证,带下,吐血,衄血,尿血,月经不调,跌打损伤,咽喉肿痛,痈肿疔疮,丹毒,湿疹,疥癣,痔疮,麻疹,烫火伤,蛇虫咬伤。

【生境分布】 生长于荒地、田野、道旁。国内分布于大部分省区;省内各地均有分布。

1.2 红花酢浆草 Oxalis corymbosa DC.

【别　名】 铜锤草、大酸味草。

【药用部位】 全草(铜锤草),根(铜锤草根)。

【采收加工】 全草3～6月采收,洗净,鲜用或晒干;根秋季采挖,洗净,鲜用或晒干。

【性能主治】 铜锤草:味酸,性寒;散瘀消肿,清热利湿,解毒;主治跌打损伤,月经不调,咽喉肿痛,水泻,痢疾,水肿,白带,淋浊,痔疮,痈肿疮疖,烧烫伤。铜锤草根:味酸,性寒;清热,平肝,定惊;主治小儿肝热,惊风。

【生境分布】 原产美洲热带地区。国内大部分地区有栽培;省内临沂、淄博等地庭园、温室有栽培,供观赏。

(四十七)牻牛儿苗科 Geraniaceae

1 牻牛儿苗属 Erodium L'Herit.

牻牛儿苗 Erodium stephanianum Willd.

【别　名】 太阳花、长嘴老鹳草、绵绵牛、车车路。

【药用部位】 带果实全草(老鹳草)。

【采收加工】 夏、秋季果实将成熟时割取地上部分或将全株拔起,去净泥土和杂质,晒干。

【性能主治】 味苦、微辛,性平;祛风通络,活血,清热利湿;主治风湿痹痛,肌肤麻木,筋骨酸楚,跌打损伤,泄泻,痢疾,疮毒。

【生境分布】 生长于山坡、草地、田埂、路边及村庄住宅附近。国内分布于东北、华北、西北、华中及云南、西藏等省区;省内各地均有分布,主要分布于临沂、昌乐、长清、莱阳等地。

2 老鹳草属 Geranium L.

2.1 老鹳草 Geranium wilfordii Maxim.

【别　名】 鸭脚老鹳草、老鹳嘴、老鸦嘴、贯筋、老贯筋、老牛筋。

【药用部位】 同牻牛儿苗。

【采收加工】 同牻牛儿苗。

【性能主治】 同牻牛儿苗。

【生境分布】 生长于山坡草地、平原路边和树林下。国内分布于东北、华北、华东及湖北、湖南、四川、云南、贵州等省区;省内分布于各地山区丘陵。

2.2 西伯利亚老鹳草 Geranium sibiricum L.

【别　名】 鼠掌老鹳草、鼠掌草。

【药用部位】 同牻牛儿苗。

【采收加工】 同牻牛儿苗。

【性能主治】 同牻牛儿苗。

【生境分布】 生长于河岸、湿地、山林下、林旁、路边及山地。国内分布于东北、华北、西北及湖北、四川、西藏等省区;省内分布于烟台、临沂、青岛、潍坊、济南等地。

2.3 青岛老鹳草 Geranium tsingtauense Yabe.

【药用部位】 同牻牛儿苗。

【采收加工】 同牻牛儿苗。

【性能主治】 同牻牛儿苗。

【生境分布】　生长于山坡、林下、路边、草丛。省内分布于青岛、临沂、烟台、潍坊等地。

3　天竺葵属 Pelargonium L'Herit.

3.1　天竺葵 Pelargonium hortorum Bailey

【别　　名】　月月红、石蜡红。

【药用部位】　花（石蜡红）。

【采收加工】　春、夏季采摘，鲜用。

【性能主治】　味苦、涩，性凉；清热解毒；主治中耳炎。

【生境分布】　原产非洲南部。国内各省区均有引种；省内临沂、潍坊、济南等地有栽培，供观赏。

3.2　香叶天竺葵 Pelargonium graveolens L'Herit.

【别　　名】　香叶、香艾。

【药用部位】　茎叶（香叶）。

【采收加工】　夏、秋季采收，晾干。

【性能主治】　味辛，性温；祛风除湿，行气止痛，杀虫；主治风湿痹痛，疝气，阴囊湿疹，疥癣。

【生境分布】　原产非洲南部。国内各省区均有引种；省内各地有栽培，供观赏。

（四十八）旱金莲科 Tropaeolaceae

旱金莲属 Tropaeolum L.

旱金莲 Tropaeolum majus L.

【别　　名】　旱莲花、金莲花、大红鸟。

【药用部位】　全草（旱莲花）。

【采收加工】　生长盛期采收，鲜用或晒干。

【性能主治】　味辛、酸，性凉；清热解毒，凉血止血；主治目赤肿痛，疮疖，吐血，咯血。

【生境分布】　原产南美洲。国内南、北方各省区常见栽培，广西、云南有时逸为野生；省内各地公园及家庭习见栽培。

（四十九）亚麻科 Linaceae

1　亚麻属 Linum L.

1.1　野亚麻 Linum stelleroides Planch.

【别　　名】　疔毒草、野胡麻、山胡麻、丁竹草。

【药用部位】　全草（野亚麻），种子（野亚麻子）。

【采收加工】　全草夏、秋季采收，洗净，鲜用；秋季采收成熟果实，搓出种子，簸净，晒干。

【性能主治】　野亚麻：味甘，性平；解毒消肿；主治疔疮肿毒。野亚麻子：味甘，性平；养血，润燥，祛风；主治肠燥便秘，皮肤瘙痒。

【生境分布】　生长于平坦沙地、固定沙丘、干燥山坡及草原。国内分布于黑龙江、吉林、辽宁、内蒙古、河南、宁夏、甘肃、青海、江苏、广西等省区；省内分布于济南、青岛、烟台、泰安、潍坊等地。

1.2　亚麻 Linum usitatissimum L.

【别　　名】　胡麻、大胡麻。

【药用部位】　根、叶（亚麻），种子（亚麻子）。

【采收加工】　根秋季采挖，洗净，切片，晒干；叶夏季采收，鲜用或晒干；8～10月间果实成熟时割取全草，打下种子，除净杂质，晒干。

【性能主治】　亚麻：味辛、甘，性平；平肝，活血；主治肝风头痛，跌打损伤，痈肿疔疮。亚麻子：味甘，性平；养血祛风，润燥通便；主治麻风，皮肤干燥，瘙痒，脱发，疮疡湿疹，肠燥便秘。

【生境分布】　原产地中海地区。国内大部分省区有栽培，主产于东北及内蒙古、山西、陕西、湖北、湖南、广东、广西、四川、贵州、云南等省区；省内蒙山、昆嵛山、牙山等地有逸生。

2　石海椒属 Reinwardtia Dum.

石海椒 Reinwardtia indica Dum.

【别　　名】　黄亚麻、过山青。

【药用部位】　嫩枝叶（过山青）。

【采收加工】　春、夏季采收，鲜用或晒干。

【性能主治】　味甘，性寒；清热利尿；主治小便不利，肾炎，黄疸型肝炎。

【生境分布】　生长于路边、山坡、岩边或沟边草丛。国内分布于湖北、广西、四川、贵州、云南等省区；省内各地城市公园温室有栽培。

（五十）蒺藜科 Zygophyllaceae

1　白刺属 Nitraria L.

1.1　小果白刺 Nitraria sibirica Pall.

【别　　名】　白刺、西伯利亚白刺。

【药用部位】　果实（卡密）。

【采收加工】　秋季成熟时采收，晒干。

【性能主治】　味甘、酸、微咸，性温；健脾胃，益气血，调月经；主治脾虚食少，消化不良，气血两亏，身体瘦弱，月经不调。

【生境分布】　生长于盐碱地。国内分布于东北、西北及河北、内蒙古等省区；省内分布于寿光、东营、滨州等沿海地带，胶东及内陆沙碱地亦偶有生长。

1.2　白刺 Nitraria tangutorum Bor.

【别　　名】　酸胖、哈尔马格、唐古特、白刺、甘青白刺。

【药用部位】　果实（白刺果）。

【采收加工】　同小果白刺。

【性能主治】　同小果白刺。

【生境分布】 生长于盐碱地。国内分布于陕西、内蒙古、宁夏、甘肃、青海、新疆、西藏等省区；省内东营市农业科学研究院盐生植物园有引种栽培。

2 蒺藜属 Tribulus L.

蒺藜 Tribulus terrester L.

【别　　名】 刺蒺藜、蒺藜狗子、蒺藜古堆。

【药用部位】 果实（刺蒺藜），花（蒺藜花），茎叶（蒺藜苗），根（蒺藜根）。

【采收加工】 8～9月果实由绿色变成黄白色时，割取全株，打下果实，除去杂质，晒干；花5～8月采收，阴干或烘干；茎叶夏季采收，鲜用或晒干；根秋季采挖，洗净，晒干。

【性能主治】 刺蒺藜：味苦、辛，性平；平肝，解郁，祛风明目；主治头痛，眩晕，胸胁胀痛，乳房胀痛，乳闭不通，经闭，癥瘕，目赤翳障，风疹瘙痒，白癜风，疮疽，瘰疬。蒺藜花：主治白癜风。蒺藜苗：味辛，性平；祛风，除湿，止痒，消痈；主治暑湿伤中，呕吐泄泻，鼻塞流涕，皮肤风痒，疥癣，痈肿。蒺藜根：主治牙齿外伤动摇。

【生境分布】 生长于荒丘、田边及田间。国内、省内各地均有分布。

（五十一）芸香科 Rutaceae

1 花椒属 Zanthoxylum L.

1.1 花椒 Zanthoxylum bungeanum Maxim.

【别　　名】 川椒、红椒、大红袍。

【药用部位】 果皮（花椒），种子（椒目），茎（花椒茎），叶（花椒叶），根（花椒根）。

【采收加工】 9～10月果实成熟，选晴天，剪下果穗，摊开晾晒，待果实开裂，将果皮与种子分别收集，晒干；茎全年可砍取，切片，晒干；叶夏、秋季采收，鲜用或晒干；根全年可采，洗净，切片，晒干。

【性能主治】 花椒：味辛，性温，小毒；温中止痛，除湿止泻，杀虫止痒；主治脾胃虚寒之脘腹冷痛，蛔虫腹痛，呕吐泄泻，肺寒咳喘，龋齿牙痛，阴痒带下，湿疹，皮肤瘙痒。椒目：味苦、辛，性温，小毒；利水消肿，祛痰平喘；主治水肿胀满，哮喘。花椒茎：味辛，性热；祛风散寒；主治风疹。花椒叶：味辛，性热；温中散寒，燥湿健脾，杀虫解毒；主治奔豚，寒积，霍乱转筋，脱肛，脚气，风弦烂眼，漆疮，疥疮，毒蛇咬伤。花椒根：味辛，性温，小毒；散寒，除湿，止痛，杀虫；主治虚寒血淋，风湿痹痛，胃痛，牙痛，痔疮，湿疮，脚气，蛔虫病。

【生境分布】 喜生长于阳光充足、温暖肥沃处，也有栽培。国内分布于中南、西南及辽宁、河北、陕西、甘肃、江苏、安徽、浙江、江西、西藏等省区；省内各地均有分布，多栽培。

1.2 青椒 Zanthoxylum schinifolium Sieb. et Zucc.

【别　　名】 川椒、香花椒、青花椒、香椒子。

【药用部位】 同花椒。

【采收加工】 同花椒。

【性能主治】 同花椒。

【生境分布】 生长于林缘、灌丛或坡地石旁。国内分布于辽宁、河北、江苏、安徽、浙江、江西、河南、湖南、广东、广西等省区；省内分布于烟台、淄博、潍坊、临沂、青岛、泰安等地山区。

1.3 野花椒 Zanthoxylum simulans Hance

【别　　名】 大花椒、红花椒、野川椒、黄总管。

【药用部位】 叶（野花椒叶），果实（野花椒），根皮或茎皮（野花椒皮）。

【采收加工】 叶在7～9月采收，晒干或鲜用；果实7～8月成熟时采收，除去杂质，晒干；根皮或茎皮春、夏、秋季采剥，鲜用或晒干。

【性能主治】 野花椒叶：味辛，性温；祛风除湿，活血通经；主治风寒湿痹，闭经，跌打损伤，阴疽，皮肤瘙痒。野花椒：味辛，性温，小毒；温中止痛，杀虫止痒；主治脾胃虚寒，脘腹冷痛，呕吐，泄泻，蛔虫腹痛，湿疹，皮肤瘙痒，阴痒，龋齿疼痛。野花椒皮：味辛，性温；祛风除湿，散寒止痛，解毒；主治风寒湿痹，筋骨麻木，脘腹冷痛，吐泻，牙痛，皮肤疮疡，毒蛇咬伤。

【生境分布】 生长于海拔500m以下的灌丛中，亦有栽培。国内分布于华东及辽宁、河北、河南、湖北、湖南、广东、贵州等省区；省内分布于烟台、青岛、泰安、临沂、济南、枣庄等地山区丘陵地带。

1.4 竹叶椒 Zanthoxylum armatum DC.

【别　　名】 山花椒、花胡椒、野花椒、臭花椒、鸡椒、白总管、万花针、岩椒、狗花椒、菜椒。

【药用部位】 果实（竹叶椒），根皮或根（竹叶椒根），叶（竹叶椒叶），成熟种子（竹叶椒子）。

【采收加工】 果实在6～8月成熟时采收，晒干，将果皮与种子分开，分别收集；根全年可采，洗净，切片，晒干，或取根皮鲜用；叶全年可采，鲜用或晒干。

【性能主治】 竹叶椒：味辛、微苦，性温，小毒；温中燥湿，散寒止痛，驱虫止痒；主治脘腹冷痛，寒湿吐泻，蛔厥腹痛，龋齿牙痛，湿疹，疥癣痒疮。竹叶椒根：味辛、微苦，性温，小毒；祛风散寒，温中理气，活血止痛；主治风湿痹痛，胃脘冷痛，泄泻，痢疾，感冒头痛，牙痛，跌打损伤，痛经，刀伤出血，顽癣，毒蛇咬伤。竹叶椒叶：味辛、微苦，性温，小毒；理气止痛，活血消肿，解毒止痒；主治脘腹胀痛，跌打损伤，痈疮肿毒，毒蛇咬伤，皮肤瘙痒。竹叶椒子：味苦、辛，微温；平喘利水，散瘀止痛；主治痰饮喘息，水肿胀满，小便不利，脘腹冷痛，关节痛，跌打肿痛。

【生境分布】　生长于海拔 2300m 以下的山坡疏林、灌丛及路旁。国内分布于华东、中南、西南及陕西、甘肃、台湾等省区；省内分布于烟台、青岛、临沂、泰安、枣庄、潍坊等地。

2　吴茱萸属 Evodia J. R. et G. Forst.

2.1　臭檀 Evodia danielii (Benn.) Hemsl.

【别　　名】　黑辣子、臭檀子、臭檀吴萸。

【药用部位】　果实（黑辣子）。

【采收加工】　7～8 月采收幼果，晒干或烘干。

【性能主治】　行气止痛；主治胃脘疼痛，腹痛，头痛。

【生境分布】　生长于疏林及沟边。国内分布于辽宁、河北、山西、陕西、甘肃、河南、河北等省；省内分布于烟台、泰安、潍坊、济南、青岛等地。

2.2　吴茱萸 Evodia rutaecarpa (Juss.) Benth.

【别　　名】　臭辣子树、伏辣子、食茱萸、吴萸。

【药用部位】　未成熟果实（吴茱萸），根或根皮（吴茱萸根），叶（吴茱萸叶）。

【采收加工】　果实呈茶绿色、心皮分离时采收，晒干，用手揉搓，使果柄脱落，扬净；根夏、秋季采挖，洗净，切片，晒干；叶夏、秋季采收，鲜用或晒干。

【性能主治】　吴茱萸：味辛、苦，性热，小毒；散寒止痛，疏肝下气，温中燥湿；主治脘腹冷痛，厥阴头痛，疝痛，痛经，脚气肿痛，呕吐吞酸，寒湿泄泻。吴茱萸根：味辛、苦，性热；温中行气，杀虫；主治脘腹冷痛，泄泻，痢疾，风寒头痛，经闭腹痛，寒湿腰痛，疝气，蛲虫病，小儿疳疮。吴茱萸叶：味辛、苦，性热；散寒，止痛，敛疮；主治霍乱转筋，心腹冷痛，头痛，疮疡肿毒。

【生境分布】　生长于低海拔向阳的疏林下或林缘旷地。国内分布于陕西、甘肃、安徽、浙江、福建、台湾、湖北、河南、广东、广西、四川、贵州、云南等省区；省内临沂、青岛、潍坊、泰安、济南、菏泽、淄博等地有少量引种栽培。

3　黄檗属 Phellodendron Rupr.

3.1　黄檗 Phellodendron amurense Rupr.

【别　　名】　黄柏、关黄柏、黄皮树。

【药用部位】　树皮（黄柏）。

【采收加工】　3～6 月间剥取 10 年以上植株树皮，刮净粗皮（栓皮），叠成堆，压平，晒干。

【性能主治】　味苦，性寒；清热燥湿，泻火解毒；主治湿热痢疾，泄泻，黄疸，梦遗，淋浊，带下，骨蒸劳热，痿躄，口舌生疮，目赤肿痛，痈疽疮毒，皮肤湿疹。

【生境分布】　生长于山地杂木林或山谷溪流附近。国内分布于东北及华北等区域；省内胶东及鲁中南山区林场有引种栽培，泰山后石坞已成林，另外各地药圃、苗圃也有栽培。

3.2　黄皮树 Phellodendron chinense Schneid.

【别　　名】　川黄柏。

【药用部位】　同黄檗。

【采收加工】　同黄檗。

【性能主治】　同黄檗。

【生境分布】　生长于杂木林中。国内分布于陕西、浙江、江西、湖北、四川、贵州、云南、广西等省区；省内山东大学西校区有引种。

4　白鲜属 Dictamnus L.

白鲜 Dictamnus dasycarpus Turcz.

【别　　名】　白羊鲜、白膻、金雀儿椒、白藓。

【药用部位】　根皮（白鲜皮）。

【采收加工】　春、秋季采挖根部，洗净，除去须根及粗皮，趁鲜纵向剖开，抽去木心，晒干。

【性能主治】　味、咸，性寒；清热燥湿，祛风止痒，解毒；主治风热湿毒所致的风疹，湿疹，疥癣，黄疸，湿热痹。

【生境分布】　生长于山坡及灌丛中。国内分布于东北、华北、华东及陕西、甘肃、河南、四川、贵州等省区；省内分布于胶东山区丘陵地带。

5　枸橘属 Poncirus Raf.

枸橘 Poncirus trifoliata (L.) Raf.

【别　　名】　枳、铁篱笆、绿角刺、铁篱寨、臭橘、枸橘李、臭杞、橘红、沉蛋。

【药用部位】　幼果或未成熟果实（枸橘），种子（枸橘核），叶（枸橘叶），根皮（枳根皮），树皮屑或果皮屑（枳茹），树上的棘刺（枸橘刺）。

【采收加工】　5～6 月采收或拾取自然落地的幼小果实，晒干；果实成熟时采收，剖开，取种子，晒干；叶夏、秋季采收，鲜用或晒干；根皮全年可采，切片，晒干；树皮屑或果皮屑为刮取树皮及未成熟果实果皮，晒干；棘刺全年可采，晒干。

【性能主治】　枸橘：味辛、苦，性温；疏肝和胃，理气止痛，消积化滞；主治胸胁胀满，脘腹胀痛，乳房结块，疝气疼痛，睾丸肿痛，跌打损伤，食积，便秘，子宫脱垂。枸橘核：止血；主治肠风下血。枸橘叶：味辛，性温；理气止呕，消肿散结；主治噎嗝，反胃，呕吐，梅核气，疝气。枳根皮：敛血，止血；主治痔疮，便血，齿痛。枳茹：息风止痉，化痰通络；主治中风身体强直，屈伸不利，口眼㖞斜。枸橘刺：止痛；主治龋齿疼痛。

【生境分布】　多栽培于路旁、庭园作绿篱。国内陕西、甘肃、河北、江苏、安徽、浙江、福建、台湾、河南、湖北、湖南、广东、广西、四川、贵州、云南等省区均有栽培；省内胶东沿海及鲁中南各地公园、庭院及果园周围常有栽培。

6 金橘属 Fortunella Swingle

金橘 Fortunella margarita (Lour.) Swingle

【别　　名】　牛奶金柑、罗浮、枣橘、金枣。

【药用部位】　果实（金橘），果实蒸馏液（金橘露），核（金橘核），种子（金橘核），叶（金橘叶），根（金橘根）。

【采收加工】　分批采摘成熟果实，鲜用；将成熟果实蒸馏，收集流出液汁；采摘成熟果实，除去果皮、果瓤，取种子，晒干；叶春、夏、秋季采收，除去叶柄，晒干；根夏、秋季采挖，洗净，鲜用或切片晒干。

【性能主治】　金橘：味辛、甘，性温；理气解郁，消食化痰，醒酒；主治胸闷郁结，脘腹痞胀，食滞纳呆，咳嗽痰多，伤酒口渴。金橘露：味甘、辛、微苦，性温；疏肝理气，化痰和中；主治气滞胃痛，食积呕吐，咳嗽痰多。金橘核：味酸、辛，性平；化痰散结，理气止痛；主治喉痹，瘰疬结核，疝气，睾丸肿痛，乳房结块，乳腺炎。金橘叶：味辛、苦，性微寒；疏肝解郁，理气散结；主治噎膈，瘰疬，乳房结块，乳腺炎。金橘根：味酸、苦，性温；行气止痛，化痰散结；主治胃脘胀痛，疝气，产后腹痛，子宫下垂，瘰疬初起。

【生境分布】　原产我国南部温暖地区。国内浙江、江西、福建、台湾、湖北、广东、海南、广西、四川等省区均有栽培；省内各地公园及家庭有盆栽。

7 柑橘属 Citrus L.

7.1 枸橼 Citrus medica L.

【别　　名】　香泡树、香橼柑、香橼。

【药用部位】　成熟果实（香橼）。

【采收加工】　9~10月果实变黄成熟时采摘，用糠壳堆1周，待果皮变金黄色后，切成1cm厚，曝晒至干。

【性能主治】　味辛、苦、酸，性温；理气降逆，宽胸化痰；主治胸腹满闷，胁肋胀痛，咳嗽痰多。

【生境分布】　生长于海拔350~1750m的高温多湿环境。国内江苏、浙江、福建、台湾、湖北、湖南、广东、广西、四川、云南等省区均有栽培；省内各地城市公园温室常见栽培。

7.2 香圆 Citrus wilsonii Tanaka

【药用部位】　同枸橼。

【采收加工】　同枸橼。

【性能主治】　同枸橼。

【生境分布】　国内陕西、江苏、安徽、浙江、江西、湖北、四川等省区均有栽培；省内各地公园温室及庭院有栽培。

7.3 佛手柑 Citrus medica L. var. sarcodactylis (Noot.) Swingle

【别　　名】　佛手、佛手香橼、五指柑、福寿柑。

【药用部位】　果实（佛手柑），果实蒸馏液（佛手露），花朵和花蕾（佛手花），根（佛手柑根）。

【采收加工】　晚秋果实由绿色变浅黄绿色时采摘，顺切成4~7mm薄片，晒干或烘干；取成熟果实蒸馏，取汁液；花4~5月早晨日出前疏花时采摘，或拾取落花，晒干或炕干；根全年可采，洗净，切片晒干或鲜用。

【性能主治】　佛手柑：味辛、苦，性温；疏肝理气，和胃化痰；主治肝气郁结之胁痛，胸闷，肝胃不和、脾胃气滞之脘腹胀痛、嗳气、恶心、久咳痰多。佛手露：味微辛、淡，性平；行气解郁；主治胸膈痞闷不舒。佛手花：味微苦，性微温；疏肝理气，和胃快膈；主治肝胃气痛，食欲不振。佛手柑根：味辛、苦，性平；顺气化痰；主治肝胃气痛，脾肿大，癫痫。

【生境分布】　生长于热带、亚热带。国内浙江、江西、福建、广东、广西、四川、云南等省区有栽培；省内各地城市公园温室常见栽培。

7.4 柠檬 Citrus limon (L.) Burm. f.

【别　　名】　洋柠檬、柠果、益母果。

【药用部位】　果实（柠檬），外果皮（柠檬皮），叶（柠檬叶），根（柠檬根）。

【采收加工】　待果实呈黄绿色时，分批采摘，鲜用或切片晒干；采摘成熟果实，剥取外果皮，晒干；叶全年可采，晒干；根夏、秋季采挖，洗净，切片，晒干。

【性能主治】　柠檬：味酸、甘，性凉；生津解暑，和胃安胎；主治胃热伤津，中暑烦渴，食欲不振，脘腹痞胀，肺燥咳嗽，妊娠呕吐。柠檬皮：味酸、辛、微苦，性温；行气，和胃，止痛；主治脾胃气滞，脘腹胀痛，食欲不振。柠檬叶：味辛、甘、微苦，性微温；化痰止咳，理气和胃，止泻；主治咳喘痰多，气滞腹胀，泄泻。柠檬根：味辛、苦，性微温；行气活血，止痛，止咳；主治胃痛，疝气痛，跌打损伤，咳嗽。

【生境分布】　原产东南亚。国内广东、广西、福建、台湾有栽培；省内各地公园有盆栽。

7.5 柚子 Citrus maxima (Burm.) Merr.

【别　　名】　香抛、四季抛、沙田柚、香柚、柚。

【药用部位】　果实（柚），种子（柚核），果皮（柚皮），花（柚花），叶（柚叶），根（柚根）。

【采收加工】　果实10~11月成熟时采，鲜用；秋、冬季剥取成熟果实种子，晒干；果皮秋末冬初采集，剖成5~7瓣，晒干或阴干；花4~5月采摘，晾干或烘干；叶夏、秋季采收，鲜用或晒干；根全年可采，洗净，切片，晒干。

【性能主治】　柚：味甘、酸，性寒；消食，化痰，醒酒；主治饮食积滞，食欲不振，醉酒。柚核：味辛、苦，性温；疏肝理气，宣肺止咳；主治疝气，肺寒咳嗽。柚皮：味辛、甘、苦，性温；宽中理气，消食，化痰，止咳平喘；主治气郁胸闷，脘腹冷痛，食积，泻痢，咳喘，疝气。柚花：

味辛、苦，性温；行气，化痰，止痛；主治胃脘胸膈胀痛。

柚叶：味辛、苦，性温；行气止痛，解毒消肿；主治头风痛，寒湿痹痛，食滞腹痛，乳痈，扁桃体炎，中耳炎。**柚根**：味辛、苦，性温；理气止痛，散风寒；主治胃脘胀痛，疝气疼痛，风寒咳嗽。

【生境分布】　栽培于丘陵或低山地带。国内浙江、福建、台湾、湖北、湖南、广东、广西、四川、贵州、云南等省区有栽培；省内各地有盆栽。

7.6　玳玳花 Citrus aurantium L. var. amara Engl.

【别　　名】　玳玳橘、玳玳圆、回青橙、回春橙。

【药用部位】　花蕾（玳玳花）。

【采收加工】　立夏前后，选择晴天上午露水干后，摘取含苞未放花朵，微火烘干。

【性能主治】　味辛、甘、微苦，性平；理气宽胸，和胃止呕；主治胸中痞闷，脘腹胀痛，不思饮食，恶心呕吐。

【生境分布】　国内分布于南部各省区，江苏、浙江、广东、贵州等有栽培；省内各地公园温室及庭院有盆栽。

7.7　橘 Citrus reticulata Blanco.

【别　　名】　柑橘、黄橘、橘子。

【药用部位】　成熟果实（橘），成熟果实经蜜糖渍制成品（橘饼），成熟果皮（陈皮），幼果或未成熟果实果皮（青皮），外层果皮（橘红），白色内层果皮（橘白），果皮内层筋络（橘络），种子（橘核），叶（橘叶），根（橘根）。

【采收加工】　**橘**：10～12月采摘成熟果实，鲜用；**橘饼**：成熟果实剥皮后，用蜜糖浸渍；**陈皮**：剥取成熟果实果皮，阴干或晒干；**青皮**：5～6月收集自落幼果，晒干，习称"个青皮"，7～8月采收未成熟果实，在果皮上纵剖成四瓣至基部，除尽瓤瓣，晒干，习称"四化青皮"；**橘红**：秋末冬初采摘成熟果实，削取外层果皮，晒干或阴干；**橘白**：取新鲜橘皮，用刀抒去外层红皮（即橘红）后，取内层白皮，除去橘络，晾干或晒干；**橘络**：12月至次年1月间采集成熟果实，将橘皮剥下，自皮内或橘瓣外表撕下白色筋络，晒干或微火烘干；**橘核**：秋、冬季食用果肉时收集种子，洗净，晒干或烘干；**橘叶**：全年可采，阴干或晒干，亦可鲜用；**橘根**：9～10月采挖，洗净，切片，晒干。

【性能主治】　**橘**：味甘、酸，性平；润肺生津，理气和胃；主治消渴，呕逆，胸膈结气。**橘饼**：味甘、辛，性温；宽中下气，消积化痰；主治饮食积滞，泻痢，胸膈满闷，咳喘。**陈皮**：味辛、苦，性温；理气降逆，调中开胃，燥湿化痰；主治脾胃气滞湿阻，胸膈满闷，脘腹胀痛，不思饮食，呕吐哕逆，二便不利，肺气阻滞，咳嗽痰多，亦治乳痈初起。**青皮**：味苦、辛，性温；疏肝破气，消积化滞；主治肝郁气滞之胁肋胀痛，乳房胀痛，乳核，乳痈，疝气疼痛，食积气滞之脘腹胀痛，以及气滞血瘀所致的癥瘕积聚，久疟癖块。**橘红**：味辛、苦，性温；散寒燥湿，理气化痰，宽中健胃；主治风寒咳嗽，痰多气逆，恶心呕吐，胸脘痞

胀。**橘白**：味苦、辛、微甘，性温；和胃化湿；主治湿浊内阻，胸脘痞满，食欲不振。**橘络**：味甘、苦，性平；通络，理气，化痰；主治经络气滞，久咳胸痛，痰中带血，伤酒口渴。**橘核**：味苦，性平；理气，散结，止痛；主治疝气，睾丸肿痛，乳痈，腰痛。**橘叶**：味苦、辛，性平；疏肝行气，化痰散结；主治乳痈，乳房结块，胸胁胀痛，疝气。**橘根**：味苦、辛，性平；行气止痛；主治脾胃气滞，脘腹胀痛，疝气。

【生境分布】　栽培于丘陵低山地带、江河湖泊沿岸或平原。国内江苏、安徽、浙江、江西、台湾、湖北、湖南、广东、广西、海南、四川、贵州、云南等省区均有栽培；省内各地公园温室有盆栽。

7.8　红橘 Citrus reticulate Blanco. var. erythrosa Hu

【别　　名】　朱橘。

【药用部位】　同橘。

【采收加工】　同橘。

【性能主治】　同橘。

【生境分布】　同橘。

（五十二）苦木科 Simaroubaceae

1　臭椿属 Ailanthus Desf.

臭椿 Ailanthus altissima（Mill.）Swingle

【别　　名】　椿树、山椿、虎目、白椿、白樗。

【药用部位】　根皮及树皮（樗白皮），果实（凤眼草），叶（樗叶）。

【采收加工】　春、夏季剥取根皮或干皮，刮去外部粗皮，晒干；秋季采收成熟果实，除去果柄，晒干；春、夏季采叶，鲜用或晒干。

【性能主治】　**樗白皮**：味苦、涩，性寒；清热燥湿，涩肠，止带，止血，杀虫；主治泄泻，痢疾，便血，崩漏，痔疮出血，带下，蛔虫病，疮癣。**凤眼草**：味苦、涩，性凉；清热利湿，止痢，止血；主治痢疾，白灼，带下，便血，尿血，崩漏。**樗叶**：味苦，性凉；清热燥湿，杀虫；主治湿热带下，泄泻，痢疾，湿疹，疮疥，疖肿。

【生境分布】　生长于向阳山坡杂木林、林缘或村边院落附近，常栽培为行道树。国内、省内各地均有分布。

2　苦木属 Picrasma Bl.

苦木 Picrasma quassioides（D. Don.）Benn.

【别　　名】　苦胆树、苦树、黄楝瓣树、野漆木、秤杆树。

【药用部位】　木材（苦木），茎皮（苦树皮），根或根皮（苦木根），叶（苦木叶）。

【采收加工】　木材全年可采，除去茎皮，洗净，切片，晒干；茎皮全年可采，切段，晒干；根全年可采，洗净，切片，晒干，或剥取根皮，切段，晒干；叶夏、秋季采收，洗

净，切碎，鲜用或晒干。

【性能主治】　苦木：味苦，性寒，小毒；清热解毒，燥湿杀虫；主治上呼吸道感染，肺炎，急性胃肠炎，痢疾，胆道感染，疮疖，疥癣，湿疹，水火烫伤，毒蛇咬伤。苦树皮：味苦，性寒，小毒；清热燥湿，解毒杀虫；主治湿疹，疮毒，疥癣，蛔虫病，急性肠胃炎。苦木根：味苦，性寒，小毒；清热解毒，燥湿杀虫；主治感冒发热，急性胃肠炎，痢疾，胆道感染，蛔虫病，疮疖，疥癣，烫伤，毒蛇咬伤。苦木叶：味苦，性寒，小毒；清热解毒，燥湿杀虫；主治疮疖痈肿，无名肿毒，体癣，烫伤，外伤出血。

【生境分布】　生长于海拔 2400m 以下湿润肥厚的山地、林缘、溪边、路旁。国内分布几遍于黄河流域以南各省区；省内分布于胶东及鲁中南山区丘陵地带。

（五十三）楝科 Meliaceae

1 香椿属 Toona Roem.

香椿 Toona sinensis（A. Juss.）Roem.

【别　　名】　椿、猪椿、红椿、香椿芽树、香椿树、椿甜树。

【药用部位】　树皮或根皮（椿白皮），树干流出的汁液（春尖油），叶（椿叶），果实（香椿子、香铃子）。

【采收加工】　根皮、树皮全年可采，鲜用或晒干；春、夏季切割树干，取流出汁液，晒干；叶春季采收，鲜用；秋季采收成熟果实，晒干。

【性能主治】　椿白皮：味苦、涩，性微寒；清热燥湿，涩肠，止血，止带，杀虫；主治泄泻，痢疾，肠风便血，崩漏，带下，蛔虫病，丝虫病，疮癣。春尖油：味辛、苦，性温；润燥解毒，通窍；主治疳病，手足皲裂，疔疮。椿叶：味辛、苦，性平；祛暑化湿，解毒，杀虫；主治暑湿伤中，恶心呕吐，食欲不振，泄泻，痢疾，痈疽肿毒，疥疮，白秃疮。香椿子：味辛、苦，性温；祛风，散寒，止痛；主治风寒外感，胃痛，风湿痹痛，疝气痛，痢疾。

【生境分布】　原产中国中部和南部，常栽培于海拔 2700m 以下的房前屋后、村边、路旁。国内分布于华北、华东、中南、西南及台湾、西藏等省；省内各地普遍栽培。

2 楝属 Melia L.

2.1 苦楝 Melia azedarach L.

【别　　名】　楝、楝树、苦楝子、火枪树、翠书、紫花树、森树。

【药用部位】　根皮及树皮（苦楝皮），叶（苦楝叶），花（苦楝花），果实（苦楝子）。

【采收加工】　春、秋季剥取根皮或干皮，晒干；叶全年可采，晒干；4～5月采花，晒干或烘干；秋、冬季采收成熟果实，晒干或烘干。

【性能主治】　苦楝皮：味苦，性寒，有毒；杀虫，疗癣；主治蛔虫、蛲虫、钩虫病，阴道滴虫病，疥疮，头癣。

苦楝叶：味苦，性寒，有毒；清热解毒，杀虫止痒，行气止痛；主治湿疹瘙痒，疮癣疥癞，蛇虫咬伤，滴虫性阴道炎，疝气疼痛，跌打肿痛。苦楝花：味苦，性寒；清热祛湿，杀虫止痒；主治热痱，头癣。苦楝子：味苦，性寒，小毒；行气止痛，杀虫；主治脘腹胁痛，疝痛，虫积腹痛，头癣，冻疮。

【生境分布】　生长于旷野或路旁，常栽培于房前屋后。国内分布于河北以南，东至台湾，南至海南岛，西至四川、云南等地各省区；省内各地均有分布，以鲁中、鲁南及胶东地区较多。

2.2 川楝 Melia toosendan Sieb. et Zucc.

【别　　名】　楝实、川楝子、川楝树。

【药用部位】　同苦楝。

【采收加工】　同苦楝。

【性能主治】　同苦楝。

【生境分布】　生长于海拔 500～2100m 的杂木林、疏林或平坝、丘陵地带湿润处，常栽培于村旁附近或公路边。国内分布于广西、云南、四川、贵州、江西、湖北、湖南、河南及甘肃等省区；省内青岛、泰安、定陶等地有引种。

3 米仔兰属 Aglaia Lour.

3.1 米仔兰 Aglaia odorata Lour.

【别　　名】　树兰、米兰、珠兰。

【药用部位】　枝叶（米仔兰），花（米仔兰花）。

【采收加工】　枝叶全年可采，鲜用或晒干；花夏季含苞待放时采收，去杂质，阴干。

【性能主治】　米仔兰：味辛，性微温；祛风湿，散瘀肿；主治风湿关节痛，跌打损伤，痈疽肿毒。米仔兰花：味辛、甘，性平；行气宽中，宣肺止咳；主治胸膈满闷，噎嗝初起，感冒咳嗽。

【生境分布】　生长于湿润、肥沃壤土和砂壤土林中，也常见栽培。国内分布于福建、台湾、广东、广西、四川、云南等省区；省内各地公园温室及庭院有盆栽。

3.2 小叶米仔兰 Aglaia odorata Lour. var. microphyllina C. DC.

【药用部位】　同米仔兰。

【采收加工】　同米仔兰。

【性能主治】　同米仔兰。

【生境分布】　国内分布于广东、广西、云南、四川、福建等省区；省内各地公园及庭院温室有盆栽。

（五十四）远志科 Polygalaceae

远志属 Polygala L.

1.1 远志 Polygala tenuifolia Willd.

【别　　名】　细叶远志、小草、小鸡腿、细草。

【药用部位】　根（远志），地上全草（小草）

【采收加工】　春、秋季挖取根部，除去残茎及泥土，阴干或晒干（较粗主根趁鲜用木棒捶松，抽去木心，为"远志筒"；较细根用木棒捶裂，除去木心，称"远志肉"；细小根不去木心，名"远志棍"）；春、夏季采收全草，鲜用或晒干。

【性能主治】　远志：味苦、辛，性微温；宁心安神，祛痰开窍，解毒消肿；主治心神不安，惊悸失眠，健忘，惊痫，咳嗽痰多，痈疽疮发背，乳房肿痛。小草：味辛、苦，性平；祛痰，安神，消痈；主治咳嗽痰多，虚烦，惊恐，梦遗失精，胸痹心痛，痈肿疮疡。

【生境分布】　生长于向阳山坡草地或路旁。国内分布于东北、华北、西北及陕西、甘肃、江苏、安徽、江西等省区；省内各地山区丘陵地带均有分布。

1.2　西伯利亚远志 Polygala sibirica L.

【别　　名】　宽叶远志、远志、卵叶远志、粉子草。

【药用部位】　同远志。

【采收加工】　同远志。

【性能主治】　同远志。

【生境分布】　生长于海拔 1100～2800m 山坡草地。国内分布于东北、华北、华东、华中、华南、西南及陕西、甘肃、青海等省区；省内各地山区丘陵地带均有分布。

1.3　瓜子金 Polygala japonica Houtt.

【别　　名】　惊风草、卵叶远志、瓜子草、苦远志。

【药用部位】　根及全草（瓜子金）。

【采收加工】　秋季采收，洗净，晒干。

【性能主治】　味苦、微辛，性平；镇咳祛痰，散瘀止血，宁心安神，解毒消肿；主治咳嗽痰多，风湿痹痛，吐血，便血，心悸，失眠，咽喉肿痛，痈疽疮毒，蛇咬伤，跌打损伤。

【生境分布】　生长于海拔 800～2100m 山坡草地或田埂上。国内分布于东北、华北、西北、华东、华中、中南、西南及台湾等省区；省内各地山区丘陵地带均有分布。

1.4　小扁豆 Polygala tatarinowii Regel

【别　　名】　小远志。

【药用部位】　根（小扁豆根）。

【采收加工】　夏、秋季采收，切段，晒干。

【性能主治】　味辛，性温；祛风，活血止痛；主治跌打损伤，风湿骨痛。

【生境分布】　生长于海拔 600～3900m 山坡、石灰岩、路旁草地。国内分布于东北、华北、华中、西南等区域；省内分布于泰山、沂山、崂山、荣成等地。

（五十五）大戟科 Euphorbiaceae

1　雀儿舌头属 Leptopus Decne.

雀儿舌头 Leptopus chinensis（Bge.）Pojark.

【别　　名】　黑钩叶、草桂花。

【药用部位】　根（雀儿舌头）。

【采收加工】　秋后采收，洗净，晒干。

【性能主治】　味辛，性温，有毒；理气止痛；主治脾胃气滞所致、脘腹胀痛、食欲不振、寒疝腹痛、下痢腹痛。

【生境分布】　生长于岩崖、石缝、山坡、林缘、路旁。国内分布于吉林、辽宁、河北、山西、河南、陕西、四川、湖北、湖南等省区；省内各地山区丘陵地带均有分布。

2　白饭树属 Flueggea Willd.

2.1　一叶萩 Flueggea suffruticosa（Pall.）Baill.

【别　　名】　山花、马扫帚芽、脆条子棵、毒羊、叶底珠、珍珠草、日开夜合草。

【药用部位】　嫩枝叶或根（一叶萩）。

【采收加工】　嫩枝叶，春末至秋末采收，阴干；根全年可采，洗净，切片，晒干。

【性能主治】　味辛、苦，性微温，有小毒；祛风活血，益肾强筋；主治风湿腰痛，四肢麻木，阳痿，小儿疳积，面神经麻痹，小儿麻痹后遗症。

【生境分布】　生长于山坡或路边。国内分布于黑龙江、吉林、辽宁、河北、陕西、江苏、安徽、浙江、江西、台湾、河南、湖北、广西、四川、贵州等省区；省内分布于鲁中南及胶东山区。

2.2　白饭树 Fluggea virosa（Roxb. ex Willd.）Voigt

【别　　名】　鱼眼木、鹊饭树、金柑藤、鱼骨菜、白鱼眼、白火炭、白泡果、鱼眼木。

【药用部位】　全株（白饭树）。

【采收加工】　随用随采，多鲜用。

【性能主治】　味苦、微涩，性凉，有小毒；清热解毒，消肿止痛，止痒止血；外用治湿疹，脓疱疮，过敏性皮炎，疮疖，烧烫伤。

【生境分布】　生长于山坡或路边。国内分布于黑龙江、吉林、辽宁、河北、陕西、江苏、安徽、浙江、江西、台湾、河南、湖北、广西、四川、贵州等省区；省内分布于鲁中南及胶东山区。

3　叶下珠属 Phyllanthus L.

3.1　蜜甘草 Phyllanthus ussuriensis Rupr et Maxim

【别　　名】　山花、马扫帚芽、脆条子棵、毒羊、一叶萩、珍珠菜、夜关门。

【药用部位】　全草（蜜甘草）。

【采收加工】　秋季采收，晒干或鲜用。

【性能主治】　味苦，性凉；清热利湿，清肝明目。

【生境分布】　生长于山坡或路旁草地。国内分布于黑龙江、吉林、辽宁、江苏、安徽、浙江、江西、福建、台湾、湖北、湖南、广东、广西等省区；省内分布于鲁中南及胶东山区。

3.2　叶下珠 Phyllanthus urinaria L.

【别　　名】　珠仔草、假油甘、潮汕、龙珠草、碧凉草。

【药用部位】　全草（叶下珠）。

【采收加工】　夏、秋季采收，晒干或鲜用。

【性能主治】　味微苦、甘，性凉；清热利尿，明目，消积；主治肾炎水肿，尿路感染、结石，肠炎，痢疾，小儿疳积，眼角膜炎，黄疸型肝炎，外用治疗青竹蛇咬伤。

【生境分布】　生长于海拔500m以下旷野平地、旱田、山地路旁或林缘。国内分布于四川、云南、湖南、贵州、广东、广西、江苏、江西、福建、浙江、安徽等省区；省内烟台、威海有零星分布。

4　算盘子属 Glochidion J. R. et G. Forst.

算盘子 Glochidion puberum (L.) Hutch.

【别　　名】　橘子草、蝉子树、西瓜树、果合草、血泡木。

【药用部位】　果实（算盘子），根（算盘子根），叶（算盘子叶）。

【采收加工】　果实秋季采收，拣净杂质，晒干；根全年可采，洗净，鲜用或晒干；叶夏、秋季采收，鲜用或晒干。

【性能主治】　算盘子：味苦，性凉，小毒；清热除湿，解毒利咽，行气活血；主治疟疾，泄泻，黄疸，疟疾，淋浊，带下，咽喉肿痛，牙痛，疝痛，产后腹痛。算盘子根：味苦，性凉，小毒；清热，利湿，行气，活血，解毒消肿；主治感冒发热，咽喉肿痛，咳嗽，牙痛，湿热泻痢，黄疸，淋浊，带下，风湿痹痛，腰痛，疝气，痛经，闭经，跌打损伤，痈肿，瘰疬，蛇虫咬伤。算盘子叶：味苦、涩，性凉，小毒；清热利湿，解毒消肿；主治湿热泻痢，黄疸，淋浊，带下，发热，咽喉肿痛，痈疮疖肿，漆疮，蛇虫咬伤。

【生境分布】　生长于山坡灌丛。国内分布于长江流域以南各省区；省内分布于崂山、日照、莒南及郯城等地。

5　秋枫属 Bischofia Bl.

重阳木 Bischofia polycarpa (Lévl.) Airy-Shaw

【别　　名】　赤木。

【药用部位】　根、树皮（重阳木），叶（重阳木叶）。

【采收加工】　根或树皮全年可采，浸酒或晒干；叶春、夏季采收，洗净，鲜用。

【性能主治】　重阳木：味辛、涩，性凉；理气活血，解毒消肿；主治风湿痹痛，痢疾。重阳木叶：宽中消积，清热解毒；主治噎膈，反胃，传染性肝炎，小儿疳积，肺热咳嗽，咽痛，疮疡。

【生境分布】　生长于低山或平地的林中及河谷、沟边。国内分布于江苏、浙江、江西、湖北、广东、广西、四川、贵州、云南等省区；省内青岛及泰安等地有引种栽培，作庭荫树及行道树。

6　蓖麻属 Ricinus L.

蓖麻 Ricinus communis L.

【别　　名】　草麻、牛蓖子草、红蓖麻、杜麻、草麻、大麻子。

【药用部位】　种子（蓖麻子），种子所榨取的脂肪油（蓖麻油），叶（蓖麻叶），根（蓖麻根）。

【采收加工】　种子于8～11月蒴果呈棕色、未开裂时采收，选晴天，分批剪下果序，摊晒，脱粒，扬净；叶夏、秋季采收，鲜用或晒干；根春、秋季采挖，晒干或鲜用。

【性能主治】　蓖麻子：味甘、辛，性平，小毒；消肿拔毒，泻下导滞，通络利窍；主治痈疽肿毒，瘰疬，乳痈，喉痹，疥癞癣疮，烫伤，水肿胀满，大便燥结，口眼㖞斜，跌打损伤。蓖麻油：味甘、辛，性平，有毒；滑肠，润肤；主治肠内积滞，腹胀，便秘，疥癣癣疮，烫伤。蓖麻叶：味苦、辛，性平，小毒；祛风除湿，拔毒消肿；主治脚气，风湿痹痛，痈疮肿毒，疥癣瘙痒，子宫下垂，脱肛，咳嗽痰喘。蓖麻根：味辛，性平，小毒；祛风解痉，活血消肿；主治破伤风，癫痫，风湿痹痛，痈肿瘰疬，跌打损伤，脱肛，子宫脱垂。

【生境分布】　原产埃及、埃塞俄比亚、印度。国内、省内各地均有栽培。

7　地构叶属 Speranskia Baill.

地构叶 Speranskia tuberculata (Bge.) Baill.

【别　　名】　地构菜、珍珠透骨草、瘤果地构叶。

【药用部位】　全草（珍珠透骨草）。

【采收加工】　5～6月开花结实时采收，除去杂质，鲜用或晒干。

【性能主治】　味辛，性温；祛风除湿，舒筋活血，散瘀消肿，解毒止痛；主治风湿痹痛，筋骨挛缩，寒湿脚气，腰部扭伤，瘫痪，闭经，阴囊湿疹，疮癣肿毒。

【生境分布】　生长于山坡及草地。国内分布于东北、华北及陕西、宁夏、甘肃、江苏、安徽、河南、湖南、四川等省区；省内各地山区均有分布。

8　铁苋菜属 Acalypha L.

铁苋菜 Acalypha australis L.

【别　　名】　血见愁、老牛苋、鸡蛋壳菜、血山头。

【药用部位】　全草（铁苋）。

【采收加工】　5～7月采收，除去泥土，晒干或鲜用。

【性能主治】　味苦、涩，性凉；清热解毒，凉血解毒，消积；主治痢疾，泄泻，吐血，衄血，便血，崩漏，小儿疳积，痈疖疮疡，皮肤湿疹。

【生境分布】　生长于旷野、丘陵、路边较湿润的地方。国内分布于长江、黄河中下游各地及东北、华北、华南、西南及台湾等省区；省内各地均有分布。

9 野桐属 Mallotus Lour.

9.1 白背叶 Mallotus apelta (Lour.) Muell. Arg.

【别　　名】　酒药子树、白叶野桐、白鹤树。

【药用部位】　叶（白背叶），根（白背叶根）。

【采收加工】　叶全年可采，鲜用或晒干；根夏、秋季采收，洗净，鲜用或切片晒干。

【性能主治】　白背叶：味苦，性平；清热，解毒，祛湿，止血；主治蜂窝组织炎，化脓性中耳炎，鹅口疮，湿疹，跌打损伤，外伤出血。白背叶根：味微苦、涩，性平；清热，利湿，收涩，消瘀；主治肝炎，肠炎，淋浊，带下，脱肛，子宫下垂，肝脾肿大，跌打扭伤。

【生境分布】　生长于山坡路旁灌丛中或林缘。国内分布于陕西、江苏、安徽、浙江、江西、福建、河南、湖南、广东、海南、广西、贵州、云南等省区；省内青岛、济南及泰安等地有引种栽培。

9.2 野梧桐 Mallotus japonicus (Thunb.) Muell. Arg.

【别　　名】　野桐、白肉白匏仔、竹桐、黄条子、野桐。

【药用部位】　树皮、根和叶（野梧桐）。

【采收加工】　全年可采，鲜用或晒干。

【性能主治】　味微苦、涩，性平；清热解毒，收敛止血；主治胃及十二指肠溃疡，肝炎，血尿，带下，疮疡，外伤出血。

【生境分布】　生长于山坡、路边。国内分布于江苏、安徽、浙江、江西、福建、台湾、湖南、广西等省区；省内青岛有引种。

10 山麻杆属 Alchornea Sw.

山麻杆 Alchornea davidii Franch.

【别　　名】　桂圆树、大叶泡。

【药用部位】　茎皮及叶（山麻杆）。

【采收加工】　春、夏季采收，洗净，鲜用或晒干。

【性能主治】　味淡，性平；驱虫，解毒，定痛；主治蛔虫病，狂犬、毒蛇咬伤，腰痛。

【生境分布】　生长于海拔100～800m的低山区河谷两岸或庭园栽培。国内分布于河南、陕西、江苏、安徽、浙江、湖北、湖南、广西、四川、贵州、云南等省区；省内济南、泰安、青岛、枣庄等地有引种栽培。

11 油桐属 Vernicia Lour.

油桐 Vernicia fordii (Hemsl.) Airy-Shaw.

【别　　名】　罂子桐、虎子桐、光桐。

【药用部位】　种子（油桐子），种子所榨出的油（桐油），未成熟果实（气桐子），花（桐子花），叶（油桐叶），根（油桐根）。

【采收加工】　秋季采收成熟果实，堆积于潮湿处，泼水，覆以干草，经过10天左右，外壳腐烂，除去外皮，收集种子，晒干；将种子榨油，收集；拣取未熟而早落果实，除净杂质，鲜用或晒干；4～5月收集凋花，晒干；叶秋季采集，鲜用或晒干；根全年可采，洗净，鲜用或晒干。

【性能主治】　油桐子：味甘，微辛，性寒，大毒；吐风痰，消肿毒，利二便；用于风痰喉痹，痰火瘰疬，食积腹胀，大、小便不通，丹毒，疥癣，烫伤，急性软组织炎症，寻常疣。桐油：味甘、辛，性寒，有毒；涌吐痰涎，清热解毒，收湿杀虫，润肤生肌；主治喉痹，痈疡，疥癣，臁疮，烫伤，冻疮，皲裂。气桐子：行气消食，清热解毒；主治疝气，食积，月经不调，疔疮疖肿。桐子花：味苦，微辛，性寒，有毒；清热解毒，生肌；主治新生儿湿疹，秃疮，热毒疮，天疱疮，烧烫伤。油桐叶：味甘，微辛，性寒，有毒；清热消肿，解毒杀虫；主治肠炎，痢疾，痈肿，臁疮，疥癣，漆疮，烫伤。油桐根：味甘，微辛，性寒，有毒；下气消积，利水化痰，驱虫；主治食积痞满，水肿，哮喘，瘰疬，蛔虫病。

【生境分布】　生长于较低的山坡、山麓和沟旁。国内分布于陕西、甘肃、江苏、安徽、浙江、江西、福建、台湾、湖北、湖南、广东、广西、四川、贵州、云南等省区；省内崂山、胶南、日照等地有引种栽培。

12 海漆属 Excoecaria L.

12.1 红背桂花 Excoecaria cochinchinensis Lour.

【别　　名】　青紫木、红紫木、紫背桂、青紫桂、东洋桂花。

【药用部位】　全株（红背桂）。

【采收加工】　全年可采，洗净，晒干或鲜用。

【性能主治】　味辛、微苦，性平，有毒；祛风湿，通经络，活血止痛；主治风湿痹痛，腰肌劳损，跌打损伤。

【生境分布】　国内分布于广东、广西、云南等南部省区，多栽培；省内济南、泰安等地公园温室有盆栽。

12.2 绿背桂花 Excoecaria formosana (Hayata) Hayata

【别　　名】　箭毒木、小霸王。

【药用部位】　叶（东方绿白）。

【采收加工】　全年可采，鲜用。

【性能主治】　味辛，性温，大毒；杀虫止痒；主治牛皮癣，慢性湿疹。

【生境分布】　生长于山谷林下、溪旁阴处或路旁阳处。国内分布于福建、广东、海南、广西、云南等省区；省内各地公园温室有栽培。

13 乌桕属 Sapium P. Br.

乌桕 Sapium sebiferum (L.) Roxb.

【别　　名】　乌桕木、鸦桕、木子树、棕白树、腊子树、桕子树、乌桕、桊子树、桕树、木蜡树、木油树、木梓树、虹树、蜡烛树、油籽树、洋辣子树。

【药用部位】　根皮或树皮（乌桕木根皮），叶（乌桕叶），种子（乌桕子），种子榨取的油（桕油）。

【采收加工】　根皮或树皮全年可采剥，除去栓皮，晒干；叶全年可采，鲜用或晒干；种子于果实成熟时采摘，取出种子，鲜用或晒干。

【性能主治】　**乌桕木根皮：**味苦，性微温，有毒；泻下逐水，消肿散结，解蛇虫毒；主治水肿，癥瘕积聚，臌胀，大、小便不通，疔毒痈肿，湿疹，疥癣，毒蛇咬伤。**乌桕叶：**味苦，性微温，有毒；泻下逐水，消肿散瘀，解毒杀虫；主治水肿，二便不利，腹水，湿疹，疥癣，痈疮肿毒，跌打损伤，毒蛇咬伤。**乌桕子：**味甘，性凉，有毒；拔毒消肿，杀虫止痒；主治湿疹，疮，皮肤皲裂，水肿，便秘。**柏油：**味甘，性凉，有毒；杀虫，拔毒，利尿，通便；主治疥疮，脓疱疮，水肿，便秘。

【生境分布】　我国特有，有 1300 余年的栽培历史。国内分布于华东、中南、西南及台湾等省区；省内威海、烟台、济南、泰安等地有引种栽培。

14　白木乌桕属 Neoshirakia Esser

白木乌桕 Neoshirakia japonica（Sieb. Et Zucc.）Esser

【别　名】　猛树、白乳木。

【药用部位】　根皮、叶（白乳木）。

【采收加工】　根皮全年可采，洗净，晒干；叶春、夏季采摘，鲜用或晒干。

【性能主治】　味苦、辛，性微温；散瘀血，强腰膝；主治劳伤，腰膝酸痛。

【生境分布】　生长于丘陵、山坡或树林中。国内分布于华东及湖北、湖南、广东、广西、四川、贵州等省区；省内分布于崂山。

15　大戟属 Euphorbia L.

15.1　金刚纂 Euphorbia neriifolia L.

【别　名】　霸王鞭、金刚树、麒麟阁、龙骨。

【药用部位】　茎（火秧竻），叶（火秧竻叶），花蕊（火秧竻蕊）。

【采收加工】　茎全年可采，去皮、刺，鲜用或切片晒干；叶随用随采；花蕊 4～5 月采摘，鲜用。

【性能主治】　**火秧竻：**味苦，性寒，有毒；利尿通便，拔毒去腐，杀虫止痒；主治水肿，臌胀，泄泻，痢疾，食积，痞块，疔疮，痈疽，疥癣。**火秧竻叶：**味苦、辛、微酸，有毒；泻热导滞，活血解毒；主治热滞泄泻，痢疾，痧秽吐泻转筋，跌打瘀积，乳痈，疔疮。**火秧竻蕊：**利尿，解毒；主治臌胀。

【生境分布】　原产印度东部，生长于村舍附近或园地，多栽培作观赏或绿篱。国内分布于浙江、福建、台湾、广东、海南、广西、四川、贵州、云南等省区；省内公园、庭院温室有盆栽，供观赏。

15.2　火殃勒 Euphorbia antiquorum L.

【别　名】　箸羊、竻大黄、羊丫。

【药用部位】　茎（火殃勒）。

【采收加工】　全年可采，鲜用。

【性能主治】　味辛，性热，有微毒，有刺激性；散瘀消炎，清热解毒。

【生境分布】　原产印度。国内南部、西南部多栽培作观赏或绿篱；省内各地公园、庭院温室有盆栽。

15.3　铁海棠 Euphorbia milii Ch. des Moulins

【别　名】　虎刺、老虎竻、狮子竻。

【药用部位】　茎、叶、根及乳汁（铁海棠），花（铁海棠花）。

【采收加工】　茎、叶、根、乳汁全年可采，晒干或鲜用；花随时采，鲜用。

【性能主治】　**铁海棠：**味苦、涩，性凉，小毒；解毒，排脓，活血，逐水；主治痈疮肿毒，烫火伤，跌打损伤，横痃，肝炎，水臌。**铁海棠花：**味苦、涩，性凉，小毒；凉血止血；主治崩漏，白带过多。

【生境分布】　原产非洲。国内福建、广东、广西、贵州、云南等省区多有栽培；省内济南、青岛等地公园、庭院温室有盆栽。

15.4　一品红 Euphorbia pulcherrima Willd.

【别　名】　猩猩木、老来娇、圣诞花、圣诞红。

【药用部位】　全株（一品红）。

【采收加工】　夏、秋季割取地上部分，鲜用或晒干。

【性能主治】　味苦、涩，性凉，有小毒；调经止血，活血定痛；主治月经过多，跌打肿痛，骨折，外伤出血。

【生境分布】　原产中美洲。国内南北各省区均有栽培；省内各地有盆栽，供观赏。

15.5　甘肃大戟 Euphorbia kansuensis Prokh.

【药用部位】　根（甘肃大戟）。

【采收加工】　春、秋季采挖根，去茎叶、泥沙，切片，晒干。

【性能主治】　外用治疗神经性皮炎，牛皮癣。

【生境分布】　生长于草丛、灌丛、沟谷、山坡和林缘。国内分布于河北、山西、陕西、宁夏、甘肃、青海、江苏、河南、湖北、四川等地；省内分布于青州、平邑、淄博、沂水等地。

15.6　狼毒大戟 Euphorbia fischeriana Sted.

【别　名】　肿手棵、白狼毒、狼毒大戟、狼毒。

【药用部位】　根（白狼毒）。

【采收加工】　春、秋季采挖，去茎叶、泥沙，切片，晒干。

【性能主治】　味辛，性寒，小毒；破积，杀虫，拔毒去腐，除湿，止痒；主治癥瘕，瘰疬，结核，痈疽，流痰，疥疮，顽癣，慢性咳喘，阴囊湿痒。

【生境分布】　生长于草甸、向阳丘陵地。国内分布于黑龙江、吉林、辽宁、内蒙古、河北、河南、山西等省区；

省内分布于胶东半岛。

15.7 银边翠 Euphorbia marginata Pursh.

【别　　名】　高山积雪、六月雪、象牙白。

【药用部位】　全草（银边翠）。

【采收加工】　春、夏季采收，鲜用或晒干。

【性能主治】　味辛，性微寒，有毒；活血调经，消肿拔毒；主治月经不调，跌打损伤，无名肿毒。

【生境分布】　原产北美。国内、省内各地公园及庭园常有栽培。

15.8 猩猩草 Euphorbia heterophylla L.

【别　　名】　墨西哥火草、草本一品红、老来娇、草本象牙红。

【药用部位】　全草（猩猩草）。

【采收加工】　四季均可采收，洗净，鲜用或晒干。

【性能主治】　味苦、涩，性寒，有毒；凉血调经，散瘀消肿；主治月经过多，外伤肿痛、出血，骨折。

【生境分布】　原产中南美洲。国内各省区均有栽培；省内济南、青岛等地有盆栽。

15.9 大戟 Euphorbia pekinensis Rupr.

【别　　名】　乳浆草、龙虎草、黄芽大戟。

【药用部位】　根（大戟）。

【采收加工】　秋季地上部分枯萎后至早春萌芽前采挖，除去残茎及须根，洗净，切段或切片晒干。

【性能主治】　味苦、辛，性寒，有毒；泻水逐饮，消肿散结；主治水肿，胸腹积水，痰饮积聚，二便不利，痈肿，瘰疬。

【生境分布】　生长于山坡、路旁、荒地、草丛、林缘及疏林下。国内除新疆、广东、海南、广西、云南、西藏外，其他省区均有分布；省内分布于各地山区丘陵地带。

15.10 续随子 Euphorbia lasthyris L.

【别　　名】　拒冬、半枝莲、降龙草。

【药用部位】　种子（千金子），茎中白色乳汁（续随子茎中白汁），叶（续随子叶）。

【采收加工】　秋季采收黑褐色果实，脱粒，扬净，晒干；夏、秋季折断茎部取液汁，随采随用；叶随时采，鲜用。

【性能主治】　千金子：味辛，性温，有毒；逐水退肿，破血消癥，解毒杀虫；主治水肿，腹水，二便不利，癥瘕瘀滞，经闭，疥癣癫疮，痈肿，毒蛇咬伤及疣赘。续随子茎中白汁：祛斑解毒，敛疮；主治白癜，蛇伤。续随子叶：祛斑，解毒；主治白癜，面酐，蝎螫。

【生境分布】　生长于向阳山坡，野生或栽培。国内分布于黑龙江、吉林、辽宁、河北、山西、江苏、浙江、福建、台湾、河南、湖南、广西、四川、贵州、云南等省区；省内烟台、济南、泰安等地有栽培。

15.11 泽漆 Euphorbia helioscopia L.

【别　　名】　五朵云、猫儿眼草、肿手棵、瞎眼花、五凤草。

【药用部位】　全草（泽漆）。

【采收加工】　4～5月开花时采收，除去根及泥沙，晒干。

【性能主治】　味辛、苦，性微寒，有毒；行水消肿，化痰止咳，解毒杀虫；主治水气肿满，痰饮喘咳，疟疾，菌痢，瘰疬，结核性瘘管，骨髓炎。

【生境分布】　生长于山沟、路旁、荒野及湿地。国内除西藏外，其他省区均有分布；省内分布于各地山区。

15.12 乳浆大戟 Euphorbia esula L.

【别　　名】　烂疤眼、猫眼草、华北大戟、新疆大戟。

【药用部位】　全草（乳浆大戟）。

【采收加工】　春、夏季采收，鲜用或晒干。

【性能主治】　味苦，性平，有毒；利尿消肿，散结，杀虫；主治水肿，臌胀，瘰疬，皮肤瘙痒。

【生境分布】　生长于山坡草地或砂质地上。国内分布于东北、华北及陕西、宁夏、甘肃、江苏、安徽、浙江、湖北、湖南、四川、贵州等省区；省内各地均有分布。

15.13 通奶草 Euphorbia hypericifolia L.

【别　　名】　大地锦。

【药用部位】　全草（大地锦）。

【采收加工】　夏、秋季采收，鲜用或晒干。

【性能主治】　味辛、微苦，性平；通乳，利尿，清热解毒；主治妇人乳汁不通，水肿，泄泻，痢疾，皮炎，湿疹，烧烫伤。

【生境分布】　生长于荒野、旷地、路旁、阴湿灌丛，或为田间杂草。国内分布于江西、台湾、湖南、广东、海南、广西、贵州、云南等省区；省内分布于青岛、曲阜及鲁山等地。

15.14 地锦草 Euphorbia humifusa Willd.

【别　　名】　雀儿卧单、地锦、花卡子、草血竭、血见愁、星星草。

【药用部位】　全草（地锦草）。

【采收加工】　10月采收，洗净，晒干或鲜用。

【性能主治】　味辛，性平；清热解毒，利湿退黄，活血止血；主治痢疾，泄泻，黄疸，咳血，吐血，尿血，便血，崩漏，乳汁不下，跌打肿痛，热毒疮疡。

【生境分布】　生长于平原、荒地、路旁及田间。国内除广东、广西外，其他各省区均有分布；省内各地均有分布。

15.15 斑地锦 Euphorbia maculata L.

【药用部位】　同地锦。

【采收加工】　同地锦。

【性能主治】　同地锦。

【生境分布】 原产北美，归化于欧亚大陆，生境与分布同地锦。

（五十六）黄杨科 Buxaceae

黄杨属 Buxus L.

1.1 黄杨 Buxus sinica (Rehd. et Wils.) Cheng

【别　名】 锦熟黄杨、山黄杨、千年矮、小黄杨、瓜子黄杨。

【药用部位】 茎枝及叶（黄杨木），叶（黄杨叶），果实（黄杨子），根（黄杨根）。

【采收加工】 茎枝与叶全年可采，鲜用或晒干；果实5～7月成熟时采收，鲜用或晒干；根全年可采挖，洗净，鲜用或切片晒干。

【性能主治】 黄杨木：味苦，性平；祛风除湿，理气止痛；主治风湿痹痛，胸腹气胀，牙痛，疝痛，跌打损伤。黄杨叶：味苦，性平；清热解毒，消肿散结；主治疮疖肿毒，风火牙痛，跌打损伤。黄杨子：味苦，性凉；清暑热，疗疮毒；主治暑中伏热，疮疖。黄杨根：味苦、微辛，性平；祛风止咳，清热除湿；主治风湿痹痛，伤风咳嗽，湿热黄疸。

【生境分布】 生长于海拔1200～2600m的山谷、溪边、林下。国内分布于华东、中南及陕西、甘肃、四川、贵州等省区；省内各地公园及庭院常见栽培，为园林绿化植物。

1.2 雀舌黄杨 Buxus bodinieri Lévl.

【别　名】 匙叶黄杨、瓜子黄杨、石黄杨、万年青。

【药用部位】 根、叶或花。

【采收加工】 根全年可采挖，洗净，切片，晒干；叶全年可采，鲜用或晒干；花春季采集，晒干。

【性能主治】 味苦、甘，性凉；止咳，止血，清热解毒；主治咳嗽，咳血，疮疡肿毒。

【生境分布】 生长于海拔400～2700m的平地或山坡林下。国内分布于陕西、甘肃、浙江、江西、河南、湖北、广西、广东、四川、贵州、云南等省区；省内各地公园及庭院常见栽培。

（五十七）漆树科 Anacardiaceae

1 黄栌属 Cotinus (Tourn.) Mill.

1.1 黄栌 Cotinus coggygria Scop.

【别　名】 光叶黄栌、西山红叶、红叶黄栌。

【药用部位】 根（黄栌根），嫩枝、叶（黄栌枝叶）。

【采收加工】 全年采根，去净泥土，切段，晒干；夏、秋季采收枝叶，晒干。

【性能主治】 黄栌根：味苦、辛，性寒；清热利湿，解毒，散瘀；主治黄疸，肝炎，水火烫伤，漆疮，丹毒，结膜炎，跌打瘀痛。黄栌枝叶：味苦、辛，性寒；清热解毒，

活血止痛；主治黄疸型肝炎，丹毒，水火烫伤，漆疮，结膜炎，跌打瘀痛。

【生境分布】 生长于海拔700～1620m向阳山坡林中、沟边或岩石缝隙。国内分布于河北、河南、湖北、四川等省；省内分布于各地山区丘陵地带。

1.2 毛黄栌 Cotinus coggygria Scop. var. pubescens Engl.

【别　名】 毛叶黄栌、柔毛黄栌、彭皮连、金告碑木。

【药用部位】 同黄栌。

【采收加工】 同黄栌。

【性能主治】 同黄栌。

【生境分布】 生长于海拔800～1500m的山坡林中。国内分布于山西、陕西、甘肃、江苏、浙江、贵州、河北、河南、湖北、四川等省；省内分布于各地山区丘陵地带。

1.3 灰毛黄栌 Cotinus coggygria Scop. var. cinerea Engl.

【药用部位】 同黄栌。

【采收加工】 同黄栌。

【性能主治】 同黄栌。

【生境分布】 生长于山坡杂木林、沟边及岩石缝中。国内分布于河北、河南、湖北、四川等省；省内分布于各地山区丘陵地带。

2 黄连木属 Pistacia L.

2.1 黄连木 Pistacia chinensis Bge.

【别　名】 黄连茶、凉茶树、胜铁力木、木黄连、黄楝树、楷树。

【药用部位】 叶芽、叶或根、树皮（黄楝树）。

【采收加工】 春季采叶芽，夏、秋季采叶，晒干或鲜用；全年可采剥树皮或根皮，晒干。

【性能主治】 叶芽及叶：味苦、涩，性寒；清热解毒，生津止渴，利湿；主治暑热口渴，痧症，痢疾，咽喉肿痛，口舌糜烂，风湿，漆疮，皮肤瘙痒。树皮及根皮：味苦，性寒；有小毒；清热解毒；主治痢疾，皮肤瘙痒，疮痒。

【生境分布】 生长于海拔140～3550m低山、丘陵、石山林、平原或栽培于公园、庭园。国内分布于华东、中南、西南、华北及陕西、甘肃、台湾等省区；省内分布于各地山区丘陵地带。

2.2 阿月浑子 Pistacia vera L.

【别　名】 胡榛子、无名子、开心果。

【药用部位】 种仁（开心果）。

【采收加工】 7～8月采收成熟果实，取种子，晒干。

【性能主治】 味甘，性温；温肾暖脾，补益虚损，调中顺气；主治神经衰弱，浮肿，贫血，营养不良，慢性泻痢等症。

【生境分布】 原产叙利亚、伊拉克、伊朗等地。省内

泰山红门景区罗汉崖有引种栽培。

3　盐肤木属 Rhus (Tourn.) L.

3.1　盐肤木 Rhus chinensis Mill.

【别　　名】　盐麸树、肤木、木盐、猫草树、倍子柴。

【药用部位】　果实（盐肤子）、叶（盐肤叶）、幼嫩枝苗（五倍子苗）、花（盐肤木花）、根（盐肤木根）、去掉栓皮的根皮（盐肤木根皮）、去掉栓皮的树皮（盐肤木皮）、虫瘿（五倍子）。

【采收加工】　10 月采收成熟果实，晒干或鲜用；叶夏、秋季采摘，鲜用；幼嫩枝苗春季采收，鲜用或晒干；花 8～9 月采收，鲜用或晒干；根、根皮全年可采收，除去外部栓皮，鲜用或晒干；夏、秋季剥取树皮，去掉栓皮层，留取韧皮部，晒干或鲜用；角倍 9～10 月间采，肚倍 6 月间采，沸水煮 3～5 分钟，杀死内部仔虫，晒干或阴干。

【性能主治】　**盐肤子**：味酸、咸，性凉；生津润肺，降火化痰，敛汗，止痢；主治痰嗽，喉痹，黄疸，盗汗，痢疾，顽癣，痈毒，头风白屑。**盐肤叶**：味酸、微苦，性凉；止咳，止血，收敛，解毒；主治咳嗽，便血，血痢，盗汗，痈疽，疮疡，湿疹，蛇虫咬伤。**五倍子苗**：味酸，性微温；解毒，利咽；主治咽痛喉痹。**盐肤木花**：味酸、咸，性微寒；清热解毒，敛疮；主治疮疡久不收口，小儿鼻下两旁生疮，色红瘙痒，渗液浸淫糜烂。**盐肤木根**：味酸、咸，性平；祛风湿，利水消肿，活血解毒；主治风湿痹痛，水肿，咳嗽，跌打肿痛，乳痈，癣疮。**盐肤木根皮**：味酸、咸，性凉；清热利湿，解毒散瘀；主治黄疸，水肿，风湿痹痛，小儿疳积，疮疡肿毒，跌打损伤，毒蛇咬伤。**盐肤木皮**：味酸，性微寒；清热解毒，活血止痢；主治血痢，痈肿，疮疥，蛇犬咬伤。**五倍子**：味酸、涩，性寒；敛肺，止汗，涩肠，固精，止血，解毒；主治肺虚久咳，自汗盗汗，久泻久痢，脱肛，遗精，白灼，各种出血，痈肿疮疖，皮肤湿烂。

【生境分布】　生长于海拔 350～2300m 石灰山灌丛、疏林。国内分布于除东北、内蒙古和新疆以外的其他省区；省内分布于各地山区。

3.2　光枝盐肤木 Rhus chinensis Mill. var. glab S. B. Liang

【药用部位】　同盐肤木。

【采收加工】　同盐肤木。

【性能主治】　同盐肤木。

【生境分布】　省内布于胶东山区丘陵地带。

3.3　泰山盐肤木 Rhus taishanensis S. B. Liang

【药用部位】　同盐肤木。

【采收加工】　同盐肤木。

【性能主治】　同盐肤木。

【生境分布】　生长于海拔 300～800m 向阳山坡、灌丛。省内分布于泰山。

3.4　火炬树 Rhus typhina L.

【别　　名】　鹿角漆、火炬漆、加拿大盐肤木。

【药用部位】　根皮、树皮（火炬树）。

【采收加工】　春、秋季采剥，切片，晒干。

【性能主治】　止血；主治局部出血。

【生境分布】　原产北美。省内济南、泰安、淄博有引种栽培或逸为野生。

4　漆属 Toxicodendron (Tourn.) Mill.

漆 Toxicodendron vernicifluum (Stokes) F. A. Barkl.

【别　　名】　瞎妮子、大木漆、漆树、山漆、小木漆。

【药用部位】　树脂干品（干漆），树脂鲜品（生漆），种子（漆子），叶（漆叶），根（漆树根），树皮或根皮（漆树皮），心材（漆树木心）。

【采收加工】　割伤漆树树皮，收集自行流出的树脂为生漆，干固后凝成的团块为干漆；种子秋季 9～10 月成熟后采收，晒干；叶夏、秋季采收，鲜用；心材、根或根皮、树皮全年可采，晒干或鲜用。

【性能主治】　**干漆**：味辛，性温，小毒；破瘀，消积，杀虫；主治闭经，瘀血癥瘕，虫积腹痛。**生漆**：味辛，性温，大毒；杀虫；主治虫积，水盅。**漆子**：味辛，性温，有毒；活血止血，温经止痛；主治出血夹瘀的便血，尿血，崩漏，瘀滞腹痛，闭经。**漆叶**：味辛，性温，小毒；活血解毒，杀虫敛疮；主治紫云疯，面部紫肿，外伤出血，疮疡溃烂，疥癣，漆中毒。**漆树根**：味辛，性温，有毒；活血散瘀，通经止痛；主治跌打瘀肿疼痛，经闭腹痛。**漆树皮**：味辛，性温，小毒；接骨；主治跌打骨折。**漆树木心**：味辛，性温，小毒；行气，活血，止痛；主治气滞血瘀所致胸胁胀痛，脘腹气痛。

【生境分布】　生长于海拔 800～2800m 向阳山坡林中或山沟肥沃湿润处，亦有栽培。国内分布于除东北、内蒙古、新疆以外的其他各省区；省内各地山区均有分布，但数量很少。

5　南酸枣属 Choerospondias Burtt et Hill

南酸枣 Choerospondias axillaris (Roxb.) Burtt et Hill

【别　　名】　五眼果、山枣、人面子、冬东子、酸枣、山桉果、鼻涕果、广枣、醋酸果。

【药用部位】　果实（鲜）或果核。

【采收加工】　9～10 月采收成熟果实，鲜用；果实成熟后，取果核，晒干。

【性能主治】　味甘、酸，性平；行气活血，养心安神，消积，解毒；主治气滞血瘀，胸痛，心悸气短，神经衰弱，失眠，支气管炎，食滞腹满，腹泻，疝气，烫火伤。

【生境分布】　生长于海拔 300～2000m 山坡、丘陵或沟谷林中。国内分布于浙江、福建、湖北、湖南、广东、广西、云南、贵州等省区；省内青岛崂山太清宫有引种栽培。

（五十八）冬青科 Aquifoliaceae

冬青属 Ilex L.

1.1 钝齿冬青 Ilex crenata Thunb.

【别　　名】　枸骨、齿叶冬青。

【药用部位】　嫩叶（苦丁茶）。

【采收加工】　清明前后摘取，晾干或晒干。

【性能主治】　味甘、苦，性寒；疏风清热，明目生津；主治风热头痛，齿痛，目赤，聤耳，口疮，热病烦渴，泄泻，痢疾。

【生境分布】　原产日本、朝鲜。省内青岛等地有引种栽培。

1.2 枸骨 Ilex cornuta Lindl.

【别　　名】　功劳叶、枸骨叶、角刺杀、羊角刺、老鼠怕。

【药用部位】　叶（功劳叶），果实（枸骨子），树皮（枸骨树皮），根（功劳根），嫩芽（苦丁茶）。

【采收加工】　叶8～10月采摘，晒干；果实冬季成熟后采收，除去杂质，晒干；根与树皮全年可采，晒干；嫩芽清明前后采摘，晾干或晒干。

【性能主治】　功劳叶：味苦，性凉；清虚热，益肝肾，祛风湿；主治阴虚劳热，咳嗽咯血，头晕目眩，腰膝酸软，风湿痹痛，白癜风。枸骨子：味苦、涩，性微温；补肝肾，强筋活络，固涩下焦；主治体虚低热，筋骨疼痛，崩漏，带下，泄泻。枸骨树皮：味微苦，性凉；补肝肾，强腰膝；主治肝肾不足，腰脚痿弱。功劳根：味苦，性凉；补肝益肾，疏风清热；主治腰膝萎弱，关节疼痛，头风，赤眼，荨麻疹。苦丁茶：味甘、苦，性寒；疏风清热，明目生津；主治风热头痛，齿痛，目赤，聤耳，口疮，热病烦渴，泄泻，痢疾。

【生境分布】　生长于山坡、谷地、溪边杂木林、灌丛中。国内分布于甘肃、陕西、江苏、安徽、浙江、江西、河南、湖北、湖南、广东、广西、四川等省区；省内各地城市公园有栽培。

1.3 冬青 Ilex chinensis Sims

【别　　名】　冻青。

【药用部位】　种子、树皮、叶（冬青）。

【采收加工】　叶清明前后摘取，晾干或晒干；采收成熟果实，取果核，晒干；树皮在秋、冬季采收，晒干。

【性能主治】　种子、树皮：祛风湿，补肝肾，强筋骨，安胎；主治风湿痹痛，腰膝酸软，胎动不安。叶：味苦、涩，性寒；凉血止血，清热解毒；主治气管炎和烧烫伤，烧灰可治皮肤皲裂，灭瘢痕。

【生境分布】　生长于海拔500～1000m山坡常绿阔叶林和林缘。国内分布于河南、安徽、江苏、浙江、福建、台湾、江西、湖北、湖南、广东、广西、云南等省区；省内青岛、泰安、枣庄、滕州等地有引种栽培。

1.4 大叶冬青 Ilex latifolia Thunb.

【别　　名】　大苦酊、宽叶冬青、波罗树。

【药用部位】　叶（大叶冬青）。

【采收加工】　清明前后摘取，晾干或晒干。

【性能主治】　味苦、甘，性寒；清热解毒，清头目，除烦渴，止泻；主治头痛、齿痛、目赤、热病烦渴，痢疾。

【生境分布】　生长于海拔250～1500m山坡常绿阔叶林、灌丛或竹林。国内分布于江苏、安徽、浙江、江西、福建、河南、湖北、广西及云南等省区；省内青岛、临沂、滕州、曲阜等地有引种栽培。

（五十九）卫矛科 Celastraceae

1　卫矛属 Euonymus L.

1.1 卫矛 Euonymus alatus (Thunb.) Sieb.

【别　　名】　鬼箭羽、鬼见愁、千层皮、四棱茶、山扁榆。

【药用部位】　具翅状物的嫩枝或翅状物（鬼箭羽）。

【采收加工】　全年均可采收，晒干。

【性能主治】　味苦、辛，性寒；解毒消肿，破血通经，杀虫；主治癥瘕结块，心腹疼痛，闭经，痛经，崩中漏下，产后瘀滞腹痛，恶露不下，疝气，历节痹痛，疮肿，跌打伤痛，虫积腹痛，烫火伤，毒蛇咬伤。

【生境分布】　生长于山坡、山谷灌丛。国内分布于东北、华北及陕西、甘肃、江苏、安徽、浙江、湖北、湖南、四川、贵州、云南等省区；省内分布于各地山区。

1.2 栓翅卫矛 Euonymus phellomanus Loes.

【别　　名】　鬼箭羽。

【药用部位】　同鬼箭羽。

【采收加工】　同鬼箭羽。

【性能主治】　同鬼箭羽。

【生境分布】　生长于山谷林中。国内分布于甘肃、陕西、河南及四川等省；省内分布于泰山。

1.3 白杜 Euonymus maackii Rupr.

【别　　名】　丝棉木、丝绵树、明开夜合、华北卫矛、合欢花。

【药用部位】　根及树皮（丝棉木），叶（丝棉木叶），果实（白杜果）。

【采收加工】　全年采收根或剥取树皮，晒干或鲜用；春季采叶，晒干；秋季采收果实，晒干。

【性能主治】　丝棉木：味苦、辛，性凉；祛风除湿，活血通络，解毒止血；主治风湿性关节炎，腰痛，跌打伤肿，血栓闭塞性脉管炎，肺痈，衄血，疔疮肿毒。丝绵木叶：味苦，性寒；清热解毒；主治漆疮，痈肿。白杜果：主治失眠，肾虚。

【生境分布】　生长于山坡林缘、山麓、山溪路边。国内分布于辽宁、吉林、内蒙古、河北、河南、山西、陕西、甘肃、安徽、江苏、浙江、福建、江西、湖北、四川等省区；省内分布于鲁中南及胶东山区。

1.4　垂丝卫矛 Euonymus oxyphyllus Miq.

【别　　名】　球果卫矛、五棱子、豆瓣树、青皮、小米饭、暖木、青皮树。

【药用部位】　根、根皮及茎皮（垂丝卫矛），果实（垂丝卫矛果）。

【采收加工】　夏、秋季采茎，剥皮鲜用或晒干；秋后采根，鲜用或剥皮晒干；9月后采收成熟果实，晒干。

【性能主治】　垂丝卫矛：微苦、辛，性平；祛风除湿，活血通经，利水解毒；主治风湿痹痛，痢疾，泄泻，痛经，闭经，跌打骨折，脚气，水肿，阴囊湿痒，疮疡肿毒。垂丝卫矛果：味苦，性寒；清热解毒；主治痢疾初起，腹痛后重。

【生境分布】　生长于山坡、山谷杂木林中或溪谷林边。国内分布于辽宁、江苏、安徽、浙江、江西、湖南等省区；省内分布于各地山区。

1.5　扶芳藤 Euonymus fortunei (Turcz.) Hand.-Mazz.

【别　　名】　爬墙虎、过冬青、过墙风、绿皮杜仲、藤卫矛。

【药用部位】　带叶茎枝（扶芳藤）。

【采收加工】　全年采收，切碎，晒干或鲜用。

【性能主治】　味苦、甘、微辛，性微温；益肾壮腰，舒筋活络，止血消瘀；主治肾虚腰膝酸痛，半身不遂，腰肌劳损，风湿痹痛，小儿惊风，吐血，血崩，咯血，月经不调，子宫脱垂，跌打骨折，创伤出血。

【生境分布】　生长于林缘，匍匐于岩壁或攀援于树上。国内分布于陕西、山西、江苏、安徽、浙江、江西、河南、湖北、湖南、广西、贵州、云南等省区；省内分布于青岛、泰安、济南、枣庄等地。

1.6　冬青卫矛 Euonymus japonicus Thunb.

【别　　名】　调经草、大叶黄杨、四季青、正木、八木。

【药用部位】　根（大叶黄杨根），茎皮及枝（大叶黄杨），叶（大叶黄杨叶）。

【采收加工】　冬季采挖根部，洗净，切片，晒干；茎皮及枝全年可采，切段，晒干；叶春季采收，晒干。

【性能主治】　大叶黄杨根：味辛、苦，性温；活血调经，祛风湿；主治月经不调，痛经，风湿痹痛。大叶黄杨：味苦、辛，性微温；祛风湿，强筋骨，活血止血；主治风湿痹痛，腰膝酸软，跌打伤肿，骨折，吐血。大叶黄杨叶：解毒消肿；主治疮疡肿毒。

【生境分布】　原产日本，生长于土壤湿润的向阳地或庭院栽培。省内各地多栽培作绿植；省内各地普遍栽培。

1.7　西南卫矛 Euonymus hamiltonianus Wall. ex Roxb.

【药用部位】　带叶茎枝（西南卫矛）。

【采收加工】　全年可采，切段，晒干。

【性能主治】　味甘、微苦，性微温；祛风湿，强筋骨，活血解毒；主治风寒湿痹，腰痛，跌打损伤，血栓闭塞性脉管炎，痔疮，漆疮。

【生境分布】　生长于2000m以下山地林中。国内分布于甘肃、陕西、四川、湖南、湖北、江西、安徽、浙江、福建、广东、广西等省区；省内昌邑、东营等地有引种栽培。

2　南蛇藤属 Celastrus L.

2.1　南蛇藤 Celastrus orbiculatus Thunb.

【别　　名】　蔓性落霜红、南蛇风、黄藤、地南蛇。

【药用部位】　茎藤（南蛇藤），根（南蛇藤根），叶（南蛇藤叶），果实（南蛇藤果）。

【采收加工】　茎藤春、秋季采割，切段，晒干或鲜用；根8~10月采挖，洗净，晒干；叶春季采收，鲜用或晒干；果实9~10月成熟后采收，晒干。

【性能主治】　南蛇藤：味苦、辛，微温；祛风除湿，通经止痛，活血解毒；主治风湿关节痛，四肢麻木，瘫痪，头痛，牙痛，疝气，痛经，闭经，小儿惊风，跌打扭伤，痢疾，痧症，带状疱疹。南蛇藤根：味辛、苦，性平；祛风除湿，活血通经，消肿解毒；主治风湿筋骨疼痛，跌打损伤，闭经，头痛，腰痛，疝气痛，痧症，痢疾，肠风下血，痈疽肿毒，水火烫伤，毒蛇咬伤。南蛇藤叶：味苦、辛，性平；祛风除湿，解毒消肿，活血止痛；主治风湿痹痛，疮疡疖肿，疱疹，湿疹，跌打损伤，蛇虫咬伤。南蛇藤果：味甘、微苦，性平；养心安神，和血止痛；主治心悸失眠，神经衰弱，健忘多梦，牙痛，筋骨痛，腰腿麻木，跌打伤痛。

【生境分布】　生长于山坡灌丛、丘陵、山沟及疏林中。国内分布于东北、华北、华东、西北、西南及湖北、湖南等省区；省内分布于各地山区丘陵地带。

2.2　苦皮藤 Celastrus angulatus Maxim.

【别　　名】　苦树皮、南山叶、苦树、大马桑、酸枣子藤、老虎麻藤。

【药用部位】　根及根皮（苦树皮、吊干麻）。

【采收加工】　全年采收，洗净，剥取根皮，晒干。

【性能主治】　味辛、苦，性凉，小毒；祛风除湿，活血通经，解毒杀虫；主治风湿痹痛，闭经，疮疡溃烂，头癣，骨折肿痛，阴痒。

【生境分布】　生长于山坡密林下或灌木丛。国内分布于河南、陕西、甘肃、江苏、安徽、浙江、湖南、广东、广西、四川、贵州、云南等省区；省内分布于枣庄抱犊崮、郯城清泉寺、龙口等地。

2.3 刺苞南蛇藤 Celastrus flagellaris Rupr.

【别　名】　爬山虎、刺南蛇藤。

【药用部位】　根、茎（刺苞南蛇藤），叶（刺苞南蛇藤叶），果实（刺苞南蛇藤果）。

【采收加工】　根、茎春、秋季采收，洗净，晒干；叶春、夏季采收，鲜用或晒干；果实秋后采收，晒干。

【性能主治】　刺苞南蛇藤：味辛、苦，性平，祛风除湿，活血止痛，解毒消肿；主治风湿痹痛，四肢麻木，跌打损伤，闭经，痢疾，痈疽，毒蛇咬伤。刺苞南蛇藤叶：味苦，性平；活血散瘀，清热解毒；主治跌打损伤，多发性疖肿，毒蛇咬伤。刺苞南蛇藤果：味苦、辛，性平；宁心安神，活络止痛，解毒消肿；主治心悸失眠，筋骨疼痛，腰腿麻木，牙痛，疮疡肿毒。

【生境分布】　生长于旷野、林下、河边、石坡。国内分布于吉林、辽宁、河北、浙江等省；省内分布于泰安、烟台、潍坊等地。

3 雷公藤属 Tripterygium Hook. f.

雷公藤 Tripterygium wilfordii Hook. f.

【别　名】　断肠草、红紫根、黄藤根、震龙根、山砒霜。

【药用部位】　根的木质部（雷公藤）。

【采收加工】　秋季挖取根部，抖净泥土，去皮，晒干。

【性能主治】　味苦、辛，性凉，大毒；祛风除湿，活血通络，消肿止痛，杀虫解毒；主治类风湿关节炎，风湿性关节炎，肾小球肾炎，肾病综合征，红斑狼疮，口眼干燥综合征，白塞病，湿疹，银屑病，麻风病，疥疮，顽癣。

【生境分布】　生长于背阴多湿的山坡、山谷、溪边灌丛。国内分布于长江以南至西南地区；省内蒙阴坦埠镇中山寺有引种栽培。

（六十）省沽油科 Staphyleaceae

1 野鸦椿属 Euscaphis Sieb. et Zucc.

野鸦椿 Euscaphis japonica (Thunb.) Kanitz

【别　名】　鸡眼睛、鸡眼椒、淡椿子、狗椿子、鸡肫子、乌眼睛、开口椒、鸡肾果、小山辣子、山海椒。

【药用部位】　果实或种子（野鸦椿）。

【采收加工】　秋季果实成熟后采收，晒干。

【性能主治】　味辛、苦，性温；祛风散寒，行气止痛，消肿散结；主治胃痛，寒疝疼痛，泄泻，痢疾，脱肛，月经不调，子宫下垂，睾丸肿痛。

【生境分布】　生长于山脚和山谷，常与一些小灌木混生，散生，很少有成片的纯林。国内分布于除西北以外的其他各省区；省内临沂有引种栽培。

2 省沽油属 Staphylea L.

省沽油 Staphylea bumalda DC.

【别　名】　水条、珍珠花、双蝴蝶、马铃柴。

【药用部位】　果实（省沽油）。

【采收加工】　秋季果实成熟后采收，晒干。

【性能主治】　味苦、甘；润肺止咳；主治咳嗽。

【生境分布】　生长于山坡、路旁、溪谷两旁或丛林中。国内分布于东北及河北、山西、陕西、江苏、安徽、浙江、湖北、四川等省区；省内潍坊植物园有引种栽培。

（六十一）槭树科 Aceraceae

槭属 Acer L.

1.1 元宝槭 Acer truncatum Bge.

【别　名】　五角枫、元宝树、平基槭、五角树。

【药用部位】　根皮（元宝槭）。

【采收加工】　夏季采挖，洗净，切片，晒干。

【性能主治】　味辛、微苦，性微温；祛风除湿，舒筋活络；主治腰背疼痛。

【生境分布】　生长于海拔400～1000m疏林。国内分布于吉林、辽宁、河南、陕西、甘肃及江苏等省区；省内分布于昆嵛山、崂山、泰安、鲁山，城镇路旁、庭园常有栽培。

1.2 中华槭 Acer sinense Pax

【别　名】　丫角槭、华槭、华槭树、刺鸭脚木。

【药用部位】　根或根皮（五角枫根）。

【采收加工】　夏、秋季采挖，洗净，鲜用。

【性能主治】　味辛、苦，性平；祛风除湿；主治扭伤，骨折，风湿痹痛。

【生境分布】　生长于海拔1200～2000m混交林。国内分布于浙江及四川、湖北、湖南、贵州、广东、广西等省区；省内济南、泰安等地公园、庭院有引种栽培。

1.3 三角枫 Acer buergerianum Miq.

【别　名】　三角槭。

【药用部位】　根（三角枫根）。

【采收加工】　秋季采挖，洗净，鲜用或晒干。

【性能主治】　祛风湿，利关节。

【生境分布】　生长于海拔300～1000m阔叶林。国内分布于河南、江苏、浙江、安徽、江西、湖北、湖南、贵州、广东等省区；省内泰安、潍坊、青岛、济南、临沂、烟台等地有栽培。

1.4 鸡爪槭 Acer palmatum Thunb.

【别　名】　小叶五角鸦枫、柳叶枫。

【药用部位】　枝、叶（鸡爪槭）。

【采收加工】　夏季采收，切段，晒干。

【性能主治】　味辛、微苦，性平；行气止痛，解毒消痈；主治气滞腹痛，痈肿发背。

【生境分布】　生长于海拔200～1200m林边或疏林。国内分布于江苏、浙江、安徽、江西、湖北、湖南、贵州及河南等省；省内各地公园、庭院有栽培。

1.5　茶条槭 Acer ginnala Maxim.

【别　　名】　黑枫、茶条子、华北茶条槭、枫树。

【药用部位】　嫩叶（桑芽）。

【采收加工】　3月采收，置锅中微火炒焙数分钟，取出用手搓揉至均匀后，晒干。

【性能主治】　味微苦、微甘，性寒；清肝明目；主治风热头痛，肝热目赤，视物昏花。

【生境分布】　生长于海拔800m以下丛林。国内分布于东北、华北及陕西、甘肃、河南等省区；省内分布于崂山、昆嵛山等地。

1.6　青榨槭 Acer davidii Franch.

【别　　名】　大卫槭、青虾蟆。

【药用部位】　根、树皮（青榨槭）。

【采收加工】　夏、秋季采收，洗净，切片，晒干。

【性能主治】　味甘、苦，性平；祛风除湿，散瘀止痛，消食健脾；主治风湿痹痛，肢体麻木，关节不利，跌打瘀痛，泄泻，痢疾，小儿消化不良。

【生境分布】　生长于海拔500～1800m疏林或山脚湿润处稀林中。国内分布于华北、华东、中南、西南等区域；省内分布于泰山、徂徕山等地。

1.7　五角枫 Acer pictum Thunb. subsp. mono
**　　　（Maxim.）H. Ohashi**

【别　　名】　五角枫地锦槭、五角槭、色木、色木槭。

【药用部位】　枝、叶（色木）。

【采收加工】　夏季采收，鲜用或晒干。。

【性能主治】　味辛、苦，性温；祛风除湿，活血止痛；主治偏正头痛，风寒湿痹，跌打瘀痛，湿疹，疥癣。

【生境分布】　生长于海拔800～1500m山坡或山谷疏林。国内分布于东北、华北及长江流域；省内分布于泰山、蒙山、鲁山及胶东山区。

（六十二）七叶树科 Hippocastanaceae

七叶树属 Aesculus L.

七叶树 Aesculus chinensis Bge.

【别　　名】　娑罗树、梭椤树、杪椤树。

【药用部位】　果实或种子（娑罗子、梭罗子、苏罗子）

【采收加工】　10月间采收成熟果实，晒7～8天后，用文火烘干，烘前用针在果皮上刺扎，以防爆破，且易干燥，亦可直接晒干或剥皮晒干。

【性能主治】　味甘，性温；疏肝，理气，宽中，止痛；主治胸胁、乳房胀痛，痛经，胃脘痛。

【生境分布】　生长于低海拔丛林。国内分布于黄河流域中、下游各省，河北、山西、陕西、江苏、浙江、河南有栽培，仅秦岭地区有野生；省内济南、青岛、泰安有少量引种栽培。

（六十三）无患子科 Sapindaceae

1　栾树属 Koelreuteria Laxm.

1.1　栾树 Koelreuteria paniculata Laxm.

【别　　名】　木栾、石栾树、黑叶树、木栏牙、乌拉黄楝。

【药用部位】　花（栾花），根皮（栾树皮）。

【采收加工】　6～7月采花，阴干或晒干；春、秋季挖根，洗净，剥取根皮，晒干。

【性能主治】　栾花：味苦，性寒；清肝明目；主治目赤肿痛，多泪，伤眦，目肿。栾树皮：味苦，性寒；清肝明目；主治目痛泪出，目肿赤烂。

【生境分布】　生长于海拔200～1200m疏林，常栽培作庭园观赏树。国内大部分地区有分布；省内分布于胶东、鲁中、鲁南山地及平原。

1.2　复羽叶栾树 Koelreuteria bipinnata Franch.

【别　　名】　黄山栾树、灯笼木、全缘叶栾树、图扎拉、巴拉子。

【药用部位】　根、根皮（摇钱树根），花和果实（摇钱树）。

【采收加工】　根常年均可采挖，剥皮或切片，晒干；7～9月采花，晾干；9～10月采果，晒干。

【性能主治】　摇钱树根：味微苦，性平；祛风清热，止咳，散瘀，杀虫；主治风热咳嗽，风湿热痹，跌打肿痛，蛔虫病。摇钱树：味苦，性寒；清肝明目，行气止痛；主治目痛泪出，疝气痛，腰痛。

【生境分布】　生长于海拔100～300m丘陵、村旁或600～900m山地疏林。国内分布于浙江、江苏、安徽、江西、湖南、湖北、广东、广西等省区；省内分布于青岛、泰安等地。

2　文冠果属 Xanthoceras Bge.

文冠果 Xanthoceras sorbifolia Bge.

【别　　名】　文官果、文冠树、木瓜。

【药用部位】　茎或枝叶（文冠果）。

【采收加工】　春、夏季采收，晒干。

【性能主治】　味甘、微苦，性平；祛风除湿，消肿止痛；主治风湿热痹，筋骨疼痛。

【生境分布】　生长于丘陵、山坡，各地常见栽培。国内分布于东北、华北及陕西、宁夏、安徽、甘肃、河南等省区；省内烟台、青岛、泰安、济南、潍坊等地有引种栽培，常作为油料树种。

3　无患子属 Sapindus L.

无患子 Sapindus mukorossi Gaertn.

【别　　名】　洗手果、木患子、桓、拾栌木、肥皂树、黄金树、苦患树、油患子、肥珠子。

【药用部位】 种子（无患子），种仁（无患子种仁），果皮（无患子皮），叶（无患子叶），树皮（无患子树皮），根（无患树蘽）。

【采收加工】 秋季采摘成熟果实，将果肉、果皮、种子分开，分别晒干；种子除去种皮，留取种仁，晒干；夏、秋季采叶，晒干或鲜用；全年剥取树皮，晒干；根可采挖，洗净，鲜用或切片晒干。

【性能主治】 无患子：味苦、辛，性寒，小毒；清热，祛痰，消积，杀虫；主治喉痹肿痛，肺热咳喘，声哑，食滞，疳积，蛔虫腹痛，滴虫性阴道炎，癣疾，肿毒。无患子种仁：味辛，性平；消积，辟秽，杀虫；主治疳积，腹胀，口臭，蛔虫病。无患子皮：味苦，性平，小毒；清热化痰，止痛，消积；主治喉痹肿痛，心胃气痛，疝痛，风湿痛，虫积，食滞，无名肿毒。无患子叶：味苦，性平；解毒，镇咳；主治毒蛇咬伤，百日咳。无患子树皮：味苦、辛，性平；解毒，利咽，祛风杀虫；主治白喉，疥癞，疳疮。无患树蘽：味苦、辛，性凉；宣肺止咳，解毒化湿；主治外感发热，咳喘，白浊，带下，咽喉肿痛，毒蛇咬伤。

【生境分布】 国内分布于华东、中南至西南等地以及长江以南各省区，各地寺庙、庭园、村边常见栽培；省内青岛等地有引种。

4 倒地铃属 Cardiospermum L.

倒地铃 Cardiospermum halicacabum L.

【别　　名】 风船葛、假苦瓜、包袱草、三角泡、灯笼草。

【药用部位】 全草或果实（三角泡）。

【采收加工】 夏、秋季采收全草，秋、冬季采收果实，晒干。

【性能主治】 味苦、辛，性寒；清热利湿，凉血解毒；主治黄疸，淋证，疔疮肿毒，湿疹，跌打损伤，毒蛇咬伤。

【生境分布】 生长于田野、路边、林缘、灌丛，也有栽培。国内分布于东部、南部、西南部；省分布于青岛、新泰、济南等地。

（六十四）清风藤科 Sabiaceae

泡花树属 Meliosma Bl.

多花泡花树 Meliosma myriantha Sieb. et Zucc.

【药用部位】 根皮（多花泡花树）。

【采收加工】 秋季采挖根部，洗净，剥取根皮，晒干。

【性能主治】 清热解毒，镇痛，利尿。

【生境分布】 生长于湿润山地林间、疏林、近海山谷。国内分布于江苏北部；省内分布于胶东沿海地区。

（六十五）凤仙花科 Balsaminaceae

凤仙花属 Impatiens L.

1.1 凤仙花 Impatiens balsamina L.

【别　　名】 指甲桃花、染指甲草、凤仙、小桃红、夹竹桃、旱珍珠。

【药用部位】 种子（急性子），茎（凤仙透骨草），花（凤仙花），根（凤仙根）。

【采收加工】 8～9月分批采摘成熟果实，晒干，脱粒，收集种子；夏、秋季生长茂盛时割取地上部分，除尽叶、果，晒干；花在夏、秋季开花时采收，鲜用或阴干；秋季挖根，洗净，晒干。

【性能主治】 急性子：味微苦、辛，性温，小毒；行瘀降气，软坚散结；主治经闭，痛经，产难，产后胞衣不下，噎膈，痞块，骨鲠不下，龋齿，疮疡肿痛。凤仙透骨草：味苦、辛，性温，小毒；祛风湿，活血止痛，解毒；主治风湿痹痛，屈伸不利，跌打肿痛，闭经，痛经，痈肿，丹毒，鹅掌风，蛇虫咬伤。凤仙花：味甘、苦，性微温；祛风除湿，活血止痛，解毒杀虫；主治风湿肢体痿废，腰膝疼痛，妇女经闭腹痛，产后瘀血不尽，跌打损伤，骨折，痈疽疮毒，毒蛇咬伤，白带，鹅掌风，灰指甲。凤仙根：味苦、辛，性平；活血止痛，利湿消肿；主治风湿筋骨疼痛，跌扑肿痛，白带，水肿。

【生境分布】 原产于亚洲热带。国内南北各省区广泛栽培；省内栽培于公园或庭院。

1.2 水金凤 Impatiens noli-tangere L.

【别　　名】 辉菜花、华凤仙花、野凤仙、白辣草、水凤仙。

【药用部位】 全草（水金凤）。

【采收加工】 夏、秋季采集，洗净，鲜用或晒干。

【性能主治】 味甘，性温；活血调经，祛风除湿；主治月经不调，痛经，经闭，跌打损伤，风湿痹痛，脚气肿痛，阴囊湿疹，癣疮，癫疮。

【生境分布】 生长于山坡林下、山沟湿地、林缘草丛中。国内分布于东北、华北及陕西、安徽、浙江、江西、河南、湖南等省区；省内分布于泰山、沂山、蒙山、鲁山、徂徕山、崂山、昆嵛山等地。

1.3 野凤仙花 Impatiens textori Miq.

【别　　名】 假凤仙花、假指甲花。

【药用部位】 全草（野凤仙花）。

【采收加工】 夏、秋季采收，鲜用或晒干。

【性能主治】 味苦，性寒；解毒敛疮；主治恶疮溃疡。

【生境分布】 生长于山林、水洼、流水潮湿处。国内分布于东北以至江西、四川等省区；省内分布于沂山、蒙山等地。

（六十六）鼠李科 Rhamnaceae

1 鼠李属 Rhamnus L.

1.1 小叶鼠李 Rhamnus parvifolia Bge.

【别　　名】 护山棘、驴子刺、大绿、麻绿、叫驴子刺。

第二篇　植物类中药资源

【药用部位】　果实（琉璃枝）。

【采收加工】　果熟后采收，鲜用或晒干。

【性能主治】　味苦，性凉，小毒；清热泻下，解毒消瘰；主治热结便秘，瘰疬，疥癣，疮毒。

【生境分布】　生长于海拔 400～2300m 向阳多石块的干燥山坡、草丛、灌丛。国内分布于东北、华北及内蒙古、河北、山西、河南、陕西等省区；省内分布于各地山区丘陵地带。

1.2　锐齿鼠李 Rhamnus arguta Maxim.

【别　　名】　牛李子。

【药用部位】　茎、叶、种子（锐齿鼠李）。

【采收加工】　茎叶夏、秋季采收，晒干；采收成熟果实，去肉、核，取种子，晒干。

【性能主治】　驱虫。

【生境分布】　生长于干燥山坡的杂木林及悬崖石缝。国内分布于黑龙江、辽宁、河北、陕西、山西等省区；省内分布于烟台、淄博等地山区丘陵地带。

1.3　圆叶鼠李 Rhamnus globosa Bge.

【别　　名】　山绿柴、冻绿树、圆鼠李、黑子。

【药用部位】　茎、叶或根皮（冻绿刺），果实（圆叶鼠李果）。

【采收加工】　茎、叶或根皮夏、秋季采收，果实成熟时采收，晒干。

【性能主治】　冻绿刺：味苦、涩，性微寒；杀虫消食，下气祛痰；主治寸白虫，食积，瘰疬，哮喘。圆叶鼠李果：主治肿毒。

【生境分布】　生长于海拔 1600m 以下裸岩旁或灌木丛、山脚乱石堆、沟边，常栽培作绿篱。国内分布于辽宁、山西、河北、河南、陕西、安徽、江苏、浙江、江西、湖南、甘肃等省区；省内分布于烟台、临沂、潍坊、青岛、济南、泰安等地。

1.4　薄叶鼠李 Rhamnus leptophylla Schneid.

【别　　名】　叶铃子、细叶鼠李、腊子树、铁包金。

【药用部位】　果实（绛梨木子），根（绛梨木根），叶（绛梨木叶）。

【采收加工】　8～9月果实成熟时采收，鲜用或晒干；秋、冬季采收，洗净，切片，晒干；叶春、夏季采收，鲜用或晒干。

【性能主治】　绛梨木子：味苦、涩，性平；消食化滞，行水通便；主治食积腹胀，水肿，腹水，便秘。绛梨木根：味苦、涩，性平；清热止咳，行气化滞，行水，散瘀；主治肺热咳嗽，食积，便秘，脘腹胀痛，水肿，腹水，痛经，跌打损伤。绛梨木叶：味微苦、涩，性平；消食通便，清热解毒；主治食积腹胀，小儿疳积，便秘，疮毒，跌打损伤。

【生境分布】　生长于海拔 1700～2600m 山坡、山谷、路旁灌丛。国内分布于陕西、河南、安徽、浙江、江西、福建、广东、广西、湖北、湖南、四川、贵州等省区；省内分布于鲁山、昆嵛山等地。

1.5　乌苏里鼠李 Rhamnus ussuriensis J. Vass.

【别　　名】　大绿。

【药用部位】　树皮（乌苏里鼠李树皮）。

【采收加工】　春、夏季采收，晒干。

【性能主治】　味苦，性寒；清热通便；主治热结便秘。

【生境分布】　生长于海拔 1600m 以下河边、山地林中、山坡灌丛。国内分布于东北及内蒙古、河北等省区；省内分布于昆嵛山等地。

1.6　鼠李 Rhamnus davurica Pall.

【别　　名】　老鸹眼、老乌眼、达乌李鼠李、大绿、牛李子、老鹳眼。

【药用部位】　果实（臭李子），树皮（臭李皮）。

【采收加工】　果实在 8～9 月成熟时采收，鲜用或晒干；树皮在夏季采收，晒干。

【性能主治】　臭李子：味苦、甘，性凉，小毒；清热解毒，泻下杀虫，止咳祛痰；主治疮痈，瘰疬，疥癣，龋齿，口疮，腹胀便秘，咳嗽痰喘，水肿胀满。臭李皮：味苦，性微寒，小毒；清热解毒，泻下通便；主治风湿热痹，热毒疮痈，大便秘结。

【生境分布】　生长于海拔 1800m 以下山坡林下、灌丛、林缘、沟旁阴湿处。国内分布于东北及河北、山西等省区；省内分布于青岛、烟台、泰安等地。

1.7　冻绿 Rhamnus utilis Decne.

【别　　名】　鼠李、牛李、油葫芦子、女儿茶、乌巢子。

【药用部位】　果实（鼠李），树皮或根皮（鼠李皮），叶（冻绿叶）。

【采收加工】　果实 8～9 月成熟时采收，除去果柄，鲜用或微火烘干；根皮秋、冬季挖根剥取，树皮春、夏季采剥，鲜用或切片晒干；叶夏末采收，晒干或鲜用。

【性能主治】　鼠李：味甘、苦，性凉；清热利湿，消积通便；主治水肿腹胀，疝瘕，瘰疬，疮疡，便秘。鼠李皮：味苦，性寒；清热解毒，凉血，杀虫；主治风热瘙痒，疥疮，湿疹，腹痛，跌打损伤，肾囊风。冻绿叶：味苦，性凉；止痛，消食；主治跌打内伤，消化不良。

【生境分布】　生长于海拔 1500m 以下的向阳山地、丘陵、山坡草丛、沟旁灌木丛、疏林湿润处。国内分布于华东、中南、西南及山西、河北、河南、陕西、甘肃、湖北等省区；省内分布于淄博、泰安、潍坊等地。

1.8　多脉鼠李 Rhamnus utilis Decne var. multinervis Y. Q. Zhu et D. K. Zang

【药用部位】　同冻绿。

· 197 ·

【采收加工】　同冻绿。

【性能主治】　同冻绿。

【生境分布】　生长于山谷林中。省内分布于泰山药乡。

2　雀梅藤属 Sageretia Brongn.

雀梅藤 Sageretia thea (Osbeck) Johnst.

【别　　名】　酸色子、酸铜子、酸味、对角刺、碎米子、对节刺、刺冻绿。

【药用部位】　根（雀梅藤）。

【采收加工】　秋后采收，洗净，鲜用或切片晒干。

【性能主治】　味甘、淡，性平；降气，化痰，祛风利湿；主治咳嗽，哮喘，胃痛，鹤膝风，水肿。

【生境分布】　生长于海拔 2100m 以下丘陵、山地林下或灌丛。国内分布于安徽、江苏、浙江、江西、福建、台湾、广东、广西、湖南、湖北、四川、云南等省区；省内崂山、枣庄、泰安等地有引种栽培。

3　枳椇属 Hovenia Thunb.

北枳椇 Hovenia dulcis Thunb.

【别　　名】　拐枣、枳椇子、枳椇。

【药用部位】　种子（枳椇子），叶（枳椇叶），树皮（枳椇木皮），树干中流出的液汁（枳椇木汁），根（枳椇根），带肉质花序轴的果实（枳椇果）。

【采收加工】　10～11 月果实成熟时将果实连肉质花序轴一并采下，取种子，晒干，同时收集带肉质花序轴的果实，晒干；夏季采叶，晒干或鲜用；春季采剥树皮，晒干；秋后采根，切片，晒干；夏秋季收集受伤树干中的汁液，置于容器中。

【性能主治】　枳椇子：味甘，性平；止渴除烦，解酒毒，止呕，利大小便；主治醉酒，烦渴，呕吐，二便不利。枳椇叶：味甘，性凉；清热解毒，除烦止渴；主治风热感冒，醉酒烦渴，呕吐，大便秘结。枳椇木皮：味甘，性温；舒筋，活血，消食，疗痔；主治筋脉拘挛，食积，痔疮。枳椇木汁：味甘，性平；辟秽除臭；主治狐臭。枳椇根：味甘、涩，性温；祛风活络，止血，解酒；主治劳伤咳嗽，风湿筋骨痛，咯血，醉酒，小儿惊风。枳椇果：味甘、酸，性平；解酒毒，除烦渴；主治酒醉，烦热，口渴，呕吐，二便不利。

【生境分布】　生长于海拔 200～1400m 次生林中或栽培。国内分布于华北、西北、华东、中南、西南及台湾等省区；省内分布于胶东丘陵地区。

4　猫乳属 Rhamnella Miq.

猫乳 Rhamnella franguloides (Maxim.) Weberb.

【别　　名】　长叶绿柴、山黄、鼠矢枣、糯米牙。

【药用部位】　果实或根（鼠矢枣）。

【采收加工】　果实成熟后采摘，晒干；秋后采根，洗

净，切片，晒干。

【性能主治】　味苦，性平；补脾益肾，疗疮；主治体质虚弱，劳伤乏力，疥疮。

【生境分布】　生长于海拔 1100m 以下山坡、路旁灌木丛、林中。国内分布于河北、山西、陕西、江苏、安徽、浙江、江西、河南、湖北、湖南等省区；省内分布于枣庄、烟台、临沂、潍坊等地。

5　枣属 Ziziphus Mill.

5.1　枣 Ziziphus jujuba Mill.

【别　　名】　红枣、大枣、刺枣、白蒲枣。

【药用部位】　果实（大枣），果核（枣核），叶（枣叶），树皮（枣树皮），根（枣树根）。

【采收加工】　果实在秋季成熟时采摘，晒干；枣核在加工枣肉食品时收集，晒干；枣叶在春、夏季采收，鲜用或晒干；树皮全年可采，春季最佳，刮去老皮，晒干；根在秋后采挖，鲜用或切片晒干。

【性能主治】　大枣：味甘，性温；补脾胃，益气血，安心神，调营卫，和药性；主治脾胃虚弱，气血不足，食少便溏，倦怠乏力，心悸失眠，妇人脏躁，营卫不和。枣核：味苦，性平；解毒，敛疮；主治臁疮，牙疳。枣叶：味甘，性温；清热解毒；主治小儿发热，疮疖，热痱，烂脚，烫火伤。枣树皮：味苦、涩，性温；涩肠止泻，镇咳止血；主治泄泻，痢疾，咳嗽，崩漏，外伤出血，烧烫伤。枣树根：味甘，性温；调经止血，祛风止痛，补脾止泻；主治月经不调，不孕，崩漏，吐血，胃痛，痹痛，脾虚泄泻，风疹，丹毒。

【生境分布】　生长于海拔 1700m 以下山区、丘陵、平原。国内各地均有分布；省内聊城、德州及滨州等地有大面积栽培，栽培品种众多。

5.2　酸枣 Ziziphus jujuba Mill. var. spinosa (Bge.) Hu ex H. F. Chow

【别　　名】　棘子树、山枣、野枣、棘。

【药用部位】　种仁（酸枣仁），果肉（酸枣肉），花（棘刺花），叶（棘叶），棘刺（棘针），树皮（酸枣树皮），根（酸枣根），根皮（酸枣根皮）。

【采收加工】　9～10 月采收红色果实，浸泡一夜，搓去果肉，碾碎果核，取种子，晒干；采收成熟果实，去除果核，取果肉，晒干；花初开时采，阴干或晒干；春、夏季采叶，晒干或鲜用；全年采收棘刺、根、根皮或树皮，晒干。

【性能主治】　酸枣仁：味甘，性平；养肝，宁心安神，敛汗；主治虚烦不眠，惊悸多梦，体虚多汗，自汗。酸枣肉：味酸、甘，性平；止血止泻；主治出血，腹泻。棘刺花：味苦，性平；敛疮，明目；主治金刃创伤，瘘管，目昏不明。棘叶：味苦，性平；敛疮解毒；主治臁疮。棘针：味

辛，性寒；清热解毒，消肿止痛；主治痈肿，喉痹，尿血，腹痛，腰痛。**酸枣树皮**：味涩，性平；敛疮生肌，解毒止血；主治外伤出血，崩漏，烧烫伤。**酸枣根**：味涩，性温；安神；主治失眠，神经衰弱。**酸枣根皮**：味涩，性温；止血，涩精，收湿敛疮；主治便血，崩漏，滑精，带下，烧烫伤。

【生境分布】 生长于向阳山坡、山谷、丘陵、平原、路旁、荒地，常形成灌木丛。国内分布于华北、西北及辽宁、河北、河南、湖北、四川、江苏、安徽等省区；省内分布于各地山区丘陵地带。

5.3 无刺枣 Ziziphus jujuba Mill. var. inermis (Bge.) Rehd.

【药用部位】 同枣。

【采收加工】 同枣。

【性能主治】 同枣。

【生境分布】 生长于村庄、房屋旁边。国内吉林、辽宁、河北、山西、陕西、甘肃、新疆、河南、安徽、江苏、浙江、福建、江西、湖北、湖南、广东、广西、四川、云南、贵州等省区有栽培；省内各地均有引种栽培。

（六十七）葡萄科 Vitaceae

1 葡萄属 Vitis L.

1.1 葡萄 Vitis vinifera L.

【别　　名】 草龙珠、菩提子、乌珠玛。

【药用部位】 果实（葡萄），藤、叶（葡萄藤叶），根（葡萄根）。

【采收加工】 夏、秋采收成熟果实，鲜用或阴干；藤叶夏、秋季采收，洗净，茎切片，叶切碎，晒干，或春、夏季采收嫩茎叶，鲜用；秋、冬季采根，晒干或鲜用。

【性能主治】 **葡萄**：味甘、酸，性平；补气血，强筋骨，利小便；主治气血虚弱，肺虚咳嗽，心悸盗汗，烦渴，风湿痹痛，淋病，水肿，痘疹不透。**葡萄藤叶**：味甘，性平；祛风除湿，利水消肿，解毒；主治风湿痹痛，水肿，腹泻，风热目赤，痈肿疔疮。**葡萄根**：味甘，性平；祛风通络，利湿消肿，解毒；主治风湿痹痛，肢体麻木，跌打损伤，水肿，小便不利，痈肿疔毒。

【生境分布】 原产欧洲、西亚及北非。国内自辽宁中部以南各省区均有栽培；省内主要栽培于烟台、青岛、淄博等地。

1.2 山葡萄 Vitis amurensis Rupr.

【别　　名】 野葡萄、黑水葡萄。

【药用部位】 根或茎藤（山藤藤秧），果实（山藤藤果）。

【采收加工】 根或茎藤秋、冬季采收，洗净，切片或段，晒干；果实8～9月成熟时采收，鲜用或晒干。

【性能主治】 **山藤藤秧**：味辛，性凉；祛风止痛；主治风湿骨痛，胃痛，腹痛，神经性头痛，术后疼痛，外伤痛。**山藤藤果**：味酸，性凉；清热利尿；主治烦热口渴，尿路感染，小便不利。

【生境分布】 生长于山地、林缘，攀于灌木上。国内分布于东北、华北及江苏、安徽、浙江等省区；省内分布于泰安、烟台、青岛、潍坊、临沂、济南等地山区。

1.3 葛藟 Vitis flexuosa Thunb.

【别　　名】 野葡萄、栽秧藤、藟、乌鞍藤、葛藟葡萄。

【药用部位】 药用藤汁（葛藟汁），果实（葛藟果实），叶（葛藟叶），根（葛藟根）。

【采收加工】 夏、秋季砍断茎藤收集藤汁，随时用；夏、秋季采收成熟果实，鲜用或晒干；叶在夏、秋季采收，鲜用或晒干；根在秋、冬季采挖，切片，或剥取根皮，鲜用或晒干。

【性能主治】 **葛藟汁**：味甘，性平；益气生津，活血舒筋；主治乏力，口渴，哕逆，跌打损伤。**葛藟果实**：味甘，性平；润肺止咳，凉血止血，消食；主治肺燥咳嗽，吐血，食积，泻痢。**葛藟叶**：味甘，性平；消积，解毒，敛疮；主治食积，痢疾，湿疹，烫火伤。**葛藟根**：味甘，性平；利湿退黄，活血通络，解毒消肿；主治黄疸型肝炎，风湿痹痛，跌打损伤，痈肿。

【生境分布】 生长于海拔2500m以下山地灌木丛。国内分布于华东、中南、西南、陕西、台湾及长江以南各省区；省内分布于烟台、青岛、临沂、泰安、潍坊等地。

1.4 毛葡萄 Vitis heyneana Roenm.

【别　　名】 止血藤、野葡萄、五角葡萄、大血藤、飞天白鹤。

【药用部位】 根皮（毛葡萄根皮），叶（毛葡萄叶）。

【采收加工】 秋、冬季挖取根部，洗净，剥取根皮，切片，鲜用或晒干；叶在夏、秋季采收，晒干。

【性能主治】 **毛葡萄根皮**：味酸、微苦，性平；活血舒筋，主治月经不调，带下，风湿骨痛，跌打损伤。**毛葡萄叶**：味微酸、苦，性平；止血；主治外伤出血。

【生境分布】 生长于海拔600～1500m山坡灌丛及林缘。国内分布于长江以南及陕西、甘肃等省区；省内分布于崂山、昆嵛山、泰山、蒙山、徂徕山等地。

1.5 美国蓼薁 Vitis labrusca L.

【别　　名】 美洲葡萄、酒葡萄。

【药用部位】 全株（白肚）。

【采收加工】 夏、秋季采收，根及茎洗净、切片，叶切碎，鲜用或晒干。

【性能主治】 味辛，性平；活血通络；主治风湿疼痛，跌打肿痛。

【生境分布】 原产北美东部。国内云南有栽种；省内烟台、青岛等地有引种。

1.6 蘡薁 Vitis bryoniaefolia Bge.

【别　名】 野葡萄、猫眼睛、山葡萄、蘡薁子、烟黑。

【药用部位】 果实（蘡薁），茎叶（蘡薁藤），根（蘡薁根）。

【采收加工】 果实在夏、秋季成熟时采收，鲜用或晒干；茎叶在夏、秋季采收，鲜用或晒干；根在秋、冬季采挖，洗净，切片或段，鲜用或晒干。

【性能主治】 蘡薁：味甘、酸，性平；生津止渴；主治暑月伤津口干。蘡薁藤：味甘、淡，性凉；清热，利湿，止血，解毒消肿；主治淋病，痢疾，崩漏，哕逆，风湿痹痛，跌打损伤，瘰疬，湿疹，痈疮肿毒。蘡薁根：味甘，性平；清热利湿，解毒消肿；主治湿热，黄疸，热淋，痢疾，痈疮肿毒，瘰疬，跌打损伤。

【生境分布】 生长于山地林中。国内分布于华东及江苏、台湾、湖北、四川等省区；省内分布于泰安、淄博、临沂、烟台、青岛、济南、潍坊等地山区。

1.7 刺葡萄 Vitis davidii (Roman. du Caill.) Föex.

【别　名】 山葡萄、野葡萄、千金藤、小葡萄。

【药用部位】 根（刺葡萄根）。

【采收加工】 秋、冬季采挖，洗净，切片，鲜用或晒干。

【性能主治】 味甘、微苦，性平；消瘀散积，舒筋止痛；主治吐血，腹胀癥积，关节疼痛，筋骨伤痛。

【生境分布】 生长于海拔 1400m 以下山坡灌丛。国内分布于华中、西南及陕西、甘肃、江苏、安徽、浙江、江西、福建等省区；省内济南、泰安等地有引种栽培。

2 蛇葡萄属 Ampelopsis Michaux.

2.1 白蔹 Ampelopsis japonica (Thunb.) Makino

【别　名】 山芋头、白草、山葡萄秧、乌藤、浆水罐。

【药用部位】 块根（白蔹），果实（白蔹子）。

【采收加工】 春、秋季挖根，除去茎及须根，洗净，纵切成两瓣、四瓣或斜片，晒干；秋季采摘成熟果实，晒干或鲜用。

【性能主治】 白蔹：味苦、辛，性微寒；清热解毒，散结止痛，生肌敛疮；主治疮疡肿毒，瘰疬，烫伤，湿疮，温疟，惊痫，血痢，肠风，痔漏，白带，跌打损伤，外伤出血。白蔹子：味苦，性寒；清热，消痈；主治温疟，热毒痈肿。

【生境分布】 生长于山地、荒坡、灌木林，也有栽培。

国内分布于东北、华北、华东、中南及陕西、宁夏、四川等省区；省内分布于烟台、泰安、临沂、潍坊、济南、青岛等地山区。

2.2 葎叶蛇葡萄 Ampelopsis humulifolia Bge.

【别　名】 葎叶白蔹、七角白蔹、活血丹、葎草叶山葡萄。

【药用部位】 根皮（七角白蔹）。

【采收加工】 秋季采挖根部，洗净，剥取根皮，鲜用或晒干。

【性能主治】 味辛，性温；祛风湿，散瘀肿，解毒；主治风湿痹痛，跌打瘀肿，痈疽肿痛。

【生境分布】 生长于低山山坡或沟谷。国内分布于陕西、河南、山西、河北、辽宁、甘肃、江苏、安徽、内蒙古等省区；省内分布于烟台、潍坊、济南、泰安等地山区。

2.3 异叶蛇葡萄 Ampelopsis glandulosa (Wall.) Momiy var. heterophylla (Thunb.) Momiy.

【别　名】 赤葛藤、光叶蛇白蔹、狗葡萄、山葡萄、绿葡萄。

【药用部位】 根皮（紫葛）。

【采收加工】 秋季采挖根部，洗净泥土，剥取根皮，鲜用或晒干。

【性能主治】 味辛、微苦，性寒；清热补虚，散瘀通络，解毒；主治产后心烦口渴，中风半身不遂，跌打损伤，痈肿恶疮。

【生境分布】 生长于海拔 1200m 以下山野坡地、沟谷灌丛。国内分布于长江以南北至辽宁各省区；省内分布于泰山、徂徕山等地。

2.4 东北蛇葡萄 Ampelopsis heterophylla (Thunb.) Sieb. & Zucc. var. brevipedunculata (Maxim.) Trautv.

【别　名】 酸藤、爬山虎、山葡萄、水葡萄、过山龙。

【药用部位】 同异叶蛇葡萄。

【采收加工】 同异叶蛇葡萄。

【性能主治】 同异叶蛇葡萄。

【生境分布】 生长于海拔 300～1200m 山谷疏林或灌丛。国内分布于中南、西南及江苏、安徽、浙江、江西、福建、台湾等省区；省内分布于昆嵛山、石岛、槎山等地。

2.5 三裂蛇葡萄 Ampelopsis delavayana Planch.

【别　名】 三裂叶蛇葡萄、玉葡萄根、山葡萄、野葡萄、耳坠果、绿葡萄。

【药用部位】 根或茎藤（玉葡萄根、金刚散）。

【采收加工】 夏、秋季采收茎藤，秋、冬季挖根，洗净，晒干或鲜用。

【性能主治】　味辛、淡、涩，性平；清热利湿，活血通络，止血生肌，解毒消肿；主治淋证，白浊，疝气，偏坠，风湿痹痛，跌打瘀肿，创伤出血，烫伤，疮痈。

【生境分布】　生长于海拔 300～1300m 山坡灌丛、林缘。国内分布于中南、西南及陕西、甘肃、江苏、浙江、江西、福建等省区；省内分布于昆嵛山、槎山等地。

2.6　乌头叶蛇葡萄 Ampelopsis aconitifolia Bge.

【别　　名】　草白蔹、蛇葡萄、乌头叶白蔹、草葡萄、羊葡萄蔓。

【药用部位】　块根（白蔹），根皮（过山龙）。

【采收加工】　全年均可挖取块根，除去茎及须根，洗净，纵切成两瓣、四瓣或斜片，晒干；刮取块根表面栓皮，鲜用或晒干。

【性能主治】　白蔹：味苦、辛，性微寒；清热解毒，散结止痛，生肌敛疮；主治疮疡肿毒，瘰疬，烫伤，湿疮，温疟，惊痫，血痢，肠风，痔漏，白带，跌打损伤，外伤出血。过山龙：味辛，性热；祛风除湿，散瘀消肿；主治风湿寒痹，跌打瘀肿，痈疽肿痛。

【生境分布】　生长于海拔 1500m 以下山坡、林缘、灌丛。国内分布于内蒙古、河北、山西、陕西、甘肃、河南等省区；省内分布于长岛、荣成、石岛等地。

2.7　掌裂蛇葡萄 Ampelopsis delavayana Planch. var. glabra (Diels et Grig) C. L. Li

【别　　名】　光叶草葡萄、掌裂草葡萄。

【药用部位】　块根（独脚蟾蜍）。

【采收加工】　秋、冬季采挖，洗净，切片，鲜用或晒干。

【性能主治】　味苦，性寒，小毒；清热化痰，解毒散结；主治热病头痛，胃痛，痢疾，痈肿，痰核。

【生境分布】　生长于海拔 1500m 以下山坡灌丛或陡崖。国内分布于东北、华北及内蒙古、江苏、甘肃、陕西、湖北、四川等省区；省内分布于泰山、崂山及新泰等地。

3　爬山虎属 Parthenocissus Planch.

3.1　爬山虎 Parthenocissus tricuspidata (Sieb. et Zucc.) Planch.

【别　　名】　石蓬串子、爬石虎、常春藤、飞天蜈蚣、爬墙虎。

【药用部位】　根及藤茎（地锦、爬山虎）。

【采收加工】　秋季采收藤茎，除去叶，晒干；冬季挖根，洗净，切片，晒干或鲜用。

【性能主治】　味辛、微涩，性温；活血通络，祛风止痛；主治风湿痹痛，中风半身不遂，偏正头疼，产后血瘀，腹生结块，跌打损伤，痈肿疮毒，溃疡不敛。

【生境分布】　常攀援生长于疏林中、岩石上、墙壁上，也有栽培。国内分布于华北、华东、中南、西南等区域；省内分布于烟台、临沂、泰安、潍坊、济南、淄博、枣庄等地山区。

3.2　异叶爬山虎 Parthenocissus dalzielii Gagnep.

【别　　名】　三叉虎、大叶爬山虎、上树蜈蚣、三皮风、草叶藤、上树蛇、白花藤子。

【药用部位】　根、茎及叶（吊岩风）。

【采收加工】　秋、冬季挖取全株，洗净，取根、茎分别切段或切片，鲜用或晒干；叶夏、秋季采收，鲜用或晒干。

【性能主治】　味微辛、涩，性温；祛风除湿，散瘀止痛，解毒消肿；主治风湿痹痛，胃脘痛，偏头痛，产后瘀滞腹痛，跌打损伤，痈疮肿毒。

【生境分布】　生长于海拔 900～1200m 山坡灌丛或岩石上，也有栽培。国内分布于长江以南各省区；省内分布于日照、胶南等地。

4　乌蔹莓属 Cayratia Juss.

乌蔹莓 Cayratia japonica (Thunb.) Gagnep.

【别　　名】　五叶莓、五叶藤、止血藤、乌蔹草、野葡萄藤。

【药用部位】　根或全草（乌蔹莓）。

【采收加工】　夏、秋季割取藤茎或挖出根部，除去杂质，洗净，切段，晒干或鲜用。

【性能主治】　味苦、酸，性寒；清热利湿，解毒消肿；主治热毒痈肿，疔疮，丹毒，咽喉肿痛，蛇虫咬伤，水火烫伤，风湿痹痛，黄疸，泻痢，尿血，白浊。

【生境分布】　生长于山坡、路旁灌木林中，常攀援于他物之上。国内分布于长江以南各省区；省内分布于烟台、泰安、潍坊、济南、青岛等地山区丘陵。

（六十八）杜英科 Elaeocarpaceae

杜英属 Elaeocarpus L.

杜英 Elaeocarpus decipiens Hemsl.

【别　　名】　假杨梅、梅擦饭、青果、野橄榄、胆八树、橄榄、缘瓣杜英。

【药用部位】　根（杜英）。

【采收加工】　全年可采，晒干或鲜用。

【性能主治】　味辛，性温；散瘀消肿；主治跌打，损伤，瘀肿。

【生境分布】　生长于低山山谷林中。国内分布于广西、广东、江西、福建、台湾、浙江等省区；省内青岛等地有引种栽培。

（六十九）椴树科 Tiliaceae

1 椴树属 Tilia L.

1.1 糠椴 Tilia mandshurica Rupr. et Maxim.

【别　　名】　椴树、辽椴。

【药用部位】　花（糠椴花）。

【采收加工】　6～7月开花时采收，晾干。

【性能主治】　味辛，性凉；解表，清热；主治感冒发热，口腔炎，喉炎，肾盂肾炎。

【生境分布】　生长于山坡、针阔叶混交林、阔叶杂木林。国内分布于东北及河北、内蒙古、江苏等省区；省内分布于泰山、崂山、昆嵛山、蒙山等地。

1.2 南京椴 Tilia miqueliana Maxim.

【别　　名】　菩提树、密克椴树、白椴。

【药用部位】　花序（菩提树花），树皮、根或根皮（菩提树皮）。

【采收加工】　花序夏季采集，阴干；树皮、根或根皮夏、秋季采集，洗净，切片，晒干。

【性能主治】　菩提树花：味辛，性微温；发汗解表，止痛镇痉；主治风寒感冒，头身疼痛，惊痫。菩提树皮：味辛，性温；补虚止咳，活血散瘀；主治劳伤乏力，久咳，跌打损伤。

【生境分布】　生长于山坡、山沟等阴湿处。国内分布于江苏、浙江、安徽、江西、广东等省；省内青岛有引种栽培。

1.3 华东椴 Tilia japonica Simonk.

【别　　名】　日本椴。

【药用部位】　同南京椴。

【采收加工】　同南京椴。

【性能主治】　同南京椴。

【生境分布】　生长于阴坡、半阴坡杂木林或形成片林。国内分布于安徽、江苏、浙江；省内分布于蒙山、崂山、昆嵛山等地。

1.4 紫椴 Tilia amurensis Rupr.

【别　　名】　籽椴。

【药用部位】　花（紫椴花）。

【采收加工】　6～7月开放时采收，晾干。

【性能主治】　味辛，性凉；解表，清热；主治感冒发热，口腔炎，喉炎，肾盂肾炎。

【生境分布】　生长于山坡、针阔叶混交林、阔叶杂木林。国内分布于东北地区；省内分布于崂山、昆嵛山、泰山等地。

1.5 蒙椴 Tilia mongoica Maxim.

【别　　名】　小叶椴、白皮椴、米椴。

【药用部位】　花（蒙椴花）。

【采收加工】　花期采收，晾干。

【性能主治】　发汗解热，镇静。

【生境分布】　生长于石边、山坡杂木林、草原带固定沙地和阳坡。国内分布于内蒙古、河北、河南、山西及辽宁等省区；省内泰安等地有引种。

2 扁担杆属 Grewia L.

扁担杆 Grewia biloba G. Don var. parviflora (Bge.) Hand-Mazz.

【别　　名】　扁担杆子、小孩拳头、娃娃拳、光叶扁担杆、扁担木、小花扁担杆。

【药用部位】　根及全株（扁担杆、娃娃拳）。

【采收加工】　春、夏季采收，切片，晒干。

【性能主治】　味甘、苦，性温；健脾益气，固精止带，祛风除湿；主治久泻脱肛，脾虚食少，小儿疳积，蛔虫病，风湿痹痛，遗精，崩漏，带下，子宫脱垂。

【生境分布】　生长于丘陵、低山路边草地、灌丛、疏林中。国内分布于华北至华南及江苏、安徽、浙江、江西、福建、台湾、湖南、广东、广西、四川等省区；省内分布于各地山区。

3 黄麻属 Corchorus L.

甜麻 Corchorus aestuans L.

【别　　名】　假黄麻、针筒草、假麻区、水丁香、雨伞草。

【药用部位】　全草（野黄麻）。

【采收加工】　9～10月选晴天挖取全株，洗净，切段，晒干。

【性能主治】　味淡，性寒；清热解暑，解毒消肿；主治中暑发热，咽喉肿痛，痢疾，小儿疳积，跌打损伤，疮疖疔肿。

【生境分布】　生长于旷野、路旁、田边、荒地、村旁。国内分布于长江流域以南各省区；省内分布于蒙山、郯城等地。

（七十）锦葵科 Malvaceae

1 锦葵属 Malva L.

1.1 锦葵 Malva sinensis Cavan.

【别　　名】　大花葵、小白淑气花、棋盘花、茄花、冬寒菜、钱葵。

【药用部位】　茎、叶、花（锦葵）。

【采收加工】　春、夏季采花，夏季采茎叶，晒干或鲜用。

【性能主治】　味咸，性寒；清热解毒，利尿通便；主治大小便不畅，淋巴结核，带下，咽喉肿痛。

【生境分布】　国内南北各地城市中常见的栽培植物，偶有逸生，南自广东、广西，北至内蒙古、辽宁，东起台湾，西至新疆和西南，均有分布；省内各地常见栽培，供观赏。

1.2 圆叶锦葵 Malva rotundifolia L.

【别　名】　野葵、苏黄耆、油油饼、狗干粮、金钱根、白马棵。

【药用部位】　根（圆叶锦葵根）。

【采收加工】　夏、秋季采挖，洗净，切片，晒干。

【性能主治】　味甘，性温，益气止汗，利水通乳，托疮排脓；主治倦怠乏力，内脏下垂，肺虚咳嗽，自汗盗汗，水肿，乳汁不足，崩漏，痈疽难溃，溃后脓稀，创口难合。

【生境分布】　生长于荒野、草坡及路边草丛。国内分布于西南及河北、河南、陕西、山西、甘肃、新疆、江苏、安徽、西藏、四川、贵州、云南等省区；省内分布于泰山、昆嵛山及长岛等地，济宁、泰安等地有栽培，供观赏。

1.3 野葵 Malva verticillata L.

【别　名】　冬葵菜、滑肠菜、葵、葵菜、冬苋菜、金钱葵。

【药用部位】　果实（冬葵果），叶（冬葵叶），根（冬葵根），种子（冬葵子）。

【采收加工】　夏、秋季采收成熟果实，晒干；夏、秋季搓出果实中的种子，去除杂质，晒干；夏、秋季采叶，晒干或鲜用；夏、秋季采根，洗净，鲜用或晒干。

【性能主治】　冬葵果：味甘，性寒；利水通淋，滑肠通便，下乳；主治淋病，水肿，大便不通，乳汁不行。冬葵叶：味甘，性寒；清热，利湿，滑肠，通乳；主治肺热咳嗽，咽喉肿痛，热毒下痢，湿热黄疸，二便不通，乳汁不行，疮疖痈肿，丹毒。冬葵根：味甘，性寒；清热利水，解毒；主治水肿，热淋，带下，乳痈，疳疮，蛇虫咬伤。冬葵子：味甘，性寒；行水，滑肠，下乳；主治二便不通，淋病，水肿，乳汁不行，乳房肿痛。

【生境分布】　生长于平原、山野等处。国内各地均有分布；省内分布于昆嵛山等地。

1.4 中华野葵 Malva verticillata L. var. chinensis (Miller) S. Y. Hu

【药用部位】　同野葵。

【采收加工】　同野葵。

【性能主治】　同野葵。

【生境分布】　省内分布于昆嵛山等地。

2 蜀葵属 Althaea L.

蜀葵 Althaea rosea (L.) Cavan.

【别　名】　大蜀季花、一丈红、胡葵、白蜀葵、小蜀芪。

【药用部位】　花（蜀葵花），茎叶（蜀葵苗），种子（蜀葵子），根（蜀葵根）。

【采收加工】　花夏、秋季采收，晒干；茎叶夏、秋季采收，晒干或鲜用；秋季果实成熟后采收，打下种子，去除杂质，晒干；冬季挖根，刮去栓皮，洗净，切片，晒干。

【性能主治】　蜀葵花：味甘、咸，性凉；和血止血，解毒散结；主治吐血，衄血，月经过多，赤白带下，二便不通，疟疾，小儿风疹，痈疽疖肿，蜂蝎蜇伤，烫伤，火伤。蜀葵苗：味甘，性凉；清热利湿，解毒；主治热毒下痢，淋证，无名肿毒，水火烫伤，金疮。蜀葵子：味甘，性寒；利水通淋，解毒排脓，润肠；主治水肿，淋病，带下，乳汁不通，无名肿毒，疮疥。蜀葵根：味甘、咸，性微寒；清热利湿，凉血止血，解毒排脓；主治淋病，带下，痢疾，吐血，血崩，外伤出血，疮疡肿痛，烫伤烧伤。

【生境分布】　原产中国四川，世界各地广泛栽培。国内分布于西南各省区；省内各地均有栽培或逸为野生。

3 黄花稔属 Sida L.

黄花稔 Sida acuta Burm. f.

【别　名】　小本黄花草、吸血仔、四吻草、索血草、山鸡、拔毒散、脓见消、单鞭救主、梅肉草、柑仔蜜、蛇总管、四米草、尖叶嗽血草、白索子、麻茨麻、灶江、扫把麻。

【药用部位】　叶或根（黄花稔）。

【采收加工】　叶夏、秋季采，鲜用或晒干；根在早春萌芽前挖取，洗净，切片，晒干。

【性能主治】　味微辛，性凉；清湿热，解毒消肿，活血止痛；主治湿热泻痢，乳痈，痔疮，疮疡肿毒，跌打损伤，骨折，外伤出血。

【生境分布】　原产印度，生长于山坡灌丛、路旁或荒坡。国内分布于福建、台湾、广东、海南、广西和云南等省区；省内分布于崂山等地。

4 苘麻属 Abutilon Miller

苘麻 Abutilon theophrasti Medicus

【别　名】　苘麻子、野苘、野芝麻、金盏银盘、野棉花。

【药用部位】　全草或叶（苘麻），根（苘麻根），种子（苘麻子）。

【采收加工】　夏季采收全草或叶，晒干或鲜用；立冬后采收根部，除去茎叶，洗净，晒干；秋季采收成熟果实，打下种子，筛去果皮及杂质，晒干。

【性能主治】　苘麻：味苦，性平；清热利湿，解毒开窍；主治痢疾，中耳炎，耳鸣，耳聋，关节酸痛。苘麻根：味苦，性平；利湿解毒；主治小便淋沥，痢疾，急性中耳炎，睾丸炎。苘麻子：味苦，性平；清热利湿，解毒消痈，退翳明目；主治赤白痢疾，小便淋痛，痈疽肿毒，乳腺炎，目翳。

【生境分布】　生长于路旁、荒地、田野。国内分布于除青藏高原以外的其他各省区，东北各地有栽培，种植历史已长达2600余年；省内各地有栽培及野生。

5 秋葵属 Abelmoschus Medicus

5.1 黄蜀葵 Abelmoschus manihot (L.) Medicus

【别　名】　黄葵、水芙蓉、金花捷报、假羊桃、火炮花。

【药用部位】 花（黄蜀葵花），种子（黄蜀葵子），叶（黄蜀葵叶），茎或茎皮（黄蜀葵茎），根（黄蜀葵根）。

【采收加工】 花在7～10月花蕾期采收，晒干；种子在9～11月果实成熟时采收，打下种子，筛去杂质，晒干；叶在春、夏季采收，鲜用或晒干；茎或茎皮在秋、冬季采收，晒干或炕干；根在秋季采挖，洗净，晒干。

【性能主治】 黄蜀葵花：味甘、辛，性凉；利尿通淋，活血止血，消肿解毒；主治淋证，吐血，衄血，崩漏，胎衣不下，痈肿疮毒，水火烫伤。黄蜀葵子：味甘，性寒；利水，通经，消肿解毒；主治淋证，水肿，便秘，乳汁不通，痈肿，跌打损伤。黄蜀葵叶：味甘，性寒；清热解毒，接骨生肌；主治热毒疮痈，尿路感染，骨折，烫火伤，外伤出血。黄蜀葵茎：味甘，性寒；清热解毒，通便利尿；主治高热不退，大便秘结，小便不利，疔疮肿毒，烫伤。黄蜀葵根：味甘、苦，性寒；利水，通经，解毒；主治淋证，水肿，便秘，跌打损伤，乳汁不通，痈肿，聤耳，腮腺炎。

【生境分布】 生长于山谷、草丛、田边、沟旁、灌丛中。国内分布于中南、西南、河北、陕西、浙江、江西、福建等省区；省内济南、烟台、青岛等地作为庭院绿化植物栽培。

5.2 咖啡黄葵 Abelmoschus esculentus (L.) Moench

【别　名】 秋葵、黄秋葵、羊角豆、咖啡葵、木丝瓜、越南芝麻。

【药用部位】 根、叶、花或种子（咖啡黄葵）。

【采收加工】 根在秋、冬季采挖，叶在9～10月采收，花在6～8月采摘，种子在9～10月果实成熟时采摘、脱粒，晒干。

【性能主治】 味淡，性寒；利咽，通淋，下乳，调经；主治咽喉肿痛，小便淋涩，产后乳汁稀少，月经不调。

【生境分布】 原产于印度。国内河北、江苏、浙江、福建、台湾、湖北、湖南、云南、海南、广西等省区有引种；省内济南、青岛、烟台、泰安、潍坊等地作为蔬菜栽培。

6 木槿属 Hibiscus L.

6.1 木槿 Hibiscus syriacus L.

【别　名】 木槿花、篱沿树、水锦花、木棉、槿树。

【药用部位】 花（木槿花），根（木槿根），茎皮及根皮（木槿皮），叶（木槿叶），种子（木槿子、朝天子）。

【采收加工】 夏、秋季采摘半开的花，晒干；4～5月剥取茎皮，根皮于秋末挖根剥取，洗净，晒干；叶全年可采，鲜用或晒干；秋季9～10月果实显黄绿色时采摘，晒干。

【性能主治】 木槿花：味甘、苦，性凉；清热利湿，凉血解毒；主治肠风泻血，赤白下痢，痔疮出血，肺热咳嗽，咳血，白带，疮疖痈肿，烫伤。木槿根：味甘，性凉；清热解毒，消痈肿；主治肠风，痢疾，肺痈，肠痈，痔疮肿痛，赤白带下，疥癣，肺结核。木槿皮：味甘、苦，性微寒；清热利湿，杀虫止痒；主治湿热泻痢，肠风泻血，脱肛，赤白带下，阴道滴虫，皮肤疥癣，阴囊湿疹。木槿叶：味苦，性寒；清热解毒；主治赤白痢疾，肠风，痈肿疮毒。朝天子：味甘，性寒；清肺化痰，止头痛；主治痰喘咳嗽，支气管炎，偏正头痛，黄水脓疮，湿疹。

【生境分布】 中国中部各省原产。国内华东、中南、西南及河北、陕西、台湾等省区均有栽培；省内各地常见栽培。

6.2 木芙蓉 Hibiscus mutabilis L.

【别　名】 芙蓉、木莲、地芙蓉、华木、拒霜、枕皮树。

【药用部位】 花（芙蓉花），叶（芙蓉叶），根或根皮（芙蓉根）。

【采收加工】 8～10月采摘初开放的花，晒干或烘干；夏、秋季采叶，阴干或晒干；秋季挖根，或剥取根皮，洗净，晒干。

【性能主治】 芙蓉花：味辛、微苦，性平；清热解毒，凉血止血，消肿排脓；主治痈肿，疮疖，水火烫伤，肺热咳嗽，吐血，目赤肿痛，崩漏，白带，腹泻，腹痛，毒蛇咬伤，跌打损伤。芙蓉叶：味辛、微苦，性凉；清肺凉血，解毒消肿；主治肺热咳嗽，目赤肿痛，痈疽肿毒，恶疮，缠身蛇丹，脓胞疮，肾盂肾炎，水火烫伤，毒蛇咬伤，跌打损伤。芙蓉根：味辛、微苦，性凉；清热解毒，凉血消肿；主治痈疽肿毒初起，臁疮，目赤肿痛，肺痈，咳喘，赤白痢疾，妇人白带，肾盂肾炎。

【生境分布】 原产中国。国内分布于华东、中南、西南及湖南、辽宁、河北、陕西、台湾等省区；省内济南、青岛、烟台等城市公园常见栽培。

6.3 野西瓜苗 Hibiscus trionum L.

【别　名】 灯笼花、山西瓜秧、天泡草、黑芝麻、小秋葵。

【药用部位】 根或全草（野西瓜苗），种子（野西瓜苗子）。

【采收加工】 根或全草夏、秋季采收，去净泥土，晒干；秋季采摘成熟果实，打下种子，筛净，晒干。

【性能主治】 野西瓜苗：味甘，性寒；清热解毒，利咽止咳；主治咽喉肿痛，咳嗽，泻痢，烫伤、疮毒。野西瓜苗子：味辛，性平；补肾，润肺；主治肾虚头晕，耳鸣，耳聋，肺痨咳嗽。

【生境分布】 生长于田埂、平原、山野、丘陵。国内、省内各地均有分布。

6.4 朱槿 Hibiscus rosa-sinensis L.

【别　名】 扶桑、佛桑、红木槿、小牡丹、舜英、桑椹。

【药用部位】　花（扶桑花），叶（扶桑叶），根（扶桑根）。

【采收加工】　花在半开时采摘，晒干；叶随时采，鲜用；根在秋末采挖，洗净，晒干。

【性能主治】　扶桑花：味甘、淡，性平；清肺，凉血，化湿，解毒；主治肺热咳嗽，咯血，鼻衄，崩漏，白带，痢疾，赤白浊，痈肿毒疮。扶桑叶：味甘、淡，性平；清热利湿，解毒；主治白带，淋证，疔疮肿毒，腮腺炎，乳腺炎，淋巴结炎。扶桑根：味甘、涩，性平；调经，利湿，解毒；主治月经不调，崩漏，白带，白浊，痈疮肿毒，尿路感染，急性结膜炎。

【生境分布】　原产中国南部。国内福建、台湾、广东、广西、云南、四川等省区均有分布；省内各地公园温室有栽培，供观赏。

6.5　吊灯扶桑 Hibiscus rosa-sinensis L. var. schizopetatus Mast

【别　　名】　吊灯花、灯笼花、假西藏红花。

【药用部位】　根（吊灯花），叶（吊灯花叶）。

【采收加工】　根在秋、冬季采挖，洗净，切片，晒干；叶全年可采，鲜用或晒干。

【性能主治】　吊灯花：味辛，性凉；消食行滞；主治食积。吊灯花叶：味辛，性凉；拔毒生肌；主治腋疮，肿毒。

【生境分布】　原产东非热带。国内福建、台湾、广东、海南、广西和云南等省区有引种栽培；省内各地公园温室有盆栽，供观赏。

6.6　红秋葵 Hibiscus coccineus (Medicus) Walt

【药用部位】　花、种子（红秋葵）。

【采收加工】　花在花期采收，晒干；种子在果实成熟后采收，晒干，打下种子。

【性能主治】　主治胃炎、胃溃疡。

【生境分布】　原产美国东南部。国内北京、上海、南京等地庭园偶有引种；省内济南、青岛等地有栽培。

7　棉属 Gossypium L.

7.1　陆地棉 Gossypium hirsutum L.

【别　　名】　棉花、墨西哥棉、大陆棉、高地棉、美洲棉。

【药用部位】　种子毛（棉花），种子（棉花子），种子油（棉花油），外果皮（棉桃壳），根或根皮（棉花根）。

【采收加工】　秋季果实成熟时采摘棉花，晒干；压取种子及种子毛，分别晒干；秋、冬季挖根，洗净，晒干；采摘棉花时收集果壳，晒干；根秋季采挖，洗净，切片，晒干，或剥取根皮，切段，晒干。

【性能主治】　棉花：味甘，性温；止血；主治吐血，便血，下血，血崩，金疮出血。棉花子：味辛，性热，有

毒；温肾，活血止血，通乳；主治腰膝冷痛，阳痿，白带，遗尿，乳汁不通，痔血，崩漏，带下，胃痛。棉花油：味辛，性热；解毒杀虫；主治恶疮，疥癣。棉花壳：味辛，性温；温胃降逆，化痰止咳；主治噎嗝，胃寒呃逆，咳嗽气喘，慢性气管炎。棉花根：味甘，性温；止咳平喘，温经止痛；主治咳嗽，气喘，崩漏，月经不调。

【生境分布】　原产美洲墨西哥，19世纪末传入我国。国内、省内各产棉区有广泛栽培。

7.2　树棉 Gossypium arboretum L.

【别　　名】　中棉、鸡脚棉、木本棉、亚洲棉、木本鸡脚棉。

【药用部位】　同陆地棉。

【采收加工】　同陆地棉。

【性能主治】　同陆地棉。

【生境分布】　原产印度。曾广泛种植于长江和黄河流域；省内部分研究单位有栽培。

7.3　草棉 Gossypium herbaceum L.

【别　　名】　小棉、阿拉伯棉、古终、古终藤。

【药用部位】　同陆地棉。

【采收加工】　同陆地棉。

【性能主治】　同陆地棉。

【生境分布】　原产阿拉伯和小亚细亚。国内分布于甘肃、四川、云南、新疆、广东等省区；省内部分研究单位有栽培。

7.4　海岛棉 Gossypium barbadense L.

【别　　名】　木棉、离核木棉、光籽木棉。

【药用部位】　同陆地棉。

【采收加工】　同陆地棉。

【性能主治】　同陆地棉。

【生境分布】　原产南美热带和西印度群岛。国内分布于广东、海南、广西、云南等省区；省内部分研究单位有栽培。

（七十一）梧桐科 Sterculiaceae

1　梧桐属 Firmiana Marsili

梧桐 Firmiana platanifolia (L. f.) Marsili

【别　　名】　青桐、瓢儿树、梧、桐麻、耳桐。

【药用部位】　种子（梧桐子），花（梧桐花），叶（梧桐叶），去栓皮的树皮（梧桐白皮），根（梧桐根）。

【采收加工】　秋季采收成熟果实，打下种子，去除杂质，晒干；6月采花，晒干或鲜用；叶夏、秋季采集，鲜用或晒干；全年剥取树皮，除去外层栓皮，晒干；全年挖根，洗净，晒干。

【性能主治】　梧桐子：味甘，性平；顺气和胃，健脾消食，止血；主治伤食腹泻，胃脘疼痛，须发早白，疝气，小儿口疮，鼻衄。梧桐花：味甘，性平；利湿消肿，性热解

毒;主治水肿,小便不利,无名肿毒,创伤红肿,头癣,烫火伤。**梧桐叶:**味苦,性寒,祛风除湿,清热解毒,降血压;主治风湿痹痛,跌打损伤,痈疮肿毒,痔疮,小儿疳积,泻痢,高血压。**梧桐白皮:**味甘、苦,性凉;祛风除湿,活血通经;主治风湿痹痛,月经不调,痔疮脱肛,恶疮,跌打损伤,丹毒。**梧桐根:**味甘,性平;祛风除湿,解毒疗疮;主治风湿关节疼痛,吐血,肠风下血,月经不调,跌打损伤。

【生境分布】 原产中国和日本。华北至华南、西南各省区广泛栽培,尤以长江流域为多;省内各地栽培于庭园或道旁。

2 午时花属 Pentapetes L.

午时花 Pentapetes phoenicea L.

【别　名】 松叶牡丹、夜落金钱。

【药用部位】 全草(午时花)。

【采收加工】 夏、秋季采收,切段,晒干。

【性能主治】 清热解毒,散瘀止血;主咽喉肿痛,疮疖,湿疹,跌打肿痛,烫火伤,外伤出血。

【生境分布】 原产印度。国内广东、广西、云南等省区多有栽培;省内济南、青岛、泰安等地城市公园有栽培,供观赏。

(七十二)猕猴桃科 Actinidiaceae

猕猴桃属 Actinidia Lindl.

1.1 中华猕猴桃 Actinidia chinensis Planch.

【别　名】 羊桃、藤梨、猕猴桃、羊桃、鬼桃。

【药用部位】 果实(猕猴桃),根(猕猴桃根),藤(猕猴桃藤),枝叶(猕猴桃枝叶)。

【采收加工】 9月中、下旬~10月上旬采摘成熟果实,鲜用或晒干;根全年可采,洗净,切成块、片,晒干或鲜用;藤全年可采,鲜用或晒干;枝叶夏季采收,鲜用或晒干。

【性能主治】 **猕猴桃:**味甘、酸,性寒;解热,止渴,健胃,通淋;主治烦热,消渴,肺热干咳,消化不良,湿热黄疸,石淋,痔疮。**猕猴桃根:**味微甘、涩,性凉,小毒;清热解毒,祛风利湿,活血消肿;主治肝炎,痢疾,消化不良,水肿,跌打损伤,风湿关节痛,淋浊,带下,疮疖,瘰疬结核,胃肠道肿瘤,乳腺炎。**猕猴桃藤:**味甘,性寒;和中开胃,清热利湿;主治消化不良,反胃呕吐,黄疸,石淋。**猕猴桃枝叶:**味微苦、涩,性凉;清热解毒,散瘀,止血;主治痈疮肿毒,烫伤,风湿性关节炎,外伤出血。

【生境分布】 生长于山地林间或灌丛。国内分布于中南及陕西、河南、安徽、江苏、浙江、福建、广东、广西、四川、贵州、云南等省区;省内各地均有引种栽培。

1.2 软枣猕猴桃 Actinidia arguta (Sieb. et Zucc.) Planch.

【别　名】 软枣子、猕猴桃、猕猴梨、软枣、猿枣、藤梨果。

【药用部位】 果实(软枣子),根(猕猴梨根),叶(猕猴梨叶)。

【采收加工】 秋季果实成熟后采收,晒干或鲜用;秋、冬季挖根,洗净,切片,晒干;夏、秋季采叶,晒干。

【性能主治】 **软枣子:**味甘、微酸,性微寒;滋阴清热,止渴解烦,通淋;主治热病津伤,阴血不足,烦渴引饮,砂淋,石淋,维生素C缺乏症,牙龈出血,肝炎。**猕猴梨根:**味淡、微涩,性平;清热利湿,祛风除痹,解热消肿,止血;主治黄疸,消化不良,呕吐,风湿痹痛,消化道癌肿,痈疡疮疖,跌打损伤,外伤出血,乳汁不下。**猕猴梨叶:**味甘,性平;止血;主治外伤出血。

【生境分布】 生长于海拔1900m山地灌丛或林内。国内分布于东北及河北、山西、陕西、安徽、浙江、江西、河南、湖北、云南等省区;省内分布于昆嵛山、崂山、泰山、徂徕山等地。

1.3 葛枣猕猴桃 Actinidia polygama (Sieb. et Zucc.) Maxim.

【别　名】 木天蓼、天蓼、藤天蓼、羊枣、马枣子。

【药用部位】 枝叶(木天蓼),根(木天蓼根),带虫瘿的果实(木天蓼子)。

【采收加工】 夏季采枝叶,晒干或鲜用;根全年采挖,洗净,晒干或鲜用;秋季采收带虫瘿果实,鲜用或晒干;。

【性能主治】 **木天蓼:**味苦、辛,性温,有小毒;祛风除湿,止痛温经,消癥瘕;主治中风,半身不遂,腰痛,风寒湿痹,疝痛,癥瘕积聚,气痢,白癜风。**木天蓼根:**味辛,性温;祛风散寒,杀虫止痛;主治风虫牙痛,寒痹腰痛。**木天蓼子:**味苦、辛,性温;祛风通络,活血行气,散寒止痛;主治中风口鼻㖞斜,疝气,腰痛,痃癖腹痛。

【生境分布】 生长于海拔3200m山地林中。国内分布于东北、西北及甘肃、陕西、河北、河南、湖北、湖南、四川、云南、贵州等省区;省内分布于昆嵛山、崂山、泰山、徂徕山、牙山等地。

(七十三)山茶科 Theaceae

1 山茶属 Camellia L.

1.1 茶 Camellia sinensis (L.) O. Ktze.

【别　名】 茶叶树、茶芽、芽茶、茗、腊茶。

【药用部位】 嫩叶及嫩芽(茶叶),根(茶树根),果实(茶子),花(茶花),利用茶叶等加工制成的膏(茶膏)。

【采收加工】 4~6月采嫩叶及嫩芽,可加工成红茶、绿茶等类型;根全年可采,鲜用或晒干;夏、秋季采收开放花，鲜用或晒干；秋季采收成熟果实，晒干；茶膏是茶叶浸泡后，加甘草、贝母、陈皮、丁香、桂子等合煎制成的膏。

【性能主治】 茶叶：味苦、甘，性凉；清头目，除烦渴，化痰，消食，利尿，解毒；主治头痛，目昏，多睡善寐，感冒，心烦口渴，食积，口臭，痰喘，癫痫，小便不利，泻痢，喉肿，疮疡疖肿，水火烫伤。茶根：味苦，性凉；强心利尿，活血调经，清热解毒；主治心脏病，水肿，肝炎，痛经，口疮，牛皮癣，疮疡肿毒，汤火灼伤，带状疱疹。茶花：味微苦，性凉；清肺平肝；主治鼻衄，高血压。茶子：味苦，性寒，有毒；降火，消痰，平喘；主治痰热喘嗽，头脑鸣响。茶膏：味微苦，性凉；清肺平肝；主治鼻衄，高血压。

【生境分布】 原产我国南部，现长江流域及以南各省区广为栽培；省内鲁中南及东部沿海地区有引种栽培。

1.2 山茶 Camellia japonica L.

【别　　名】 茶花、耐冬、山茶花、红山茶。

【药用部位】 花（山茶花），根（山茶根），叶（山茶叶），种子（山茶子）。

【采收加工】 4～5月花盛开时分批采收，晒干或烘干；根全年可采，洗净，晒干；叶全年可采，洗净，晒干或鲜用；10月采收成熟果实，取种子，晒干。

【性能主治】 山茶花：味甘、苦、辛，性寒；凉血止血，散瘀消肿；主治吐血，衄血，咳血，便血，痔血，赤白痢，血崩，带下，血淋，跌打损伤，烫伤。山茶根：味苦、辛，性平；散瘀消肿，消食；主治跌打损伤，食积腹胀。山茶叶：味苦、涩，性寒；清热解毒，止血；主治痈疽肿毒，烫火伤，出血。山茶子：味甘，性平；去油垢；主治发多油腻。

【生境分布】 原产我国东部，生长于山地或岛屿，现全国各地常有栽培。国内分布于秦岭、淮河以南省区；省内崂山及青岛沿海岛屿、长门岩岛、大管岛有野生。

1.3 油茶 Camellia oleifera Abel.

【别　　名】 茶子树、茶油树、白花茶。

【药用部位】 根（油茶根）。

【采收加工】 全年可采，洗净，晒干。

【性能主治】 清热解毒，活血散瘀，止痛；主治急性咽喉炎，胃痛，扭挫伤。

【生境分布】 国内从长江流域到华南各省区广泛栽培；省内青岛植物园有引种栽培。

2 厚皮香属 Ternstroemia Mutis ex L. f.

厚皮香 Ternstroemia gymnanthera（Wight et Arn）Bedd.

【别　　名】 珠木树、猪血柴、水红树、野瑞香。

【药用部位】 叶、花（厚皮香）。

【采收加工】 叶全年可采，鲜用或晒干；花在花期采

收，鲜用。

【性能主治】 味苦，性凉，有小毒；清热解毒，消痈肿；主治疮疡痈肿，乳腺炎，捣烂外敷。花揉烂擦癣可止痒痛。

【生境分布】 生长于海拔200～1400m山地林中、林缘路边或近山顶疏林。国内分布于安徽、浙江、江西、福建、湖北、湖南、广东、广西、云南、贵州、四川等省区；省内青岛植物园有引种栽培。

（七十四）藤黄科 Guttiferae

金丝桃属 Hypericum L.

1.1 金丝桃 Hypericum monogynum L.

【别　　名】 金丝海棠、土连翘、五心花、狗胡花、金丝莲。

【药用部位】 全株（金丝桃），果实（金丝桃果）。

【采收加工】 四季均可采收带根全株，除去泥土，晒干；秋季采收成熟果实，晒干或鲜用。

【性能主治】 金丝桃：味苦，性凉；清热解毒，散瘀止痛，祛风湿；主治风湿腰痛，急性咽喉炎，结膜炎，肝炎，肝脾肿大，疮疖肿毒，毒蛇咬伤及蜂蜇伤，跌打损伤。金丝桃果：味甘，性凉；润肺止咳；主治虚热咳嗽，百日咳。

【生境分布】 生长于山麓、路边、沟旁，现广泛栽培于庭院。国内分布于河北、河南、陕西、及长江流域以南各省区；省内分布于崂山等地，各地公园温室有栽培。

1.2 黄海棠 Hypericum ascyron L.

【别　　名】 红旱莲、湖南连翘、牛心菜、刘寄奴、大箭草。

【药用部位】 全草（湖南连翘、红旱莲）。

【采收加工】 7～8月夏季果实成熟时，采割地上部分，用热水泡过，晒干。

【性能主治】 味苦，性寒；凉血止血，活血调经，清热解毒；主治血热所致吐血，咯血，衄血，尿血，便血，崩漏，跌打损伤，子宫出血，月经不调，痛经，乳汁不下，风热感冒，疟疾，外伤出血，肝炎，痢疾，腹泻，毒蛇咬伤，烫伤，湿疹，黄水疮。

【生境分布】 生长于山坡、林缘或草丛，路旁向阳地常见。国内除新疆及青海外，其他省市均有分布；省内分布于崂山、昆嵛山、蒙山、沂山、徂徕山等地。

1.3 金丝梅 Hypericum patulum Thunb.

【别　　名】 金丝桃、猪拇柳、土连翘、大叶黄、端午花。

【药用部位】 全株（金丝梅）。

【采收加工】 夏季采集，洗净，切碎，晒干。

【性能主治】 味苦，性寒；清热利湿解毒，疏肝通络，祛瘀止痛；主治湿热淋病，肝炎，感冒，扁桃体炎，疝气偏

坠，筋骨疼痛，跌打损伤。

【生境分布】 生长于海拔 2700m 山坡、草地、林下、灌丛或空旷处。国内分布于陕西、甘肃、四川、贵州、广西、江西、湖南、湖北、安徽、江苏、浙江、福建、台湾等省区；省内各地公园有栽培，供观赏。

1.4 赶山鞭 Hypericum attenuatum Choisy.

【别　　名】 乌腺金丝桃、小金雀、小金丝桃、小茶叶、小旱莲。

【药用部位】 全草（赶山鞭）。

【采收加工】 秋季采集，晒干。

【性能主治】 味苦，性平；凉血止血，活血止痛，解毒消肿；主治吐血，咯血，崩漏，外伤出血，风湿痹痛，跌打损伤，痈肿疔毒，乳痈肿痛，乳汁不下，烫伤及蛇虫咬伤。

【生境分布】 生长于山坡草丛。国内分布于东北、华北、陕西、甘肃、江苏、安徽、江西、河南、湖北、广东、广西等省区；省内分布于胶东半岛及鲁中南地区。

1.5 贯叶连翘 Hypericum perforatum L.

【别　　名】 贯叶金丝桃、过路黄、小种黄、小金丝桃、赶山鞭。

【药用部位】 全草（贯叶连翘）。

【采收加工】 7～10 月采收，洗净，晒干。

【性能主治】 味苦、涩，性平；收敛止血，调经通乳，清热解毒，利湿；主治咯血，吐血，肠风下血，崩漏，外伤出血，月经不调，乳汁不下，黄疸，咽喉疼痛，目赤肿痛，尿路感染，口鼻生疮，痈疖肿痛，烫火伤。

【生境分布】 生长于山坡路旁、草丛。国内分布于河北、河南、山西、陕西、甘肃、新疆、江苏、江西、湖南、四川、贵州等省区；省内分布于莱芜、沂南及沂蒙山区。

1.6 地耳草 Hypericum japonicum Thunb.

【别　　名】 田基黄、斑鸠窝、雀舌草、七寸金、土防风。

【药用部位】 全草（田基黄）。

【采收加工】 春、夏季开花时采收，晒干或鲜用。

【性能主治】 味甘、微苦，性凉；清热利湿，解毒，散瘀消肿，止痛；主治湿热黄疸，泄泻，痢疾，肠痈，肺痈，痈疖肿毒，乳蛾，口疮，目赤肿痛，毒蛇咬伤，跌打损伤。

【生境分布】 生长于田野较潮湿处。国内分布于长江流域以南各省区；省内分布于徂徕山。

（七十五）柽柳科 Tamaricaceae

柽柳属 Tamarix L.

1.1 柽柳 Tamarix chinensis Lour.

【别　　名】 红柳、西湖杨、西湖柳、钻天柳、香椿柳。

【药用部位】 嫩枝、叶（柽柳）。

【采收加工】 未开花时采收幼嫩枝梢，阴干。

【性能主治】 味甘、辛，性平；疏风，解表，解毒，透疹；主治风热感冒，麻疹初起，疹出不透，风湿痹痛，皮肤瘙痒。

【生境分布】 生长于河流冲积地、海滨、滩头、潮湿盐碱地、沙荒地。国内分布于华北及辽宁、河北、江苏、安徽、河南等省区；省内分布于鲁西、鲁北及胶东等地。

1.2 甘蒙柽柳 Tamarix austromongolica Nakai

【别　　名】 红柳。

【药用部位】 同柽柳。

【采收加工】 同柽柳。

【性能主治】 同柽柳。

【生境分布】 生长于盐渍化河滩、冲积平原及盐碱沙荒地。国内分布于青海、甘肃、宁夏、内蒙古、陕西、山西、河北、河南等省区；省内分布于东营及滨海盐碱地。

（七十六）堇菜科 Violaceae

堇菜属 Viola L.

1.1 三色堇 Viola tricolor L.

【别　　名】 蝴蝶花、三色堇菜、游蝶花。

【药用部位】 全草（三色堇）。

【采收加工】 5～7 月果实成熟时采收，去净泥土，晒干。

【性能主治】 味苦，性寒；清热解毒，止咳；主治疮疡肿毒，小儿湿疹，小儿瘰疬，咳嗽。

【生境分布】 原产欧洲。国内各地均有引种；省内济南、青岛、烟台等地有栽培，供观赏。

1.2 双花堇菜 Viola biflora L.

【别　　名】 孪生堇菜、短距黄花堇菜。

【药用部位】 全草（双花堇菜）。

【采收加工】 春、夏季采收，洗净，鲜用或晒干。

【性能主治】 味辛、微酸，性平；活血散瘀，止血；主治跌打损伤，吐血，急性肺炎，肺出血。

【生境分布】 生长于海拔 2500～4000m 高山及亚高山地带草甸、灌丛、林缘、岩缝间。国内分布于东北、华北、西北及河南、云南、四川、台湾等省区；省内分布于崂山等地。

1.3 鸡腿堇菜 Viola acuminata Ledeb.

【别　　名】 红铧头草、鸡腿菜、鸡腿菜、鸡蹬腿、胡森堇菜。

【药用部位】 全草（红铧头草）。

【采收加工】 春、夏、秋季采收，鲜用或晒干。

【性能主治】 味淡，性寒；清热解毒，消肿止痛；主治肺热咳嗽，急性传染性肝炎，疮疖肿毒，跌打损伤。

【生境分布】 生长于杂木林下、林缘、灌丛、山坡草地、溪谷湿地。国内分布于东北、西北、华北及华东等区域；省内分布于各地山区丘陵。

1.4 堇菜 Viola verecunda A. Gray.

【别　名】 如意草、箭头草、地黄瓜、消毒药、葡堇菜。

【药用部位】 全草（消毒草）。

【采收加工】 7～8月采收，洗净，鲜用或晒干。

【性能主治】 味微苦，性凉；清热解毒，止咳，止血；主治肺热咳嗽，乳蛾，眼结膜炎，疔疮肿毒，蝮蛇咬伤，刀伤出血。

【生境分布】 生长于湿草地、山坡草丛、灌丛、林缘、田野、宅旁等处。国内分布于吉林、辽宁、河北、陕西、甘肃、江苏、安徽、浙江、江西、福建、台湾、河南、湖北、湖南、广东、广西、四川、贵州、云南等省区；省内分布于千佛山、昆嵛山等地。

1.5 南山堇菜 Viola chaerophylloides (Regel) W. Beck.

【别　名】 蜈蚣草、泥鳅草、胡堇菜、细芹堇菜。

【药用部位】 全草（冲天伞）。

【采收加工】 春、夏季采收，鲜用或晒干。

【性能主治】 味辛，性寒；清热止咳，解毒散瘀；主治风热咳嗽，疮痈肿毒，跌打肿痛，外伤出血，蛇伤。

【生境分布】 生长于海拔1600m以下山地阔叶林下或林缘、溪谷阴湿处、阳坡灌丛、草坡。国内分布于东北、西北及河北、江苏、安徽、浙江、江西、河南、湖北、四川等省区；省内分布于昆嵛山、崂山、灵岩寺、千佛山等地。

1.6 裂叶堇菜 Viola dissecta Ledeb.

【别　名】 疔毒草、深裂叶堇菜。

【药用部位】 全草或根、根茎（疔毒草）。

【采收加工】 春、夏、秋季采收，洗净，鲜用或晒干。

【性能主治】 味苦，性寒；清热解毒，利湿消肿；主治疔疮肿毒，麻疹热毒，肺痨，肺炎，胸膜炎，淋浊，白带，肾炎。

【生境分布】 生长于山坡草地、林缘、灌丛、田边、路旁。国内分布于东北、华北及陕西、甘肃、四川、西藏、浙江等省区；省内分布于泰山、鲁山、大泽山、橛山等地。

1.7 毛果堇菜 Viola collina Bess.

【别　名】 球果堇菜、地核桃、山核桃、圆叶毛堇菜、地丁子。

【药用部位】 全草（地核桃）。

【采收加工】 春、夏、秋季采收，洗净，鲜用或晒干。

【性能主治】 味苦、辛，性寒；清热解毒，散瘀消肿；主治疮疡肿毒，肺痈，跌打损伤疼痛，刀伤出血，外感咳嗽。

【生境分布】 生长于山坡、林下、林缘、灌丛、草坡、沟谷、路旁较阴湿处。国内分布于东北、华北及陕西、宁夏、甘肃、江苏、安徽、浙江、河南、贵州、四川等省区；省内分布于各地山区丘陵。

1.8 东北堇菜 Viola mandshurica W. Beck.

【别　名】 紫花地丁、堇堇菜。

【药用部位】 全草（东北堇菜）。

【采收加工】 春、夏、秋季采收，洗净，鲜用或晒干。

【性能主治】 味苦，性寒；清热解毒，消肿排脓；主治痈疽疔毒，目赤肿痛，咽喉肿痛，乳痈，黄疸，各种脓肿，淋巴结核，泄泻，痢疾。

【生境分布】 生长于草地、草坡、灌丛、林缘、疏林下、田野荒地、河岸沙地。国内分布于东北、华北及陕西、甘肃、台湾等省区；省内分布于胶东半岛。

1.9 紫花地丁 Viola philippica Cav. Icons et Descr.

【别　名】 地丁、紫地丁、兔耳草、辽堇菜、光瓣堇菜。

【药用部位】 全草（紫花地丁）。

【采收加工】 5～6月果实成熟时采收，洗净，晒干。

【性能主治】 味苦、辛，性寒；清热解毒，凉血消肿；主治疔疮痈疽，丹毒，痄腮，乳痈，肠痈，瘰疬，湿热泻痢，黄疸，目赤肿痛，毒蛇咬伤。

【生境分布】 生长于田间、荒地、山坡草丛、林缘、灌丛。国内分布于大部分地区；省内各地均有分布。

1.10 早开堇菜 Viola prionantha Bge.

【药用部位】 同紫花地丁。

【采收加工】 同紫花地丁。

【性能主治】 同紫花地丁。

【生境分布】 生长于山坡草地、沟边或宅旁等向阳处。国内分布于黑龙江、辽宁、甘肃、江苏、吉林、宁夏、云南、内蒙古、山西、安徽、湖北、陕西、河南、河北等省区；省内各地山区丘陵均有分布。

1.11 戟叶堇菜 Viola betonicifolia J. E. Smith.

【别　名】 尼泊尔堇菜、箭叶堇菜、烙铁草、铧头菜、鬼打伞、铧头草。

【药用部位】 全草（铧头草）。

【采收加工】 春、夏、秋季采收，洗净，鲜用或晒干。

【性能主治】 味微苦、辛，性寒；清热解毒，散瘀消肿；主治疮疡肿毒，喉痛，乳痈，肠痈，黄疸，目赤肿痛，跌打损伤，刀伤出血。

【生境分布】 生长于山坡草丛、田野路边、灌丛、林缘等地。国内分布于华东、中南等长江流域以南及陕西、台湾、四川、云南、甘肃、西藏等省区；省内分布于徂徕山等地。

1.12 **白花堇菜** Viola patrinii DC. Ex Ging.

【别　　名】 白花地丁。

【药用部位】 同紫花地丁。

【采收加工】 同紫花地丁。

【性能主治】 同紫花地丁。

【生境分布】 生长于林缘、溪边湿草地。国内分布于东北及安徽、江苏、上海等省区；省内分布于徂徕山、五莲等地。

1.13 **斑叶堇菜** Viola variegata Fisch. ex Link

【别　　名】 天蹄。

【药用部位】 全草（斑叶堇菜）。

【采收加工】 春、夏、秋季采收，洗净，鲜用或晒干。

【性能主治】 味甘，性凉；清热解毒，凉血止血；主治痈疮肿毒，创伤出血。

【生境分布】 生长于山坡草地、林下、灌丛、阴处岩缝中。国内分布于东北、华北及陕西、甘肃、安徽等省区；省内分布于泰山、徂徕山、昆嵛山、济南、东平等地。

1.14 **长萼堇菜** Viola inconspicua Bl.

【别　　名】 试剑草、铧口草、铧尖草。

【药用部位】 全草（铧尖草）。

【采收加工】 春、夏、秋季采收，鲜用或晒干。

【性能主治】 味苦、辛，性寒；清热解毒，凉血消肿，利湿化瘀；主治疔疮痈肿，咽喉肿痛，乳痈，湿热黄疸，目赤，目翳，肠痈下血，跌打损伤，外伤出血，妇女产后瘀血腹痛，蛇虫咬伤。

【生境分布】 生长于林缘、山坡草地、田边、溪边湿地等处。国内分布于陕西、甘肃、江苏、安徽、浙江、江西、福建、台湾、湖北、湖南、广东、海南、广西、四川、云南等省区；省内分布于徂徕山等地。

1.15 **蒙古堇菜** Viola mongolica Franch.

【别　　名】 白花堇菜。

【药用部位】 全草（蒙古堇菜）。

【采收加工】 春、夏、秋季采收，鲜用或晒干。

【性能主治】 解毒消肿。

【生境分布】 生长于杂草丛中。国内分布于东北及内蒙古、河北、甘肃等省区；省内分布于各地山区。

1.16 **茜堇菜** Viola phalacrocarpa Maxim.

【别　　名】 白果堇菜、秃果堇菜。

【药用部位】 全草（茜堇菜）。

【采收加工】 春、夏、秋季采收，鲜用或晒干。

【性能主治】 清热解毒。

【生境分布】 生长于向阳山坡草地、灌丛及林缘等处。国内分布于黑龙江、吉林、辽宁、内蒙古、河北、山西、陕西、宁夏、甘肃、河南、湖北、湖南、四川等省区；省内分布于泰山、昆嵛山、徂徕山等地。

1.17 **阴地堇菜** Viola yezoensis Maxim.

【药用部位】 全草（阴地堇菜）。

【采收加工】 春、夏、秋季采收，鲜用或晒干。

【性能主治】 主治痈疖疔疮。

【生境分布】 生长于阔叶林林下、山地灌丛间及山坡草地。国内分布于辽宁、河北等省区；省内分布于泰山、昆嵛山、崂山、徂徕山等地。

（七十七）秋海棠科 Begoniaceae

秋海棠属 Begonia L.

1.1 **秋海棠** Begonia grandis Dry.

【别　　名】 八月春、断肠草、断肠花、相思草、大红袍。

【药用部位】 茎叶（秋海棠茎叶），根（秋海棠根），花（秋海棠花），果实（秋海棠果）。

【采收加工】 茎叶春、夏季采收，切碎，鲜用或晒干；根全年可采，鲜用或切片晒干；花夏、秋季采收，鲜用或晒干；果实9～10月采收，多鲜用。

【性能主治】 秋海棠茎叶：味酸、辛，性微寒；解毒消肿，散瘀止痛，杀虫；主治咽喉肿痛，疮痈溃疡，毒蛇咬伤，跌打瘀痛，皮癣。秋海棠根：味酸、涩，性凉；化瘀，止血，清热利湿；主治跌打损伤，吐血，咯血，衄血，刀伤出血，崩漏，血瘀经闭，月经不调，带下，淋浊，泻痢，胃痛，咽喉肿痛。秋海棠花：味苦、酸，性寒；杀虫解毒；主治皮癣。秋海棠果：味酸、涩，性凉；解毒，消肿；主治毒蛇咬伤。

【生境分布】 生长于林下阴湿处，野生或栽培。国内分布于长江以南各省区；省内青岛、济南等地有栽培。

1.2 **中华秋海棠** Begonia grandis Dry. subsp. sinensis (A. DC.) Irmsch.

【别　　名】 一点血、山海棠、大麻酸汤杆、野海棠、白棉胡、老鸦枕头、水八角、金蝉脱壳、红耗儿、酸苹果、腰包花、化血丹、红黑二丸、老背少。

【药用部位】 根茎（红白二丸），果实（红白二丸果）。

【采收加工】 根茎夏季开花前采收，除去须根，洗净，鲜用或晒干；果实夏季采收，鲜用。

【性能主治】 红白二丸：味苦、酸，性微寒；活血调经，止血止痢，镇痛；主治崩漏，月经不调，赤白带下，外伤出血，痢疾，胃痛，腹痛，腰痛，疝气痛，痛经，跌打瘀痛。红白二丸果：味苦，性微寒；解毒；主治蛇咬伤。

【生境分布】 生长于阴湿山坡或石缝。国内分布于长江流域及陕西、山西、河北等省区；省内分布于泰山、昆嵛山、沂山等地。

1.3 **四季秋海棠** Begonia semperforens Link et Otto

【别　　名】 四季海棠、蚬肉海棠。

【药用部位】 叶、花（四季海棠）。

【采收加工】 全年可采，鲜用。

【性能主治】 味苦，性凉；清热解毒；主治疮疖。

【生境分布】 原产巴西。国内各地有栽培，省内各地公园温室有栽培，作观赏花卉。

1.4 毛叶秋海棠 Begonia rex Putz.

【别　　名】 紫叶秋海棠。

【药用部位】 带根茎全草（紫叶秋海棠）。

【采收加工】 夏、秋季采收，洗净，鲜用或切段晒干。

【性能主治】 味苦，性平；舒筋活络，解毒消肿；主治肢体麻痹，脑膜炎后遗症，疮疖肿毒。

【生境分布】 原产东印度，生长于林下潮湿石岩上。国内湖北等地有引种；省内各地公园温室有栽培，供观赏。

1.5 裂叶秋海棠 Begonia laciniata Roxb.

【别　　名】 红孩儿、红天葵、血蜈蚣、虎斑海棠、石莲、半边莲、九齿莲、石红莲、岩红、蜈蚣七、八角莲、红杆飞扬。

【药用部位】 全草（红孩儿）。

【采收加工】 夏、秋季采收，晒干。

【性能主治】 味甘、酸，性寒；清热解毒，散瘀消肿；主治肺热咳嗽，疔疮痈肿，痛经，闭经，风热湿痹，跌打肿痛，毒蛇咬伤。

【生境分布】 生长于海拔450～1900m山谷、密林潮湿地。国内分布于福建、台湾、广东、广西、云南、四川、贵州、湖南、浙江等省区；省内各地公园有栽培，供观赏。

1.6 竹节海棠 Begonia maculate Raddi

【别　　名】 斑叶竹节秋海棠。

【药用部位】 全草（竹节海棠）。

【采收加工】 夏、秋季采收，鲜用或切段晒干。

【性能主治】 味苦，性平；散瘀，利水，解毒；主治跌打损伤，半身不遂，小便不利，水肿，咽喉肿痛，疮疥，毒蛇咬伤。

【生境分布】 原产巴西。国内公园、花圃常见栽培；省内各地公园或家庭有盆栽，供观赏。

（七十八）仙人掌科 Cactaceae

1 仙人掌属 Opuntia Tourn. ex Mill.

仙人掌 Opuntia dillenii (Ker-Gaw.) Haw.

【别　　名】 仙巴掌、凤尾簕、龙舌、平虑草、老鸦舌、神仙草、霸王、观音掌、观音刺、霸王树、仙巴草、火焰、火掌、刺巴掌、番花、麒麟花、佛手刺、避火簪。

【药用部位】 根及茎（仙人掌），花（神仙掌花），果实（仙掌子）。

【采收加工】 根及茎随时采，鲜用；花春、夏季开放时采收，晾干；果实成熟时采收，鲜用。

【性能主治】 仙人掌：味苦，性寒；行气活血，凉血止血，解毒消肿；主治胃痛，瘰疬，痢疾，喉痛，肺热咳嗽，肺痨咯血，吐血，痔血，疮疡疔疖，乳痈，痄腮，蛇虫咬伤。神仙掌花：味甘，性凉；凉血止血；主治吐血。仙掌子：味甘，性凉；益胃生津，除烦止渴；主治胃阴不足，烦热口渴。

【生境分布】 原产墨西哥东海岸、美国南部及东南部沿海地区、西印度群岛、百慕大群岛和南美洲北部，在加那利群岛、印度和澳大利亚东部逸出。国内于明朝末年引种，南方沿海地区常见栽培，在广东、广西南部和海南沿海地区逸为野生；省内各地公园及家庭习见盆栽，供观赏。

2 蟹爪兰属 Schlumbergera K. Schum.

蟹爪兰 Schlumbergera truncata (Haw.) Moran

【别　　名】 蟹爪、蟹爪花、脱节蜈蚣、半边旗、锦上添花。

【药用部位】 地上部分（蟹爪兰）。

【采收加工】 全年可采，洗净，鲜用。

【性能主治】 味苦，性寒；解毒消肿；主治疮疡肿毒，腮腺炎。

【生境分布】 原产巴西。国内各地多有栽培；省内各地公园及家庭习见栽培，供观赏。

3 昙花属 Epiphyllum Haw.

昙花 Epiphyllum oxypetalum (DC.) Haw.

【别　　名】 琼花、凤花、月来美人、昙华、金钩莲、叶下莲。

【药用部位】 茎（昙花茎），花（昙花）。

【采收加工】 茎全年可采，鲜用；花在开花后采收，晾干。

【性能主治】 昙花茎：味酸、咸，性凉；清热解毒；主治疔疮疖肿。昙花：味甘，性平；清肺止咳，凉血止血，养心安神；主治肺热咳嗽，肺痨，咯血，崩漏，心悸，失眠。

【生境分布】 原产墨西哥，生长于富含腐殖质的砂质土壤。国内、省内各地公园及家庭习见栽培，供观赏。

4 令箭荷花属 Nopalxochia Britt. et Rose.

令箭荷花 Nopalxochia ackermannii (Haw.) Kunth.

【别　　名】 孔雀仙人掌、孔雀兰、荷令箭。

【药用部位】 茎（令箭荷花）。

【采收加工】 全年可采，鲜用。

【性能主治】 活血止痛。

【生境分布】 原产美洲热带地区，以墨西哥最多。国内分布于江苏、浙江、福建、广东、广西、云南、台湾、贵州、辽宁等省区，以盆栽为主；省内各地公园及家庭习见栽培，供观赏。

5 仙人球属 Echinopsis

仙人球 Echinopsis multiplex (Pfeiff.) Zucc.

【别　名】　仙人拳、仙人头、番鬼杨桃、莉球、翅翅球、雪球、棒棒捶、天鹅蛋。

【药用部位】　茎（仙人球）。

【采收加工】　全年可采，去皮、刺，鲜用。

【性能主治】　味甘，性平；清热止咳，凉血解毒，消肿止痛；主治肺热咳嗽，痰中带血，衄血，吐血，胃溃疡，痈肿，烫伤，蛇虫咬伤。

【生境分布】　原产墨西哥，生长于阳光充足的砂质壤土。国内、省内各地公园及家庭习见栽培，供观赏。

6 量天尺属 Hylocereus Britton et Rose

量天尺 Hylocereus undatus (Haw.) Britt. et Rose

【别　名】　过江龙、霸王鞭、昙花、番鬼莲、三棱羊古埃。

【药用部位】　花（量天尺花），茎（量天尺）。

【采收加工】　花在开放时采收，晾干；茎全年可采，去皮、刺，鲜用。

【性能主治】　量天尺花：味甘，性微寒；清热润肺，止咳化痰，解毒消肿；主治肺热咳嗽，肺痨，瘰疬，痄腮。量天尺：味甘、淡，性凉；舒筋活络，解毒消肿；主治跌打骨折，痄腮，疮肿，烧烫伤。

【生境分布】　原产中美洲至南美洲北部。国内各地有零星栽培；省内各地公园及家庭习见栽培，供观赏。

7 仙人鞭属 Nyctocereus Britt. et Rose.

仙人鞭 Nyctocereus serpentinus (Leg. et Rodri.) Britt. et Rose

【药用部位】　茎（仙人鞭）。

【采收加工】　全年可采，去皮、刺，鲜用。

【性能主治】　利水通淋，泻水消肿；主治淋症，小便不利，水肿。

【生境分布】　原产美洲热带、亚热带沙漠或干旱地区，以墨西哥及中美洲为分布中心。国内、省内各地公园及家庭习见栽培，供观赏。

（七十九）瑞香科 Thymelaeaceae

1 荛花属 Wikstroemia Endl.

河朔荛花 Wikstroemia chamaedaphne Meissn.

【别　名】　荛花、北芫花、黄芫花、老龙树花、老虎麻花、黄根构子、山皮条、铁扇子、半边梅、矮陀陀。

【药用部位】　叶及花蕾（黄芫花）。

【采收加工】　夏季花未开放时采收，晒干。

【性能主治】　味辛、苦，性寒，有小毒；泻下逐水，涤痰；主治水肿，脘腹胀满，痰饮咳喘，急、慢性肝炎，精神分裂症，癫痫。

【生境分布】　生长于山沟、路旁或山坡沟处较潮湿处。国内分布于河北、河南、山西、陕西、甘肃、湖北、四川、江苏等省区；省内分布于平阴、肥城、梁山等地。

2 瑞香属 Daphne L.

2.1 芫花 Daphne genkwa Sieb. et Zucc.

【别　名】　芫花条、金腰带、药鱼草、药鱼棵、闷头树、去水、赤芫、败花、毒鱼、杜芫、头痛花、闷头花、老鼠花、闹鱼花、棉花条、大米花、地棉花、九龙龙、癞头花、南芫花、紫金花。

【药用部位】　花蕾（芫花），根（芫花根）。

【采收加工】　春季花未开放时采摘，除去杂质，晒干或烘干；根全年可采挖，除去泥土，鲜用或晒干。

【性能主治】　芫花：味苦、辛，性温，有毒；泻水逐饮，解毒杀虫；主治水肿胀满，胸腹积水，痰饮积聚，气逆喘咳，二便不利；外用于疥癣秃疮，冻疮。芫花根：味辛、苦，性平，有毒；逐水，解毒，散结；主治水肿，瘰疬，乳痈，痔瘘，疥疮，风湿痹痛。

【生境分布】　生长于山坡、路旁、地堰、溪边或疏林、灌丛。国内分布于长江流域及河南、陕西、河北等省区；省内分布于各地山区丘陵，以胶南、日照、莒南、历城、泰安及鲁中南地区为多。

2.2 瑞香 Daphne odora Thunb.

【别　名】　红瑞香、蓬莱花、睡香、蓬莱紫、风流树、露甲、麝囊、雪花、夺香花、野梦花、山梦花、雪地开花、红总管、雪冻花、蔓花草。

【药用部位】　花（瑞香花），叶（瑞香叶），根（瑞香根）。

【采收加工】　花冬末春初采收，鲜用或晒干；叶夏季采收，鲜用或晒干；根夏季采挖，切片，晒干。

【性能主治】　瑞香花：味甘、辛，性平；活血止痛，解毒散结；主治头痛，牙痛，咽喉肿痛，风湿痛，乳痈，乳房肿硬，风湿疼痛。瑞香叶：味辛，性平；解毒，消肿止痛；主治疮疡，乳痈，痛风。瑞香根：味辛、甘，性平；解毒，活血止痛；主治咽喉肿痛，胃脘痛，跌打损伤，毒蛇咬伤。

【生境分布】　国内分布于长江流域各省区，多栽培于庭院；省内青岛等地公园有栽培。

3 结香属 Edgeworthia Meissn.

结香 Edgeworthia chrysantha Lindl.

【别　名】　黄瑞香、梦花、喜花、迎春花、打结花、梦冬花、雪里开、豪花、身保暖、岩泽兰、水菖花、蒙花珠、新蒙花、野蒙花、白蚁树、檬花树、雪花树。

【药用部位】　花蕾（梦花），根（梦花根）。

【采收加工】　花在冬末或春初花未开放时采摘，晒干；根全年可采，切片，晒干。

【性能主治】　梦花：味甘，性平；滋养肝肾，明目消翳；主治夜盲，翳障，目赤流泪，羞明怕光，头痛，夜梦遗精。**梦花根**：味辛，性平；祛风活络，滋养肝肾；主治风湿痹痛，跌打损伤，梦遗，早泄，白浊，血崩，白带。

【生境分布】　生长于山坡、山谷林下及灌丛。国内分布于河南、陕西、长江流域及以南各省区；省内各地公园温室有栽培。

（八十）胡颓子科 Elaeagnaceae

1 胡颓子属 Elaeagnus L.

1.1 大叶胡颓子 Elaeagnus marophylla Thunb.

【别　　名】　冬枣、胡颓子、卢都子、雀儿酥、王婆奶、蒲颓子、半含春、半春子、田棒槌、牛奶子、羊奶奶、假灯笼、梅花泡、咸匏头、柿蒲、上萸肉、补阴丹、野枇杷、野水葡萄、甜果儿、野枣子、清明子、羊头泡、白叶丹、半钱子、小青六、朗朗仔、斑楂、旗杞。

【药用部位】　根（胡颓子根）、叶（胡颓子叶）、果实（胡颓子果）。

【采收加工】　根秋、冬季采收，切片，晒干；叶夏季采收，晒干；果实秋季采收，晒干。

【性能主治】　**胡颓子根**：味酸，性平；止咳，止血，祛风，利湿，消积滞，利咽喉；主治咳喘，吐血，咯血，便血，月经过多，风湿关节痛，黄疸，泻痢，小儿疳积，咽喉肿痛。**胡颓子叶**：味酸，性微温；主治咳嗽气喘，咳血，痈疽，外伤出血。**胡颓子果**：味酸涩，性平；主治泻痢，消渴，喘咳。

【生境分布】　生长于向阳山坡的崖缝或峭壁的树丛间，各地庭院常见栽培。国内分布于江苏、浙江沿海岛屿及台湾等省区；省内分布于青岛、威海等地近海岛屿及海滨附近。

1.2 沙枣 Elaeagnus angustifolia L.

【别　　名】　银柳、沙枣子、香柳、桂香柳、四味果、红豆、吉格达、银柳胡颓子、银柳、银芽柳、棉花柳。

【药用部位】　树皮（沙枣树皮）、花（沙枣花）、果实（沙枣）、叶（沙枣叶）。

【采收加工】　春、夏季采花，夏季采叶、果，晒干或鲜用；春至秋季采收树皮，除去栓皮，晒干。

【性能主治】　**沙枣树皮**：味涩、微苦，性凉；收敛止痛，清热凉血；主治咳喘，泄泻，胃痛，带下病，外用于烧烫伤、止血。**沙枣花**：味甘、涩，性温；止咳，平喘；主治久咳，气喘。**沙枣**：味甘、酸、涩，性平；强壮，健胃，固精，止泻，调经，利尿；主治消化不良，胃痛，腹泻，体虚，肺热咳嗽，月经不调，小便淋痛。**沙枣叶**：主治痢疾，泄泻。

【生境分布】　生长于沙漠地区，沙地、盐渍地和村边、田边广泛栽培。国内分布于新疆、宁夏、内蒙古、青海、陕西、甘肃、山西、河南、河北、辽宁等省区；省内栽培于济南、泰安、济宁、禹城、东营等地。

1.3 牛奶子 Elaeagnus umbellata Thunb.

【别　　名】　甜枣、麦粒子、夏至兜、半春子、阳春子、芒珠子、禾了子、铃春子、清明子、春花胡颓子、羊奶子、岩麻子、豆子树、天青下白、红米饭、梅梅树、牛奶奶、秋胡颓子、剪子果。

【药用部位】　果实、叶、根（牛奶子）。

【采收加工】　夏、秋季采收，根切片晒干，叶、果实晒干。

【性能主治】　味苦、酸，性凉；清热止咳，利湿解毒；主治肺热咳嗽，泄泻，痢疾，淋证，带下，崩漏，乳痈。

【生境分布】　生长于灌丛、沟边、山坡。国内分布于华北、华东、西南及陕西、甘肃、青海、宁夏、辽宁、湖南等省区；省内各地山区均有分布。

1.4 木半夏 Elaeagnus multiflora Thunb.

【别　　名】　枣皮树、骆驼花、多花胡颓子、四月子、野樱桃、棠台、麦粒团、羊奶子、判渣、石滚子、芦都子、牛脱、小米饭树。

【药用部位】　果实（木半夏果实）、根（木半夏根）、叶（木半夏叶）。

【采收加工】　果实6～7月采收，鲜用或晒干；根夏、秋季采挖，切片，晒干；叶夏、秋季采收，晒干。

【性能主治】　**木半夏果实**：味淡，涩，性温；平喘，止痢，活血消肿，止血；主治哮喘，痢疾，跌打损伤，风湿关节痛，痔疮下血，肿毒。**木半夏根**：味涩、微甘，性平；行气活血，止泻，敛疮；主治跌打损伤，虚弱劳损，泻痢，肝炎，恶疮疥癞。**木半夏叶**：味涩、微甘，性温；平喘，活血；主治哮喘，跌打损伤。

【生境分布】　生长于向阳山坡、灌丛中。国内分布于华东及河北、陕西、江西、湖北、四川、贵州等省区；省内分布于青岛、泰安、烟台、潍坊等地。

1.5 胡颓子 Elaeagnus pungens Thunb.

【别　　名】　蒲颓子、半含春、卢都子、雀儿酥、甜棒子、牛奶子根、石滚子、四枣、半春子、柿模、三月枣、羊奶子。

【药用部位】　根、叶及果实（胡颓子）。

【采收加工】　夏季采叶，四季采根，立夏果实成熟时采摘，晒干。

【性能主治】　**胡颓子根**：味苦，性平；祛风利湿，行瘀止血；主治传染性肝炎，小儿疳积，风湿关节痛，咯血，吐血，便血，崩漏，白带，跌打损伤。**胡颓子叶**：味微苦，性平；止咳平喘；主治支气管炎，咳嗽，哮喘。**胡颓子果**：味甘、酸，性平；消食止痢；主治肠炎，痢疾，食欲不振。

【生境分布】　生长于向阳山坡、灌丛。国内分布于江苏、浙江、福建、安徽、江西、湖北、湖南、贵州、广东、广西等省区；省内济南趵突泉公园、青岛中山公园、山东农业大学树木园有引种栽培。

1.6 披针叶胡颓子 Elaeagnus lanceolata Warb. ex Diels

【别　　名】　大披针叶胡颓子、红枝胡颓子。

【药用部位】　根（盐匏藤）。

【采收加工】　四季可采，晒干。

【性能主治】　味酸、微甘；温下焦，祛寒湿；主治小便失禁，外感风寒。

【生境分布】　生长于海拔600～2500m山地林中或林缘。国内分布于陕西、甘肃、湖北、四川、贵州、云南、广西等省区；省内济南泉城公园、青岛植物园有引种栽培。

2　沙棘属 Hippophae L.

中国沙棘 Hippophae rhamnoides L. subsp. sinensis Rousi

【别　　名】　醋柳、酸刺、达尔、沙枣、大尔卜兴、醋柳果、酸刺子、酸柳柳、其察日嘎纳、酸刺、黑刺、黄酸刺、酸刺刺。

【药用部位】　果实（沙棘）。

【采收加工】　9～10月成熟时采摘，鲜用或晒干。

【性能主治】　味酸、涩，性温；止咳化痰，健胃消食，活血散瘀；主治咳嗽痰多，肺胀肿，消化不良，食积腹痛，胃痛，肠炎，闭经，跌打瘀肿。

【生境分布】　生长于海拔2200～3700m干涸河谷沙地、石砾地或山坡密林中。国内分布于河北、内蒙古、陕西、山西、甘肃、青海、四川等省区；省内鲁北沿黄沙区、滨海及鲁中南山区均有引种栽培。

（八十一）千屈菜科 Lythraceae

1　水苋菜属 Ammannia L.

耳基水苋 Ammannia arenaria H. B. K.

【别　　名】　耳水苋、金桃仔、大仙桃草。

【药用部位】　全草（耳水苋）。

【采收加工】　夏、秋季采收，切碎，鲜用或晒干。

【性能主治】　味甘、淡，性平；健脾利湿，行气散瘀；主治脾虚厌食，胸膈满闷，急慢性膀胱炎，妇女带下，跌打瘀肿作痛。

【生境分布】　生长于水沟、河边、路旁湿地草丛。国内分布于广东、福建、浙江、江苏、河南、河北、陕西、甘肃等省区；省内分布于泰山、徂徕山等地。

2　节节菜属 Rotala L.

节节菜 Rotala indica (Willd) Koehne

【别　　名】　水马齿苋、水马兰、碌耳草、水泉。

【药用部位】　全草（水马齿苋）。

【采收加工】　夏、秋季采收，鲜用或晒干。

【性能主治】　味酸、苦，性凉；清热解毒，止泻；主

治疮疖肿毒，小儿泄泻。

【生境分布】　生长于稻田或河滩湿地。国内分布于广东、广西、湖南、江西、福建、浙江、安徽、湖北、四川、云南、贵州、陕西等省区；省内分布于徂徕山。

3　千屈菜属 Lythrum L.

千屈菜 Lythrum salicaria L.

【别　　名】　对叶莲、水柳、鸡骨草、大钓鱼杆、乌鸡腿、对牙草、铁菱角、败毒草、蜈蚣草、水槟榔、马鞭草、棉包根、哮喘药。

【药用部位】　全草（千屈菜）。

【采收加工】　秋季采收，洗净，切碎，鲜用或晒干。

【性能主治】　味苦，性寒；清热解毒，收敛止血；主治痢疾，泄泻，便血，血崩，疮疡溃烂，吐血，衄血，外伤出血。

【生境分布】　生长于河岸、湖畔、溪沟边和林下湿处。国内大部分省区均有分布；省内分布于鲁中南及胶东丘陵地区。

4　紫薇属 Lagerstroemia L.

4.1　紫薇 Lagerstroemia indica L.

【别　　名】　鹭鸶花、痒痒树、百日红、五里香、红薇花、佛相花、满堂红、怕痒花、蓑刺脱、痒痒花、宝幡花、五爪金龙、狗骨头、紫金标、紫兰花、阿米茶、紫荆花、紫金花、蚊子花。

【药用部位】　花（紫薇花），叶（紫薇叶），根（紫薇根），茎皮和根皮（紫薇皮）。

【采收加工】　花在5～8月采收，晒干；叶春、夏季采收，鲜用或晒干；根全年可采，鲜用或切片晒干；茎皮5～6月剥取，根皮秋、冬季挖根剥取，切片，晒干。

【性能主治】　紫薇花：味苦、微酸，性寒；清热解毒，活血止血；主治疮疖痈疽，小儿胎毒，疥癣，血崩，带下，肺痨咯血，小儿惊风。紫薇叶：味微苦、涩，性寒；清热解毒，利湿止血；主治痈疮肿毒，乳痈，痢疾，湿疹，外伤出血。紫薇根：味微苦，性微寒；清热利湿，活血止血，止痛；主治痢疾，水肿，烧烫伤，湿疹，痈肿疮毒，跌打损伤，血崩，偏头痛，牙痛，痛经，产后腹痛。紫薇皮：味苦，性寒；清热解毒，利湿祛风，散瘀止痛；主治无名肿毒，丹毒，乳痈，咽喉肿痛，肝炎，疥癣，鹤膝风，跌打损伤，内外伤出血，崩漏带下。

【生境分布】　原产亚洲，广植于热带地区，喜生于阴湿肥沃土壤。国内分布于福建、浙江、湖北等省区；省内各地公园普遍引种栽培。

4.2　南紫薇 Lagerstroemia subcostata Koehne

【别　　名】　苞饭花、九荆、枸那花、枸那花、蚊仔花。

【药用部位】　花（南紫薇花）。

【采收加工】　6～8月采收，晒干。

【性能主治】 去毒消瘀。

【生境分布】 生长于林缘、溪边。国内分布于台湾、广东、广西、湖南、湖北、江西、福建、浙江、江苏、安徽、四川及青海等省区；省内济南泉城公园、山东农业大学树木园、青岛城阳及沂山等地有引种栽培。

(八十二) 石榴科 Punicaceae

石榴属 Punica L.

石榴 Punica granatum Linn.

【别　　名】 安石榴、山力叶、丹若、若榴木。

【药用部位】 果皮（石榴皮），花（石榴花），叶（石榴叶），根（石榴根）。

【采收加工】 秋季采摘成熟、顶端开裂的果实，除去种子及隔瓢，取果皮，晒干；花在开放时采摘，鲜用或晒干；叶在夏、秋季采摘，鲜用或晒干；根在秋、冬季采挖，切片，鲜用或晒干。

【性能主治】 石榴皮：味酸、涩，性温；涩肠止泻，止血，驱虫；石榴花：味酸、涩，性平；凉血，止血；主治衄血，吐血，外伤出血，月经不调，崩漏，白带，中耳炎。石榴叶：收敛止泻，解毒杀虫；主治泄泻，痘风疮，癞疮，跌打损伤。石榴根：味酸、涩，性温；驱虫，涩肠，止带；主治蛔虫，绦虫，久泻，久痢，赤白带下。

【生境分布】 原产巴尔干半岛至伊朗及其邻近地区，生长于向阳山坡或栽培于庭院。我国大部分地区均有引种；省内各地普遍栽培。

(八十三) 蓝果树科 Nyssaceae

喜树属 Camptotheca Decne.

喜树 Camptotheca acuminata Decne

【别　　名】 旱莲木、水桐树、野芭蕉、旱莲、天梓树、野芭蕉、旱莲木、水漠子、南京梧桐、水栗子、水冬瓜、秋青树、圆木、土八角、千丈树。

【药用部位】 果实或根及根皮（喜树），叶（喜树叶），树皮（喜树皮）。

【采收加工】 果实成熟时采收，晒干；根及根皮全年可采，但以秋季采剥为好，除去外层粗皮，晒干；叶夏、秋季采收，鲜用；树皮全年可采，晒干。

【性能主治】 喜树：味苦、辛，性寒，有毒；清热解毒，散结消癥；主治食道癌，贲门癌，胃癌，肠癌，肝癌，白血病，牛皮癣，疮肿。喜树叶：味苦，性寒，有毒；清热解毒，祛风止痒；主治痈疮疔肿，牛皮癣。喜树皮：味苦，性寒，有小毒；活血解毒，祛风止痒；主治牛皮癣。

【生境分布】 生长于林缘、溪边或栽培于庭院、道旁。国内分布于长江流域以南各省区；省内临沂、青岛、烟台、泰安、济南等地公园或林场有少量栽培。

(八十四) 八角枫科 Alangiaceae

八角枫属 Alangium Lam.

1.1　八角枫 Alangium chinense (Lour.) Harms.

【别　　名】 华瓜木、白金条、白龙须、牛尾巴草、大风药叶。

【药用部位】 根（八角枫根），叶（八角枫叶），花（八角枫花）。

【采收加工】 根全年可采，洗净，晒干；叶夏季采收，鲜用或晒干；花5～7月采收，晒干。

【性能主治】 八角枫根：味辛、苦，性微温，有小毒；祛风除湿，舒筋活络，散瘀止痛；主治风湿痹痛，四肢麻木，跌打损伤。八角枫叶：味苦、辛，性平；化瘀接骨，解毒杀虫；主治跌打瘀肿，骨折，疮肿，乳痈，乳头皲裂，漆疮，疥癣，外伤出血。八角枫花：味辛，性平，有小毒；散风，理气，止痛；主治头风头痛，胸腹胀痛。

【生境分布】 生长于海拔2000m以下山地阴湿杂木林。国内分布于河南、陕西、甘肃及长江以南各省区；省内分布于烟台、青岛、临沂、威海等地。

1.2　三裂瓜木 Alangium platanifolium (Sieb. et Zucc.) Harms. var. trilobum (Miq.) Ohwi

【药用部位】 根（瓜木根），叶（瓜木叶），花（瓜木花）。

【采收加工】 根全年可采，洗净，晒干；叶夏季采收，鲜用或晒干；花5～7月采收，晒干。

【性能主治】 瓜木根：味辛、苦，性微温，有小毒；祛风除湿，舒筋活络，散瘀止痛；主治风湿痹痛，四肢麻木，跌打损伤。瓜木叶：味苦、辛，性平；化瘀接骨，解毒杀虫；主治跌打瘀肿，骨折，疮肿，乳痈，乳头皲裂，漆疮，疥癣，外伤出血。瓜木花：味辛，性平，有小毒；散风，理气，止痛；主治头风头痛，胸腹胀痛。

【生境分布】 生长于山沟、山坡。国内分布于东北、华北、华中、华南及台湾等省区；省内分布于鲁山、昆嵛山、崂山、艾山等地。

(八十五) 桃金娘科 Myrtaceae

1　红千层属 Callistemon R. Br.

红千层 Callistemon rigidus R. Br.

【别　　名】 柳叶红千层。

【药用部位】 枝叶（红千层）。

【采收加工】 全年可采，鲜用或晒干。

【性能主治】 味辛，性平；祛风，化痰，消肿；主治感冒，咳喘，风湿痹痛，湿疹，跌打肿痛。

【生境分布】 原产澳大利亚。国内多地有引种；省内济南、青岛等地公园温室有栽培，供观赏。

2　蒲桃属 Syzygium Gaertn.

赤楠 Syzygium buxifolium Hook. et Arn.

【别　名】　鱼鳞木、赤兰、山乌珠、赤南、瓜子草、蒲桃、瓜子柴、瓜子木、牛金子。

【药用部位】　根和树皮（赤楠）。

【采收加工】　全年可采，鲜用或晒干。

【性能主治】　平喘化痰。

【生境分布】　生长于低山疏林或灌丛。国内分布于安徽、浙江、台湾、福建、江西、湖南、广东、广西、贵州等省区；省内济南趵突泉公园有引种栽培。

（八十六）菱科 Trapaceae

菱属 Trapa L.

1.1　菱 Trapa bispinosa Roxb.

【别　名】　二角菱、菱角、水菱、水栗沙角、菱实。

【药用部位】　果肉（菱），果肉捣汁澄出的淀粉（菱粉），果皮（菱壳），果柄（菱蒂），叶（菱叶），茎（菱茎）。

【采收加工】　**菱**：8～9月果实成熟后采收，去壳，取果肉，鲜用或晒干；**菱粉**：将果肉捣汁，澄出淀粉，晒干；**菱壳**：8～9月收集果皮，鲜用或晒干；**菱蒂**：采果时收集果柄，鲜用或晒干；**菱叶**：夏季采收叶片，鲜用或晒干；**菱茎**：夏季开花时采收茎，鲜用或晒干。

【性能主治】　**菱**：味甘，性凉；健脾益胃，除烦止渴，解毒；主治脾虚泄泻，暑热烦渴，消渴，饮酒过度，痢疾。**菱粉**：味甘，性凉；健脾养胃，清暑解毒；主治脾虚乏力，暑热烦渴，消渴。**菱壳**：味涩，性平；涩肠止泻，止血，敛疮，解毒；主治泄泻，痢疾，胃溃疡，便血，脱肛，痔疮，疔疮。**菱蒂**：味微苦，性平；解毒散结；主治胃溃疡，疣赘。**菱叶**：味甘，性凉；清热解毒；主治小儿走马牙疳，疮肿。**菱茎**：味甘，性凉；清热解毒；主治胃溃疡，疣赘，疮毒。

【生境分布】　生长于池塘、河沼。国内分布于西北、华东、华中等区域；省内分布于南四湖、东平湖及各地池塘。

1.2　丘角菱 Trapa japonica Fler.

【别　名】　无冠菱。

【药用部位】　同菱。

【采收加工】　同菱。

【性能主治】　同菱。

【生境分布】　生长于湖沼、池塘的浅水中。国内分布于东北、西北、华东、华中等区域；省内分布于南四湖、东平湖。

1.3　乌菱 Trapa bicornis Osbeck

【别　名】　红菱。

【药用部位】　同菱。

【采收加工】　同菱。

【性能主治】　同菱。

【生境分布】　我国长江以南各省区多有栽培；省内鲁西南湖区偶有栽培，数量较少。

1.4　四角菱 Trapa quadrispinosa Roxb.

【别　名】　野菱角、菱角、四角野菱。

【药用部位】　果肉（四角菱果肉），果壳（四角菱果壳），全草（四角菱全草）。

【采收加工】　**四角菱果肉**：8～9月采收，鲜用或晒干；**四角菱果壳**：8～9月收集，鲜用或晒干；**四角菱全草**：夏季采收，鲜用或晒干。

【性能主治】　**四角菱果肉**：生食解暑清热、除烦止渴，熟食益气健脾。**四角菱果壳**：主治脱肛、疮肿、子宫瘤、食道癌。**四角菱全草**：主治小儿头疮。

【生境分布】　生长于池沼、湖泊的浅水中。国内各地多有栽培；省内主产于微山湖，其他湖泊也有栽培。

1.5　细果野菱 Trapa maximowiczii Korsh.

【别　名】　刺菱、菱角。

【药用部位】　坚果（野菱），根（野菱根）。

【采收加工】　坚果8～9月采收，鲜用或晒干；根在采果时采收，切段，晒干。

【性能主治】　**野菱**：味甘，性平；补脾健胃，生津止渴，解毒消肿；主治脾胃虚弱，泄泻，痢疾，暑热烦渴，饮酒过度，疮肿。**野菱根**：味微苦，性凉；利水通淋；主治小便淋痛。

【生境分布】　生长于湖泊边缘、池塘水面上。国内分布于东北、华北、华东和华中等区域；省内分布于南四湖、东平湖及各地池塘、河沟。

（八十七）柳叶菜科 Onagraceae

1　露珠草属 Circaea L.

1.1　高山露珠草 Circaea alpine L.

【别　名】　高原露珠草、就就草、蛆儿草。

【药用部位】　全草（高山露珠草）。

【采收加工】　秋季采收，鲜用或晒干。

【性能主治】　味甘、苦，性凉；清热解毒，化瘀止血；主治疔疮，无名肿毒，刀伤出血，疥癣。

【生境分布】　生长于海拔1500m背阴湿地。国内各省区多有分布；省内分布于泰山。

1.2　露珠草 Circaea cordata Royle

【别　名】　牛泷草、三角叶、夜抹光、心叶露珠菜。

【药用部位】　全草（露珠草）。

【采收加工】　秋季采收，鲜用或晒干。

【性能主治】　味苦、辛，性微寒；清热解毒，止血生肌；主治疮痈肿毒，疥疮，外伤出血。

【生境分布】　生长于阴湿草丛、林缘、溪边。国内分布于东北及河北、山西、陕西、四川、湖北、贵州、云南、江西、安徽、浙江、台湾等省区；省内分布于崂山、昆嵛山、泰山、蒙山等地。

1.3　南方露珠草 Circaea mollis Sieb. et Zucc.

【别　　名】　拐子菜、辣椒七、白辣蓼草、假蛇床子、白洋漆药、野牛夕、红节草。

【药用部位】　全草（南方露珠草）。

【采收加工】　夏、秋季采收，鲜用或晒干。

【性能主治】　味辛、微苦，性平；祛风除湿，解毒；主治风湿痹痛，跌打瘀肿，乳痈，瘰疬，疮肿，无名肿毒，毒蛇咬伤，皮肤过敏。

【生境分布】　生长于落叶阔叶林中。国内分布于东北，经与北京相邻的沿海地区至华中、华南，向西经华南至越南北部的多山地带；省内分布于崂山、昆嵛山、泰山、徂徕山等地。

1.4　水珠草 Circaea lutetiana L. subsp. quadrisulcata (Maxim.) Asch. & Magnus

【药用部位】　全草（水珠草）。

【采收加工】　夏、秋季采收，鲜用或晒干。

【性能主治】　味辛、苦，性平；宣肺止咳，理气活血，利尿解毒；主治外感咳嗽，脘腹胀痛，痛经，月经不调，经闭，泄泻，水肿，淋痛，疮肿，瘰疬，癣痒，湿疣。

【生境分布】　生长于寒温带落叶阔叶林及针阔混交林。国内分布于黑龙江、吉林、辽宁、内蒙古、河北等省区；省内分布于徂徕山等地。

2　月见草属 Oenothera L.

2.1　月见草 Oenothera biennis L.

【别　　名】　山芝麻、夜来香、待霄草。

【药用部位】　脂肪油（月见草油），根（月见草）。

【采收加工】　秋季果实成熟未开裂前割取地上部分，晒干，压碎，收集种子，除去杂质，制取脂肪油；秋季挖根，洗净，晒干。

【性能主治】　月见草油：味苦、微辛、微甘，性平；活血通络，息风平肝，消肿敛疮；主治胸痹心痛，中风偏瘫，虚风内动，小儿多动，风湿麻痛，腹痛泄泻，痛经，疮疡，湿疹。月见草：味甘、苦，性温；强筋骨，祛风湿；主治风湿寒痹，筋骨酸软。

【生境分布】　生长于山坡、路旁、荒野草丛或栽培于公园、庭院。国内分布于东北、华北及贵州等省区；省内各地有栽培和逸生。

2.2　待霄草 Oenothera stricta Ledeb. et Link.

【别　　名】　山芝麻、夜来香、月下草、月见草。

【药用部位】　根（待霄草根），种子（待霄草子）。

【采收加工】　秋季果实成熟未开裂前割取地上部分，晒干，压碎，收集种子，除去杂质；秋季挖根，洗净，晒干。

【性能主治】　待霄草根：味辛，性凉；解表散寒，祛风止痛；主治咽喉肿痛，感冒发烧。待霄草子：味苦、微辛、微甘，性平；活血通络，息风平肝，消肿敛疮；主治胸痹心痛，中风偏瘫，虚风内动，小儿多动，风湿麻痛，腹痛泄泻，痛经，疮疡，湿疹。

【生境分布】　原产于南美洲，生长于田野或栽培。国内自东北至西南、华东、华南等区域均有栽培；省内济南、青岛等地有栽培，崂山有逸生。

2.3　黄花月见草 Oenothera erythrosepala Borb.

【别　　名】　红萼月见草。

【药用部位】　同月见草。

【采收加工】　同月见草。

【性能主治】　同月见草。

【生境分布】　原产于北美洲，生长于山坡、路边、荒野灌丛。国内、省内各地公园、庭院常见栽培或逸生。

2.4　长毛月见草 Oenothera villosa Thunb.

【药用部位】　同月见草。

【采收加工】　同月见草。

【性能主治】　同月见草。

【生境分布】　原产北美，后传播至南美、欧洲、亚洲、非洲南部，并迅速逸出野化。国内黑龙江、吉林、辽宁、河北等地有栽培与野化；省内艾山有野化。

3　柳叶菜属 Epilobium L.

3.1　柳叶菜 Epilobium hirsutum L.

【别　　名】　水接骨草、水朝阳花、通经草、水兰花。

【药用部位】　全草（柳叶菜），花（柳叶菜花），根（柳叶菜根）。

【采收加工】　全草全年可采，鲜用或晒干；花在夏、秋季采收，阴干；根在秋季采挖，洗净，切段，晒干。

【性能主治】　柳叶菜：味苦、淡，性寒；清热解毒，利湿止泻，消食理气，活血接骨；主治湿热泻痢，脘腹胀痛，牙痛，月经不调，跌打损伤，烫火伤。柳叶菜花：味苦、微甘，性凉；清热消炎，调经止痛；主治牙痛，急性结膜炎，咽喉炎，月经不调，白带过多。柳叶菜根：味苦，性平；理气活血，止痛，解毒消肿；主治闭经，胃痛，食滞饱满。

【生境分布】　生长于溪边或水边湿草丛。国内分布于东北及河北、山西、陕西、新疆、贵州、四川、云南等省区；省内分布于各地山区丘陵。

3.2　多枝柳叶菜 Epilobium fastigiatoramosum Nakai

【别　　名】　多枝柳叶菜。

【药用部位】　同柳叶菜。

【采收加工】　同柳叶菜。

【性能主治】　同柳叶菜。

【生境分布】　生长于海拔较高的溪边湿地或背阴处湿地草丛。国内分布于东北、华北地区；省内分布于泰山等地。

3.3 小花柳叶菜 Epilobium parviflorum Schreb.

【别　　名】　水虾草、野合香。

【药用部位】　全草（水虾草），根（水虾草根）。

【采收加工】　全草秋季采收，鲜用或晒干；根秋季采挖，洗净，切片，鲜用或晒干。

【性能主治】　**水虾草**：味辛、淡，性寒；散风止咳，清热止泻；主治感冒发热，咳嗽，暑热水泻，疔疮肿毒。**水虾草根**：味辛、苦，性平；祛风除湿，舒筋活血；主治风湿痹痛，劳伤腰痛，跌打骨折，赤白带下。

【生境分布】　生长于溪边湿地、沼泽地。国内分布于新疆、甘肃、陕西、山西、河南、湖北、湖南等省区；省内分布于徂徕山、泰山、马陵山等地。

3.4 长籽柳叶菜 Epilobium pyrricholophum Franch. & Savat.

【别　　名】　心胆草、日本柳叶菜、针线筒、银棉麻、对叶草。

【药用部位】　全草（心胆草）。

【采收加工】　夏、秋季采收，洗净，鲜用或晒干。

【性能主治】　味苦、辛，性凉；清热利湿，止血安胎，解毒消肿；主治痢疾，吐血，咳血，便血，月经过多，胎动不安，痈疮疔肿，烫伤，跌打伤肿，外伤出血。

【生境分布】　生长于林下、溪边、湿草地或沼泽地。国内分布于浙江、江苏、江西、湖北、湖南、云南等省区；省内分布于昆嵛山。

3.5 毛脉柳叶菜 Epilobium amurense Hausskn.

【别　　名】　黑龙江柳叶菜、兴安柳叶菜。

【药用部位】　全草（毛脉柳叶菜）。

【采收加工】　秋季采收，鲜用或晒干。

【性能主治】　味苦、涩，性温；收敛止血，止痢；主治肠炎痢疾，月经过多，白带。

【生境分布】　生长于山区溪沟边、沼泽地、草坡、林缘湿润处。国内分布于吉林、内蒙古、河北、山西、河南、陕西、甘肃、青海、台湾、广西、河南、湖北、四川、贵州、云南及西藏等省区；省内分布于泰山、徂徕山等地。

3.6 光滑柳叶菜 Epilobium amurense subsp. cephalostigma C. J. Chen

【药用部位】　同毛脉柳叶菜。

【采收加工】　同毛脉柳叶菜。

【性能主治】　同毛脉柳叶菜。

【生境分布】　生长于中低山河谷与溪沟边、林缘、草坡湿润处。国内分布于黑龙江、吉林、辽宁、河北、陕西、甘肃、安徽、浙江、江西、福建、广东、广西、湖南、湖北、四川、贵州与云南等省区；省内分布于泰山、徂徕山、牙山等地。

3.7 水湿柳叶菜 Epilobium palustre L.

【别　　名】　沼生柳叶菜、独木牛。

【药用部位】　全草（水湿柳叶菜）。

【采收加工】　8～9月采收，洗净，晒干。

【性能主治】　味苦，性凉；疏风清热，解毒利咽，止咳，利湿；主治风热感冒，音哑，咽喉肿痛，肺热咳嗽，水肿，淋痛，湿热泻痢，风湿热痹，疮疡，毒虫咬伤。

【生境分布】　生长于沼泽地或山坡阴湿处。国内主要分布于东北、华北、西北、西南等区域；省内分布于烟台。

3.8 柳兰 Epilobium anguatifolium L.

【别　　名】　红筷子、遍山红、山麻条。

【药用部位】　全草（红筷子），种缨（红筷子冠毛）。

【采收加工】　全草夏、秋季采收，鲜用或晒干；冠毛秋季采收，鲜用。

【性能主治】　**红筷子**：味苦，性平；利水渗湿，理气消胀，活血调经；主治水肿，泄泻，食积胀满，月经不调，乳汁不通，阴囊肿大，疮疹痒痛。**红筷子冠毛**：敛疮止血；主治刀伤，出血。

【生境分布】　生长于山坡、林缘、河岸或山谷沼泽地。国内分布于东北、华北、西北及西南等区域；省内各地均有分布。

4　丁香蓼属 Ludwigia L.

丁香蓼 Ludwigia prostrata Roxb.

【别　　名】　丁子蓼、红豇豆、喇叭草。

【药用部位】　全草（丁香蓼），根（丁香蓼根）。

【采收加工】　全草秋季结果时采收，切段，鲜用或晒干；根在秋季采挖，洗净，鲜用或晒干。

【性能主治】　**丁香蓼**：味苦，性寒；清热解毒，利尿通淋，化瘀止血；主治肺热咳嗽，咽喉肿痛，目赤肿痛，湿热泻痢，黄疸，淋痛，水肿，带下，吐血，尿血，肠风便血，疔肿，疥疮，跌打伤肿，外伤出血，蛇虫咬伤。**丁香蓼根**：味苦，性凉；清热利尿，消肿生肌；主治急性肾炎，刀伤。

【生境分布】　生长于河滩、田边、水沟边。国内分布于长江以南各省区至东北地区；省内分布于烟台、泰安、潍坊、临沂等地。

5　山桃草属 Gaura L.

小花山桃草 Gaura parviflora Douglas

【别　　名】　千鸟花、白桃花。

【药用部位】　全草（小花山桃草）。

【采收加工】　夏、秋季采收，晒干。

【性能主治】　味苦、淡，性寒；清热解毒，利湿止泻，消食理气，活血接骨；主治湿热泻痢，脘腹胀痛，牙痛，月经不调，跌打损伤，烫火伤。

【生境分布】　原产于北美，生长于路边、荒野。国内、省内各地均有逸生。

（八十八）小二仙科 Haloragidaceae

狐尾藻属 Myriophyllum L.

穗状狐尾藻 Myriophyllum spicatum L.

【别　　名】　聚藻、水藻、水蕴、鳃草、藻、金鱼草、草纱、肖尔仙草、狗尾巴草、狐尾草、泥茜。

【药用部位】　全草（狐尾藻）。

【采收加工】　4～10 月采收，鲜用或晒干。

【性能主治】　味甘、淡，性寒；清热，凉血，解毒；主治热病烦渴，赤白痢，丹毒，疮疖，烫伤。

【生境分布】　生长于湖泊、池塘、沟渠等淡水区域。国内各省区均有分布；省内分布于南四湖、东平湖、济南等地。

（八十九）五加科 Araliaceae

1　刺楸属 Kalopanax Miq.

1.1　刺楸 Kalopanax septemlobus (Thunb.) Koidz.

【别　　名】　刺楸皮、老虎棒子、后娘棍、老虎皮。

【药用部位】　树皮（刺楸树皮），根及根皮（刺楸根），茎枝（刺楸茎），叶（刺楸叶）。

【采收加工】　全年采剥树皮或茎枝，晒干；夏末秋初采挖根部或剥取根皮，洗净，晒干；夏、秋季采叶，鲜用。

【性能主治】　刺楸树皮：味苦、辛，性凉；祛风除湿，活血止痛，解毒杀虫；主治风湿痹痛，腰膝痛，肢体麻木，风火牙痛，跌打损伤，骨折，痈疽，疮癣，急性吐泻，痢疾。刺楸根：味苦、微辛，性平；凉血散瘀，祛风除湿，解毒；主治骨折，肠风痔血，跌打损伤，风湿骨痛，肾炎水肿。刺楸茎：味辛，性平；祛风除湿，活血止痛；主治风湿痹痛，胃脘痛。刺楸叶：微辛、微甘，性平；解毒消肿，祛风止痒；主治疮疡肿痛或溃破，风疹瘙痒，风湿痛，跌打损伤。

【生境分布】　生长于阳坡、山沟、灌丛或林缘。国内分布于东北、华北，南至广东，西至四川西部等省区；省内各地山区丘陵均有分布，以胶东半岛为多。

1.2　深裂叶刺楸 Kalopanax septemlobus (Thunb.) Koidz. var. maximowiczi (V. Houtte) Hand.-Mazz.

【别　　名】　鸟不宿叶、刺楸叶。

【药用部位】　同刺楸。

【采收加工】　同刺楸。

【性能主治】　同刺楸。

【生境分布】　生长于阳坡、山沟、灌丛或林缘。国内分布于河南、江苏、浙江、辽宁等省区；省内分布于枣庄、费县、胶南、日照等地。

2　八角金盘属 Fatsia Decne. & Planch.

八角金盘 Fatsia japonica (Thunb.) Decne. et Planch.

【别　　名】　八金盘、八手、手树、金刚纂。

【药用部位】　叶或根皮（八角金盘）。

【采收加工】　7～10 月采叶，根皮全年可采，鲜用或晒干。

【性能主治】　味辛、苦，性温；化痰止咳，散风除湿，化瘀止痛；主治咳喘，风湿痹痛，痛风，跌打损伤。

【生境分布】　原产日本，我国华北、华东地区及云南昆明多有栽培；省内各地公园、庭院有引种栽培。

3　常春藤属 Hedera L.

3.1　菱叶常春藤 Hedera rhombea (Miq.) Bean.

【别　　名】　常青藤。

【药用部位】　茎叶（常春藤）。

【采收加工】　生长旺盛期采收，鲜用或晒干。

【性能主治】　味辛、苦，性平；祛风，利湿，和血，解毒；主治风湿痹痛，瘫痪，口眼㖞斜，衄血，月经不调，跌打损伤，咽喉肿痛，疔疮痈肿，肝炎，蛇虫咬伤。

【生境分布】　原产日本。国内有引种；省内青岛有栽培。

3.2　常春藤 Hedera nepalensis K. Koch var. sinensis (Tobl.) Rehd.

【别　　名】　中华常春藤、土鼓藤、钻天风、三角风、散骨风。

【药用部位】　全株（常春藤）。

【采收加工】　全年可采，切段，晒干或鲜用。

【性能主治】　味苦、辛，性温；祛风利湿，活血消肿；主治风湿关节痛，腰痛，跌打损伤，急性结膜炎，肾炎水肿，闭经；外用治痈疖肿毒，荨麻疹，湿疹。

【生境分布】　常攀附于林缘树木、岩石和房屋墙壁上。国内分布于陕西、甘肃、河南、安徽、江苏、浙江、福建、江西、湖北、湖南、广东、广西、四川、云南、贵州、西藏等省区；文献记载省内有分布。

4　五加属 Acanthopanax Miq.

4.1　刺五加 Acanthopanax senticosus (Rupr. et Maxim.) Harms

【别　　名】　刺拐棒、老虎镣子、刺木棒、坎拐棒子。

【药用部位】　根、根茎或茎（刺五加）。

【采收加工】　春、秋季采收，洗净，晒干。

【性能主治】　味辛、微苦，性温；益气健脾，补肾安神；主治脾肾阳虚，体虚乏力，食欲不振，腰膝酸痛，失眠多梦。

【生境分布】　生长于森林或灌丛。国内分布于黑龙江、吉林、辽宁、河北、山西等省区；省内山东农业大学树木园、潍坊植物园有引种栽培。

4.2 无梗五加 Acanthopanax sessiliflorus (Rupr. et Maxim.) Seem.

【别　名】　短梗五加、五加、五加皮。

【药用部位】　根皮（五加皮）。

【采收加工】　夏、秋季采挖根部，剥取根皮，晒干。

【性能主治】　味辛、苦，性温；祛风湿，强筋骨，补肝肾；主治风湿痹痛，筋骨痿软，小儿行迟，体虚乏力，水肿，脚气。

【生境分布】　生长于山谷杂木林或灌丛。国内分布于东北、华北及陕西等省区；省内分布于徂徕山。

4.3 细柱五加 Acanthopanax gracilistylus W. W. Smith

【别　名】　五加、白簕树、五叶路刺、白刺尖、五叶木。

【药用部位】　同无梗五加。

【采收加工】　同无梗五加。

【性能主治】　同无梗五加。

【生境分布】　生长于海拔 200～1600m 灌丛、林缘、山坡路旁和村落。国内分布于中南、西南及山西、陕西、河南、湖北、安徽、浙江等省区；省内济南、泰安、日照、青岛等地有引种栽培。

5　楤木属 Aralia L.

5.1 楤木 Aralia chinensis L.

【别　名】　刺椿头、百鸟不站、鸟不宿。

【药用部位】　根及根皮（楤木根），除去栓皮的茎皮（楤木白皮），茎枝（楤木），叶（楤木叶），花（楤木花）。

【采收加工】　秋季挖根，或剥取根皮，晒干；全年采剥树皮，除去栓皮，晒干；夏季采收茎枝及叶，晒干；花在7～9月开放时采收，阴干。

【性能主治】　楤木根：味辛，性平；祛风除湿，利水和中，活血通经，解毒散结；主治风湿性关节炎，肾炎水肿，腰腿酸痛，肝硬化腹水，急慢性肝炎，胃痛，淋浊，血崩，跌打损伤，瘰疬，痈肿。楤木白皮：味微咸，性温；补腰肾，壮筋骨，舒筋活络，散瘀止痛；主治风湿痹痛，跌打损伤，胃炎，肾炎及风湿痛。外用于刀伤。楤木：味辛、苦，性平；祛风利湿，活血通经，解毒散结；主治风热感冒，咳嗽，风湿痹痛，腰膝酸痛，淋浊，水肿，臌胀，黄疸，带下，痢疾，胃痛，跌打损伤，瘀血经闭，瘰疬，痔疮。楤木叶：利水消肿，解毒止痢；主治肾炎水肿，腹泻，痢疾。楤木花：味苦、涩，性平；止血；主治吐血。

【生境分布】　生长于山谷、河谷、灌丛及林中湿润处，数量较少。国内分布于北自甘肃、陕西，南至云南、广西等省区；省内分布于崂山、昆嵛山、荣成、泰山等地。

5.2 辽东楤木 Aralia elata (Miq.) Seem.

【别　名】　刺老鸦、东北楤木、龙牙楤木、刺龙牙。

【药用部位】　根皮或树皮（龙牙楤木），嫩叶及芽（龙牙楤木叶），果实（龙牙楤木果）。

【采收加工】　春、夏季采收嫩叶及芽，晒干；秋季挖根，或剥取根皮，晒干；全年采剥树皮，除去栓皮，晒干；果实成熟时采收，晒干。

【性能主治】　龙牙楤木：味辛、微苦、甘，性平；补气安神，强精滋肾，祛风活血；主治神经衰弱，风湿性关节炎，糖尿病，阳虚气弱，肾阳不足。龙牙楤木叶：味微苦、甘，性凉；清热利湿；主治湿热泄泻，痢疾，水肿。龙牙楤木果：味辛，性平；下乳；主治乳汁不足。

【生境分布】　生长于阔叶林中或林缘。国内分布于东北地区；省内分布于崂山、昆嵛山、泰山等地。

6　人参属 Panax L.

6.1 人参 Panax ginseng C. A. Mey.

【别　名】　圆参、黄参、棒槌、人衔、鬼盖、神草、土精、地精、海腴、人葠。

【药用部位】　根（人参），须根（参须），根茎（人参芦），叶（人参叶），花序（人参花），果实（人参子）。

【采收加工】　9～10月采挖5～7年生园参根，洗净，除去茎叶，全根或剪去支根及须根，入沸水微烫后晒干或直接晒干，称为全须生晒参或生晒参，支、须根称为白参须；将鲜参蒸2～3小时，烘干或晒干，称为红参，支、须根称为红参须；采挖参根时，收集根茎及叶，分别晒干，称为人参芦、人参叶；5～6月花期采摘花序，烘干，称为人参花；秋初采收成熟果实，晒干，称为人参子；

【性能主治】　生晒参：味甘、微苦，性平；大补元气，复脉固脱，补脾益肺，生津安神；主治体虚欲脱，肢冷脉微，脾虚食少，肺虚喘咳，津伤口渴，内热消渴，久病虚羸，惊悸失眠，阳痿宫冷，心力衰竭，心原性休克。红参：味甘、微苦，性温；大补元气，复脉固脱，益气摄血；主治体虚欲脱，肢冷脉微，气不摄血，崩漏下血，心力衰竭，心原性休克。人参须：味甘、苦，性平；益气，生津，止渴；主治咳嗽吐血，口渴，呕逆。人参芦：味甘、微苦，性温；升阳举陷；用于脾虚气陷，泄泻日久，阳气下陷，脱肛。人参叶：味苦、微甘，性寒；补气益肺，解暑清热，生津止渴；主治气虚咳嗽，暑热烦躁，津伤口渴，头目不清，四肢倦乏。人参花：补气强身，延缓衰老；主治头昏乏力，胸闷气短。人参子：补气强身，延缓衰老；主治体虚乏力，头昏失眠，胸闷气短。

【生境分布】　生长于海拔数百米的落叶阔叶林或针叶阔叶混交林。国内分布于黑龙江、吉林、辽宁及河北北部山区，商品药材主为栽培品，主产于吉林、辽宁、黑龙江等省区，河北、山西、湖北等省区有引种；省内文登、荣成等地有引种栽培，种植于富含有机质、通透性良好的砂质壤土或腐殖质壤土。

6.2 西洋参 Panax quinquefolium L.

【别　　名】　西洋人参、种洋参、花旗参。

【药用部位】　根（西洋参）。

【采收加工】　秋季采挖，除去地上部分及泥土，去芦头、侧根及须根，低温干燥。

【性能主治】　味甘、微苦，性凉；补气养阴，清热生津；主治气虚阴亏，内热，咳喘痰血，虚热烦倦，消渴，口燥咽干。

【生境分布】　原产加拿大和美国，栽培于透水性好、肥沃，并夹有大粒粗砂的砂质壤土。我国东北、华北、西北等区域已引种成功；省内文登、荣成等地有大面积引种栽培。

（九十）伞形科 Umbelliferae

1 天胡荽属 Hydrocotyle L.

天胡荽 Hydrocotyle sibthorpioides Lam.

【别　　名】　鹅不食草、满天星。

【药用部位】　全草（天胡荽）。

【采收加工】　夏、秋季花叶茂盛时采收，洗净，晒干或鲜用。

【性能主治】　味辛、微苦，性凉；清热利湿，化痰止咳，解毒消肿；主治黄疸型肝炎，急性肾炎，百日咳，痢疾，水肿，淋病，目翳，喉肿，痈肿疮毒，跌打损伤。

【生境分布】　生长于潮湿的路边、草地、山坡、墙角、河畔或花坛。国内分布于陕西及长江流域以南各省区；省内分布于济南、泰安、曲阜、烟台、威海等地。

2 变豆菜属 Sanicula L.

变豆菜 Sanicula chinensis Bge.

【别　　名】　山芹、鹤虱、山芹菜、蓝布正。

【药用部位】　全草（变豆菜）。

【采收加工】　夏、秋季采收，洗净，晒干。

【性能主治】　味甘、辛，性平；清热解毒，杀虫；主治痈肿疮毒，驱除蛔虫。

【生境分布】　生长于阴湿山坡草丛、杂木林下或溪边湿地。国内分布于东北、华东、中南、西北、西南等区域；省内各地山区丘陵地带均有分布。

3 峨参属 Anthriscus（Pers.）Hoffm.

峨参 Anthriscus sylvestris（L.）Hoffm.

【别　　名】　土白芷、山芹菜、田七、水田七、小叶山水芹。

【药用部位】　根（峨参）。

【采收加工】　秋、冬季采挖，除去泥土，晒干，或刮去外皮于沸水中略烫后晒干。

【性能主治】　味甘、辛，性微温；补中益气，祛瘀生新；主治跌打损伤，腰痛，肺虚咳嗽，咳嗽咳血，脾虚腹胀，四肢无力，老人尿频，水肿。

【生境分布】　生长于低山丘陵、山谷溪边、山坡或灌丛。国内分布于东北、华北、华东、西北及湖北、四川、云南等省区；省内泰山有分布。

4 窃衣属 Torilis Adans.

4.1 小窃衣 Torilis japonica（Houtt.）DC.

【别　　名】　破子草、鹤虱、小叶芹。

【药用部位】　果实（窃衣）。

【采收加工】　秋季成熟时采收，晒干，除去杂质。

【性能主治】　味苦、辛，性微温，有小毒；活血消肿，收敛，杀虫；主治痈疮溃烂久不收口，久泻，蛔虫病。

【生境分布】　生长于山坡、路边或荒地草丛。国内分布于除黑龙江、内蒙古、新疆以外的各省区；省内各地均有分布。

4.2 窃衣 Torilis scabra（Thunb.）DC.

【别　　名】　华南鹤虱、水防风。

【药用部位】　果实或全草（窃衣）。

【采收加工】　夏末秋初采收，晒干或鲜用

【性能主治】　味苦、辛，性平，有小毒；杀虫止泻，收湿止痒；主治虫积腹痛，泄痢，疮疡溃烂，阴痒带下，风湿疹。

【生境分布】　生长于山坡、林下、河边、荒地及草丛。国内分布于华东及湖北、湖南、广东、广西、四川、贵州、陕西、甘肃等省区；省内分布于牙山、五莲等地。

5 芫荽属 Coriandrum L.

芫荽 Coriandrum sativum L.

【别　　名】　胡荽、香菜、芫荽菜、莞荽、满天星。

【药用部位】　果实（芫荽子），全草（芫荽），茎（芫荽茎）。

【采收加工】　秋季果实成熟时采割果枝，打下果实，去除杂质，晒干；全年采收带根全草，鲜用或晒干；春季采茎，洗净，晒干。

【性能主治】　芫荽子：味辛、酸，性平；健胃消食，理气止痛，透疹解毒；主治食积，食欲不振，胸膈满闷，呕恶反胃，泄痢，脱肛，痘疹不透，头痛，牙痛。芫荽：味辛，性温；发表，透疹，开胃；主治感冒鼻塞，瘟疹透发不畅，饮食乏味，脘腹胀痛，齿痛，疮肿初起。芫荽茎：味辛，性温；宽中健胃，透疹；主治胸脘闷胀，消化不良，麻疹不透。

【生境分布】　原产欧洲地中海地区。国内江苏、安徽、湖北、甘肃、四川等省区均有栽培；省内广泛栽培于排水良好、肥沃的菜园地。

6 柴胡属 Bupleurum L.

6.1 红柴胡 Bupleurum scorzonerifolium Willd.

【别　　名】　苗柴胡、细叶柴胡、软柴胡、小柴胡、香柴胡。

【药用部位】　根（南柴胡）。

【采收加工】　春、秋季采挖，除去茎叶及泥沙，晒干。

【性能主治】　味苦，性微寒；疏散退热，疏肝，升阳；主治感冒发热，寒热往来，疟疾，胸胁胀痛，月经不调，子宫脱垂，脱肛。

【生境分布】　生长于干燥草原、向阳山坡或灌木林缘。国内分布于东北、华北及陕西、甘肃、江苏、安徽、广西等省区；省内各地山区丘陵地带均有分布。

6.2 柴胡 Bupleurum chinense DC.

【别　　名】　北柴胡、山柴胡、硬苗柴胡、山根菜、蚂蚱腿。

【药用部位】　根（北柴胡），未抽硬茎前的干燥全草（春柴胡）。

【采收加工】　春季采挖带根全草，除去泥沙，晒干；秋季采挖根部，除去地上茎叶及泥沙，晒干。

【性能主治】　味苦，平；解表退热，疏肝解郁，升举阳气；主治外感发热，寒热往来，疟疾，肝郁胁痛乳胀，头痛头眩，月经不调，气虚下陷之脱肛。

【生境分布】　生长于向阳旱荒山坡、路边、林缘、灌丛或草丛。国内分布于东北、华北、西北、华东和华中等区域；省内各地山区丘陵均有分布。

6.3 烟台柴胡 Bupleurum chinense DC. f. vanheurchii（Muell.-Arg.）Shan et Y. Li

【药用部位】　同柴胡。

【采收加工】　同柴胡。

【性能主治】　同柴胡。

【生境分布】　生长于山坡草丛。国内分布于吉林、辽宁、山西；省内分布于烟台。

6.4 线叶柴胡 Bupleurum angustissimum（Franch.）Kitagawa

【药用部位】　根（柴胡）。

【采收加工】　同柴胡。

【性能主治】　同柴胡。

【生境分布】　生长于山坡草丛。国内分布于内蒙古、陕西、山西、甘肃、青海等省区；省内莱州有分布。

6.5 大叶柴胡 Bupleurum longiradiatum Turcz.

【别　　名】　大柴胡、猫眼子。

【药用部位】　根（大叶柴胡）。

【采收加工】　春、秋季采挖，除去茎叶及泥沙，晒干。

【性能主治】　有毒；解热，消炎，有强烈催吐作用，不可作柴胡使用。

【生境分布】　生长于山坡林下或沟谷草丛。国内分布于黑龙江、吉林、辽宁、内蒙古、甘肃等省区；省内分布于招远、济南（龙洞）、蒙阴等地。

7 芹属 Apium L.

旱芹 Apium graveolens L.

【别　　名】　芹菜、药芹、云芎、香芹。

【药用部位】　全草（芹菜）。

【采收加工】　春、夏季采收，洗净，鲜用或晒干。

【性能主治】　味甘、辛、苦，性凉；利尿，止血，降压清热，止咳，健胃；主治高血压，动脉硬化，尿血，乳糜尿，神经痛，关节痛。

【生境分布】　原产于地中海沿岸的沼泽地带，世界各国已普遍栽培。国内各地广泛栽培；省内栽培于排水良好的菜田。

8 毒芹属 Cicuta L.

毒芹 Cicuta virosa L.

【别　　名】　走马芹、河毒、野芹、河毒。

【药用部位】　根及根茎（毒芹）。

【采收加工】　秋末茎叶枯萎时采挖，除去茎叶、须根及泥土，晒干。

【性能主治】　味辛、微甘，性温，有大毒；拔毒，祛瘀，止痛；主治化脓性骨髓炎，痛风，风湿痛。

【生境分布】　生长于杂木林下、湿地或水沟边。国内分布于东北及河北、内蒙古、陕西、甘肃、四川、新疆等省区；省内分布于泰安。

9 葛缕子属 Carum L.

9.1 葛缕子 Carum carvi L.

【别　　名】　藏茴香、土沙参、野胡萝卜、小防风。

【药用部位】　果实（藏茴香），根（青海防风）。

【采收加工】　夏季果实成熟时采割全草，打下果实，去除杂质，晒干；秋季挖根，洗净，置沸水中略烫，除去外皮，晒干或烘干。

【性能主治】　**藏茴香**：味微辛，性温；芳香健胃，祛风理气；主治胃病，腹痛，小肠疝气。**青海防风**：味辛、甘，性微温；解表止痛，祛风除湿；主治风湿性关节炎，骨节疼痛，感冒，头痛，寒热无汗。

【生境分布】　生长于山坡、路边、荒地或河滩草丛。国内分布于东北、华北、西北及四川、西藏等省区；省内各地山区丘陵均有分布。

9.2 田葛缕子 Carum buriaticum Turcz.

【别　　名】　狗缕子、前胡。

【药用部位】　根（狗缕子）。

【采收加工】　9～10月采挖，洗净，切段，晒干。

【性能主治】　味苦、辛，性微寒；散风清热，降气化痰；主治感冒头痛，肺热咳嗽，痰多色黄。

【生境分布】　生长于山坡、路边、荒地草丛。国内分布于东北、西北、华北及四川、西藏等省区；省内分布于济南、五莲、鲁山等地。

10　茴芹属 Pimpinella L.

羊红膻 Pimpinella thelungiana Wolff.

【别　　名】　六月寒、茴芹、缺刻叶茴芹。

【药用部位】　根及全草（羊红膻）。

【采收加工】　夏、秋季采收，除去杂质，晒干或鲜用。

【性能主治】　味辛，性温；温中散寒；主治克山病，心悸，气短，咳嗽。

【生境分布】　生长于山坡草丛、林下、河边或灌丛。国内分布于东北及河北、山西、陕西、内蒙古等省区；省内分布于蒙山、日照等地。

11　山茴香属 Carlesia Dunn

山茴香 Carlesia sinensis Dunn

【别　　名】　岩茴香、山萌。

【药用部位】　根（山茴香）。

【采收加工】　秋季采收，除去泥土、茎叶，晒干。

【性能主治】　味甘，性温；温中散寒，祛风下气，活血镇痛，健胃止痢；主治脘腹胀满，肠炎痢疾。

【生境分布】　生长于山顶岩石缝。国内分布于辽宁；省内分布于崂山、昆嵛山、沂山、蒙山等地。

12　泽芹属 Sium L.

泽芹 Sium suave Walt.

【别　　名】　野芹菜、山藁本、狭叶泽芹。

【药用部位】　全草（山藁本）。

【采收加工】　夏季采收，洗净，晒干。

【性能主治】　味甘，性平；散风寒，止痛，降压；主治感冒头痛，高血压。

【生境分布】　生长于溪边、沼泽或水边湿地。国内分布于东北、华北、华东及陕西等省区；省内分布于徂徕山、昆嵛山等地。

13　岩风属 Libanotis Hill.

13.1　香芹 Libanotis seseloides (Fisch. et Mey.) Turcz.

【别　　名】　邪蒿、野胡萝卜。

【药用部位】　根及全草（邪蒿）。

【采收加工】　夏季采收全草，秋季挖根，晒干或鲜用。

【性能主治】　味辛，性温；利肠胃，通血脉；主治湿阻痞满，胃呆食少，痢疾，恶疮。

【生境分布】　生长于开阔山坡草地、草甸或林缘灌丛。国内分布于东北及内蒙古、江苏、河南、湖北等省区；省内各地山区丘陵均有分布。

13.2　条叶岩风 Libanotis lancifolia K. T. Fu.

【别　　名】　黑风、岩风、长春七。

【药用部位】　根（长春七）。

【采收加工】　夏、秋季采挖，除去地上部分，洗净，切片，晒干。

【性能主治】　味辛、甘，性温；发表散寒，祛风除湿，消肿止痛；主治风寒感冒，头痛，牙痛，风湿痹痛，筋骨麻木，跌打伤肿。

【生境分布】　生长于悬崖岩石缝。国内分布于陕西、河南、河北、山西等省区；省内枣庄、济南有分布。

14　水芹属 Oenanthe L.

14.1　水芹 Oenanthe javanica (Bl.) DC.

【别　　名】　野芹菜、野芹、水芹菜、楚葵、水英。

【药用部位】　全草（水芹），花（芹花）。

【采收加工】　全草夏季采收，洗净，晒干或鲜用；花6～7月开放时采收，晒干。

【性能主治】　**水芹**：味甘，性平；清热凉血，利尿消肿，降血压；主治感冒发烧，呕吐腹泻，尿路感染，崩漏，白带，高血压。**芹花**：味苦，性寒；"主脉溢"。

【生境分布】　生长于浅水低洼湿地、水边或浅水中。国内各省区均有分布；省内除鲁西北以外均有分布。

14.2　中华水芹 Oenanthe sinensis Dunn in Journ.

【别　　名】　线叶水芹。

【药用部位】　全草（中华水芹），花（中华水芹花）。

【采收加工】　全草夏季采收，洗净，晒干或鲜用；花6～7月开放时采收，晒干。

【性能主治】　**中华水芹**：味甘，性平；清热凉血，利尿消肿，降血压；主治感冒发烧，呕吐腹泻，尿路感染，崩漏，白带，高血压。**中华水芹花**：味苦，性寒；"主脉溢"。

【生境分布】　生长于水田沼地及山坡浅水中。国内分布于江苏、浙江、湖南、湖北等省区；省内分布于青岛。

15　茴香属 Foeniculum Mill.

茴香 Foeniculum vulgare Mill.

【别　　名】　小茴香、谷茴、茴香苗、香子。

【药用部位】　果实（小茴香），茎叶（茴香苗），根（茴香根）。

【采收加工】　秋季果实近成熟时，选晴天割取地上部分，打下果实，去除杂质，晒干；春、夏季采割地上部分，鲜用或晒干；夏季挖根，除去茎叶，洗净，鲜用或晒干。

【性能主治】　**小茴香**：味辛，性温；散寒止痛，理气和胃；主治寒疝腹痛，睾丸偏坠，痛经，少腹冷痛，脘腹胀痛，食少吐泻，睾丸鞘膜积液。**茴香苗**：味甘、辛，性温；理气和胃，散寒止痛；主治恶心呕吐，疝气，腰痛，痈肿。**茴香根**：味辛、甘，性温；温肾和中，行气止痛，杀虫；主治寒疝，耳鸣，胃寒呕逆，腹痛，风寒湿痹，鼻疳，蛔虫病。

【生境分布】 原产地中海。国内各省区广泛栽培；省内栽培于排水良好、较肥沃的壤土或沙质壤土。

16 蛇床属 Cnidium Cuss.

蛇床 Cnidium monnieri (L.) Cuss.

【别　　名】 蛇米、野茴香、野芫荽、野蒿子种。

【药用部位】 果实（蛇床子）。

【采收加工】 夏、秋季果实近成熟时，割取地上部分，打落果实，筛净或簸去杂质，晒干。

【性能主治】 味辛、苦，性温，有小毒；温肾壮阳，燥湿，祛风，杀虫；主治阳痿，宫冷，寒湿带下，湿痹腰痛；外用于外阴湿疹，阴痒，滴虫性阴道炎。

【生境分布】 生长于低山坡、田野、路旁、沟边或河边湿地。国内、省内各地均有分布，省内主产于滨州、德州、青岛、临沂、济南等地，沾化蛇床子全国驰名。

17 藁本属 Ligusticum L.

辽藁本 Ligusticum jeholense (Nakai et Kitag.) Nakai et kitag.

【别　　名】 藁本、香藁本、北藁本、热河藁本。

【药用部位】 根及根茎（藁本、辽藁本）。

【采收加工】 秋季茎叶枯萎或次春出苗前采挖，除去泥土及残茎，晒干或炕干。

【性能主治】 味辛，性温；祛风，散寒，除湿，止痛；主治风寒感冒，巅顶疼痛，风湿肢节痹痛。

【生境分布】 生长于林下、草甸、林缘、阴湿石砾山坡或沟边。国内分布于吉林、辽宁、河北、山西等省区；省内分布于烟台、青岛、泰安、济南等地山区丘陵。

18 当归属 Angelica L.

18.1 拐芹 Angelica polymorpha Maxim.

【别　　名】 拐芹当归、山芹菜、拐子芹、倒钩芹。

【药用部位】 根（拐芹）。

【采收加工】 秋季采挖，洗净，晒干。

【性能主治】 味辛，性温；祛风散寒，通窍止痛，消肿排脓；主治感冒头痛，眉棱骨痛，鼻塞，鼻渊，牙痛，白带，疮疡肿痛。

【生境分布】 生长于山沟溪边、灌丛或杂木林。国内分布于东北及河北、江苏、浙江、四川、湖北、陕西等省区；省内各地山区丘陵均有分布。

18.2 东北长鞘当归 Angelica cartilaginomarginata (Makino) Nakai var. matsumurae (de Boiss) Kitag.

【别　　名】 长鞘独活。

【药用部位】 根及全草（骨缘当归）。

【采收加工】 夏、秋季采挖，洗净，晒干。

【性能主治】 味辛，性温；祛风散寒，除湿；主治头痛，腹痛。

【生境分布】 生长于溪边、林缘、草丛。国内分布于东北地区；省内分布于胶东山区丘陵地带。

18.3 白芷 Angelica dahurica (Fisch. ex Hoffm.) Benth. et Hook. f. ex Franch. et Sav.

【别　　名】 兴安白芷、大活、香大活、香白芷。

【药用部位】 根（白芷），叶（白芷叶）。

【采收加工】 根夏、秋季茎叶发黄时采挖，除去须根及泥沙，晒干或低温干燥；叶春、夏季采收，晒干。

【性能主治】 白芷：味辛，性温；散风除湿，通窍止痛，消肿排脓；主治感冒头痛，眉棱骨痛，鼻塞，鼻渊，牙痛，白带，疮疡肿痛。白芷叶：味辛，性平；祛风解毒；主治瘾疹，丹毒。

【生境分布】 生长于林下、林缘、溪旁、灌丛及山谷。国内北方各省多栽培供药用；省内各地有栽培，菏泽等地栽培面积较大。

18.4 杭白芷 Angelica dahurica (Fisch. ex Hoffm.) Benth. et Hook. f. ex Franch. et Sav. cv. hangbaizhi Yuan et Shan

【别　　名】 白芷、川白芷、香白芷。

【药用部位】 根（白芷）。

【采收加工】 春播当年10月中、下旬采收，秋播翌年8月下旬叶枯萎时采收，挖出根部，除净泥土，晒干或烘干。

【性能主治】 同白芷。

【生境分布】 国内栽培于江苏、安徽、浙江、江西、湖北、湖南、四川等省区；省内各地有引种栽培。

19 山芹属 Ostericum Hoffm.

19.1 山芹 Ostericum sieboldii (Miq.) Nakai

【别　　名】 山芹当归、背翅独活、对叶芹。

【药用部位】 全草（山芹），根（山芹根）。

【采收加工】 全草夏、秋季采收，鲜用或晒干；根春、秋季采挖，洗净，晒干。

【性能主治】 味辛、苦，性平；解毒消肿；主治乳痈，疮肿。

【生境分布】 生长于山沟溪边、林下湿地草丛。国内分布于东北、华北、华东等区域；省内各地山区均有分布。

19.2 毛山芹 Angelica sieboldi (Miq.) Nakai f. hirsutum

【别　　名】 山芹。

【药用部位】 同山芹。

【采收加工】 同山芹。

【性能主治】 同山芹。

【生境分布】　生长于山区林下、山沟溪边湿草地。国内分布于东北、华北地区；省内徂徕山有分布。

19.3　大齿山芹 Angelica grosseserratum (Maxim.) Kitag.

【药用部位】　同山芹。

【采收加工】　同山芹。

【性能主治】　主治风湿痹痛，腰膝酸痛，感冒头痛，痈疮肿痛。

【生境分布】　生长于山坡、草地、溪沟旁、林缘灌丛。国内分布于吉林、辽宁、河北、山西、陕西、河南、安徽、江苏、浙江、福建等省区；省内分布于泰山、艾山。

20　珊瑚菜属 Glehnia Fr. Schmidt ex Miq.

珊瑚菜 Glehnia littoralis Fr. Schmidt ex Miq.

【别　　名】　北沙参、沙参、莱阳沙参、野沙参。

【药用部位】　根（北沙参）。

【采收加工】　一年参于第二年秋季白露至秋分间参叶微黄时采收，称为秋参，二年参到第三年入伏前后采收，称为春参。采挖根部，除去地上部分及须根，洗去泥沙，稍晾，按粗细长短分级，置沸水中烫至根皮能捋下为止，捞出，除去外皮，晒干或烘干。

【性能主治】　味甘、微苦，性微寒；养阴清肺，益胃生津；主治肺热燥咳，劳嗽痰血，热病津伤口渴。

【生境分布】　生长于海岸沙滩或沙地。国内分布于辽宁、河北、江苏、浙江、福建、台湾、广东等沿海省区；省内分布于日照至胶东沿海地区，主产于莱阳、莱西、牟平、文登、即墨、威海、海阳、烟台及青岛市郊，以莱阳（胡城村）栽培者最为著名，称为"莱胡参"。

21　前胡属 Peucedanum L.

21.1　紫花前胡 Angelica decursiva (Miq.) Franch. et Sav.

【别　　名】　土当归、野当归、鸭脚前胡、小独活。

【药用部位】　根（前胡）。

【采收加工】　冬季至次春采挖，除去须根，洗净，晒干或低温烘干。

【性能主治】　味苦、辛，性微寒；散风清热，降气化痰；主治风热咳嗽痰多，痰热喘满，咯痰黄稠。

【生境分布】　生长于山坡林缘、溪沟边、杂木林、灌丛。国内分布于辽宁、河北、河南、陕西、江苏、安徽、浙江、江西、台湾、湖北、广东、广西、四川等省区；省内分布于青岛、烟台、威海、临沂等地。

21.2　滨海前胡 Peucedanum japonicum Thunb.

【别　　名】　防风、前胡、防葵。

【药用部位】　根（滨海前胡）。

【采收加工】　秋季茎叶枯萎或次春出苗前采挖，除去茎叶及泥土，晒干。

【性能主治】　味辛，性寒，有毒；消热利湿，坚骨益髓，消肿散结；主治小便淋痛，高热抽搐，红肿热痛，无名肿毒。

【生境分布】　生长于海滩沙地或近海山地。国内分布于江苏、浙江、福建、台湾等省区；省内青岛（长门岩岛）有分布。

21.3　泰山前胡 Peucedanum wawrae (Wolff) Su

【别　　名】　山东邪蒿、小防风、狗头前胡。

【药用部位】　根（泰山前胡）。

【采收加工】　秋季茎叶枯萎时采挖，除去泥土及残茎，晒干。

【性能主治】　味苦、辛，性凉；解热，镇咳，祛痰；主治感冒，发热，咳嗽，喘息，胸闷。

【生境分布】　生长于向阳山坡灌丛、草丛、林缘或路边。国内分布于江苏、安徽、辽宁等省区；省内各地山区丘陵地带均有分布。

21.4　石防风 Peucedanum terebinthaceum (Fisch.) Fisch. ex Turcz.

【别　　名】　山芹、山胡芹、前胡、小芹菜。

【药用部位】　根（石防风）。

【采收加工】　秋季采挖，洗净，晒干。

【性能主治】　味苦、辛，性凉；发散风热，降气化痰；主治感冒，咳喘，头风眩痛，妊娠咳嗽。

【生境分布】　生长于山坡、山地草丛、林下或林缘。国内分布于东北、华北等区域；省内分布于青岛、烟台、临沂、潍坊等地山区丘陵地带。

22　独活属 Heracleum L.

22.1　短毛独活 Heracleum moellendorffii Hance

【别　　名】　老山芹、大叶芹、山独活、牛尾独活。

【药用部位】　根（牛尾独活）。

【采收加工】　初春苗刚发芽或秋末茎叶枯萎时采挖，除去茎叶、须根及泥土，晒干。

【性能主治】　味辛、苦，性微温；发表散寒，祛风湿，止痛；主治伤风头痛，风湿性关节炎，腰腿酸痛。

【生境分布】　生长于阴湿山坡、山谷、溪边或林下草丛。国内分布于东北、华北及内蒙古、甘肃、江苏、河南、四川等省区；省内分布于胶东半岛及鲁山、五莲山等地。

22.2　少管短毛独活 Heracleum moellendorffii Hance var. paucivittatum Shan et T. S. Wang

【药用部位】　同短毛独活。

【采收加工】　同短毛独活。

【性能主治】　同短毛独活。

【生境分布】　生长于阴湿山坡、山谷、溪边或林下草丛。国内分布于东北、华北及内蒙古、甘肃、江苏、河南、四川等省区；省内蓬莱有分布。

23 防风属 Saposhnikovia Schischk

防风 Saposhnikovia divaricata (Turcz.) Schischk.

【别　　名】　旁风、山防风、旁旁（烟台）、山芹菜根、百枝、回云。

【药用部位】　根（防风），叶（防风叶），花（防风花）。

【采收加工】　春、秋季挖取未抽花茎植株的根，除去残茎、须根及泥土，晒干或炕干；叶夏季采收，晒干；花8～9月开放时采收，阴干。

【性能主治】　**防风**：味辛、甘，性温；解表祛风，胜湿，止痉；主治感冒头痛，风湿痹痛，风疹瘙痒，破伤风。**防风叶**：主治中风热汗出。**防风花**：味辛，性微温；理气通络止痛；主治脘腹疼痛，四肢拘挛，骨节疼痛。

【生境分布】　生长于向阳山坡草丛、草原、丘陵、田边或路旁。国内分布于东北、华北、西北及内蒙古等省区；省内分布于泰山、崂山、五莲山、长岛等地，菏泽等地有栽培。

24 胡萝卜属 Daucus L.

24.1 野胡萝卜 Daucus carota L.

【别　　名】　野胡萝卜子、鹤虱子、虱子草。

【药用部位】　果实（南鹤虱），全草（鹤虱风），根（野胡萝卜根）。

【采收加工】　秋季果实成熟时割取果枝，打下果实，去除杂质，晒干；春季开花前挖根，夏季采收地上部分，洗净，晒干或鲜用。

【性能主治】　**南鹤虱**：味辛、苦，性平，有小毒；杀虫消积；主治蛔虫、蛲虫和绦虫病，虫积腹痛，小儿疳积。**鹤虱风**：味苦、微甘，性寒，有小毒；杀虫健脾，利湿解毒；主治虫积，疳积，脘腹胀满，水肿，黄疸，烟毒，疮疹湿痒，斑秃。**野胡萝卜根**：味甘、微辛，性凉；健脾化滞，凉肝止血，清热解毒；主治脾虚食少，腹泻，惊风，逆血，血淋，咽喉肿痛。

【生境分布】　生长于山坡路旁、旷野或田间。国内分布于江苏、浙江、安徽、江西、湖南、湖北、四川、山西、河南、贵州等省区；省内分布于胶东半岛及长岛。

24.2 胡萝卜 Daucus carota L. var. sativa Hoffm.

【别　　名】　黄萝卜、丁香萝卜、胡芦菔、红萝卜。

【药用部位】　根（胡萝卜），果实（胡萝卜子），叶（胡萝卜叶）。

【采收加工】　根在冬季采挖，去除茎叶，洗净，鲜用或切片晒干；果实在夏季成熟时采收，晒干；叶在冬季或春季采收，鲜用或晒干。

【性能主治】　**胡萝卜**：味甘、辛，性平；健脾和中，

滋肝明目，化痰止咳，清热解毒；主治脾虚食少，体虚乏力，脘腹疼痛，泻痢，视物昏花，雀目，咳喘，百日咳，咽喉肿痛，麻疹，水痘，疖肿，烫伤，痔漏。**胡萝卜子**：味苦、辛，性温；燥湿散寒，利水杀虫；主治久痢，久泻，虫积，水肿，宫冷腹痛。**胡萝卜叶**：味辛、甘，性平；理气止痛，利水；主治脘腹胀痛，浮肿，小便不通，淋痛。

【生境分布】　原产亚洲东南部及欧洲，国内、省内各地均有栽培。

（九十一）山茱萸科 Cornaceae

1 桃叶珊瑚属 Aucuba Thunb.

桃叶珊瑚 Aucuba chinensis Benth.

【别　　名】　植楠树、天脚板。

【药用部位】　叶（天脚板），果实（天脚板果），根（天脚板根）。

【采收加工】　叶全年可采，鲜用或晒干；果实夏、秋季成熟时采收，鲜用或晒干；根全年可采，洗净，鲜用或晒干。

【性能主治】　**天脚板**：味苦，性凉；清热解毒，消肿止痛；主治痈疽肿痛，痔疮，水火烫伤，冻伤，跌打损伤。**天脚板果**：味苦，性凉；活血定痛，解毒消肿；主治跌打损伤，骨折，痈疽，痔疮，水火烫伤。**天脚板根**：味苦、辛，性温；祛风除湿，活血化瘀；主治风湿痹痛，跌打瘀肿。

【生境分布】　生长于常绿阔叶林。国内分布于台湾、福建、广东、广西、海南等省区；省内各地公园有盆栽，供观赏。

2 灯台树属 Bothrocaryum (Koehne) Pojark.

灯台树 Bothrocaryum controversum (Hemsl.) Pojark.

【别　　名】　女儿木、六角树、瑞木。

【药用部位】　根、叶、树皮（灯台树）。

【采收加工】　全年可采，鲜用或晒干。

【性能主治】　镇静，消炎止痛，化痰；主治头痛，伤风，百日咳，支气管炎，妊娠呕吐，溃疡出血等。

【生境分布】　生长于海拔 250～2600m 常绿阔叶林或针阔叶混交林。国内分布于辽宁、河北、陕西、甘肃、安徽、台湾、河南、广东、广西以及长江以南各省区；省内分布于胶东山区。

3 梾木属 Swida Opiz

3.1 红瑞木 Swida alba Opiz

【别　　名】　椋子木、红瑞木山茱萸。

【药用部位】　树皮、枝叶（红瑞木），果实（红瑞木果）。

【采收加工】　树皮、枝叶全年可采，切段，晒干；果实在秋季成熟时采收，晒干。

【性能主治】 **红瑞木**：味苦、微涩，性寒；清热解毒，止痢，止血；主治湿热痢疾，肾炎，风湿关节痛，目赤肿痛，中耳炎，咯血，便血。**红瑞木果**：味酸、涩，性平；滋肾强壮；主治肾虚腰痛，体弱羸瘦。

【生境分布】 生长于杂木林或针、阔混交林。国内分布于东北及内蒙古、河北、江苏、陕西、甘肃、青海等省区；省内各地公园常见栽培。

3.2 毛梾 Swida walteri（Wanger.）Sojak

【别　　名】 车梁木、癫树、红梗山茱萸、小六谷。

【药用部位】 枝叶（毛梾枝叶）。

【采收加工】 春、夏季采收，鲜用或晒干。

【性能主治】 祛风止痛，通经活络，解毒敛疮；主治漆疮。

【生境分布】 生长于山道旁、杂木林或密林。国内分布于河北、山西及长江以南各省；省内各地山区丘陵均有分布，淄博、青州、邹平、费县等地较多。

3.3 梾木 Swida macrophylla（Wall.）Sojak

【别　　名】 椋子树、椋子木、落地金钱、灯台树。

【药用部位】 心材（椋子木），叶（白对节子叶），树皮（丁椰皮），根（梾木根）。

【采收加工】 心材全年可采，晒干；叶春、夏季采收，晒干；树皮全年可采，切段，晒干；根秋后采，切片，晒干。

【性能主治】 **椋子木**：味甘、咸，性平；活血止痛，养血安胎；主治跌打骨折，瘀血肿痛，血虚萎黄，胎动不安。**白对节子叶**：味苦、辛，性平；祛风通络，疗疮止痒；主治风湿痛，中风瘫痪，疮疡，风疹。**丁椰皮**：味苦，性平；祛风通络，利湿止泻；主治筋骨疼痛，肢体瘫痪，痢疾，水泻腹痛。**梾木根**：味甘、微苦，性凉；清热平肝，活血通络；主治头痛，眩晕，咽喉肿痛，关节酸痛。

【生境分布】 生长于山谷杂木林。国内分布于陕西、山西、甘肃、西藏及长江以南各省区；省内分布于鲁南山区。

4　山茱萸属 Cornus L.

山茱萸 Cornus officinalis Sieb. et Zucc.

【别　　名】 黄肉、枣皮、山枣、鸡足、肉枣。

【药用部位】 成熟果肉（山茱萸）。

【采收加工】 秋末冬初果皮变红时采收果实，用文火烘或置沸水中略烫后，及时除去果核，干燥。

【性能主治】 味酸、涩，性微温；补益肝肾，涩精固脱；主治眩晕耳鸣，腰膝酸痛，阳痿遗精，遗尿尿频，崩漏带下，大汗虚脱，内热消渴。

【生境分布】 生长于林缘或杂木林。国内分布于山西、河南、陕西、甘肃、浙江、安徽、江苏、江西、湖南等省区；省内各地引种栽培于排水良好、土壤肥沃的山区或平原，枣庄、泰安栽培较多。

5　四照花属 Dendrobenthamia Hutch.

四照花 Dendrobenthamia angustata（chun）fang

【别　　名】 山荔枝、野荔枝。

【药用部位】 叶、花（四照花）。

【采收加工】 夏、秋季采摘，鲜用或晒干。

【性能主治】 味苦、涩，性凉；清热解毒，收敛止血；主治痢疾，肝炎，水火烫伤，外伤出血。

【生境分布】 生长于混交林。国内分布于内蒙古、陕西、山西、甘肃、江苏、安徽、浙江、江西、福建、台湾、河南、湖北、湖南、四川、贵州、云南等省区；省内费县、青岛及泰安等地有引种栽培。

（九十二）鹿蹄草科 Pyrolaceae

1　喜冬草属 Chimaphila Pursh

喜冬草 Chimaphila japonica Miq.

【别　　名】 伞形梅笠草、伞形喜冬草。

【药用部位】 全草（喜冬草）。

【采收加工】 夏、秋季采收，洗净，晒干或阴干。

【性能主治】 味苦，性平；消炎，利尿，镇痛，滋补强壮；主治小便淋涩疼痛，水肿，泄泻，胃痛，腹痛。

【生境分布】 生长于海拔900～3100m山地针阔叶混交林、阔叶林或灌丛。国内分布于吉林、辽宁、山西、陕西、安徽、台湾、湖北、贵州、四川、云南、西藏等省区；省内分布于昆嵛山、栖霞等地。

2　鹿蹄草属 Pyrola L.

鹿蹄草 Pyrola calliantha H. Andr.

【别　　名】 鹿衔草、鹿含草、破血丹、小秦王草、纸背金牛草、大柿筋草、红柿筋草、鹿寿茶、鹿安茶、美花鹿蹄草、川北鹿蹄草、罗汉茶、常绿茶、河北鹿蹄草。

【药用部位】 全草（鹿衔草）。

【采收加工】 夏季采挖全株，除去杂质，晒至叶片半干时堆置，使叶片变成紫红色或紫褐色，再晒干。

【性能主治】 味甘、苦，性温；祛风湿，强筋骨，止血；主治风湿痹痛，腰膝无力，月经过多，久咳劳嗽。

【生境分布】 生长于海拔600～3000m山地、阔叶林或灌丛。国内分布于河北、河南、山西、陕西、甘肃、青海、湖北、湖南、江西、安徽、江苏、浙江、福建、贵州、云南、四川、西藏等省区；省内分布于昆嵛山、荣成等地。

（九十三）杜鹃花科 Ericaceae

1　杜鹃花属 Rhododendron L.

1.1　照山白 Rhododendron micranthum Turcz.

【别　　名】 小花杜鹃、万经棵、万斤、白镜子。

【药用部位】 叶或带叶枝梢（照山白）。

【采收加工】 夏、秋季采收，除去杂质，鲜用或晒干。

【性能主治】 味酸、辛，性温，有大毒；止咳祛痰，祛风通络，止血，镇痛；主治支气管炎，感冒，咳嗽痰多，产后身痛，外用治疗骨折。

【生境分布】 生长于海拔 800m 以上山坡灌丛或林下。国内分布于东北、华北及河南、陕西、甘肃、四川、湖北等省区；省内各地山区均有分布。

1.2 迎红杜鹃 Rhododendron mucronulatum Turcz.

【别　　名】 尖叶杜鹃、映山红、蓝荆子。

【药用部位】 叶（迎山红）。

【采收加工】 夏、秋季采叶，晒干。

【性能主治】 味苦，性平，有毒；解表，化痰，清肺止咳；主治感冒，头痛，咳嗽痰喘，慢性支气管炎。

【生境分布】 生长于山坡、林下或灌木丛。国内分布于华北、东北地区；省内分布于崂山、昆嵛山、泰山、蒙山、鲁山、徂徕山等地。

1.3 缘毛迎红杜鹃 Rhododendron mucronulatum Turcz. var. ciliatum Nakai

【药用部位】 叶（缘毛映红杜鹃）。

【采收加工】 夏、秋季采收，鲜用或阴干。

【性能主治】 味苦，性平，有毒；解表，止咳化痰；主治感冒，咳嗽气喘，痰多。

【生境分布】 生长于山坡、林下、石隙。国内分布于东北、华北地区及江苏北部；省内分布于崂山。

1.4 杜鹃花 Rhododendron simsii Planch.

【别　　名】 映山红、满山红、红花杜鹃、山石榴、报春花。

【药用部位】 花（杜鹃花），叶（杜鹃花叶），根（杜鹃花根），果实（杜鹃花果）。

【采收加工】 春季采花，夏、秋季采叶，秋季采收成熟果实，晒干或鲜用；全年采根，洗净，晒干。

【性能主治】 杜鹃花：活血调经，祛风湿；主治月经不调，经闭，崩漏，跌打损伤，风湿病，吐血衄血。杜鹃花叶：味酸，性平；清热解毒，止血；主治痈肿疔疮，外伤出血，荨麻疹。杜鹃花根：味酸、甘，性温；和血止血，祛风止痛；主治吐血，衄血，月经不调，崩漏，肠风下血，痢疾，风湿疼痛，跌打损伤。杜鹃花果：主治跌打损伤。

【生境分布】 生长于丘陵、山地或平地、山坡及灌丛。国内分布于长江流域各省区；省内分布于五莲山等地，各地公园有栽培或盆栽。

1.5 羊踯躅 Rhododendron molle (Bl.) G. Don

【别　　名】 闹羊花、黄杜鹃、羊踯躅花、踯躅花。

【药用部位】 花（闹羊花），果实（六轴子），根（羊踯躅根）。

【采收加工】 花在开花盛期采收，晒干或阴干；果实在 9~10 月成熟而未开裂时采收，晒干；根全年可采，切片，晒干。

【性能主治】 闹羊花：味辛，性温，有毒；祛风除湿，定痛，杀虫；主治风湿痹痛，偏正头痛，跌扑肿痛，龋齿疼痛，皮肤顽癣，疥疮。六轴子：味苦，性温，有毒；祛风燥湿，散瘀止痛，定喘，止泻；主治风寒湿痹，历节肿痛，跌打损伤，咳喘，泻痢，痈疽肿毒。羊踯躅根：味辛，性温，有毒；祛风除湿，化痰止咳，散瘀止痛；主治风湿痹痛，痛风，咳嗽，跌打肿痛，痔漏，疥癣。

【生境分布】 生长于丘陵、山坡、石缝、灌丛或草丛。国内分布于长江以南各省区；省内青岛等地公园及庭院有栽培。

1.6 山踯躅 Rhododendron indicum (L.) Sweet

【别　　名】 皋月杜鹃。

【药用部位】 花（山踯躅花），果实（山踯躅果），根（山踯躅根）。

【采收加工】 花在开放盛期采收，晒干或阴干；果实在 9~10 月成熟而未开裂时采收，晒干；根全年可采，切片，晒干。

【性能主治】 山踯躅花：味辛，性温，有毒；祛风除湿，定痛，杀虫；主治风湿痹痛，偏正头痛，跌扑肿痛，龋齿疼痛，皮肤顽癣，疥疮。山踯躅果：味苦，性温，有毒；祛风燥湿，散瘀止痛，定喘，止泻；主治风寒湿痹，历节肿痛，跌打损伤，咳喘，泻痢，痈疽肿毒。山踯躅根：味辛，性温，有毒；祛风除湿，化痰止咳，散瘀止痛；主治风湿痹痛，痛风，咳嗽，跌打肿痛，痔漏，疥癣。

【生境分布】 原产日本，生长于丘陵、山坡、石缝、灌丛或草丛。国内广泛引种；省内青岛等地有栽培。

1.7 毛白杜鹃 Rhododendron mucronatum (Blume) G. Don.

【别　　名】 白花杜鹃、白花映山红、白映山红。

【药用部位】 花、根或茎叶（白花映山红）。

【采收加工】 4 月采花，9~10 月挖根，鲜用或晒干；茎叶全年可采，鲜用。

【性能主治】 味辛、甘，性温；和血，散瘀，止咳；主治吐血，便血，痢疾，崩漏，咳嗽，跌打损伤。

【生境分布】 生长于山野灌丛。国内分布于河北、陕西、山西、江苏、浙江、江西、福建、湖南、广东、广西、四川、贵州等省区；省内青岛等地有栽培。

2 越橘属 Vaccinium L.

2.1 腺齿越橘 Vaccinium oldhami Miq.

【别　　名】 腺齿越桔。

【药用部位】 枝、叶（腺齿越橘）。

【采收加工】 夏、秋季采收，晒干。

【性能主治】 味辛、甘，性温；祛风除湿。和血，散瘀，止咳；主治吐血，便血，痢疾，崩漏，咳嗽，跌打损伤。

【生境分布】 生长于灌丛、林缘。国内分布于江苏；

省内分布于崂山、昆嵛山。

2.2 蓝莓 Vaccinium uliginosum Linn. sp. Pl

【别　　名】 蓝梅、笃斯、甸果。

【药用部位】 果实（蓝莓）。

【采收加工】 成熟后采摘，鲜用或晒干。

【性能主治】 消除眼睛疲劳，提高视力，增强心脏功能，抗癌，预防老年痴呆，抗动脉硬化和血栓形成，并对由糖尿病引起的毛细血管免疫疾病有治疗作用。

【生境分布】 生长于山坡落叶松林下、林缘，高山草原，沼泽湿地。国内主要分布于大兴安岭北部内蒙古、黑龙江等地；省内青岛、威海、烟台、日照、泰安等地有栽培。

（九十四）报春花科 Primulaceae

1 珍珠菜属 Lysimachia L.

1.1 黄连花 Lysimachia davurica Ledeb.

【别　　名】 黄莲花。

【药用部位】 带根全草（黄连花）。

【采收加工】 7～8月采挖，洗净，切段，晒干。

【性能主治】 味酸，性微寒；镇静，降压；主治高血压，头痛，失眠。

【生境分布】 生长于山野湿地、林缘草丛。国内分布于东北、华北及内蒙古、江苏、浙江、湖北、四川、云南等省区；省内分布于烟台、潍坊等地。

1.2 轮叶排草 Lysimachia klattiana Hance

【别　　名】 轮叶过路黄、克氏排草。

【药用部位】 全草（黄开口）。

【采收加工】 5～6月采收，晒干。

【性能主治】 味苦、涩，性微寒；凉血止血，平肝，解蛇毒；主治咯血，吐血，衄血，便血，外伤出血，失眠，高血压，毒蛇咬伤。

【生境分布】 生长于疏林下、林缘、山坡、草丛。国内分布于江苏、浙江、安徽、江西、湖北、河南等省区；省内分布于胶东及鲁南山区。

1.3 珍珠菜 Lysimachia clethroides Duby

【别　　名】 矮桃、虎尾珍珠菜、扯根菜、狼尾草。

【药用部位】 根或全草（珍珠菜）。

【采收加工】 秋季采收，鲜用或晒干。

【性能主治】 味苦、辛，性平；清热利湿，活血散瘀，解毒消痈；主治水肿，热淋，黄疸，痢疾，风湿热痹，带下，经闭，跌打，骨折，外伤出血，乳痈，疔疮，蛇咬伤。

【生境分布】 生长于山坡、路旁、溪边灌丛与草丛。国内分布于东北、华东、华中、华南、西南及河北、陕西等省区；省内分布于烟台、青岛、临沂等地。

1.4 狭叶珍珠菜 Lysimachia pentapetala Bge in mem.

【药用部位】 根（狭叶珍珠菜）。

【采收加工】 秋季采挖，洗净，晒干。

【性能主治】 味苦、辛，性平；清热利湿，活血散瘀，解毒消痈；主治水肿，热淋，黄疸，痢疾，风湿热痹，带下，经闭，跌打，骨折，外伤出血，乳痈，疔疮，蛇咬伤解毒。

【生境分布】 生长于路旁、草丛、山地、荒地田边和疏林下。国内分布于东北、华北及河南、陕西、甘肃、安徽、湖北等省区；省内分布于泰安、济南、青岛、临沂、潍坊、烟台等地。

1.5 泽星宿菜 Lysimacfiia candida lindl.

【别　　名】 泽珍珠菜、星宿菜、止痛草。

【药用部位】 全草或根（单条草）。

【采收加工】 4～6月采收，鲜用或晒干。

【性能主治】 味辛，性凉；清热解毒，活血止痛，利湿消肿；主治咽喉肿痛，乳腺炎，痈肿疮毒，乳痈，毒蛇咬伤，跌打骨折，风湿痹痛，脚气水肿，稻田性皮炎。

【生境分布】 生长于路旁潮湿处及水田边。国内分布于陕西、河南及长江以南各省区；省内分布于昆嵛山等地。

1.6 小叶星宿菜 Lysimachia parvifolia Franch ex.

【别　　名】 小叶珍珠菜。

【药用部位】 全草（小叶星宿菜）。

【采收加工】 夏、秋季采收，晒干。

【性能主治】 味辛，性凉；清热解毒，活血止痛，利湿消肿；行气之血，散瘀消肿。

【生境分布】 生长于山坡、林下、草丛、溪边湿地。国内分布于江苏、浙江、福建、江西、安徽、湖南、湖北、广东、云南、贵州、四川等省；省内分布于泰安、胶州等地。

1.7 狼尾花 Lysimachia barystachys Bge.

【别　　名】 虎尾珍珠菜、活血莲、狼巴草、狼尾巴草。

【药用部位】 全草（狼尾花）。

【采收加工】 花期采挖，阴干或鲜用。

【性能主治】 味苦、辛，性平；活血通经，散瘀消肿；主治月经不调，风湿痹痛，水肿，小便不利，咽喉肿痛，乳痈，跌打损伤。

【生境分布】 生长于山坡、草地、路旁灌丛或海边田埂。国内分布于东北及内蒙古、河北、陕西、山西、甘肃、四川、云南、贵州、湖北、河南、安徽、江苏、浙江等省区；省内分布于烟台、泰安、临沂、济南等地。

1.8 滨海珍珠菜 Lysimachia mauritiana Lam. Encycl. Meth.

【药用部位】 全草（滨海珍珠菜）。

【采收加工】 花期采收，阴干或鲜用。

【性能主治】 味辛、涩，性平；活血，调经；主治月经不调，白带过多，跌打损伤，外用治疗蛇咬伤。

【生境分布】 生长于海滨沙滩石缝。国内分布于广东、福建、台湾、浙江、江苏、辽宁等省沿海；省内分布于胶东沿海。

2 点地梅属 Androsace L.

点地梅 Androsace umbellata (Lour.) Merr

【别　　名】 铜钱草、喉咙草、清明草、报春花。

【药用部位】 全草（喉咙草）。

【采收加工】 春季花期采收，洗净，阴干或晒干。

【性能主治】 味苦、辛，性寒；清热解毒，消肿止痛；主治咽喉炎，口腔炎，扁桃体炎，风火赤眼，跌打损伤，偏正头痛，牙痛。

【生境分布】 生长于向阳地林下、路边、潮湿处及草地。国内分布于东北、华北和秦岭以南各省区；省内各地低山丘陵地带多有分布。

3 报春花属 Primula L.

3.1 樱草 Primula sieboldii E. Morren

【别　　名】 翠兰花、樱草报春、翠蓝草、野白菜。

【药用部位】 根及根茎（樱草根）。

【采收加工】 8～9月采挖，洗净，晒干。

【性能主治】 味甘，性平；化痰止咳；主治咳喘痰多。

【生境分布】 生长于山野灌丛、林下潮湿处。国内分布于黑龙江、吉林、辽宁和内蒙古；省内分布于崂山、荣成等地。

3.2 报春花 Primula malacoides Franch.

【别　　名】 小种樱草、七重楼。

【药用部位】 全草（报春花）。

【采收加工】 5月采收，鲜用或晒干。

【性能主治】 味辛、微甘，性凉；清热解毒；主治肺热咳嗽，咽喉红肿，口舌糜烂，牙龈肿痛，肝火目赤，痈肿疮疖。

【生境分布】 生长于潮湿旷地、沟边和林缘。国内分布于云南、贵州和广西；省内各地公园温室习见栽培，供观赏。

3.3 藏报春 Primula sinensis Sabine ex Lindl.

【别　　名】 年景花、大虎耳草。

【药用部位】 全草（藏报春）。

【采收加工】 冬、春季采收，鲜用或晒干。

【性能主治】 味苦，性凉；清热解毒；主治疮疖，皮疹。

【生境分布】 生长于荫蔽和湿润的石灰岩缝。国内分布于陕西、湖北、四川、贵州等省；省内各地公园及家庭习见栽培，供观赏。

3.4 鄂报春 Primula obconica Hance

【别　　名】 四季报春、四季樱草、仙鹤莲。

【药用部位】 根（鄂报春）。

【采收加工】 秋季或初春采挖，除去地上部分，洗净，晒干。

【性能主治】 味苦，性凉；解酒毒，止腹痛；主治嗜酒无度，酒毒伤脾，腹痛泄泻。

【生境分布】 生长于海拔500～2200m林下、水沟边和湿润岩石上。国内分布于云南、贵州、四川、湖南、湖北、广东、广西、江西等省区；省内各地公园温室有栽培，供观赏。

（九十五）白花丹科 Plumbaginaceae

1 补血草属 Limonium Mill.

1.1 二色补血草 Limonium bicolor (Bge.) O. Kuntze

【别　　名】 蝎子花菜、野菠菜、补血草、血见愁、蛇蚕花、燎眉蒿、扫帚草、匙叶草、秃子花、苍蝇花、白花菜棵、盐云草、盐云参、闹蝇花、苍蝇架、矶松。

【药用部位】 根与全草（二色补血草）。

【采收加工】 春、秋季采挖，洗净，晒干。

【性能主治】 味甘、微苦，性微温；益气血，散瘀止血；主治病后体弱，胃脘痛，消化不良，月经不调，崩漏，带下，尿血，痔血。

【生境分布】 生长于平原、丘陵、沿海碱滩和沙碱地。国内分布于东北及河北、河南、山西、内蒙古、陕西、甘肃等省区；省内分布于青岛、潍坊、滨州、烟台等地。

1.2 中华补血草 Limonium sisnense (Girard) O. Kuntze

【别　　名】 华矶松、盐云草、补血草、海赤芍、海萝卜、海金花、土地榆。

【药用部位】 根（补血草）。

【采收加工】 全年可采，洗净，切片，鲜用。

【性能主治】 味苦、微咸，性凉；清热，利湿、止血、解毒；主治瘀湿热便血，脱肛，血淋，月经过多，白带，痈肿疮毒。

【生境分布】 生长于沿海碱滩和沙碱地，为盐土指示植物。国内分布于辽宁、河北、江苏、福建、广东、海南省区；省内分布于鲁北地区及胶东沿海。

2 白花丹属 Plumbago L.

蓝花丹 Plumbago auriculata Lam.

【别　　名】 蓝雪花、蓝花矶松、蓝茉莉。

【药用部位】 根（蓝花丹）。

【采收加工】 全年可采，洗净，鲜用。

【性能主治】 主治瘰子。

【生境分布】 原产南非南部。国内华南、华东、西南等区域和北京常有栽培；省内青岛、济南等地公园温室有栽培。

（九十六）柿科 Ebenaceae

柿属 Diospyros L.

1.1 柿 Diospyros kaki Thumb.

【别　名】　柿树、柿子树。

【药用部位】　宿存花萼（柿蒂），果实（柿子），加工后的果实（柿饼），果实制成柿饼时外表所生的白霜（柿霜），未成熟果实加工制成的胶状液（柿漆），外果皮（柿皮），叶（柿叶），花（柿花），树皮（柿木皮），根（柿根）。

【采收加工】　柿蒂：秋、冬季收集成熟柿子果蒂（带宿存花萼），去除果柄，晒干；柿子：霜降至立冬期间，采摘果实经脱涩红熟后，食用；柿饼：秋季将未成熟果实摘下，剥取外果皮，日晒夜露，经约 1 个月后，放置席圈内，再经 1 个月左右，即成；柿霜：用洁净竹片刮下柿饼上的白霜，即成；柿漆：采摘未成熟果实，捣烂，置于缸中，加入清水，搅动，放置若干时，将渣除去，剩下胶状液，即成；柿皮：采摘近成熟果实，削取果皮，晒干；柿叶：霜降后采收，晒干；柿花：4～5 月脱落时采收，晒干；柿木皮：全年可剥取，晒干；柿根：9～10 月采挖，鲜用或晒干。

【性能主治】　柿蒂：味苦、涩，性平；降逆下气；主治呃逆，噫气，反胃。柿子：味甘、涩，性凉；清热，润肺，生津，解毒；主治咳嗽，吐血，热渴，口疮，热痢，便血。柿饼：味甘，性微温；润肺，止血，健脾，涩肠；主治咯血，吐血，便血，尿血，脾虚消化不良，泄泻，痢疾，咽干音哑，颜面黑斑。柿霜：味甘，性凉；润肺止咳，生津利咽，止血；主治肺热燥咳，咽干喉痛，口舌生疮，吐血，咯血，消渴。柿漆：味苦、涩；平肝；主治高血压。柿皮：味甘、涩，性寒；清热解毒；主治疔疮，无名肿毒。柿叶：味苦，性寒；止咳定喘，生津止渴，活血止血；主治咳喘，消渴，各种内出血，臁疮。柿花：味甘，性平；降逆和胃，解毒收敛；主治呕吐，吞酸，痘疮。柿木皮：味涩，性平；清热解毒，止血；主治下血，烫火伤。柿根：味涩，性平；清热解毒，凉血止血；主治血崩，血痢，痔疮，蜘蛛背。

【生境分布】　生长于海拔 700～2700m 山地灌丛、山谷、混交林中、河边或石灰岩山上。国内分布自东北南部起至华北、西北、华中、华南；省内各地山区、平原普遍栽培，尤以泰山、沂山周围低山丘陵地带为多。

1.2 野柿 Diospyros kaki L. f. var. sylvestris Makino

【别　名】　山柿。

【药用部位】　同柿。

【采收加工】　同柿。

【性能主治】　同柿。

【生境分布】　生长于山坡、沟谷杂木林。国内多分布于长江下游流域各省区；省内分布于青岛。

1.3 君迁子 Diospyros lotus L.

【别　名】　黑枣、软枣、牛奶柿、丁香柿、红蓝枣。

【药用部位】　果实（君迁子）。

【采收加工】　10～11 月成熟时采收，鲜用或晒干。

【性能主治】　味甘、涩，性凉；清热，止渴，除烦；主治烦热、消渴。

【生境分布】　生长于海拔 500～2300m 山区、平原，野生或栽培。国内分布于东北南部、黄河流域以南各省区；省内各地均有分布。

1.4 老鸦柿 Diospyros rhombifolia Hemsl.

【别　名】　牛奶柿、丁香柿、猴总子、月月有、枝柿、丁季李、拳李、大肚老姆、颠和尚、糯米饭刺、苦李、猴总子、野山柿。

【药用部位】　根或枝（老鸦柿）。

【采收加工】　全年可采，洗净，切片，晒干。

【性能主治】　味苦，性平；清湿热，利肝胆，活血化瘀；主治急性黄疸型肝炎，肝硬化，跌打损伤。

【生境分布】　生长于山坡灌丛、山谷沟旁或林中。国内分布于华东各省区；省内泰安有栽培。

（九十七）山矾科 Symplocaceae

山矾属 Symplocos Jacq.

1.1 白檀 Symplocos paniculata（Thunb.）Miq.

【别　名】　锦织木、碎米子树、乌子树、砒霜子、蛤蟆涎、白花茶、牛筋叶、檀花青。

【药用部位】　根、叶、花或种子（白檀）。

【采收加工】　秋、冬季挖根，春、夏季采叶，花、种子 5～7 月花果期采摘，晒干。

【性能主治】　味苦，性微寒；清热解毒，调气散结，祛风止痒；主治乳腺炎，淋巴腺炎，肠痈，疮疖，疝气，荨麻疹，皮肤瘙痒。

【生境分布】　生长于湿润、土壤肥厚处以及山谷杂木林中。国内分布于辽宁以南的广大地区；省内分布于临沂、烟台、青岛、泰安、潍坊等地。

1.2 华山矾 Symplocos chinensis（Lour.）Druce

【别　名】　猪婆柴、江黄仔、钉地黄、降痰王、华灰木、牛特木、雷公针、膨药、白花丹、七针、土黄柴、米碎花木、大米仔花、水泡木、糯米树、止血树、檬子柴、羊子屎、毛壳子树、毛柴子、渣子树、豆豉果、狗屎木、地黄木、土常山、狗骨柴头、木地牛、蛙蟆吐饭、流涎柴、白柴头、小药木。

【药用部位】　叶（华山矾），果实（华山矾果），根（华山矾根）。

【采收加工】　叶夏、秋季采收，切碎，鲜用或晒干；

果实 8～9 月成熟时采收，晒干；根夏、秋季采挖，洗净，鲜用或切片晒干。

【性能主治】 华山矾：味苦，性凉，有小毒；清热利湿，解毒，止血生肌；主治泻痢，疮疡肿毒，创伤出血，烫火伤，溃疡。华山矾果：清热解毒；主治烂疮。华山矾根：味苦，性凉，有小毒；清热解毒，化痰截疟，通络止痛；主治感冒发热，泻痢，疮疡疖肿，毒蛇咬伤，疟疾，筋骨疼痛，跌打损伤。

【生境分布】 生长于 1000m 以下山坡、丘陵、杂木林中。国内分布于浙江、福建、台湾、安徽、江西、湖南、广东、广西、贵州、四川等省区；省内分布于崂山等地。

（九十八）安息香科 Styracaceae

安息香属 Styrax L.

1.1 玉铃花 Styrax obassia Sieb. et Zucc.

【别　　名】 老开皮、老丹皮、山榛子。

【药用部位】 果实（玉玲花）。

【采收加工】 7～8 月成熟时采摘，晒干。

【性能主治】 味辛，性微温；驱虫；主治蛲虫病。

【生境分布】 生长于山区阴湿山谷、杂木林中。国内分布于辽宁、安徽、浙江、湖北、江西等省区；省内分布于蒙山、五莲山、昆嵛山、崂山等地。

1.2 野茉莉 Styrax japonicus Sieb. et Zucc.

【别　　名】 齐墩果、候风藤、茉莉苞、野花楸、木香柴、野白果树、脆果子树、木橘子、耳完桃。

【药用部位】 叶或果实（候风藤）。

【采收加工】 叶春、夏季采收，果实夏、秋季成熟时采收，鲜用或晒干。

【性能主治】 味辛、苦，性温；祛风除湿，舒筋通络；主治风湿痹痛，瘫痪。

【生境分布】 生长于海拔 400～1800m 林中。国内分布于贵州等省区；省内分布于蒙山、昆嵛山、崂山等地。

1.3 毛萼野茉莉 Styrax japonicus Sieb. et Zucc. var. calycothrix Gilg.

【药用部位】 同野茉莉。

【采收加工】 同野茉莉。

【性能主治】 同野茉莉。

【生境分布】 生长于海拔 500～1000m 林中。国内分布于贵州等省区；省内分布于烟台、青岛。

1.4 垂珠花 Styrax dasyanthus Perk.

【别　　名】 白花树、白克马叶、小叶硬田螺。

【药用部位】 叶（白克马叶）。

【采收加工】 夏、秋季采收，晒干。

【性能主治】 味甘、苦，性微寒；润肺，生津，止咳；主治肺燥咳嗽，干咳无痰，口燥咽干。

【生境分布】 生长于海拔 100～1700m 丘陵、山坡及溪边

杂木林。国内分布于江苏、安徽、浙江、江西、湖北、广东、广西、贵州等省区；省内《中国植物志》称有分布。

（九十九）木犀科 Oleaceae

1 梣属 Fraxinus L.

1.1 梣 Fraxinus chinensis Roxb.

【别　　名】 白蜡树、梣蜡条、水白蜡。

【药用部位】 茎皮（秦皮）。

【采收加工】 春、秋季剥取，切成 30～60cm 长的段，晒干。

【性能主治】 味苦、涩，性寒；清热燥湿，清肝明目，止咳平喘；主治湿热泻痢，带下，目赤肿痛，肺热气喘咳嗽。

【生境分布】 生长于山坡、河岸、路旁。国内分布于华北及长江以南各省区；省内各地普遍栽培，多种植于河滩、地堰、沙地。

1.2 尖叶梣 Fraxinus szaboana Lingelsh.

【别　　名】 尖叶白蜡、尾叶梣。

【药用部位】 同梣。

【采收加工】 同梣。

【性能主治】 同梣。

【生境分布】 生长于山坡杂木林。国内分布于黄河及长江流域各省区；省内分布于艾山。

1.3 大叶梣 Fraxinus rhynchophylla Hance

【别　　名】 大叶白蜡树、花曲柳、苦历木。

【药用部位】 同梣。

【采收加工】 同梣。

【性能主治】 同梣。

【生境分布】 生长于山坡、河岸、路旁。国内分布于东北和黄河流域各省区；省内分布于各地山区。

1.4 小叶白蜡 Fraxinus bungeana DC.

【别　　名】 天山白蜡、天山梣、小叶梣。

【药用部位】 同梣。

【采收加工】 同梣。

【性能主治】 同梣。

【生境分布】 生长于干燥向阳的砂质土壤或岩石缝隙。国内分布于辽宁、河北、山西、安徽、河南等省区；省内分布于各地山区。

1.5 水曲柳 Fraxinus mandshurica Rupr.

【别　　名】 东北梣。

【药用部位】 树皮（水曲柳）。

【采收加工】 秋季剥取，切片，晒干。

【性能主治】 味苦，性寒；清热燥湿，清肝明目；主治湿热泻痢，带下，肝热目赤，目生翳膜，牛皮癣。

【生境分布】 生长于山坡疏林或河谷平缓处。国内分

布于东北、华北及陕西、甘肃、湖北等省区；省内部分林场
有少量引种。

1.6　美国红梣 Fraxinus pennsylvanica Marsh.

【别　　名】　毛白蜡、洋白蜡。

【药用部位】　树皮（洋白蜡）。

【采收加工】　秋、冬季剥取，切片，晒干。

【性能主治】　味苦，性寒；清热燥湿，清肝明目，收
敛止血；主治湿热泻痢，月经不调，带下崩漏，目赤肿痛，
牛皮癣。

【生境分布】　原产美国东南部及加拿大东南边境。国
内、省内许多城市有引种，栽培于道旁或庭园。

1.7　绒毛白蜡 Forsythia velutina Torr.

【别　　名】　毡毛梣、绒毛白蜡树。

【药用部位】　树皮（绒毛白蜡）。

【采收加工】　秋、冬季剥取，切片，晒干。

【性能主治】　味苦，性寒；清热燥湿，清肝明目；主
治湿热泻痢。

【生境分布】　原产美国西南部各州，生长于山坡、疏
林或河谷平缓处。国内各地有引种；省内泰安、济南有栽培。

2　雪柳属 Fontanesia Labill.

雪柳 Fontanesia fortunei Carr.

【别　　名】　五谷树、挂梁青。

【药用部位】　根（雪柳）。

【采收加工】　秋、冬季采收，切片，晒干。

【性能主治】　煎汁治脚气有效。

【生境分布】　生长于水沟、溪边或林中。国内分布于
河北、陕西、江苏、安徽、浙江、河南及湖北等省区；省内
分布于各地山区，济南、青岛、泰安等地公园有栽培。

3　连翘属 Forsythia Vahl

3.1　连翘 Forsythia suspensa (Thunb.) Vahl

【别　　名】　挂拉鞭、黄花杆、黄寿丹、黄花树、黄
花条。

【药用部位】　果实（连翘），茎叶（连翘茎叶），根
（连翘根）。

【采收加工】　果实成熟或未成熟时采收，晒干或蒸后
晒干；茎叶夏、秋季采收，鲜用或晒干；根秋、冬季挖取，
切片，晒干。

【性能主治】　连翘：味苦，性微寒；清热解毒，消肿
散结；主治风热感冒，温病，热淋尿闭，痈疽，肿毒，瘰
疬，瘿瘤，喉痹。连翘茎叶：味苦，性寒；清热解毒；主治
心肺积热。连翘根：味苦，性寒；清热，解毒，退黄；主治
黄疸，发热。

【生境分布】　生长于山坡、疏林及草丛。国内分布于
河北、陕西、山西、甘肃、河南、安徽、湖北、四川、云南
等省区；省内各地山区均有分布。

3.2　金钟花 Forsythia viridissima Lindl.

【别　　名】　单叶连翘、迎春柳、迎春条、金梅花。

【药用部位】　果壳、根或叶（金钟花）。

【采收加工】　果实夏、秋季采收，晒干；根全年可采，
切段，鲜用或晒干；叶春、夏、秋季采收，鲜用或晒干。

【性能主治】　味苦，性凉；清热，解毒，散结；主治
感冒发热，目赤肿痛，痈疮，丹毒，瘰疬。

【生境分布】　生长于山坡灌丛、溪岸、林缘。国内分
布于江苏、安徽、浙江、江西、福建、湖北、湖南、云南等
省区；省内各地公园及庭院常见栽培。

3.3　东北连翘 Forsythio mandshurica Uyeki

【药用部位】　同连翘。

【采收加工】　同连翘。

【性能主治】　同连翘。

【生境分布】　国内分布于辽宁等省区；省内潍坊植物
园有引种栽培。

3.4　秦连翘 Forsythia giraldiana Lingelsheim

【药用部位】　同连翘。

【采收加工】　同连翘。

【性能主治】　同连翘。

【生境分布】　生长于山坡灌丛及山谷疏林。国内分布
于辽宁等省区；省内分布于鲁山及淄川。

4　丁香属 Syringa L.

4.1　紫丁香 Syringa oblata Lindl.

【别　　名】　华北紫丁香、紫丁白。

【药用部位】　叶及树皮（紫丁香）。

【采收加工】　夏、秋季采收，鲜用或晒干。

【性能主治】　味苦，性寒；清热解毒，利湿退黄；主
治急性泻痢，黄疸型肝炎，火眼，疮疡。

【生境分布】　生长于山谷溪边、山坡丛林或滩地水边。
国内分布于东北、华北、西北、西南等区域；省内各地公
园、庭院常见栽培。

4.2　白丁香 Syringa oblata Lindl. var. alba Rehder.

【药用部位】　同紫丁香。

【采收加工】　同紫丁香。

【性能主治】　同紫丁香。

【生境分布】　生长于山谷溪边、山坡丛林或滩地水边。
国内分布于黑龙江、吉林、辽宁、内蒙古等省区；省内各地
公园有栽培。

4.3　白花丁香 Syringa vulgaris L. f. alba (Weston) Voss.

【别　　名】　白花欧丁香、白花洋丁香。

【药用部位】　根（白花丁香）。

【采收加工】 夏季采挖，洗净，切片，晒干。

【性能主治】 味苦，性寒；清心安神；主治心烦失眠，头痛健忘。

【生境分布】 原产欧洲。省内青岛有引种。

4.4 花叶丁香 Syringa persica L.

【别　名】 野丁香、波斯丁香。

【药用部位】 花蕾（野丁香）。

【采收加工】 5月花未开放时采收，阴干。

【性能主治】 味辛，性温；温胃止呕；主治胃寒呕逆，呕吐。

【生境分布】 原产中亚、西亚、地中海地区至欧洲；省内青岛、济南、潍坊等地公园有栽培。

4.5 巧玲花 Syringa pubescens Turcz.

【别　名】 毛叶丁香。

【药用部位】 叶（巧玲花）。

【采收加工】 夏、秋季采收，鲜用或晒干。

【性能主治】 味辛、苦，性微寒；清热解毒，利湿退黄；主治急性黄疸型肝炎。

【生境分布】 生长于海拔较高的山坡、灌丛。国内分布于华北、西北、华中等区域；省内分布于泰山、崂山。

4.6 暴马丁香 Syringa reticulata (Bl.) Hara var. mandshurica (Maxinm.) Hara

【别　名】 棒棒木、荷花丁香。

【药用部位】 树皮（暴马子）。

【采收加工】 全年可采，鲜用或晒干。

【性能主治】 味苦、辛，性微温；宣肺化痰，止咳平喘，利水；主治慢性支气管炎，哮喘，心脏性浮肿。

【生境分布】 生长于海拔100～1200m山坡灌丛、林缘或针阔叶混交林。国内分布于黑龙江、辽宁、吉林、河北、陕西、甘肃、宁夏等省区；省内泰安、济南、烟台、潍坊等地花卉苗圃有引种栽培。

4.7 华丁香 Syringa protolaciniata P. S. Green & M. C. Chang

【别　名】 棒棒木、荷花丁香。

【药用部位】 树皮（暴马子）。

【采收加工】 全年可采，鲜用或晒干。

【性能主治】 味苦、辛，性微温；宣肺化痰，止咳平喘，利水；主治慢性支气管炎，哮喘，心脏性浮肿。

【生境分布】 生长于海拔高800～1200m山坡林下。国内分布于甘肃、青海等省区；省内济南、青岛、胶州等地有引种栽培。

5 木犀属 Osmanthus Lour.

5.1 木犀 Osmanthus fragrans Lour.

【别　名】 桂、岩桂、九里香。

【药用部位】 花（桂花），花的蒸馏液（桂花露），果实（桂花子），枝叶（桂花枝），根（桂花根）。

【采收加工】 桂花：9～10月开放时采收，阴干；桂花露：取阴干后的花，经蒸馏得到的液体；桂花子：4～5月采收成熟果实，用温水浸泡后，晒干；桂花枝：全年采收枝叶，鲜用或晒干；桂花根：秋季采挖，洗净，切片，晒干。

【性能主治】 桂花：味辛，性温；温肺化饮，散寒止痛；主治痰饮咳喘，脘腹冷痛，肠风血痢，经闭痛经，寒疝腹痛，牙痛，口臭。桂花露：味微辛、微苦，性温；疏肝理气，醒脾辟秽，明目，润喉；主治肝气郁结，胸胁不舒，龈肿，牙痛，咽干，口燥，口臭。桂花子：味甘、辛，性温；温中行气止痛；主治胃寒疼痛，肝胃气痛。桂花枝：味辛、微甘，性温；发表散寒，祛风止痒；主治风寒感冒，皮肤瘙痒，漆疮。桂花根：味辛、甘，性温；祛风除湿，散寒止痛；主治风湿痹痛，肢体麻木，胃脘冷痛，肾虚牙痛。

【生境分布】 国内西南及四川、陕西、云南、广西、广东、湖南、湖北、江西、安徽、河南等省区均有野生桂花生长，各省区多有栽培；省内各地公园温室有栽培。

5.2 丹桂 Osmanthus fragrans Lour. cv. auranfiacus

【药用部位】 同木犀。

【采收加工】 同木犀。

【性能主治】 同木犀。

【生境分布】 国内、省内各地公园温室有栽培。

5.3 银桂 Osmanthus fragrans Lour. cv. semperflorens

【药用部位】 同木犀。

【采收加工】 同木犀。

【性能主治】 同木犀。

【生境分布】 国内、省内各地公园温室有栽培。

5.4 金桂 Osmanthus fragrans Lour. cv. latifolius

【药用部位】 同木犀。

【采收加工】 同木犀。

【性能主治】 同木犀。

【生境分布】 国内、省内各地公园温室有栽培。

5.5 四季桂 Osmanthus fragrans Lour. cv. thunbergii

【药用部位】 同木犀。

【采收加工】 同木犀。

【性能主治】 同木犀。

【生境分布】 国内、省内各地公园温室有栽培。

5.6 柊树 Osmanthus heteropyllus (G. Don.) P. S. Green.

【别　名】 杠谷树、香木菌桂、刺叶桂。

【药用部位】 树皮及枝叶（香木菌桂）。

【采收加工】 全年可采，鲜用或晒干。

【性能主治】 味微苦，性凉；补肝肾，强腰膝，消疮毒；主治腰膝无力，痈肿疔毒，百日咳。

【生境分布】 原产日本及台湾。国内江苏、浙江、广东、广西、云南、贵州等省区有引种；省内青岛、济南等地公园有栽培。

6 流苏属 Chionanthus L.

流苏树 Chionanthus retusus Lindl. et Part

【别　　名】 牛筋子、茶叶树。

【药用部位】 果实（牛筋子），根（牛筋子根），叶（牛筋子叶）。

【采收加工】 夏季采叶，晒干；秋季采收果实或挖根，晒干。

【性能主治】 **牛筋子**：强壮，兴奋，益脑，健胃，活血脉；主治手足麻木。**筋子根**：主治疮疡。**牛筋子叶**：清热，止泻。

【生境分布】 生长于向阳山坡、山沟。国内分布于河北、陕西、甘肃、山西、河南、云南、四川、广东、福建、台湾等省区；省内分布于崂山、泰山、鲁山、蒙山等地，济南千佛山及淄博山区有栽培。

7 女贞属 Ligustrum L.

7.1 女贞 Ligustrum lucidum Ait.

【别　　名】 女贞子、冬青、小叶冻青。

【药用部位】 果实（女贞子），叶（女贞叶），树皮（女贞皮），根（女贞根）。

【采收加工】 冬季采收成熟果实，除去枝叶，稍蒸或置沸水中略烫后晒干，或直接晒干；全年采收叶、树皮，晒干或鲜用；全年或秋季挖根，洗净，晒干。

【性能主治】 **女贞子**：味甘、苦，性凉；滋补肝肾，明目乌发；主治眩晕耳鸣，腰膝酸软，须发早白，目暗不明。**女贞叶**：味苦，性凉；清热明目，解毒散瘀，消肿止咳；主治头目昏痛，风热赤眼，口舌生疮，牙龈肿痛，肺热咳嗽。**女贞皮**：味微苦，性凉；强筋健骨；主治腰膝酸痛，两脚无力，水火烫伤。**女贞根**：味苦，性平；行气活血，止喘咳，祛湿浊；主治哮喘，咳嗽，经闭，带下。

【生境分布】 生长于疏林或密林中。国内分布于陕西、甘肃及长江以南各省区；省内各地公园、庭院有栽培。

7.2 日本女贞 Ligustrum japonicum Thunb.

【别　　名】 日本毛女贞。

【药用部位】 叶（苦茶叶）。

【采收加工】 夏、秋季采收，鲜用或晒干。

【性能主治】 味苦、微甘，性凉；清肝火，解热毒；主治头晕目眩，火眼，口疳，无名肿毒，水火烫伤。

【生境分布】 原产日本。国内、省内各地有引种栽培。

7.3 小蜡 Ligustrum sinense Lour.

【别　　名】 小蜡树、水冬青、冬青、山指甲、水黄杨。

【药用部位】 树皮及枝叶（小蜡树）。

【采收加工】 夏、秋季采收，鲜用或晒干。

【性能主治】 味苦，性凉；清热利湿，解毒消肿；主治感冒发热，肺热咳嗽，咽喉肿痛，口舌生疮，湿热黄疸，痢疾，痈肿疮毒，湿疹，皮炎，跌打损伤，烫伤。

【生境分布】 生长于山坡、山谷、溪边、河旁、路边的密林、疏林或混交林。国内分布于长江以南各省区；省内各地公园有栽培。

7.4 红药小蜡 Ligustrum sinense Lour. var. multiflorum Bean.

【药用部位】 同小蜡。

【采收加工】 同小蜡。

【性能主治】 同小蜡。

【生境分布】 同小蜡。

7.5 小叶女贞 Ligustrum quihoui Carr.

【别　　名】 小白蜡树、茶叶树、白水蜡。

【药用部位】 叶（水白蜡叶），树皮（水白蜡皮）。

【采收加工】 夏季采叶，晒干；春、秋季采剥树皮，晒干。

【性能主治】 **水白蜡叶**：味苦，性凉；清热祛暑，解毒消肿；主治伤暑发热，风火牙痛，小儿口腔炎，黄水疮，咽喉肿痛，烧、烫伤，外伤。**水白蜡皮**：主治烫伤。

【生境分布】 生长于山坡、灌丛、石崖或路边向阳处。国内分布于河南、陕西、江苏、安徽、浙江、湖北、四川、贵州、云南、西藏等省区；省内青岛、济南、泰安等地有栽培。

8 素馨属 Jasminum L.

8.1 迎春花 Jasminum nudiflorum Lindl.

【别　　名】 迎春藤、迎春。

【药用部位】 花（迎春花），叶（迎春花叶），根（迎春花根）。

【采收加工】 早春采收开放的花，阴干或鲜用；夏季采叶，晒干或鲜用；秋季挖根，洗净，晒干。

【性能主治】 **迎春花**：味苦，性平；解热发汗，利尿；主治发热头疼，小便涩痛。**迎春花叶**：味苦、涩，性平；活血解毒，消肿止痛；主治肿毒恶疮，跌打损伤，创伤出血。**迎春花根**：味苦，性平；清热息风，活血调经；主治肺热咳嗽，小儿惊风，月经不调。

【生境分布】 生长于山坡灌丛。国内分布于甘肃、陕西、四川、云南、西藏等省区；省内各地多有栽培。

8.2 茉莉花 Jasminum sambac（L.）Ait.

【别　　名】 茉莉、香魂、莫利花、没丽、没利、抹厉、末莉、末利、木梨花。

【药用部位】 花（茉莉花），根（茉莉花根），叶（茉莉花叶），花的蒸馏液（茉莉花露）。

【采收加工】 夏季依花朵开放顺序分批采收，晒干或烘干；夏季采叶，晒干；秋季采根，洗净，晒干；取茉莉花浸泡1～2小时，蒸馏取蒸馏液，即为茉莉花露。

【性能主治】 **茉莉花**：味辛、甘，性温；理气止痛，避秽开郁；主治下痢腹痛，目赤红肿，头痛头晕，疮毒。**茉莉花根**：味苦，性热，有毒；麻醉，止痛；主治跌损筋骨，头痛，牙痛，失眠。**茉莉花叶**：味辛、苦，性温；清热解表；主治外感发热，腹胀泻泄。**茉莉花露**：味淡，性温；醒脾辟秽，理气，美容泽肌；主治胸膈陈腐之气，并可润泽肌肤。

【生境分布】 原产印度。国内南方各地普遍栽培；省内各地公园、庭院多有盆栽。

8.3 探春花 Jasminum floridum Bge.

【别　　名】 迎夏、鸡蛋黄、山救驾。

【药用部位】 根或叶（小柳拐）。

【采收加工】 根全年可采，洗净，切片，晒干；叶夏、秋季采收，晒干。

【性能主治】 味苦、涩、辛，性寒；清热解毒，散瘀，消食；主治咽喉肿痛，疮疡肿毒，跌打损伤，烫伤，刀伤，食积腹胀。

【生境分布】 生长于山坡、谷地、林中。国内分布于河北、陕西、湖北、四川、贵州等省区；省内各地公园、庭院常见栽培。

8.4 矮探春 Jasminum humile L.

【别　　名】 小黄素馨、败火草。

【药用部位】 叶（败火草）。

【采收加工】 夏、秋季采收，鲜用或晒干。

【性能主治】 味苦、甘、微涩，性凉；清热解毒；主治烧烫伤，热毒疮疡。

【生境分布】 生长于海拔1100～3500m疏密林中。国内分布于四川、云南、贵州、西藏等省区；省内各地公园、庭院常见栽培。

（一百）马钱科 Loganiaceae

1 醉鱼草属 Buddleja L.

1.1 醉鱼草 Buddleja lindleyana Fort.

【别　　名】 雉尾花、鱼尾草、毒鱼藤、四方麻、醉鱼儿草、榼木、闹鱼花、痒见消、阳包树、鱼鳞子、药杆子、驴尾草、羊尾巴、防痛树、鸡公尾、鲤鱼花草、野巴豆、老阳花、萝卜树子、四棱麻、羊白婆、金鸡胃、洞庭草、白皮消、铁帚尾、红鱼波、红鱼皂、铁线尾、鱼泡草、鱼藤草、鱼背子花、串花、狗头鹰、野刚子、鱼花草。

【药用部位】 茎叶（醉鱼草）。

【采收加工】 夏、秋季采收，切碎，鲜用或晒干。

【性能主治】 味辛、苦，性温，有毒；祛风解毒，驱虫，化鱼鲠；主治疟腮，痈肿，瘰疬，蛔虫病，钩虫病，诸鱼骨鲠。

【生境分布】 生长于山坡、林缘或河边。国内分布于长江流域以南各省区；省内泰安、青岛、济南等地有栽培。

1.2 大叶醉鱼草 Buddleia davidii Franch.

【别　　名】 紫花醉鱼草、大蒙花、酒药花。

【药用部位】 根皮及枝叶（大叶醉鱼草）。

【采收加工】 春、秋季采根皮，夏、秋季采枝叶，晒干。

【性能主治】 味辛、微苦，性温，有毒；祛风散寒，活血止痛；主治风湿关节疼痛，跌打损伤，骨折，外用治脚癣。

【生境分布】 生长于海拔800～3000m山坡、沟边灌丛。国内分布于陕西、甘肃、江苏、浙江、江西、湖北、湖南、广东、广西、贵州、云南和西藏等省区；省内济南泉城公园、潍坊植物园等地有引种栽培。

1.3 互叶醉鱼草 Buddleja alternifolia Maxim.

【别　　名】 白箕稍、小叶醉鱼草、白芨、白积梢、白箕梢。

【药用部位】 根茎（互叶醉鱼草）。

【采收加工】 春、秋季采收，晒干。

【性能主治】 味苦、甘、涩，性微寒；收敛止血，消肿生肌；主治咳血吐血，外伤出血，疮疡肿毒，皮肤皲裂。

【生境分布】 生长于海拔1500～4000m干旱山地灌丛或河滩边灌丛。国内分布于内蒙古、河北、山西、陕西、宁夏、甘肃、青海、河南、四川和西藏等省区；省内济南旅游路、潍坊植物园等地有引种栽培。

2 尖帽草属 Mitrasacme Labill.

水田白 Mitrasacme pygmaea R. Br.

【别　　名】 短形尖巾草、多形姬苗、小姬苗。

【药用部位】 全草（水田白）。

【采收加工】 夏、秋季采收，晒干。

【性能主治】 主治咳嗽。

【生境分布】 生长于阴湿草丛。国内分布于江苏、安徽、浙江、江西、福建、台湾、湖南、广东、海南、广西和云南等省区；省内分布于昆嵛山。

（一百零一）龙胆科 Gentianaceae

1 百金花属 Centaurium Hill.

百金花 Centaurium pulchellum (Swartz) Druce var. altaicum (Griseb.) Kitag. et Hara.

【别　　名】 东北埃雷。

【药用部位】 带根全草（百金花），

【采收加工】 夏季花盛开时采挖，晒干或鲜用。

【性能主治】 味苦，性寒；清热解毒，消肿散瘀，接骨；主治急性胆囊炎，泄泻，乳蛾，跌打损伤，骨折，关节肿痛，牙痛，头痛发热。

【生境分布】 生长于海拔50～2200m潮湿荒地或滩地水旁。国内分布于东北、西北、华北、华东、华南等区域；省内东平有分布。

2 龙胆属 Gentiana L.

2.1 鳞叶龙胆 Gentiana squarrosa Ledeb.

【别　　名】 石龙胆、小龙胆、蓝花地丁、岩龙胆。

【药用部位】 全草（石龙胆）。

【采收加工】 夏季采收，除去杂质，晒干或鲜用。

【性能主治】 味苦、辛，性寒；清热利湿，解毒消肿；主治咽喉肿痛，阑尾炎，白带，尿血，外用治疗疮疡肿毒、淋巴结结核。

【生境分布】 生长于向阳山坡、草原、山岭、河滩及草丛。国内分布于东北、华北、西北、西南等区域；省内分布于泰安。

2.2 笔龙胆 Gentiana zollingeri Fawcett

【别　　名】 邵氏龙胆。

【药用部位】 同鳞叶龙胆。

【采收加工】 同鳞叶龙胆。

【性能主治】 同鳞叶龙胆。

【生境分布】 生长于山区丘陵草地、灌丛。国内分布于东北及河北、河南、陕西、山西、浙江、江苏、安徽、湖北等省区；省内分布于青岛、荣成等地。

2.3 龙胆 Gentiana scabra Bge.

【别　　名】 观音草、龙胆草。

【药用部位】 根和根茎（龙胆）。

【采收加工】 春、秋季采挖，去净泥土，晒干。

【性能主治】 味苦，性寒；清热燥湿，泻肝定惊；主治湿热黄疸，小便淋痛，阴肿阴痒，湿热带下，肝胆实火之头胀头痛，目赤肿痛，耳聋耳肿，胁痛口苦，热病惊风抽搐。

【生境分布】 生长于山坡草地、路边、河滩灌丛。国内分布于东北及内蒙古、陕西、湖北、湖南、安徽、江苏、浙江、福建、广东、广西、贵州等省区；省内荣成、文登等地有引种栽培。

2.4 条叶龙胆 Gentiana manshurica Kitag.

【别　　名】 东北龙胆、关龙胆。

【药用部位】 同龙胆。

【采收加工】 同龙胆。

【性能主治】 同龙胆。

【生境分布】 生长于山坡草丛、沟边或林缘。国内分布于东北及内蒙古、河南、江苏、浙江、安徽、江西、湖北、湖南、广东、广西等省区；省内分布于荣成、青州等地。

3 獐牙菜属 Swertia L.

3.1 北方獐牙菜 Swertia diluta (Turcz.) Benth. et Hook. f.

【别　　名】 当药、獐牙菜、淡花当药。

【药用部位】 全草（淡花当药）。

【采收加工】 夏、秋季采收，除去杂质，晒干。

【性能主治】 味苦，性寒；清热解毒，燥湿泻火，健胃；主治消化不良，胃脘胀痛，骨髓炎，喉炎，扁桃体炎，结膜炎，疥癣。

【生境分布】 生长于海拔较高的山坡草丛、阴湿山坡、林下、田边或谷底。国内分布于东北、华北、西北及内蒙古、四川等省区；省内分布于各地山区丘陵。

3.2 瘤毛獐牙菜 Swertia pseudochinensis Hara

【别　　名】 水黄连、獐牙菜、紫花獐牙菜。

【药用部位】 带根全草（当药）。

【采收加工】 夏、秋季花盛开时采挖，洗净，晒干或鲜用。

【性能主治】 味苦，性寒；清热，利湿，健脾；主治黄疸肝炎，肠炎下痢，腹痛，消化不良，胃口不好，疮毒肿痛。

【生境分布】 生长于山野阴坡草丛或河滩。国内分布于东北、华北及河南等省区；省内分布于各地山区丘陵地带。

4 荇菜属 Nymphoides Sequier

4.1 荇菜 Nymphoides peltatum (Geml.) O. Kuntze

【别　　名】 荇菜、莲叶荇菜、水荷叶。

【药用部位】 全草（荇菜）。

【采收加工】 夏、秋季采收，鲜用或晒干。

【性能主治】 味辛、甘，性寒；发汗透疹，利尿通淋，清热解毒；主治发热无汗，麻疹透发不畅，水肿，小便不利，热淋，诸疮肿毒，毒蛇咬伤。

【生境分布】 生长于湖泊、池塘或不甚流动的溪流中。国内分布于绝大部分省区；省内各地均有分布。

4.2 金银莲花 Nymphoides indica (L.) O. Kuntze

【别　　名】 白花荇菜、印度荇菜、铜莲菜。

【药用部位】 全草（铜莲菜）。

【采收加工】 夏、秋季采收，洗净，晒干。

【性能主治】 味甘、微苦，性寒；清热利尿，生津养胃；主治小便短赤不利，口干，口渴。

【生境分布】 生长于池塘、浅水湖、积水草坝。国内分布于东北、华东、华南及河北、云南等省区；省内分布于南四湖。

（一百零二）夹竹桃科 Apocynaceae

1　黄花夹竹桃属 Thevetia L.

黄花夹竹桃 Thevetia peruviana (Pers.) K. Schum.

【别　名】　柳木子、相等子、台湾柳、吊钟花。

【药用部位】　果仁（黄花夹竹桃），叶（黄花夹竹桃叶）。

【采收加工】　秋季采收成熟果实，剥取种仁，晒干；叶全年可采，鲜用或晒干。

【性能主治】　黄花夹竹桃：味辛、苦，性温，有大毒；强心，利尿消肿；主治各种心脏病引起的心力衰竭，阵发性室上性心动过速，阵发性心房纤颤。黄花夹竹桃叶：味辛、苦，性温，有毒；解毒消肿；主治蛇头疔。

【生境分布】　原产美洲热带地区。国内南方各省区多培植于路边或庭院；省内各地公园时有盆栽。

2　鸡蛋花属 Plumeria L.

鸡蛋花 Plumeria rubra L. cv. acutifolia

【别　名】　缅栀子、蛋黄花、擂捶花。

【药用部位】　花朵或茎皮（鸡蛋花）。

【采收加工】　夏、秋季采茎皮，花开放时采摘，鲜用或晒干。

【性能主治】　味甘、微苦，性凉；清热，利湿，解暑；主治感冒发热，肺热咳嗽，湿热黄疸，泄泻痢疾，尿路结石，中暑。

【生境分布】　原产南美洲。国内福建、台湾等省有栽培；省内各地公园常有盆栽。

3　络石属 Trachelospermum Lem.

3.1　络石 Trachelospermum jasminoides (Lindl.) Lem.

【别　名】　耐冬、白花藤、对叶藤、万字茉莉。

【药用部位】　带叶藤茎（络石藤）。

【采收加工】　冬季至次春采割，除去杂质，晒干。

【性能主治】　味苦，性微寒；祛风通络，凉血消肿；主治风湿热痹，腰膝酸痛，筋脉拘挛，咽喉肿痛，疔疮肿毒，跌打损伤，外伤出血。

【生境分布】　生长于山野、山坡岩缝、溪边路旁、林缘或杂木林，常缠绕于树上或攀援于墙壁、岩石上。国内分布于华东、中南、西南及河北、陕西、台湾等省区；省内分布于胶东山区及泰山，各地公园及庭园常有栽培。

3.2　石血 Trachelospermum jasminoides (Lindl.) Lem. var. heterophyllum Tsiang.

【别　名】　爬墙虎、鹿角草、石龙藤、茉莉藤。

【药用部位】　带叶藤茎（石血）。

【采收加工】　秋季采收，切段，晒干。

【性能主治】　味苦，微涩，性温；祛风湿，强筋骨，补肾止泻；主治风湿久痹，腰膝酸痛，跌打损伤，肾虚腹泻。

【生境分布】　生长于阴湿山坡、石缝，攀援于树上或岩石上。国内分布于安徽、江苏、浙江、四川等省；省内分布于青岛、济南、泰安等地。

4　夹竹桃属 Nerium L.

4.1　夹竹桃 Nerium indicum Mill.

【别　名】　柳叶树、柳叶桃、九节肿、三季红。

【药用部位】　叶或枝皮（夹竹桃）。

【采收加工】　全年采收，晒干或鲜用。

【性能主治】　味苦，性寒，有大毒；强心利尿，祛痰定喘，镇痛，祛瘀；主治心脏病心力衰竭，喘咳，癫痫，跌打肿痛，血瘀经闭。

【生境分布】　原产于印度、尼泊尔、伊朗。国内各省区有栽培，尤以南方为多，常在公园、风景区、道路旁或河旁、湖旁栽培；省内各地公园、庭院时有盆栽。

4.2　白花夹竹桃 Nerium indicum Mill. cv. paihua

【别　名】　柳叶树、洋桃梅、洋桃。

【药用部位】　同夹竹桃。

【采收加工】　同夹竹桃。

【性能主治】　同夹竹桃。

【生境分布】　同夹竹桃。

5　长春花属 Catharanthus G. Don

长春花 Catharanthus roseus (L) G. Don

【别　名】　雁来红、日日新、四时春。

【药用部位】　全草（长春花）。

【采收加工】　夏、秋季采割地上部分，晒干或鲜用。

【性能主治】　味微苦，性凉；凉血降压，镇静安神；主治高血压，火烫伤，抗癌。

【生境分布】　原产热带美洲。国内西南、中南、华东、华北等区域有栽培；省内各地公园、庭院常见栽培。

6　罗布麻属 Apocynum L.

罗布麻 Apocynum venetum L.

【别　名】　茶叶花、茶棵子、泽漆棵、水条子棵、盐柳、蛤蟆秧。

【药用部位】　全草（罗布麻）。

【采收加工】　夏季采收，除去杂质，晒干。

【性能主治】　味甘、苦，性凉；平肝安神，清热利水；主治肝阳眩晕，心悸失眠，浮肿尿少，高血压症，肾虚水肿。

【生境分布】　生长于海滨荒地、河滩或盐碱地。国内分布于西北、华北、东北、华东等区域；省内分布于鲁西北平原、潍坊、烟台、青岛沿海地区，以及济宁、泰安、济南等地。

（一百零三）萝藦科 Asclepiadaceae

1 杠柳属 Periploca L.

杠柳 Periploca sepium Bge.

【别　名】　北五加皮、山五加皮、木羊角科、羊角桃。

【药用部位】　根皮（香加皮）。

【采收加工】　春、秋季挖根，趁鲜剥下根皮，除去木心，晒干。

【性能主治】　味辛、苦，性温，有毒；祛风湿，强筋骨；主治风寒湿痹，腰膝酸软，心悸气短，下肢浮肿。

【生境分布】　生长于平原及低山丘陵林缘、沟坡、河边沙质地或地埂。国内分布于吉林、辽宁、内蒙古、河北、河南、山西、陕西、甘肃、江苏、江西、四川、贵州等省区；省内各地山区丘陵地带均有分布。

2 萝藦属 Metaplexis R. Br.

萝藦 Metaplexis japonica (Thunb.) Makino

【别　名】　老鸹瓢、姥娘瓢、麻雀棺材。

【药用部位】　果壳（天浆壳），果实（萝藦果），全草或根（萝藦）。

【采收加工】　夏季花果茂盛时采收全草，晒干或鲜用；秋季采摘成熟果实，或剥取果壳，晒干；晚秋茎叶枯萎时挖根，洗净，晒干。

【性能主治】　天浆壳：味甘、辛，性平；清肺化痰，散瘀止血；主治咳嗽痰多，气喘，百日咳，惊痫，麻疹不透，跌打损伤，外伤出血。萝藦果：味甘、微辛，性温，补肾益精，生肌止血；主治虚劳，阳痿，遗精，金创出血。萝藦：味甘、辛，性平；补精益气，通乳，解毒；主治虚损劳伤，阳痿，遗精，白带，乳汁不足，丹毒，瘰疬，疔疮，蛇虫咬伤。

【生境分布】　生长于山坡、林边、荒野或路边。国内分布于东北、华北、华东及甘肃、陕西、贵州、河南、湖北等省区；省内各地均有分布。

3 鹅绒藤属 Cynanchum L.

3.1 徐长卿 Cynanchum paniculatum (Bge.) Kitagawa

【别　名】　尖刀儿苗、铜锣草、蜈蚣草。

【药用部位】　根及根茎或全草（徐长卿）。

【采收加工】　夏、秋季采收，晒干。

【性能主治】　味辛，性温，祛风除湿，止痛止痒；主治风湿痹痛，胃痛胀满，牙痛，腰痛，跌扑损伤，荨麻疹，湿疹。

【生境分布】　生长于山坡林边草丛。国内分布于东北、华北、华东、华中、华南；省内各地山区丘陵地带均有分布，蒙阴、平邑等地有大面积栽培。

3.2 合掌消 Cynanchum amplexicaule (Sieb. et Zucc.) Hemsl.

【别　名】　黄绿合掌消、土胆草、扶地龙。

【药用部位】　根及全草（合掌消）。

【采收加工】　夏季采收全草，除去杂质，晒干或鲜用；秋季挖根，洗净，晒干。

【性能主治】　味苦、辛，性平；清热，祛风湿，消肿解毒；主治胃痛，泄泻，急性肝炎，风湿病，偏头痛，便血，痈肿湿疹。

【生境分布】　生长于海滨沙滩、山坡草地或田边。国内分布于黑龙江、辽宁等省；省内分布于蓬莱、莱州、招远等地。

3.3 紫花合掌消 Cynanchum amplexicaule (Sieb. et Zucc.) Hemsl. var. castaneum Makino

【药用部位】　同合掌消。

【采收加工】　同合掌消。

【性能主治】　同合掌消。

【生境分布】　同合掌消。

3.4 竹灵消 Cynanchum inamoenum (Maxim.) Loes.

【别　名】　大羊角瓢、瓢儿瓜、白前、雪里蟠桃。

【药用部位】　根及根茎（老君须）。

【采收加工】　夏、秋季采挖，除去茎叶，洗净，晒干。

【性能主治】　味辛，性平；补肾，健脾，解毒，镇咳祛痰；主治虚劳久咳，浮肿，白带，月经不调，瘰疬，疮疥。

【生境分布】　生长于山坡阔叶林下、林缘或较阴湿的沟边。国内分布于辽宁、河北、山西、安徽、浙江、湖北、湖南、陕西、甘肃、四川、贵州、西藏等省区；省内各地山区均有分布，以泰山、崂山、昆嵛山、蒙山较多。

3.5 华北白前 Cynanchum hancockianum (Maxim.) Al. Iljinski

【别　名】　阔叶徐长卿、侧花徐长卿、牛心秧、瓢柴、对叶草。

【药用部位】　根及全草（牛心朴）。

【采收加工】　夏、秋季采收，切段，晒干。

【性能主治】　味苦，性温，有毒；活血止痛；主治关节疼痛，牙痛，秃疮。

【生境分布】　生长于山岭旷野、草丛及林边。国内分布于四川、甘肃、陕西、河北、山西、内蒙古等省区；省内各地山区有少量分布。

3.6 白薇 Cynanchum atratum Bge.

【别　名】　瓢儿瓜、大瓜蒌、山瓜拉瓢、直立白薇。

【药用部位】　根及根茎（白薇）。

【采收加工】 早春或晚秋采挖，洗净，晒干。

【性能主治】 味苦、咸，性寒；清热凉血，利尿通淋，解毒疗疮；主治温邪伤营发热，阴虚发热，骨蒸劳热，产后血虚发热，热淋，血淋，痈疽肿毒。

【生境分布】 生长于山坡、林下、草丛。国内分布于东北及河北、河南、山西、江苏、四川、江西、湖南、湖北、云南、广东、广西、福建等省区；省内各地山区均有分布，以崂山、昆嵛山、蒙山、泰山等地较多。

3.7 变色白前 Cynanchum versicolor Bge.

【别　　名】 蔓生白薇、山龙瓜、瓜拉瓢、瓜蒌鞭子、结巴子瓜。

【药用部位】 根及根茎（白薇）。

【采收加工】 早春或晚秋采挖，洗净，晒干。

【性能主治】 味苦、咸，性寒；清热凉血，利尿通淋，解毒疗疮；主治温邪伤营发热，阴虚发热，骨蒸劳热，产后血虚发热，热淋，血淋，痈疽肿毒。

【生境分布】 生长于山坡林边、路旁草丛。国内分布于东北及河北、河南、四川、江苏、浙江等省区；省内各地山区丘陵地带均有分布。

3.8 地梢瓜 Cynanchum thesioides (Fregn) K. Schum.

【别　　名】 老瓜瓢、羊奶草、地瓜瓢、羊不奶棵。

【药用部位】 全草及果实（地梢瓜）。

【采收加工】 夏季花果期采收，除去杂质，晒干或鲜用。

【性能主治】 味甘，性平；补肺气，清热降火，生津止渴，消炎止痛；主治气血亏虚，神经衰弱，咽喉痛。

【生境分布】 生长于荒地、田边、山坡或海滨沙滩。国内分布于东北及河北、内蒙、河南、山西、陕西、新疆、江苏等各省区；省内各地均有分布。

3.9 雀瓢 Cynanchum thesioides (Freyn) K. Schum var. australe (Maxim.) Tsiang et P. T. Li

【别　　名】 地瓜瓜、浮瓢果。

【药用部位】 同地梢瓜。

【采收加工】 同地梢瓜。

【性能主治】 味甘，性凉；清虚火，益气，生津下乳；主治虚火上炎，咽喉疼痛，气阴不足，神疲健忘，虚烦口渴，头晕失眠，产后体虚，乳汁不足。

【生境分布】 生长于水沟旁、河岸边、山坡、路旁灌丛。国内分布于辽宁、内蒙古等省区；省内各地均有分布。

3.10 潮风草 Cynanchum ascyrifolium (Franch. et Sav.) Matsum.

【别　　名】 尖叶白前。

【药用部位】 根及根茎（潮风草）。

【采收加工】 春、秋季采收，洗净，晒干。

【性能主治】 味苦、咸，性寒；清热凉血，利尿通淋，解毒疗疮；主治阴虚内热，骨蒸潮热，自汗盗汗，风温灼热多眠，产后虚烦血厥，肺热咳血，温疟，热淋，血淋，风温痹痛，瘰疬，咽喉肿痛，乳痈，疮痈肿痛。

【生境分布】 生长于疏林下向阳处、山坡草地或沟边。国内分布于吉林、辽宁、河北等省区；省内《中国植物志》记载有分布。

3.11 戟叶牛皮消 Cynanchum bungei Decne.

【别　　名】 柏氏白前、泰山何首乌、地葫芦、山葫芦、大根牛皮消。

【药用部位】 块根（白首乌）。

【采收加工】 春初或秋季采挖，除去残茎及须根，趁鲜切片，晒干。

【性能主治】 味甘、微苦，性平；补肝肾，强筋骨，益精血，健脾消食，解毒疗疮；主治腰膝酸痛，阳痿遗精，头晕耳鸣，心悸失眠，食欲不振，小儿疳积，产后乳汁稀少，疮痈肿毒，毒蛇咬伤。

【生境分布】 生长于山坡石缝及肥沃湿润林下。国内分布于辽宁、内蒙古、河北、河南、山西、甘肃等省区；省内分布于泰安、济南、临沂、淄博、枣庄等地。

3.12 隔山消 Cynanchum wilfordii (Maxim.) Hemsl.

【别　　名】 过山飘、无梁藤。

【药用部位】 块根（隔山消）。

【采收加工】 秋、冬季采挖，洗净，切片，晒干。

【性能主治】 味甘、味苦，性微温；补肝肾，强筋骨，健脾胃，解毒；主治肝肾虚，头昏眼花，失眠健忘，须发早白，食欲不振等。

【生境分布】 生长于山坡、灌丛、山谷石缝及路边。国内分布于东北及河南、山西、陕西、甘肃、新疆、江苏、安徽、湖南、湖北、四川等省区；省内分布于烟台、威海、青岛、临沂、泰安、潍坊等地。

3.13 鹅绒藤 Cynanchum chinense R. Br

【别　　名】 羊角秧、瓢瓢藤、祖马花。

【药用部位】 带根全草（鹅绒藤）。

【采收加工】 夏季采收，洗净，晒干或鲜用。

【性能主治】 味苦，性寒；祛风解毒，健胃止痛；主治小儿疳积，乳汁外用治疗寻常性疣赘。

【生境分布】 生长于荒野、山坡、沙滩、田埂或路边。国内分布于辽宁、河北、河南、山西、陕西、宁夏、甘肃、江苏、浙江等省区；省内各地均有分布。

3.14 牛皮消 Cynanchum auriculatum Royle ex wight

【别　　名】 耳叶牛皮消、飞来鹤、老牛冻。

【药用部位】 块根（白首乌）。

【采收加工】 春初或秋季采挖，洗净，除去残茎和须根，晒干或趁鲜切片晒干，鲜品随采随用。

【性能主治】 味甘、苦，性微温；补肝肾，强筋骨，益精血；主治肝肾不足，腰膝酸软，失眠，健忘。

【生境分布】 生长于山坡岩石缝、灌丛、路旁、墙边、河流或水沟边潮湿地。国内分布于华东、中南及河北、陕西、甘肃、台湾、四川、贵州、云南等省区；省内分布于新泰、泰安、临沂等地。江苏滨海县已有 100 余年的栽培历史。

4 马利筋属 Asclepias L.

马利筋 Asclepias curassavical L.

【别　　名】 芳草花、莲生桂子花、莲生贵子草。

【药用部位】 全草（莲生桂子花）。

【采收加工】 全年可采，鲜用或晒干。

【性能主治】 味苦，性寒，有毒；清热解毒，活血止血，消肿止痛；主治咽喉肿痛，肺热咳嗽，热淋，月经不调，崩漏，带下，痈疮肿毒，湿疹，顽癣，创伤出血。

【生境分布】 原产拉丁美洲西印度群岛。国内福建、台湾、湖南、广东等地多有引种；省内各地公园温室及庭院有栽培。

5 球兰属 Hoya R. Br.

球兰 Hoya carnosa (L. F.) R. Br.

【别　　名】 玉蝶梅、壁梅、石梅、蜡兰。

【药用部位】 藤茎或叶（球兰）。

【采收加工】 全年可采，鲜用或晒干。

【性能主治】 味苦，性寒，有小毒；清热化痰，解毒消肿，通经下乳；主治流行性乙型脑炎，肺炎，支气管炎，睾丸炎，风湿性关节炎，乳腺炎，痈肿，瘰疬。

【生境分布】 生长于平原和山地，附生于树上或石上。国内分布于云南、广西、广东、福建、台湾等省区；省内青岛、济南等地公园及庭院有栽培。

（一百零四）旋花科 Convolvulaceae

1 菟丝子属 Cuacuta L.

1.1 菟丝子 Cuacuta chinensis Lam.

【别　　名】 豆须子、黄连丝、黄网子、小粒菟丝子。

【药用部位】 种子（菟丝子），全草（菟丝）。

【采收加工】 夏、秋季种子成熟时，连同寄主一起割下，打下种子，除去杂质，晒干；秋季采收全草，晒干或鲜用。

【性能主治】 菟丝子：味甘，性温；滋补肝肾，固精缩尿，安胎，明目，止泻；主治阳痿遗精，尿有余沥，遗尿尿频，腰膝酸软，目昏耳鸣，肾虚胎漏，胎动不安，脾肾虚泻，外用于白癜风。菟丝：味苦、甘，性平；清热解毒，凉血止血，健脾利湿；主治痢疾，黄疸，衄血，便血，血崩，带下，目赤肿痛，咽喉肿痛，疮疖。

【生境分布】 生长于海拔 100～200m 低山坡、田间向阳草丛、路边、荒地、灌丛，寄生于桑科、藜科、豆科、大戟科、鼠李科、萝藦科、马鞭草科、唇形科、茄科、菊科等多种植物上。国内大部分地区均有分布，以北方各省区为主；省内分布于济南、济宁、青岛、烟台、泰安、临沂、淄博、菏泽、聊城等地。

1.2 南方菟丝子 Cuscuta australis R. Br.

【别　　名】 欧洲菟丝子、盘死豆、菟丝子、小粒菟丝子。

【药用部位】 同菟丝子。

【采收加工】 同菟丝子。

【性能主治】 同菟丝子。

【生境分布】 寄生于山坡、路边或田间的豆科、菊科等植物上。国内各省区分布几遍；省内大部分地区有分布。

1.3 啤酒花菟丝子 Cuscuta lupuliformis Krocker, Fl. Siles.

【别　　名】 大粒菟丝子。

【药用部位】 同菟丝子。

【采收加工】 同菟丝子。

【性能主治】 同菟丝子。

【生境分布】 生长于海拔 400～600m 山坡、溪边杂木林及向阳灌木林中，寄生于杨柳科、榆科、桑科、蔷薇科、豆科、椴树科、忍冬科、百合科等木本、草本植物上。国内分布于辽宁、河北、山西、陕西、甘肃、内蒙、新疆等省区；省内分布于昆嵛山一带。

1.4 日本菟丝子 Cuscuta japonica choicy

【别　　名】 金灯藤、大菟丝子、大粒菟丝子、无根藤子、红菟丝子。

【药用部位】 同菟丝子。

【采收加工】 同菟丝子。

【性能主治】 同菟丝子。

【生境分布】 寄生于胡桃科、榆科、小檗科、蔷薇科、豆科、芸香科、苦木科、漆树科、木犀科、马鞭草科等灌木或草本植物上。国内分布于南北各省区；省内分布于青岛、烟台、泰安、济南、临沂、潍坊、淄博等地。

2 打碗花属 Calystegia R. Br.

2.1 打碗花 Calystegia hederacea Wall.

【别　　名】 扶子苗、蒀蒀苗、小旋花。

【药用部位】 根茎全草（打碗花）。

【采收加工】 夏季采收，洗净，晒干或鲜用。

【性能主治】 味甘、淡，性平；滋养强壮，调经活血；主治小儿疳积，脾胃虚弱，龋齿，风火牙痛，白带过多，月经不调，产后感冒。

【生境分布】 生长于路边、荒地、田间或草丛。国内、省内各地均有分布。

2.2 旋花 Calystegia sepium (L.) R. Br.

【别　　名】 小喇叭花、小旋花、扶子苗。

【药用部位】 花（旋花），茎叶（旋花苗），根（旋花根）。

【采收加工】 夏季采收花及茎叶，晾干或鲜用；夏、秋季挖根，洗净，晒干或鲜用。

【性能主治】 旋花：味甘、微苦，性温；益气，养颜，涩精；主治面皯，遗精，遗尿。旋花苗：味甘、微苦，性平；清热解毒；主治丹毒，小儿热毒，腹痛，胃病，遗尿，糖尿病。旋花根：味甘、微苦，性温；益精气，续筋骨；主治丹毒，创伤，劳损。

【生境分布】 生长于山坡或路边草丛、农田边及林缘。国内分布于南北各省区；省内分布于济南、青岛、临沂及鲁西北地区。

2.3 长裂旋花 Calystegia sepium (L.) R. Br. var. japonica (Choisy) Makino

【药用部位】 同旋花。

【采收加工】 同旋花。

【性能主治】 同旋花。

【生境分布】 生长于路旁草丛。国内分布于湖北、湖南、江苏、浙江、贵州、云南等省区；省内分布于济南。

2.4 毛打碗花 Calystegia dahurica (Herb.) Choisy

【别　　名】 喇叭花、狗狗秧、打碗花。

【药用部位】 带根全草（毛打碗花）。

【采收加工】 夏、秋季采收，洗净，晒干或鲜用。

【性能主治】 味甘，性寒；利尿，降压，清肝热，接骨生肌；主治小便不利，高血压，头晕目眩，外用于骨折，创伤，丹毒。

【生境分布】 生长于路边、荒地或水沟堤坝上。国内分布于东北、华北及江苏、河南、陕西、甘肃、四川等省区；省内分布于泰安、青岛及鲁西北地区。

2.5 藤长苗 Calystegia pellita (Ledeb.) G. Don, Gen.

【别　　名】 脱毛天剑、狗儿秧、狗藤花。

【药用部位】 根茎（藤长苗）。

【采收加工】 夏、秋季采收，晒干。

【性能主治】 滋阴补虚、调经活血。

【生境分布】 生长于荒地、路边、草丛。国内分布于东北及河北、陕西、甘肃、新疆、河南、湖北、安徽、江苏、四川等省区；省内分布于泰安、临沂、济南、烟台等地。

2.6 肾叶打碗花 Calystegia soldanella (L.) R. Br.

【别　　名】 扶子苗、海地瓜、滨旋花。

【药用部位】 根（滨旋花）。

【采收加工】 夏、秋季采收，洗净，晒干或鲜用。

【性能主治】 味微苦，性温；祛风除湿，化痰止咳；主治咳嗽，肾炎水肿，风湿关节痛。

【生境分布】 生长于海滨沙滩或海岸岩缝。国内分布于辽宁、河北、江苏、浙江、台湾等沿海省区；省内分布于胶东沿海地区。

3 旋花属 Convolvulus L.

田旋花 Convolvulus arvensis L.

【别　　名】 燕子草、车子蔓、野牵牛、白花藤。

【药用部位】 全草及花（田旋花）。

【采收加工】 夏、秋季采收带花全草，洗净，晒干或鲜用；花夏季开放时摘取，鲜用或晾干。

【性能主治】 味辛，性温，有毒；祛风，止痒，止痛，调经活血，滋阴补虚；主治神经性皮炎，牙痛，风湿性关节疼。

【生境分布】 生长于路边、田间、荒野或山坡草丛。国内分布于东北、西北及河北、河南、江苏、四川等省区；省内各地均有分布。

4 番薯属 Ipomoea L.

4.1 甘薯 Ipomoea batatas (L.) Lam.

【别　　名】 红薯、番薯、地瓜、白薯、芋头、山芋。

【药用部位】 块根（红薯），茎叶（红薯藤）。

【采收加工】 夏季采收茎叶，鲜用或晒干；秋、冬季采挖块根，洗净，鲜用或切片晒干。

【性能主治】 红薯：味甘，性平；补中和血，益气生津，宽肠胃，通便秘；主治痢疾，湿热黄疸，遗精淋浊，血虚经乱，小儿疳积，乳痈，乳腺癌（外敷），鸦片中毒。红薯藤：味甘、涩，性微凉；生津润燥，消痈解毒；主治吐泻，水肿，血管痉挛，便血，血崩，乳汁不通，痈疮。

【生境分布】 原产南美洲及大、小安地列斯群岛，生长于山区丘陵。国内广泛栽培；省内栽培于排水良好的山地、丘陵或平原。

4.2 蕹菜 Ipomoeaaquatica Forsk.

【别　　名】 瓮菜、空心菜、水蕹菜。

【药用部位】 茎叶（蕹菜），根（蕹菜根）。

【采收加工】 茎叶夏、秋季采收，鲜用；根秋季采收，洗净，鲜用或晒干。

【性能主治】 蕹菜：味甘，性寒；凉血清热，利湿解毒；主治鼻衄，便血，尿血，便秘，淋浊，痔疮，痈肿，折伤，蛇虫咬伤。蕹菜根：味淡，性平；健脾利湿；主治妇女白带，虚淋。

【生境分布】 原产我国南方，生长于气候温暖、土壤肥沃多湿的地方或水沟、水田中。国内中部和南部各地作为蔬菜普遍栽培；省内各地蔬菜基地有种植。

5 鱼黄草属 Merremia Dennst.

北鱼黄草 Merremia sibirica (L.) Hall. f.

【别　　名】　西伯利亚鱼荒草、小牵牛花、西伯利亚牵牛。

【药用部位】　种子（铃当子），全草（北鱼黄草）。

【采收加工】　夏季采收茎叶，鲜用或晒干；秋季种子成熟时采收全株，打下种子，除去杂质，晒干。

【性能主治】　铃当子：逐水消肿，泻下去积；主治大便秘结，食积腹胀。北黄鱼草：味辛、微苦，性微寒；活血解毒；主治劳伤疼痛，下肢肿痛，疔疮。

【生境分布】　生长于山坡或路边灌丛、草丛。国内分布于吉林、河北、江苏、浙江、安徽、山西、陕西、广西、四川、贵州、云南等省区；省内分布于泰山等地。

6 牵牛属 Pharbitis Choisy

6.1 裂叶牵牛 Pharbitis nil (L.) Choisy

【别　　名】　喇叭花、牵牛花、牵牛郎、江良、江良子。

【药用部位】　种子（牵牛子）。

【采收加工】　秋季果实成熟尚未开裂时采收地上部分，晒干，种子自然脱落，除去果壳杂质，依种子颜色分开，晒干。黑色种子习称黑丑，淡黄白色者称白丑。

【性能主治】　味苦，性寒，有毒；泻水通便，消痰涤饮，杀虫攻积；主治水肿胀满，二便不通，痰饮积聚，气逆喘咳，虫积腹痛，蛔虫，绦虫病。

【生境分布】　原产美洲，生长于山坡灌丛、干燥河谷、园边宅旁或山地路边草丛。国内分布于除西北和东北地区以外的大部分省区；省内各地均有分布。

6.2 圆叶牵牛 Pharbitis purpurea (L.) Voigt

【别　　名】　喇叭花、牵牛花、圆叶牵牛花、紫花牵牛。

【药用部位】　同裂叶牵牛。

【采收加工】　同裂叶牵牛。

【性能主治】　同裂叶牵牛。

【生境分布】　原产南美洲，生长于山坡、路边、村边荒地、草丛或栽培于庭园。国内、省内各地均有分布。

6.3 牵牛 Pharbitis hederacea (L.) Choisy

【别　　名】　黑丑、白丑、二丑、喇叭花。

【药用部位】　同裂叶牵牛。

【采收加工】　同裂叶牵牛。

【性能主治】　同裂叶牵牛。

【生境分布】　原产南美洲，生长于山坡、路边、村边荒地、草丛或栽培于庭园。国内、省内各地均有分布。

7 月光花属 Calonyction Choisy

月光花 Calonyction aculeatum (L.) House

【别　　名】　天茄儿、嫦娥奔月。

【药用部位】　全草（月光花），种子（月光花种子）。

【采收加工】　全草秋季采收，鲜用；秋、冬季采收成熟果实，除去果壳，取种子，晒干。

【性能主治】　月光花：味苦、辛，性凉；解蛇毒；主治毒蛇咬伤。月光花种子：味苦、辛，性平；活血散瘀，消肿止痛；主治跌打肿痛，骨折。

【生境分布】　原产地可能为热带美洲，现广布于全热带，多为栽培，也有野生。国内分布于陕西、江苏、浙江、江西、广东、海南、广西、四川、云南等省区；省内济南等地有栽培。

8 茑萝属 Quamoclit Mill.

8.1 茑萝松 Quamoclit pennata (Desr.) Boj.

【别　　名】　茑萝、翠玲草、金凤毛、金丝线。

【药用部位】　全草或根（茑萝松）。

【采收加工】　夏、秋季采收，晒干，若鲜用，随采随用。

【性能主治】　味甘，性寒；清热解毒，凉血止血；主治耳疔，痔漏，蛇咬伤。

【生境分布】　原产南美洲。国内南北各地均有栽培，供观赏；省内各地庭院有栽培。

8.2 橙红茑萝 Quamoclit coccinea (L.) Moench

【药用部位】　同茑萝松。

【采收加工】　同茑萝松。

【性能主治】　同茑萝松。

【生境分布】　原产南美洲。国内、省内庭院常有栽培。

（一百零五）紫草科 Boraginaceae

1 厚壳树属 Ehretia L.

1.1 厚壳树 Ehretia thyrsiflora (Sieb. et Zucc.) Nakai

【别　　名】　柿叶树、白莲茶、大岗茶、松杨。

【药用部位】　心材（大岗茶），树枝及树皮（大岗茶树皮），叶（大岗茶叶）。

【采收加工】　春、秋季采剥树皮，晒干；夏季采叶，晒干；全年采收树枝或心材，晒干。

【性能主治】　大岗茶：味甘、咸，性平；破瘀生新，止痛生肌；主治跌打损伤，肿痛，骨折，痈疮红肿。大岗茶树皮：味苦、涩，性平；收敛止泻；主治慢性肠炎。大岗茶叶：味甘、微苦，性平；清热解暑；主治外感暑热。

【生境分布】　生长于丘陵、山地林中或村边。国内分布于华东、中南及四川、贵州等省区；省内分布于济宁、曲阜、日照、费县等地，淄博南部有少量栽培。

1.2 粗糠树 Ehretia macrophylla Wall.

【别　　名】　野枇杷、山枇杷、糠桐、破布子。

【药用部位】　树皮（粗糠树皮）。

【采收加工】　全年可采，鲜用或晒干。

【性能主治】　味微苦、辛，性凉；散瘀消肿；主治跌打损伤。

　　【生境分布】　生长于土质肥沃的山脚阴湿处、山坡路旁及疏林中。国内分布于西南、华南、华东及台湾、河南、陕西、甘肃、青海等省区；省内泰安有少量引种栽培。

2　砂引草属　Messerschmidia L.

2.1　砂引草　Messerschmidia sibirica L. Mant.

　　【药用部位】　全草（砂引草）。

　　【采收加工】　春、夏季采收，洗净，晒干或鲜用。

　　【性能主治】　排脓敛疮；外用治疗痈肿，关节痛。

　　【生境分布】　生长于海滨或盐碱地。国内分布于内蒙古、山西、河北、河南、甘肃、宁夏、安徽、陕西、辽宁、吉林等省区；省内分布于胶东沿海、鲁西北地区及黄河三角洲。

2.2　细叶砂引草　Messerschmidia sibirica L. var. angustior (DC.) W. T. Wang

　　【别　　名】　羊担子。

　　【药用部位】　同砂引草。

　　【采收加工】　同砂引草。

　　【性能主治】　同砂引草。

　　【生境分布】　生长于海拔450～1900m干旱山坡、路边及河边沙地。国内分布于内蒙古、山西、河北、河南、甘肃、宁夏、安徽、陕西、辽宁、吉林等省区；省内分布于胶东沿海、鲁西北地区及黄河三角洲。

3　紫筒草属　Stenosolenium Turcz.

紫筒草　Stenosolenium saxatiles (Pall.) Turcz.

　　【别　　名】　白毛草、蛤蟆草、伏地蜈蚣草。

　　【药用部位】　全草（紫筒草）。

　　【采收加工】　夏、秋季采收，洗净，晒干或鲜用。

　　【性能主治】　味苦，辛，性凉；清热凉血，止血，止咳，祛风除湿；主治吐血，感冒，肺热咳嗽，关节疼痛。

　　【生境分布】　生长于低山坡、路旁及荒野。国内分布于东北及内蒙古、河北、陕西、山西、宁夏、甘肃、青海等省区；省内分布于临沂、济南等地。

4　紫草属　Lithospermum L.

4.1　紫草　Lithospermum erythrorhizon Sieb. et. Zucc

　　【别　　名】　紫根、紫草根、硬紫草。

　　【药用部位】　根（紫草）。

　　【采收加工】　春、秋季采挖，除去泥沙，晒干。

　　【性能主治】　味苦，性寒；凉血，活血，解毒透疹；主治血热毒盛，斑疹紫黑，麻疹不透，疮疡，湿疹，水火烫伤。

　　【生境分布】　生长于向阳山坡草丛、沟边或林缘。国内分布于辽宁、河北、山西、河南、陕西、甘肃、江西、湖北、湖南、广西、贵州、四川等省区；省内分布于昆嵛山、崂山、蒙山、泰山、沂山等地。

4.2　田紫草　Lithospermum arvense L.

　　【别　　名】　麦家公、羊蹄牙、毛女子菜、地仙桃、大紫草。

　　【药用部位】　果实（田紫草）。

　　【采收加工】　6～8月成熟时采收，晒干。

　　【性能主治】　味甘、辛，性温；温中行气，消肿止痛；主治胃寒胀痛，吐酸，跌打肿痛，骨折。

　　【生境分布】　生长于低山草坡、田野草地或田边潮湿处。国内分布于东北及河北、山西、陕西、甘肃、新疆、江苏、浙江、安徽等省区；省内各地山区丘陵地带均有分布。

5　鹤虱属　Lappula V. Wolf

鹤虱　Lappula myosotis V. Wolf

　　【别　　名】　赖毛子、粘珠子、东北鹤虱。

　　【药用部位】　果实（赖毛子）。

　　【采收加工】　夏、秋季成熟后采收，晒干。

　　【性能主治】　味苦、辛，性平，有小毒；消积杀虫；主治蛔虫病，绦虫病，虫积腹痛。

　　【生境分布】　生长于山坡、路旁或田边。国内分布于华北、西北等区域；省内分布于崂山、济南、泰山等地。

6　斑种草属　Borthriospermum Bge.

6.1　斑种草　Bothriospermum chinense Bge.

　　【别　　名】　蛤蟆草、细叠子草、细茎斑种草。

　　【药用部位】　全草（蛤蟆草）。

　　【采收加工】　春、夏季采收，洗净，鲜用。

　　【性能主治】　味微苦，性凉；解毒消肿，利湿止痒；主治痔疮，肛门肿痛，湿疹。

　　【生境分布】　生长于山坡荒野、田间、路旁及竹林下。国内分布于甘肃、陕西、河南、山西、河北、辽宁等省区；省内分布于除鲁西北以外的其他地区。

6.2　细弱斑种草　Bothriospermum tenellum (Hornem.) Fisch. Et Mey.

　　【别　　名】　柔弱斑种草。

　　【药用部位】　全草（细弱斑种草）。

　　【采收加工】　夏、秋季采收，晒干。

　　【性能主治】　味微苦、涩，性平，有小毒；止咳，止血；主治咳嗽，吐血。

　　【生境分布】　生长于山坡草丛、田野、路旁。国内分布于东北、华北、华南、西南及山西、河南、台湾等省区；省内各地山区丘陵地带均有分布。

6.3　多苞斑种草　Bothriospermum secundum Maxim.

　　【别　　名】　山蚂蟥、毛萝菜。

　　【药用部位】　全草（多苞斑种草）。

　　【采收加工】　春、夏季采收，鲜用或晒干。

　　【性能主治】　味苦，性凉；祛风，利水，解疮毒；主治水肿骤起，疮毒。

【生境分布】　生长于山坡、荒地、路旁草丛及灌木林下。国内分布于东北及河北、山西、陕西、甘肃、江苏、云南等省区；省内分布于各地山区丘陵地带。

7　附地菜属 Trigonotis Stev.

7.1　附地菜 Trigonotis peduncularis (Trev.) Benth. ex Baker et S. Moore

【别　　名】　豆瓣子棵、豆瓣子菜、搓不死。

【药用部位】　全草（附地菜）。

【采收加工】　春、夏季采收，洗净，晒干或鲜用。

【性能主治】　味苦、辛，性温；温中健胃，消肿止痛，止血；主治手脚麻木，胸胁疼痛，遗尿，胃痛作酸，吐血，外用治疗跌打损伤、骨折。

【生境分布】　生长于田野、路旁、宅边、荒地或丘陵草地。国内分布于东北及内蒙古、甘肃、新疆、福建、江西、广西、云南、四川等省区；省内各地均有分布。

7.2　大花附地菜 Trigonotis peduncularis (Trev.) Benth. ex Baker et S. Moore var. macrantha W. T. Wang

【药用部位】　同附地菜。

【采收加工】　同附地菜。

【性能主治】　同附地菜。

【生境分布】　生长于山坡阴处。国内分布于河北、山西、陕西、甘肃等省区；省内分布于泰山等地。

7.3　钝萼附地菜 Trigonotis amblyosepala Nacai et Kitagawa

【药用部位】　全草（钝萼附地菜）。

【采收加工】　夏、秋季采收，晒干。

【性能主治】　清热，消炎，止痛。

【生境分布】　生长于灌丛、田间、低山山坡草地、林缘或荒野。国内分布于华北、东北、西北等区域；省内分布于泰山。

（一百零六）马鞭草科 Verbenaceae

1　马鞭草属 Verbena L.

马鞭草 Verbena officinalis L.

【别　　名】　马鞭、龙芽草、风颈草、紫顶龙芽、铁马鞭、狗牙草、顺捋草、蜻蜓草、退血草、铁马莲、疟马鞭、土荆芥、野荆芥、燕尾草、白马鞭、蜻蜓饭、狗咬草、铁扫帚、狗鞭子、马鞭梢。

【药用部位】　全草（马鞭草）。

【采收加工】　6～8月花开放时采收，除去杂质，晒干。

【性能主治】　味苦、辛，性寒；清热解毒，活血通经，

利水消肿，截疟；主治感冒发热，咽喉肿痛，牙龈肿痛，黄疸，痢疾，血瘀经闭，痛经，症瘕，水肿，小便不利，疟疾，痈疮肿毒，跌打损伤。

【生境分布】　生长于山坡、路边、溪旁或林边。国内分布于中南、西南及山西、陕西、甘肃、新疆、江苏、安徽、浙江、江西、福建、湖北、湖南等省区；省内分布于临沂、菏泽等地。

2　马樱丹属 Lantana L.

马樱丹 Lantana camata L.

【别　　名】　大红绣球、臭金凤、如意花、土红花、五色梅、龙船花、山大丹、杀虫花、臭牡丹、毛神花、臭冷风、天兰草、五色花、五雷箭、穿墙风、野眼菜、五彩花、红花刺珊瑚球、臭草。

【药用部位】　花（五色梅），叶或嫩枝叶（五色梅叶），根（五色梅根）。

【采收加工】　花全年可采，鲜用或晒干；叶或嫩枝叶春、夏季采收，鲜用或晒干；根全年可采，鲜用或切片晒干。

【性能主治】　**五色梅**：味苦、微甘，性凉，有毒；清热，止血；主治肺痨咯血，腹痛吐泻，湿疹，阴痒。**五色梅叶**：味辛、苦，性凉，有毒；清热解毒，祛风止痒；主治痈肿毒疮，湿疹，疥癣，皮炎，跌打损伤。**五色梅根**：味苦，性寒；清热泻火，解毒散结；主治感冒发热，伤暑头痛，胃火牙痛，咽喉炎，痄腮，风湿痹痛，瘰疬痰核。

【生境分布】　原产热带美洲，生长于海拔 80～1500m 海边沙滩、路边及空旷地。国内台湾、福建、广东、广西等省区见有逸生；省内各地城市公园、庭院常有栽培。

3　牡荆属 Vitex L.

3.1　黄荆 Vitex negundo L.

【别　　名】　布荆子、黄金子、荆条、荆棵、蚊枝叶、白背叶、姜荆叶、埔姜叶、姜子叶。

【药用部位】　果实（黄荆子），叶（黄荆叶），根（黄荆根）。

【采收加工】　秋季采收成熟果实，晒干；叶夏季采收，鲜用或晒干；根秋、冬季采收，洗净，切片，晒干。

【性能主治】　**黄荆子**：味苦、辛，性温；散风祛痰，止咳平喘，理气止痛；主治感冒咳嗽，哮喘，慢性气管炎，胃痛，吞酸，便秘，疝气，关节疼痛。**黄荆叶**：味苦，性凉；解表，除湿，止痢，止痛；主治感冒发热，中暑，腹痛吐泻，痢疾，痈肿，癣疮，气管炎。**黄荆根**：味辛、微苦，性温；解表，止咳，祛风除湿，理气止痛；主治感冒，慢性气管炎，风湿痹痛，胃痛，痧气，腹痛。

【生境分布】　生长于山坡、路旁或村边。国内分布于南北各省区；省内各地山区丘陵地带有分布。

3.2 荆条 Vitex negundo L. var. heterophylla (Franch.) Rehd.

【药用部位】 同黄荆。

【采收加工】 同黄荆。

【性能主治】 同黄荆。

【生境分布】 生长于低山向阳的山坡路边和灌丛。国内分布于华东地区;省内各地均有分布。

3.3 牡荆 Vitex negundo L. var. cannabifolia (Sieb. Et Zucc.) Hand.-Mazz.

【药用部位】 同黄荆。

【采收加工】 同黄荆。

【性能主治】 同黄荆。

【生境分布】 生长于山坡、路旁。国内分布于中南、华北等荒山丘陵地带;省内分布于青岛中山公园。

3.4 单叶蔓荆 Vitex trifolia L. var. simplicifolia Cham.

【别　　名】 荆条子、沙荆、灰枣。

【药用部位】 果实(蔓荆子)。

【采收加工】 夏、秋季采收,除去杂质,晒干。

【性能主治】 味辛、苦,性微寒;疏散风热,清利头目;主治风热感冒,头痛,齿龈肿痛,目赤多泪,目暗不明,头晕目眩。

【生境分布】 生长于海滨沙滩及湖畔,亦有栽培。国内分布于辽宁、河北、江苏、安徽、浙江、江西、福建、台湾、广东等省区;省内分布于沿海地区、黄河三角洲、内陆盐碱地及汶河两岸。

4 紫珠属 Callicarpa L.

4.1 白棠子树 Callicarpa dichotoma (Lour.) K. Koch

【别　　名】 山指甲、小紫珠、小米干饭、紫球、细亚锡饭、小叶紫珠。

【药用部位】 叶(紫珠叶)。

【采收加工】 夏季采收带嫩枝的叶,晒干。

【性能主治】 味苦、涩,性凉;收敛止血,清热解毒;主治咯血,呕血,衄血,牙龈出血,尿血,便血,崩漏,皮肤紫癜,外伤出血,痈疽肿毒,毒蛇咬伤,烧伤。

【生境分布】 生长于低山丘陵灌丛。国内分布于华东、华南及河北、河南、台湾、湖北、贵州等省区;省内各地山区均有分布。

4.2 老鸦糊 Callicarpa giraldii Hesse ex Rehd.

【别　　名】 紫珠草、小米团花、鸡米树、珍珠子、细米油珠、斑鸠站、粗糠草、粥香、猴草、舌癀、波叶翻、红炮果。

【药用部位】 叶(老鸦糊)。

【采收加工】 夏、秋季采收,鲜用或晒干。

【性能主治】 味苦,性凉;清热利湿,解毒消肿;主治感冒发热,肺热咳嗽,咽喉肿痛,口舌生疮,湿热黄疸,痢疾,痈肿疮毒,湿疹,皮炎,跌打损伤,烫伤。

【生境分布】 生长于疏林或灌丛。国内分布于河南、陕西、甘肃、江苏、安徽、浙江、江西、福建、湖北、湖南、四川、广东、广西、贵州、云南等省区;省内分布于蒙山、崂山等地。

4.3 日本紫珠 Callicarpa japonica Thunb.

【别　　名】 鸡丁棍、水晶桃。

【药用部位】 叶(日本紫珠)。

【采收加工】 夏、秋季采收,鲜用或晒干。

【性能主治】 味苦,性凉;清热利湿,解毒消肿;主治感冒发热,肺热咳嗽,咽喉肿痛,口舌生疮,湿热黄疸,痢疾,痈肿疮毒,湿疹,皮炎,跌打损伤,烫伤。

【生境分布】 生长于山坡或谷地溪旁丛林中。国内分布于辽宁、河北、江苏、安徽、浙江、台湾、江西、湖南、湖北、四川、贵州等省区;省内分布于昆嵛山、崂山等地。

4.4 大叶紫珠 Callicarpa macrophylla Vah.

【别　　名】 紫珠草、大风叶、白骨风。

【药用部位】 叶或带叶嫩枝(大叶紫珠)。

【采收加工】 夏、秋季采收,晒干。

【性能主治】 味辛、苦,性平;散瘀止血,消肿止痛;主治衄血,咯血,吐血,便血,外伤出血,跌扑肿痛。

【生境分布】 生长于山坡、丘陵、村边灌丛。国内分布于广东、广西、云南、贵州;省内潍坊植物园有引种栽培。

5 大青属 Clerodendrum L.

5.1 海州常山 Clerodendrum trichotomum Thunb.

【别　　名】 臭梧桐、太粘苍、臭枝子、河楸叶、臭桐、臭芙蓉、地梧桐、八角梧桐、楸叶常山、矮桐子、楸茶叶、百日红、臭牡丹、臭桐柴。

【药用部位】 嫩枝及叶(臭梧桐),根(臭梧桐根),花(臭梧桐花),果实(臭梧桐子)。

【采收加工】 6~7月开花前采收带嫩枝的叶,夏季采花,夏、秋季采收果实,晒干或鲜用;冬季挖根,洗净,晒干。

【性能主治】 臭梧桐:味苦、微辛,性平;祛风除湿,平肝降压,解毒杀虫;主治风湿痹痛,半身不遂,高血压症,疟疾,痈疽疮疥。臭梧桐根:主治头风痛,风湿痹痛,食积气滞,脘腹胀痛,小儿疳积,跌打损伤,乳痈肿毒。臭梧桐花:主治风气头痛,高血压,痢疾,疝气。臭梧桐子:主治风湿痹痛,牙痛,气喘。

【生境分布】 生长于山坡、路旁或村边、灌丛中。国内分布于华北、华东、中南、西南等区域;省内各地山区丘陵地带有分布。

5.2　臭牡丹 Clerodendrum bungei Steud.

【别　名】　臭八宝、大红袍、矮童子、大红花、臭枫草、臭珠桐、矮桐、逢仙草、臭灯桐、臭树、臭草、臭黄根、臭茉莉、臭芙蓉、臭梧桐。

【药用部位】　根、茎、叶（臭牡丹）。

【采收加工】　夏、秋季采收，鲜用或晒干。

【性能主治】　味辛、微苦，性平；活血散瘀，消肿解毒，降血压，止咳，祛风湿。

【生境分布】　生长于海拔 2500m 以下山坡、林缘、沟谷、路旁及灌丛。国内分布于华北、西北、西南各省区；省内各地公园有栽培。

6　莸属 Caryopteris Bge.

6.1　兰香草 Caryopteris incana（Thunb.）Miq.

【别　名】　山薄荷、莸、独脚球、蓝花草、酒药草、金石香、石上香、齿瓣兰香草。

【药用部位】　全草或根（兰香草）。

【采收加工】　全草全年可采，根秋季采挖，洗净，鲜用或阴干。

【性能主治】　味辛，性温；疏风解表，祛痰止咳，散瘀止痛；主治上呼吸道感染，百日咳，支气管炎，风湿关节痛，胃肠炎，跌打肿痛，产后瘀血腹痛，外用治毒蛇咬伤，湿疹，皮肤瘙痒。

【生境分布】　生长于海拔 1500～4000m 干旱山地或河滩灌木丛。国内分布于陕西、甘肃、四川、湖北、湖南、浙江、广东、广西等省区；省内青岛隆海集团中科景观植物产业化发展有限公司基地有引种栽培。

6.2　蒙古莸 Caryopteris mongholica Bunge

【别　名】　白沙蒿、山狼毒、兰花茶。

【药用部位】　全草（蒙古莸）。

【采收加工】　夏、秋季采收，晒干。

【性能主治】　味甘，性温；消食理气，祛风湿，活血止痛。

【生境分布】　生长于海拔 1100～1250m 草原、山地阳坡、河岸和沙丘。国内分布于河北、山西、陕西、内蒙古、甘肃等省区；省内山东林业科学院东营分院基地、东营市林业科学研究所珍果园有引种栽培。

（一百零七）唇形科 Labiatae

1　香科科属 Teucrium L.

血见愁 Teucrium viscidum Bl.

【别　名】　山藿香、肺形草、布地锦、皱面草、方枝苦草、方骨苦草、野薄荷、贼子草、假紫苏、野苏麻、蛇药、水苏麻、山黄荆、四棱香、冲天泡。

【药用部位】　全草（血见愁）。

【采收加工】　夏季花初开时采收，晒干或鲜用。

【性能主治】　主治风湿性关节炎，跌打损伤，肺脓疡，

急性胃肠炎，消化不良，冻疮肿痛，吐血，衄血，外伤出血，毒蛇咬伤。

【生境分布】　生长于山地林下润湿处，海拔 120～1530m。国内分布于江苏、浙江、福建、台湾、江西、湖南、广东、广西、云南、四川、西藏等省区；省内分布于昆嵛山、长岛、灵山岛。

2　筋骨草属 Ajuga L.

2.1　筋骨草 Ajuga ciliata Bge.

【别　名】　透筋草、毛缘筋骨草。

【药用部位】　全草（筋骨草）。

【采收加工】　夏季花初开时采收，晒干或鲜用。

【性能主治】　味苦，性寒；清热，凉血，消肿；主治肺热咯血，扁桃腺炎，咽喉痛，乳蛾，跌打损伤。

【生境分布】　生长于山谷溪旁或林下阴湿处。国内分布于河北、河南、山西、陕西、甘肃、浙江、四川等省；省内分布于鲁山、五莲山、泰山、徂徕山等地。

2.2　多花筋骨草 Ajuga multiflora Bge.

【药用部位】　全草（多花筋骨草）。

【采收加工】　4～5月开花时采收，晒干。

【性能主治】　味苦，性寒；清热解毒，止血；主治肺热咳嗽，咯血，疮痈肿毒。

【生境分布】　生长于山坡灌丛或河边草丛。国内分布于江苏、安徽、河北、辽宁、黑龙江、内蒙古等省区；省内分布于昆嵛山、伟德山、崂山、五莲山等地。

2.3　线叶筋骨草 Ajuga linearifalia Pamp.

【药用部位】　药用全草（线叶筋骨草）。

【采收加工】　夏、秋季采收，晒干。

【性能主治】　清热解毒，活血止血，消肿。

【生境分布】　生长于山坡草丛阴湿处。国内分布于辽宁、河北、山西、江苏等省；省内分布于徂徕山、鲁山、沂山、千佛山、五莲山等地。

2.4　金疮小草 Ajuga decumbens Thunb.

【别　名】　白毛夏枯草、雪里青、散血草。

【药用部位】　全草（白毛夏枯草）。

【采收加工】　夏、秋季采收，鲜用或晒干。

【性能主治】　味苦、甘，性寒；清热解毒，化痰止咳，凉血散血；主治咽喉肿痛，肺热咳嗽，肺痈，目赤肿痛，痢疾，痈肿疔疮，毒蛇咬伤，跌打损伤。

【生境分布】　生长于草坡、路旁、林边、村庄附近及沟边较阴湿肥沃土壤。国内分布于长江以南各省区；省内分布于日照。

3　水棘针属 Amethystea L.

水棘针 Amethystea caerulea Linn.

【别　名】　山油子、土荆芥、细叶山紫苏。

【药用部位】　全草（水棘针）。

【采收加工】　夏、秋季采收，切段，晒干。

【性能主治】 味辛，性平；疏风解表，宣肺平喘；主
治感冒，咳嗽气喘。

【生境分布】 生长于山坡草丛或河边沙滩、路边及溪
旁。国内分布于吉林、辽宁、内蒙古、河北、河南、陕西、
山西、甘肃、新疆、江苏、安徽、湖北、四川、云南等省
区；省内分布于泰山、徂徕山、鲁山、沂山、肥城、五莲
等地。

4 黄芩属 Scutellaria L.

4.1 韩信草 Scutellaria indica Linn.

【别　　名】 耳挖草、大力草、金茶匙、疔疮草、铁
灯盏。

【药用部位】 全草（韩信草）。

【采收加工】 春、夏季采收，鲜用或晒干。

【性能主治】 味辛、苦，性寒；清热解毒，活血止痛，
止血消肿；主治痈肿疔毒，肺痈，肠痈，瘰疬，毒蛇咬伤，
肺热咳喘，牙痛，咽痛，喉痹，筋骨疼痛，吐血，咯血，便
血，跌打损伤，创伤出血，皮肤瘙痒。

【生境分布】 生长于山坡、林下、路边或溪边草丛。
国内分布于江苏、浙江、安徽、江西、福建、台湾、广东、
广西、湖南、河南、陕西、四川及云南等省区；省内分布于
崂山、徂徕山。

4.2 黄芩 Scutellaria baicalensis Georgi.

【别　　名】 黄金茶、黄金条、黄金条根、文芩。

【药用部位】 根（黄芩），果实（黄芩子）。

【采收加工】 春、秋季采收根部，除去茎叶和泥土，
晒至半干后撞去粗皮，再晒干；夏、秋季采收成熟果实，除
去杂质，晒干。

【性能主治】 黄芩：味苦，性寒；清热燥湿，泻火解
毒，止血，安胎；主治湿温，暑温胸闷呕恶，湿热痞满，泻
痢，黄疸，肺热咳嗽，高热烦渴，血热吐衄，痈肿疮毒，胎
动不安。黄芩子：止痢；主治痢下脓血。

【生境分布】 生长于向阳山坡草丛。国内分布于黑龙
江、吉林、辽宁、内蒙古、河北、河南、甘肃、陕西、山
西、四川、云南等省区；省内分布于日照、烟台、青岛、潍
坊、泰安、淄博、临沂等地，各地均有栽培，以莒县、临
朐、平邑等地栽培面积较大。

4.3 粘毛黄芩 Scutellaria viscidula Bge.

【别　　名】 黄花黄芩、腺毛黄芩。

【药用部位】 同黄芩。

【采收加工】 同黄芩。

【性能主治】 同黄芩。

【生境分布】 生长于荒坡、草地。国内分布于山西、
内蒙古、河北等省区；省内分布于烟台。

4.4 京黄芩 Scutellaria pekinensis Maxim.

【别　　名】 筋骨草。

【药用部位】 同黄芩。

【采收加工】 同黄芩。

【性能主治】 同黄芩。

【生境分布】 生长于潮湿山沟、谷地或林下。国内分
布于吉林、河北、河南、陕西、浙江、江苏等省；省内分布
于泰山、徂徕山、鲁山、沂山、五莲、千佛山等地。

4.5 紫茎京黄芩 Scutellaria pekinensis Maxim. var. purpureicaulis (Migo) C. Y. Wu et H. W. Li

【药用部位】 同黄芩。

【采收加工】 同黄芩。

【性能主治】 同黄芩。

【生境分布】 生长于山谷、林下潮湿地。国内分布于
江苏、江西、福建等省；省内分布于泰山。

4.6 并头黄芩 Scutellaria scorifolia Fisch. Ex Schrank

【别　　名】 头巾草、山麻子。

【药用部位】 全草（并头黄芩）。

【采收加工】 7～9月采收，鲜用或晒干。

【性能主治】 味微苦，性凉；清热利湿，解毒消肿；
主治肝炎，肝硬化腹水，阑尾炎，乳腺炎，蛇虫咬伤，跌打
损伤。

【生境分布】 生长于山坡草丛、沙地。国内分布于黑
龙江、内蒙古、青海、山西、河北等省区；省内分布于济
南、威海等地。

4.7 半枝莲 Scutellaria barbata D. Don.

【别　　名】 半边莲、并头草、牙刷草。

【药用部位】 全草（半枝莲）。

【采收加工】 夏、秋季采挖，除去杂质，晒干或鲜用。

【性能主治】 味辛、苦，性寒；清热解毒，散瘀止血，
利尿消肿；主治热毒痈肿，咽喉疼痛，肺痈，肠痈，瘰疬，
毒蛇咬伤，跌打损伤，吐血，衄血，血淋，水肿，腹水，
癌症。

【生境分布】 生长于溪沟旁、田边或湿润草地。国内
分布于华东、华南、西南及河北、河南、陕西、湖北、湖南
等省区；省内分布于临沂、日照、潍坊、烟台、青岛、淄博
等地。

5 薰衣草属 Lavandula L.

薰衣草 Lavandula angustifolia Mill.

【药用部位】 全草（薰衣草）。

【采收加工】 6月采收，阴干。

【性能主治】 味辛，性凉；清热解毒，散风止痒；主
治头痛，头晕，口舌生疮，咽喉红肿，水火烫伤，风疹，
疥癣。

【生境分布】 原产地中海地区。国内多栽培；省内胶州、平阴、蒙阴、济南等地有引种栽培。

6　夏至草属 Lagopsis Bge. ex Benth.

夏至草 Lagopsis supina (Steph.) IK. -Gal. ex Knorr.

【别　　名】 野益母草、白花益母、白花夏枯。

【药用部位】 全草（夏至草）。

【采收加工】 盛花期采收，除去杂质，晒干。

【性能主治】 味微苦，性平，有小毒；养血调经，清热利湿；主治贫血性头晕，半身不遂，月经不调，水肿。

【生境分布】 生长于村边、路旁或荒地。国内南北各省区分布几遍；省内各地均有分布。

7　藿香属 Agastache Clayt.

藿香 Agastache rugosa (Fisch. et Meyer.) O. Kuntze.

【别　　名】 山藿香、野藿香、排香草。

【药用部位】 全草（藿香）。

【采收加工】 5～8月花初开时割取地上部分，阴干或鲜用。

【性能主治】 味辛，性微温；祛暑解表，化湿和胃；主治夏令感冒，寒热头痛，胸脘痞闷，呕吐泄泻，妊娠呕吐，鼻渊，手足癣。

【生境分布】 生长于阴湿山坡或溪边湿地。国内分布于华东、东北及河北、贵州、四川、云南等省区；省内分布于各地山区。

8　裂叶荆芥属 Schizonepeta Briq.

裂叶荆芥 Schizonepeta tenuifolia (Benth.) Briq.

【别　　名】 假苏、香荆芥、四棱杆蒿、小茴香。

【药用部位】 全草（荆芥、全荆芥），花序（荆芥穗）。

【采收加工】 盛花期割取地上部分，晒干，为荆芥或全荆芥；趁鲜剪下花穗，除去杂质，晒干，为荆芥穗。

【性能主治】 荆芥：味辛，性微温；解表散风，透疹；主治感冒，发热，头痛，咽喉肿痛，疮疡肿毒，瘰疬，麻疹不透，荨麻疹初期。荆芥穗：功效与荆芥同，但作用较强。

【生境分布】 生长于山坡林缘或路边草丛。国内分布于黑龙江、吉林、辽宁、河北、河南、山西、陕西、甘肃、江苏、浙江、福建、云南、四川、贵州等省区；省内分布于泰安、济宁、菏泽、临沂、济南、潍坊、日照等地，枣庄、潍坊、曲阜等地有种植。

9　荆芥属 Nepeta L.

荆芥 Nepeta cataria Linn.

【别　　名】 心叶荆芥、假荆芥、假苏、小荆芥。

【药用部位】 全草（荆芥）。

【采收加工】 7～9月花开时割取地上部分，除去杂质，阴干或鲜用。

【性能主治】 味淡，性凉；祛风发汗，解热透疹，散瘀消肿，止血止痛；主治伤风感冒，头痛发热，怕冷，咽喉肿痛，结膜炎，麻疹不透，跌打损伤，吐血，鼻衄，外伤出血，毒蛇咬伤，疔疮疖肿。

【生境分布】 生长于山坡或路边草丛。国内分布于新疆、甘肃、陕西、河南、山西、湖北、贵州、四川、云南等省区；省内分布于昆嵛山、鲁山、泰山等地。

10　活血丹属 Glechoma L.

活血丹 Glechoma longituba (Nakai) Kuprian.

【别　　名】 金钱草、连钱草。

【药用部位】 全草（连钱草、金钱草）。

【采收加工】 4～5月采收地上部分，除去杂质，晒干。

【性能主治】 味辛、微苦，性微寒；利湿通淋，清热解毒，散瘀消肿；主治热淋，石淋，湿热黄疸，疮痈肿痛，跌扑损伤。

【生境分布】 生长于林缘、疏林下、路旁或溪边草丛。国内除青海、甘肃、新疆及西藏外，几分布于南北各省区；省内分布于临沂、青岛、烟台等地。

11　夏枯草属 Prunella L.

11.1　夏枯草 Prunella vulgaris Linn.

【别　　名】 棒槌草、锄头草、大头花、麦穗夏枯草。

【药用部位】 果穗（夏枯草）。

【采收加工】 夏季果穗呈棕红色时采摘，割取全草，捆成小把，或剪下花穗，晒干或鲜用。

【性能主治】 味苦、辛，性寒；清肝火，散郁结；主治头痛眩晕，目赤肿痛，瘰疬，瘿瘤，乳痈，乳癌，甲状腺肿大，淋巴结结核，高血压病。

【生境分布】 生长于荒坡、草地、溪边或路旁湿润草地。国内分布于各省区；省内分布于临沂、日照等地，枣庄、章丘等地有栽培。

11.2　长冠夏枯草 Prunella asiatica Nakai

【别　　名】 山菠菜、夏枯头、野菠菜。

【药用部位】 花、果穗或全草（长冠夏枯草）。

【采收加工】 夏季花果期采收，除去杂质，晒干。

【性能主治】 味苦、辛，性寒；清肝明目，清热，散郁结，强心利尿，降压；主治肺痨，瘰疬，瘿瘤，黄疸，筋骨疼痛，眼涩肿痛，眩晕，口眼㖞斜，高血压病，头痛耳鸣，乳痈，痄腮，淋症，带下病。

【生境分布】 生长于山坡草地、路旁、灌丛或潮湿处。国内分布于黑龙江、吉林、辽宁、山西、浙江、安徽、江西等省区；省内分布于烟台南山、昆嵛山。

12 糙苏属 Phlomis L.

糙苏 Phlomis umbrosa Turcz.

【别　　名】 山芝麻、山苏子。

【药用部位】 根及全草（糙苏）。

【采收加工】 夏季花开时采割地上部分，除去杂质，晒干。

【性能主治】 味辛、涩，性平；散风，解毒，止咳，祛痰；主治感冒，慢性支气管炎，疖肿。

【生境分布】 生长于山坡、山谷、灌丛或疏林。国内分布于辽宁、内蒙古、河北、山西、陕西、甘肃、四川、湖北、贵州及广东等省区；省内各地山区丘陵地带有分布。

13 野芝麻属 Lamium L.

13.1 宝盖草 Lamium amplexicaule Linn.

【别　　名】 灯笼草、接骨草。

【药用部位】 全草（宝盖草）。

【采收加工】 春、夏季花果期采收，除去杂质，晒干。

【性能主治】 味辛、苦，性平；清热利湿，活血祛风，消毒解肿；主治黄疸型肝炎，淋巴结核，高血压，筋骨疼痛，面神经麻痹，四肢麻木，半身不遂，跌打损伤，骨折，瘰疬，黄水疮。

【生境分布】 生长于山坡、路边、林缘或田间水渠边。国内分布于西北、西南、华中、华东等区域；省内分布于胶东半岛及鲁中南地区。

13.2 野芝麻 Lamium barbatum Sieb. et Zucc.

【别　　名】 山芝麻、山苏子、野藿香。

【药用部位】 全草、花（野芝麻）。

【采收加工】 春、夏季采收，阴干或鲜用。

【性能主治】 味甘、辛，性平；散瘀消积，调经止痛，祛风利湿；主治肺热咳血，血淋，白带，痛经，月经不调，小儿疳积，跌打损伤，肾炎，膀胱炎。

【生境分布】 生长于山坡或溪边路旁。国内分布于东北、华北、华东及陕西、甘肃、湖北、湖南、四川、贵州等省区；省内分布于潍坊、淄博、临沂、日照等地。

14 益母草属 Leonurus L.

14.1 益母草 Leonurus artemisia (Lour) S. Y. Hu in Sourn

【别　　名】 坤草、茺蔚、益母蒿、茺蔚子、小胡麻、山麻。

【药用部位】 全草（益母草），果实（茺蔚子），花（益母草花）。

【采收加工】 春季幼苗期至初夏花前期采割，除去杂质，鲜用；夏季茎叶茂盛、花未开或初开时，割取地上部分，晒干；夏、秋季果实成熟时采割，打下果实，除去杂质，晒干；夏季采收初开的花，晒干或鲜用。

【性能主治】 益母草：味苦、辛，性微寒；活血调经，利尿消肿；主治月经不调，痛经，经闭，恶露不禁，水肿尿少，急性肾炎水肿。茺蔚子：味辛、苦，性微寒；活血调经，清肝明目；主治月经不调，经闭，痛经，目赤翳障，头晕胀痛。益母草花：味甘、微苦，凉；养血，活血，利水；主治贫血，疮疡肿毒，痛经，产后瘀阻腹痛，血滞经闭，恶露不下。

【生境分布】 生长于田梗、路旁、溪边或山坡草地，尤以向阳地带为多。国内分布于南北各省区；省内分布于潍坊、临沂、枣庄、青岛、滨州等地，以安丘、惠民、广饶、历城、长清、济阳、禹城、齐河、海阳等地产量较大。

14.2 錾菜 Leonurus pseudomacranthus Kitag.

【别　　名】 白花益母草、白花茺蔚。

【药用部位】 全草（白花益母草）。

【采收加工】 春、夏季采收，晒干。

【性能主治】 味辛、微苦，性微寒；破瘀调经，利尿；主治产后腹痛，痛经，月经不调，肾炎水肿等。

【生境分布】 生长于田埂、山坡、草丛或路旁。国内分布于吉林、辽宁、河北、河南、山西、陕西、甘肃、江苏、安徽等省区；省内各地山区均有分布。

15 水苏属 Stachys L.

15.1 水苏 Stachys japonica Miq.

【别　　名】 鸡苏、宽叶水苏。

【药用部位】 全草（水苏），根（水苏根）。

【采收加工】 春、夏季采收全草，秋季挖根，洗净，晒干或鲜用。

【性能主治】 水苏：味辛，性平；疏风理气，止血消炎；主治感冒痧症，肺痿，头晕目眩，口臭，咽喉痛，久痢，吐血，血崩，血淋，疮疖肿毒。水苏根：清火，平肝，补阴；主治失音，咳嗽，跌打伤，疮癣烂痛，缠腰火丹。

【生境分布】 生长于水沟、溪边或湖边湿地。国内分布于辽宁、内蒙古、河北、江苏、浙江、安徽、江西、福建等省区；省内分布于崂山、鲁山、五莲、微山、德州等地。

15.2 毛水苏 Stachys baicalensis Fisch. ex Benth.

【别　　名】 水苏草。

【药用部位】 同水苏。

【采收加工】 同水苏。

【性能主治】 同水苏。

【生境分布】 生长于湿草地及河岸上。国内分布于黑龙江、辽宁、吉林、山西、陕西、河北等省区；省内分布于济南、沂山、沾化等地。

15.3 甘露子 Stachys sieboldii Miq.

【别　　名】 宝塔菜、地蚕、螺丝菜、草石蚕。

【药用部位】 块茎或全草（甘露子、草石蚕）。

【采收加工】 夏季采收全草，秋季采挖块茎，除去杂质，晒干或鲜用。

【性能主治】　味甘，性平；祛风热，利湿，活血化瘀；主治黄疸，小便淋痛，肺痨，风热感冒，虚劳咳嗽，小儿疳积，疮毒肿痛，蛇虫咬伤。

【生境分布】　生长于水边、溪边湿地。国内分布于华北、西北等区域；省内分布于烟台、泰安、济南、临沂等地。

16　鼠尾草属 Salvia L.

16.1　丹参 Salvia miltiorrhiza Bunge.

【别　　名】　紫丹参、血参根、红根、红参。

【药用部位】　根及根茎（丹参）。

【采收加工】　春、秋季采收，除去泥沙，晒干。

【性能主治】　味苦，性微寒；祛瘀止痛，活血通经，清心除烦；主治月经不调，经闭痛经，癥瘕积聚，胸腹刺痛，热痹疼痛，疮疡肿痛，心烦不眠，肝脾肿大，心绞痛。

【生境分布】　生长于山坡、林下草地、灌丛或沟边。国内分布于华东及辽宁、河北、河南、山西、陕西、宁夏、甘肃、湖北、湖南、四川、贵州等省区；省内各地山区丘陵地带均有分布，临朐、莒县、平邑、蒙阴等地有大面积种植。

16.2　单叶丹参 Salvia miltiorrhiza Bunge. var. charbonnelii (Levl.)

【药用部位】　同丹参。

【采收加工】　同丹参。

【性能主治】　同丹参。

【生境分布】　生长于山坡、林下草地、灌丛或沟边。国内分布于河北、河南、山西等省；省内分布于历城、牙山、蒙山、海阳等地。

16.3　白花丹参 Salvia miltiorrhiza Bge. f. alba C. Y. Wu et H. W. Li

【别　　名】　白花参、红根草。

【药用部位】　同丹参。

【采收加工】　同丹参。

【性能主治】　同丹参。

【生境分布】　生长于山地丘陵地带，野生非常稀少，为山东特有植物。省内分布于章丘、历城、长清、莱芜、泰安等地，莱芜有较大面积栽培。

16.4　山东丹参 Salvia shandongensis J. X. Li et F. Q. Zhou

【别　　名】　红根。

【药用部位】　同丹参。

【采收加工】　同丹参。

【性能主治】　同丹参。

【生境分布】　生长于山坡、林缘草丛。省内分布于沂南、历城、莒县、平邑、蒙阴等山区丘陵地带，在沂南、莒县、蒙阴和济南等丹参产区与丹参混种。

16.5　荔枝草 Salvia plebeia R. Br.

【别　　名】　雪见草、癞蛤蟆草、蛤蟆草、蛤蟆皮、

疥巴子草。

【药用部位】　全草（荔枝草），根（荔枝草根）。

【采收加工】　夏季割取地上部分，晒干；秋季采根，洗净，晒干。

【性能主治】　荔枝草：味苦、辛，性凉；清热解毒，凉血散瘀，利水消肿；主治感冒发热，咽喉肿痛，肺热咳嗽，咳血，吐血，尿血，崩漏，痔疮出血，肾炎水肿，白浊，痢疾，痈肿疮毒，湿疹瘙痒，跌打损伤，蛇虫咬伤。荔枝草根：主治吐血，衄血，崩漏，跌打伤痛，腰痛，肿毒。

【生境分布】　生长于山坡、路旁、沟边、田间或水边湿草地。国内分布于除新疆、甘肃、青海及西藏以外的其他各省区；省内各地均有分布。

16.6　华鼠尾草 Salvia chinensis Benth.

【别　　名】　紫参、石打穿、石见穿。

【药用部位】　全草（石见穿）。

【采收加工】　夏季花期采割，晒干或鲜用。

【性能主治】　味苦、辛，性平；清解热毒，利湿，活血，利气止痛；主治脘胁胀痛，痈肿，黄疸性肝炎，湿热带下，菌痢，痛经，外用于面神经麻痹，乳腺炎，疖肿，跌打损伤。

【生境分布】　生长于山坡、路旁、林缘或草丛。国内分布于长江流域各省区；省内分布于千佛山、沂山、蒙山等地。

17　风轮菜属 Clinopodium L.

17.1　风轮菜 Clinopodium chinense (Benth.) O. Ktze.

【别　　名】　断血流、华风轮。

【药用部位】　全草（断血流）。

【采收加工】　夏季花前或花期采割，阴干或鲜用。

【性能主治】　味微苦、辛，性凉；止血；主治崩漏，子宫肌瘤出血，尿血，鼻衄，牙龈出血，创伤出血。

【生境分布】　生长于山坡、沟谷、草丛或林下湿地。国内分布于浙江、江苏、安徽、江西、福建、台湾、湖南、湖北、广东、广西、云南等省区；省内各地山区丘陵地带均有分布。

17.2　风车草 Clinopodium chinense (Benth.) O. Ktze. var. grandiflorum (Maxim.) Hara

【药用部位】　同风轮菜。

【采收加工】　同风轮菜。

【性能主治】　同风轮菜。

【生境分布】　生长于山坡、沟谷、草丛或林下湿地。国内分布于东北、华北及陕西、甘肃、江苏、四川等省区；省内各地山区丘陵地带均有分布。

18　百里香属 Thymus L.

18.1　地椒 Thymus quinquecostatus Celak.

【别　　名】　野百里香、千里香、地角花。

【药用部位】 全草（地椒）。

【采收加工】 7～8月采收，鲜用或晒干。

【性能主治】 味辛，性平，有小毒；祛风止咳，健脾行气，利湿通淋；主治感冒头痛，咳嗽，百日咳，脘腹疼痛，消化不良，呕吐腹泻，牙痛，小便涩痛，湿疹瘙痒，疮痈肿痛。

【生境分布】 生长于向阳山坡草地、海边低丘。国内分布于辽宁、河北、河南、山西、江苏等省区；省内分布于各地山区丘陵地带。

18.2 百里香 Thymus mongolicus Ronn.

【别　　名】 地椒、麝香草。

【药用部位】 全草（百里香）。

【采收加工】 夏季枝叶茂盛时拔起全株，剪去根部，切段，鲜用或晒干。

【性能主治】 味辛，性微温；祛风解表，行气止痛，止咳，降压；主治感冒，咳嗽，头痛，牙痛，消化不良，急性胃肠炎，高血压病。

【生境分布】 生长于多石山地、斜坡、山谷、山沟、路旁及草丛。国内分布于甘肃、陕西、青海、山西、河北、内蒙古等省区；省内潍坊植物园有引种栽培。

19 紫苏属 Perilla L.

紫苏 Perilla frutescens (L.) Britt.

【别　　名】 苏、苏叶、红紫苏、苏子。

【药用部位】 全草（紫苏），茎（紫苏梗），叶或带有嫩枝（紫苏叶），果实（紫苏子）。

【采收加工】 夏季枝叶茂盛时采叶或带有嫩枝的叶，花将开时采割地上部分，除去杂质，晒干或阴干；秋季果实成熟时采割植株，打下果实，除去杂质，晒干；茎夏、秋季采收，晒干或趁鲜切片晒干。

【性能主治】 紫苏：味辛，性温。散寒解表，宣肺化痰，行气和中，安胎，解鱼蟹毒。主治风寒表证，咳嗽多痰，恶心呕吐胎气不和等。紫苏梗：味辛，性温；理气宽中，止痛，安胎；主治胸膈痞闷，胃脘疼痛，嗳气呕吐，胎动不安。紫苏叶：味辛，性温；解表散寒，行气和胃；主治风寒感冒，咳嗽呕恶，妊娠呕吐，鱼蟹中毒。紫苏子：味辛，性温；降气消痰，平喘，润肠；主治痰壅气逆，咳嗽气喘，肠燥便秘。

【生境分布】 生长于山坡、路边、沟旁或栽培于农田。国内分布于各省区，广泛栽培；省内各地山区丘陵地带均有分布，部分地区有栽培。

20 薄荷属 Mentha L.

薄荷 Mentha haplocalyx (Briq.) Kudo

【别　　名】 紫薄荷、山薄荷、眼药草、野薄荷。

【药用部位】 全草或叶（薄荷）。

【采收加工】 夏、秋季花开放时，采割地上部分，晒干或阴干。

【性能主治】 味辛，性凉；宣散风热，清头目，透疹；主治风热感冒，风温初起，头痛，目赤，喉痹，口疮，风疹，麻疹，胸胁胀闷。

【生境分布】 生长于溪沟旁、路边、山野湿地。国内分布于华北、华东、华中、华南、西南等区域；省内各地均有分布。

21 地笋属 Lycopus L.

21.1 地笋 Lycopus lucidus Turcz.

【别　　名】 地瓜儿苗。

【药用部位】 地上部分（泽兰）。

【采收加工】 夏、秋季采割，晒干或阴干。

【性能主治】 味苦、辛，性微温；活血化瘀，行水消肿；主治月经不调，经闭，痛经，产后瘀血腹痛，水肿。

【生境分布】 生长于山坡沼泽地及水边、沟边湿地。国内分布于黑龙江、吉林、辽宁、河北、陕西、四川、贵州、云南等省区；省内分布于各地山区丘陵地带。

21.2 毛地笋 Lycopus lucidus Turcz. var. hirtus Regel

【别　　名】 地瘤子根、山地苗、甘露、野甘露秧。

【药用部位】 同地笋。

【采收加工】 同地笋。

【性能主治】 同地笋。

【生境分布】 生长于沼泽地或水边。国内分布于东北、华东及河北、山西、陕西、湖北、四川、广东、云南等省区；省内分布于泰安、肥城、东平等地。

22 石荠苎属 Mosla Buch.-Ham. ex Maxim.

22.1 石香薷 Mosla chinensis Maxim.

【别　　名】 香薷、细叶香薷、华荠苎。

【药用部位】 全草（香薷、青香薷）。

【采收加工】 夏、秋季茎叶茂盛、果实成熟时采割地上部分，除去杂质，晒干。

【性能主治】 味辛，性微温；发汗解表，和中利湿；主治暑湿感冒，恶寒发热，头痛无汗，腹痛吐泻，消化不良，小便不利。

【生境分布】 生长于山坡或林下草丛。国内分布于华东、华中及台湾、四川、贵州等省区；省内分布于昆嵛山、崂山等地。

22.2 小鱼仙草 Mosla dianthera (Buch.-Ham.) Maxim.

【别　　名】 痱子草、山荆芥、疏花荠苎。

【药用部位】 全草（小鱼仙草、热痱草）。

【采收加工】 夏、秋季采收，阴干或鲜用。

【性能主治】 味辛，性温；祛风发表，利湿止痒；主治感冒头痛，扁桃体炎，中暑，溃疡病，痢疾，外用治疗湿疹、痱子、皮肤瘙痒、疮疖、蜈蚣咬伤。

【生境分布】 生长于沟谷、溪边或路旁湿地草丛。国内分布于陕西、江苏、浙江、江西、湖北、湖南、广东、广西、四川、福建、贵州、云南、台湾等省区；省内分布于鲁中南山区及胶东半岛。

22.3　石荠苧 Mosla scabra (Thunb.) C. Y. Wu et H. W. Li

【别　　名】　痱子草、野荆芥、石荠苎。

【药用部位】　全草（石荠苧）。

【采收加工】　夏、秋季采收，晒干或鲜用。

【性能主治】　味苦、辛，性微温；疏风清暑，行气理血，利湿止痒；主治感冒头痛，咽喉肿痛，中暑，吐泻，痢疾，小便不利，水肿，带下病，外用治疗跌打损伤、外伤出血、痱子、疥癣、湿疹、疖肿、毒蛇咬伤。

【生境分布】　生长于山坡、路旁或沟边草丛。国内分布于华东及山西、陕西、湖北、江西、广东、广西、四川等省区；省内分布于临沂、青岛、烟台等地。

23　香薷属 Elsholtzia Willd.

23.1　香薷 Elsholtzia ciliata (Thunb.) Hyland.

【别　　名】　偏头草、香草、土香薷。

【药用部位】　全草（香薷）。

【采收加工】　夏、秋季果实成熟时割取地上部分，晒干。

【性能主治】　味辛，性微温；发汗解表，和中利湿；主治暑湿感冒，恶寒发热无汗，腹痛吐泻。

【生境分布】　生长于山坡、沟谷、路旁或溪边。国内分布于除新疆、青海以外的各省区；省内各地山区丘陵地带均有分布。

23.2　海州香薷 Elsholtzia splendens Nakai ex F. Maekawa

【别　　名】　铜草、香薷、窄叶香薷。

【药用部位】　同香薷。

【采收加工】　同香薷。

【性能主治】　同香薷。

【生境分布】　生长于山坡路旁或草丛。国内分布于辽宁、河北、河南、江苏、江西、浙江、广东等省区；省内各地山区丘陵地带均有分布。

23.3　木香薷 Elsholtzia stauntoni Benth.

【别　　名】　紫荆芥、柴荆芥、野荆芥、华北香薷、鸡爪花。

【药用部位】　枝叶（木香薷）。

【采收加工】　夏、秋季采收，阴干或晒干。

【性能主治】　味辛，性微温；发汗解表，祛暑化湿，利尿消肿；主治外感暑热，身热，头痛发热，伤暑霍乱吐泻，水肿等症。

【生境分布】　生长于谷地溪边或河川沿岸。国内分布于河北、山西、河南、陕西、甘肃；省内潍坊植物园有引种栽培。

24　香茶菜属 Rabdosia (Bl.) Hassk.

24.1　内折香茶菜 Rabdosia inflexa (Thunb.) Hara

【别　　名】　山薄荷、山薄荷香茶菜。

【药用部位】　全草（香茶菜）。

【采收加工】　夏、秋季采割地上部分，除去杂质，晒干。

【性能主治】　清热解毒，祛湿，止痛；主治急性胆囊炎。

【生境分布】　生长于山坡、林下或沟谷边草丛。国内分布于辽宁、吉林、河北、浙江、江苏、江西、湖南等省区；省内分布于各地山区丘陵地带。

24.2　蓝萼香茶菜 Rabdosia japonica (Burm. f.) Hara var. glaucocalyx (Maxim.) Hara

【别　　名】　冬凌草、野苏子、山苏子、香茶菜。

【药用部位】　全草（蓝萼香茶菜）。

【采收加工】　夏、秋季采割地上部分，除去杂质，晒干。

【性能主治】　味苦、甘，性凉；清热解毒，活血化瘀，健脾；主治感冒发烧，咽喉肿痛，乳蛾，胃脘痛，乳痈，癌症初起，经闭，跌打损伤，关节痛，蛇虫咬伤。

【生境分布】　生长于山坡、林下或路边灌草丛。国内分布于东北及河北、山西等省区；省内各地山区丘陵地带均有分布。

25　罗勒属 Ocimum L.

罗勒 Ocimum basilicum Linn.

【别　　名】　山东佩兰、香佩兰、省头草。

【药用部位】　全草（香佩兰、省头草），果实（光明子、罗勒子）。

【采收加工】　夏、秋季花期采割地上部分，除去杂质，阴干；秋季果实成熟时采收全株，打下果实，除去杂质，晒干。

【性能主治】　香佩兰：味辛，性温；发汗解表，健胃化湿，祛风活血，散瘀止痛；主治胃肠胀气，消化不良，呕吐腹泻，外感风寒头痛，胸闷，月经不调，跌打损伤，风湿痹痛，湿疹皮炎。光明子：味甘、辛，性凉；消炎，明目，退翳；主治目赤肿痛，眼生翳膜；因风寒头目作痛者忌用。

【生境分布】　原产非洲、美洲及亚洲热带地区。国内主要分布于新疆、吉林、河北、河南、浙江、江苏、安徽、江西、湖北、湖南、广东、广西、福建、台湾、贵州、云南及四川等省区，多为栽培，南部各省区有逸为野生的；省内济南、青岛、泰安、临沂等地也有栽培，并有逸生。

26　青兰属 Dracocephalum

毛建草 Dracocephalum rupestre Hance

【别　　名】　毛尖、毛尖茶。

【药用部位】　全草（岩青兰）。

【采收加工】 7～8月采收，切段，晒干。

【性能主治】 味辛、苦，性凉；疏风清热，凉肝止血；主治风热感冒，头痛，咽喉肿痛，咳嗽，黄疸，痢疾，吐血，衄血。

【生境分布】 生长于海拔650～3100m草地、山坡路旁、疏林下或河谷湿润处。国内分布于辽宁、内蒙古、河北、青海等省区；省内沂源县有大量引种栽培。

（一百零八）茄科 Solanaceae

1 假酸浆属 Nicandra Adans

假酸浆 Nicandra physaloides (L.) Gaertn.

【别　名】 天茄子、灯笼花、水晶凉粉、蓝花天仙子、大千生、冰粉、鞭打绣球、草本酸木瓜、苦菝。

【药用部位】 全草、果实或花（假酸浆）。

【采收加工】 秋季采集全草，或摘下果实，鲜用或晒干；花在夏、秋季采收，阴干。

【性能主治】 味甘、微苦，性平，有小毒；清热解毒，利尿，镇静；主治感冒发热，鼻渊，热淋，痈肿疮疖，癫痫，狂犬病。

【生境分布】 原产秘鲁，生长于田边、荒地或住宅区。国内分布于四川、云南、贵州、广西等省区；省内各地公园有零星栽培。

2 酸浆属 Physalis L.

2.1 挂金灯 Physalis alkekengi L. var. francheti (Mast.) Makino

【别　名】 锦灯笼、红姑娘子、红娘、红娘娘、灯笼果。

【药用部位】 果实（锦灯笼）。

【采收加工】 秋季果实成熟宿萼呈橘红色时采收，晒干。

【性能主治】 味苦，性寒；清热解毒，利咽，化痰，利尿；主治肺热痰咳，咽痛音哑，骨蒸劳热，小便不利；外用于天疱疮，湿疹。

【生境分布】 生长于村旁、路边、旷野、山坡或林缘等地。国内除西藏外分布普遍；省内各地均有分布。

2.2 苦菝 Physalis angulata L.

【别　名】 天泡草、酸泡子、小灯笼棵、灯笼泡。

【药用部位】 带宿萼的果实或全草（灯笼草）。

【采收加工】 夏、秋季采收，晒干或鲜用。

【性能主治】 味酸、苦，性平；清热解毒，利尿止血；主治咽喉肿痛，腮腺炎，泌尿道炎症，小便不利，血尿，急性肝炎，菌痢，牙龈肿痛，天疱疮。

【生境分布】 生长于山坡、田野、路边、溪边或村旁。国内分布于华东、华中、华南、西南；省内分布于各地山区丘陵或平原。

2.3 毛酸浆 Physalis pubescens L.

【别　名】 洋姑娘、地樱桃。

【药用部位】 同苦菝。

【采收加工】 同苦菝。

【性能主治】 同苦菝。

【生境分布】 生长于山坡林边、田边、路旁草丛。国内分布于吉林、黑龙江；省内鲁中南丘陵地带有极少量分布。

2.4 小酸浆 Physalis minima L.

【别　名】 天泡子、小灯笼草、黄姑娘。

【药用部位】 全草或果实（天泡子、小酸浆）。

【采收加工】 夏、秋季花果期采收，除去杂质，晒干或鲜用。

【性能主治】 味苦，性凉；清热利湿，祛痰止咳，软坚散结，杀虫；主治黄疸，胆囊炎，感冒发烧，咽喉肿痛，咳嗽痰喘，肺痈，痄腮，小便涩痛，尿血，瘰疬，外用治疗脓疱疮、湿疹、疔肿。

【生境分布】 生长于山坡田边或路旁。国内分布于云南、广东、广西、四川等省区；省内各地山区丘陵地带均有分布。

3 散血丹属 Physaliastrum Makino

3.1 华北散血丹 Physaliastrum sinicum Kuang et A. M. Lu

【别　名】 散血丹、山茄子。

【药用部位】 根（活血丹）。

【采收加工】 秋季茎叶枯萎时采收，洗净，晒干。

【性能主治】 活血散瘀，祛风散寒，收敛止痛。

【生境分布】 生长于山坡草丛、田边或路旁。国内分布于山西、河北；省内分布于昆嵛山、崂山等地。

3.2 日本散血丹 Physaliastrum japonicum (Frasch. et Sav.) Honda

【药用部位】 同华北散血丹。

【采收加工】 同华北散血丹。

【性能主治】 同华北散血丹。

【生境分布】 生长于海拔较高的阴湿山坡草丛。国内分布于东北及河北等省区；省内各地山区均有分布。

4 颠茄属 Atropa L.

颠茄 Atropa belladonna L.

【别　名】 颠茄草、美女草、别拉多娜草。

【药用部位】 全草（颠茄草）。

【采收加工】 夏、秋季采收，晒干。

【性能主治】 解痉止痛，抑制分泌；主治胃及十二指肠溃疡，胃肠道、肾、胆绞痛，呕恶，盗汗，流涎。

【生境分布】 原产欧洲中部、西部和南部。国内南北各地药材种植场有引种；省内济南、烟台等地有栽培。

5 枸杞属 Lycium L.

5.1 宁夏枸杞 Lycium barbarum L.

【别　名】 枸杞、枸杞果、地骨皮、中宁枸杞。

【药用部位】 果实（枸杞子），根皮（地骨皮），叶（枸杞叶）。

【采收加工】 夏、秋季果实呈橙红色时采收，晾至皮皱，再曝晒至外皮干硬、果肉柔软时除去果梗；春初或秋后挖根，洗净，剥取根皮，晒干；叶春、夏季采摘，多鲜用。

【性能主治】 枸杞子：味甘，性平；滋补肝肾，益精明目；主治虚劳精亏，腰膝酸痛，眩晕耳鸣，内热消渴，血虚萎黄，目昏不明。地骨皮：味甘，性寒；凉血除蒸，清肺降火；主治阴虚潮热，骨蒸盗汗，肺热咳嗽，咯血，衄血，内热消渴。枸杞叶：味苦、甘，性凉；补虚益精，清热明目；主治虚劳发热，烦渴，目赤昏痛，翳障夜盲，崩漏带下，热毒疮肿。

【生境分布】 生长于沟岸、山坡、灌溉地埂或水渠边。国内分布于华北、西北地区；省内德州、菏泽、滨州、聊城等地有引种栽培。

5.2 枸杞 Lycium chinense Mill.

【别　名】 枸杞菜、狗奶子根、枸茄子、红耳坠、狗奶子。

【药用部位】 同宁夏枸杞。

【采收加工】 同宁夏枸杞。

【性能主治】 同宁夏枸杞。

【生境分布】 生长于沟岸、山坡、灌溉地埂或水渠边。国内分布于大部分省区；省内各地均有分布。

5.3 黑果枸杞 Lycium ruthenicum Murr.

【别　名】 甘枸杞。

【药用部位】 果实及根皮（黑枸杞）。

【采收加工】 果实近成熟时采收，根皮春、秋季采收，晒干。

【性能主治】 主治尿道结石、癣疥、齿龈出血等，民间用作滋补强壮、明目及降压药。

【生境分布】 生长于高山沙林、盐化沙地、河湖沿岸、干河床、荒漠河岸林中。国内分布于青海、甘肃、内蒙古、西藏等省区；省内寿光、博兴有引种栽培。

6 辣椒属 Capsicum L.

6.1 辣椒 Capsicum annuum L.

【别　名】 椒子、辣椒子、牛角椒。

【药用部位】 果实（辣椒），根（辣椒头），茎（辣椒茎），叶（辣椒叶）。

【采收加工】 夏、秋季采收成熟果实，晒干或鲜用；夏、秋季采收茎叶，秋季挖根，除去杂质，晒干或鲜用。

【性能主治】 辣椒：味辛，性热；温中健胃，活血消肿，杀虫；主治胃寒食欲不振，消化不良，冻疮初起未溃，风湿腰痛，风湿性关节炎，游走性关节疼痛，腮腺炎，蜂窝组织炎，下肢溃疡，多发性疖肿。辣椒头：味辛、甘，性热；散寒除湿，活血消肿；主治手足无力，肾囊肿胀，冻疮。辣椒茎：味辛、甘，性热；散寒除湿，活血化瘀；主治风湿冷痛，冻疮。辣椒叶：味苦，性温；消肿活络，杀虫止痒；主治水肿，顽癣，疥疮，冻疮，斑秃。

【生境分布】 原产墨西哥，栽培于排水良好、肥沃壤土或沙质壤土。国内、省内各地广为栽培。

6.2 小米椒 Capsicum frutescens L.

【药用部位】 同辣椒。

【采收加工】 同辣椒。

【性能主治】 同辣椒。

【生境分布】 原产南美洲，栽培于排水良好、肥沃壤土或沙质壤土。国内南北各省区均有栽培，作盆景或调味品；省内各地有零星栽培。

6.3 朝天椒 Capsicum frutescens L. var. conoides Bailey

【别　名】 长柄椒。

【药用部位】 果实（朝天椒）。

【采收加工】 全年可采，鲜用或晒干。

【性能主治】 味辛，性温；活血，消肿，解毒；主治疮疡，脚气，狂犬咬伤。

【生境分布】 我国南北各地均有栽培；省内各地公园及家庭有栽培，供观赏或作调味品。

7 夜香树属 Cestrum L.

夜香树 Cestrum nocturnum L.

【别　名】 夜来香、夜香花、夜光花、木本夜来香、夜丁香。

【药用部位】 花（夜来香）。

【采收加工】 花期采收，鲜用或阴干。

【性能主治】 味辛，性温；行气止痛；主治胃脘痛。

【生境分布】 原产南美洲。国内福建、广东、广西及云南等省区有栽培；省内各地公园及家庭有盆栽，供观赏。

8 茄属 Solanum L.

8.1 马铃薯 Solanum tuberosum L.

【别　名】 阳芋、土豆、地豆。

【药用部位】 块茎（土豆），叶（土豆叶）。

【采收加工】 夏季采挖块茎，洗净，鲜用；春、夏季采叶，鲜用。

【性能主治】 土豆：味甘，性平；补气，健脾，消炎；主治痄腮，烫伤。土豆叶：主治下肢溃疡。

【生境分布】 原产南美洲，栽培于大田或园地。国内各省区均有栽培；省内各地栽培普遍。

8.2　龙葵 Solanum nigrum L.

【别　　名】　烟榴、烟梨、甜茄子、天茄棵。

【药用部位】　全草（龙葵），果实（龙葵果），根（龙葵根）。

【采收加工】　夏、秋季采割地上部分或随时采摘成熟果实，晒干或鲜用；根秋后采收，晒干。

【性能主治】　龙葵：味苦、微甘，性寒，有小毒；清热解毒，利尿；主治疮痈肿毒，皮肤湿疹，小便不利，老年慢性气管炎，白带过多，前列腺炎，痢疾，天疱疮，丹毒；试用于癌症。龙葵果：味苦，性寒；清热解毒，化痰止咳；主治咽喉肿痛，疔疮，慢性气管炎。龙葵根：味苦，性寒；清热利湿，活血解毒；主治痢疾，淋浊，尿路结石，白带，风火牙痛，跌打损伤，痈疽肿毒。

【生境分布】　生长于田野、路边、沟旁或山坡草地。国内、省内各地均有分布。

8.3　青杞 Solanum septemlobum Bge.

【别　　名】　野枸杞、野茄子、裂叶龙葵、蜀羊泉。

【药用部位】　全草（蜀羊泉）。

【采收加工】　夏季花果茂盛时采收，除去杂质，晒干或鲜用。

【性能主治】　味苦，性寒，有小毒；清热解毒；主治咽喉肿痛，目昏眼赤，皮肤瘙痒。

【生境分布】　生长于向阳山坡或村边路旁。国内分布于东北、华北、西北及江苏、安徽、四川等省区；省内分布于各地丘陵地带及平原。

8.4　野海茄 Solanum japonense Nakai

【别　　名】　毛风藤、毛果、白毛英。

【药用部位】　全草（毛风藤）。

【采收加工】　夏季采收，除去杂质，晒干或鲜用。

【性能主治】　味甘，性寒；清热解毒，利尿消肿，祛风湿；主治风湿关节痛，经闭。

【生境分布】　生长于山坡、水旁或疏林。国内分布于东北及青海、新疆、陕西、河南、河北、江苏、浙江、安徽、湖南、四川、云南、广西、广东等省区；省内各地山区均有分布。

8.5　千年不烂心 Solanum cathayanum C. Y. Wu et S. C. Huang

【别　　名】　苦茄、白英、天泡菜。

【药用部位】　全草（千年不烂心）。

【采收加工】　夏、秋季采收，除去杂质，晒干或鲜用。

【性能主治】　味甘、苦，性寒；清热解毒，息风定惊；主治小儿发热惊风，黄疸，肺热咳嗽，牙痛，瘰疬，崩漏，带下。

【生境分布】　生长于林下或山沟草丛等阴湿处。国内分布于甘肃、河南、陕西、浙江、安徽、福建、江西、湖南、湖北、四川、贵州、云南、广东、广西等省区；省内分布于泰安、临沂、青岛等地山区丘陵地带。

8.6　白英 Solanum lyratum Thunb.

【别　　名】　白毛藤、鹰咬豆子、山甜菜。

【药用部位】　全草（白毛藤），根（白毛藤根），果实（鬼目）。

【采收加工】　夏、秋季采割全草，洗净，晒干或鲜用；秋季采摘成熟果实，晒干或鲜用；秋、冬季挖根，洗净，晒干。

【性能主治】　白毛藤：味微苦，性平，有小毒；清热利湿，解毒消肿，抗癌；主治风热感冒，发热咳嗽，湿热黄疸，胆囊炎，胆石症，肾炎水肿，外用治疗痈肿、风湿关节痛。白毛藤根：味苦、辛，性平；清热解毒，消肿止痛；主治风火牙痛，头痛，瘰疬，痈肿，痔漏。鬼目：味酸，性平；明目，止痛；主治目赤，牙痛。

【生境分布】　生长于阴湿山坡、路边、竹林或灌丛。国内分布于华东、中南、西南及山西、陕西、甘肃、台湾等省区；省内各地山区丘陵地带均有分布。

8.7　珊瑚樱 Solanum pseudo-capsicum L.

【别　　名】　玉簇、冬珊瑚、玉珊瑚、红珊瑚。

【药用部位】　根（玉珊瑚根）。

【采收加工】　秋季采挖，晒干。

【性能主治】　味辛、微苦，性温，有毒；活血止痛；主治腰肌劳损，闪挫扭伤。

【生境分布】　原产南美洲，生于路边、沟边和空旷地。国内、省内各地公园及家庭有栽培。

8.8　牛茄子 Solanum surattense Burm. f.

【别　　名】　野颠茄、刺天茄、洋海茄。

【药用部位】　全株（野颠茄）。

【采收加工】　全年可采，鲜用或晒干。

【性能主治】　味苦、辛，性微温，有毒；镇咳平喘，散瘀止痛；主治慢性支气管炎，哮喘，胃痛，风湿腰腿痛，瘰疬，寒性脓疡，痈肿疮毒，跌打损伤。

【生境分布】　生长于路旁荒地、疏林或灌丛。国内分布于云南、四川、广西、贵州、广东、湖南、江苏、河南等省区；省内济南、青岛等地公园有栽培。

8.9　水茄 Solanum torvum Swartz.

【别　　名】　金纽扣、山颠茄、刺茄。

【药用部位】　根及老茎（水茄）。

【采收加工】　全年可采，切片，鲜用或晒干。

【性能主治】　味辛，性平，有小毒；活血消肿，止痛；主治胃痛，痧症，闭经，跌打瘀痛，腰肌劳损，痈肿，疔疮。

【生境分布】　生长于热带区域的路旁、荒地、沟谷及村庄潮湿地。国内分布于云南、广西、广东、台湾等省区；

省内济南、青岛等地公园有栽培。

8.10 黄果茄 Solanum xanthocarpum Schrad. et Wendl.

【别　　名】 黄水茄、黄果珊瑚、野茄果。

【药用部位】 根、果实及种子（黄果茄）。

【采收加工】 根夏、秋季采收，果实、种子秋、冬季采收，鲜用或晒干。

【性能主治】 味苦、辛，性温；祛风湿，散瘀止痛；主治风湿痹痛，牙痛，睾丸肿痛，痈疖。

【生境分布】 生长于村边、路旁、荒地及干旱河谷沙滩。国内分布于湖北、四川、云南、海南及台湾等省区；省内济南、青岛等地公园有栽培。

8.11 刺天茄 Solanum indicum L.

【别　　名】 金纽扣、天茄子、小颠茄、五宅茄。

【药用部位】 根及全草或果实（刺天茄）。

【采收加工】 全年可采，鲜用或晒干。

【性能主治】 味苦，性凉，有毒；祛风，清热，解毒，止痛；主治头痛，鼻渊，牙痛，咽痛，淋巴结炎，胃痛，风湿关节痛，跌打损伤，痈疮肿毒。

【生境分布】 生长于林下、路边、荒地。国内分布于四川、贵州、云南、广西、广东、福建等省区；省内青岛、济南等地有栽培。

8.12 茄 Solanum melongena L.

【别　　名】 茄子、紫茄子、白茄、紫茄。

【药用部位】 果实（茄子），宿萼（茄蒂），花（茄花），叶（茄叶），根（茄根）。

【采收加工】 果实夏、秋季成熟时采收，鲜用或切片晒干；宿萼夏、秋季采收，鲜用或晒干；花夏、秋季采收，晒干；叶夏季采收，鲜用或晒干；根秋季采挖，除去泥土及杂质，晒干。

【性能主治】 茄子：味甘、辛，性凉；散热消肿，止血；主治久痢便血，脚气，齿痛，冻疮。茄蒂：凉血，解毒；主治肠风下血，痈肿，对口疮，牙痛。茄花：味甘，性平；敛疮，止痛，利湿；主治创伤，牙痛，妇女白带过多。茄根：味甘、辛，性寒；祛风利湿，清热止血；主治风湿热痹，脚气，血痢，便血，痔血，血淋，妇女阴痒，皮肤瘙痒，冻疮。

【生境分布】 原产亚洲热带。国内、省内各地广为栽培。

9 番茄属 Lycopersicon Mill.

西红柿 Lycopersicon esculentum Mill.

【别　　名】 番茄、洋柿子、柿子、蕃柿。

【药用部位】 果实（西红柿）。

【采收加工】 夏、秋季采摘，洗净，鲜用。

【性能主治】 味甘、酸，性微寒；生津止渴，健胃消食；主治口渴，食欲不振。

【生境分布】 原产南美洲。国内、省内各地均有栽培。

10 天仙子属 Hyoscyamus L.

10.1 莨菪 Hyoscyamus niger L.

【别　　名】 山烟、铃铛草、天仙子。

【药用部位】 种子（天仙子），叶（莨菪叶），根（莨菪根）。

【采收加工】 采收成熟果实，打下种子，除去杂质，晒干；叶在夏、秋季采收，晒干；根在秋季采收，鲜用或晒干。

【性能主治】 天仙子：味苦、辛，性温，有大毒；解痉止痛，安心定痫；主治脘腹疼痛，风湿痹痛，风虫牙痛，跌打伤痛，喘嗽不止，泻痢脱肛，癫狂，惊痫，痈肿疮毒。莨菪叶：味苦，性寒，有大毒；镇痛，解痉；主治脘腹疼痛，牙痛，咳嗽气喘。莨菪根：味苦、辛，性寒，有毒；截疟，攻毒，杀虫；主治疟疾，疥癣。

【生境分布】 生长于村边、山野、路旁、宅旁。国内分布于华北、西北、西南及华东等区域；省内昆嵛山、蒙山等地有栽培。

10.2 小莨菪 Hyoscyamus bohemicus F. W. Schmidt

【别　　名】 小天仙子、山烟。

【药用部位】 同莨菪。

【采收加工】 同莨菪。

【性能主治】 同莨菪。

【生境分布】 生长于村边、山野、路旁、宅旁。国内分布于东北及河北等省区；省内济南有少量栽培。

11 曼陀罗属 Datura L.

11.1 白曼陀罗 Datura metel L.

【别　　名】 风茄儿、山茄子、大颠茄、野蓖麻、白花曼陀罗。

【药用部位】 花（洋金花），果实或种子（曼陀罗子），叶（曼陀罗叶），根（曼陀罗根）。

【采收加工】 花在盛花期下午 4～5 时采摘，晒干；夏、秋季果实成熟时采收，直接晒干，或打下种子晒干；叶在 7～8 月间采收，鲜用或晒干；根在夏、秋季采挖，鲜用或晒干。

【性能主治】 洋金花：味辛，性温，有毒；平喘止咳，麻醉止痛，解痉止搐；主治哮喘咳嗽，脘腹冷痛，风湿痹痛，癫痫，惊风，外科用于麻醉。曼陀罗子：味辛、苦，性温，有毒；平喘，祛风，止痛；主治喘咳，惊痫，风寒湿痹，脱肛，跌打损伤，疮疖。曼陀罗叶：味苦、辛，性温，有毒；镇咳平喘，止痛拔脓；主治喘咳，痹痛，脚气，脱肛，痈疽疮疖。曼陀罗根：味辛、苦，性温，有毒；镇咳，止痛，拔脓；主治喘咳，风湿痹痛，疖癣，恶疮，狂犬咬伤。

【生境分布】 生长于山坡、草地、村边、路旁或住宅附近。国内分布于江苏、浙江、福建、湖北、广东、广西、四川、贵州、云南等省区；省内各地均有分布。

11.2 美丽曼陀罗 Datura metel L. var. fastuosa L.

【药用部位】 同曼陀罗。

【采收加工】 同曼陀罗。

【性能主治】 同曼陀罗。

【生境分布】 生长于山坡、草地、村边、路旁或住宅附近。国内分布于江苏、浙江、福建、湖北、广东、广西、四川、贵州、云南等省区；省内济南、青岛等地有少量栽培。

11.3 重瓣曼陀罗 Datura metel L. cv. ovata

【药用部位】 同曼陀罗。

【采收加工】 同曼陀罗。

【性能主治】 同曼陀罗。

【生境分布】 生长于山坡、草地、村边、路旁或住宅附近。国内分布于江苏、浙江、福建、湖北、广东、广西、四川、贵州、云南等省区；省内滨州、济南、青岛等地有少量栽培。

11.4 曼陀罗 Datura stramonium L.

【别　　名】 臭麻子、山膀子、娇气花、痴花。

【药用部位】 同曼陀罗。

【采收加工】 同曼陀罗。

【性能主治】 同曼陀罗。

【生境分布】 生长于村边、路旁、垃圾堆、荒地或海边沙滩。国内、省内各地均有分布。

11.5 无刺曼陀罗 Datura stramonium L. var. inermis (Jacq.) Schinz et Thell.

【药用部位】 同曼陀罗。

【采收加工】 同曼陀罗。

【性能主治】 同曼陀罗。

【生境分布】 生长于村边、路旁、垃圾堆、荒地或海边沙滩。国内分布于长江流域各省区；省内济南有少量栽培。

11.6 紫花曼陀罗 Datura stramonium L. var. tatula Torrey

【药用部位】 同曼陀罗。

【采收加工】 同曼陀罗。

【性能主治】 同曼陀罗。

【生境分布】 生长于村边、路旁、垃圾堆、荒地或海边沙滩。国内、省内各地均有分布。

11.7 毛曼陀罗 Datura innoxia Mill.

【别　　名】 北洋金花、臭麻子、洋金花。

【药用部位】 同曼陀罗。

【采收加工】 同曼陀罗。

【性能主治】 同曼陀罗。

【生境分布】 生长于山坡、路旁或村边农舍附近土质肥沃处。国内分布于辽宁、河北、河南、江苏、浙江等省区；省内各地均有分布。

11.8 木本曼陀罗 Datura arborea L.

【别　　名】 大花曼陀罗、天使的号角。

【药用部位】 同曼陀罗。

【采收加工】 同曼陀罗。

【性能主治】 同曼陀罗。

【生境分布】 原产美洲热带，生长于山坡、路旁或村边农舍附近土质肥沃处。济南、青岛等地温室有栽培。

12 烟草属 Nicotiana L.

12.1 烟草 Nicotiana tabacum L.

【别　　名】 烟、烟叶、野烟。

【药用部位】 全草（烟草）。

【采收加工】 夏季采收，晒干或鲜用。

【性能主治】 味辛，性温，有毒；行气止痛，麻醉，发汗，镇静，催吐，解毒，杀虫；主治食滞饱胀，气结疼痛，骨折疼痛，偏头痛，疟疾，痈疽，疔疮，肿毒，头癣，白癣，秃疮，蛇犬咬伤。

【生境分布】 原产南美洲。国内、省内各地栽培普遍。

12.2 黄花烟草 Nicotiana rustica L.

【药用部位】 全草（黄花烟草）。

【采收加工】 夏季采收，晒干或鲜用。

【性能主治】 味苦，性平，有毒；行气，解毒，止血，杀虫；主治疔疮肿毒，头癣。

【生境分布】 原产南美洲。国内西南、西北地区及山西、广东等省有栽培；省内济南、潍坊有引种。

（一百零九）玄参科 Scrophulariaceae

1 泡桐属 Paulownia Sieb. et Zucc.

1.1 毛泡桐 Paulownia tomentosa (Thunb.) Steud.

【别　　名】 绣毛泡桐、绒毛泡桐、紫花泡桐、梧桐紫花。

【药用部位】 果实（泡桐果），花（泡桐花），根（泡桐根），叶（泡桐叶），树皮（泡桐树皮）。

【采收加工】 秋季采收近成熟果实，晒干；春季花开时采花，夏季采叶，四季采剥树皮，晒干或鲜用；全年挖根，洗净，晒干。

【性能主治】 泡桐果：味淡、微甘，性温，止咳，祛痰，平喘；主治慢性支气管炎，咳喘痰多。泡桐花：味苦，性寒；清肺利咽，解毒消肿；主治肺热咳嗽，急性扁桃体炎，痢疾，急性肠炎，腮腺炎，疖疮。泡桐根：祛风止痛，解毒活血；主治风湿热痹，筋骨疼痛，疮疡肿毒，跌打损伤。**泡桐叶**：味苦，性寒；清热解毒，止血消肿；主治痈疽，疔疮肿毒，外伤出血。**泡桐树皮**：味苦，性寒；祛风除湿，消肿止痛；主治风湿热痹，淋病，丹毒，痔疮肿毒，肠风下血，外伤肿痛，骨折。

【生境分布】　生长于山谷、村旁或路边，野生或栽培。国内分布于辽宁、河北、河南、安徽、江苏、湖北、江西等省区；省内各地普遍栽培，通常栽培于村边和田间。

1.2　光泡桐 Paulownia tomentosa (Thunb.) Steud. var. tsinligensis (Pai) Gong Tong

【药用部位】　同毛泡桐。

【采收加工】　同毛泡桐。

【性能主治】　同毛泡桐。

【生境分布】　生长于山坡或栽培于村庄。国内分布于陕西、甘肃、山西、河北、河南、湖北、四川等省区；省内鲁西南有栽培。

1.3　泡桐 Paulownia fortunei (Seem) Hemsl.

【别　　名】　白花泡桐、大果泡桐、空桐木、水桐、桐木树。

【药用部位】　同毛泡桐。

【采收加工】　同毛泡桐。

【性能主治】　同毛泡桐。

【生境分布】　生长于低海拔的山坡、林中、山谷及荒地，野生或栽培。国内主产于长江流域及以南各省区；省内泰安、鄄城有少量栽培。

1.4　兰考泡桐 Paulownia elongata S. Y. Hu

【别　　名】　河南桐、泡桐。

【药用部位】　果实（泡桐果）。

【采收加工】　秋季近成熟时采摘，晒干。

【性能主治】　祛痰，止咳，平喘。

【生境分布】　栽培于田埂、沟边或沙质壤土。国内栽培于河北、河南、陕西、山西、江苏、安徽及湖北等省区，河南有野生；省内各地普遍栽培，以鲁西南地区最多。

2　金鱼草属 Antirrhinum L.

金鱼草 Antirrhinum majus L.

【别　　名】　香彩雀、龙头菜、洋彩雀、龙口花。

【药用部位】　全草（金鱼草）。

【采收加工】　夏、秋季采收，晒干或鲜用。

【性能主治】　味苦，性凉；清热解毒，活血消肿；主治疮疡肿毒，跌打损伤。

【生境分布】　原产地中海沿岸。国内广西南宁有引种栽培；省内各地公园、庭院常见栽培。

3　柳穿鱼属 Linaria Mill.

柳穿鱼 Linaria vulgaris Mill. subsp. sinensis (Debeaux) Hong

【别　　名】　中国柳穿鱼。

【药用部位】　全草（柳穿鱼）。

【采收加工】　夏季花盛开时采割，阴干。

【性能主治】　味甘、微苦，性寒；清热解毒，散瘀消肿，利尿；主治头痛，头晕，黄疸，小便不利，痔疮，便秘；外用于皮肤病，烧、烫伤。

【生境分布】　生长于山坡、路边或荒地草丛。国内分布于东北、华北及河南、江苏、陕西、甘肃等省区；省内分布于济南、微山、鱼台、栖霞、高唐、烟台等地。

4　婆婆纳属 Veronica L.

4.1　婆婆纳 Veronica didyma Tenore

【别　　名】　双果草、双珠草、狗卵草。

【药用部位】　全草（婆婆纳）。

【采收加工】　夏季采收，洗净，晒干或鲜用。

【性能主治】　味淡，性平；补肾壮阳，凉血，止血，理气止痛；主治吐血，疝气，子痈，带下病，崩漏，小儿虚咳，阳痿，骨折。

【生境分布】　生长于路边或花坛草丛。国内分布于华东、华中、西南、西北及河北等省区；省内分布于济南、泰安等地。

4.2　细叶婆婆纳 Veronica linariifolia Pall. ex Link.

【别　　名】　追风草、一支香、斩龙剑。

【药用部位】　全草（一支香）。

【采收加工】　夏、秋季采收，晒干。

【性能主治】　镇咳祛痰，消炎平喘，祛风湿，解毒，止痛；主治咳嗽，气管炎，气喘，伤风感冒，腰节酸痛。

【生境分布】　生长于山坡灌草丛。国内分布于东北及内蒙古等省区；省内分布于各地山区丘陵地带。

4.3　水蔓菁 Veronica linariifolia Pall. ex Link. subsp. dilatata (Nakai et Kitag.) Hong

【别　　名】　蜈蚣草、斩龙剑、气管炎草。

【药用部位】　全草（水蔓菁）。

【采收加工】　夏、秋季花果期采割，除去杂质，晒干。

【性能主治】　味苦，性寒；清热解毒，利尿，止咳化痰；主治支气管炎，肺脓疡，急性肾炎，尿路感染，疖肿，外用治疗痔疮、皮肤湿疹、风疹瘙痒。

【生境分布】　生于草甸、山坡、草地或灌丛。国内广布于甘肃至云南以东，陕西、山西及河北以南各省区；省内各地山区丘陵地带均有分布。

4.4　阿拉伯婆婆纳 Veronica persica Poir.

【别　　名】　灯笼草、肾子草、灯笼婆婆纳、波斯婆婆纳。

【药用部位】　全草（肾子草）。

【采收加工】　夏季采收，鲜用或晒干。

【性能主治】　味辛、苦、咸，性平；祛风除湿，壮腰，截疟；主治风湿痹痛，肾虚腰痛，久疟。

【生境分布】 生长于路边、草丛、荒野。国内分布于华东、华中及贵州、云南、新疆等省区；省内分布于昆嵛山、崂山、鲁山等地。

4.5 北水苦荬 Veronica anagallis-aquatica L.

【别　　名】 水苦荬、水莴苣、水仙桃草。

【药用部位】 带虫瘿全草及果实（水苦荬），根（水苦荬根）。

【采收加工】 夏、秋季采割带虫瘿的地上部分或摘取果实，秋季挖根，晒干或鲜用。

【性能主治】 水苦荬：味苦，性凉；清热利湿，止血化瘀；主治感冒，咽喉痛，劳伤咳血，痢疾，血淋，月经不调，疝气，疔疮，跌打损伤；果实还用于治疗腰痛，肾虚，小便涩痛等。水苦荬根：主治风热上壅，咽喉肿痛，项上风疬。

【生境分布】 生长于溪水、河沟、池塘或水库边。国内分布于长江以北、西南各省区；省内分布于鲁中南及胶东丘陵地区。

4.6 水苦荬 Veronica undulata Wall.

【别　　名】 芒种草、水莴苣、水菠菜。

【药用部位】 同北水苦荬。

【采收加工】 同北水苦荬。

【性能主治】 同北水苦荬。

【生境分布】 生长于水边及沼泽。国内分布于除西藏、青海、宁夏、内蒙古以外的其他各省区；省内分布于鲁中南及胶东半岛地区。

5 腹水草属 Veronicastrum Heist. Ex Farbic.

草本威灵仙 Veronicastrum sibiricum (L.) Pennell.

【别　　名】 轮叶婆婆纳、草灵仙、狼尾巴花。

【药用部位】 带根全草（草灵仙、斩龙剑）。

【采收加工】 夏季采收，除去杂质，晒干。

【性能主治】 味微苦，性寒；清热解毒，祛风除湿，止血止痛；主治感冒，风湿腰痛，肌肉痛，小便涩痛；外用于外伤出血，毒蛇咬伤，毒虫蜇伤。

【生境分布】 生长于阴湿山坡或山谷湿地。国内分布于东北、华北及甘肃、陕西等省区；省内各地山区丘陵地带均有分布。

6 阴行草属 Siphonostegia Benth.

阴行草 Siphonostegia chinensis Benth.

【别　　名】 刘寄奴、芝麻蒿、黑茵陈、山麻油、金钟茵陈。

【药用部位】 全草（阴行草），

【采收加工】 秋季采割，除去杂质，晒干。

【性能主治】 味苦，性寒；清热利湿，活血祛瘀；主治黄疸，小便短赤，尿路结石，外伤出血，便血，尿血，痛经，产后血瘀腹痛。

【生境分布】 生长于向阳山坡、草地或灌丛。国内各

省区均有分布；省内各地山区丘陵地带均有分布。

7 山萝花属 Melampyrum L.

山萝花 Melampyrum roseum Maxim.

【别　　名】 绣球花、石蜡花。

【药用部位】 带根全草（山萝花）。

【采收加工】 夏季采收，除去杂质，晒干或鲜用。

【性能主治】 味苦，性凉；清热解毒；主治感冒，月经不调，肺热咳嗽，风湿关节痛，腰痛，跌打损伤，痈疮肿痛。

【生境分布】 生长于山坡灌草丛和高草丛。国内分布于东北、华东及河北、山西、陕西、甘肃、河南、湖北、湖南等省区；省内分布于胶东山区、泰山及蒙山。

8 小米草属 Euphrasia L.

高枝小米草 Euphrasia pectinata Ten. subsp. simplex (Freyn) Hong

【别　　名】 小米草、芒叶小米草。

【药用部位】 全草（小米草）。

【采收加工】 夏、秋季采收，切段，晒干。

【性能主治】 味苦，性微寒；清热解毒，利尿；主治热病口渴，头痛，肺热咳嗽，咽喉肿痛，热淋，小便不利，口疮，痈肿。

【生境分布】 生长于阴山坡草丛及灌丛。国内分布于东北及内蒙古、山西、河北等省区；省内分布于胶东半岛地区。

9 马先蒿属 Pedicularia L.

返顾马先蒿 Pedicularia resupinata Linn.

【别　　名】 马先蒿、马新蒿、马尿泡。

【药用部位】 带根全草（马先蒿）。

【采收加工】 秋季采收，除去杂质，晒干。

【性能主治】 味苦，性平；祛风，胜湿，利水；主治风湿关节痛，小便不利，砂淋，带下病，疥疮。

【生境分布】 生长于阴湿山坡、灌草丛或林缘。国内分布于东北、华北及安徽、陕西、甘肃、四川、贵州等省区；省内各地山区丘陵地带均有分布。

10 松蒿属 Phtheirospermum Bge.

松蒿 Phtheirospermum japonicum (Thunb.) Kanitz.

【别　　名】 小盐灶、大叶蓬蒿、草茵陈。

【药用部位】 全草（松蒿）。

【采收加工】 夏、秋季采收，除去杂质，晒干。

【性能主治】 味微辛，性凉；清热，利湿，解毒；主治黄疸，水肿，风热感冒，疮疡肿毒。

【生境分布】 生长于山坡草地或灌丛。国内分布于除新疆、青海以外的其他各省区；省内各地山区丘陵地带均有分布。

11　爆仗竹属 Russelia Jacq.

爆仗竹 Russelia equisetiformis Schlecht. et Cham.

【别　　名】　观音柳、花丁子、吉祥草、马鬃花。

【药用部位】　地上部分（爆仗竹）。

【采收加工】　夏季采收，鲜用或晒干。

【性能主治】　味甘，性平；续筋接骨，活血祛瘀；主治跌扑闪挫，刀伤金疮，骨折筋伤。

【生境分布】　原产墨西哥。国内各地作为庭园观赏植物引种；省内济南、青岛等地公园温室有栽培。

12　沟酸浆属 Mimulus L.

沟酸浆 Mimulus tenellus Bge.

【别　　名】　酸浆。

【药用部位】　全草（沟酸浆）。

【采收加工】　夏季采收，除去杂质，晒干。

【性能主治】　味涩，性平；收敛止泻，止痛，解毒；主治湿热痢疾，脾虚泄泻，带下病。

【生境分布】　生长于山谷或溪边湿地。国内分布于秦岭、淮河以北，陕西以东各省区；省内分布于鲁中南山区。

13　玄参属 Scrophularia L.

13.1　玄参 Scrophularia ningpoensis Hemsl.

【别　　名】　元参、黑玄参、浙玄参。

【药用部位】　块根（玄参）。

【采收加工】　秋季茎叶枯萎时采挖，除去泥土，晒或炕至半干时，堆积盖草压实，使其稍微发热，水分向外蒸发，经反复堆晒发汗，待块根内部变黑时，再晒（炕）至全干。

【性能主治】　味甘、苦、咸，性微寒；凉血滋阴，泻火解毒；主治热病伤阴，舌绛烦渴，温毒发斑，津伤便秘，骨蒸劳嗽，目赤，咽痛，瘰疬，白喉，痈肿疮毒。

【生境分布】　生于山坡林下。国内分布于河北、山西、陕西、河南、江苏、安徽、浙江、江西、福建、湖北、湖南、广东、四川、贵州等省区，浙江、四川、贵州等地有栽培；省内莒南、日照、菏泽、济南、潍坊等地有引种。

13.2　北玄参 Scrophularia buergeriana Miq.

【别　　名】　山当归、元参。

【药用部位】　同玄参。

【采收加工】　同玄参。

【性能主治】　同玄参。

【生境分布】　生长于山坡、溪边湿地草丛及林下。国内分布于东北及河北、河南等省区；省内分布于鲁东丘陵地区及徂徕山、鲁山。

14　地黄属 Rehmannia Libosch. ex Fisch. et Mey.

地黄 Rehmannia glutinosa (Gaert.) Libosch.

【别　　名】　酒棵、甜酒棵、小媳妇喝酒、婆婆奶。

【药用部位】　鲜块茎（鲜地黄），干块茎（生地黄）。

【采收加工】　10月上旬至11月上旬采收，除去茎叶、芦头及须根，洗净，鲜用或烘干。

【性能主治】　**鲜地黄：**味甘、苦，性寒；清热生津，凉血，止血；主治热风伤阴，舌绛烦渴，发斑发疹，吐血，衄血，咽喉肿痛。**生地黄：**味甘，性寒；清热凉血，养阴，生津；主治热病舌绛烦渴，阴虚内热，骨蒸劳热，内热消渴，吐血，衄血，发斑发疹。

【生境分布】　生长于山坡、沟边或路旁荒地，河南有大面积栽培。国内分布于辽宁、内蒙古、河北、河南、山西、陕西、江苏、安徽、浙江、湖北、湖南、四川等省区；省内分布于菏泽、淄博、济宁、泰安、潍坊、聊城、临沂等地，以菏泽栽培面积大，为国内地黄三大产地之一。

15　通泉草属 Mazus Lour.

15.1　弹刀子菜 Mazus stachydifolius (Turcz.) Maxim.

【别　　名】　水苏叶通泉草、四叶细辛。

【药用部位】　全草（弹刀子菜）。

【采收加工】　开花结果时采收，鲜用或晒干。

【性能主治】　味微辛，性凉；清热解毒，凉血散瘀；主治便秘下血，疮疖肿毒，毒蛇咬伤。

【生境分布】　生长于山坡、林缘、路旁、田野。国内分布于东北、华北地区，南至广东、台湾，西至四川、陕西；省内分布于鲁中南山区及鲁东丘陵地区。

15.2　通泉草 Mazus japonicus (Thunb.) O. Kuntz.

【别　　名】　绿兰花、田边草、野田菜、猫脚迹、猫儿草。

【药用部位】　全草（绿兰花）。

【采收加工】　春、夏、秋季采收，鲜用或晒干。

【性能主治】　味苦、微甘，性凉；清热解毒，利湿通淋，健脾消积；主治热毒痈肿，脓疱疮，疔疮，烧烫伤，尿路感染，腹水，黄疸型肝炎，消化不良，小儿疳积。

【生境分布】　生长于山坡、沟谷、路旁湿地。国内分布于除内蒙古、宁夏、青海、新疆以外的其他各省区；省内分布于各地山区丘陵地带。

16　母草属 Lindernia L.

16.1　母草 Lindernia crustacean (L.) F. Muell

【别　　名】　齿叶母草、毛毯草、铺地莲。

【药用部位】　全草（母草）。

【采收加工】　夏、秋季采收，鲜用或晒干。

【性能主治】　味微苦、淡，性凉；清热利湿，活血止痛；主治风热感冒，湿热泻痢，肾炎水肿，白带，月经不调，痈疮肿毒，毒蛇咬伤，跌打损伤。

【生境分布】　生长于低山坡、田边、路边湿草地。国内分布于秦岭、淮河以南及云南以东各省区；省内分布于蒙山等地。

16.2 陌上菜 Lindernia procumbens (Krock.) Philcox

【别　名】　白母猪菜、六月雪、白胶墙、对座神仙。

【药用部位】　全草（陌上菜）。

【采收加工】　夏、秋季采收，晒干。

【性能主治】　味淡、微甘，性寒；清热解毒，凉血止血；主治湿热泻痢，目赤肿痛，尿血，痔疮肿痛。

【生境分布】　生长于水边、田间。国内分布于东北、华北、中南、西南及陕西、河北等省区；省内各地均有分布。

（一百一十）紫葳科 Bignoniaceae

1　梓树属 Catalpa Scop.

1.1　楸树 Catalpa bungei C. A. Mey

【别　名】　乌楸、紫楸、楸、金丝楸、梓桐、旱楸蒜苔、水桐。

【药用部位】　根皮、树皮（楸木皮），叶（楸叶），花（楸花），果（楸木果）。

【采收加工】　全年采收根及树皮，除去外层栓皮，晒干；春、夏季采收叶、花，晒干或鲜用；秋季采收果实，除去果柄，晒干。

【性能主治】　楸木皮：味苦，性凉；清热解毒，散瘀消肿；主治跌打损伤，骨折，痈肿疮毒，痔漏，吐逆，咳嗽。楸叶：味苦，性凉；消肿拔毒，排脓生肌；主治肿疡，瘰疬，白秃。楸花：解毒，止痛，生肌。楸木果：味苦，性凉；利尿通淋，清热解毒；主治小便淋痛，石淋，热毒，疥疮。

【生境分布】　生长于村落、沟谷、山脚坡地或栽培。国内分布于长江流域及河南、河北、山西、陕西、甘肃、江苏、浙江、湖南等省区；省内各地广为栽培。

1.2　灰楸 Catalpa fargesii Bur.

【别　名】　川楸、楸树、豇豆树。

【药用部位】　树皮（泡桐木皮）。

【采收加工】　全年可采，鲜用或晒干。

【性能主治】　味苦，性平；清热除痹，利湿解毒；主治风湿痹痛，潮热，肢体痛，浮肿，热毒疮疖。

【生境分布】　生长于山沟、山坡土壤肥沃处。国内分布于陕西、甘肃、河北、河南、湖北、湖南、广东、广西、四川、贵州、云南等省区；省内分布于蒙阴、青州、崂山等地。

1.3　梓树 Catalpa ovata G. Don.

【别　名】　河楸、梓白皮、花楸、梓木白皮、梓树皮、梓根白皮、土杜仲。

【药用部位】　根及茎皮（梓白皮），木材（梓木），叶（梓叶），果实（梓实）。

【采收加工】　全年采收根皮及茎皮，刮去外层栓皮晒干；木材全年可采，切薄片，晒干；春、夏季采叶，秋季采收成熟果实，晒干或鲜用。

【性能主治】　梓白皮：味苦，性寒；清热解毒，降逆止呕，杀虫止痒；主治时病发热，黄疸，反胃，皮肤瘙痒，疮疥。梓木：味苦，性寒；催吐，止痛；主治手足痛风，霍乱不吐不泄。梓叶：味苦，性寒；清热解毒，杀虫止痒；主治小儿发热，疮疥。梓实：味甘，性平；利水消肿；主治浮肿，小便不利。

【生境分布】　生长于山沟或溪边杂木林。国内分布于长江流域及以北各省区；省内各地山区丘陵地带有分布，并有较广泛栽培。

2　硬骨凌霄属 Tecomaria Spach.

硬骨凌霄 Tecomaria capensis (Thunb.) Spach.

【别　名】　竹林标、驳骨软丝莲、红花倒水莲、凌霄。

【药用部位】　茎叶及花（硬骨凌霄）。

【采收加工】　春、夏季采茎叶，春季花开时采花，晒干。

【性能主治】　味辛、微酸，性微寒；清热散瘀，通经，利尿；主治肺痨，风热咳喘，咽喉肿痛，经闭，浮肿，风湿骨痛，跌打损伤。

【生境分布】　原产南非。国内广东、广西、云南等省区有引种；省内济南、青岛、泰安等地公园有栽培。

3　凌霄属 Campsis Lour.

3.1　凌霄花 Campsis grandiflora (Thunb.) Loisel.

【别　名】　紫葳、洛阳花、藤萝花、吊墙花、凌霄、苃花、紫葳花、苃花、陵霄花、堕胎花、藤萝花、吊墙花、杜灵霄花。

【药用部位】　花（凌霄花），茎叶（紫葳茎叶），根（紫葳根）。

【采收加工】　夏、秋季采收茎叶和刚开放的花，晒干；全年采根，洗净，晒干。

【性能主治】　凌霄花：味甘、酸，性寒；凉血，化瘀，祛风；主治月经不调，经闭癥瘕，产后乳肿，风疹发红，皮肤瘙痒，痤疮。紫葳茎叶：味苦，性平；凉血，散瘀；主治血热生风，皮肤瘙痒，瘾疹，手脚麻木，咽喉肿痛。紫葳根：味苦、辛，性寒；凉血祛风，活血通络；主治风湿痹痛，跌打损伤，骨折，脱肛，吐泻。

【生境分布】　攀缘于崖壁、树干或墙壁。国内分布于长江流域各省区；省内各地公园、庭院有栽培。

3.2　厚萼凌霄 Campsis radicans (L.) Seem.

【别　名】　美洲凌霄。

【药用部位】　同凌霄花。

【采收加工】　同凌霄花。

【性能主治】　同凌霄花。

【生境分布】　原产北美，攀缘于崖壁、树干或墙壁。

国内广西、江苏、浙江、湖南等省区栽培作庭园观赏植物；省内各地公园常有栽培。

4 角蒿属 Incarvillea Juss.

角蒿 Incarvillea sinensis Lam.

【别　名】 羊角透骨草、羊角蒿、羊羝角棵、羊角草、羊羝角棵、落豆秧、透骨草、草藤、大力草、野芝麻、老鹳嘴棵、鳖肚草、独角虎、羊犄角、鸡嘴儿、猪芽菜。

【药用部位】 全草（羊角透骨草）。

【采收加工】 夏、秋季采收，切段，晒干。

【性能主治】 味辛，性温，祛风除湿，活血止痛；主治风湿性关节痛，四肢拘挛，疮痈肿毒，蛇咬伤，胃痛，消化不良，耳流脓，月经不调，降压，咳血。

【生境分布】 生长于向阳山坡、路边、草丛或田野。国内分布于东北及河北、河南、山西、内蒙古、陕西、甘肃、四川、宁夏、青海等省区；省内各地山区有少量分布。

（一百一十一）胡麻科 Pedaliaceae

胡麻属 Sessamum L.

胡麻 Sessamum indicum L.

【别　名】 黑芝麻、芝麻、脂麻、巨胜、藤苤、狗虱、鸿藏、乌麻、乌麻子、油麻、油麻子、黑油麻、脂麻、巨胜子、黑脂麻、黑芝麻、乌芝麻、小胡麻。

【药用部位】 种子（黑芝麻）。

【采收加工】 秋季果实呈黄黑色时采割全株，打下种子，除去杂质，晒干。

【性能主治】 味甘，性平；补肝肾，益精血，润肠燥；主治头晕眼花，耳鸣耳聋，须发早白，病后脱发，肠燥便秘。

【生境分布】 原产云贵高原。国内、省内各地均有栽培。

（一百一十二）列当科 Orobanchaceae

列当属 Orobanche L.

1.1 列当 Orobanche coerulescens Steph.

【别　名】 兔子拐棒、猴儿腿、裂马嘴、草苁蓉、栗当、花苁蓉、独根草、兔子腿、降魔杆、蒿枝七星。

【药用部位】 全草（列当）。

【采收加工】 5～6月采收，除去杂质，晒干。

【性能主治】 味甘，性温；补肝肾，强筋骨；主治阳痿，腰腿酸痛，神经官能症，肠炎腹泻，滋补强壮。

【生境分布】 生长于沙丘、干燥草地、山坡、砾石沙地或戈壁上，常寄生于菊科蒿属植物根部。国内分布于东北、西北及四川、河北等省区；省内分布于各地山区丘陵地带及沿海岛屿。

1.2 中华列当 Orobanche mongolica G. Beck.

【别　名】 草苁蓉、栗当、花苁蓉、独根草。

【药用部位】 同列当。

【采收加工】 同列当。

【性能主治】 同列当。

【生境分布】 生长于山坡草丛。国内分布于辽宁、陕西；省内分布于艾山。

1.3 黄花列当 Orobanche pycnostachya Hance

【别　名】 独根草。

【药用部位】 同列当。

【采收加工】 同列当。

【性能主治】 同列当。

【生境分布】 生长于沙丘、山坡及草原。国内分布于东北、华北及陕西、河南、安徽等省区；省内《中国植物志》记载有分布。

（一百一十三）苦苣苔科 Gesneriaceae

旋蒴苣苔属 Boea Comm. ex Lam.

旋蒴苣苔 Boea hygrometrica (Bge.) R. Br.

【别　名】 猫耳朵、牛耳草、翻魂草、铁鹞子、石花子、八宝茶、猫爪七、菜蝴蝶、牛舌头、小号病毒草、四瓣草、地虎皮、地膏药、还魂草。

【药用部位】 全草（牛耳草）。

【采收加工】 全年可采，鲜用或晒干。

【性能主治】 味苦，性平；散瘀止血，清热解毒，化痰止咳；主治吐血，便血，外伤出血，跌打损伤，聤耳，咳嗽痰多。

【生境分布】 生长于山坡、路旁潮湿石缝。国内分布于辽宁、河北、陕西、山西、河南、湖北、湖南、江西、浙江、福建、广东、广西、云南、四川等省区；省内分布于各地山区丘陵地带。

（一百一十四）爵床科 Acanthaceae

1 穿心莲属 Andrographis Wall.

穿心莲 Andrographis paniculata (Burm. f) Nees

【别　名】 一见喜、橄榄莲、苦草、万病仙草、四肢邦、榄核莲、苦胆草、斩龙剑、日行千里、四方莲、金香草、金耳钩、春莲夏柳、印度草、苦草。

【药用部位】 全草（穿心莲）。

【采收加工】 秋季茎叶茂盛时采割地上部分，晒干。

【性能主治】 味苦，性寒；清热解毒，凉血，消肿；主治感冒发热，咽喉肿痛，口舌生疮，顿咳劳嗽，泄泻痢疾，热淋涩痛，痈肿疮疡，毒蛇咬伤。

【生境分布】 原产东南亚。国内福建、广东、海南、广西、云南等省常见栽培，江苏、陕西亦有引种；省内有少量栽培。

2 虾衣草属 Calliaspidia Bremek.

虾衣草 Drejerella guttata（Brand.）Bremek.

【别　　名】　麒麟吐珠、青丝线、麒麟塔。

【药用部位】　茎叶（麒麟吐珠）。

【采收加工】　夏、秋季采收，鲜用或晒干。

【性能主治】　味辛、微苦，性凉；清热解毒，散瘀消肿；主治疗疮疖肿，跌打肿痛。

【生境分布】　原产墨西哥。国内热带和亚热带地区均有栽培；省内各地公园温室有盆栽。

3 爵床属 Rostellularia Reichb.

爵床 Rostellularia procumbens（L.）Nees

【别　　名】　疳积草、六角英、爵卿、香苏、赤眼老母草、赤眼、小青草、蜻蜓草、苍蝇翅、鼠尾红、瓦子草、五累草、六角仙、观音草、肝火草、倒花草、四季青、蚱蜢腿、野万年青、毛泽兰、屈胶载、麦穗红、山苏麻、焦梅术、假辣椒、狗尾草、细路边青、六角英、麦穗癀、蛇食草、水煮笋、阴牛郎、节节寒草、癫子草。

【药用部位】　全草（爵床）。

【采收加工】　秋季开花时采收，晒干。

【性能主治】　味微苦，性凉；清热解毒，散痰利尿，抗疟；主治外感发热，咽喉肿痛，痈肿疮疖，疟疾，小儿疳积，湿热黄疸，急性肾炎水肿，跌打损伤。

【生境分布】　生长于旷野或林下，或栽培于公园、庭院。国内分布于秦岭以南，东至江苏、台湾，南至广东，西南至云南等省区；省内分布于青岛、济南等地。

（一百一十五）透骨草科 Phrymataceae

透骨草属 Phryma L.

透骨草 Phryma leptostachya L. var. asiatica Hara

【别　　名】　接生草、老婆子针线、倒扣草、毒蛆草、药曲草、粘人裙、倒刺草、蝇毒草。

【药用部位】　全草（透骨草）。

【采收加工】　夏季开花结实时采收，除去杂质，晒干。

【性能主治】　味辛、微苦，性温，有小毒；清热解毒，生肌，杀虫；外用治疗金疮、毒疮、痈肿、疥疮、漆疮，亦可用于杀灭蚊蝇幼虫。

【生境分布】　生长于海拔380～2800m阴湿山谷或林下。国内分布于各省区；省内各地山区均有分布。

（一百一十六）车前科 Plantaginaceae

车前属 Plantago L.

1.1 车前 Plantago asiatica L

【别　　名】　车辙子菜、猪耳朵棵、老牛舌、驴耳朵、当道、马鸟、陵鸟、牛舌草、虾蟆衣、牛遗、蛤蟆草、虾蟆草、钱贯草、野甜菜、地胆头、白贯草、猪耳草、七星草、五根草、黄蟆鬼草、蟾蜍草、猪肚子、灰盆草、打官司草、车轱辘草、钱串草、牛甜菜、黄蟆叶、牛耳朵棵。

【药用部位】　全草（车前草），种子（车前子）。

【采收加工】　全草夏季采挖，洗净，晒干；夏、秋采成熟果穗，搓出种子，除去杂质，晒干。

【性能主治】　车前草：味甘，性寒；清热利尿，祛痰，凉血，解毒；主治水肿尿少，热淋涩痛，暑湿泄痢，痰热咳嗽，吐血衄血，痈肿疮毒。车前子：味甘，性微寒；清热利尿，渗湿通淋，明目，祛痰；主治水肿胀满，热淋涩痛，暑湿泄泻，目赤肿痛，痰热咳嗽。

【生境分布】　生长于路边、田野、沟边或河边草地。国内、省内各地均有分布。

1.2 平车前 Plantago depressa Willd.

【别　　名】　直根车前。

【药用部位】　同车前。

【采收加工】　同车前。

【性能主治】　同车前。

【生境分布】　生长于山坡、田埂和河边。国内、省内各地均有分布。

1.3 大叶车前 Plantago major L.

【别　　名】　大车前、钱贯草。

【药用部位】　同车前。

【采收加工】　同车前。

【性能主治】　同车前。

【生境分布】　生长于田野、路旁及沟边潮湿处。国内、省内各地均有分布。

1.4 长叶车前 Plantago lanceolata L.

【别　　名】　车前实、虾蟆衣子、猪耳朵穗子、凤眼前仁。

【药用部位】　种子（长叶车前子）。

【采收加工】　6～7月剪下黄色成熟果穗，搓出种子，去除杂质，晒干。

【性能主治】　味甘、淡，性微寒；清热利尿，渗湿止泻，明目，祛痰；主治小便不利，淋浊带下，水肿胀满，暑湿泻痢，目赤障翳。

【生境分布】　生长于海滨地区的沙质地或低山坡草地。国内分布于辽宁、江苏、浙江、江西、台湾等省；省内分布于青岛、烟台等地。

1.5 线叶车前 Plantago aristata Michx.

【别　　名】　芒车前。

【药用部位】　同长叶车前。

【采收加工】　同长叶车前。

【性能主治】　同长叶车前。

【生境分布】　生长于海滨地区的沙质地或低山坡草地。国内分布于辽宁、江苏、浙江、江西、台湾等省；省内分布于青岛。

（一百一十七）茜草科 Rubiaceae

1 栀子属 Gardenia Ellis

1.1 栀子 Gardenia jasminoides Ellis

【别　　名】　山栀子、黄栀子、红栀子、木丹、鲜支、卮子、越桃、支子、枝子、小卮子、黄鸡子、黄荑子、山黄栀。

【药用部位】　果实（栀子），花（栀子花），叶（栀子叶），根（栀子根）。

【采收加工】　果实在10月中、下旬成熟后呈红黄色时采收，除去果柄，于蒸笼内蒸至上气或置沸水中略烫，取出，晒干或烘干；叶于春、夏季采收，花夏季采收，鲜用或晾干；根秋季采挖，洗净，鲜用或晒干。

【性能主治】　栀子：味苦，性寒；泻火除烦，清热利尿，凉血解毒；主治热病心烦，黄疸尿赤，血淋涩痛，血热吐衄，目赤肿痛，火毒疮疡，外用治疗扭挫伤痛。栀子花：味苦，性寒；清肺止咳，凉血止血；主治肺热咳嗽，鼻衄。栀子叶：味苦、涩，性寒；活血消肿，清热解毒；主治跌打损伤，疔疮，痔疮。栀子根：味甘、苦，性寒；清热利湿，凉血止血；主治黄疸型肝炎，痢疾，胆囊炎，感冒发烧，吐血，衄血，肾炎水肿，乳腺炎，风火牙痛，疮痈肿痛。

【生境分布】　生长于丘陵山地或山坡灌木林。国内分布于华东、华中、华南、西南及陕西、甘肃等省区；省内各地公园温室及庭院普遍盆栽。

1.2 大花栀子 Gardenia jasminoides Ellis var. grandiflora Nakai

【别　　名】　白蟾、伏尸栀子、水栀子、黄箕子、黄枝、马牙枝、建栀、黄栀子、小栀子。

【药用部位】　果实（水栀），叶（水栀叶），根（水栀根）。

【采收加工】　果实在8～9月成熟时采收，晒干或烘干；叶春、夏季采收，鲜用或晒干；根全年可采，洗净，切片，晒干。

【性能主治】　水栀：味苦，性寒；清热解毒，消肿止痛；主治热毒，黄疸，鼻衄，肾炎水肿，挫伤扭伤。水栀叶：味涩，性平；消肿止痛；主治跌打损伤。水栀根：味甘，性平；清热除湿，祛风止痛；主治湿热黄疸，风湿关节痛，风火牙痛。

【生境分布】　国内中部及南部各省区有栽培，主要分布于湖北、江西、云南；省内各地公园及庭院有盆栽。

1.3 狭叶栀子 Gardenia stenophylla Merr.

【别　　名】　野白蝉、花木。

【药用部位】　果实、根（狭叶栀子）。

【采收加工】　果实在8～9月成熟时采收，晒干；根全年可采，洗净，切片，晒干。

【性能主治】　凉血，泻火，清热解毒。

【生境分布】　生长于海拔90～800m山谷、溪边林中、灌丛或旷野河边。国内分布于安徽、浙江、广东、广西、海南等省区；省内山东科技大学青岛校区、崂山华严寺有引种栽培。

2 虎刺属 Damnacanthus Gaetn. f.

虎刺 Damnacanthus indicus Gaertn. f.

【别　　名】　伏牛花、绣花针、千金刺、鸟不踏、黄脚鸡、鹅嘴花根、黄鸡兰、千口针、针上叶、土鸡爪黄连、猫儿刺、小黄连、倒翻针、老鼠刺、两面针、细花针、泥串珠、牛角刺。

【药用部位】　全草或根（虎刺）。

【采收加工】　全年可采，切碎，晒干。

【性能主治】　味苦、甘，性平；祛风利湿，活血消肿；主治风湿痹痛，痰饮咳嗽，肺痈，水肿，痞块，黄疸，妇女经闭，小儿疳积，荨麻疹，跌打损伤，烫伤。

【生境分布】　生长于阴山坡竹林下或溪谷两旁灌丛。国内分布于江西、浙江、安徽、湖北、湖南、广东等省区；省内各地公园温室及庭院有盆栽。

3 六月雪属 Serissa Comm. ex Juss.

3.1 白马骨 Serissa serissoides (DC.) Druce.

【别　　名】　六月雪、满天星、路边金、路边鸡、六月冷、曲节草、路边荆、鱼骨刺、过路黄荆、硬骨柴、天星木、凉粉草、细牙家、白点秤、鸡骨头草、鸡骨脚、路边姜、白金条、千年矮、鸡骨柴、千年勿大、白马里稍、野黄杨树、米筛花、冻米柴、月月有。

【药用部位】　全株（白马骨）。

【采收加工】　春、夏季采收茎叶，秋季挖根，鲜用或晒干。

【性能主治】　味淡、苦、微辛，性凉；祛风利湿，清热解毒；主治感冒，黄疸型肝炎，肾炎水肿，咳嗽，喉痛，角膜炎，肠炎，痢疾，腰腿疼痛，咳血，尿血，妇女闭经，白带，小儿疳积，惊风，风火牙痛，痈疽肿毒，跌打损伤。

【生境分布】　生长于山坡、路边、溪旁、灌丛。国内分布于华东、中南及陕西、四川、贵州等省区；省内各地公园及庭院有盆栽。

3.2 六月雪 Serissa japonica (Thunb.) Thunb.

【别　　名】　满天星、白马骨、碎叶冬青。

【药用部位】　根、茎、叶（六月雪）。

【采收加工】　夏、秋季采收，切段，鲜用或晒干

【性能主治】　味淡、微辛，性凉；疏肝解郁，清热利湿，消肿拔毒，止咳化痰；主治急性肝炎，风湿腰腿痛，痈肿恶疮，蛇咬伤，脾虚泄泻，小儿疳积，带下病，目翳，肠痈，狂犬病。

【生境分布】　生长于溪边或丘陵杂木林内。国内分布于江苏、安徽、江西、浙江、福建、广东、香港、广西、四

川、云南等省区；省内各地公园及庭院有盆栽。

4 鸡矢藤属 Paederia L.

4.1 鸡矢藤 Paederia scandens (Lour.) Merr.

【别　名】　臭藤、牛皮冻、鸡屎藤、斑鸠饭、女青、却节、皆治藤、臭藤根、牛皮冻、毛葫芦、五香藤、臭狗藤、香藤、母狗藤、白毛藤、狗屁藤、青风藤、臭屎藤、鸡脚藤、解暑藤、鸭屎藤、苦藤、玉明砂、雀儿藤。

【药用部位】　地上部分（鸡矢藤），根（鸡矢藤根）。

【采收加工】　夏、秋季采割，晒干或阴干；秋季挖根，洗净，切片，晒干。

【性能主治】　鸡矢藤：味甘、涩，性平；除湿，消食，止痛，解毒。鸡矢藤根：味甘、微苦，性平；主治消化不良，胆绞痛，脘腹疼痛；外用治疗湿疹、疮疡肿痛。

【生境分布】　生长于山坡、山谷或路边灌丛、草丛。国内分布于长江流域及以南各省区；省内各地山区有分布。

4.2 毛鸡矢藤 Paederia scandens (Lour.) Merr. var. tomentosa (Bl.) Hand.-Mazz.

【别　名】　臭皮藤、臭茎子、迎风子、臭藤、光珠子、青藤、哑巴藤、白鸡屎藤、小鸡矢藤、打屁藤。

【药用部位】　地上部分（毛鸡矢藤），根（毛鸡矢藤根）。

【采收加工】　地上部分夏季采收，根秋季采挖，晒干。

【性能主治】　毛鸡矢藤：性酸、甘，无毒；主治偏正头风，温湿黄疸，肝炎，痢疾，食积饱胀，跌打肿痛。毛鸡矢藤根：味酸、甘，性平；祛风除湿，清热解毒，理气化积，活血消肿。

【生境分布】　生长于林下或河边阴湿处。国内广泛分布于长江以南各省区；省内各地山区有分布。

5 茜草属 Rubia L.

5.1 茜草 Rubia cordifolia L.

【别　名】　红根草、红裸子根、拉狗蛋、拉拉秧子根、茅蒐、茹藘、藘茹、蒐、茜根、地血、牛蔓、芦茹、血见愁、过山龙、地苏木、活血丹、红龙须根、沙茜秧根、五爪龙、满江红、九龙根、小活血龙、土丹参、四方红根子、红茜根、入骨丹、红内消。

【药用部位】　根及根茎（茜草），茎叶（茜草藤）。

【采收加工】　春、秋季挖取根及根茎，洗净，晒干；夏、秋季采收茎叶，晒干或鲜用。

【性能主治】　茜草：味苦，性寒；凉血，止血，祛痰，通经；主治吐血，衄血，崩漏下血，外伤出血，经闭瘀阻，关节痹痛，跌扑肿痛。茜草藤：味苦，性凉；止血，行瘀；主治吐血，跌打损伤，血崩，风痹，腰痛，疮毒，疔肿。

【生境分布】　生长于山野荒坡、路边、灌丛、草丛或林缘。国内分布于东北、华北、西北、华东、中南、西南等区域；省内各地均有分布。

5.2 狭叶茜草 Rubia truppeliana Loes.

【别　名】　山东茜草、血见愁、过山龙、地苏木、活血丹、红龙须根、沙茜秧根、五爪龙、满江红。

【药用部位】　同茜草。

【采收加工】　同茜草。

【性能主治】　同茜草。

【生境分布】　生长于山野荒坡、路边、灌丛、草丛或林缘。国内分布于东北、华北、西北、华东、中南、西南等区域；省内各地均有分布。

5.3 卵叶茜草 Rubia ovatifolia Z. Y. Zhang

【药用部位】　同茜草。

【采收加工】　同茜草。

【性能主治】　同茜草。

【生境分布】　生长于山地疏林或灌丛。国内分布于陕西、甘肃、浙江、湖南、四川、贵州、云南等省区；省内东营有分布。

6 猪殃殃属 Galium L.

6.1 猪殃殃 Galium aparine L. var. tenerum (Gren. et Godr.) Rchb.

【别　名】　锯子草、拉拉藤、小茜草、滇茜草。

【药用部位】　全草（猪殃殃）。

【采收加工】　秋季采收，晒干或鲜用。

【性能主治】　味辛，性微寒；清热解毒，利尿消肿，止血；主治肠痈疮疖，尿路感染，水肿，便血，尿血，跌打损伤，虫蛇咬伤。

【生境分布】　生长于山坡或路边草丛。国内分布于南北各省区；省内分布于鲁中南山区及胶东丘陵地区。

6.2 拉拉藤 Galium aparine Linn. var. echinospermum (Wallr.) Cuf.

【别　名】　爬拉秧、八仙草。

【药用部位】　全草（拉拉藤）。

【采收加工】　花果期采收，晒干或鲜用。

【性能主治】　味甘、苦，性寒；清热利尿，解毒，消肿止痛；主治热淋，石淋，小便不利，腹泻，痢疾，肺热咳嗽，捣碎外敷可治疗痈疖肿痛、蛇咬伤，煎水洗可治疗湿疹。

【生境分布】　生长于山坡、旷野、沟边、河滩、林缘、草地。国内除海南及南海诸岛外，各地均有分布；省内分布于鲁中南及胶东山区。

6.3 四叶葎 Galium bungei Steud.

【别　名】　四叶草、散血丹、苯拉拉藤、冷水丹、风车草、四方草、四角金、地胡椒、四倍叶、娘饭团、小锯子草、四棱香草、四叶蛇舌草、蛇舌癀、天良草。

【药用部位】　全草（四叶葎）。

【采收加工】　夏季花期采收，除去杂质，晒干或鲜用。

【性能主治】　味甘、苦，性平；清热解毒，利尿消肿，止血，消食；主治痢疾，吐血，风热咳嗽，小儿疳积，小便淋痛，带下病；外用于蛇头疔，痈肿，皮肤溃疡，跌打损伤，骨折。

【生境分布】 生长于郊野路边、林下或山沟边阴湿地。国内分布于南北各省区；省内各地山区丘陵地带均有分布。

6.4 蓬子菜 Galium verum L.

【别　名】 土茜草、土黄连、白茜草、刺黄连、黄苞。

【药用部位】 全草（蓬子菜），根（蓬子菜根）。

【采收加工】 夏、秋季采收全草，晒干；秋季采根，洗净，晒干。

【性能主治】 蓬子菜：味微辛、苦，性寒；清热解毒，活血散瘀，利湿止痒，消肿止血；主治病毒性肝炎、肺炎，肾炎，疮疖疔痈，稻田皮炎，荨麻疹，静脉炎，咽喉肿痛，跌扑损伤，吐血，便血，尿血，阴道滴虫。蓬子菜根：味甘，性寒；清热止血，活血化瘀；主治吐血，衄血，便血，血崩，尿血，月经不调，腹痛，瘀血肿痛，跌打损伤，痢疾。

【生境分布】 生长于山坡、路边杂草丛或梯田石缝间。国内分布于东北、西北、华北及长江流域各省区；省内各地山区丘陵地带均有分布。

（一百一十八）忍冬科 Caprifoliaceae

1 接骨木属 Sambucus L.

1.1 接骨木 Sambucus williamsii Hance

【别　名】 公道老、八角棵、接骨树、木蒴翟、续骨木、扦扦活、七叶黄荆、放棍行、珊瑚配、铁骨散、接骨丹、七叶金、透骨草、接骨风、马尿骚、臭芥棵、青杆错、白马桑、大婆参、插地活、舒筋树、根花木、九节风。

【药用部位】 茎枝（接骨木），叶（接骨木叶），花序（接骨木花），根（接骨木根）。

【采收加工】 茎枝全年采收，切片，晒干或鲜用；叶与花春、夏季采收，晒干或鲜用；根秋、冬季采挖，洗净，晒干。

【性能主治】 接骨木：味甘、苦，性平；祛风湿，通经络，利尿消肿，止血；主治风湿痛，跌打损伤，肾炎水肿；外用于创伤出血。接骨木叶：味辛、苦，性平；活血，舒筋，止痛，利湿；主治跌打损伤，筋骨疼痛，风湿痹痛，痛风，脚气，烫火伤。接骨木花：味辛，性温；发汗利尿；主治感冒，小便不利。接骨木根：味苦、甘，性平；祛风除湿，活血舒筋，利尿消肿；主治风湿疼痛，痰饮，黄疸，跌打瘀痛，肾炎。

【生境分布】 生长于林下、灌丛、山坡或平原路旁，庭院有栽培。国内分布于东北、华东及河北、山西、陕西、甘肃、湖北、湖南、广东、广西、四川、云南等省

区；省内分布于昆嵛山、崂山、蒙山、泰山等地。

1.2 西洋接骨木 Sambucus nigra L.

【药用部位】 同接骨木。

【采收加工】 同接骨木。

【性能主治】 同接骨木。

【生境分布】 原产南欧、北非和亚洲西部，生长于林下、灌丛、山坡或平原路旁。国内东北、华东及河北、山西、陕西、甘肃、湖北、湖南、广东、广西、四川、贵州、云南等省区有栽培；省内泰安、济南等地有引种。

1.3 蒴藋 Sambucus chinensis Lindl.

【别　名】 陆英、接骨草、排风藤、铁篱笆、臭草、苛草、英雄草。

【药用部位】 全草（接骨草）。

【采收加工】 夏、秋季采收，切段，鲜用或晒干。

【性能主治】 味苦，性温；活血散瘀，疏肝健脾，祛风活络，发汗利尿；主治跌打损伤，急性病毒性肝炎，风湿痛，脱臼，骨折，肾炎水肿，脚气水肿，荨麻疹。

【生境分布】 生长于林下、沟边或山坡草丛。国内分布于河北、陕西、甘肃、青海、江苏、安徽、浙江、江西、福建、台湾、湖北、湖南、广东、广西、四川、贵州、云南等省区；省内济南等地有引种栽培。

2 荚蒾属 Viburnum L.

2.1 珊瑚树 Viburnum odoratissimum Ker-Gawl.

【别　名】 法国冬青、早禾树。

【药用部位】 叶、树皮、根（沙糖木）。

【采收加工】 叶和树皮春、夏季采收，根全年可采，树皮、根鲜用或切段晒干，叶鲜用。

【性能主治】 味辛，性温；祛风除湿，通经活络；主治感冒，风湿痹痛，跌打肿痛，骨折。

【生境分布】 生长于山谷密林溪涧旁荫蔽处、疏林向阳地或平地灌丛。国内分布于长江以南各省区；省内青岛、泰安、临沂等地公园、庭院有栽培。

2.2 木绣球 Viburnum macrocephalum Fort.

【别　名】 绣球荚蒾、绣球花、八仙花。

【药用部位】 茎（木绣球茎）。

【采收加工】 全年可采，鲜用或切片晒干。

【性能主治】 味苦，性凉；燥湿止痒；主治疥癣，湿烂痒痛，祛风除湿，活血利气。

【生境分布】 生长于山顶或山坡林中，冷杉林下常见。国内分布于河南、江苏、浙江、江西、湖南、湖北、贵州、广西等省区；省内各地公园常见栽培。

2.3 八仙花 Viburnum macrocephalum Fort. f. ketelceri (Carr.) Rehd.

【别　名】 蝴蝶花、琼花。

【药用部位】 同木绣球。

【采收加工】 同木绣球。

【性能主治】 同木绣球。

【生境分布】 同木绣球。

2.4 宜昌荚蒾 Viburnum erosum Thunb.

【别　　名】 荚蒾、红仔仔、羊三木、猪婆子藤、皮蒌子树、小鱼辣树、小叶荚蒾。

【药用部位】 茎叶（宜昌荚蒾）。

【采收加工】 全年可采，鲜用或切段晒干。

【性能主治】 味涩，性平；解毒，祛湿止痒；主治口腔炎，风寒湿痹，脚气。

【生境分布】 生长于山谷、湿润阴坡杂木林。国内分布于河南及长江以南各省区；省内分布于崂山、昆嵛山、荣成等地。

2.5 裂叶宜昌荚蒾 Viburnum erosum Thunb. var. taquetii (Lévl.) Rehd.

【药用部位】 同宜昌荚蒾。

【采收加工】 同宜昌荚蒾。

【性能主治】 同宜昌荚蒾。

【生境分布】 生长于山谷、湿润阴坡杂木林。国内分布于河南及长江以南各省区；省内分布于崂山。

2.6 荚蒾 Viburnum dilatatum Thunb.

【别　　名】 酸梅子、荚蒾子、酸汤杆。

【药用部位】 枝叶（荚蒾），根（荚蒾根），果实（荚蒾果）。

【采收加工】 枝叶夏、秋季采收，晒干；果实春、夏季采收，晒干或鲜用；根秋、冬季采挖，洗净，晒干。

【性能主治】 荚蒾：味酸、性凉；清热解毒，疏风解表；主治疗疮发热，暑热感冒，外用于过敏性皮炎。荚蒾根：味辛、涩，性微寒；祛瘀消肿；主治瘰疬，跌打损伤。荚蒾果：主治破血，止痢消肿，蛊症，月经不调及肠炎腹泻。

【生境分布】 生长于向阳山坡、林下、灌丛。国内分布于陕西、河南、河北及长江以南各省区，以华东地区常见；省内分布于日照、胶南等地。

2.7 欧洲荚蒾 Viburnum opulus Linn.

【别　　名】 欧洲琼花、雪球。

【药用部位】 嫩枝叶（欧洲荚蒾），果实（欧洲荚蒾果）。

【采收加工】 夏、秋季采收嫩枝叶，秋季采收成熟果实，晒干或鲜用。

【性能主治】 欧洲荚蒾：味甘、苦，性平；消肿止痛，止咳，活血，止痒；主治腰肢扭伤，关节酸痛，疮疖，疥癣瘙痒。欧洲荚蒾果：味甘、苦，性平；止咳；主治咳嗽。

【生境分布】 原产于欧洲及非洲北部，生长于河谷云杉林下。省内青岛等地有引种栽培。

2.8 鸡树条 Viburnum opulus L. var. calvescens (Rehd.) Hara

【别　　名】 天目琼花、鸡树条荚蒾、鸡树条子、山竹子。

【药用部位】 嫩枝叶（天木琼花），果实（鸡树条果）。

【采收加工】 夏、秋季采收嫩枝叶，秋季采收成熟果实，晒干或鲜用。

【性能主治】 天目琼花：味甘、苦，性平；消肿止痛，止咳，活血，止痒；主治腰肢扭伤，关节酸痛，疮疖，疥癣瘙痒。鸡树条果：味甘、苦，性平；止咳；主治咳嗽。

【生境分布】 生长于湿润山沟、山坡或灌丛。国内分布于东北、华北及内蒙古、陕西、甘肃、四川、湖北、安徽、浙江等省区；省内分布于各地山区。

2.9 雪球荚蒾 Viburnum plicatum Thunb.

【别　　名】 粉团、蝴蝶荚蒾、蝴蝶树、蝴蝶木。

【药用部位】 根或茎（蝴蝶树）。

【采收加工】 全年可采，切片，晒干。

【性能主治】 味苦、辛、酸，性平；清热解毒，健脾消积，祛风止痛；主治疮毒，淋巴结炎，小儿疳积，风热感冒，风湿痹痛。

【生境分布】 原产欧洲及非洲北部。国内各地均有栽培；省内青岛、泰安等地有引种。

2.10 蝴蝶戏珠花 Viburnum plicatum Thunb. f. tomentosum (Thunb.) Rehd.

【药用部位】 同雪球荚蒾。

【采收加工】 同雪球荚蒾。

【性能主治】 同雪球荚蒾。

【生境分布】 原产欧洲及非洲北部。国内各地均有栽培；省内泰安、潍坊、淄博等地有引种。

2.11 陕西荚蒾 Viburnum schensianum Maxim

【别　　名】 土蓝条、土栾条。

【药用部位】 茎叶（陕西荚蒾）。

【采收加工】 夏、秋季采收，晒干。

【性能主治】 味苦、辛、酸，性平；清热解毒，健脾消积，下气消食；主治小儿疳积。

【生境分布】 生长于石灰岩山区。国内分布于河北、河南、陕西、山西、甘肃及重庆；省内分布于济南、淄博等地。

3 忍冬属 Lonicera L.

3.1 忍冬 Lonicera japonica Thunb.

【别　　名】 金银花、金银藤、二花、忍冬花、鸳鸯花、银花、双花、金藤花、双苞花、金花、二宝花。

【药用部位】 花蕾（金银花），茎藤（忍冬藤），果实（金银花子）。

【采收加工】 花蕾夏初花开放前采收，晒干或烘干；

藤秋、冬季采割，晒干；果实在秋后采收，晒干。

【性能主治】　金银花：味甘，性寒；清热解毒，凉散风热；主治痈肿疔疮，喉痹，丹毒，热血毒痢，风热感冒，温病发热。忍冬藤：味甘，性寒；清热解毒，疏风通络；主治温病发热，热毒血痢，痈肿疮疡，风湿热痹，关节红肿热痛。金银花子：主治肠风泄泻，赤痢。

【生境分布】　生长于山坡或沟边灌丛。国内分布于各省区；省内各地山区丘陵地带均有分布，平邑、费县、日照、苍山、沂南、蒙阴、邹城等地有大面积栽培，以平邑产量最大，为我国著名的金银花之乡。

3.2　红白忍冬 Lonicera japonica Thunb. var. chinensis (P. Watson) Baker

【别　　名】　红金银花。

【药用部位】　花蕾（金银花）。

【采收加工】　夏初花开放前采收，晒干或烘干。

【性能主治】　味甘，性寒；清热解毒，凉散风热；主治痈肿疔疮，喉痹，丹毒，热血毒痢，风热感冒，温病发热。

【生境分布】　生长于山坡或沟边灌丛。国内分布于安徽等省；省内临沂、泰安、济南、青岛等地有栽培。

3.3　灰毡毛忍冬 Lonicera macranthoides Hand.-Mazz.

【别　　名】　拟大花忍冬、山银花、大解毒茶、大山花、大银花、大金银花。

【药用部位】　花蕾（山银花）。

【采收加工】　花开放前采收，晒干或烘干。

【性能主治】　味甘，性寒；祛风除湿，清热，止痛；主治风湿关节痛，劳伤，疔疮肿毒。

【生境分布】　生长于海拔 100～2000m 向阳山坡、灌丛或溪涧。国内分布于安徽、浙江、江西、福建、湖北、湖南、广东、广西、四川及贵州；省内平邑等地有引种栽培。

3.4　菰腺忍冬 Lonicera hypoglauca Miq.

【别　　名】　红腺忍冬、大银花、大金银花、大叶金银花、山银花。

【药用部位】　花蕾（山银花）。

【采收加工】　花开放前采收，晒干或烘干。

【性能主治】　味甘，性寒；祛风除湿，清热，止痛；主治风湿关节痛，劳伤，疔疮肿毒。

【生境分布】　生长于向阳山坡、灌丛。国内分布于安徽、浙江、江西、福建、台湾、湖北、广东、广西、贵州、云南等省区；省内平邑等地有引种栽培。

3.5　金花忍冬 Lonicera chrysantha Turcz.

【别　　名】　黄花忍冬、木金银、树金银、金银藤、王八骨头、千层皮、鸡骨头、北金银花。

【药用部位】　花蕾（黄花忍冬）。

【采收加工】　5～6 月间摘取，鲜用或晒干。

【性能主治】　味甘、淡、苦，性凉；清热解毒，散痈消肿；主治疔疮痈肿。

【生境分布】　生长于沟谷、林下及灌丛。国内分布于东北、华北、西北地区；省内各地山区均有分布。

3.6　须蕊忍冬 Lonicera chrysantha Turcz. var. longipes Maxim.

【别　　名】　金银、树金银、金银藤、大叶金银花、山银花。

【药用部位】　同金花忍冬。

【采收加工】　同金花忍冬。

【性能主治】　同金花忍冬。

【生境分布】　生长于沟谷、林下及灌丛。国内分布于东北、华北、西北地区；省内崂山有分布。

3.7　金银忍冬 Lonicera maackii (Rupr.) Maxim.

【别　　名】　金银木、木金银、树金银。

【药用部位】　茎叶及花（金银忍冬）。

【采收加工】　5～6 月采花，夏、秋季采集茎叶，鲜用或晒干。

【性能主治】　味甘、淡，性寒；祛风，清热，解毒；主治感冒，咳嗽，咽喉肿痛，目赤肿痛，肺痈，乳痈，湿疮。

【生境分布】　生长于山坡石缝及湿润杂木林。国内分布于南北各地；省内分布于泰山、崂山、昆嵛山、牙山等地。

3.8　华北忍冬 Lonicera tatarinowii Maxim.

【别　　名】　花蕉树、藏花忍冬。

【药用部位】　花蕾、嫩枝（华北忍冬）。

【采收加工】　花蕾 5～6 月采摘，茎叶夏、秋季采收，晒干。

【性能主治】　清热解毒，通经络。

【生境分布】　生长于山坡灌丛。国内分布于河北、内蒙古、陕西、辽宁等省区；省内分布于崂山、昆嵛山等地。

3.9　郁香忍冬 Lonicera fragrantissima Lindl.

【别　　名】　大金银花、腾杷树、鸡骨头。

【药用部位】　茎、叶及根（郁香忍冬）。

【采收加工】　夏、秋季采收茎叶，秋后挖根，鲜用或切段晒干。

【性能主治】　味甘，性凉；祛风除湿，清热止痛；主治风湿关节痛，疔疮，劳伤。

【生境分布】　生长于山沟、林下、路旁。国内分布于河北、安徽、浙江、河南、湖北、江西等省；省内分布于鲁中南和胶东山区丘陵地带，泰安有栽培。

3.10　大花忍冬 Lonicera macrantha (D. Don) Spreng.

【别　　名】　大花金银花、大金银花。

【药用部位】　同忍冬。

【采收加工】 同忍冬。

【性能主治】 同忍冬。

【生境分布】 生长于山谷和山坡林中或灌丛。国内分布于浙江、江西、福建、台湾、湖南、广东、广西、四川、贵州、云南和西藏；省内平邑九间棚药业金银花种植基地有引种栽培。

4 锦带花属 Weigela Thunb.

4.1 锦带花 Weigela florida (Bge.) A. DC.

【别　　名】 五色海棠、山脂麻、海仙花、锦带。

【药用部位】 花（锦带花）。

【采收加工】 花期采收，晒干。

【性能主治】 活血止痛。

【生境分布】 生长于高海拔地带的山沟、溪边或栽培于公园。国内分布于东北及内蒙古、山西、河北、江苏等省区；省内各地山区均有分布，为良好的观赏和蜜源植物。

4.2 半边月 Weigela japonica Thunb.

【别　　名】 日本锦带花、杨栌。

【药用部位】 根（白马桑）。

【采收加工】 春、秋季采收，晒干。

【性能主治】 味甘，性平；理气健脾，滋阴补虚；主治食少气虚，消化不良，体质虚弱。

【生境分布】 生长于海拔 450～1800m 山坡林下、山顶灌丛和沟边。国内分布于安徽、浙江、江西、福建、湖北、湖南、广东、广西、四川、贵州等省区；省内济南、青岛、泰安等地公园及庭院有引种栽培。

5 六道木属 Abelia R. Br.

5.1 糯米条 Abelia chinensis R. Br.

【别　　名】 华六条木、茶条树、山柳树、白花树。

【药用部位】 茎叶（糯米条）。

【采收加工】 春、夏、秋季采收，鲜用或切段晒干。

【性能主治】 味苦，性凉；清热解毒，凉血止血；主治湿热痢疾、痈疽疮疖、衄血、咳血、吐血、便血、流感，跌打损伤。

【生境分布】 生长于山地、公园、庭院。国内分布于长江以南各省区；省内泰安等地有栽培。

5.2 六道木 Abelia biflora Turcz.

【别　　名】 降龙木、六条木。

【药用部位】 果实（六道木）。

【采收加工】 秋季采收，鲜用或晒干。

【性能主治】 祛风除湿；主治风湿筋骨疼痛。

【生境分布】 生长于山坡灌丛、林下及沟边。国内分布于黄河以北的辽宁、河北、山西等省区；省内济南、青岛等地有栽培。

（一百一十九）败酱科 Valerianaceae

败酱属 Patrinia Juss.

1.1 败酱 Patrinia scabiosaefolia Fisch. ex Trev.

【别　　名】 黄花龙牙、山芝麻、鹿肠、鹿首、马草、泽败、鹿酱、酸益、败酱草、苦菜、野苦菜、苦斋公、豆豉草、豆渣草、观音菜、白苦爹、苦苣、苦叶菜、萌菜、女郎花。

【药用部位】 全草（败酱草），根及根茎（败酱根）。

【采收加工】 夏季花开前采割地上部分，晒干；秋季采挖根与根茎，洗净，晒干。

【性能主治】 败酱草：味辛、苦，性凉；清热解毒，祛瘀排脓；主治阑尾炎，痢疾，肠炎，肝炎，眼结膜炎，产后瘀血腹痛，痈肿疔疮。败酱根：味辛、苦，性凉；清热解毒，祛瘀排脓；主治阑尾炎，痢疾，肠炎，肝炎。

【生境分布】 生长于林边、山坡路旁或阴湿沟谷草丛。国内除宁夏、青海、新疆、西藏、海南等省区外，其他省区均有分布；省内分布于蒙山、泰山、徂徕山、昆嵛山、崂山等地。

1.2 岩败酱 Patrinia rupestris (Pall.) Juss.

【别　　名】 败酱、败酱草。

【药用部位】 同败酱。

【采收加工】 同败酱。

【性能主治】 同败酱。

【生境分布】 生长于山坡、林缘、路旁或草丛。国内分布于黑龙江、吉林、辽宁、内蒙古、河北、山西等省区；省内分布于泰山等地。

1.3 少蕊败酱 Patrinia monandra C. B. Clarke

【别　　名】 鹿肠、鹿首、马草、泽败、鹿酱、酸益、败酱草、苦菜、野苦菜、苦斋公、豆豉草、豆渣草、观音菜。

【药用部位】 同败酱。

【采收加工】 同败酱。

【性能主治】 同败酱。

【生境分布】 生长于灌丛、林下、林缘、山坡草丛、田野溪旁或路边。国内分布于江西、辽宁、广西、甘肃、湖北、江苏、河南、云南、四川、湖南、陕西、贵州、河北等省区；省内分布于泰山、崂山及济南。

1.4 糙叶败酱 Patrinia rupestris (Pall.) Juss. subsp. scabra (Bunge) H. J. Wang

【别　　名】 败酱草、墓头回、鸡粪草。

【药用部位】 根及根茎（墓头回）。

【采收加工】 秋季采挖，除去茎叶和杂质，洗净，晒干。

【性能主治】 味苦、微酸、涩，性凉；燥湿止带，收敛止血，清热解毒；主治赤白带下，崩漏，泄泻痢疾，黄疽，疟疾，肠痈，疮疡肿痛，跌打损伤，子宫颈癌，胃癌。

【生境分布】　生长于阳坡石缝或路旁草丛。国内分布于黑龙江、吉林、辽宁、内蒙、河北、山西、陕西、甘肃、宁夏、青海等省区；省内分布于泰山、徂徕山、蒙山等地。

1.5　墓头回 Patrinia heterophylla Bge.

【别　　名】　败酱、异叶败酱、地花菜、墓头灰、箭头风、九头鸟、追风箭、脚汗草、铜班道、虎牙草、摆子草、木头回、臭脚跟。

【药用部位】　同糙叶败酱。

【采收加工】　同糙叶败酱。

【性能主治】　同糙叶败酱。

【生境分布】　生长于山坡、林边、路旁或阴湿沟谷草丛。国内分布于辽宁、内蒙古、河北、山西、河南、陕西、宁夏、甘肃、青海、安徽、浙江等省区；省内分布于蒙山、泰山、徂徕山、大泽山等地。

1.6　窄叶败酱 Patrinia heterophylla Bge. subsp. angustifolia (Hemsl.) H. J. Wang

【别　　名】　败酱、异叶败酱、地花菜、墓头灰、箭头风、九头鸟、追风箭、鸡粪草。

【药用部位】　同糙叶败酱。

【采收加工】　同糙叶败酱。

【性能主治】　同糙叶败酱。

【生境分布】　同墓头回。

1.7　攀倒甑 Patrinia villosa (Thunb.) Juss.

【别　　名】　白花败酱、败酱、败酱草。

【药用部位】　根及根茎（缬草）。

【采收加工】　秋季采挖，除去茎叶，洗净，晒干。

【性能主治】　味辛、苦，性微寒；宁心安神，祛风除湿，镇痉止痛，生肌止血；主治肾虚失眠，癔病，癫痫，胃腹胀痛，腰腿痛，跌打损伤。

【生境分布】　生长于山坡林下、林缘或路旁草丛。国内分布于台湾、江苏、浙江、江西、安徽、河南、湖北、湖南、广东、广西、贵州、四川等省区；省内分布于昆嵛山、泰山等地。

2　缬草属 Valeriana L.

2.1　缬草 Valeriana officinalis L.

【别　　名】　满山香、拔地麻、香草、姜十八、小救驾、穿心排草、鹿子草、甘松、猫食菜、抓地虎、七里香、大救驾、蜘蛛香、满坡香、五里香。

【药用部位】　根及根茎（拔地麻）。

【采收加工】　秋季采挖，除去茎叶，洗净，晒干。

【性能主治】　味辛、苦，性微寒；宁心安神，祛风除湿，镇痉止痛，生肌止血；主治肾虚失眠，癔病，癫痫，胃腹胀痛，腰腿痛，跌打损伤。

【生境分布】　生长于山沟、林边或路旁草丛。国内分布于东北至西南各省区；省内分布于昆嵛山、牙山、泰山、

沂山、蒙山等地。

2.2　宽叶缬草 Valeriana officinalis L. var. latifolia Miq.

【别　　名】　广州拔地麻。

【药用部位】　同缬草。

【采收加工】　同缬草。

【性能主治】　同缬草。

【生境分布】　生长于山沟、林缘。国内分布于东北至西南各省区；省内分布于昆嵛山、牙山、泰山、沂山、蒙山等地。

2.3　黑水缬草 Valeriana amurensis Smir. ex Kom.

【别　　名】　缬草。

【药用部位】　同缬草。

【采收加工】　同缬草。

【性能主治】　同缬草。

【生境分布】　生长于草甸或落叶松和桦木林中。国内分布于黑龙江、吉林等省区；省内分布于胶东山区丘陵地带。

（一百二十）川续断科 Dipsacaceae

川续断属 Dipsacus L.

1.1　川续断 Dipsacus asperoides C. Y. Cheng et T. M. Ai

【别　　名】　续断、山萝卜、和尚头、龙豆、属折、南草、接骨、鼓锤草、和尚头、川断、川萝卜根、马蓟、黑老鸦头、小续断。

【药用部位】　根（续断）。

【采收加工】　秋季采挖，除去根头及须根，用微火烘至半干，堆置"发汗"，至内部变绿色时，再烘干。

【性能主治】　味苦、辛，性微温；补肝肾，强筋骨，续折伤，止崩漏；主治腰膝酸软，风湿痹痛，崩漏经多，胎漏下血，跌扑损伤。

【生境分布】　生长于土壤肥沃、潮湿山坡或草地。国内分布于西南及浙江、江西、湖北、湖南等省区；省内烟台、潍坊、济南等地有少量栽培。

1.2　日本续断 Dipsacus japonicus Miq.

【别　　名】　北巨胜子、北续断、山萝卜。

【药用部位】　根（北续断），果实（北巨胜子）。

【采收加工】　果实秋季成熟时采收，除去杂质，晒干；秋、冬季挖根，洗净，晒干。

【性能主治】　北续断：味苦、辛，性微温；补肝肾，强筋骨，续折伤，止崩漏；主治腰膝酸软，风湿痹痛，崩漏经多，胎漏下血，跌扑损伤。北巨胜子：补肝肾，强筋骨，利关节，止崩漏；用于腰膝酸痛，风湿骨痛，骨折，跌打损伤，先兆流产，功能性子宫出血，白带，遗精，尿频。

【生境分布】　生长于山坡、林缘或路旁草地。国内分布于南北各省区；省内分布于济南、滨洲、青州、沂山、蒙阴等地。

（一百二十一）葫芦科 Cucurbitaceae

1 赤瓟属 Thladiantha Bge.

赤瓟 Thladiantha dubia Bge.

【别　名】　土瓜、山屎瓜、气包。

【药用部位】　果实（赤瓟果），根（赤瓟根）。

【采收加工】　秋季果实由绿变红时采摘，晒干；秋、冬季挖根，洗净，晒干。

【性能主治】　赤瓟果：味酸、苦，性平；化瘀止血，理气止吐，祛痰，利湿；主治肺结核咳嗽吐血，痢疾便血，筋骨疼痛，跌打损伤，反胃吐酸。瓟根：味苦，性寒；活血通乳，祛痰，清热解毒；主治乳汁不下，乳房胀痛。

【生境分布】　生长于村边、沟谷及山地草丛。国内分布于东北、华北及内蒙古、陕西、甘肃、宁夏等省区；省内分布于泰山、蒙山、沂山及胶东丘陵地区。

2 盒子草属 Actinostemma Griff.

盒子草 Actinostemma tenerum Griff.

【别　名】　天球草、龟儿草。

【药用部位】　全草、种子（盒子草）。

【采收加工】　全草夏、秋季采收，洗净，晒干；秋季采摘成熟果实，打下种子，去除杂质，晒干。

【性能主治】　味苦，性寒，有小毒；利水消肿，清热解毒；主治肾炎水肿，腹水肿胀，疳积，湿疹，疮疡肿毒，蛇咬伤。

【生境分布】　生长于水边或河滩草丛。国内分布于辽宁、河北、河南、江苏、浙江、安徽、湖南、四川、西藏、云南、广西、福建、台湾等省区；省内分布于除鲁西北地区以外的其他地区，尤以南四湖最多。

3 假贝母属 Bolbostemma Franq.

假贝母 Bolbostemma paniculatum（Maxim.）Franquet.

【别　名】　土贝母、大贝母、草贝。

【药用部位】　块茎（土贝母）。

【采收加工】　秋季采挖，洗净，掰下小瓣，蒸至无白心，晒干。

【性能主治】　味苦，性微寒；清热解毒，散结消肿，抗肿瘤；主治淋巴结核，骨结核，急性乳腺炎初起，肥厚性鼻炎，乳痈瘰疬，疮疡肿毒，蛇虫咬伤，外伤出血，肿瘤及疣病。

【生境分布】　生长于阴山坡草丛。国内分布于河北、河南、山西、陕西、甘肃、四川、湖南等省区；省内分布于灵岩寺、五莲等地。

4 栝楼属 Trichosanthes L.

4.1　栝楼 Trichosanthes kirilowii Maxim.

【别　名】　瓜蒌、仁瓜蒌、臭瓜蛋、悬铃、天花粉蔓。

【药用部位】　果实（瓜蒌），种子（瓜蒌子），果皮（瓜蒌皮），根（天花粉）。

【采收加工】　秋季果实近成熟时采摘，悬挂于通风处，阴干；将成熟果实剖开，除去种子及果瓤，取果皮，阴干；将种子洗净，晒干；秋、冬季挖根，洗净，除去外皮，切段或纵剖成瓣，晒干。

【性能主治】　瓜蒌：味甘、微苦，性寒；清热涤痰，宽胸散结，润燥滑肠；主治肺热咳嗽，痰浊黄稠，胸痹心痛，结胸痞满，乳痈，肺痈，肠痈肿痛，大便秘结。瓜蒌子：味甘，性寒；润肺化痰，滑肠通便；用于燥咳痰黏，肠燥便秘。瓜蒌皮：味甘，性寒；清化热痰，利气宽胸；主治痰热咳嗽，胸闷胁痛。天花粉：味甘、微苦，性微寒；清热生津，消肿排脓；主治热病烦渴，肺热燥咳，内热消渴，疮疡肿毒。

【生境分布】　生长于山坡、路旁或灌丛。国内分布于华北、华东、中南及辽宁、陕西、甘肃、四川、云南、贵州等省区；省内各地均有分布，长清、肥城、菏泽、平阴等地有大面积栽培。

4.2　中华栝楼 Trichosanthes rosthornii Harms

【药用部位】　同栝楼。

【采收加工】　同栝楼。

【性能主治】　同栝楼。

【生境分布】　生长于山谷密林、山坡灌丛及草丛。国内分布于甘肃、陕西、湖北、四川、贵州、云南、江西等省区；省内烟台等地有少量栽培。

4.3　蛇瓜 Trichosanthes anguina L.

【别　名】　蛇王瓜、蛇豆、蛇丝瓜、大豆角。

【药用部位】　果实（蛇瓜）。

【采收加工】　近成熟时采收，鲜用或切片晒干。

【性能主治】　清热化痰，润肺滑肠。

【生境分布】　原产印度。国内南北各地均有栽培；省内各地偶见栽培。

5 南瓜属 Cucurbita L.

5.1　南瓜 Cucurbita moschata（Duch. ex Lam.）Duch. ex Poiret

【别　名】　番瓜、饭瓜。

【药用部位】　果实（南瓜），果瓤（南瓜瓤），种子（南瓜子），瓜蒂（南瓜蒂），成熟果实内种子所萌发的幼苗（盘肠草），花（南瓜花），卷须（南瓜须），叶（南瓜叶），茎藤（南瓜藤），根（南瓜根）。

【采收加工】　夏、秋季采收果实，鲜用；瓜瓤在秋季果实成熟时剖开取出，鲜用；种子在食用果实时收集，除去瓜瓤，洗净，晒干；瓜蒂在食用果实时收集，晒干；盘肠草秋后收集，晒干或鲜用；花在6～7月开放时采收，鲜用或晒干；卷须在夏、秋季采收，鲜用；叶夏、秋季采收，鲜用或晒干；茎藤夏、秋季采收，鲜用或晒干；根夏、秋季采收，鲜用或晒干。

【性能主治】 南瓜：味甘，性平；解毒消肿；主治肺痈，哮证，痈肿，烫伤，毒蜂咬伤。南瓜瓤：味甘，性凉；解毒，敛疮；主治痈肿疮毒，烫伤，创伤。南瓜子：味甘，性平；杀虫；主治绦虫、蛔虫、血吸虫和钩虫病，产后缺乳及手足浮肿，百日咳，痔疮。南瓜蒂：味苦、微甘，性平；解毒，利水，安胎；主治痈肿疮毒，疔疮，烫伤，疮溃不敛，水肿腹水，胎动不安。盘肠草：味甘、淡，性温；祛风，止痛；主治小儿盘肠气痛，惊风，感冒，风湿热。南瓜花：味甘，性凉；清湿热，消肿毒；主治黄疸，痢疾，咳嗽，疮痈肿毒。南瓜须：味甘、微苦，性凉；主治妇人乳缩疼痛。南瓜叶：味甘、微苦，性凉；清热，解暑，止血；主治暑热口渴，热痢，疳积，创伤。南瓜藤：味甘、苦，性凉；清肺，平肝，和胃，通络；主治肺痨低热，胃病，月经不调，水火烫伤。南瓜根：味甘、淡，性平；利湿热，通乳汁；主治淋证，黄疸，痢疾，乳汁不通。

【生境分布】 原产墨西哥至中美洲一带。国内、省内栽培普遍。

5.2 西葫芦 Cucurbita pepo L.

【别　　名】 倭瓜、小南瓜。

【药用部位】 果实（西葫芦）。

【采收加工】 夏季采收，鲜用。

【性能主治】 甘、微苦，平；平喘，宁嗽；主治支气管哮喘。

【生境分布】 原产北美洲南部。国内各地普遍栽培；省内各地栽培于菜园、田埂或宅旁。

6 葫芦属 Lagenaria Ser.

6.1 葫芦 Lagenaria siceraria (Molina) Standl.

【别　　名】 壶卢、瓠、葫芦瓜。

【药用部位】 果实（壶卢），种子（壶卢子），老熟果实或果壳（陈壶卢瓢），茎、叶、花、须（壶卢秧）。

【采收加工】 秋季采摘外皮尚未木质化果实，去皮，鲜用或晒干；秋季采收成熟果实，切开，取出种子，洗净，晒干；秋末冬初采收老熟果实，切开，去除瓢心及种子，打碎，晒干；茎、叶、花、须夏、秋季采收，晒干。

【性能主治】 壶卢：味甘、淡，性平；利水，消肿，通淋，散结；主治水肿，腹水，黄疸，消渴，淋病，痈肿。壶卢子：味甘，性平；清热解毒，消肿止痛；主治肺炎，肠痈，牙痛。陈壶卢瓢：味甘、苦，性平；利水，消肿；主治水肿，臌胀。壶卢秧：味甘，性平；解毒，散结；主治食物、药物中毒，龋齿痛，鼠瘘，痢疾。

【生境分布】 国内热带至温带地区广泛栽培；省内栽培普遍。

6.2 瓠瓜 Lagenaria siceraria (Molina) Standl. var. depressa (Ser.) Hara

【别　　名】 壶卢、瓠、葫芦瓜。

【药用部位】 同葫芦。

【采收加工】 同葫芦。

【性能主治】 同葫芦。

【生境分布】 同葫芦。

6.3 瓠子 Lagenaria siceraria (Molina) Standl. var. hispida (Thunb.) Hara

【别　　名】 甘瓠、甜瓠、长瓠。

【药用部位】 果实（瓠子），种子（瓠子子），老熟果皮（蒲种壳）。

【采收加工】 夏、秋季果实成熟时采收，鲜用或晒干；秋季采收成熟果实，取出种子，洗净，晒干；立秋至白露间，采摘老熟果实，剖开，去除种子，晒干。

【性能主治】 瓠子：味甘，性平；利水，清热，止渴，除烦；主治水肿腹胀，烦热口渴，疮毒。瓠子子：解毒，活血，辟秽；主治咽喉肿痛，跌打损伤，山岚瘴气。蒲种壳：味苦、淡，性寒；利水消肿；主治面目四肢浮肿，臌胀，小便不通。

【生境分布】 国内、省内普遍栽培。

6.4 小葫芦 Lagenaria siceraria (Molina) Standl. var. microcarpa (Naud.) Hara

【别　　名】 苦葫芦、京葫芦、亚腰葫芦。

【药用部位】 果实（苦壶卢），种子（苦壶卢子），花（苦壶卢花），茎藤（苦壶卢蔓）。

【采收加工】 秋季采收成熟而未老果实，去皮，鲜用或晒干；秋季果实成熟时采收，剖开果实，取出种子，晒干；花在7～8月开放时采收，晒干；茎藤在秋季采收，切段，晒干。

【性能主治】 苦壶卢：味苦，性寒；利水，消肿，清热散结；主治水肿，黄疸，消渴，癃闭，痈肿恶疮，疥癣。苦壶卢子：味苦，性寒；利水，通窍，杀虫，解毒；主治小便不利，水肿，鼻塞，鼻息肉，龋齿，聤耳，疥癣。苦壶卢花：散结，拔毒，敛疮；主治鼠瘘。苦壶卢蔓：杀虫解毒；主治麻疮，白秃疮。

【生境分布】 国内、省内栽培普遍。

7 苦瓜属 Momordica L.

苦瓜 Momordica charantia L.

【别　　名】 癞葡萄、癞瓜、红姑娘。

【药用部位】 果实（苦瓜），种子（苦瓜子），花（苦瓜花），叶（苦瓜叶），茎藤（苦瓜藤），根（苦瓜根）。

【采收加工】 夏季采收果实及花，晒干或鲜用；秋季采收成熟果实，剖开，收取种子，洗净，晒干；夏、秋季采收叶及茎藤，鲜用或晒干；秋季采根，洗净，晒干或鲜用。

【性能主治】 苦瓜：味苦，性寒；清暑涤热，明目，解毒；主治热病烦褐，中暑，痢疾，赤眼疼痛，痈肿丹毒，恶疮。苦瓜子：味苦、甘，性温；温补肾阳；主治肾阳不足，小便频数，遗精，阳痿。苦瓜花：味苦，性寒；清热解毒，和胃；主治痢疾，胃气痛。**苦瓜叶**：味苦，性凉；清热解毒；主治痈肿疮毒，梅毒，痢疾。**苦瓜藤**：味苦，性寒；清热解毒；主治痢疾，胃气痛，牙痛，痈肿疮毒。**苦瓜根**：味苦，性寒；清热解毒；主治痢疾，便血，疔疮肿毒，风火牙痛。

【生境分布】 原产亚洲热带地区。国内南北各地普遍栽培；省内栽培于菜园或田间。

8 丝瓜属 Luffa Mill.

8.1 丝瓜 Luffa cylindrica (L.) Roem.

【别　　名】 天丝瓜、天罗瓜、絮瓜、砌瓜。

【药用部位】 鲜嫩果实（丝瓜），老丝瓜（天骷髅），成熟果实维管束（丝瓜络），种子（丝瓜子），果皮（丝瓜皮），瓜蒂（丝瓜蒂），花（丝瓜花），叶（丝瓜叶），茎（丝瓜藤），茎中汁液（天罗水），根（丝瓜根）。

【采收加工】 嫩丝瓜夏、秋季采收，鲜用；老丝瓜秋后采收，晒干；丝瓜络在秋季果实成熟、果皮变黄、内部干枯时采收，搓去外皮及果肉，或用水浸泡至果皮和果肉腐烂，洗净，除去种子，晒干；秋季果实老熟后，在采制丝瓜络时，收集种子，晒干；夏、秋间食用丝瓜时，收集果皮、瓜蒂，鲜用或晒干；花在夏季开放时采收，晒干或鲜用；叶、茎在夏、秋季采收，鲜用或晒干；夏、秋季割取地上茎，切段，将切口插入瓶中，放置1昼夜，收集流出汁液，即为天罗水；根在夏、秋季采收，洗净，鲜用或晒干。

【性能主治】 **丝瓜**：味甘，性凉；清热化痰，凉血解毒；主治热病身热烦渴，咳嗽痰喘，肠风下血，痔疮出血，血淋，崩漏，痈疽疮疡，乳汁不通，无名肿毒，水肿。**丝瓜络**：味甘，性凉；通经活络，解毒消肿；主治胸胁疼痛，风湿痹痛，经脉拘挛，乳汁不通，肺热咳嗽，痈肿疮毒，乳痈。**丝瓜子**：味苦，性寒；清热，利水，通便，驱虫；主治水肿，石淋，肺热咳嗽，肠风下血，痔漏，便秘，蛔虫病。**丝瓜蒂**：味苦，性微寒；清热解毒，化痰定惊；主治痘疮不起，咽喉肿痛，癫狂，痫症。**丝瓜花**：味甘、微苦，性寒；清热解毒，化痰止咳；主治肺热咳嗽，咽痛，鼻窦炎，疔疮肿毒，痔疮。**丝瓜叶**：味苦，性微寒；清热解毒，止血，祛暑；主治痈疽，疔肿，疮癣，蛇咬，烫火伤，咽喉肿痛，创伤出血，暑热烦渴。**丝瓜藤**：味苦，性微寒；舒筋活血，止咳化痰，解毒杀虫；主治腰膝酸痛，肢体麻木，月经不调，咳嗽痰多，鼻渊，龋齿。**天罗水**：味甘、微苦，性微寒；清热解毒，止咳化痰；主治肺痈，肺痿，咳喘，肺痨，夏令皮肤疮疹，痤疮，烫伤。**丝瓜根**：味甘、微苦，性寒；活血通络，清热解毒；主治偏头痛，腰痛，痹症，乳腺炎，鼻炎，鼻窦炎，喉风肿痛，肠风下血，痔漏。

【生境分布】 国内南北各地普遍栽培，云南南部有野生，但果实较短小；省内栽培于田间、菜地、篱笆边或宅旁。

8.2 广东丝瓜 Luffa acutangula (L.) Roxb.

【别　　名】 粤丝瓜、棱角丝瓜。

【药用部位】 同丝瓜。

【采收加工】 同丝瓜。

【性能主治】 同丝瓜。

【生境分布】 栽培于田间、菜地、篱笆边或宅旁。国内、省内各地均有栽培。

9 黄瓜属 Cucumis L.

9.1 黄瓜 Cucumis sativus L.

【别　　名】 胡瓜、刺瓜、秋黄瓜。

【药用部位】 果实（黄瓜），果皮（黄瓜皮），种子（黄瓜子），叶（黄瓜叶），茎（黄瓜藤），根（黄瓜根），制霜（黄瓜霜）。

【采收加工】 果实夏季采收，鲜用；夏、秋季采收果实，刨下果皮，鲜用或晒干；夏、秋季采收成熟果实，剖开，取种子，洗净，晒干；茎、叶夏、秋季采收，鲜用或晒干；秋季采根，洗净，鲜用或晒干；将成熟果实去瓤，用朱砂、芒硝各9g混合装入果皮内，吊起阴干，收集渗出的白色结晶性粉末，即为黄瓜霜。

【性能主治】 **黄瓜**：味甘，性凉；除热，利水，解毒；主治烦渴，咽喉肿痛，火眼，烫火伤。**黄瓜皮**：味甘、淡，性凉；清热，利水，通淋；主治水肿尿少，热结膀胱，小便淋痛。**黄瓜子**：续筋接骨，祛风，消痰；主治骨折筋伤，风湿痹痛，老年痰喘。**黄瓜叶**：味苦，性寒；清湿热，消肿毒；主治湿热泻痢，无名肿毒，脚气。**黄瓜藤**：味苦，性凉；清热，化痰，利湿，解毒；主治痰热咳嗽，癫痫，湿热泻痢，湿痰流注，疮痈肿毒，高血压病。**黄瓜根**：味苦、微甘，性凉；清热，利湿，解毒；主治胃热消渴，湿热泻痢，黄疸，疮疡肿毒，聤耳流脓。**黄瓜霜**：味甘、咸，性凉；清热明目，消肿止痛；主治火眼赤痛，咽喉肿痛，口舌生疮，牙龈肿痛，跌打损伤。

【生境分布】 广泛种植于温带和热带地区。国内、省内各地普遍栽培。

9.2 甜瓜 Cucumis melo L.

【别　　名】 香瓜、苦丁香。

【药用部位】 果柄（甜瓜蒂、苦丁香），果实（甜瓜），果皮（甜瓜皮），干燥成熟种子（甜瓜子），花（甜瓜花），茎（甜瓜茎），叶（甜瓜叶），根（甜瓜根）。

【采收加工】 夏、秋季采摘成熟果实，鲜用；食用时，收集果柄、果皮和种子，阴干或晒干；夏季采收茎、叶、花、根，除去杂质，鲜用或晒干。

【性能主治】 **甜瓜蒂**：味苦，性寒，有毒；涌吐痰食，除湿退黄；主治中风，癫痫，喉痹，痰涎壅盛，呼吸不利，宿食不化，脘腹胀痛，湿热黄疸。**甜瓜**：味甘，性寒；清暑热，解烦渴，利小便；主治暑热烦渴，小便不利，腹痛下痢。**甜瓜皮**：味甘、微苦，性寒；清暑热，解烦渴；主治暑热烦渴，牙痛。**甜瓜子**：味甘，性寒；清肺，润肠，散结，消瘀；主治肺热咳嗽，口渴，大便燥结，肠痈，肺痈。**甜瓜花**：味甘，性寒；祛瘀，消积，生发；主治跌打损伤，小儿疳积，湿疮疥癞，秃发。**甜瓜茎**：味苦、甘，性寒；宣鼻窍，通经；主治鼻中息肉，鼻塞不通，经闭。**甜瓜根**：味甘、苦，性寒；祛风止痒；主治风热湿疮。

【生境分布】 温带至热带地区广泛栽培。国内、省内各地栽培普遍。

9.3 菜瓜 Cucumis melo L. var. conomon (Thunb.) Makino

【别　名】 越瓜、脆瓜、稍瓜、羊角瓜。

【药用部位】 果实（越瓜）。

【采收加工】 夏、秋季成熟时采收。

【性能主治】 味甘，性寒；除烦热，生津液，利小便；主治烦热口渴，小便不利，口疮。

【生境分布】 国内、省内各地常见栽培。

10 西瓜属 Citrullus Schrad.

西瓜 Citrullus lanatus (Thunb.) Matsum. et Nakai

【别　名】 寒瓜。

【药用部位】 果瓤（西瓜），外层果皮（西瓜皮、西瓜翠衣），果皮和皮硝混合制成的白色结晶性粉末（西瓜霜），种仁（西瓜子仁），种皮（西瓜子壳），根、叶或藤茎（西瓜根叶）。

【采收加工】 夏、秋季采摘成熟果实，取果瓤，鲜用；夏季收集西瓜皮，削去内层柔软部分，洗净，晒干，也有将外面青皮削去，仅取其中间部分者；将西瓜（重2.5～3kg）洗净，沿蒂周围开一洞，挖出瓜瓤，装入芒硝0.5～1kg，将瓜蒂盖上，竹签钉牢，悬挂在阴凉通风处，约10天后，收集西瓜皮外渗出的白色粉霜，即为西瓜霜；收集种子，洗净，晒干，用时去壳，为西瓜子仁；剥取种仁时，收集种壳，晒干，为西瓜子壳；根、叶、藤茎夏季采收，鲜用或晒干。

【性能主治】 **西瓜**：味甘，性寒；清热除烦，解暑生津，利尿；主治暑热烦渴，热盛津伤，小便不利，喉痹，口疮。**西瓜皮**：味甘，性凉；清热，解暑，利尿；主治暑热烦渴，尿少色黄，汗多。**西瓜霜**：味咸，性寒；清热解毒，利咽消肿；主治喉风，喉痹，白喉，口疮，牙疳，久嗽咽痛，目赤肿痛。**西瓜子仁**：味甘，性平；清肺化痰，和中润肠；主治久咳，咯血，便秘。**西瓜子壳**：味淡，性平；止血；主治吐血，便血。**西瓜根叶**：味淡、微苦，性凉；清热利湿；主治水泻，痢疾，烫伤，萎缩性鼻炎。

【生境分布】 原产非洲热带地区。国内、省内普遍栽培。

11 冬瓜属 Benincasa Savi

冬瓜 Benincasa hispida (Thunb.) Cogn.

【别　名】 白皮瓜、白瓜、东瓜、枕瓜。

【药用部位】 果实（冬瓜），种子（冬瓜子），瓜瓤（冬瓜瓤），外层果皮（冬瓜皮），叶（冬瓜叶），藤茎（冬瓜藤）。

【采收加工】 果实在夏末、秋初成熟时采收，鲜用；食用冬瓜时，收集成熟种子，洗净，晒干；食用冬瓜时，收集果瓤，鲜用；食用冬瓜时，收集削下的外果皮，晒干；叶在夏季采收，鲜用或晒干；藤茎在夏、秋季采收，鲜用或晒干。

【性能主治】 **冬瓜**：味甘、淡，性微寒；利尿，清热，化痰，生津，解毒；主治水肿胀满，脚气，咳喘，暑热烦闷，消渴，泻痢，痈肿，痔漏，解鱼毒及酒毒。**冬瓜子**：味甘，性微寒；清肺化痰，消痈排脓，利湿；主治痰热咳嗽，肺痈，肠痈，白浊，带下，脚气，水肿，淋证。**冬瓜瓤**：味甘，性平；清热止咳，利水消肿；主治热病烦渴，消渴，淋证，水肿，痈肿。**冬瓜皮**：味甘，性凉；利尿消肿；主治水肿胀满，小便不利，暑热口渴，小便短赤。**冬瓜叶**：味苦，性凉；清热，利湿，解毒；主治消渴，疟疾，泻痢，蜂蛰，肿毒。**冬瓜藤**：味苦，性寒；清肺化痰，通经活络；主治肺热痰火，关节不利，脱肛，疥疮。

【生境分布】 广泛分布于亚洲热带、亚热带及温带地区，栽培于排水良好的壤土。国内云南南部（西双版纳）有野生，各省区均有栽培；省内栽培普遍。

12 绞股蓝属 Gynostemma Bl.

绞股蓝 Gynostemma pentaphyllum (Thunb.) Makino

【别　名】 小苦药、七叶胆、天堂草、福音草、超人参、公罗锅底、遍地生根、五叶参和七叶参。

【药用部位】 全草（绞股蓝）。

【采收加工】 夏、秋季采收，晒干。

【性能主治】 味苦，性寒；消炎解毒，补脾益气，止咳祛痰；主治慢性支气管炎，病毒性肝炎，肾盂炎，胃肠炎。

【生境分布】 生长于山地林下、水沟旁、山谷阴湿处。国内分布于陕西南部和长江以南各省区；省内青岛、临沂、淄博、菏泽等地有栽培。

13 佛手瓜属 Sechium P. Br.

佛手瓜 Sechium edule (Jacq.) Swartz

【别　名】 手瓜、洋丝瓜。

【药用部位】 果实（佛手瓜），叶（佛手瓜叶）。

【采收加工】 夏、秋季采收，鲜用或晒干。

【性能主治】 **佛手瓜**：健脾消食，行气止痛；主治胃脘疼痛，消化不良。**佛手瓜叶**：主治疮疡肿毒。

【生境分布】 原产南美洲，栽培于田间、菜园或庭院。国内云南、广西、广东有栽培或逸为野生；省内淄博、潍坊、泰安、济南、临沂等地有栽培。

（一百二十二）桔梗科 Campanulaceae

1 党参属 Codonopsis Wall.

1.1 党参 Codonopsis pilosula (Franch.) Nannf.

【别　　名】　防风党参、黄参、防党参、上党参、狮头参、中灵草、黄党。

【药用部位】　根（党参）。

【采收加工】　9～10月采挖，洗净，晒4～6小时，然后用绳捆起，揉搓，使根充实，反复处理3～4次，扎成小捆，晒干。

【性能主治】　味甘，性平；补中益气，健脾益肺；主治脾肺虚弱，气短心悸，食少便溏，虚喘咳嗽，内热消渴。

【生境分布】　生长于山地灌丛及林缘。国内分布于东北及四川、云南、西藏、甘肃、陕西、宁夏、青海、河南、山西、河北、内蒙古等省区；省内济南、泰安、淄博、潍坊等地有少量栽培。

1.2 羊乳 Codonopsis lanceolata (Sieb. et Zucc.) Trautv.

【别　　名】　四叶参、山海螺、羊乳参、泰山参。

【药用部位】　根（四叶参），泰山四大名药之一。

【采收加工】　秋季采挖，除去茎叶、须根，趁鲜纵切，晒干。

【性能主治】　味甘，性温；补血通乳，清热解毒，消肿排脓；主治病后体虚，乳汁不足，痈肿疮毒，乳腺炎。

【生境分布】　生长于山坡林下、岩石缝或阴湿山沟等土壤肥沃处。国内分布于东北、华北、华东和中南等区域；省内分布于昆嵛山、崂山、牙山、泰山等地。

2 桔梗属 Platycodon A. DC.

桔梗 Platycodon grandiflorus (Jacq.) A. DC

【别　　名】　铃铛花、母铃铛、紫姐包袱、包袱根、符篼、白药、利如、卢如、房图、荠苨、苦梗、苦桔梗、大药、苦菜根。

【药用部位】　根（桔梗）。

【采收加工】　春、秋季采挖，洗净，除去须根，趁鲜剥去外皮或不去外皮，晒干。

【性能主治】　味苦、辛，性平；宣肺，利咽，祛痰，排脓；主治咳嗽痰多，胸闷不畅，咽痛，音哑，肺痈吐脓，疮疡脓成不溃。

【生境分布】　生长于向阳山坡、林下或路旁。国内分布于东北、华北、华东、华中及广东、广西、贵州、云南、四川、陕西等省区；省内广布于各地山区丘陵地带。

3 沙参属 Adenophora Fisch.

3.1 沙参 Adenophora stricta Miq.

【别　　名】　杏叶沙参、空沙参、南沙参、知母、苦心、识美、虎须、白参、志取、文虎、文希、羊婆奶、铃儿参、泡参、桔参、山沙参、沙獭子。

【药用部位】　根（南沙参）。

【采收加工】　秋季采挖，除去茎叶及泥土，洗净，用竹片刮去外皮，晒干。

【性能主治】　味甘、微苦，性微寒；养阴清热，润肺化痰，益胃生津；主治阴虚久咳，劳嗽痰血，燥咳痰少，虚热喉痹，津伤口渴。

【生境分布】　生长于山坡草丛或岩石缝内。国内分布于湖南、江西、浙江、江苏、安徽等省；省内分布于济宁、淄博等地。

3.2 轮叶沙参 Adenophora tetraphylla (Thunb.) Fisch.

【别　　名】　泡参、四叶沙参、南沙参。

【药用部位】　同沙参。

【采收加工】　同沙参。

【性能主治】　同沙参。

【生境分布】　生长于草地或灌丛。国内分布于东北、华东及内蒙古、河北、山西等省区；省内分布于昆嵛山、崂山、荣城、牟平、泰山、蒙山等地。

3.3 展枝沙参 Adenophora divaricata Franch. et Sav.

【药用部位】　同沙参。

【采收加工】　同沙参。

【性能主治】　同沙参。

【生境分布】　生长于山坡灌丛、林下或草丛。国内分布于黑龙江、吉林、辽宁、山西、河北等省；省内分布于昆嵛山、崂山、牙山、艾山等地。

3.4 细叶沙参 Adenophora paniculata Nannf.

【别　　名】　蓝花参。

【药用部位】　同沙参。

【采收加工】　同沙参。

【性能主治】　同沙参。

【生境分布】　生长于向阳山坡、草地或灌丛。国内分布于内蒙古、山西、河北、河南、陕西等省区；省内分布于昆嵛山、崂山、牙山、泰山、蒙山等地。

3.5 石沙参 Adenophora polyantha Nakai

【别　　名】　沙参、甜桔梗。

【药用部位】　同沙参。

【采收加工】　同沙参。

【性能主治】　同沙参。

【生境分布】　生长于向阳山坡、草地或灌丛。国内分布于辽宁、河北、江苏、安徽、河南、山西、陕西、甘肃、宁夏及内蒙古等省区；省内各地山区丘陵地带均有分布。

3.6 荠苨 Adenophora trachelioides Maxim.

【别　　名】　山生菜、杏叶沙参、杏叶菜。

【药用部位】　同沙参。

【采收加工】 同沙参。

【性能主治】 同沙参。

【生境分布】 生长于山坡草地或林缘。国内分布于安徽、江苏、河北、内蒙古、辽宁等省区；省内各地山区丘陵地带均有分布，以昆嵛山、牙山、泰山、蒙山、沂山等地分布较多。

3.7 苏南荠苨 Adenophora trachelioides Maxim. subsp. giangsuensis Hong

【别　　名】 杏参、白面根、甜桔梗、土桔梗、地参。

【药用部位】 同沙参。

【采收加工】 同沙参。

【性能主治】 同沙参。

【生境分布】 生长于山坡草地或林缘。国内分布于江苏；省内分布于安丘、蒙山。

3.8 薄叶荠苨 Adenophora remotiflora (Sieb. et Zucc.) Miq.

【药用部位】 同沙参。

【采收加工】 同沙参。

【性能主治】 同沙参。

【生境分布】 生长于海拔 1700m 以下林缘、林下或草地。国内分布于黑龙江、吉林、辽宁等省；省内分布于胶东山区。

3.9 狭叶沙参 Adenophora gmelinii (Spreng) Fisch.

【药用部位】 同沙参。

【采收加工】 同沙参。

【性能主治】 同沙参。

【生境分布】 生长于海拔 2600m 以下山坡草地或灌丛。国内分布于黑龙江、吉林、辽宁、内蒙古、山西、河北等省区；省内分布于泰山。

4　半边莲属 Lobelia L.

4.1 半边莲 Lobelia chinensis Lour.

【别　　名】 半边花、半边菊、急解索、蛇利草、细米草、蛇舌草、鱼尾法、半边菊、半边旗、奶儿草、半边花、箭豆草、顺风旗、单片芽、肺经草、小莲花草、棉蜂草、吹血草、腹水草、疳积草、白腊花草、金菊草、金鸡舌、片花莲、偏莲、瓜仁草、蛇啄草、长虫草。

【药用部位】 全草（半边莲）。

【采收加工】 夏季采收，除去泥沙，洗净，晒干。

【性能主治】 味辛，性平，利尿消肿，清热解毒；主治大腹水肿，面足浮肿，痈肿疔疮，蛇虫咬伤，晚期血吸虫病腹水。

【生境分布】 生长于沟边、田边或潮湿草地。国内分布于长江中下游及以南各省区；省内分布于肥城、临沂、枣庄等地。

4.2 山梗菜 Lobelia sessilifolia Lamb.

【别　　名】 半边莲、大半边莲、水苋菜、苦菜、节节花、水白菜、天竺七、对节白、水杨柳。

【药用部位】 带根全草（山梗菜）。

【采收加工】 夏季采收，洗净，晒干或鲜用。

【性能主治】 味辛，性平，祛痰止咳，清热解毒；主治支气管炎，痈肿疔毒，蛇咬伤。

【生境分布】 生长于山坡阴湿草地。国内分布于云南、广西、浙江、台湾、河北、辽宁、吉林和黑龙江等省区；省内分布于昆嵛山、荣成等地。

（一百二十三）菊科 Compositae

1　胜红蓟属 Ageratum L.

胜红蓟 Ageratum conyzoides L.

【别　　名】 藿香蓟、咸虾花。

【药用部位】 全草（胜红蓟）。

【采收加工】 夏、秋季采收，除去根部，鲜用或切段晒干。

【性能主治】 味辛、微苦，性凉；清热解毒，止血，止痛；主治感冒发热，咽喉肿痛，口舌生疮，咯血，衄血，崩漏，脘腹疼痛，风湿痹痛，跌打损伤，外伤出血，痈肿疮毒，湿疹瘙痒。

【生境分布】 原产墨西哥及毗邻地区，生长于山谷、山坡林下或林缘。国内广东、广西、云南、四川、江苏、黑龙江等省区有栽培或逸为野生；省内济南、枣庄等地有栽培。

2　泽兰属 Eupatorium L.

2.1 佩兰 Eupatorium fortunei Turcz.

【别　　名】 香草、泽兰。

【药用部位】 全草（佩兰）。

【采收加工】 夏、秋季采收，除去根部与杂质，晒干。

【性能主治】 味辛，性平；芳香化湿，醒脾开胃，发表解暑；主治湿浊中阻，脘痞呕恶，口中甜腻，口臭，多涎，暑湿表症，头胀胸闷。

【生境分布】 生长于山坡草地、山谷、林边荒地或路旁。国内分布于江苏、浙江、江西、湖北、湖南、云南、四川、贵州、广西、广东、陕西等省区；省内各地均有分布。

2.2 白头婆 Eupatorium japonicum Thunb.

【别　　名】 龙须草、单叶佩兰、抓麻子、山佩兰。

【药用部位】 全草（单叶佩兰）。

【采收加工】 夏、秋季采割地上部分，除去杂质，晒干或鲜用。

【性能主治】 味辛、苦，性平；祛暑发表，化湿和中，理气活血，解毒；主治夏伤暑湿，发热头痛，胸闷腹胀，消化不良，胃肠炎，咳嗽，咽喉炎，月经不调，跌打损伤，痈肿。

【生境分布】 生长于林下、灌丛间或山坡草地。国内分布于除新疆、青海、西藏以外的各省区;省内分布于崂山、昆嵛山、蒙山、玉皇山等地。

2.3 白头婆三裂叶变种 Eupatorium japonicum Thunb. var. tripartitum Makono

【药用部位】 同白头婆。

【采收加工】 同白头婆。

【性能主治】 同白头婆。

【生境分布】 生长于林下、灌丛或山坡草地。国内分布于安徽、四川;省内分布于蒙山。

2.4 林泽兰 Eupatorium lindleyanum DC.

【别　　名】 白鼓钉、轮叶泽兰、尖佩兰。

【药用部位】 全草(野马追)。

【采收加工】 秋季采收,拣净,晒干。

【性能主治】 味苦,性平;化痰,止咳,平喘;主治慢性支气管炎,痰多咳喘,高血压病。

【生境分布】 生长于林下、山沟、山坡草甸或水边湿地。国内分布于除新疆以外的其他各省区;省内分布于各地山区丘陵地带。

2.5 无腺林泽兰 Eupatorium lindleyanum DC. var. egladulosum Kitam.

【药用部位】 同林泽兰。

【采收加工】 同林泽兰。

【性能主治】 同林泽兰。

【生境分布】 生长于山坡、路边湿地草丛。国内分布于浙江、江苏;省内分布于荣成。

3 甜菊属 Stevia Cav.

甜叶菊 Stevia rebaudiana (Bertoni) Hemsl.

【别　　名】 甜菊、甜菊叶。

【药用部位】 叶(甜菊叶)。

【采收加工】 春、夏、秋季采收,除去茎枝,晒干或鲜用。

【性能主治】 味甘,性平;生津止渴,降糖,降血压;主治糖尿病,高血压病,肥胖病,心脏病,小儿蛀齿。

【生境分布】 原产南美巴拉圭和巴西交界的高山草地。国内北京、河北、陕西、江苏、福建、湖南、云南等省市有引种;省内泰安等地有栽培。

4 一枝黄花属 Solidago L.

加拿大一枝黄花 Solidago decurrens lour.

【别　　名】 黄莺、麒麟草。

【药用部位】 全草或根(一枝黄花)。

【采收加工】 夏、秋季割取地上部分或采挖根部,鲜用或晒干。

【性能主治】 味苦、微辛,性凉;疏风清热,解毒消肿;主治风热感冒,咽喉肿痛,肾炎,膀胱炎,痈肿疔毒,跌打损伤。

【生境分布】 原产北美。国内各地公园及植物园有引种;省内济南、青岛有栽培。

5 马兰属 Kalimeris Cass.

5.1 马兰 Kalimeris indica (L.) Sch. -Bip.

【别　　名】 马兰头、鸡儿肠、鱼鳅串。

【药用部位】 带根及根茎全草(马兰)。

【采收加工】 夏、秋季采挖,洗净,晒干或鲜用。

【性能主治】 味苦、辛,性平;理气消食,清利湿热;主治胃脘胀痛,痢疾,水泻,尿路感染,鲜根茎外用治疗疥疮、肿毒。

【生境分布】 生长于山坡、路边或田边。国内分布于西部、中部、南部和东部各省区;省内各地均有分布。

5.2 狭叶马兰 Kalimeris indica (L.) Sch. -Bip. var. stenophylla Kitam.

【别　　名】 狭苞马兰、窄叶鸡儿肠、路边草。

【药用部位】 全草(路边草)。

【采收加工】 夏、秋季采收,阴干或鲜用。

【性能主治】 味苦、微辛,性平;健脾利湿,解毒止血;主治小儿疳积,腹泻,痢疾,蛇咬伤,外伤出血。

【生境分布】 生长于低山或平川路旁。国内分布于江苏、江西、河南及山西等省区;省内分布于青岛、莱阳等地。

5.3 全叶马兰 Kalimeris integrifolia Turcz. ex DC.

【别　　名】 全叶鸡儿肠、野粉团花。

【药用部位】 全草(全叶马兰)。

【采收加工】 8~9月采收,洗净,晒干。

【性能主治】 味苦,性寒;清热解毒,止咳;主治感冒发热,咳嗽,咽炎。

【生境分布】 生长于山坡、林缘、灌丛、路旁。国内分布于西部、中部、东部、北部及东北部各省区;省内各地山区丘陵地带有分布。

5.4 山马兰 Kalimeris lautureana (Debx.) Kitam.

【别　　名】 山鸡儿肠、山野粉团花。

【药用部位】 全草(山马兰)。

【采收加工】 8~9月采收,洗净,鲜用或晒干。

【性能主治】 味辛,性寒;清热解毒,止血;主治感冒发热,咳嗽,急性咽炎,扁桃体炎,传染性肝炎,胃及十二指肠溃疡,疮疖肿毒,乳腺炎,外伤出血。

【生境分布】 生长于山坡、草丛、灌丛。国内分布于东北、华北及陕西、河南、江苏等省区;省内分布于鲁中、鲁南山区及胶东半岛地区。

5.5　蒙古马兰 Kalimeris mongolica (Franch.) Kitam.

【别　　名】　北方马兰、羽叶马兰。

【药用部位】　根及全草（蒙古马兰）。

【采收加工】　夏、秋季采收，洗净，鲜用或晒干。

【性能主治】　味辛，性凉，清热解毒，利湿，凉血止血；主治感冒发热，咳嗽，咽喉肿痛，肠炎，痢疾，水肿，疮疖肿毒，外伤出血。

【生境分布】　生长于山坡、灌丛、田边。国内分布于吉林、辽宁、内蒙古、河北、河南、山西、陕西、宁夏、甘肃、四川等省区；省内分布于泰山、徂徕山等地。

6　翠菊属 Callistephus Cass.

翠菊 Callistephus chinensis (L.) Nees

【别　　名】　江西腊、七月菊、格桑花。

【药用部位】　花、叶（翠菊）。

【采收加工】　夏、秋季采收，鲜用或晒干。

【性能主治】　清热凉血；主治感冒、红眼病等。

【生境分布】　生长于山坡荒地、山坡草丛、水边或疏林阴处。国内分布于吉林、辽宁、河北、山西、云南及四川等省；省内各地有栽培，供观赏。

7　东风菜属 Doellingeria Nees

东风菜 Doellingeria scaber (Thunb.) Nees

【别　　名】　紫菀、马耳足、仙白草。

【药用部位】　全草（东风菜），根及根茎（东风菜根）。

【采收加工】　夏、秋季采收全草，秋季采挖根及根茎，洗净，晒干或鲜用。

【性能主治】　东风菜：味甘，性凉；清热解毒，祛风止痛，行气活血；主治风湿性关节炎，感冒头痛，目赤肿痛，咽喉痛，跌打损伤，毒蛇咬伤，疮疖。东风菜根：味辛，性温；祛风，行气，活血，止痛；主治泄泻，风湿关节痛，跌打损伤。

【生境分布】　生长于阴湿山谷、坡地、林下或草丛。国内分布于东北及内蒙古、河北、山西、陕西、安徽、江苏、浙江、湖北、广东、云南等省区；省内分布于各地山区。

8　女菀属 Turczaninowia DC.

女菀 Turczaninowia fastigiata (Fisch.) DC.

【别　　名】　白菀、野马兰。

【药用部位】　带根全草（女菀）。

【采收加工】　春、夏季采挖，洗净，晒干或鲜用。

【性能主治】　味辛，性温；温肺化痰，和中，利尿；主治咳嗽气喘，泄泻，痢疾，小便淋痛。

【生境分布】　生长于荒地、山坡湿润处。国内分布于东北、华北及河北、山西、陕西、河南等省区；省内分布于各地山区丘陵地带。

9　狗哇花属 Heteropappus Less.

9.1　阿尔泰狗娃花 Heteropappus altaicus (Willd.) Navopokr.

【别　　名】　阿尔泰紫菀、野菊花。

【药用部位】　全草及花序（阿尔泰紫菀），根（阿尔泰紫菀根）。

【采收加工】　夏季花期采收全草及花序，除去杂质，晒干或鲜用；春、秋季采挖根部，洗净，晒干。

【性能主治】　阿尔泰紫菀：味微苦，性凉；清热降火，排脓；主治肝胆火旺，疮疹疮疖。阿尔泰紫菀根：味苦，性温；散寒润肺，降气化痰，止咳，利尿；主治阴虚咳血，咳嗽痰喘。

【生境分布】　生长于草原、荒漠、沙地或干旱山地。国内分布于东北、华北、西北及内蒙古、四川等省区；省内各地均有分布。

9.2　狗哇花 Heteropappus hispidus (Thunb.) Less.

【别　　名】　狗娃花、斩龙戟。

【药用部位】　根（狗娃花）。

【采收加工】　夏、秋季采挖，洗净，鲜用或晒干。

【性能主治】　味苦，性凉；清热解毒，消肿；主治疮肿，蛇咬伤。

【生境分布】　生长于荒地、林缘、路边、草地。国内分布于东北、华北、西北及四川、湖北、安徽、江西、浙江、江苏、台湾等省区；省内各地山区丘陵地带有分布。

10　紫菀属 Aster L.

10.1　三脉紫菀 Aster ageratoides Turcz.

【别　　名】　山白菊、野白菊、三脉叶马兰、马兰。

【药用部位】　全草（山白菊、红管药）。

【采收加工】　夏、秋季花开放时采收，洗净，晒干或鲜用。

【性能主治】　味苦、辛，性凉；止咳化痰，清热解毒；主治慢性气管炎，扁桃体炎，腮腺炎，乳腺炎，毒蛇咬伤，痈疮肿毒，外伤出血。

【生境分布】　生长于山坡草丛或林下、灌丛及路边湿地。国内分布于东北部、北部、东部、南部至西部、西南部各省区；省内各地山区丘陵地带均有分布。

10.2　紫菀 Aster tataricus L. f.

【别　　名】　青牛舌头花、驴耳朵菜。

【药用部位】　根和根茎（紫菀）。

【采收加工】　秋季地上部分枯萎后采挖，除去有节的根茎（母根）、茎叶及泥沙，晒干。

【性能主治】　味辛、苦，性温；润肺下气，消痰止咳；

主治痰多咳喘，新久咳嗽，劳嗽咳血。

【生境分布】　生长于低山阴坡湿地、山顶、低山草地或沼泽地。国内分布于东北、华北及河南、陕西、甘肃、安徽等省区；省内分布于泰山。

10.3　钻形紫菀 Aster subulatus Michx.

【别　　名】　钻叶紫菀、瑞莲草、土柴胡、九龙箭。

【药用部位】　全草（瑞莲草）。

【采收加工】　秋季采收，切段，鲜用或晒干。

【性能主治】　味苦、酸，性凉；清热解毒；主治痈肿，湿疹。

【生境分布】　原产北美，生长于含盐湿地。省内各地有逸生。

11　飞蓬属 Erigeron L.

11.1　一年蓬 Erigeron annuus (L.) Pers.

【别　　名】　长毛草、治疟草、千层塔。

【药用部位】　全草（一年蓬）。

【采收加工】　夏、秋季采收，洗净，晒干或鲜用。

【性能主治】　味淡，性平；清热解毒，止泻，消炎截疟；主治呕吐，腹泻，牙龈炎，疟疾。

【生境分布】　原产于北美洲，生长于路边、旷野、山坡或田野。国内广布于吉林、河北、江苏、安徽、浙江、江西、福建、河南、湖北、湖南、四川、西藏等省区；省内各地均有分布。

11.2　飞蓬 Erigeron acer L.

【别　　名】　野葵花。

【药用部位】　全草（飞蓬）。

【采收加工】　夏、秋季采收，鲜用或晒干。

【性能主治】　主治温热病，外感发热，泄泻，胃炎，皮疹，疥疮。

【生境分布】　生长于山坡草地、路旁及林缘。国内分布于新疆、内蒙古、吉林、辽宁、河北、陕西、山西、甘肃、宁夏、青海、四川和西藏等省区；省内泰山有分布。

12　白酒草属 Conyza Less.

12.1　小蓬草 Conyza canadensis (L.) Cronq.

【别　　名】　狼尾巴、绒线草、小白酒草、小飞蓬、祁州一枝蒿。

【药用部位】　全草（小白酒草）。

【采收加工】　夏、秋季采收，洗净，晒干或鲜用。

【性能主治】　味微苦、辛，性凉；清热解毒，祛风止痒；主治口腔溃疡，中耳炎，目赤，风火牙痛，风湿骨痛。

【生境分布】　原产北美洲，生长于旷野、荒地、田边或路旁。国内、省内各地均有分布。

12.2　野塘蒿 Conyza bonariensis (L.) Cronq.

【别　　名】　香丝草、小山艾、襄衣草、小加蓬。

【药用部位】　全草（野塘蒿）。

【采收加工】　夏、秋季采收，鲜用或切段晒干。

【性能主治】　味苦，性凉；清热解毒，除湿止痛，止血；主治感冒，疟疾，风湿性关节炎，疮疡脓肿，外伤出血。

【生境分布】　生长于路边、田野及山坡草地。国内分布于江西、江苏、台湾、福建、云南、西藏等省区；省内各地均有分布。

13　火绒草属 Leontopodium R. Br.

火绒草 Leontopodium leontopodioides (Willd.) Beauv.

【别　　名】　九头艾、香人艾、老头草。

【药用部位】　全草（火绒草、老头草）。

【采收加工】　夏、秋季花果期采收，除去杂质，晒干。

【性能主治】　味微苦，性凉；清热凉血，益肾利水；主治急、慢性水肿，蛋白尿，血尿，淋浊，外用治疗黄水疮。

【生境分布】　生长于干旱山坡、路旁、草地。国内分布于新疆、青海、甘肃、陕西、山西、内蒙古、河北、辽宁、吉林、黑龙江等省区；省内分布于昆嵛山、崂山、牙山、沂山、泰山、徂徕山、蒙山等地。

14　香青属 Anaphalis DC.

14.1　香青 Anaphalis sinica Hance

【别　　名】　香人艾、避风草、野艾、通肠香。

【药用部位】　全草（香青）。

【采收加工】　霜降后采收，除去杂质，晒干或鲜用。

【性能主治】　味辛、苦，性温；解表祛风，消肿止痛，镇咳平喘；主治感冒头痛，咳嗽痰喘，慢性气管炎，泄泻，肠胃炎，痢疾。

【生境分布】　生长于低山灌丛、草地或溪岸。国内分布于北部、中部、东部及南部各省区；省内分布于各地山区丘陵地带。

14.2　密生香青 Anaphalis sinica Hance var. densata Ling

【药用部位】　同香青。

【采收加工】　同香青。

【性能主治】　同香青。

【生境分布】　生长于低山灌丛、草地或溪岸。国内分布于北部、中部、东部及南部各省区；省内分布于胶东及鲁中南山区丘陵地带。

15　鼠麴草属 Gnaphalium L.

鼠麴草 Gnaphalium affine D. Don

【别　　名】　鼠曲草、白蒿子、九头艾、佛耳草。

【药用部位】 全草（鼠曲草）。

【采收加工】 春、夏季花开时采收，除去杂质，晒干或鲜用。

【性能主治】 味甘、微酸，性平；化痰止咳，祛风除湿，解毒；主治咳喘痰多，风湿痹痛，泄泻，水肿，蚕豆病，赤白带下，痈肿疔疮，阴囊湿痒，荨麻疹，高血压。为民间草药。

【生境分布】 生长于山坡、草地、沟旁、田边或路边潮湿处。国内分布于华北、西北、华东、中南、西南等区域；省内分布于昆嵛山、崂山、沂山、蒙山、泰山、徂徕山等地。

16 旋覆花属 Inula L.

16.1 旋覆花 Inula japonica Thunb.

【别　　名】 猫耳朵、猫耳花、柳叶菊、驴耳朵花。

【药用部位】 花（旋覆花），全草（金沸草）。

【采收加工】 夏、秋季分批采收开放的头状花序，阴干或晒干；夏季盛花时采割地上部分，晒干。

【性能主治】 旋覆花：苦、辛、咸，微温；降气，消痰，行水，止呕；主治于风寒咳嗽，痰饮蓄结，胸膈痞满，喘咳痰多，呕吐噫气，心下痞硬。**金沸草**：味苦、辛、咸，性温；降气，消痰，行水；主治风寒咳嗽，痰饮蓄结，痰壅气逆，胸膈痞满，喘咳痰多，外用治疗疔疮肿毒。

【生境分布】 生长于山坡、路旁、坑塘边、湿润草地、河岸或田埂。国内分布于北部、东北部、中部及东部区域；省内各地均有分布。

16.2 线叶旋覆花 Inula lineariifolia Turcz.

【别　　名】 蚂蚱膀子、驴耳朵、窄叶旋覆花。

【药用部位】 同旋覆花。

【采收加工】 同旋覆花。

【性能主治】 同旋覆花。

【生境分布】 生长于山坡、荒地、路旁、河岸。国内分布于东北部、北部、中部和东部各省区；省内各地均有分布。

16.3 欧亚旋覆花 Inula britanica L.

【别　　名】 大花旋覆花。

【药用部位】 同旋覆花。

【采收加工】 同旋覆花。

【性能主治】 同旋覆花。

【生境分布】 生长于河流沿岸、坑塘边湿地、田埂或路旁。国内分布于新疆、黑龙江、内蒙古、江苏、河北等省区；省内各地均有分布，但数量较少。

16.4 土木香 Inula helenium L.

【别　　名】 青木香、祁木香。

【药用部位】 根（土木香）。

【采收加工】 秋末霜降后采挖，除去残茎和泥沙，截段，粗根纵切成瓣，晒干。

【性能主治】 味辛、苦，性温；健脾和胃，行气止痛，调气解郁，止痛安胎；主治脘腹胀痛，呕吐泻痢，胸胁挫伤，岔气作痛，胎动不安。

【生境分布】 生长于河边、田边等潮湿处。国内分布于新疆，河北安国有栽培；省内济南、莱阳等地有栽培。

16.5 蓼子朴 Inula salsoloides (Turcz.) Ostenf.

【别　　名】 沙旋覆花、沙地旋覆花、黄蓬花。

【药用部位】 全草或花序（沙旋覆花）。

【采收加工】 夏、秋季采收，晒干。

【性能主治】 味苦、辛，性寒；清热解毒，利湿消肿；主治外感头痛，肠炎，痢疾，浮肿，小便不利，疮痈肿毒，黄水疮，湿疹。

【生境分布】 生长于干旱草原、流沙地、湖泊沿岸冲积地。国内分布于新疆、内蒙古、青海、甘肃、陕西、河北、山西、辽宁等省区；省内分布于聊城等地。

17 天名精属 Carpesium L.

烟管头草 Carpesium cernuum L.

【别　　名】 金挖耳、烟袋草、挖耳草、杓子菜。

【药用部位】 全草（挖耳草），根（挖耳草根）。

【采收加工】 夏季采收全草，秋季挖根，洗净，晒干或鲜用。

【性能主治】 **挖耳草**：味苦、辛，性凉，有小毒；清热解毒，消肿止痛；主治感冒发烧，咽喉痛，牙痛，泄泻，小便淋痛，瘰疬，疮疖肿痛，乳痈，痄腮，毒蛇咬伤。**挖耳草根**：味苦，性凉；清热解毒；主治牙痛，阴挺，泄泻，喉蛾。

【生境分布】 生长于路旁荒地、山坡或沟边。国内分布于东北、华北、华中、华东、华南、西南、西北等区域；省内分布于各地山区丘陵地带。

18 苍耳属 Xanthium L.

18.1 苍耳 Xanthium sibiricum Patrin.

【别　　名】 苍耳子、粘苍子、苍子棵。

【药用部位】 带总苞的果实（苍耳子），全草（苍耳），花（苍耳花），根（苍耳根）。

【采收加工】 秋季果实成熟时采收，除去杂质，晒干；夏季采割全草，去泥，晒干或鲜用；花夏季采收，鲜用或阴干；根秋后采挖，鲜用或切片晒干。

【性能主治】 **苍耳子**：味辛、苦，性温，有毒；散风湿，通鼻窍；主治风寒头痛，鼻渊流涕，风疹瘙痒，湿痹拘挛。**苍耳**：味苦、辛，性微寒，有小毒；祛风除湿，散热，解毒；主治感冒，头风，头晕，鼻渊，目赤，风湿痹痛，拘挛麻木，疔疮疥癣，皮肤瘙痒。**苍耳花**：祛风，除湿，止痒；主治白癫顽癣，白痢。**苍耳根**：味微苦，性平，有小毒；清热解毒，利湿；主治疔疮，痈疽，单独，缠喉风，阑尾炎，痢疾，风湿痹痛。

【生境分布】 生长于平原、丘陵、低山、荒野路旁或田边。国内广布于各省区；省内各地均有分布。

18.2 蒙古苍耳 Xanthium mongolicum Kitag.

【别 名】 东北苍耳、大苍耳。

【药用部位】 同苍耳。

【采收加工】 同苍耳。

【性能主治】 同苍耳。

【生境分布】 生长于干旱山坡或砂质荒地。国内分布于东北及河北、内蒙古等省区；省内分布于东营、临沂、济南、泰安等地。

19 百日菊属 Zinnia L.

百日菊 Zinnia elegans Jacq.

【别 名】 百日草、步步登高、节节高。

【药用部位】 全草（百日草）。

【采收加工】 春、夏季采收，鲜用或切段晒干。

【性能主治】 味苦、辛，性凉；清热，利湿，解毒；主治湿热痢疾，淋证，乳痈，疔肿。

【生境分布】 原产墨西哥。国内各地多有栽培；省内各地普遍栽培或逸生。

20 豨莶属 Siegesbeckia L.

20.1 豨莶 Siegesbeckia orientalis L.

【别 名】 豨莶草、棉黍棵、粘胡菜。

【药用部位】 全草（豨莶草）。

【采收加工】 夏、秋季花开前或花期采割地上部分，除去杂质，晒干。

【性能主治】 味辛、苦，性寒；祛风湿，利关节，解毒；主治风湿痹痛，筋骨无力，腰膝酸软，四肢麻痹，半身不遂，风疹湿疮。

【生境分布】 生长于路边、村旁或林缘。国内分布于陕西、甘肃、江苏、浙江、安徽、江西、湖南、四川、贵州、福建、广西、云南、海南、台湾等省区；省内各地山区丘陵地带均有分布。

20.2 腺梗豨莶 Siegesbeckia pubescens Makino

【别 名】 粘苍狼、豨莶草、毛豨莶。

【药用部位】 同豨莶草。

【采收加工】 同豨莶草。

【性能主治】 同豨莶草。

【生境分布】 生长于山坡、路旁或林缘。国内各省区分布几遍；省内分布于各地山区丘陵地带。

20.3 无腺豨莶 Siegesbeckia pubescens Makino f. eglandulosa Ling et Hwang

【药用部位】 同豨莶草。

【采收加工】 同豨莶草。

【性能主治】 同豨莶草。

【生境分布】 生长于山坡、路旁或林缘。国内各省区分布几遍；省内分布于沂山等地。

21 鳢肠属 Eclipta L.

鳢肠 Eclipta prostrata (L.) L.

【别 名】 旱莲草、野向日葵、汉年草、墨菜。

【药用部位】 全草（墨旱莲）。

【采收加工】 夏季花开时采割地上部分，晒干。

【性能主治】 味甘、酸，性寒；滋补肝肾，凉血止血；主治牙齿松动，须发早白，眩晕耳鸣，腰膝酸软，阴虚血热，吐血，衄血，尿血，血痢，崩漏下血，外伤出血。

【生境分布】 生长于河边、坑塘边、田间或路旁湿地。国内、省内各地均有分布。

22 金光菊属 Rudbeckia L.

金光菊 Rudbeckia laciniata L.

【别 名】 黑眼菊、金华菊、太阳菊。

【药用部位】 叶（金光菊）。

【采收加工】 夏、秋季采收，洗净，鲜用或晒干。

【性能主治】 味苦，性寒；清湿热，解毒消痈；主治湿热吐泻，腹痛，痈肿疮毒。

【生境分布】 原产北美。国内南北各地常见栽培；省内各地公园及庭院广为栽培，供观赏。

23 向日葵属 Helianthus L.

23.1 向日葵 Helianthus annuus L.

【别 名】 葵花、朝阳花、葵花子。

【药用部位】 瘦果（向日葵子），花序（向日葵花），花序托（向日葵盘），果壳（向日葵壳），茎髓（向日葵茎髓），叶（向日葵叶），根（向日葵根）。

【采收加工】 夏季采叶，花开时采收花序，鲜用；秋季果熟时采收根、茎髓、果实、花序托，剥取果壳，除去杂质，晒干或鲜用。

【性能主治】 向日葵子：味甘，性平；透疹，止痢，透痈脓；主治血痢，麻疹不透，痈肿，慢性骨髓炎。向日葵花：味微甘，性平；祛风，平肝，利湿；主治头昏，耳鸣，小便淋沥，面肿。向日葵盘：味甘，性寒；清热，平肝，止痛，止血；主治高血压，头痛，目昏，牙痛，胃腹痛，痛经，疮肿。向日葵壳：主治耳鸣。向日葵茎髓：味甘，性平；清热，利尿，止咳；主治血淋，砂淋，小便不通。向日葵叶：味苦，性凉；清热解毒，截疟，降血压；主治高血压病，疟疾，疔疮。向日葵根：味甘，性平；止痛润肠；主治胸胁、胃肠作痛，二便不通，跌打损伤。

【生境分布】 原产南美洲。国内各省区普遍栽培；省内各地均有栽培。

23.2 菊芋 Helianthus tuberosus L.

【别 名】 洋姜、鬼子姜。

【药用部位】 块茎及茎叶（菊芋）。

【采收加工】 夏季采收茎叶,鲜用;秋季采挖块茎,洗净,晒干或鲜用。

【性能主治】 味甘,微苦,性凉;清热凉血,接骨;主治热病,肠热下血,跌打损伤,消渴。

【生境分布】 原产北美洲。国内大多数省区有栽培;省内各地广泛栽培。

24 金鸡菊属 Coreopsis L.

24.1 剑叶金鸡菊 Coreopsis lanceolata L.
【别 名】 线叶金鸡菊、剑叶波斯菊。

【药用部位】 全草(线叶金鸡菊)。

【采收加工】 夏、秋季采收,鲜用或切段晒干。

【性能主治】 味辛,性平;解热毒,消痈肿;主治疮疡肿毒。

【生境分布】 原产北美。国内各省区庭院常有栽培;省内各地常见栽培,崂山及荣成、长岛等地已逸为野生。

24.2 两色金鸡菊 Coreopsis tinctoria Nutt.
【别 名】 蛇目菊、孔雀草、痢疾草。

【药用部位】 全草(蛇目菊)。

【采收加工】 春、夏季采收,鲜用或切段晒干。

【性能主治】 味甘,性平;清湿热,解毒消痈;主治湿热痢疾,目赤肿痛,痈肿疮毒。

【生境分布】 原产北美。国内各省区常有栽培;省内济南、青岛、泰安等地公园及庭院有栽培,供观赏。

25 大丽花属 Dahlia Cav.

大丽花 Dahlia pinnata Cav.
【别 名】 大丽菊、地瓜花、洋芍药。

【药用部位】 根(大丽菊根)。

【采收加工】 秋季茎叶枯萎时采挖,洗净,晒干或切片晒干。

【性能主治】 味辛、甘、微苦,性平;清热解毒,散瘀止痛;主治头风,脾虚食滞,痄腮,牙痛,腮腺炎,无名肿毒,跌打损伤。

【生境分布】 原产墨西哥。国内各省区均有栽培;省内各地广泛栽培于庭院或公园。

26 秋英属 Cosmos Cav.

秋英 Cosmos bipinnata Cav.
【别 名】 波斯菊、大波斯菊。

【药用部位】 全草(秋英)。

【采收加工】 夏、秋季采收,鲜用或晒干。

【性能主治】 味甘,性平;清热解毒,化湿;主治急、慢性痢疾,目赤肿痛,外用治痈疮肿毒。

【生境分布】 原产墨西哥。国内栽培甚广,在路旁、田埂、溪岸也常自生;省内各地常见栽培,供观赏。

27 鬼针草属 Bidens L.

27.1 婆婆针 Bidens bipinnata L.
【别 名】 鬼针草、锅叉、鬼搁针。

【药用部位】 全草(鬼针草)。

【采收加工】 夏、秋季盛花期采割地上部分,除去杂质,晒干或鲜用。

【性能主治】 味苦,性微寒;清热解毒,祛风除湿,活血消肿;主治咽喉肿痛,泄泻,痢疾,黄疸,肠痈,疔疮肿毒,蛇虫咬伤,风湿痹痛,跌打损伤。

【生境分布】 生长于路边、荒地、山坡、田间及沟池边。国内分布于东北、华北、华中、华东、华南、西南及西北等区域;省内各地均有分布。

27.2 金盏银盘 Bidens biternata (Lour.) Merr. et Sherff
【别 名】 千条针、一包针、鬼针草。

【药用部位】 全草(金盏银盘)。

【采收加工】 春、夏季花开时采割地上部分,除去杂质,晒干或鲜用。

【性能主治】 味甘、微苦,性凉;清热解毒,活血散瘀;主治咽喉痛,肠痈,急性黄疸,吐泻,风湿关节痛,疟疾,疮疖,毒蛇咬伤,跌打损伤。

【生境分布】 生长于路边、村旁或荒地。国内分布于华南、华东、华中、西南及河北、山西、辽宁等省区;省内分布于崂山、昆嵛山及鲁中南山区。

27.3 大狼把草 Bidens frondosa L.
【别 名】 狼把草、接力草、一包针。

【药用部位】 全草(狼把草)。

【采收加工】 夏季开花时采割地上部分,除去杂质,晒干。

【性能主治】 味苦,性平;强壮,清热解毒;主治体虚乏力,盗汗,咯血,痢疾,疳积,丹毒。

【生境分布】 原产北美,生长于田野湿润处、路旁、沟边、山坡草丛或山脚水塘边。国内河北、吉林、江苏、辽宁、浙江等省均有入侵;省内胶东半岛、临沂等地有逸生。

27.4 小花鬼针草 Bidens parviflora Willd.
【别 名】 鬼针草、细叶鬼针草、小鬼针。

【药用部位】 全草(小花鬼针草)。

【采收加工】 夏季花开时采割地上部分,除去杂质,晒干或鲜用。

【性能主治】 味苦,性平;清热解毒,活血散瘀;主治感冒发烧,咽喉痛,吐泻,肠痈,痔疮,跌打损伤,冻疮,毒蛇咬伤。

【生境分布】 生长于旷野山坡路边、荒野或河岸。国内分布于东北、华北、西南及河南、陕西、甘肃等省区;省内分布于各地。

27.5 三叶鬼针草 Bidens pilosa L.
【别 名】 鬼搁针、刺针草、婆婆针、一包针。

【药用部位】 全草(鬼针草)。

【采收加工】 夏、秋季盛花期采割地上部分,晒干或鲜用。

【性能主治】 味甘、微苦，性凉，无毒；清热解毒，活血祛风，止泻；主治感冒，咽喉肿痛，肠炎腹泻，阑尾炎，风湿关节痛，毒蛇咬伤，跌打损伤。

【生境分布】 生长于山坡、路旁或田间。国内分布于陕西、江苏、安徽、浙江、福建、台湾、广东、广西、贵州、云南等省区；省内分布于临沂等地。

27.6 狼把草 Bidens tripartita L.

【别　　名】 鬼针草、引线包、针包草。

【药用部位】 全草（狼把草）。

【采收加工】 夏、秋季花期采收，除去杂质，晒干或鲜用。

【性能主治】 味苦，性平；清利湿热；主治咽喉疼痛，肠炎，痢疾，尿路感染；外用于疔肿，皮癣。

【生境分布】 生长于路边、荒野或水边湿地。国内几分布于各省区；省内分布于胶东半岛、鲁南及鲁中南地区。

27.7 矮狼把草 Bidens tripartita L. var. repens (D. Don) Sherff

【药用部位】 同狼把草。

【采收加工】 同狼把草。

【性能主治】 同狼把草。

【生境分布】 生长于路边、荒野、积水边、湿地。国内分布于云南、四川、河北、陕西、新疆等省区；省内分布于东营。

28 牛膝菊属 Galinsoga Ruiz. et Cav.

牛膝菊 Galinsoga parviflora Cav.

【别　　名】 辣子草、向阳花、珍珠草。

【药用部位】 全草（辣子草），头状花序（向阳花）。

【采收加工】 全草夏、秋季采收，洗净，鲜用或晒干；头状花序秋季采摘，晒干。

【性能主治】 辣子草：味淡，性平；清热解毒，止咳平喘，止血；主治扁桃体炎，咽喉炎，黄疸型肝炎，咳喘，肺结核，疔疮，外伤出血。向阳花：味微苦、涩，性平；清肝明目；主治夜盲症，视力模糊。

【生境分布】 原产北美，归化植物，生长于山坡路旁、林下、草丛、田边、路旁或庭园湿地。国内分布于浙江、江西、四川、贵州、云南、西藏等省区；省内分布于青岛、潍坊、烟台、济南、泰安等地。

29 万寿菊属 Tagetes L.

29.1 万寿菊 Tagetes erecta L.

【别　　名】 臭芙蓉、金菊、蜂窝菊。

【药用部位】 花（万寿菊）。

【采收加工】 夏、秋季采收，鲜用或晒干。

【性能主治】 味苦、微辛，性凉；清热解毒，化痰止咳；主治上呼吸道感染，百日咳，结膜炎，口腔炎，牙痛，咽炎，眩晕，小儿惊风，闭经，血瘀腹痛，痈疮肿毒。

【生境分布】 原产墨西哥，生长于向阳温暖湿润环境。国内、省内各地均有栽培，供观赏。

29.2 孔雀草 Tagetes patula L.

【别　　名】 小万寿菊、红黄草、红黄万寿菊、西番菊。

【药用部位】 全草（孔雀草）。

【采收加工】 夏、秋季采收，鲜用或晒干。

【性能主治】 味苦，性凉；清热解毒，止咳；主治风热感冒，咳嗽，百日咳，痢疾，腮腺炎；乳痈，疔肿，牙痛，口腔炎，目赤肿痛。

【生境分布】 原产墨西哥。国内生长于海拔750～1600m山坡草地、林中，或庭园栽培；省内各地均有栽培，供观赏。

30 蓍属 Achillea L.

蓍 Achillea millefolium L.

【别　　名】 千叶蓍、欧蓍、蚰蜒蒿。

【药用部位】 全草（洋蓍草）。

【采收加工】 夏、秋季割下带有花序的全草，鲜用或切段晒干。

【性能主治】 味辛、微苦，性凉，有毒；祛风，活血，止痛，解毒；主治风湿痹痛，跌打损伤，血瘀痛经，痈肿疮毒，痔疮出血。

【生境分布】 生长于河岸砂质或石质地带。国内各地庭园常有栽培，新疆、内蒙古及东北少见野生；省内各地药圃、公园及庭院常见栽培。

31 茼蒿属 Chrysanthemum L.

31.1 蒿子秆 Chrysanthemum carinatum Schousb.

【别　　名】 茼蒿、蓬蒿菜。

【药用部位】 茎叶（茼蒿）。

【采收加工】 春、夏季采收，鲜用。

【性能主治】 味辛、甘，性凉；和脾胃，消痰饮，安心神；主治脾胃不和，二便不通，咳嗽痰多，烦热不安。

【生境分布】 原产地中海地区。国内、省内常有栽培，作蔬菜食用。

31.2 南茼蒿 Chrysanthemum segetum L.

【别　　名】 艾菜、茼蒿。

【药用部位】 同蒿子秆。

【采收加工】 同蒿子秆。

【性能主治】 同蒿子秆。

【生境分布】 原产地中海地区。国内南方各地普遍栽培作蔬菜食用；省内有栽培，供观赏。

32 菊属 Dendranthema (DC.) Des Moul.

32.1 野菊 Dendranthema indicum (L.) Des Moul.

【别　　名】 野菊花、野黄菊、苦薏。

【药用部位】 头状花序（野菊花），全草或根（野菊）。

【采收加工】　头状花序在秋季花初开放时采摘，晒干或蒸后晒干；夏、秋间采挖带根全草，除去杂质，晒干或鲜用。

【性能主治】　**野菊花**：味苦、辛，性微寒；清热解毒；主治疔疮痈肿，目赤肿痛，头痛眩晕。**野菊**：味苦、辛，性寒；清热解毒；主治感冒，气管炎，肝炎，高血压病，痈肿，疔疮，目赤，瘰疬，天疱疮，湿疹。

【生境分布】　生长于山坡、草丛或海滨沙滩。国内广布于东北、华北、华中、华南、西南等区域；省内分布于烟台、青岛等地。

32.2　委陵菊 Dendranthema potentilloides (Hand.-Mazz.) Shih

【药用部位】　同野菊。

【采收加工】　同野菊。

【性能主治】　同野菊。

【生境分布】　生长于山坡、草丛或海滨沙滩。国内广布于东北、华北、华中、华南、西南等区域；省内分布于泰山等地。

32.3　甘菊 Dendranthema lavandulifolium (Fisch. ex Trautv.) Ling et Shih

【别　　名】　甘野菊、野菊、千头菊、山菊花、岩香菊。

【药用部位】　同野菊。

【采收加工】　同野菊。

【性能主治】　同野菊。

【生境分布】　生长于山坡、山沟、林缘、田边或滨海盐渍地。国内分布于东北及河北、陕西、甘肃、青海、新疆、江西、湖北、江苏、浙江、云南、四川等省区；省内分布于各地山区丘陵地带。

32.4　菊花 Dendranthema morifolium (Ramat.) Tzvel.

【别　　名】　济菊、白菊花、黄菊花、药菊花。

【药用部位】　头状花序（菊花、济菊），根（菊花根），叶（菊花叶），幼嫩茎叶（菊花苗）。

【采收加工】　头状花序在秋季盛花期采摘，晾干或烘干；叶夏、秋季采摘，鲜用或晒干；茎叶春季或夏初采收，鲜用或阴干；根秋、冬季采挖，洗净，鲜用或晒干。

【性能主治】　**菊花**：味甘、苦，性微寒；散风清热，平肝明目；主治风热感冒，头痛眩晕，目赤肿痛，眼目昏花。**菊花根**：味苦、甘，性寒；利水，清热解毒；主治癃闭，痈肿疔毒，咽喉肿痛。**菊花叶**：味辛、甘，性平；清肝明目，解毒消肿；主治疔疮，痈肿，头风，目眩。**菊花苗**：味甘、微苦，性凉；清肝明目；主治头风眩晕，目生翳膜。

【生境分布】　栽培于田间、庭院或公园，已有3000余年的栽培历史。国内主要栽培区有安徽、浙江、河南、河北等省区，主要商品菊花有亳菊、贡菊、滁菊、杭菊、怀菊、

祁菊等；省内主要栽培区有济宁、嘉祥、禹城、德州、菏泽、滨州、济南、潍坊等地，以嘉祥产菊花质量最优，为山东道地药材，称为济菊。

33　匹菊属 Pyrethrum Zinn.

除虫菊 Pyrethrum cinerariifolium Trev.

【别　　名】　白花除虫菊。

【药用部位】　头状花序和全草（除虫菊）。

【采收加工】　花完全开放时采收，晾干。

【性能主治】　味苦，性凉，有毒；杀虫；主治疥癣，并用于杀灭蚊、蝇、蚤、虱、臭虫。

【生境分布】　原产欧洲。国内陕西、黑龙江、吉林、辽宁、江苏、浙江、安徽、江西、湖南、四川、广东、云南等省有栽培；省内各地常见栽培。

34　石胡荽属 Centipeda Lour.

石胡荽 Centipeda minima (L.) A. Br. et Aschers.

【别　　名】　鹅不食草、球子草、地胡椒、通天窍。

【药用部位】　全草（鹅不食草）。

【采收加工】　夏、秋季花开时采收，洗去泥沙，晒干。

【性能主治】　味辛，性温；通鼻窍，止咳；主治风寒头痛，咳嗽痰多，鼻塞不通，鼻渊流涕。

【生境分布】　生长于水边湿地、荒野阴湿地或公园温室花盆潮湿处。国内分布于东北、华北、华中、华东、华南、西南等区域；省内各地均有分布。

35　蒿属 Artemisia L.

35.1　茵陈蒿 Artemisia capillaris Thunb.

【别　　名】　茵陈、白头蒿、婆婆蒿。

【药用部位】　幼苗（绵茵陈），带花蕾全草（茵陈蒿）。

【采收加工】　幼苗在春季苗高6～10cm时采收，晒干；带花蕾全草在秋季花蕾长成时采收，除去杂质及老茎，晒干。

【性能主治】　味苦、辛，性微寒；清热利湿，退黄疸；主治黄疸尿少，湿疮瘙痒，黄疸型肝炎。

【生境分布】　生长于山坡、丘陵、平原杂草地、田边、路旁、旷野、河岩或海滨沙滩。国内分布于辽宁、河北、陕西、江苏、安徽、浙江、江西、福建、台湾、河南、湖北、湖南、广东、广西、四川等省区；省内各地均有分布。

35.2　莳萝蒿 Artemisia anethoides Mattf.

【别　　名】　香蒿、小碱蒿、肇东蒿、伪茵陈。

【药用部位】　幼苗（莳萝蒿）。

【采收加工】　春季采收，除去杂质，晒干。

【性能主治】　味苦，性寒；清热利湿；主治黄疸型肝炎，胆囊炎。

【生境分布】　生长于近河岸盐碱地或路边。国内分布于东北、西北及河北等省区；省内分布于齐河、济阳、禹城、高唐及德州等地。

35.3　海州蒿 Artemisia fauriei Nakai

【别　　名】　苏北碱蒿、矮青蒿。

【药用部位】　幼苗（海州蒿）。

【采收加工】　春季苗高 6～10cm 时采收，晒干。

【性能主治】　味苦、辛，性微寒；辛凉解表，利湿退黄，利尿消肿；主治外感风热之头痛，发热，黄疸，小便不利。

【生境分布】　生长于近海盐碱地、路边及沿海滩涂。国内分布于河北、江苏等省；省内分布于德州、滨州、东营、潍坊、烟台、威海、青岛、日照等地。

35.4　大籽蒿 Artemisia sieversiana Ehrhart ex Willd.

【别　　名】　白蒿、大白蒿、臭蒿子。

【药用部位】　全草及花蕾（白蒿）。

【采收加工】　夏、秋季花期采收，除去杂质，阴干或晒干。

【性能主治】　味苦、微甘，性凉；清热解毒，消炎止痛，凉血止血；主治痈肿疔毒，黄水疮，皮肤湿疹，肺热咳嗽，咽喉肿痛。

【生境分布】　生长于山坡、荒地、河滩或路边。国内分布于东北、西北及河北、山西、西藏、四川、云南、贵州等省区；省内分布于章丘、历城、泰安等地。

35.5　南牡蒿 Artemisia eriopoda Bge.

【别　　名】　北牡蒿、田蒿、拔拉蒿。

【药用部位】　根或全草（南牡蒿）。

【采收加工】　夏季割取地上部分，鲜用或晒干；秋季挖根，洗净，晒干。

【性能主治】　味苦、微辛，性凉；祛风湿，解毒；主治风湿痛，头痛，外用治疗疥疮、湿疹、毒蛇咬伤。

【生境分布】　生长于山坡或林缘草丛中。国内分布于辽宁、吉林、内蒙古、陕西、山西、河北、江苏、安徽、河南、湖北、湖南、四川、云南等省区；省内各地山区丘陵地带均有分布。

35.6　圆叶南牡蒿 Artemisia eriopoda Bge. var. rotundifolia (Debeaux) Y. R. Ling

【药用部位】　同南牡蒿。

【采收加工】　同南牡蒿。

【性能主治】　同南牡蒿。

【生境分布】　同南牡蒿。

35.7　牡蒿 Artemisia japonica Thunb.

【别　　名】　齐头蒿、米蒿。

【药用部位】　全草（牡蒿）。

【采收加工】　春至秋季采收，晒干或鲜用。

【性能主治】　味苦、微甘，性寒；清热解毒，祛风止血；主治暑热外感，发热无汗，阴虚骨蒸潮热，便血，衄血，风湿痛，疥疮，湿疹。

【生境分布】　生长于山坡、丘陵、路旁、林缘或灌丛。国内广布于南北各省区；省内分布于各地山区丘陵地带。

35.8　狭叶牡蒿 Artemisia angustissima Nakai

【药用部位】　同牡蒿。

【采收加工】　同牡蒿。

【性能主治】　同牡蒿。

【生境分布】　生长于低海拔地区山坡或路旁。国内分布于黑龙江、吉林、辽宁、河北、山西、陕西、甘肃、江苏及河南；省内分布于泰山、沂山、昆嵛山及荣成、文登、龙口、莱州、青岛、济南等地。

35.9　猪毛蒿 Artemisia scoparia Waldst. et Kit.

【别　　名】　滨蒿、东北茵陈蒿。

【药用部位】　幼苗或嫩茎叶（猪毛蒿）。

【采收加工】　春季采收，除去老茎及杂质，洗净泥土，晒干。

【性能主治】　味苦、辛，性微寒；清热利湿，利胆退黄；主治黄疸型肝炎，胆囊炎，小便色黄不利，湿疮瘙痒，湿温初起。

【生境分布】　生长于森林区、草原区及荒漠区的砂质土壤上。国内分布遍及各省区；省内各地山区丘陵地带均有分布。

35.10　黄花蒿 Artemisia annua L.

【别　　名】　黄蒿、蒿子、黑蒿、臭蒿。

【药用部位】　全草（青蒿），果实（青蒿子），根（青蒿根）。

【采收加工】　全草在秋季盛花期采收，除去老茎，阴干；秋季采收成熟果实，晒干；根在秋季采挖，去净泥土，晒干。

【性能主治】　青蒿：味苦，辛，性寒；清热解暑，除蒸，截疟；主治暑邪发热，阴虚发热，夜热早凉，骨蒸劳热，疟疾寒热，湿热黄疸。青蒿子：味甘，性凉；清热明目，杀虫；主治劳热骨蒸，痢疾，恶疮，疥癣，风疹。青蒿根：味辛、苦，性凉；清热除蒸，燥湿除痹，凉血止血；主治劳热骨蒸，关节酸痛，大便下血。

【生境分布】　生长于山坡、路旁、荒地、村落周围。国内、省内各地均有分布。

35.11　青蒿 Artemisia carvifolia Buch. -Ham. ex Roxb.

【别　　名】　香蒿、臭蒿子、大青蒿。

【药用部位】　全草（青蒿）。

【采收加工】　夏季花开前枝叶茂盛时采收，除去杂质，阴干或鲜用。

【性能主治】　味苦、微辛，性寒；清热，解暑，除蒸；主治瘟病，暑热，痨热骨蒸，泄泻，疟疾，黄疸，疥疮，瘙痒。

【生境分布】 生长于路旁、林缘或河岸肥沃湿润处。国内分布于吉林、辽宁、河北、陕西、江苏、安徽、浙江、江西、福建、河南、湖北、湖南、广东、广西、四川、贵州、云南等省区；省内各地均有分布。

35.12 白莲蒿 Artemisia sacrorum Ledeb.

【别　名】 白蒿、万年蒿、珍珠蒿。

【药用部位】 同茵陈蒿。

【采收加工】 同茵陈蒿。

【性能主治】 同茵陈蒿。

【生境分布】 生长于山坡、林缘或路边。国内除高寒地区外，分布几遍全国；省内分布于各地山区丘陵地带。

35.13 密毛白莲蒿 Artimisia sacrorum Ledeb. var. messerschmidtiana (Bess) Y. R. Ling

【别　名】 白万年蒿。

【药用部位】 同茵陈蒿。

【采收加工】 同茵陈蒿。

【性能主治】 同茵陈蒿。

【生境分布】 同白莲蒿。

35.14 魁蒿 Artemisia princeps Pamp.

【别　名】 魁艾、艾蒿、野艾蒿。

【药用部位】 叶（野艾蒿）。

【采收加工】 夏季花未开时采收，晒干或阴干。

【性能主治】 味辛、苦，性温，有小毒；散寒止痛，温经止血；主治少腹冷痛，经寒不调，宫冷不孕，吐血，衄血，崩漏经多，妊娠下血，外用治疗皮肤瘙痒。

【生境分布】 生长于山坡杂草丛。国内分布于华北、华东、中南及辽宁、陕西、四川、贵州、云南等省区；省内分布于历城、荣成、泰安等地。

35.15 蒌蒿 Artemisia selengensis Turcz. Ex Bess.

【别　名】 红陈艾、红艾、野艾。

【药用部位】 全草（红陈艾）。

【采收加工】 夏季茎叶茂盛时采收，晒干或鲜用。

【性能主治】 味苦、辛，性温；破血行瘀，下气通络；主治黄疸，产后瘀血，小腹胀痛，跌打损伤，瘀血肿痛。

【生境分布】 生长于平原、丘陵的田野、路旁或水沟边。国内分布于东北及内蒙古、河北、山西、陕西、甘肃、江苏、安徽、江西、河南、湖北、湖南、广东、四川、云南、贵州等省区；省内各地均有分布。

35.16 菴闾 Artemisia keiskeana Miq.

【别　名】 菴闾子、覆闾、菴芦、菴闾、臭蒿、庵蒿。

【药用部位】 全草（菴闾），果实（菴闾子）。

【采收加工】 全草夏季茎叶茂盛时采收，晒干或鲜用；果实秋、冬季采收，晒干。

【性能主治】 菴闾：味苦、辛，性温；行瘀通经，祛湿；主治血瘀经闭，产后停经腹痛，跌打损伤，身体诸痛，风湿痹痛。菴闾子：味苦、辛，性温；行瘀，祛湿；主治血瘀经闭，产后停瘀腹痛，跌打损伤，身体诸痛。

【生境分布】 生长于低海拔地区路旁、山坡、灌丛、草地及疏林。国内分布于东北及河北等省区；省内分布于胶东山区。

35.17 歧茎蒿 Artemisia igniaria Maxim.

【药用部位】 全草（歧茎蒿）。

【采收加工】 夏季茎叶茂盛时采收，晒干或鲜用。

【性能主治】 温经，祛湿，散寒，止血，消炎，平喘，止咳，安胎，抗过敏。

【生境分布】 生长于低海拔山坡、林缘、草地、森林、草原、灌丛与路旁。国内各省区分布几遍；省内分布于各地山区。

35.18 蒙古蒿 Artemisia mongolica (Fisch. et Bess) Nakai

【别　名】 蒙古艾、野艾蒿、蒙蒿。

【药用部位】 叶（蒙古蒿）。

【采收加工】 夏季生长茂盛时采收，晒干或鲜用。

【性能主治】 味辛、苦，性温；祛风散寒，散瘀消肿，理气安胎；主治感冒咳嗽，皮肤湿疮，疥癣，痛经，胎动不安，功能性子宫出血，风寒外袭，表气郁闭，全身悉痛，发热恶寒，咳嗽咳痰，痰白清稀，苔薄白，脉浮紧，湿疮瘙痒，流产。

【生境分布】 生长于中或低海拔地区山坡、灌丛、河湖岸边及路旁。国内分布于东北及内蒙古、河北、山西、陕西、宁夏、甘肃、青海、新疆、江苏、安徽、江西、福建等省区；省内分布于各地山区丘陵地带。

35.19 辽东蒿 Artemisia verbenacea (Kom.) Kitag.

【别　名】 小花蒙古蒿。

【药用部位】 叶（辽东蒿）。

【采收加工】 夏季生长茂盛时采收，晒干或鲜用。

【性能主治】 味辛、苦，性温，有小毒；散寒止痛，温经止血；主治少腹冷痛，经寒不调，宫冷不孕，吐血，衄血，崩漏，妊娠下血，皮肤瘙痒。

【生境分布】 生长于山坡、路旁及河湖岸边。国内分布于东北及内蒙古、河北、山西、陕西、宁夏、甘肃、青海、四川等省区；省内分布于荣成、石岛。

35.20 红足蒿 Artemisia rubripes Nakai

【别　名】 红足艾、小香艾。

【药用部位】 叶（红足蒿）。

【采收加工】 夏季花未开时，摘取叶片、嫩梢，晒干。

【性能主治】 味辛、苦，性温，有小毒；散寒止痛，温经止血；主治少腹冷痛，经寒不调，宫冷不孕，吐血，衄血，崩漏经多，妊娠下血，外用治疗皮肤瘙痒。

【生境分布】 生长于山坡或路旁灌丛、草丛。国内分布于东北及内蒙古、河北、山西、江苏、安徽、浙江、江西、福建等省区；省内分布于各地山区丘陵地带。

35.21 五月艾 Artemisia indica Willd.

【别　　名】 野艾、野艾蒿、小野艾。

【药用部位】 叶（野艾叶），全草（鸡脚蒿）。

【采收加工】 春、夏季采收，除去杂质，晒干或阴干。

【性能主治】 野艾叶：理气，逐寒，止血，温经，安胎；主治痛经，崩漏，胎动不安。鸡脚蒿：利膈，开胃，温经；主治慢性咳嗽痰喘，风湿关节痛，止血，疮毒。

【生境分布】 生长于湿润林缘、灌丛、路旁、山野或荒地。国内分布于除新疆、青海以外的其他各省区；省内各地山区丘陵地带均有分布。

35.22 艾 Artemisia argyi Lévl. et Van.

【别　　名】 艾叶、艾蒿、野艾、狼尾蒿子叶、家艾。

【药用部位】 叶（艾叶）。

【采收加工】 夏季花未开时，摘取叶片、嫩梢，除去杂质，晒干。

【性能主治】 味辛、苦，性温，有小毒；散寒止痛，温经止血；主治少腹冷痛，经寒不调，宫冷不孕，吐血，衄血，崩漏经多，妊娠下血，外用治疗皮肤瘙痒。

【生境分布】 生长于平原、丘陵、山坡、林缘、沟边、村落周围或宅前屋后。国内除极干旱和高寒地区外，分布几遍各省区；省内各地均有分布。

35.23 朝鲜艾 Artemisia argyi Lévl. et Vant. var. gracilis Pamp.

【别　　名】 朝鲜艾蒿、野艾。

【药用部位】 同艾。

【采收加工】 同艾。

【性能主治】 同艾。

【生境分布】 生长于平原、丘陵、山坡、林缘、沟边、村落周围或宅前屋后。国内除极干旱和高寒地区外，各省区均有分布；省内各地山区均有分布，莱阳、文登、长清等地作艾叶用。

35.24 野艾蒿 Artemisia lavandulaefolia DC.

【别　　名】 黄蒿蒿、野艾。

【药用部位】 同艾。

【采收加工】 同艾。

【性能主治】 同艾。

【生境分布】 生长于山坡、林缘、田边、草丛或路旁。国内分布于南北各省区；省内分布于各地山区丘陵地带。

35.25 矮蒿 Artemisia lancea Van.

【药用部位】 叶（细叶艾），根（矮蒿根）。

【采收加工】 叶夏、秋季采收，鲜用或晒干；根秋季采收，晒干。

【性能主治】 细叶艾：味辛、苦，性温，有小毒；散寒止痛，温经止血；主治小腹冷痛，月经不调，宫冷不孕，吐血，衄血，崩漏，妊娠下血，皮肤瘙痒。矮蒿根：主治淋症。

【生境分布】 生长于低海拔至中海拔地区的林缘、路旁、荒坡及疏林下。国内分布于东北及内蒙古、河北、山西、陕西、甘肃、江苏、浙江、安徽、江西、福建、台湾、河南、湖北、湖南、广东、广西、四川、云南、贵州等省区；省内分布于各地山区。

35.26 宽叶山蒿 Artemisia stolonifera (Maxim.) Komar.

【别　　名】 天目蒿。

【药用部位】 叶（宽叶山蒿）。

【采收加工】 夏季花未开时摘取叶片、嫩梢，除去杂质，晒干。

【性能主治】 味辛、苦，性温，有小毒；散寒止痛，温经止血；主治少腹冷痛，经寒不调，宫冷不孕，吐血，衄血，崩漏经多，妊娠下血，皮肤瘙痒。

【生境分布】 生长于山坡、路边草丛、森林草原。国内分布于东北及内蒙古、河北、山西、江苏、安徽、浙江及湖北等省区；省内分布于胶东山区。

36　款冬属 Tussilago L.

款冬 Tussilago farfara L.

【别　　名】 款冬花、冬花。

【药用部位】 花蕾（款冬花）。

【采收加工】 12月或地冻前当花尚未出土时采挖，除去花梗及泥沙，阴干。

【性能主治】 味辛、微苦，性温；润肺下气，止咳化痰；主治新久咳嗽，喘咳痰多，劳嗽咳血。

【生境分布】 栽培或野生于河边、沙地。国内分布于华北、西北及湖北、湖南、江西等省区；省内烟台、临沂、潍坊等地有栽培。

37　蜂斗菜属 Petasites Mill.

蜂斗菜 Petasites japonicus (Sieb. et Zucc.) Maxim.

【别　　名】 野南瓜、葫芦叶、蛇头草。

【药用部位】 根茎及全草（蜂斗菜）。

【采收加工】 全草四季可采，根夏季采挖，晒干或鲜用。

【性能主治】 味苦、辛，性凉；解毒祛痰，消肿止痛；主治乳腺炎，疮疖肿毒，毒蛇咬伤，跌打损伤，骨折。

【生境分布】 生长于山谷林下、湿地、溪流边、草地或灌丛。国内分布于江西、安徽、江苏、福建、湖北、四川、陕西等省区；省内分布于徂徕山、崂山、胶南、荣成等地。

38 三七草属 Gynura Cass.

三七草 Gynura japonica (L. f.) Juel.

【别　　名】 菊三七、土三七、散血草、见肿消、血当归。

【药用部位】 根（菊三七），全草（三七草）。

【采收加工】 根秋季茎叶枯萎时采挖，全草春、夏季采收，晒干或鲜用。

【性能主治】 菊三七：味甘、微苦，性温；散瘀止血，解毒消肿；主治吐血、衄血、尿血、便血，功能性子宫出血，产后瘀血腹痛；外用于跌打损伤，痈疽疮疡，毒蛇咬伤，外伤出血。三七草：味甘，性平；活血，止血，解毒；主治跌打损伤、衄血、咳血、吐血，乳腺炎，无名肿毒，毒虫蛰伤。

【生境分布】 生长于山谷、山坡草地、林下或林缘。国内分布于华东、中南、西南等区域；省内临沂、潍坊、济南等地有栽培。

39 一点红属 Emilia Cass.

绒缨菊 Emilia coccinea (Sims) G. Don

【别　　名】 绒缨花。

【药用部位】 全草（止血丹）。

【采收加工】 夏、秋季采收，洗净，鲜用。

【性能主治】 味苦，性寒；散毒，行血；主治蛇咬伤。

【生境分布】 原产印度。省内济南植物园及各地公园、庭院有栽培。

40 兔儿伞属 Syneilesis Maxim.

兔儿伞 Syneilesis aconitifolia (Bge.) Maxim.

【别　　名】 一把伞、兔子伞、七里麻。

【药用部位】 根或全草（兔儿伞）。

【采收加工】 夏、秋季采挖，洗净，晒干或鲜用。

【性能主治】 味苦、辛，性温，有毒；祛风除湿，解毒活血，消肿止痛；主治风湿性肢体麻木，风湿性关节病，腰腿痛，骨折，月经不调，痛经。

【生境分布】 生长于林下、林缘或山坡草丛。国内分布于华北、华东、华南等区域；省内分布于各地山区。

41 蟹甲草属 Cacalia L.

山尖子 Parasenecio hastatus (L.) H. Koyama Fl.

【别　　名】 戟叶兔儿伞、山尖菜。

【药用部位】 全草（山尖菜）。

【采收加工】 夏、秋季采收，鲜用或切段阴干。

【性能主治】 味苦，性凉；解毒，利尿；主治伤口化脓，小便不利。

【生境分布】 生长于山坡草甸、林下。国内分布于华东、华北、华中等区域；省内分布于泰山、蒙山等地。

42 狗舌草属 Tephroseris (Reichenb.) Reichenb.

狗舌草 Tephroseris kirilowii (Turcz. ex DC.) Holub

【别　　名】 狗舌头草、白火丹草、铜交杯、糯米青、铜盘一枝香。

【药用部位】 全草（狗舌草）。

【采收加工】 夏、秋季采收，洗净，晒干。

【性能主治】 味苦、微甘，性寒；清热解毒，利尿；主治肺脓疡，尿路感染，小便不利，白血病，口腔炎，疖肿。

【生境分布】 生长于草地、山坡或山顶。国内分布于黑龙江、辽宁、吉林、内蒙古、河北、山西、河南、陕西、甘肃、湖北、湖南、四川、贵州、江苏、浙江、安徽、江西、福建、广东及台湾等省区；省内分布于各地山区。

43 千里光属 Senecio L.

43.1　林荫千里光 Senecio nemorensis L.

【别　　名】 黄菀、千里光、大风艾。

【药用部位】 全草（黄菀）。

【采收加工】 夏季采收，洗净，晒干或鲜用。

【性能主治】 味苦、辛，性凉；清热解毒；主治热痢，肝炎，目赤红痛，痈疖肿痛。

【生境分布】 生长于林下阴湿地、山谷、路旁或草甸。国内分布于北部、中部和东部等区域；省内分布于各地山区。

43.2　欧洲千里光 Senecio vulgaris L.

【药用部位】 全草（欧洲千里光）。

【采收加工】 夏季采收，洗净，晒干或鲜用。

【性能主治】 味甘，性平；清热解毒；主治小儿口疮，疔疮。

【生境分布】 原产欧洲，生长于山坡、草地及路旁。国内黑龙江、吉林、辽宁、内蒙古、河北、山西、四川、湖北、重庆、上海、贵州、云南、西藏、新疆、香港、台湾有侵入；省内青岛有逸生。

44 橐吾属 Ligularia Cass.

44.1　窄头橐吾 Ligularia stenocephala (Maxim.) Matsum. et Koidz.

【别　　名】 狭头橐吾、戟叶橐吾、山紫菀。

【药用部位】 根（狭头橐吾）。

【采收加工】 夏、秋季采挖，除去茎叶，洗净，晒干。

【性能主治】 味苦、辛，性平；清热，解毒，散结，利尿；主治乳痈，水肿，瘰疬，河豚鱼中毒。

【生境分布】 生长于山坡、林下、草丛。国内分布于西藏、云南、四川、湖北、山西、河北、河南、江苏、浙江等省区；省内分布于五莲等地。

44.2　蹄叶囊吾 Ligularia fischeri (Ledeb.) Turcz.

【别　　名】　水荷叶、葫芦七、大救驾、荷叶七、马蹄紫苑、土紫苑、硬紫苑、蹄叶紫苑。

【药用部位】　根及根茎（山紫苑）。

【采收加工】　夏、秋季采挖，除去茎叶，洗净，晾干。

【性能主治】　味辛，性微温；祛痰，止咳，理气活血，止痛；主治咳嗽，痰多气喘，百日咳，腰腿痛，劳伤，跌打损伤。

【生境分布】　生长于海拔 100～2700m 水边、草甸、山坡、灌丛、林缘及林下。国内分布于东北、华北及陕西、甘肃、安徽、浙江、河南、湖北、湖南、四川等省区；省内分布于崂山。

45　金盏花属 Calendula L.

金盏花 Calendula officinalis L.

【别　　名】　金盏菊、灯盏花、月月红。

【药用部位】　全草（金盏菊），花（金盏菊花），根（金盏菊根）。

【采收加工】　全草春、夏季采收，鲜用或切段晒干；花春、夏季采收，鲜用或阴干；根在夏季开花期采收，鲜用或晒干。

【性能主治】　**金盏菊**：味苦，性寒；清热解毒，活血调经；主治中耳炎，月经不调。**金盏菊花**：味淡，性平；凉血止血，清热泻火；主治肠风便血，目赤肿痛。**金盏菊根**：味微苦，性平；活血散瘀，行气止痛；主治癥瘕，疝气，胃寒疼痛。

【生境分布】　原产欧洲。国内各地多有引种；省内各地公园有栽培，供观赏。

46　蓝刺头属 Echinops L.

华东蓝刺头 Echinops grijsii Hance

【别　　名】　漏芦、华东漏芦、老和尚头、禹州漏芦。

【药用部位】　根（禹州漏芦）。

【采收加工】　春、秋季采挖，除去须根及泥沙，晒干。

【性能主治】　味苦，性寒；清热解毒，排脓止血，消痈下乳；主治诸疮痈风，乳痈肿痛，乳汁不通，瘰疬疮毒，蛔虫病。

【生境分布】　生长于山坡草地、荒坡或丘陵沙地。国内分布于辽宁、河南、安徽、江苏、福建、台湾、广西等省区；省内分布于各地山区丘陵地带。

47　苍术属 Atractylodes DC.

47.1　苍术 Atractylodes lancea (Thunb.) DC.

【别　　名】　山刺儿菜、术、赤术、茅苍术。

【药用部位】　根茎（苍术）。

【采收加工】　春、秋季采挖，除去泥沙，晒干，撞去须根。

【性能主治】　味辛、苦，性温；燥湿健脾，祛风，散寒，明目；主治脘腹胀满，泄泻，水肿，脚气痿躄，风湿痹痛，风寒感冒，雀目夜盲。

【生境分布】　生长于山坡、草地、林下、灌丛或岩石缝隙。国内分布于黑龙江、辽宁、吉林、内蒙古、河北、山西、甘肃、陕西、河南、江苏、江西、安徽、四川、湖南、湖北等省区；省内分布于各地山区丘陵地带。

47.2　朝鲜苍术 Atractylodes coreana (Nakai) Kitam.

【药用部位】　同苍术。

【采收加工】　同苍术。

【性能主治】　同苍术。

【生境分布】　生长于林下或山坡草丛。国内分布于辽宁等省；省内分布于崂山、昆嵛山、艾山、牙山、蒙山、沂山等地。

47.3　白术 Atractylodes macrocephala Koidz.

【别　　名】　鸡冠术、冬白术、种术。

【药用部位】　根茎（白术）。

【采收加工】　冬季下部叶枯黄、上部叶变脆时采挖，烘干或晒干，除去须根。

【性能主治】　味苦、甘，性温；健脾益气，燥湿利水，止汗，安胎；主治脾虚食少，腹胀泄泻，痰饮眩悸，水肿，自汗，胎动不安。

【生境分布】　生长于原野山区、丘陵地带，野生种已绝迹。国内分布于江西、湖南、浙江、四川等省；省内菏泽、蒙阴、济南等地有栽培。

48　牛蒡属 Arctium L.

牛蒡 Arctium lappa L.

【别　　名】　蝙蝠刺、象耳朵、便牵牛、疙瘩菜。

【药用部位】　果实（牛蒡子），根（牛蒡根），叶（牛蒡叶）。

【采收加工】　秋季果实成熟时采收果序，打下果实，除去杂质，晒干；叶夏季采收，晒干；根秋季采挖，洗净，晒干或鲜用。

【性能主治】　**牛蒡子**：味辛、苦，性寒；疏散风热，宣肺透疹，解毒利咽；主治风热感冒，咳嗽痰多，麻疹，风疹，咽喉肿痛，痄腮丹毒，痈肿疮毒。**牛蒡根**：味苦，性寒；祛风热，消毒毒；主治风热感冒，头痛头晕，风毒面肿，咽喉热肿，齿痛，咳嗽，消渴，痈疽疮疥。**牛蒡叶**：主治头风痛，烦闷，金疮，乳肿，皮肤风痒。

【生境分布】　生长于山地荒野、沟边路旁、河滩、村边或宅旁。国内分布于南北各省区；省内各地广泛栽培，有少量野生或逸生。

49 蝟菊属 Olgaea Iljin.

刺疙瘩 Olgaea tangutica Iljin

【别　　名】　青海鳍蓟。

【药用部位】　全草（刺疙瘩）。

【采收加工】　夏、秋季采收，晒干。

【性能主治】　味苦，性凉；清热解毒，消肿，止血。

【生境分布】　生长于山坡、山谷灌丛。国内分布于甘肃、陕西、青海、河北、内蒙古等省区；省内分布于鲁山及邹平南部山区。

50 飞廉属 Carduus L.

丝毛飞廉 Carduus crispus L.

【别　　名】　飞廉、飞轻。

【药用部位】　根或全草（丝毛飞廉）。

【采收加工】　春、秋季采收全草，秋季挖根，晒干或鲜用。

【性能主治】　味微涩，性平；清热解毒，祛风利湿，止血；主治吐血，鼻衄，尿血，风湿性关节炎，小便涩痛，小儿疳积，乳汁不足，功能性子宫出血，白带，外伤出血，痈疖疔疮，皮肤湿疹。

【生境分布】　生长于山坡草地、田间、荒地、河边及林下。国内分布于各省区；省内分布于各地山区丘陵地带。

51 蓟属 Cirsium Mill.

51.1 绿蓟 Cirsium chinense Gardn. et Champ.

【别　　名】　崂山蓟、中国蓟、小蓟、蓟。

【药用部位】　带根全草（绿蓟、苦芙）。

【采收加工】　夏、秋季采收，洗净，晒干或鲜用。

【性能主治】　味苦，性凉；清热凉血，活血祛瘀，解毒，止痛；主治暑热烦闷，功能性子宫出血，痛经，跌打吐血，痔疮，疔疮。

【生境分布】　生长于山坡草丛、湿地或溪边。国内分布于辽宁、内蒙古、河北、江苏、浙江、江西、四川、广东等省区；省内分布于各地山区丘陵地带，尤以崂山为多。

51.2 蓟 Cirsium japonicum Fisch. ex DC.

【别　　名】　大蓟、大七七菜、驴齐口、驴刺口、老牛扁口、大青青菜。

【药用部位】　全草或根（大蓟）。

【采收加工】　夏、秋季花开时采割地上部分，秋末挖根，除去杂质，晒干。

【性能主治】　味甘、苦，性凉；凉血止血，祛瘀消肿；主治衄血，吐血，尿血，便血，崩漏下血，外伤出血，痈肿疮毒。

【生境分布】　生长于山坡、草丛、林下、草地、荒地、路边或溪旁。国内分布于各省区；省内各地均有分布。

51.3 野蓟 Cirsium maackii Maxim.

【别　　名】　老牛锉、千针草、牛戳口。

【药用部位】　全草（牛戳口）。

【采收加工】　夏、秋季采收，鲜用或切段晒干。

【性能主治】　味甘，性凉；凉血止血，消肿解毒；主治咯血，衄血，尿血，跌打损伤，痈疮肿毒。

【生境分布】　生长于山坡草丛、林缘、沟边。国内分布于黑龙江、吉林、辽宁、河北、江苏、浙江、安徽、四川等省；省内分布于各地山区。

51.4 烟管蓟 Cirsium pendulum Fisch. ex DC.

【别　　名】　大蓟。

【药用部位】　根或全草（烟管蓟）。

【采收加工】　春、夏季采集地上部分，秋后采根，鲜用或切片晒干。

【性能主治】　味甘、苦，性凉；解毒，止血，补虚；主治疮肿，疟疾，外伤出血，体虚。

【生境分布】　生长于山谷、山坡草地、林缘、林下、溪旁。国内分布于黑龙江、吉林、辽宁、河北、河南、内蒙古、陕西、山西及甘肃等省区；省内分布于济南药乡国家森林公园。

51.5 大刺儿菜 Cirsium setosum (Willd.) MB.

【别　　名】　贡山蓟、毛头蓟。

【药用部位】　同蓟。

【采收加工】　同蓟。

【性能主治】　同蓟。

【生境分布】　生长于山坡、草地或丘陵草丛。国内分布于除西藏、云南、广东、广西以外的各省区；省内各地均有分布。

51.6 刺儿菜 Cirsium segetum Bge.

【别　　名】　小蓟、青青菜、刺刺菜。

【药用部位】　全草（小蓟）。

【采收加工】　夏、秋季割取地上部分，鲜用或晒干。

【性能主治】　味甘、微苦，性凉；凉血止血，清热消肿；主治咯血，吐血，尿血，衄血，血淋，便血，血痢，崩中带下，外伤出血，痈疽肿毒。

【生境分布】　生长于山坡、荒地、田间或河旁。国内分布于华北、东北等区域；省内各地均有分布。

52 水飞蓟属 Silybum Adans

水飞蓟 Silybum marianum (L.) Gaertn.

【别　　名】　水飞雉、奶蓟、老鼠簕。

【药用部位】　瘦果（水飞蓟）。

【采收加工】　夏、秋季采收，晒干。

【性能主治】　味苦，性凉；清热利湿，疏肝利胆；主治急慢性肝炎，肝硬化，脂肪肝，胆结石，胆管炎。

【生境分布】　原产南欧和北非，生长于通风、凉爽、干燥和阳光充足的荒滩地。国内、省内各地公园、植物园、庭院有引种。

53 泥胡菜属 Hemistepta Bge.

泥胡菜 Hemistepta lyrata (Bge.) Bge.

【别　　名】　和尚头、秃苍个儿、野苦荬。

【药用部位】　全草（泥胡菜）。

【采收加工】　春、夏季采收，除去杂质，晒干或鲜用。

【性能主治】　味辛、苦，性凉；清热解毒，消肿散结，祛痰，止血，活血；主治痔漏，痈肿疔疮，颈淋巴结炎，外伤出血，骨折。

【生境分布】　生长于山坡、平原、田间或路旁。国内分布于除新疆、西藏以外的其他大部分省区；省内各地均有分布。

54 风毛菊属 Saussurea DC.

54.1 风毛菊 Saussurea japonica (Thunb.) DC.

【别　　名】　八楞木、八棱麻、三楞草。

【药用部位】　全草（八楞木）。

【采收加工】　7～8月采收，鲜用或切段晒干。

【性能主治】　味苦、辛，性平；祛风除湿，散瘀止痛；主治风湿痹痛，跌打损伤。

【生境分布】　生长于山坡草地、旷野、沟边、路旁。国内分布于东北、华北、西北、华东及华南等区域；省内分布于各地山区。

54.2 乌苏里风毛菊 Saussurea ussuriensis Maxim.

【别　　名】　山牛蒡。

【药用部位】　根（山牛蒡）。

【采收加工】　秋季采挖，除去茎叶，洗净，晾干。

【性能主治】　味辛，性温；祛风散寒止痛；主治感冒头痛，风寒湿痹，劳伤疼痛。

【生境分布】　生长于山坡林下、林缘、灌丛和山野。国内分布于东北、华北、陕西、甘肃、青海等省区；省内分布于各地山区。

55 麻花头属 Serratula L.

伪泥胡菜 Serratula coronate L.

【别　　名】　黄升麻、假升麻。

【药用部位】　根（黄升麻）。

【采收加工】　秋季采收，晒干。

【性能主治】　味辛，性凉；解毒透疹；主治麻疹初期透发不畅、风疹瘙痒。

【生境分布】　生长于草丛、林中、山谷、山坡、路边、河谷、丘陵、林缘、山坡林中、河滩和田中。国内分布于陕西、辽宁、黑龙江、河北、吉林、贵州、湖北、江苏、新疆等省区；省内分布于昆嵛山等地。

56 山牛蒡属 Synurus Iljin.

山牛蒡 Synurus deltoides (Ait.) Nakai

【别　　名】　大果草、臭山牛蒡。

【药用部位】　根（山牛蒡根），全草（山牛蒡子）。

【采收加工】　夏、秋季采收成熟果实，挖根，除去杂质，晒干或鲜用。

【性能主治】　山牛蒡根：味辛、苦，性凉，有小毒；清热解毒，消肿，利水散结；主治顿咳，妇女炎症，带下病。山牛蒡子：味辛、苦，性凉；主治瘰疬。

【生境分布】　生长于山坡草地、林下、林缘或草丛。国内分布于东北及河北、内蒙古、河南、浙江、安徽、江西、湖北、四川等省区；省内分布于昆嵛山、荣成等地。

57 漏芦属 Stemmacantha Cass.

漏芦 Stemmacantha uniflora (L.) Ditrich

【别　　名】　祁州漏芦、和尚头花、大头翁、椰头花。

【药用部位】　根（漏芦、祁州漏芦）。

【采收加工】　秋后季采挖，除去须根及泥沙，晒干。

【性能主治】　味苦，性寒；清热解毒，消痈，下乳，舒筋通脉；主治乳痈肿痛，痈疽发背，瘰疬疮毒，乳汁不通，湿痹拘挛。

【生境分布】　生长于山坡、丘陵、林缘或路旁。国内分布于东北及河北、内蒙古、陕西、甘肃、青海、山西、河南、四川等省区；省内分布于各地山区丘陵地带。

58 红花属 Carthamus L.

红花 Carthamus tinctorius L.

【别　　名】　草红花、红蓝花、刺红花、菊红花。

【药用部位】　花（红花），果实（白平子）。

【采收加工】　花在夏季由黄变红时采摘，阴干或晒干；秋季果实成熟时采收果序，打下果实，晒干。

【性能主治】　红花：味辛，性温；活血通经，散瘀止痛；主治经闭，痛经，恶露不行，癥瘕痞块，跌扑损伤，疮疡肿痛。白平子：味辛，性温；活血，解毒；主治妇女气血瘀滞腹痛，痘出不快，并可防治高血压及高血脂。

【生境分布】　原产中亚地区。国内广泛栽培于东北、华北、西北及河南、新疆、浙江、贵州、四川、西藏等省区；省内各地均有栽培。

59 矢车菊属 Centaurea L.

矢车菊 Centaurea cyanus L.

【别　　名】　蓝芙蓉、车轮花。

【药用部位】　全草（矢车菊）。

【采收加工】　春、夏季采收，晒干。

【性能主治】　养颜美容，放松心情，帮助消化，使小便顺畅，舒缓风湿疼痛，可有助于治疗胃痛、胃炎、胃肠不适、支气管炎。

【生境分布】　原产欧洲，生长于山坡、田野、水畔、路边、房前屋后。省内各地公园、庭院有栽培，供观赏。

60　大丁草属 Leibnitzia Cass.

大丁草 Leibnitzia anandria (L.) Nakai

【别　　名】　翻白叶、毛大丁草。

【药用部位】　全草（大丁草）。

【采收加工】　春、夏季花开前采收，除去杂质，晒干或鲜用。

【性能主治】　味苦，性温；清热利湿，解毒消肿，止咳止血；主治风湿性肢体麻木，咳嗽痰喘，疔疮，外伤出血，小儿疳积。

【生境分布】　生长于山坡路旁、林下、草丛或阴湿地。国内分布于各省区；省内分布于各地山区丘陵地带。

61　菊苣属 Cichorium L.

菊苣 Cichorium intybus L.

【别　　名】　苦苣、欧洲菊苣。

【药用部位】　全草（菊苣）。

【采收加工】　秋季采收地上部分，除去杂质，晒干。

【性能主治】　味微苦、咸，性凉；清肝利胆，健胃消食，利尿消肿；主治湿热黄疸，胃痛食少，水肿尿少。

【生境分布】　生长于田野路旁、山坡、田间或荒地。国内分布于西北、东北、华北等区域；省内分布于济南等地。

62　猫儿菊属 Achyrophorus Adans.

猫儿菊 Achyrophorus ciliatus (Thunb.) Sch.-Bip.

【别　　名】　猫耳菊、黄金菊、高粱菊、猫儿黄金菊。

【药用部位】　根（猫儿黄金菊）。

【采收加工】　秋、冬季挖根，洗净，晒干。

【性能主治】　利水消肿；主治水肿，腹水。

【生境分布】　生长于山坡草地或林缘及草原。国内分布于东北、华北及河南等省区；省内分布于胶东沿海山区丘陵地带。

63　毛连菜属 Picris L.

日本毛连菜 Picris japonica Thunb.

【别　　名】　毛连菜、沾药草、枪刀菜、补丁菜、粘叶。

【药用部位】　全草（枪刀菜），花序（枪刀菜花），根（枪刀菜根）。

【采收加工】　夏季花开时采收全草或花序，晒干；秋季采根，洗净，晒干或鲜用。

【性能主治】　毛连菜：味苦、咸，性微温；泻火，解毒，祛瘀止痛；主治无名肿毒，高烧。毛连菜花：味苦、咸，性微温；宣肺止咳，化痰平喘。毛连菜根：利小便；主治腹部胀满，外用治疗跌打损伤。

【生境分布】　生长于山坡草地、林缘、林下、灌丛。国内分布于黑龙江、吉林、辽宁、内蒙古、河北、山西、陕西、甘肃、青海、新疆、安徽、河南、四川、贵州、云南、西藏等省区；省内分布于各地山区。

63.2　毛连菜 Picris hieracioides L.

【别　　名】　枪刀菜。

【药用部位】　花序（毛连菜）。

【采收加工】　夏季花开时采收，洗净，晒干。

【性能主治】　味苦、咸，性微温；理肺止咳，化痰平喘，宽胸；主治咳嗽痰多，咳喘，胸腹闷胀。

【生境分布】　生长于山坡、山谷或路旁。国内分布于华北、西北、华东等区域；省内分布于烟台、栖霞等地。

64　鸦葱属 Scorzonera L.

64.1　华北鸦葱 Scorzonera albicaulis Bge.

【别　　名】　细叶鸦葱、笔管草、板凳腿、老鸦葱、丝茅七。

【药用部位】　根（仙茅根）。

【采收加工】　秋后或春初采收，去净泥土，鲜用或晒干。

【性能主治】　味甘，性温；祛风除湿，理气活血，清热解毒；主治外感风寒，发热头痛，年久哮喘，风湿痹痛，倒经，乳腺炎，疔疮，缠腰火丹，关节痛。

【生境分布】　生长于道旁、荒地或低山坡。国内分布于东北及内蒙古、河北、山西、陕西、浙江、甘肃、四川、江苏、安徽等省区；省内分布于济南、泰山、沂山、崂山、艾山、荣成等地。

64.2　鸦葱 Scorzonera austriaca Willd.

【别　　名】　罗罗葱、上参。

【药用部位】　根（鸦葱）。

【采收加工】　夏、秋季采收，除去茎叶，洗净，晒干或鲜用。

【性能主治】　味微苦、涩，性凉；清热解毒，消炎，通乳；主治五痨七伤，疔疮痈肿，毒蛇咬伤，蚊虫叮咬，乳痈。

【生境分布】　生长于山坡、草地或路旁。国内分布于东北、华北地区；省内分布于各地山区丘陵地带及鲁西北地区。

64.3　蒙古鸦葱 Scorzonera mongolica Maxim.

【别　　名】　羊奶子、兔儿苗、面条菜。

【药用部位】　根（蒙古鸦葱）。

【采收加工】　夏、秋季采挖，除去茎叶，洗净，晒干或鲜用。

【性能主治】　味微苦，性凉；清热解毒，利尿，通乳；主治痈肿疔疮，乳腺炎，尿浊，淋证，带下病。藏医用于治疗骨折及牙龈炎。

【生境分布】　生长于盐碱地、盐化低地、山坡河谷或河滩地。国内分布于辽宁、河北、河南、山西、青海、甘肃等省区；省内分布于胶东沿海地区及黄河三角洲。

64.4 桃叶鸦葱 Scorzonera sinensis Lipsch. et Krasch. ex Lipsch.

【别　　名】　鸦葱、兔儿奶、张牙子、乌鸦嘴、琉璃嘴。

【药用部位】　根（鸦葱）。

【采收加工】　秋季采收，除去茎叶，洗净，晒干或鲜用。

【性能主治】　味辛，性凉；祛风除湿，理气活血，清热解毒，消炎通乳；主治风热感冒，咽喉肿痛，疔疮痈疽，毒蛇咬伤，蚊虫叮咬，乳腺炎。

【生境分布】　生长于山坡、草地、路旁或林下灌丛中。国内分布于东北及河北、山西、内蒙古等省区；省内分布于济南、胶南、泰山、徂徕山、沂山等地。

65　苦苣菜属 Sonchus L.

65.1 苦苣菜 Sonchus oleraceus L.

【别　　名】　苦马菜、老鸦苦荬。

【药用部位】　全草（苦苣菜）。

【采收加工】　冬、春、夏季采收，鲜用或晒干。

【性能主治】　味苦，性寒；清热解毒，凉血止血；主治肠炎，痢疾，黄疸，淋证，咽喉肿痛，痈疮肿毒，乳腺炎，痔漏，吐血，衄血，咯血，尿血，便血，崩漏。

【生境分布】　生长于田间、路旁、荒野、住宅附近。国内、省内各地均有分布。

65.2 苣荬菜 Sonchus brachyotus DC.

【别　　名】　匍茎苦菜、苣菜、野苦荬。

【药用部位】　全草（苣荬菜）。

【采收加工】　春季开花前采收，鲜用或晒干。

【性能主治】　味苦，性寒；清热解毒，利湿排脓，凉血止血；主治咽喉肿痛，疮疖肿毒，痔疮，急性菌痢，肠炎，肺脓疡，急性阑尾炎，吐血，衄血，咯血，尿血，便血，崩漏。

【生境分布】　生长于路边、田间、路旁湿地。国内分布于东北及内蒙古、河北、陕西、山西、甘肃、宁夏、青海、新疆、江苏、湖北、江西、广东、广西、四川、云南等省区；省内分布于鲁西北及沿海地区。

65.3 续断菊 Sonchus asper (L.) Hill.

【别　　名】　大叶苣荬菜、花叶滇苦菜、白花大蓟、苦荬。

【药用部位】　全草或根（大叶苣荬菜）。

【采收加工】　春、夏季采收，鲜用或切段晒干。

【性能主治】　味苦，性寒；清热解毒，止血；主治疮疡肿毒，小儿咳喘，肺痨咳血。

【生境分布】　生长于路旁、田边、沟渠。国内、省内各地均有分布。

66　山柳菊属 Hieracium L.

山柳菊 Hieracium umbellatum L.

【别　　名】　伞花山柳菊、柳叶山柳菊。

【药用部位】　根及全草（山柳菊）。

【采收加工】　夏季采收全草，秋季挖根，晒干或鲜用。

【性能主治】　味苦，性凉；清热解毒，利湿消积；主治小便淋痛，腹痛积块，痢疾。

【生境分布】　生长于山地、林缘或路旁。国内分布于东北、华北、西北、华中、西南等区域；省内分布于艾山、昆嵛山及荣成等地。

67　黄鹌菜属 Youngia Cass.

黄鹌菜 Youngia japonica (L.) DC.

【别　　名】　黄花菜、黄瓜菜、野青菜、黄花枝香草。

【药用部位】　根或全草（黄鹌菜）。

【采收加工】　春季采收全草，秋季采根，鲜用或切段晒干。

【性能主治】　味甘、微苦，性凉；清热解毒，利尿消肿；主治感冒，咽痛，眼结膜炎，乳痈，疮疖肿毒，毒蛇咬伤，痢疾，肝硬化腹水，急性肾炎，淋浊，血尿，白带，风湿性关节炎，跌打损伤。

【生境分布】　生长于荒野、村头、路旁、庭院阴湿处。国内分布于除东北、西北以外的其他省区；省内各地均有分布。

68　福王草属 Prenanthes L.

福王草 Prenanthes tatarinowii Maxim.

【别　　名】　盘果。

【药用部位】　全草（福王草）。

【采收加工】　夏、秋季采收，晒干。

【性能主治】　已从福王草中分离出多种倍半萜内酯、倍半萜苷类化合物，倍半萜内酯类化合物一般具有明显的抗肿瘤、抗病毒、抗溃疡、改善睡眠活性的作用。

【生境分布】　生长于山谷、山坡林缘、林下、草地或水旁潮湿地。国内分布于吉林、辽宁、内蒙古、河北、山西、陕西、甘肃、河南、湖北、四川、云南等省区；省内分布于泰山、崂山、昆嵛山、沂山。

69　乳苣属 Mulgedium Cass.

乳苣 Mulgedium tataricum (L.) DC.

【别　　名】　蒙山莴苣、钩芙、苦芙、紫花山莴苣、苦菜。

【药用部位】　全草（苦芙）。

【采收加工】　夏、秋季采收，除净泥土，晒干。

【性能主治】　味苦，性微寒；清热解毒，凉血止血；主治暑热烦闷，漆疮，丹毒，痈肿，痔疮，外伤出血，跌打伤痛。

【生境分布】　生长于山坡、路旁、沟边、沙地及盐碱地。国内分布于东北、华北、西北及河南等省区；省内分布于烟台、沾化、东营、济南等地。

70　莴苣属 Lactuca L.

70.1　莴苣 Lactuca sativa L.

【别　　名】　莴笋、莴菜。

【药用部位】　果实（白苣胜、莴苣子），嫩茎和叶（莴苣）。

【采收加工】　夏、秋季采收成熟果实，除去杂质，晒干；夏季采收嫩茎，除去外皮，鲜用。

【性能主治】　白苣胜：味微甘，性温；通乳，利尿，活血，益肝肾；主治乳汁不通，小便不利，伤损作痛，肾亏遗精，筋骨痿软。莴苣：味苦，性凉；清热解毒，利尿通乳；主治小便不利，乳汁不通，尿血。

【生境分布】　原产欧洲。国内各省区普遍栽培；省内各地栽培于菜园地或田野。

70.2　生菜 Lactuca sativa L. var. romana Hort.

【别　　名】　白苣、石苣、千层剥。

【药用部位】　茎、叶（白苣）。

【采收加工】　春、夏季采收，洗净，鲜用。

【性能主治】　味苦、甘，性寒；清热解毒，止渴；主治热毒疮肿，口渴。

【生境分布】　原产欧洲。国内各省区普遍栽培；省内各地均有栽培，作为蔬菜食用。

70.3　毛脉山莴苣 Lactuca raddeana Maxim.

【别　　名】　山苦菜、老蛇药、野洋烟。

【药用部位】　全草或根（山苦菜）。

【采收加工】　夏、秋季采收，洗净，切段，鲜用或晒干。

【性能主治】　味苦，性寒；清热解毒，祛风除湿；主治风湿痹痛，发痧腹痛，疮疡疖肿，蛇咬伤。

【生境分布】　生长于林下、灌丛或草地。国内分布于东北及河北、山西、河南、陕西、甘肃、四川、江西、广东等省区；省内分布于蒙山及胶东山区。

70.4　山莴苣 Lactuca indica L.

【别　　名】　野生菜、土莴苣、野莴苣。

【药用部位】　全草或根（山莴苣）。

【采收加工】　春、夏季间采收，洗净，鲜用或晒干。

【性能主治】　味苦，性寒；清热解毒，活血，止血；主治咽喉肿痛，肠痈，疮疖肿毒，子宫颈炎，产后瘀血腹痛，疣瘤，崩漏，痔疮出血。

【生境分布】　生长于山坡、田间、荒地、路旁。国内分布于除西北地区以外的其他省区；省内分布于各地山区丘陵地带。

71　苦荬菜属 Ixeris Cass.

苦荬菜 Ixeris polycephala Cass.

【别　　名】　多头苦荬菜、苦菜、黄花地丁。

【药用部位】　全草（苦荬菜）。

【采收加工】　夏季采收，洗净，鲜用或晒干。

【性能主治】　味苦、甘，性凉；清热，解毒，利湿；主治咽痛，目赤肿痛，阑尾炎，疔疮肿毒。

【生境分布】　生长于山坡林缘、灌丛、草地或田野路旁。国内分布于陕西、江苏、安徽、浙江、江西、福建、湖北、湖南、广东、广西、四川、贵州、云南、台湾等省区；省内各地均有分布。

72　小苦荬属 Ixeridium (A. Gray) Tzvel.

72.1　中华小苦荬 Ixeridium chinensis (Thunb.) Tzvel.

【别　　名】　山苦荬、中华苦荬菜、小苦苣、大苦菜。

【药用部位】　全草（败酱草）。

【采收加工】　春、夏季采挖，除去泥土，晒干或鲜用。

【性能主治】　味苦，性寒；清热解毒，活血排脓；主治急性阑尾炎，菌痢，肠炎，痔疮肿痛，痈肿疔疮，血崩，跌打损伤。

【生境分布】　生长于山野、田间、荒地或路旁。国内分布于北部、东部及南部等区域；省内各地均有分布。

72.2　抱茎小苦荬 Ixeridium sonchifolium (Maxim.) Shih

【别　　名】　抱茎苦荬菜、小苦荬、大苦菜、苦菜子、苦碟子。

【药用部位】　幼苗（苦碟子）或全草（败酱草）。

【采收加工】　春季花开前采收，洗净，晒干或鲜用。

【性能主治】　味苦、辛，性寒；清热解毒，止痛消肿；主治阑尾炎，肠痈，肺脓肿，痢疾，疮疖痈肿。

【生境分布】　生长于田野、荒地、河边、路旁或山坡。国内分布于东北、华北等区域；省内各地均有分布。

73　黄瓜菜属 Paraixeris Nakai

黄瓜菜 Paraixeris denticulata (Houtt.) Nakai

【别　　名】　秋苦荬菜、苦荬菜、苦菜、败酱草。

【药用部位】　全草（苦荬菜）。

【采收加工】　春至秋季均可采收，洗净，晒干或鲜用。

【性能主治】　味苦，性寒，无毒；清热解毒，活血排脓；主治急性阑尾炎，菌痢，肠炎，痔疮肿痛，痈肿疔疮。

【生境分布】　生长于山坡、林缘、灌丛、田野、路边或宅旁。国内分布于南北各省区；省内分布于各地山区。

74　蒲公英属 Taraxacum Weber.

74.1　蒲公英 Taraxacum mongolicum Hand.-Mazz.

【别　　名】　婆婆丁、步步丁、婆婆英、黄花地丁。

【药用部位】 带根全草（蒲公英）。

【采收加工】 春至秋季花初开时采挖，除去杂质，洗净，晒干。

【性能主治】 味苦、甘，性寒；清热解毒，消肿散结，利尿通淋；主治疗疮肿毒，乳痈，瘰疬，目赤，咽痛，肺痈，肠痈，湿热黄疸，热淋涩痛。

【生境分布】 生长于田间、堤堰、路边、河岸或山坡林缘。国内分布于东北、华北、华东、华中、西北、西南等区域；省内各地均有分布。

74.2　白缘蒲公英 Taraxacum platypecidum Diels

【别　　名】 热河蒲公英、山蒲公英、河北蒲公英。

【药用部位】 同蒲公英。

【采收加工】 同蒲公英。

【性能主治】 同蒲公英。

【生境分布】 生长于草坡、路旁。国内分布于东北及河北、山西、甘肃等省区；省内分布于鲁西北、鲁南地区及泰山等地。

74.3　东北蒲公英 Taraxacum ohwianum Kitam.

【药用部位】 同蒲公英。

【采收加工】 同蒲公英。

【性能主治】 同蒲公英。

【生境分布】 生长于低海拔地区山野或山坡、路旁。国内分布于黑龙江、吉林、辽宁等省区；省内分布于徂徕山、艾山。

74.4　华蒲公英 Taraxacum borealisinense Kitam.

【别　　名】 碱地蒲公英。

【药用部位】 同蒲公英。

【采收加工】 同蒲公英。

【性能主治】 同蒲公英。

【生境分布】 生长于稍潮湿的盐碱地、原野及砾石中。国内分布于四川、青海、陕西、河北、内蒙古、云南、山西、河南、吉林、辽宁、甘肃、黑龙江等省区；省内分布于泰山、千佛山。

第三篇

动物类中药资源

动物类中药资源是指以动物的整体或某一部分、动物体的生理或病理产物以及动物体的加工品等供药用的一类中药的总和，又称动物药资源。动物类中药资源种类约占中药资源总量的10％左右。

动物类中药具有悠久的应用历史，早在4000年前甲骨文就记载了麝、犀、牛、蛇等40余种药用动物。中国最早的本草著作《神农本草经》载有牛黄、阿胶、犀角、熊胆、刺猬、蛇蜕、蜈蚣、蚯蚓、斑蝥等动物药67种。《本草纲目》将动物药归入兽、禽、虫、鳞、介等部之中，其中禽部和兽部分别载有77种和86种，虫、鳞和介部分别载有99种、93种和46种。

山东省动物类中药资源比较丰富，纪加义、赵玉清合著的《山东药用动物》（1979年版），共计收载山东境内出产的药用动物286种，其中正宗者180种，同科属而药效相似者106种。

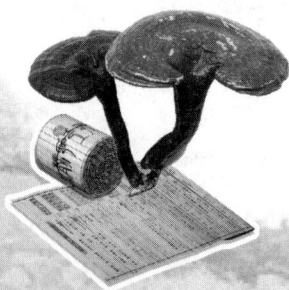

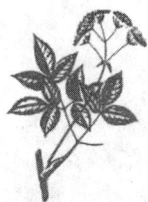

第 一 章

无脊椎动物

自然界现存已知的 150 万种动物中，除脊椎动物外，所有其他动物统称为无脊椎动物。无脊椎动物的主要特点是身体的中轴没有脊椎骨组成的脊柱。与脊椎动物相反，复杂的无脊椎动物的神经系统均在腹面，心脏在背面，故又有"腹神经动物"之称。无脊椎动物的分门，尚未完全一致，但趋向于分成 33 个门。

第一节 海绵动物门 SPONGLA

海绵动物门又称多孔动物门（PORIFERA），为原始的多细胞生物，一般称为海绵。海绵现在被认为是最原始、最低等的水生多细胞动物，因为它们具备了几乎所有的基本动物特征。身体由皮层、胃层（领鞭毛细胞）组成，具独特的水沟系统。外形变化很大，除少数种类外，往往没有对称面，在许多方面与低等植物相似，常被描述为块状、垫状、球状、指状、树枝状、杯状或漏斗状等。一般来说，深海种类的身体常趋于对称，具柄状体，固着在海底软泥上，由一个或成束的强大骨针形成柄或轴，下端深入泥中，上端将海绵体高高托起。有的种类基部有须根状的骨针，将海绵固着在海底上。

细胞已初步分化为几种不同功能的组织，但组织中细胞与细胞间并没有严密的关系。扁平细胞相当于高等动物的表皮细胞，但它只有一层，覆盖着海绵体的表面和体内的水沟系表面，从正面看为多角形，中央较厚，有一大核；侧面看常呈"丁"字形，具有一定的伸缩性。孔细胞是很特殊的海绵细胞，分布于体壁上，圆柱形，中央有一孔，实际上形成管状的细胞，有一层薄的原生质膜覆盖孔的外端，孔细胞将海水引入体内，细胞有高度的伸缩性，能调节水流。

海绵的骨针有晶体骨针和丝或网状的纤维两种形态。一般晶体骨针中心有一根有机质构成的轴丝，轴丝表面沉积着碳酸钙或氧化硅；钙质海绵只有钙质骨针，六放海绵只有硅质骨针；寻常海绵具有硅质骨针或海绵质纤维，或两者兼有；硬骨海绵兼有硅质和钙质构成的骨针以及海绵质纤维。

已知的海绵动物约 1 万种，栖息环境多样。由赤道至两极、由潮间带至 5000m 深海均有分布。少数淡水生，多数海生。

寻常海绵纲 DEMOSPONGIAE

针海绵科 Spongillidae

针海绵属 Spongilla

脆针海绵 Spongilla fragilis Leidy

【别　　名】　淡水海绵、脆弱针骨淡水海绵、脆真针海绵。

【药用部位】　群体（紫梢花）。

【采收加工】　秋、冬季采收，多在水落后的河边、湖沼边拾取，也可在水中捞取，去掉两端植物枯杆及杂质，晒干。

【性能主治】　味甘，性温；补肾助阳，固精缩尿；主治阳痿，遗精，白浊，虚寒带下，小便失禁，阴囊湿痒。

【生境分布】　生活于清流或湖沼，常附生在石块、树枝或水草等物体上。国内分布于江苏、河南等省；省内各地均有分布。

第二节 刺胞动物门 CNIDARIA

刺胞动物门又称刺细胞动物门，过去称为腔肠动物门（Coelenterata），因为它的含义适用于刺胞动物及栉水母动物，所以现多已废弃不用。刺胞动物体呈辐射或两辐射对称，仅具二胚层，是最原始的后生动物。体壁由外胚层、内胚层和中胶层组成。内胚层围成身体的整个内腔，称消化循环腔，腔肠一端为口，他端闭塞，无肛门。体壁中有刺细胞。腔肠动物的骨骼主要为外骨骼，具有支持和保护功能。多由几丁质、角质和石灰质构成。在很多珊瑚虫中具有骨针或骨轴，它们存在于中胶层，或突出于体表面。有无性和有性两种生殖方式，并往往出现在同一种的生活史中，即水螅型世代用无性出芽生殖方式产生水母型世代，而水母型个体脱离母体，长大成熟以后，又以有性生殖方式产生水螅型个体，两个世代互相交替完成整个生活史。绝大部分海产，只有少数种类产于淡水，以热带和亚热带海洋的浅水区最丰富。较小种类可作鱼类食饵，珊瑚骨骼可作工艺品，海边的珊瑚礁可作天然海堤；海蜇盐渍后成为食品，有些种类可作药用。现存约11000种，淡水种类很少。

一、水螅虫纲 HYDROZOA

羽螅科 Plumulariidae

羽螅属 Plumularia

毛羽螅 Plumularia setacea Linnaeus

【别　　名】　毛状海榧螅、刚毛海榧螅。

【性能主治】　提取物为神经镇静药物。

【生境分布】　固着生活于潮间带岩石上。国内、省内分布于各沿海地区。

二、钵水母纲 SCYPHOMEDUSAE

1　根口水母科 Rhizostomatidae

海蜇属 Rhopilema

海蜇 Rhopilema esculentum Kishinouye

【别　　名】　沙海蜇、水母、白皮子。

【药用部位】　口腕部（海蜇），伞部（海蜇皮）。

【采收加工】　8～10月捕捞，口腕部加工成"海蜇头"，伞部加工成"海蜇皮"，鲜用。

【性能主治】　**海蜇**：味咸，性平；清热平肝，化痰消积，润肠；主治肺热咳嗽，痰热咳嗽，食积痞胀，大便燥结，高血压病。**海蜇皮**：味咸，性平；化痰消积，祛风解毒；主治咳嗽痰喘，痞积，头风，风湿关节痛，白带过多，疮疡肿毒。

【生境分布】　海蜇水母体在海洋中营浮游生活，栖息于近岸水域，尤其喜居河口附近，分布区水深5～20cm，有时也达40m；8～9月间常成群浮游于海面，以硅藻和桡足类动物等为食，有时在海面成片出现，也可漂到外海。国内分布于各海域，北起辽宁，南至福建，以东南沿海产量最大；省内分布于各地沿海。

2　洋须水母科 Ulmaridae

海月水母属 Aurelia

海月水母 Aurelia aurita Linnaeus

【别　　名】　水水母。

【药用部位】　全体（海月水母）。

【性能主治】　味咸，性微寒；平肝潜阳，滋阴降火；主治高血压。

【生境分布】　生活史有典型的世代交替现象，雌雄异体。国内分布于黄海、渤海沿岸；省内烟台、青岛多见。

三、珊瑚虫纲 ANTHOZOA

1　海葵科 Actiniidae Gosse

1.1　侧花海葵属 Anthopleura Duchassaing & Michelotti

1.1.1　黄海葵 Anthopleura xanthogrammica McMurrich

【别　　名】　海菊花、沙筒、绿海葵、砂栖海葵、长海葵、海腔根。

【药用部位】　全体（黄海葵）。

【采收加工】　全年均可采收，洗净，鲜用。

【性能主治】　味咸，性平；收敛固脱，祛湿杀虫；主治痔疮，脱肛，白带，体癣，蛲虫病。

【生境分布】　体常埋于沙中，下端有圆形足盘，固着于沿海高潮线岩石上或残水坑沙中石上。当退潮时，触手伸展如菊花状，若遇惊动即缩于泥沙中，为极普通的种类。国内分布于渤海、黄海、东海等海域；省内分布于黄海、渤海及青岛、烟台等地。

1.1.2　绿海葵 Anthopleura midori Uchida & Musamatsu

【别　　名】　斑点侧海葵。

【药用部位】　全体（绿海葵）。

【采收加工】　全年均可采收，洗净，鲜用。

【性能主治】　敛疮，燥湿，杀虫；主治痔疮，体薛。

【生境分布】　附着于岩石缝隙和水洼内，行固着生活，但退潮时，海葵露出水面躯体便收缩成球状，或呈扁形。国内分布于渤海、黄海、东海、南海等海域；省内分布于黄海、渤海及青岛、烟台、蓬莱等地。

1.1.3　太平洋侧花海葵 Anthopleura pacifica Uchida & Muramatsu

【别　　名】　海筒珙。

【药用部位】　全体（海筒珙）。

【采收加工】　全年均可采收，洗净，鲜用。

【性能主治】　味咸，性平，有毒；清肺解热，收敛固涩，祛湿杀虫；主治乳汁不下，子宫脱垂，白带，体癣，蛲虫病，外用于痔疮及脱肛。

【生境分布】　生活于沿海高潮线附近的的岩石上。国内沿海均有分布，福建沿海常见；省内分布于青岛、烟台等地。

1.2　迎风海葵属 Anemonia Risso

沟迎风海葵 Anemonia sulcata Pennan

【别　　名】　蛇卷海葵、美国粉红海葵。

【药用部位】　全体（蛇卷海葵）。

【性能主治】　提取液用于治疗心力衰竭。

【生境分布】　外观如海底的草坪，常和多种虾类及鱼类共生，栖息于温度较暖和的海域；以小虾、贝类海蚌、鱼肉及冷冻饲料为食。国内分布于黄海、东海；省内分布于黄海及青岛、日照等地。

1.3　瘤葵海葵属 Condylactis Duerden

瓜突海葵 Condylactis aurantiace Spiege

【别　　名】　金海葵。

【药用部位】　全体（瓜突海葵）。

【性能主治】　提取物有降压作用。

【生境分布】　单独栖息于沙地及泥土，且至少有 10cm 深的沙地才能供其附着。国内分布于各沿海省区；省内分布于沿海各地。

2　纵条矶海葵科 Hailiplanellidae

纵条矶海葵属 Haliplanella Hand

纵条矶海葵 Haliplanella luciae（Verrill）Hand

【别　　名】　石奶、纵条海葵、海筒珙、西瓜海葵、金线海葵。

【药用部位】　全体（纵条肌海葵）。

【采收加工】　全年均可采挖，洗净，鲜用。

【性能主治】　味咸、辛，性温；收敛固脱，燥湿杀虫；主治痔疮，脱肛，腹泻，白带，体癣，蛲虫病。

【生境分布】　生活于海区沿岸潮间带岩石上和养殖场的贝壳等附着物上，以枝角类或卤虫幼体等为食。国内沿海均有分布；省内分布于蓬莱、烟台、芝罘、青岛等地。

3　棒海鳃科 Veretillidae

仙人掌海鳃属 Cavernularia

哈氏海仙人掌海鳃 Cavernularia habereri Moroff

【别　　名】　刺棒、哈氏海仙人掌。

【药用部位】　全体（海仙人掌）。

【采收加工】　于浅海低潮线的沙滩或泥沙滩中挖取，洗净，鲜用或晾干。

【性能主治】　味甘、咸，性平；降火，解毒，散结，化痰止咳；主治腮腺炎，支气管炎。

【生境分布】　栖息于浅海低潮线的泥沙滩，以柄部插入泥沙中，入夜群体伸展在海底平面上，隐约发出磷光，遇刺激时磷光可增强。国内、省内分布于沿海各地。

4　丛柳珊瑚科 Plexauridae

厚丛柳珊瑚属 Hicksonella

桂山厚丛柳珊瑚 Hicksonella guishanensis Zou

【药用部位】　全体（柳珊瑚）。

【性能主治】　安神镇惊，清热止血；主治吐血，惊风，癫痫。

【生境分布】　生活于潮间带的岩石上，甚至港口的建筑物上，为广温、广盐种。国内分布于浙江、福建等省区；省内分布于青岛。

第三节　扁形动物门 PLATYHELMINTHES

扁形动物门是动物界的一个门，无脊椎动物，是一类两侧对称，三胚层，无体腔，无呼吸系统、无循环系统，有口无肛门的动物。生活于淡水、海洋等潮湿处，体前端有两个可感光的色素点（眼点）。体表部分或全部分布有纤毛。有发达的中胚层，并出现两侧对称；有肌肉系统，感受器亦趋完善，摄食、消化、排泄等功能也随之加强；由中胚层形成的间叶组织，充满体内各器官之间，能输送营养和排泄废物；组织细胞还有再生新的器官系统的能力。多数雌雄同体、异体受精，少数种类为雌雄异体。自由生活种类广泛分布在海水和淡水的水域中，少数在陆地上潮湿土中生活。大部分种类为寄生生活。约 2 万种，我国已发现近 1000 种。一般分为 3 纲：涡虫纲 Turbellaria、吸虫纲 Trematoda 和绦虫纲 Cestoda。

涡虫纲 TURBELLARIA

软涡虫科 Leptoplanidae

平涡虫属 Notoplana

薄背平涡虫 Notoplana humilis Stimpson

【药用部位】　全体（薄背平涡虫）。

【采收加工】　捕获后，洗净，鲜用。

【性能主治】　清热解毒，消肿生肌；主治无名肿胀，疮疡疔疮，疥癣等。

【生境分布】　生活于海边潮间带，常栖息在岩石下，依靠纤毛或肌肉的运动而进行爬行活动；多以小型蠕虫、甲壳类、昆虫、原生动物及硅藻等为食。国内、省内分布于黄海、渤海沿海各地。

第四节　线虫动物门 NEMATHELMINTHES

为具假体腔的后生动物。虫体绝大多数长圆筒形，两端尖细，无纤毛，不分节，两侧对称，体表被以角质层，雌雄异体，缺呼吸和循环系统。由于具有假体腔，在进化上高于扁形动物门，但因缺循环系统，而且体不分节，又低于环节动物门。遍布全球，共约 25000 种，淡水、海水及寄生均有。

线虫纲 NEMATODA

蛔虫科 Ascarididae

蛔虫属 Ascaris

蛔虫 Ascaris lumbricoides Linne

【药用部位】　虫体。

【采收加工】　全年可收集，晒干。

【性能主治】　治疗多年风眼、小儿赤眼及一切冷瘘。

【生境分布】　全球均有分布。

第五节　星虫动物门 SIPUNCULA

身体柔软，长筒状，形似蠕虫，不具体节，无疣足，亦无刚毛。一般体长约10cm，最大的可达30～40cm。身体分为前区和后区。前区能向内卷缩和向外翻出，称为吻部；后区较粗，体壁厚，称为躯干部。多数种的吻部着生小钩或棘刺。吻前端的触手形状变化较大，有指状、树枝状和丝状。排列方式有的呈环形或半环形，有的呈马蹄形。在躯干前端，腹面两个开口是肾孔，背面中央开口是肛门。体色多样，有乳白、浅灰，黄褐和棕褐色。全身有深棕色的皮肤乳突，表面较粗糙。只有少数种，如方格星虫属，皮肤光滑，无凸起的乳突生长。雌雄异体，体外受精，发育过程经过担轮幼虫时期。本门动物约200余种，营底栖穴居生活。全部海生，广泛分布于三大洋中，中国海域约60种。

一、方格虫纲 SIPUNCULIDEA

方格星虫科 Sipunculidae

方格星虫属 Sipunculus Linnaeus

裸体方格星虫 Sipunculus nudus Linnaeus

　　【别　　名】　光裸星虫、光裸方格星虫、方格星虫、沙虫。

　　【药用部位】　全体（光裸星虫）。

　　【采收加工】　夏、秋季到低潮线沙滩掘取，除去内脏，洗净，加水煮至虫体由红变白时，捞起，晒干。

　　【性能主治】　味咸，性寒；滋阴降火；主治阴虚盗汗，骨蒸潮热，肺痨咳嗽，牙龈肿痛。

　　【生境分布】　栖息于浅海泥砂质或砂质海底；以有机质为食。国内分布于除渤海湾外的各海域；省内分布于青岛、烟台等地。

二、革囊星虫纲 PHASCOLOSOMATIDEA

革囊星虫科 Phascolosomatidae

1.1　反体星虫属 Antillesoma Stephen et Edmonds

安岛反体星虫 Antillesoma antillarum Grübe et Oersted

　　【别　　名】　类革囊星虫、拟革囊星虫、海涂虫。

　　【药用部位】　全体（海冬虫夏草）。

　　【采收加工】　退潮时挖掘采捕。海水暂养吐净泥沙，碾搓洗净体表黏液和色素，鲜炖成冻或晒干。

　　【性能主治】　味甘、咸，性寒；益气补血，滋阴降火，通乳；主治气血虚弱，阴虚潮热，产后乳汁不足。

　　【生境分布】　栖息于潮间带至水深10m，穴居于泥沙底质、石砾之下、礁石缝隙之间。国内分布于黄海、东海、

南海、台湾；省内分布于黄海、胶州湾及青岛等地。

1.2　革囊星虫属 Physcosoma

土钉 Physcosoma similis Chen et Yeh

　　【药用部位】　全体（土钉）。

　　【采收加工】　退潮时挖掘采捕，除去内脏，洗净，晒干。

　　【性能主治】　清肺，滋阴降火，健脾；主治骨蒸潮热，阴虚盗汗，胸闷，肺痨咳嗽，痰多，夜尿症，牙龈肿痛等。

　　【生境分布】　生活于有淡水注入的海边浅滩咸草地。国内分布于江苏等省区，省内分布于胶州湾等地。

第六节　环节动物门 ANNELIDA

为两侧对称、分节的裂生体腔动物。已描述的约17000种，常见种有蚯蚓、蚂蟥、沙蚕等。体长从几毫米到3m。栖息于海洋、淡水或潮湿的土壤，是软底质生境中最占优势的潜居动物。少数营内寄生生活。分节性身体由若干相似的体节或环节构成。身体分为头部、躯干部和肛部；头部位于身体前端，多由口前叶和围口节组成；躯干部位于头部和肛部之间。肛部具肛门，位于体之后端由1节或若干节组成。除大部分蛭类外，多具几丁质刚毛、疣足。环节动物具真体腔，相邻的体腔由隔膜隔开。分为多毛纲（Polychaeta）、寡毛纲（Oligochaeta）和蛭纲（Hirudinea）3纲。

一、多毛纲 POLYCHAETA

1　沙蚕科 Nereididae Johnston

1.1　疣吻沙蚕属 Tylorrhynchus Grube

疣吻沙蚕 Tylorrhynchus heterochaetus Quatrefages

　　【别　　名】　沙虫、沙蚕、海蚯蚓、禾虫。

　　【药用部位】　全体（禾虫）。

　　【采收加工】　春季至秋季于沿海河口或稻田中采捕，置沸水中烫死，晒干，亦可鲜用。

　　【性能主治】　味甘，性温；补脾胃，益气血，利水消肿；主治脾胃虚弱，泄泻，贫血，水肿。

　　【生境分布】　为暖温带和亚热带种，生活于淡水或咸淡水水域，栖息于泥质或泥沙质底的浅海、河口或稻田，在生殖期常群游于水面，以稻根等为食。国内分布于东海、南海及江苏、浙江、福建、广东等省区；省内分布于黄海。

1.2　刺沙蚕属 Neanthes Kinberg

日本刺沙蚕 Neanthes japonica Izuka

　　【别　　名】　日本角沙蚕。

　　【药用部位】　全体（禾虫）。

【采收加工】 同疣吻沙蚕。

【性能主治】 同疣吻沙蚕。

【生境分布】 广盐性，生活于海水、半盐水和淡水水域，常生活于河口，栖息于潮间带和潮下带，底质泥、泥砂或砂；以浮游生物、小形昆虫、软体动物及腐殖质为食，冬季蛰伏土中。国内分布于沿海地区；省内分布于黄海、渤海及青岛、威海、龙口、羊角沟等地。

1.3 全刺沙蚕属 Nectoneanthes Imajima

全刺沙蚕 Nectoneanthes oxypoda Marenzeller

【别　　名】 锐足沙蚕、黄金沙蚕。

【药用部位】 全体（禾虫）。

【采收加工】 同疣吻沙蚕。

【性能主治】 同疣吻沙蚕。

【生境分布】 广盐性，生活于海水、半盐水和河口区，栖息于潮间带中区和下区，底质主要为泥砂。国内分布于渤海、黄海及河北、福建、香港、河南等省区；省内分布于黄海、渤海及青岛、石岛、日照等地。

1.4 围沙蚕属 Perinereis Kinberg

双齿围沙蚕 Perinereis aibuhitensis Grube

【别　　名】 海蚂蝗、海蜈蚣。

【药用部位】 全体（禾虫）。

【采收加工】 同疣吻沙蚕。

【性能主治】 同疣吻沙蚕。

【生境分布】 为热带、亚热带广布种，栖息于泥砂滩潮间带，是高、中潮带的优势种，亦见于红树林群落中；以蠕虫及藻类为食。国内分布于渤海、黄海、东海、南海及辽宁、天津、江苏、浙江、福建、海南等省区；省内分布于黄海、渤海及青岛、烟台、蓬莱等地。

2 吻沙蚕科 Glyceridae Malmgren

吻沙蚕属 Glycera Savigny

长吻沙蚕 Glycera chirori Izuka

【别　　名】 禾虫、沙蚕。

【药用部位】 全体（长吻沙蚕）。

【采收加工】 春季至秋季于沿海河口或稻田中捕捉，置沸水中烫死，晒干，亦可鲜用。

【性能主治】 补脾益胃，补气养血，利水消肿，解毒祛风；主治脾胃虚弱，贫血，肢体肿满，脚气，疮疖疥癣，水火烫伤。

【生境分布】 栖息于潮间带至130m的陆架区的泥质砂或砂质泥海底。国内分布于沿海地区；省内分布于黄海、渤海。

3 索沙蚕科 Lumbrineridae

索沙蚕属 Lumbrineris

异足索沙蚕 Lumbricomereis heeropoda Marenzeller

【药用部位】 全体（禾虫）。

【采收加工】 同疣吻沙蚕。

【性能主治】 同疣吻沙蚕。

【生境分布】 栖息于潮间带及潮下带、泥沙滩。国内分布于渤海、黄海、东海、南海；省内分布于黄海、渤海。

4 磷沙蚕科 Aphroditidae Savigny

岩虫属 Marphysa

岩虫 Marphysa sanguinea Montagu

【别　　名】 扁食。

【药用部位】 全体（岩虫）。

【采收加工】 春季至秋季于沿海河口或稻田中捕捉，置沸水中烫死，晒干，亦可鲜用。

【性能主治】 味甘、咸，性寒；益气补血，滋阴降火，通乳；主治气血虚弱，阴虚潮热，产后乳汁不足。

【生境分布】 为三大洋暖水广布种，生活于岩岸潮间带、潮下带。国内分布于黄海、渤海、东海、南海；省内分布于黄海、渤海。

5 沙蠋科 Arenicolidae

沙蠋属 Arenicola

巴西沙蠋 Arenicola brasiliensis Nonato

【别　　名】 海蚯蚓、柄袋沙蠋、鸡冠沙蠋。

【药用部位】 全体（海蚯蚓）。

【采收加工】 全年均可捕捉，挖出后洗净，晒干或焙干。

【性能主治】 味咸，性寒；清热解毒，敛疮生肌；主治痈疮肿毒。

【生境分布】 为暖水区广布种，生活于潮间带多沙地带，营埋栖生活，深可达0.5m左右。国内分布于渤海、黄海沿岸；省内分布于黄海、渤海及青岛、烟台等地。

二、寡毛纲 OLIGOCHAETA

1 钜蚓科 Megascolecidae

远盲蚓属 Amynthas

1.1.1 亚洲远盲蚓 Amynthas asiaticus Michaelsen

【别　　名】 地龙、曲蟮、环毛蚓、蚯蚓。

【药用部位】 去内脏干燥全体（地龙）。

【采收加工】 春季至秋季捕捉，洗去黏液，及时剖开腹部，洗去内脏及泥沙，晒干。

【性能主治】 利尿通淋，清热解毒，活血通经，平喘，定惊，降压；主治热结，尿闭，肾炎，淋症，高热烦躁，抽搐，疹毒内攻，经闭，半身不遂，咳嗽喘急，小儿急慢性惊风，癫狂，痫，口眼㖞斜，眩晕，头风，痹症等，外治烫火伤、疮毒等。

【生境分布】 穴居于潮湿多腐殖质的泥土中，以菜园、耕地、沟渠边数量最多。国内分布于华北及长江流域各地；省内各地均有分布。

1.1.2 多肉远盲蚓 Amynthas carnosa Goto et Hatai

【别　　名】　秉氏环毛蚓。

【药用部位】　除去内脏的干燥全体（地龙）。

【采收加工】　春季至秋季捕捉，洗去黏液，及时剖开腹部，洗去内脏及泥沙，晒干。

【性能主治】　味咸，性寒；清热止痉，平肝息风，通经活络，平喘利尿；主治热病发热狂躁，惊痫抽搐，肝阳头痛，中风偏瘫，风湿痹痛，肺热喘咳，小便不通。

【生境分布】　生活于潮湿多有机物处。国内分布于江苏、安徽、浙江等省区；省内分布于各地。

2 链胃蚓科 Moniligastridae

杜拉蚓属 Drawida

2.1.1 天锡杜拉蚓 Drawida gisti Michaelsen

【药用部位】　除去内脏的干燥全体（地龙）。

【采收加工】　春季至秋季捕捉，洗去黏液，及时剖开腹部，洗去内脏及泥沙，晒干。

【性能主治】　味咸，性寒；清热止痉，平肝息风，通经活络，平喘利尿；主治热病发热狂躁，惊痫抽搐，肝阳头痛，中风偏瘫，风湿痹痛，肺热喘咳，小便不通。

【生境分布】　生活于潮湿、多有机物处。国内分布于华东、中南及河北、陕西等省区；省内分布于各地。

2.1.2 日本杜拉蚓 Drawida japonicus Michaelsen

【药用部位】　除去内脏的干燥全体（地龙）。

【采收加工】　春季至秋季捕捉，洗去黏液，及时剖开腹部，洗去内脏及泥沙，晒干。

【性能主治】　味咸，性寒；清热止痉，平肝息风，通经活络，平喘利尿；主治热病发热狂躁，惊痫抽搐，肝阳头痛，中风偏瘫，风湿痹痛，肺热喘咳，小便不通。

【生境分布】　生活于潮湿、多有机物处。国内分布于黑龙江、吉林、辽宁、北京、河北、河南等省区；省内分布于各地。

3 正蚓科 Lumbricidae

异唇蚓属 Allolobophora

背暗异唇蚓 Allolobophora caliginosa Savigny

【别　　名】　缟蚯蚓、蚯蚓、地龙、蚰鳝。

【药用部位】　除去内脏的干燥全体（地龙）。

【采收加工】　春季至秋季捕捉，洗去黏液，及时剖开腹部，洗去内脏及泥沙，晒干。

【性能主治】　味咸，性寒；清热止痉，平肝息风，通经活络，平喘利尿；主治热病发热狂躁，惊痫抽搐，肝阳头痛，中风偏瘫，风湿痹痛，肺热喘咳，小便不通。

【生境分布】　生活于潮湿、多有机物处。国内、省内各地均有分布。

三、蛭纲 HIRUDINEA

1 医蛭科 Hirudinidae Whitman

医蛭属 Hirudo Linnnaeus

日本医蛭 Hirudo nipponica Whitman

【别　　名】　医用蛭、线蚂蟥、日本医水蛭、水蛭、稻田医蛭。

【药用部位】　全体（水蛭）。

【采收加工】　9～10月捕捉，洗净，用石灰或白酒将其闷死，或用沸水烫死，晒干或低温干燥。

【性能主治】　味咸、苦，性平，有毒；破血逐瘀，通经消癥；主治血瘀经闭，癥瘕痞块，跌打损伤。

【生境分布】　栖息于水田、沟渠中，吸人、畜血液。国内南北各地均有分布，北起东北各省和内蒙古，西至四川和甘肃，南达台湾和广东；省内分布于济南等地。

2 黄蛭科 Haemopidae Sawyer

金线蛭属 Whitmania Blanchard

2.1.1 宽体金线蛭 Whitmania pigra Whitman

【别　　名】　水蚂蟥、马蛭、水蛭、宽身金线蛭、宽身蚂蟥。

【药用部位】　同日本医蛭。

【采收加工】　同日本医蛭。

【性能主治】　同日本医蛭。

【生境分布】　以螺类为食，冬季在泥土中蛰伏越冬。国内分布于东北及河北、江苏、安徽、浙江、江西、湖北、湖南等省区；省内分布于南四湖等地。

2.1.2 光润金线蛭 Whitmania laevis Baird

【别　　名】　金线蛭。

【药用部位】　同日本医蛭。

【采收加工】　同日本医蛭。

【性能主治】　同日本医蛭。

【生境分布】　生活于水田、沟渠、水池边水草上以及溪流中；肉食性，以螺类及昆虫幼虫等为食。国内分布于黑龙江、吉林、辽宁、内蒙古、河北、河南、江苏、浙江、湖北、陕西等省区；省内分布于各地。

2.1.3 尖细金线蛭 Whitmania acranulata Whitman

【别　　名】　柳叶蚂蟥。

【药用部位】　同日本医蛭。

【采收加工】　同日本医蛭。

【性能主治】　同日本医蛭。

【生境分布】　生活于水田、沟渠中；遇人畜在水中走动即游来吸血。国内分布于河北、安徽、江苏、福建等地；省内南四湖有分布。

第七节　软体动物门 MOLLUSCA

为三胚层、两侧对称，具有真体腔，由裂腔法形成，不发达，仅存在于围心腔及生殖腺腔中。整体由头、足、内脏囊及外套膜4部分组成。头位于身体前端，一些行动迟缓的原始种类头部不发达，仅有口，与身体没有明显界限；一些穴居或固着生活的种类体躯完全包被于外套膜和贝壳之内，头部退化；一些比较进化、运动敏捷的种类头部发达，分化明显，生有触角和眼等感觉器官。足部位于身体腹侧，随生活方式不同呈现不同形式：有的种类足部蹠面平滑，适于在陆地或水底爬行；有的种类足部呈斧刃状，有利于挖掘泥沙；有些固着生活的种类足退化；有些种类足部萎缩，失去了运动功能，但有足丝腺，能分泌足丝，用以附着在外物上生活。在头足纲，足生于头部，有的特化成腕，上面生有许多吸盘，为捕食器官，并有一部分变态成漏斗，适于游泳生活。少数种类足的侧部（即侧足）特化成片状，可游泳。足部通常生有平衡器，有些种类在足的上部生有许多触手。内脏囊位于身体背面，是由柔软的体壁包围着的内脏器官，外套膜是由身体背部的体壁延伸下垂形成的一个或一对膜，外套膜与内脏囊之间的空腔即为外套腔。由外套膜向体表分泌碳酸钙，形成一个或两个外壳包围整个身体，少数种类壳被体壁包围或壳完全消失。软体动物具有完整的消化道，出现了呼吸与循环系统，也出现了比原肾更进化的后肾。现存11万种以上，还有35000化石种，是动物界中仅次于节肢动物的第二大门类。

一、多板纲 POLYPLACOPHORA

1　隐板石鳖科 Cryptoplacidae

毛肤石鳖属 Acanthochiton
红条毛肤石鳖 Acanthochiton rubrolineatus Lischke

【别　　名】　海石鳖、海八节毛、铁角、石鳖、海石鳖。

【药用部位】　全体（海石鳖）。

【采收加工】　全年均可捕捉，洗净，晒干。

【性能主治】　味咸，性寒；化痰散结，清热解毒；主治颈淋巴结结核，麻风病，慢性气管炎。

【生境分布】　栖息于潮间带岩石上，喜附着于岩石石缝或阴面处，北方可生活于数米深的浅海。国内沿海均有分布；省内分布于黄海、渤海及青岛等地。

2　锉石鳖科 Ischnochitonidae

锉石鳖属 Ischnochiton
2.1.1　函馆锉石鳖 Ischnochiton hakodadensis Pilsbry

【别　　名】　八节毛、石鳖。

【药用部位】　全体（海石鳖）。

【采收加工】　夏、秋季捕捉，洗净，晒干或微火烘干。

【性能主治】　清肺化痰，止咳平喘；主治肺咳等。

【生境分布】　栖息于潮间带岩礁石上或石缝间。国内、省内分布于渤海、黄海沿岸。

2.1.2　花斑锉石鳖 Ischnochiton comptus Gould

【药用部位】　全体（海石鳖）。

【采收加工】　夏、秋季捕捉，洗净，晒干或微火烘干。

【性能主治】　清肺化痰，止咳平喘；主治肺咳等。

【生境分布】　栖息于潮间带和低潮线附近的岩礁石上。国内、省内沿海均有分布。

3　甲石鳖科 Loricidae

鳞带石鳖属 Lepidozona
朝鲜鳞带石鳖 Leipidozona coreanica Reeve

【别　　名】　锉石鳖。

【药用部位】　全体（海石鳖）。

【采收加工】　全年均可捕捉，洗净，晒干。

【性能主治】　味咸，性寒；化痰散结，清热解毒；主治颈淋巴结结核，麻风病，慢性气管炎。

【生境分布】　栖息于潮间带岩礁石上或石缝间。国内分布于渤海、黄海及浙江、福建、广东等省区沿海；省内分布于黄海、渤海。

二、腹足纲 GASTROPODA

1　鲍科 Haliotidae

鲍属 Haliotis
皱纹盘鲍 Haliotis discus hannai Ino

【别　　名】　虾夷盘鲍、盘大鲍、鲍鱼。

【药用部位】　贝壳（石决明），肉（鳆鱼）。

【采收加工】　夏、秋季采捕，除肉，取贝洗净，晒干；取肉，鲜用或晒干。

【性能主治】　石决明：味咸，性寒；平肝清热，明目去翳；主治头痛眩晕，目赤翳障，视物昏花，青盲雀目。**鳆鱼**：味甘、咸，性平；滋阴清热，益精明目，调经润肠；主治劳热骨蒸，咳嗽，青盲内障，月经不调，带下，肾虚小便频数，大便燥结。

【生境分布】　栖息于潮流通常、透明度高、褐藻繁茂的水域，栖息于水深3~15m处，于低潮线附近或20m以下的深水区则数量较少，幼体以硅藻为主食，成体多以褐、红藻类为食，也食有孔虫和桡足类、多毛类等小动物。国内分布于辽宁、江苏等省区；省内分布于黄海、渤海及烟台、青岛等地。

2　帽贝科 Patellidae

蝛属 Cellana
嫁蝛 Cellana toreuma Reeve

【别　　名】　帽贝。

【药用部位】　壳（嫁蝛）。

【采收加工】　夏季采收，取壳，洗净，晒干。

【性能主治】　味咸，性微寒；镇惊；主治小儿惊风。

【生境分布】　栖息于潮间带上，吸附于岩石上或沿海建筑于高潮带的海岸石板上。国内分布于南北沿海；省内分布于青岛等地。

3　马蹄螺科 Trochidae Rafinesque

3.1　凹螺属 Chlorostoma Swainson

锈凹螺 Chlorostoma rustica Gmelin

【别　　名】　高腰螺、马蹄螺。

【药用部位】　壳（海决明）。

【采收加工】　全年均可采捕，去肉，取壳，洗净，晒干。

【性能主治】　味咸，性寒；平肝潜阳；主治高血压病，头晕头痛，慢性肝炎。

【生境分布】　为亚热带种，栖息于潮间带下区至潮下带约20m深的岩礁上或海藻丛中；以藻类为食。国内分布于各海域；省内分布于大钦岛、砣矶岛、长山岛、蓬莱、烟台、刘公岛、城山岛、莫邪岛、俚岛、乳山、青岛、日照等地。

3.2　单齿螺属 Monodonta

单齿螺 Monodonta labio Linnaeus

【别　　名】　石叠螺、芝麻螺。

【药用部位】　贝壳。

【采收加工】　全年均可采捕，去肉，取壳，洗净，晒干。

【性能主治】　平肝潜阳，益肝补肾；主治目眩，头晕，头痛，黄疸，胁痛等。

【生境分布】　为南北沿海分布最广的贝类之一，多栖息于潮间带中、上区的岩石上、石缝中或石块下，以海藻为食。国内、省内沿海均有分布。

4　滨螺科 Littorinidae

滨螺属 Littorina

短滨螺 Littorina breuicula Philippi

【药用部位】　厣和肉（鼓钉螺）。

【采收加工】　春季至秋季采捕，置沸水中烫死，取肉，洗净，鲜用；取厣，洗净，晒干或烘干。

【性能主治】　味咸，性寒；清热平肝，明目；主治目赤肿痛，目翳。

【生境分布】　栖息于潮间带的高潮带岩石间；省内分布于广东以北的各省区沿海；省内分布于黄海、渤海。

5　汇螺科 Potamididae

拟蟹守螺属 Cerithidea

珠带拟蟹守螺 Cerithidea cingulata Gmelin

【别　　名】　苦螺。

【药用部位】　肉和壳（蟹守螺）。

【采收加工】　春季至秋季采捕，置沸水中烫死，取肉，洗净，鲜用；取壳，洗净，晒干。

【性能主治】　味咸，性凉；清热解毒，凉血止痛；主治口腔炎，口腔溃疡，牙龈炎，牙龈肿痛，牙根松动。

【生境分布】　栖息于潮间带泥滩。国内、省内分布于沿海各地。

6　玉螺科 Naticidae

6.1　镰玉螺属 Lunatia

微黄镰玉螺 Lunatia gilua Philippi

【别　　名】　福氏玉螺。

【药用部位】　贝壳（玉螺壳）。

【采收加工】　全年均可捕捉，洗净泥沙，置沸水中烫死，去肉，留壳，洗净，晒干。

【性能主治】　味咸、苦，性寒；清热解毒，化痰软坚，散结消肿，制酸止痛；主治淋巴结结核，胃酸过多，胃及十二指肠溃疡，四肢拘急，神经衰弱，疮疖肿痛。

【生境分布】　栖息于软泥质、沙或泥沙质的海底，大部分分布于潮间带。国内分布于黄海、渤海沿岸，向南可分布到广东北部；省内分布于黄海、渤海。

6.2　扁玉螺属 Neverita

6.2.1　扁玉螺 Neverita didyma Röding

【别　　名】　大玉螺、大舌黄玉螺。

【药用部位】　同微黄镰玉螺。

【采收加工】　同微黄镰玉螺。

【性能主治】　同微黄镰玉螺。

【生境分布】　栖息于潮间带至水深50m的沙和泥沙质海底，通常在低潮区至10m左右水深处生活；肉食性，对滩涂贝类养殖有害。国内分布于沿海各地；省内分布于黄海、渤海沿海。

6.2.2　广大扁玉螺 Neverita ampla Philippi

【药用部位】　同微黄镰玉螺。

【采收加工】　同微黄镰玉螺。

【性能主治】　同微黄镰玉螺。

【生境分布】　栖息于浅海软泥质海底。国内分布于黄海、渤海、东海；省内分布于黄海、渤海及青岛等地。

6.3　隐玉螺属 Cryptonatica

拟紫口隐玉螺 Cryptonatica andoi Nomura

【别　　名】　拟紫口玉螺、紫口玉螺。

【药用部位】　同微黄镰玉螺。

【采收加工】　同微黄镰玉螺。

【性能主治】　同微黄镰玉螺。

【生境分布】　栖息于潮下带泥沙质海底；肉食性，对贝类养殖有害。国内、省内分布于黄海沿海。

6.4　玉螺属 Natica

斑玉螺 Natica tigrina Röding

【别　　名】　香螺、花螺。

【药用部位】　同微黄镰玉螺。

【采收加工】 同微黄镰玉螺。

【性能主治】 同微黄镰玉螺。

【生境分布】 栖息于泥沙质海滩，从潮间带至10m左右水深的海底都有分布；肉食性，以双壳类为食，对滩涂贝类养殖有害。国内分布于南北沿海；省内分布于黄海、渤海及青岛等地。

7 骨螺科 Muricidae

7.1 荔枝螺属 Thais

7.1.1 疣荔枝螺 Thais clavigera Küster

【别　名】 荔枝螺、辣螺。

【药用部位】 壳（蓼螺）。

【采收加工】 退潮后，于沙滩捕捉，捕得后，沸水烫死，去肉取壳，洗净，晒干。

【性能主治】 味咸，性平；软坚散结，清热解毒；主治淋巴结结核，疮疡。

【生境分布】 栖息于潮间带乃至潮下带的岩礁间，也常附着在牡蛎的空壳内；肉食性，喜钻孔侵蚀其他贝类。国内分布于各海域；省内分布于黄海、渤海及青岛等地。

7.1.2 黄口荔枝螺 Thais luteostoma Holten

【药用部位】 壳（蓼螺）。

【采收加工】 退潮后，于沙滩捕捉，捕得后，沸水烫死，去肉取壳，洗净，晒干。

【性能主治】 味咸，性平；软坚散结，清热解毒；主治淋巴结结核，疮疡。

【生境分布】 栖息于潮间带中、低潮线的岩礁间。国内、省内沿海各地均有分布。

7.2 红螺属 Rapana

脉红螺 Rapana venosa Valenciennes

【别　名】 红螺、菠螺、强棘红螺、红皱岩螺、岩螺。

【药用部位】 鲜肉（海螺），壳（海螺壳），厣（海螺厣）。

【采收加工】 春至秋季捕捉，捕得后，取肉，鲜用；去肉，取壳，洗净，晒干；取厣，洗净，晾干。

【性能主治】 海螺：味甘，性凉；清热明目；主治目痛，心腹热痛。海螺壳：味咸，性寒；解痉，制酸，化痰散结；主治胃及十二指肠溃疡，神经衰弱，四肢拘挛，慢性骨髓炎，淋巴结结核。海螺厣：味咸，性平；清热解毒；主治中耳炎，顽疮等。

【生境分布】 幼螺多栖息在低潮线附近的岩石间，成体多栖息于低潮线以下数米至数十米的细沙或多泥的海底；以其他软体动物为食。国内沿海分布很广，以北方沿海为最多，北至辽宁，南至福建厦门；省内分布于黄海、渤海及青岛等地。

8 蛾螺科 Buccinidae

8.1 甲虫螺属 Cantharus

甲虫螺 Cantharus cecillei Philippi

【药用部位】 贝壳。

【采收加工】 春至秋季捕捉，置沸水中烫死，去肉取壳，洗净，晒干。

【性能主治】 清热解毒，制酸止痛；主治疮疡肿痛，胃酸过多，胃溃疡等。

【生境分布】 栖息于低潮线下至10m深的岩石海底。国内、省内沿海均有分布。

8.2 涡蜀螺属 Volutharpa

皮氏蛾螺 Volutharpa ampullacea perryi Jay

【别　名】 皮氏涡蜀螺。

【药用部位】 贝壳（蛾螺）。

【采收加工】 春至秋季捕捉，置沸水中烫死，去肉取壳，洗净，晒干。

【性能主治】 清热解毒，制酸止痛；主治胃酸过多，胃及十二指肠溃疡，疮癣疥癫，疮疖肿痛。

【生境分布】 栖息于浅海泥沙质海底。国内、省内分布于黄海、渤海。

8.3 纺锤螺属 Japelion

侧平肩螺 Japelion latus Dall

【别　名】 玉环蛾螺。

【药用部位】 贝壳（蛾螺）。

【采收加工】 同皮氏蛾螺。

【性能主治】 同皮氏蛾螺。

【生境分布】 生活于浅海泥沙质海底。国内、省内分布于黄海。

8.4 管蛾螺属 Siphonalta

8.4.1 褐管蛾螺 Siphonalta spadicea Reeve

【别　名】 锄头管蛾螺。

【药用部位】 贝壳（蛾螺）。

【采收加工】 同皮氏蛾螺。

【性能主治】 同皮氏蛾螺。

【生境分布】 栖息于浅海，生活于10～100m水深的软泥质海底，其壳表附着海葵，二者共栖。国内分布于黄海、东海；省内分布于黄海。

8.4.2 略胀管蛾螺 Siphonalta subdilatata Yen

【药用部位】 贝壳（蛾螺）。

【采收加工】 同皮氏蛾螺。

【性能主治】 同皮氏蛾螺。

【生境分布】 栖息于浅海泥沙质海底。国内、省内分布于黄海。

8.5 螺属 Neptunea

香螺 Neptunea cumingi Crosse

【别　名】 响螺、金丝螺。

【药用部位】 贝壳（香螺）。

【采收加工】 春至秋季捕捉，置沸水中烫死，去肉取壳，洗净，晒干。

【性能主治】 味咸，性凉；软坚散结，制酸止痛；主治地方性甲状腺肿，颈淋巴结结核，胃酸过多，胃及十二指肠溃疡，疥癣，烫伤。

【生境分布】　栖息于潮下带，分布于水深 20～84m 泥质或岩质的海底。国内、省内分布于黄海、渤海沿海。

9　榧螺科 Olividae

榧螺属 Oliva

伶鼬榧螺 Oliva mustelina Lamarck

【别　　名】　马齿螺。

【药用部位】　贝壳（榧螺壳）。

【采收加工】　全年均可捕捉，退潮时于海滩上掘泥收捕，置沸水中烫死，取壳，洗净，晒干。

【性能主治】　味咸，性平；平肝潜阳，镇静安神，清燥润肺；主治头晕，失眠，青盲内障，骨蒸痨热，高血压病。

【生境分布】　栖息于沙质海底，分布于潮间带至 47m 深的海底，退潮后常钻入沙内潜伏。国内分布于黄海南部至海南岛北部；省内分布于黄海。

10　笔螺科 Mitridae

笔螺属 Mitra

中国笔螺 Mitra chinensis Gray

【药用部位】　贝壳（笔螺）。

【采收加工】　春季至秋季采捕，置沸水中烫死，去肉，洗净，晒干。

【性能主治】　平肝潜阳，制酸止痛；主治高血压，头晕目眩，胃酸过多，胃及十二指肠溃疡。

【生境分布】　栖息于潮间带的岩石间。国内分布于青岛以南沿海；省内分布于青岛等地。

11　阿地螺科 Atyidae

泥螺属 Bullacta Bergh

泥螺 Bullacta exarata Philippi

【别　　名】　吐铁、麦螺、梅螺。

【药用部位】　肉（吐铁）。

【采收加工】　5～9 月间捕捉，置沸水中烫死，取肉，洗净，鲜用。

【性能主治】　味甘、咸，性寒；养肝明目，生津润燥；主治眼目视物不清，咽喉炎，肺结核。

【生境分布】　栖息于海湾内潮间带泥沙滩；杂食性，以有机腐殖质、硅藻、海藻碎片、无脊椎动物的卵及小型甲壳类等为食。国内沿海均有分布，尤以东海为多；省内分布于青岛沧口等地。

12　田螺科 Vivipardae

12.1　环棱螺属 Bellamya

12.1.1　铜锈环棱螺 Bellamya aeruginosa Reeve

【别　　名】　豆螺、湖螺、白石螺、石螺。

【药用部位】　全体（螺蛳），贝壳（白螺蛳壳）。

【采收加工】　全体全年均可捕获，洗净，取肉，鲜用；

收集年久色白的螺壳，洗净，晒干。

【性能主治】　螺蛳：味甘，性寒；清热，利水，明目；主治黄疸，水肿，疮肿，淋浊，消渴，痢疾，目赤翳障，痔疮。白螺蛳壳：味甘、淡性平；化痰，和胃，敛疮；主治痰热咳嗽，反胃，胃痛，吐酸，瘰疬，溃疡，烫火伤，痔疮。

【生境分布】　栖息于沟渠、河流、湖泊、泡沼及池塘内，一般在水深 1m 左右处较多，尤其在水底腐殖质多的水域更多，常爬行于水草或岸边岩石上。国内分布于黑龙江、吉林、辽宁、内蒙古、河北、河南、安徽、江苏等省区；省内各地均有分布。

12.1.2　梨形环棱螺 Bellamya purificata Heude

【别　　名】　螺蛳、豆螺蛳、石螺、湖螺、蜗螺牛。

【药用部位】　同铜锈环棱螺。

【采收加工】　同铜锈环棱螺。

【性能主治】　同铜锈环棱螺。

【生境分布】　栖息于湖泊、池塘、河流及沟渠中；常爬行于水草、岸边岩石及树根上，水底多腐殖质的浅水中较多。国内分布于吉林、辽宁、内蒙古、河北、河南、安徽、江苏等省区；省内分布于各地。

12.1.3　方形环棱螺 Bellamya quadrata Benson

【别　　名】　金螺、石螺、湖螺、豆田螺、蜗螺牛。

【药用部位】　贝壳（白螺蛳壳）。

【采收加工】　四季采收，收集年久色白者，洗净，晒干。

【性能主治】　清热化痰，软坚散结，制酸止痛，生肌敛疮；主治痰热咳嗽，瘰疬，胃酸吞酸，溃疡，脱肛，烫伤等。

【生境分布】　栖息于河流、湖泊、池塘及沟渠中，多在水底腐殖质丰富的浅水水域。国内分布于黑龙江、吉林、河北、河南、安徽、江苏、浙江、江西、湖北、湖南、福建、台湾、广东、云南等省区；省内分布于各地。

12.2　圆田螺属 Cipangopaludina

12.2.1　中国圆田螺 Cipangopaludina chinensis Gray

【别　　名】　大田螺、螺蛳。

【药用部位】　全体（田螺），壳（田螺壳），厣（田螺厣）。

【采收加工】　春季至秋季捕捉，洗净，鲜用；洗净，去肉，将壳晒干；沸水烫死，取厣，晒干。

【性能主治】　田螺：味甘、咸，性寒；清热，利水，止渴，解毒；主治小便赤涩，目赤肿痛，黄疸，脚气，浮肿，消渴，痔疮，疔疮肿毒。田螺壳：味甘，性平；和胃，收敛；主治反胃吐食，胃脘疼痛，泄泻，便血，疮疡肿水淋漓，子宫脱垂。田螺厣：味甘，性平；去翳明目；主治目翳。

【生境分布】　栖息于水草茂盛的湖泊、水库、河沟、池塘及水田，常以宽大的足部在水库及水草上爬行；以多汁的水生植物的叶及藻类为主食。国内分布于黑龙江、河北、湖北、安徽、江苏、广东等省区；省内分布于南四湖等地。

12.2.2 中华圆田螺 Cipangopaludina cathayensis Heude

【别　　名】 田螺、香螺。

【药用部位】 同中国圆田螺。

【采收加工】 同中国圆田螺。

【性能主治】 同中国圆田螺。

【生境分布】 栖息于池塘、湖泊、水田及缓流的小溪内。国内分布于河北、山西、陕西、安徽、浙江、江西、湖北、湖南等省区；省内分布于各地。

13　锥螺科 Turritellidae

强肋锥螺属 Neofaustator

强肋锥螺 Neofaustator fortilirata Sowerby

【药用部位】 厣。

【采收加工】 退潮后于沙滩上掘沙捕捉，沸水烫死后，将厣取出，晒干。

【性能主治】 清肝明目；主治胞睑红肿如桃，白睛混赤等。

【生境分布】 栖息于潮下带和浅海。国内、省内分布于黄海。

14　石磺海牛科 Homoiodorididae

石磺海牛属 Homoiodoris

日本石磺海牛 Homoiodoris japonica Bergh

【别　　名】 石磺海牛。

【药用部位】 全体（海牛）。

【采收加工】 春至秋季捕捉，洗净，鲜用或晒干。

【性能主治】 味咸，性温，补肾，壮阳，固精；主治肾虚腰痛，阳痿，早泄，遗精，滑精。

【生境分布】 栖息于潮间带至潮下带浅水区的礁石下。国内、省内沿海各地均有分布。

15　侧鳃科 Pleurobranchidae

侧鳃属 Pleurobranchaea

蓝无壳侧鳃海牛 Pleurobranchaea novaezealandiae Cheesemnan

【别　　名】 蓝侧鳃海牛。

【药用部位】 全体（海牛）。

【采收加工】 同日本石磺海牛。

【性能主治】 同日本石磺海牛。

【生境分布】 栖息于潮间带岩石、海藻间到水深90m的泥沙质海底。国内分布于黄海、渤海、东海；省内分布于黄海、渤海。

16　拟海牛科 Aglajidae = Doridiidae

拟海牛属 Philinopsis Pease

16.1.1 肉食拟海牛 Philinopsis gigliolii Tapparone-Canefri

【药用部位】 全体（海牛）。

【采收加工】 同日本石磺海牛。

【性能主治】 同日本石磺海牛。

【生境分布】 为温带性种类，栖息于潮间带至潮下带浅水区泥砂质底；以小型贝类为食。国内、省内沿海各地均有分布。

16.1.2 小拟海牛 Philinopsis minor Tchang

【药用部位】 全体（海牛）。

【采收加工】 同日本石磺海牛。

【性能主治】 同日本石磺海牛。

【生境分布】 为温带性种类，栖息于潮间带泥沙质底；行动活泼，以小型贝类为食。国内、省内分布于各地沿海。

17　枝背海牛科 Dendronotidae

枝背海牛属 Dendronotus

树枝背海牛 Dendronotus arborescens Müller

【别　　名】 枝背海牛。

【药用部位】 全体（海牛）。

【采收加工】 同日本石磺海牛。

【性能主治】 同日本石磺海牛。

【生境分布】 栖息于潮间带至潮下带浅海区的石头下或海藻间。国内、省内分布于青岛。

18　石磺科 Onchididae

瘤背石磺属 Onchidium

瘤背石磺 Onchidium verruculatum Cuvier

【药用部位】 全体。

【采收加工】 同日本石磺海牛夏季海滩阴暗处捕捉，洗净，鲜用或焙干。

【性能主治】 滋补，益气；主治虚劳成疾、素体虚弱等。

【生境分布】 常在潮间带高潮区岩石上爬行，能在较长时间内离开海水生活，以吞食泥沙和硅藻等为食。国内、省内各海域均有分布。

19　蛞蝓科 Limacidae

蛞蝓属 Agriolimax

野蛞蝓 Agriolimax agrestris Linnaeus

【别　　名】 鼻涕虫。

【药用部位】 全体（蛞蝓）。

【采收加工】 夏季于潮湿阴暗处捕捉。

【性能主治】 味咸，性寒；祛风定惊，清热解毒，消肿止痛；主治中风喎僻，筋脉拘挛，惊痫，喘息，咽肿，喉痹，痈肿，丹毒，痰核，痔疮，肿痛，脱肛。

【生境分布】 栖息于阴暗潮湿、腐殖质多的地方；杂食性，以蔬菜、瓜果、植物叶及幼苗等为食，也食人们食物的残渣。国内分布于内蒙古、河北、新疆、江苏、安徽、浙江、江西、福建、河南、湖北、湖南、广东、海南、广西、贵州、云南、西藏等省区；省内分布于各地。

20 巴蜗牛科 Bradybaenidae Pilsbry

20.1 巴蜗牛属 Bradybaena Beck

20.1.1 同型巴蜗牛 Bradybaena similaris Ferussac

【药用部位】 全体（蜗牛），壳（蜗牛壳）。

【采收加工】 夏、秋季捕捉活蜗牛，静养以排出粪便，洗净，用沸水烫死，鲜用或焙干；去肉取壳，洗净，晒干。

【性能主治】 蜗牛：味咸，性寒；清热解毒，镇惊，消肿；主治风热惊痫，小儿脐风，消渴，喉痹，痄腮，瘰疬，痈肿丹毒，痔疮，脱肛，蜈蚣咬伤。蜗牛壳：味淡，性寒；清热，杀虫，消肿；主治小儿疳积，瘰疬，酒齇鼻，脱肛。

【生境分布】 栖息于灌木丛、低矮草丛、农田及住宅附近阴暗潮湿地区；以植物的茎叶、花果及根为主食。国内分布于内蒙古、河北、山西、陕西、甘肃、青海、新疆、江苏、浙江、河南、湖北、湖南、广东、广西、四川等省区；省内各地均有分布。

20.1.2 灰尖巴蜗牛 Bradybaena ravida Benson

【别　　名】 灰巴蜗牛。

【药用部位】 全体（蜗牛），壳（蜗牛壳）。

【采收加工】 同同型巴蜗牛。

【性能主治】 同同型巴蜗牛。

【生境分布】 栖息于农田、庭院、公园、寺庙、林边等阴暗、潮湿多腐殖质的环境；以各种农作物、花卉和果木的幼芽、嫩叶为食。国内分布于北京、上海、江苏、浙江、江西、湖北、湖南、四川、陕西、甘肃及西藏等省区；省内各地均有分布。

20.2 华蜗牛属 Cathaica Moellendorff

条华蜗牛 Cathaica fasciola Draparnaud

【别　　名】 华蜗牛。

【药用部位】 全体（蜗牛），壳（蜗牛壳）。

【采收加工】 同同型巴蜗牛。

【性能主治】 同同型巴蜗牛。

【生境分布】 栖息于丘陵山坡、田埂边、公园、牲畜棚圈、温室、菜窖附近潮湿的草丛、灌木丛中、石块下或缝隙中；以植物的茎叶等为主食。国内分布于北京、吉林、河北、陕西、甘肃、河南、湖南、四川等省区；省内各地均有分布。

三、双壳纲 BIVALVIA

1 蚶科 Arcidae

1.1 毛蚶属 Scapharca

1.1.1 魁蚶 Scapharca inflata Reeve

【别　　名】 魁陆、魁蛤、毛蛤、大毛蛤、赤贝。

【药用部位】 肉（蚶），贝壳（瓦楞子）。

【采收加工】 全年均可捕捉，洗净，置沸水中烫死，取肉，鲜用；去肉后的壳，洗净，晒干。

【性能主治】 蚶：味甘，性温；补气养血，温中健脾；主治痿痹，胃痛，消化不良，下痢脓血。瓦楞子：味甘、咸，性平；消痰化瘀，软坚散结，制酸止痛；主治瘰疬，瘿瘤，癥瘕痞块，顽痰久咳，胃痛吐酸，牙疳，外伤出血，冻疮及烫火伤。

【生境分布】 栖息于11～52.5m水深的软泥或泥沙质海底。国内、省内分布于黄海。

1.1.2 毛蚶 Scapharca subcrenata Lischke

【别　　名】 血蛤、毛蛤、红螺、毛蛤蜊、海螺、菠螺。

【药用部位】 肉（蚶），贝壳（瓦楞子）。

【采收加工】 同魁蚶。

【性能主治】 同魁蚶。

【生境分布】 栖息于潮间带至水深4～20m的泥沙质海底，喜稍有淡水流入的河口附近。国内分布于渤海、黄海、东海沿海地区，如辽宁、河北、浙江、福建等省区；省内分布于海阳、青岛、烟台等地。

1.2 泥蚶属 Tegillarca

泥蚶 Tegillarca granosa Linnaeus

【别　　名】 灰蛤、垅蛤、粒蛤、瓦垄蛤、瓦垅蛤。

【药用部位】 肉（蚶），贝壳（瓦楞子）。

【采收加工】 同魁蚶。

【性能主治】 同魁蚶。

【生境分布】 栖息于潮间带中、下区软泥海滩，潜栖泥内深约70mm。国内广于沿海各地，河北、浙江、福建、广东等省区均已人工养殖；省内主要分布于莱州、荣成、海阳、蓬莱、烟台等地。

1.3 橄榄蚶属 Estellarca

橄榄蚶 Estellarca olivacea Reeve

【药用部位】 肉（蚶），贝壳（瓦楞子）。

【采收加工】 同魁蚶。

【性能主治】 同魁蚶。

【生境分布】 栖息于潮湿带中、低区至水深20m的浅海泥沙滩。国内分布于江苏、浙江等省区；省内分布于乳山、青岛、日照等地。

1.4 栉毛蚶属 Didimarcar

棕栉毛褐蚶 Didmarcar tenebrica Reeve

【药用部位】 肉（蚶），贝壳（瓦楞子）。

【采收加工】 同魁蚶。

【性能主治】 同魁蚶。

【生境分布】 栖息于泥沙质浅海，潮间带中、下区至水深20m左右的沙砾底。国内、省内各地沿海均有分布。

1.5 蚶属 Arca

布氏蚶 Arca decussata Sowerby

【别　名】　牛蹄蛤。

【药用部位】　肉（蚶），贝壳（瓦楞子）。

【采收加工】　同魁蚶。

【性能主治】　同魁蚶。

【生境分布】　栖息于潮间带至浅海岩礁间、沙砾上，水深20～58m。国内分布于沿海各地，如辽宁、河北、浙江、福建等省区；省内分布于长山岛、烟台、青岛等地。

1.6　须蚶属 Barbatia

双纹须蚶 Barbatia bistrigata Dunker

【别　名】　平行蛤。

【药用部位】　肉（蚶），贝壳（瓦楞子）。

【采收加工】　同魁蚶。

【性能主治】　同魁蚶。

【生境分布】　栖息于潮间带至水深36m处。国内、省内各地沿海均有分布。

2　贻贝科 Mytilidae Rafinesque

2.1　贻贝属 Mytilus Linnaeus

2.1.1　厚壳贻贝 Mytilus coruscus Gould

【别　名】　壳菜、淡菜、重贻贝。

【药用部位】　肉（淡菜）。

【采收加工】　全年均可采，剥取其肉，晒干。

【性能主治】　味甘、咸，性温；补肝肾，益精血，消瘿瘤；主治虚劳羸瘦，眩晕，盗汗，阳痿，腰痛，吐血，崩漏，带下，瘿瘤。

【生境分布】　以足丝固着于低潮线以下的浅海岩石间，北方多在20m的深处，浙江一带多在8～10m处生长密度最大，幼贝分布较浅；以浮游性硅藻为主食，也食纤毛虫、类铃虫及甲壳类六肢幼虫等。国内分布于渤海、黄海、东海；省内分布于黄海、渤海。

2.1.2　紫贻贝 Mytilus galloprovincialis Lammarck

【别　名】　贻贝、海红、壳菜、淡菜。

【药用部位】　肉（淡菜）。

【采收加工】　同厚壳贻贝。

【性能主治】　同厚壳贻贝。

【生境分布】　栖息于内湾浅海及近岸岩礁底，通常在低潮线附近至水深2m左右分布较密，以足丝附着于岩石上及海港中各种建筑设施上。国内、省内分布于黄海、渤海。

2.2　偏顶蛤属 Modiolus Lamarck

2.2.1　偏顶蛤 Modiolus modiolus Linnaeus

【别　名】　毛海红、假海红。

【药用部位】　肉（淡菜）。

【采收加工】　同厚壳贻贝。

【性能主治】　同厚壳贻贝。

【生境分布】　为冷水种，营固着生活，以发达的足丝附着在沙粒上或相互附着成块，在泥沙质的海底上生活，栖息于潮间带低潮线至潮下带水深20m处；被动摄食，以浮游硅藻及有机碎屑等为食。国内分布于黄海、渤海、东海；省内分布于黄海、渤海及北长山和南长山俚岛、青岛等地。

2.2.2　带偏顶蛤 Modiolus comptus Sowerby

【别　名】　须带偏顶蛤。

【药用部位】　肉（淡菜）。

【采收加工】　同厚壳贻贝。

【性能主治】　同厚壳贻贝。

【生境分布】　为温暖性广布种，栖息于潮间带中、下区至潮线下20m的浅水区，以足丝附着在岩石、石块上生活，常群栖；为多毛类、苔藓虫、腔肠动物及石灰虫等动物所附着。国内分布于黄海、东海、南海、北部湾及辽宁、浙江、福建、广东等省区；省内分布于黄海及青岛、楮岛、竹岔岛等地。

2.3　杏蛤属 Amygdalum Megerle von Muhlfeld

大杏蛤 Amygdalum watsoni Smith

【别　名】　瓦氏偏顶蛤。

【药用部位】　肉（淡菜）。

【采收加工】　同厚壳贻贝。

【性能主治】　同厚壳贻贝。

【生境分布】　为温暖种，仅见于潮下带，从数十米至2000m均有分布。国内分布于黄海、东海和南海；省内分布于黄海。

2.4　荞麦蛤属 Xenostrobus Wilson

黑荞麦蛤 Xenostrobus atrata Lischke

【药用部位】　肉（淡菜）。

【采收加工】　同厚壳贻贝。

【性能主治】　同厚壳贻贝。

【生境分布】　为广温性种，栖息于潮线至水深5～6m处，最深可达10m以上，营附着生活，以发达的足丝附着于岩石或岩石缝中。国内沿海各地均有分布；省内分布于青岛等地。

2.5　肌蛤属 Musculus

凸壳肌蛤 Musculus senhousei Benson

【别　名】　寻氏肌蛤、海瓜子、薄壳、乌鲶、海蛔、梅蛤、扁蛤。

【药用部位】　肉（淡菜）。

【采收加工】　同厚壳贻贝。

【性能主治】　同厚壳贻贝。

【生境分布】　以足丝固着于低潮线以下的浅海中。国内分布于渤海、黄海、东海；省内分布于黄海、渤海。

3　江珧科 Pinnidae Leach

栉江珧属 Atrina Gray

栉江珧 Atrina pectinata Linnaeus

【别　名】　珧、玉珧、江瑶、簸箕蛤蜊。

【药用部位】　后闭壳肌（江珧柱），贝壳（江珧壳）。

【采收加工】 冬季至春季采捕，除去肉，取后闭壳肌，鲜用或加工为干制品，俗称"干贝"；除去肉取贝壳洗净，晒干。

【性能主治】 江珧柱：味甘、咸，性平；滋阴补肾，调中消食；主治消渴，小便频数，宿食停滞。江珧壳：味咸、涩，性凉；清热解毒，息风镇惊；主治湿疮，高血压。

【生境分布】 为暖水性种，栖息于低潮线附近至水深 30～40m 的泥沙质海底。国内分布于黄海、渤海、东海、南海；省内分布于长山八岛、大钦岛、东楮岛、俚岛、青岛、胶州湾等地。

4 扇贝科 Pectinidae Rafinesque

4.1 栉孔扇贝属 Chlamys Röding

栉孔扇贝 Chlamys farreri Jones & Preston

【别　　名】 海扇、干贝蛤。

【药用部位】 闭壳肌（干贝）。

【采收加工】 将捕得的扇贝，用小刀剖壳，去肉取闭壳肌，煮沸数分钟后取出，洗去黏液，晒干。

【性能主治】 味甘、咸，性微温；滋阴，养血，补肾，调中；主治消渴，肾虚尿频，食欲不振。

【生境分布】 为暖温性种，栖息于低潮线至 20 余米的水清流急的岩石上或沙砾较多的海底。国内分布于渤海、黄海及辽宁、河北、浙江、福建等省区；省内分布于黄海、渤海。

4.2 掌扇贝属 Volachlamys Iredale

平濑掌扇贝 Volachlamys hirasei Bavay

【别　　名】 德氏栉孔扇贝、太阳栉孔扇贝。

【药用部位】 闭壳肌（干贝）。

【采收加工】 同栉孔扇贝。

【性能主治】 同栉孔扇贝。

【生境分布】 为暖温性种，栖息于潮下带浅水水域，其垂直分布在水深 10～40m 之间，而以 10m 内数量较多，栖息于底质多含沙的硬地。国内分布于辽宁、河北沿海，向南至东海北部；省内分布于渤海湾。

5 帘蛤科 Veneridae Refihesque

5.1 文蛤属 Meretrix Lamarck

文蛤 Meretrix meretrix Linnaeus

【别　　名】 花蛤、黄蛤、圆蛤、白利壳。

【药用部位】 贝壳（蛤壳），肉（文蛤肉）。

【采收加工】 4～10 月间采捕，分开肉、壳，洗净，晒干。

【性能主治】 蛤壳：味咸，性微寒；清肺化痰，软坚散结，利水消肿，制酸止痛，敛疮收湿；主治痰热咳嗽，瘿瘤，痰核，胁痛，湿热水肿，淋浊带下，胃痛泛酸，臁疮湿疹。文蛤肉：味咸，性平；润燥止渴，软坚消肿；主治消渴，肺结核，阴虚盗汗，瘿瘤，瘰疬。

【生境分布】 栖息于河口附近，沿岸内湾间带沙滩或

浅海细沙底质，幼贝多栖息于中、高潮区交界处，随着个体的长大而逐渐向中、低潮区移动，成贝多栖息于中潮带以下至浅海。国内各地沿海均有分布；省内分布于青岛、烟台等地。

5.2 青蛤属 Cyclina Deshayes

青蛤 Cyclina sinensis Gmelin

【别　　名】 海蛤。

【药用部位】 同文蛤。

【采收加工】 同文蛤。

【性能主治】 同文蛤。

【生境分布】 栖息于潮间带的上、中、下三个区，但以中潮区和低潮区的分布量居多；生活底质为泥沙或沙泥。国内沿海均有分布，北起辽宁，南至海南；省内分布于青岛等地。

5.3 镜蛤属 Dosinia Scopoli

5.3.1 日本镜蛤 Dosinia japonica Reeve

【药用部位】 贝壳（蛤壳）。

【采收加工】 同蛤壳。

【性能主治】 同蛤壳。

【生境分布】 栖息于潮间带至浅海 73m 深的泥沙质海底，潜埋在底质中较深。国内分布于大部分沿海省区，北自辽宁、河北、江苏、浙江、福建、广东、广西、海南等省区均有分布；省内分布于黄海、渤海及青岛、烟台、羊角沟等地。

5.3.2 薄片镜蛤 Dosinia corrugata Reeve

【别　　名】 蛤叉。

【药用部位】 贝壳（蛤壳）。

【采收加工】 同文蛤。

【性能主治】 同文蛤。

【生境分布】 栖息于潮间带中、下区泥沙底质。国内分布于各海区，北起辽宁、河北、浙江、福建、广东、海南等省区均有分布；省内分布于青岛、烟台、石岛等地。

5.3.3 饼干镜蛤 Dosinia biscocta Reeve

【别　　名】 大沙蛤、沙蛤、白蛤。

【药用部位】 贝壳（蛤壳）。

【采收加工】 同文蛤。

【性能主治】 同文蛤。

【生境分布】 栖息于潮间带至浅海 30m 水深的砂质海底。国内分布于北部沿海，如辽宁等省区；省内分布于青岛等地。

5.3.4 凸镜蛤 Dosinia derupta Roemer

【药用部位】 贝壳（蛤壳）。

【采收加工】 同文蛤。

【性能主治】 同文蛤。

【生境分布】 栖息于潮间带至水深 60m 的泥沙底质均有分布。国内、省内各海区沿岸均有分布。

5.4　蛤仔属 Ruditapes Chiamenti

5.4.1　菲律宾蛤仔 Ruditapes philippinarum Adams et Reeve

【别　　名】　蚬子、蛤仔。

【药用部位】　壳和肉（蛤仔）。

【采收加工】　全年均可采捕，煮熟，取壳晒干，肉随取随用。

【性能主治】　味甘、咸，性寒；清热解毒，收敛生肌；主治臁疮，黄水疮。

【生境分布】　因潮带不同、生活环境的差异，在壳形上有所不同：栖息于潮间带上部，尤其是在粗沙、小砾石滩的蛤仔，贝壳高而短，放射肋粗；栖息于潮间带下部，特别是在潮下带泥沙底质的蛤仔，贝壳较低，高度相对较小，壳长较大。国内沿海各地均有分布，北起辽宁、河北、江苏、浙江、福建、台湾，南至广东、香港等省区，辽宁产量最大；省内分布于青岛、烟台、日照、莱州等地。

5.4.2　杂色蛤仔 Ruditapes variegata Sowerby

【别　　名】　沙期子、花蛤。

【药用部位】　壳和肉（蛤仔）。

【采收加工】　同菲律宾蛤仔。

【性能主治】　同菲律宾蛤仔。

【生境分布】　栖息于潮间带中部泥沙滩或沙滩中，潜埋较浅。国内分布于福建、广东、广西、海南等省区；省内青岛等地有分布。

5.5　浅蛤属 Gomphina Mörch

等边浅蛤 Gomphina aequilatera Sowerby

【药用部位】　贝壳（蛤壳）。

【采收加工】　同文蛤。

【性能主治】　同文蛤。

【生境分布】　为暖水种，栖息于潮间带中、下区至浅海泥沙，特别是沙质海底，营埋栖生活。国内分布于黄海、渤海、东海、南海，北起辽宁、南至海南；省内分布于黄海、渤海及烟台等地。

5.6　石房蛤属 Saxidomus Conrad

紫石房蛤 Saxidomus purpuratus Sowerby

【别　　名】　天鹅蛋。

【药用部位】　贝壳（蛤壳）。

【采收加工】　同文蛤。

【性能主治】　同文蛤。

【生境分布】　营底栖生活，栖息于 4～20m 深的海底，底质多为泥沙、砾石，主要是粗砂和砾石，埋栖深度随个体大小而异，通常在 10～25cm；生活于潮流畅通、水质清澈、底栖硅藻比较丰富的海底凹陷地带，有群栖现象，以硅藻类为主食。国内分布于辽宁等省区；省内分布于烟台等地。

5.7　布目蛤属 Protothaca Dall

江户布目蛤 Protothaca jedoensis Lischke

【别　　名】　蚬子。

【药用部位】　贝壳（蛤壳）。

【采收加工】　同文蛤。

【性能主治】　同文蛤。

【生境分布】　为冷水种，栖息于潮间带石砾滩，地下为泥沙，水管短，埋栖较浅。国内分布于渤海、黄海及辽宁、河北、广东、浙江等省区；省内分布于青岛、烟台、蓬莱、石臼所、上山岛等地。

6　满月蛤科 Lucinidae

满月蛤属 Lucina

菲律宾满月蛤 Lucina philippiana Reeve

【别　　名】　海甜瓜、锅蛤、甜蛤蜊。

【药用部位】　壳（牡蛎），肉（牡蛎肉）。

【采收加工】　四季采收，将壳、肉分开，取壳，洗净，晒干。

【性能主治】　牡蛎：味咸，性微寒；平肝潜阳，软坚散结，滋阴清热，制酸止痛；主治瘰疬，潮热盗汗，胃酸过多，胃溃疡，痰饮，带下等。

【生境分布】　栖息于中、低潮区，常在有海眼子菜的沙质海滩内栖息。国内南海虽有分布，但不多见；省内烟台、荣成、青岛等地沿海均有分布。

7　樱蛤科 Tellinidae

7.1　明樱蛤属 Moerella

红明樱蛤 Moerella rutila Dunker

【别　　名】　樱蛤。

【药用部位】　贝壳（樱蛤壳）。

【采收加工】　春至秋季捕捉，于退潮时到海滩上挖取，洗净泥沙，置沸水中略烫，取壳，洗净，晒干。

【性能主治】　味咸，性寒；软坚散结，滋阴清热，化痰止咳，制酸止痛；主治淋巴结核，潮热盗汗，胃酸过多，胃及十二指肠溃疡，咳嗽痰多。

【生境分布】　栖息于潮间带的泥沙底质中。国内分布于沿海各地；省内分布于渤海。

7.2　樱蛤属 Tellina

虹彩樱蛤 Tellina iridescens Benson

【药用部位】　壳（樱蛤壳）。

【采收加工】　同红明樱蛤。

【性能主治】　同红明樱蛤。

【生境分布】　栖息于潮间带的泥滩，潜入泥中 5～6cm。国内广泛分布于南北沿海，以浙江、福建沿海产量最大；省内沿海各地均有分布。

7.3　白樱蛤属 Macoma

异白樱蛤 Macoma incongrua Martens

【药用部位】　贝壳（樱蛤壳）。

【采收加工】　同红明樱蛤。

【性能主治】　同红明樱蛤。

【生境分布】　栖息于潮间带的泥沙滩，在潮下带少见。

国内分布于河北、辽宁；省内分布于胶南。

7.4 异白樱蛤属 Heteromacoma

粗异白樱蛤 Heteromacoma irus Hanley

【别　名】　烟台腹蛤。

【药用部位】　贝壳（蛤壳）。

【采收加工】　同红明樱蛤。

【性能主治】　同红明樱蛤。

【生境分布】　为冷水种，栖息于潮间带到水下40m深处的粗沙河砾石中。国内分布于渤海海峡、黄海北部；省内分布于黄海、渤海。

7.5 腹蛤属 Gastrana

烟台腹蛤 Gastrana yantaiensis Crosse et Debeaux

【药用部位】　壳（樱蛤壳）。

【采收加工】　4～9月采捕，将壳、肉分开，取壳，洗净，晒干。

【性能主治】　清热化痰，软坚散结；主治瘰疬，瘿瘤，脚气，水肿，淋症，肺热咳嗽，痰黄稠等。

【生境分布】　埋栖于砂砾海岸或岩礁间的沙石中，多在潮间带下区或低潮线附近。国内仅见于胶州湾以北沿海；省内分布于胶州湾。

8　牡蛎科 Ostreidae

8.1 巨蛎属 Crassostrea

8.1.1 近江牡蛎 Crassostrea ariakensis Wakiya

【别　名】　海蛎子、猴蚝、近江巨牡蛎、拟近江巨牡蛎。

【药用部位】　贝壳（牡蛎），肉（牡蛎肉）。

【采收加工】　5～6月采收，将壳、肉分开，壳洗净，晒干，肉鲜用或晒干。

【性能主治】　牡蛎：味咸，性微寒；平肝潜阳，重镇安神，软坚散结，收敛固涩；主治眩晕耳鸣，惊悸失眠，瘰疬瘿瘤，癥瘕痞块，自汗盗汗，遗精，崩漏，带下。牡蛎肉：味甘、咸，性平；养血安神，软坚消肿；主治烦热失眠，心神不安，瘰疬。

【生境分布】　栖息于低潮线附近至水深7m左右的江河入海近处；杂食性，以细小浮游生物为食。国内、省内沿海各地均有分布。

8.1.2 长巨牡蛎 Crassostrea gigas Thunberg

【别　名】　大牡蛎、太平洋牡蛎、大连湾牡蛎、僧帽牡蛎、褶牡蛎。

【药用部位】　贝壳（牡蛎），肉（牡蛎肉）。

【采收加工】　同近江牡蛎。

【性能主治】　同近江牡蛎。

【生境分布】　栖息于潮间带至低潮线以下10多米深的泥滩及泥沙质海底，通常在正常海水中生活的个体小，在盐度较低海水中生活的个体大。国内、省内沿海各地均有分布。

8.2 牡蛎属 Ostrea

8.2.1 密鳞牡蛎 Ostrea denselamellosa Lischke

【别　名】　牡蛎、海蛎子、蠔蛎子。

【药用部位】　贝壳（牡蛎），肉（牡蛎肉）。

【采收加工】　同近江牡蛎。

【性能主治】　同近江牡蛎。

【生境分布】　栖息于低潮线以下水深15～30m左右的岩礁上，或泥沙质海底，有时在低潮线下数米处也能见到。国内分布于沿海各地，北起辽宁，南至广东；省内分布于烟台、俚岛、东楮岛、石岛、青岛等地。

8.2.2 大连湾牡蛎 Ostrea talienwhanensis Crosse

【别　名】　牡蛎、海蛎子、蛎头。

【药用部位】　贝壳（牡蛎），肉（牡蛎肉）。

【采收加工】　同近江牡蛎。

【性能主治】　同近江牡蛎。

【生境分布】　栖息于低潮线下或潮间带的蓄水处。国内分布于北部沿海，为大连沿海的优势种；省内青岛等地有养殖。

8.3 爪牡蛎属 Talonostrea

猫爪牡蛎 Talonostrea talonata Li et Qi

【别　名】　鹰爪牡蛎。

【药用部位】　贝壳（牡蛎），肉（牡蛎肉）。

【采收加工】　同近江牡蛎。

【性能主治】　同近江牡蛎。

【生境分布】　栖息于近低潮线的岩石或其他贝类上。国内、省内沿海各地均有分布。

9　蚌科 Unionidae

9.1 冠蚌属 Cristaria

褶纹冠蚌 Cristaria plicata Leach

【别　名】　湖蚌、燕蛤蜊、大江贝、水壳。

【药用部位】　贝壳中外套膜受刺激形成的珍珠（珍珠），贝壳（珍珠母），肉（蚌肉），体内分泌液（蚌泪），贝壳制成的粉（蚌粉）。

【采收加工】　天热珍珠，全年可采，以12月为多，从海中捞取珠蚌，剖取珍珠，洗净，人工养殖的无核珍珠，在接种后2～3年采收质量较佳，采收的适宜时间为秋末，采后及时将珍珠置于饱和盐水中浸5～10分钟，洗去黏液，最后用清水洗净。贝壳全年均可采收，捞取后，除去肉质、泥土，洗净，放入碱水中煮，然后放入淡水中浸洗，取出，刮去外层黑皮，晒干或烘干；捕捉后，去壳，取肉，洗净，鲜用；分泌液于剖杀河蚌时收集；取蚌壳洗净，刮去黑皮，捣碎，研粉或煅后研粉。

【性能主治】　珍珠：味甘、咸，性寒；安神定惊，清肝明目，解毒生肌；主治惊悸怔忡，心烦失眠，惊风癫痫，目赤翳障，口舌生疮，咽喉溃疡，疮疡久不收口。珍珠母：味甘、咸，性寒；平肝潜阳，安神定惊，清肝明目；主治头痛眩晕,心悸失眠,癫狂惊痫,肝热目赤,翳膜遮睛。**蚌肉**:味甘、咸,性寒;清热,滋阴,明目,解毒;主治烦热,消渴,血崩,带下,痔瘘,目赤。**蚌泪**:味甘,性寒;止渴,明目,清热解毒;主治消渴,赤眼,烫伤,鼻疔。**蚌粉**:味咸,性寒;化痰消积,清热燥湿;主治痰饮咳嗽,呕逆,疳积,白带,湿疹,痱子,烫伤。

【生境分布】 栖息于江河、湖泊的泥底。国内、省内沿海各地均有分布。

9.2 帆蚌属 Hyriopusis

三角帆蚌 Hyriopusis cumimgii Lea

【别 名】 大燕蛤蜊。

【药用部位】 贝壳中外套膜受刺激形成的珍珠(珍珠),肉(蚌肉),体内分泌液(蚌泪),贝壳制成的粉(蚌粉)。

【采收加工】 同褶纹冠蚌。

【性能主治】 同褶纹冠蚌。

【生境分布】 栖息于淡水泥底稍带沙质的河湖中。为我国特有种,国内分布于河北、江苏、安徽、浙江、江西、湖北、湖南等省区;省内沿海各地均有分布。

9.3 矛蚌属 Lanceolaria

9.3.1 剑状矛蚌 Lanceolaria gladiola Heude

【药用部位】 贝壳中外套膜受刺激形成的珍珠(珍珠),肉(蚌肉),体内分泌液(蚌泪),贝壳制成的粉(蚌粉)。

【采收加工】 同褶纹冠蚌。

【性能主治】 同褶纹冠蚌。

【生境分布】 栖息于淡水泥底稍带沙质的河湖中。国内分布于河北、安徽、江苏、浙江、湖北、湖南等省区;省内沿海各地均有分布。

9.3.2 短褶矛蚌 Lanceolaria grayana Lea

【别 名】 长蚌、盐条子。

【药用部位】 贝壳(马刀),肉(马刀肉)。

【采收加工】 秋季捕捞,去肉,取壳,洗净,晒干;捕取后,取肉,鲜用或晒干。

【性能主治】 **马刀**:味咸,性凉;散结消痰,通淋除热,凉血止血,平肝息风;主治瘿瘤,痰饮,淋病,崩漏,吐血,衄血,眩晕,耳鸣。**马刀肉**:味甘,性寒;清热,明目;主治消渴,目昏,妇人劳损下血。

【生境分布】 栖息于泥底或泥沙底的河流、湖泊及池塘内。国内分布于黑龙江、河北、江苏、安徽、浙江、江西、湖北、湖南等省区;省内沿海各地均有分布。

9.4 裂脊蚌属 Schistodesmus

射线裂脊蚌 Schistodesmus lampreyanus Baird et Adams

【别 名】 金银饼、湖蚌。

【药用部位】 贝壳中外套膜受刺激形成的珍珠(珍珠),肉(蚌肉),体内分泌液(蚌泪),贝壳制成的粉(蚌粉)。

【采收加工】 同褶纹冠蚌。

【性能主治】 同褶纹冠蚌。

【生境分布】 栖息于淡水泥底稍带沙质的河湖中。国内分布于河北、安徽、江苏、浙江、湖北、湖南等省区;省内沿海各地均有分布。

9.5 无齿蚌属 Anodonta

背角无齿蚌 Anodonta woodiana Lea

【别 名】 河蛤蜊、蛤蜊、河蚌。

【药用部位】 贝壳中外套膜受刺激形成的珍珠(珍珠),肉(蚌肉),体内分泌液(蚌泪),贝壳制成的粉(蚌粉)。

【采收加工】 同褶纹冠蚌。

【性能主治】 同褶纹冠蚌。

【生境分布】 栖息于江河、湖泊泥底。国内分布于各省区;省内沿海各地均有分布。

9.6 楔蚌属 Cuneopsis

圆头楔蚌 Cuneopsis heudei Heude

【药用部位】 贝壳(马刀),肉(马刀肉)。

【采收加工】 同短褶矛蚌。

【性能主治】 同短褶矛蚌。

【生境分布】 栖息于泥底或泥沙底的河流、湖泊及池塘内。国内分布于河北、浙江、江苏、安徽、江西、湖北、湖南等省区;省内沿海各地有分布。

9.7 圆顶珠蚌属 Unio

圆顶珠蚌 Unio douglasiae Gray

【别 名】 田刀、蚌蛤、蛤蜊、杜氏蚌。

【药用部位】 贝壳(珍珠母)。

【采收加工】 四季采收,去肉,取壳,晒干。

【性能主治】 平肝息风,益阴潜阳,定惊止血;主治癫狂惊痫,头晕目眩,心悸耳鸣,吐血衄血,崩漏,翳障等。

【生境分布】 栖息环境广泛,是我国各地湖泊、河流、水库及池塘的沿岸带习见种类。国内分布于黑龙江、河北、江苏、安徽、浙江、江西、湖北、湖南等省区;省内各地均有分布。

10 蚬科 Corbiculidae

蚬属 Corbicula

河蚬 Corbicula fruminea Müller

【别 名】 扁螺、黄蚬、沙蜊、金蚶。

【药用部位】 贝壳(蚬壳),肉(蚬肉)。

【采收加工】 全年均可捕,沸水烫死,将壳、肉分开,分别洗净,晒干。

【性能主治】 **蚬壳**:味咸,性温;化痰止嗽,祛湿和胃;主治痰喘咳嗽,反胃吐食,胃痛吞酸,湿疮,溃疡,脚气。**蚬肉**:味甘、咸,性寒;清热,利湿,解毒;主治消渴,目黄,湿毒脚气,疔疮痈肿。

【生境分布】 栖息于淡水、咸淡水的河流、湖泊、池塘及沟渠内，特别是在江河入海口附近咸淡水交汇处产量较大；以浮游生物，如硅藻、绿藻、原声动物及轮虫等为食。国内分布于黑龙江、吉林、辽宁、河北、河南、安徽、浙江、江苏等省区；省内各地均有分布。

11 蛤蜊科 Mactridae

蛤蜊属 Mactra

11.1.1 中国蛤蜊 Mactra chinensis Philippi

【别　　名】　凹线蛤蜊、蛤蜊。

【药用部位】　壳（珂）。

【采收加工】　冬、春季捕捞，沸水烫死，去肉，取壳，洗净，晒干。

【性能主治】　味咸，性平；退翳明目；主治目赤，翳膜，胬肉，远视不明，眼部涩痒。

【生境分布】　为海产，栖息于潮间带中、下区及浅海沙质海底，喜潮流通畅，海水盐度较高、海底较为清洁的砂质环境。国内分布于辽宁、河北、江苏、福建等省区，以辽宁庄河数量最多；省内分布于黄海、渤海。

11.1.2 四角蛤蜊 Mactra quadrangularis Deshayes

【别　　名】　蛤蜊、泥蚬子。

【药用部位】　肉（蛤蜊），贝壳经加工制成的粉（蛤蜊粉）。

【采收加工】　全年均可采捕，用沸水烫过，剖壳取肉，鲜用或晒干；取蛤蜊壳入炭火中烧煅后研成细粉。

【性能主治】　蛤蜊：味咸，性凉；滋阴，利水，化痰，软坚；主治消渴，水肿，痰积，癖块，瘿瘤，崩漏，痔疮。蛤蜊粉：味咸，性寒；清热，化痰利湿，软坚；主治胃痛，痰饮喘咳，水气浮肿，小便不通，遗精，白浊，崩中，带下，痈肿，瘿瘤，烫伤。

【生境分布】　海产，栖息于潮间带中、下区及浅海泥沙滩中，但以潮间带中区为最多，适宜于砂多泥少的泥沙底质，埋栖深度通常为50～100mm。国内沿海各地均有分布；省内分布于青岛等地。

11.1.3 西施舌 Mactra antiquata Spengler

【别　　名】　沙蛤、车蛤。

【药用部位】　肉（西施舌）。

【采收加工】　全年均可采捕，入沸水中烫过，取肉，鲜用或晒干。

【性能主治】　味甘、咸，性平；滋阴养血，清热凉肝；主治肝肾阴虚，腰膝酸重，目赤，消渴。

【生境分布】　栖息于潮间带低潮线附近到潮下带20m左右的浅水区，潜入泥沙中生活。国内沿海各地均有分布；省内分布于黄海、渤海。

12 截蛏科 Solecurtidae

12.1 缢蛏属 Sinonovacula

缢蛏 Sinonovacula constricta Lamarck

【别　　名】　蛏、蛏子、青子。

【药用部位】　肉（蛏肉），贝壳（蛏壳）。

【采收加工】　全年均可采捕，洗净，分开壳、肉，壳晒干，肉鲜用或晒干。

【性能主治】　蛏肉：味咸，性寒；补阴，清热，除烦；主治产后虚损，烦热口渴，盗汗。蛏壳：味咸，性凉；和胃，消肿；主治胃病，咽喉肿痛。

【生境分布】　栖息于河口区有淡水注入的软泥底质中；以硅藻为主食。国内、省内沿海各地均有分布。

12.2 截蛏属 Solecurtus

总角截蛏 Solecurtus divaricatus Lischke

【别　　名】　歧纹毛蛏。

【药用部位】　肉（蛏肉），贝壳（蛏壳）。

【采收加工】　同缢蛏。

【性能主治】　同缢蛏。

【生境分布】　栖息于潮间带的中区和低潮线附近的细沙内，潜沙深度为20～30cm，有较强的自割能力，如触动其水管，水管常自割。国内分布于山东以南沿海各省区；省内分布于青岛汇泉湾等地。

13 竹蛏科 Solenidae

竹蛏属 Solen

13.1.1 长竹蛏 Solen srtictus Gould

【别　　名】　细长竹蛏。

【药用部位】　肉（蛏肉），贝壳（蛏壳）。

【采收加工】　同缢蛏。

【性能主治】　同缢蛏。

【生境分布】　生活于潮间带中、下区到潮下带浅水区的沙底，潜入底内20～40cm。国内、省内沿海各地均有分布。

13.1.2 大竹蛏 Solen grandis Dunker

【药用部位】　肉（蛏肉），贝壳（蛏壳）。

【采收加工】　同缢蛏。

【性能主治】　同缢蛏。

【生境分布】　栖息于潮间带的中、下区至潮下带浅水区以沙为主的沉积环境中，潜入沙中的深度一般为30～40cm。国内分布于渤海、黄海、东海、南海泥沙岸；省内分布于沿海各地。

13.1.3 短竹蛏 Solen dunkeriana Clessin

【药用部位】　肉（蛏肉），贝壳（蛏壳）。

【采收加工】　同缢蛏。

【性能主治】　同缢蛏。

【生境分布】　栖息于浅海水深12～90m的泥沙底质中。国内分布于黄海、渤海、东海、南海；省内分布于黄海、渤海。

13.1.4 细长竹蛏 Solen gracilis Philippi

【别　　名】　黑皮竹蛏。

【药用部位】　肉（蛏肉），贝壳（蛏壳）。

【采收加工】 同缢蛏。

【性能主治】 同缢蛏。

【生境分布】 栖息于潮间带中、下区及浅海泥沙滩。国内分布于连云港以北沿海；省内沿海各地均有分布。

14 刀蛏科 Cultellidae

14.1 刀蛏属 Cultellus

14.1.1 小刀蛏 Cultellus attenuatus Dunker

【别　　名】 蟟蛸、料撬、剑蛏。

【药用部位】 肉（蛏肉），贝壳（蛏壳）。

【采收加工】 同缢蛏。

【性能主治】 同缢蛏。

【生境分布】 栖息于潮下带浅水区，水深 32～103m 处。国内、省内分布于沿海各地。

14.1.2 尖刀蛏 Cultellus attenuatus Dunker

【别　　名】 剑蛏。

【药用部位】 肉（蛏肉），贝壳（蛏壳）。

【采收加工】 同缢蛏。

【性能主治】 同缢蛏。

【生境分布】 栖息于潮下带浅水区，水深 32～103m 处。国内、省内分布于沿海各地。

14.2 荚蛏属 Siliqua

小荚蛏 Siliqua minima Gmelin

【别　　名】 白荚蛏。

【药用部位】 肉（蛏肉），贝壳（蛏壳）。

【采收加工】 同缢蛏。

【性能主治】 同缢蛏。

【生境分布】 栖息于潮下带到水下 30m 深的泥沙质海底。国内、省内分布于沿海各地。

四、头足纲 CEPHALOPODA

1 枪乌贼科 Loliginidae

1.1 枪乌贼属 Loligo Schneider

1.1.1 火枪乌贼 Loligo beka Sasaki

【别　　名】 墨鱼仔、鬼供、鱿鱼仔、笔管。

【药用部位】 全体（枪乌贼）。

【采收加工】 全年均可采捕，鲜用或加工制成鱿鱼干。

【性能主治】 味甘、咸，性平；祛风除湿，滋补，通淋；主治风湿腰痛，下肢溃疡，腹泻，石淋，白带，痈疮疔肿，病后或产后体虚，小儿疳积。

【生境分布】 沿岸性生活，春季集群进行生殖洄游，产卵场多在内湾；以小虾类为主食。国内分布于渤海、黄海、东海、南海；省内分布于黄海、渤海。

1.1.2 日本枪乌贼 Loligo japonica Hoyle

【别　　名】 墨鱼仔、子乌、笔管。

【药用部位】 全体（枪乌贼）。

【采收加工】 同火枪乌贼。

【性能主治】 同火枪乌贼。

【生境分布】 浅海性生活，春季从黄海中部深水越冬区集群向近岸浅水进行生殖洄游，主要产卵场在海州湾、山东半岛东南和辽东半岛南部沿岸。国省内分布于渤海、黄海，偶见于东海舟山群岛；省内分布于黄海、渤海。

1.1.3 剑尖枪乌贼 Loligo edulis Hoyle

【别　　名】 剑端锁管、透抽、拖鱿鱼。

【药用部位】 全体（枪乌贼）。

【采收加工】 同火枪乌贼。

【性能主治】 同火枪乌贼。

【生境分布】 为浅海性种；凶猛肉食性，胃含物中有鱼类、大型浮游动物、虾类及本种和太平洋褶柔鱼的幼年个体。国内分布于黄海、东海、南海；省内分布于黄海。

1.2 拟乌贼属 Sepioteuthis Blainville

莱氏拟乌贼 Sepioteuthis lessoniana Lesson

【别　　名】 鱿鱼、软墨、禹匙、大尾鱿鱼。

【药用部位】 全体（枪乌贼）。

【采收加工】 同火枪乌贼。

【性能主治】 同火枪乌贼。

【生境分布】 喜暖性明显，洄游行动与暖流水系的消长有密切关系，多出现于暖水势盛之时，春夏之际，从深水区游向浅水海藻繁茂处繁殖。国内分布于黄海、南海；省内分布于黄海。

2 耳乌贼科 Sepiolidae

耳乌贼属 Sepiola Leach

双喙耳乌贼 Sepiola birostrata Sasaki

【别　　名】 墨鱼豆。

【药用部位】 全体（枪乌贼）。

【采收加工】 同火枪乌贼。

【性能主治】 同火枪乌贼。

【生境分布】 营浅海性底栖生活，常潜伏于沙中，也能凭借漏斗的射流作用游行于水中；有短距离的生殖洄游，早春集群游向近岸繁殖。国内分布于渤海、黄海、东海、南海；省内分布于黄海、渤海。

3 柔鱼科 Ommastrephidae

褶柔鱼属 Todarodes Steenstrup

太平洋褶柔鱼 Todarodes pacificus Steenstrup

【别　　名】 太平洋柔鱼、太平洋丛柔鱼、东洋鱿、北鱿、日本鱿。

【药用部位】 全体（枪乌贼）。

【采收加工】 同火枪乌贼。

【性能主治】 同火枪乌贼。

【生境分布】 为大洋性种类，栖息于岛屿周围、半岛外海、海峡附近、陆架边缘和陡倾海岸边缘，底质为砂砾、碎贝壳混杂的场所，能作较长距离的水平洄游；凶猛肉食性，以磷虾等大型浮游动物和沙丁鱼、鲭、鲹等中上层鱼类，种内互相残食的情况也很普遍。国内分布于黄海、东海；省内分布于黄海。

4 乌贼科 Sepiidae

4.1 无针乌贼属 Sepiella Gray

曼氏无针乌贼 Sepiella maindroni de Rochebrune

【别　名】　无针乌贼、青滨无针乌贼、花拉子、墨鱼、麻乌贼。

【药用部位】　内壳（海螵蛸），肉（乌贼鱼肉），乌贼墨囊中的墨汁（乌贼鱼腹中墨），缠卵腺（乌鱼蛋）。

【采收加工】　4～8月间，将漂浮在海边或积于海滩上的乌贼骨捞起，剔除杂质，以淡水漂洗后晒干，或在5月左右待成群乌贼游到海岛附近产卵时，大量捞捕，除去软体部分，收集乌贼骨，洗净，晒干；捕得乌贼后，去除其内壳，洗净，鲜用或制成干品（称为墨鱼干）；捕得乌贼后，剖取墨囊，洗净，烘干；春、夏季间采捞乌鱼蛋，洗净，加工干燥。

【性能主治】　**海螵蛸**：味咸、涩，性温；收敛止血，固精止带，制酸止痛，收湿敛疮；主治吐血，呕血，崩漏，便血，衄血，创伤出血，肾虚遗精滑精，赤白带下，胃痛嘈杂，嗳气泛酸，湿疹溃疡。**乌贼鱼肉**：味咸，性平；养血滋阴；主治血虚精闭，崩漏，带下。**乌贼鱼腹中墨**：味苦，性平；收敛止血；主治消化道出血，肺结核咯血，功能性子宫出血。**乌鱼蛋**：味咸，性平；健脾，利水；主治水肿。

【生境分布】　浅海性生活，主要群体生活于暖水区；春季集群从越冬的深水区向浅水区进行生殖洄游；凶猛肉食性，以甲壳类、毛颚类、大黄鱼、带鱼和其他经济鱼类的幼鱼为食，种内残食也很普遍。国内分布于渤海、黄海、东海、南海，以浙江、福建产量最大；省内分布于黄海、渤海。

4.2 乌贼属 Sepia Linnaeus

4.2.1 金乌贼 Sepia esculenta Hoyle

【别　名】　乌子、乌鱼、墨鱼、针墨鱼。

【药用部位】　内壳（海螵蛸），肉（乌贼鱼肉），乌贼墨囊中的墨汁（乌贼鱼腹中墨），缠卵腺（乌鱼蛋）。

【采收加工】　同曼氏无针乌贼。

【性能主治】　同曼氏无针乌贼。

【生境分布】　浅海性生活，主要群体生活于暖温带海区；凶猛肉食性，以扇蟹、虾蛄、鹰爪虾、毛虾等为食，种内残食的情况也很普遍。国内分布于渤海、黄海、东海、南海；省内分布于青岛、烟台、日照、乳山、荣成、石岛、胶州湾等地。

4.2.2 针乌贼 Sepia andreana Steenstrup

【药用部位】　内壳（海螵蛸），肉（乌贼鱼肉），乌贼墨囊中的墨汁（乌贼鱼腹中墨），缠卵腺（乌鱼蛋）。

【采收加工】　同曼氏无针乌贼。

【性能主治】　同曼氏无针乌贼。

【生境分布】　冷水沿岸性生活，游泳能力较弱。国内分布于黄海；省内分布于黄海及青岛等地。

5 蛸科 Octopodidae

蛸属 Octopus Lamarck

5.1.1 长蛸 Octopus variabilis Sasaki

【别　名】　石距、乌蛸、章拒、长爪章、八带蛸。

【药用部位】　肉（章鱼）。

【采收加工】　春季或秋、冬季捕捉，去内脏，洗净，鲜用或制成章鱼干。

【性能主治】　味甘、咸，性平；养血通乳，解毒，生肌；主治血虚经行不畅，产后缺乳，疮疡久溃。

【生境分布】　暖温性，主要生活于温带偏南海域，营底栖生活；凶猛肉食性，以蟹类为主食。国内分布于渤海、黄海、东海、南海；省内分布于黄海、渤海。

5.1.2 短蛸 Octopus ocellatus Gray

【别　名】　短腿蛸、饭蛸、八带蛸、望潮、章鱼。

【药用部位】　肉（章鱼）。

【采收加工】　同长蛸。

【性能主治】　同长蛸。

【生境分布】　冷温性种，主要群体生活于温带偏北海域，营底栖生活，栖息于潮间带至水深90m的泥沙海底，但以水深处20～30m较多，有时隐藏于石块下，退潮后可钻入泥沙中。国内分布于渤海、黄海、东海、南海，但北方沿海较多；省内分布于黄海、渤海。

第八节　节肢动物门 ARTHROPODA

节肢动物身体两侧对称。由一列体节构成，异律分节，可分为头、胸、腹三部分，或头部与胸部愈合为头胸部，或胸部与腹部愈合为躯干部。身体的分部在生理功能上也出现了分工：头部是感觉和取食中心；胸部是运动和支持中心；腹部是营养和繁殖中心。多数节肢动物雌雄异体，且往往雌雄异形。陆生种类常体内受精，而水生种类有很多为体外受精。一般节肢动物是卵生，也有卵胎生。卵裂的方式是表裂，有直接发育，也有间接发育。间接发育的种类有一至数种不同的幼虫期，有时这些幼虫的生活习性与成虫不同。有些节肢动物能进行孤雌生殖，还有幼体生殖和多胚生殖等形式。生活环境极其广泛，无论是海水、淡水、土壤、空中都有它们的踪迹。有些种类还寄生在其他动物的体内或体外。

节肢动物门是动物们最大的门，有100万余种。分为三叶虫亚门（Trilobitomorpha）、螯肢亚门（Chelicerata）、甲壳亚门（Crustacea）、六足亚门（Hexapoda）及多足亚门（Myriapoda）等5个亚门。

一、颚足纲 MAXILLOPODA

1 茗荷科 Lepadidae

茗荷属 Lepas Linnaeus

茗荷 Lepas anatifera Linnaeus

【别　名】　茗荷儿、茗荷肉。

【药用部位】　肉（茗荷）。

【采收加工】　全年均可捕捉，取肉，洗净，鲜用或晒干。

【性能主治】　味咸，性平；补脾健胃，利水消肿；主治脾胃虚弱，肢体浮肿。

【生境分布】　为漂浮性种，栖息于热带、亚热带和温带水域，以柄部末端附着于漂浮的物体，如木材、浮标、浮船等以及漂浮的动物体上。国内分布于黄海、东海、南海；省内分布于青岛、日照等地沿海。

2 盔茗荷科 Calanticidae

刀茗荷属 Smilium Leach

棘刀茗荷 Smilium scorpio Aurivillius

【别　名】　棘花龟足。

【药用部位】　肉（棘刀茗荷）。

【采收加工】　全年均可采收，取肉，鲜用。

【性能主治】　味甘、咸，性平；滋补，利小便；主治癖积，肿胀等。

【生境分布】　栖息于潮下带至深水，主要附着于水螅虫群体的基部。国内分布于渤海、黄海、东海、南海近海；省内分布于青岛、烟台、长岛、莱州、荣成、石岛等地。

3 藤壶科 Balanidae

3.1 管藤壶属 fistulobalanus Zullo

白脊管藤壶 Fistulobalanus albicostatus Pilsbry

【别　名】　白纹藤壶、白脊藤壶。

【药用部位】　肉或壳（藤壶）。

【采收加工】　全年均可采收，取肉，鲜用，或取壳洗净，除去杂质即可。

【性能主治】　味咸，性凉；壳：制酸止痛，肉：解毒疗疮；主治胃痛吞酸，水火烫伤，小儿头疖，疔疮肿毒。

【生境分布】　营固着生活，群栖于潮间带中潮区的上部，常形成白色的"藤壶带"，尤以内湾盐度较低，水质澄清处分布较多。国内南北沿海均有分布；省内分布于青岛、烟台、长岛、莱州、荣成、石岛等地。

3.2 纹藤壶属 Amphibalanus

网纹纹藤壶 Amphibalanus reticulatus Utinomi

【药用部位】　肉或壳（藤壶）。

【采收加工】　同白脊管藤壶。

【性能主治】　同白脊管藤壶。

【生境分布】　附着于低潮线以下的岩石、贝壳或蟹类的甲壳上，要求盐度较高。国内分布于黄海、渤海、东海、南海；省内分布于黄海、渤海沿岸。

二、软甲纲 MALACOSTRACA

1 缩头水虱科 Cymothoidae

鱼怪属 Ichthyoxenus Herklots

1.1.1　日本鱼怪 Ichthyoxenus japonensis Richardson

【别　名】　鱼怪、鱼虱、鲤怪、鱼寄生。

【药用部位】　全体（鱼虱子）。

【采收加工】　春、秋、冬季采收，捕鱼时，发现寄生鱼怪的鱼，自鱼胸鳍的白色囊中取出，洗净，晒干。

【性能主治】　味咸，性寒；降逆，开郁，解毒，止痛；主治噎膈，气逆，胸隔胀痛。

【生境分布】　寄生于淡水鱼的体内，幼体时期从宿主的胸鳍基部穿破鱼体进入体腔，宿主受鱼怪的刺激后，在体腔前端分泌形成一个袋形的透明膜，使虫体与体腔隔开，袋内包着一雌一雄，长期生活在内。国内分布于长江、黄河流域及北京、天津、台湾、云南等地，以云南较多；省内分布于黄河流域。

1.1.2　中华鱼怪 Ichthyoxenus sinensis Shen

【别　名】　鱼怪。

【药用部位】　同日本鱼怪。

【采收加工】　同日本鱼怪。

【性能主治】　同日本鱼怪。

【生境分布】　寄生于淡水鱼的体内。国内分布于黄河、长江流域；省内分布于黄河流域。

1.1.3　祁氏鱼怪 Ichthyoxenus geei Boone

【别　名】　鱼怪、鱼虱子。

【药用部位】　同日本鱼怪。

【采收加工】　同日本鱼怪。

【性能主治】　同日本鱼怪。

【生境分布】　寄生于淡水鱼的体内。国内分布于黄河、长江流域；省内分布于黄河流域。

2 海蟑螂科 Ligiidae

海蟑螂属 Ligia

2.1.1　海蟑螂 Ligia exotica Roux

【别　名】　海岸水虱、海蛆。

【药用部位】　全体（海蟑螂）。

【采收加工】　全年均可捕捉，鲜用。

【性能主治】　活血解毒，消积；主治跌打损伤，痈疮肿毒，小儿疳积。

【生境分布】　集群生活，栖息于中高潮区和潮上区的岩石间或海滩附近的建筑物内，爬行迅速，水陆两栖，以陆栖为主，以藻类为食，常以紫菜、海带为食。国内分布于沿海各地；省内分布于各沿海地区。

2.1.2 西方海蟑螂 Ligia occidentalis Dana

【药用部位】 全体（海蟑螂）。

【采收加工】 同海蟑螂。

【性能主治】 同海蟑螂。

【生境分布】 栖息于中高潮区和潮上区的岩石间或海滩附近的建筑物内，常以紫菜、海带为食。国内分布于黄海；省内分布于烟台等地。

3 对虾科 Penaeidae

3.1 明对虾属 Fenneropenaeus

中国明对虾 Fenneropenaeus chinensis Osbeck

【别　名】 东方对虾、海虾、对虾、明虾、大虾。

【药用部位】 肉或全体（对虾），甲壳（对虾壳）。

【采收加工】 春季捕捞，洗净去壳，取肉，鲜用或煮熟晒干；甲壳随时收集，晒干。

【性能主治】 对虾：味甘、咸，性温；补肾兴阳，滋阴息风；主治肾虚阳痿，阴虚风动，手足搐搦，中风半身不遂，乳疮，溃疡日久不敛。对虾壳：味甘、咸，性凉；安神，止痒；主治神经衰弱，疥癣，秃疮。

【生境分布】 栖息于浅海泥沙底，夜间常缓慢游泳于海水的中、下层，以底栖多毛类、小型甲壳类、软体动物及其他无脊椎动物的幼体为食，也食硅藻类等。国内分布于黄海、渤海及东海北部，南海也有少量，北方已大量人工养殖；省内分布于黄海、渤海。

3.2 新对虾属 Metapenaeus

周氏新对虾 Metapenaeus joyneri Miers

【别　名】 黄虾、沙虾、麻虾、芝虾、站虾。

【药用部位】 肉或全体（对虾）。

【采收加工】 同中国明对虾。

【性能主治】 同中国明对虾。

【生境分布】 栖息于河口以外的沿岸海域，栖息于泥沙底浅海。国内分布于山东半岛南岸以南海洋沿岸；省内分布于山东半岛。

3.3 仿对虾属 Parapenaeopsis

3.3.1 哈氏仿对虾 Parapanaeopsis hardwickii Miers

【别　名】 长额仿对虾、秤钩虾、滑皮、硬壳虾。

【药用部位】 肉或全体（对虾）。

【采收加工】 同中国明对虾。

【性能主治】 同中国明对虾。

【生境分布】 为沿岸浅海性种，栖息于水深 7～66m 处，栖息底质范围较广，在泥、泥沙、沙泥、沙底近海均有分布。国内分布于黄海南部、东海、南海；省内分布于黄海。

3.3.2 细巧仿对虾 Parapanaeopsis tenella Bate

【别　名】 小仿对虾。

【药用部位】 肉或全体（对虾）。

【采收加工】 同中国明对虾。

【性能主治】 同中国明对虾。

【生境分布】 栖息于水深 60m 以内的水域内，多栖息

于 10m 或更浅的水中，能适应不同的底质；对温度、盐度的适应范围较广，多与鹰爪虾混杂在一起捕获。国内分布于山东半岛以南的黄海、东海、南海；省内分布于黄海。

3.4 鹰爪虾属 Trachysalambria

鹰爪虾 Trachysalambria curvirostris Stimpson

【别　名】 立虾、鸡爪虾、厚皮虾。

【药用部位】 肉或全体（对虾）。

【采收加工】 同中国明对虾。

【性能主治】 同中国明对虾。

【生境分布】 栖息于比较深的近海区的泥质细沙海底，对自然环境的适应力较强。国内分布于渤海、黄海、东海、南海；省内分布于黄海、渤海。

4 樱虾科 Sergestidae

毛虾属 Acetes

4.1.1 中国毛虾 Acetes chinensis Hansen

【别　名】 毛虾、小白虾、水虾、虾皮、糯米饭虾。

【药用部位】 肉或全体（对虾）。

【采收加工】 同中国明对虾。

【性能主治】 同中国明对虾。

【生境分布】 为浮游类沿岸低盐种，栖息于泥沙底质的近岸浅海或内湾，在河口附近有很多，深度一般不超过 30m。国内、省内分布于各海区沿岸。

4.1.2 日本毛虾 Acetes japonicus Kishinouye

【别　名】 毛虾、虾皮。

【药用部位】 肉或全体（对虾）。

【采收加工】 同中国明对虾。

【性能主治】 同中国明对虾。

【生境分布】 为浮游类沿岸低盐种，栖息于泥沙底质的近岸浅海或内湾，在河口附近有很多，深度一般不超过 30m。国内分布于山东半岛南岸以南各海区沿岸；省内分布于山东半岛。

5 鼓虾科 Alpheidae

鼓虾属 Alpheus

5.1.1 日本鼓虾 Alpheus japonicus Miers

【别　名】 强盗虾、咔铗虾、板儿虾、狗虾。

【药用部位】 肉或全体（对虾）。

【采收加工】 同中国明对虾。

【性能主治】 同中国明对虾。

【生境分布】 栖息于泥沙底的浅海。国内分布于渤海、黄海、东海、南海；省内分布于黄海、渤海。

5.1.2 鲜明鼓虾 Alpheus destinguendus De Man

【别　名】 咔铗虾、板儿虾、狗虾、搭克虾。

【药用部位】 肉或全体（对虾）。

【采收加工】 同中国明对虾。

【性能主治】 同中国明对虾。

【生境分布】 栖息于泥沙底的浅海，多穴居于低潮线以下的泥沙中。国内分布于渤海、黄海、东海、台湾海域；

省内分布于黄海、渤海。

6 褐虾科 Crangonidae

褐虾属 Crangon

6.1.1 脊腹褐虾 Crangon affinis De Haan

【药用部位】 肉或全体（对虾）。

【采收加工】 同中国明对虾。

【性能主治】 同中国明对虾。

【生境分布】 栖息于舟山群岛以北的的东海北部及黄海海域，为冷水种。国内、省内分布于黄海、渤海。

6.1.2 圆腹褐虾 Crangon cassiope De Man

【别　　名】 桃花虾、狗虾、圆尾褐虾。

【药用部位】 肉或全体（对虾）。

【采收加工】 同中国明对虾。

【性能主治】 同中国明对虾。

【生境分布】 栖息于沙底或泥沙底的浅海，喜潜入海底的沙中，生活水深为 1.5～30m。国内分布于黄海、渤海、东海北部；省内分布于黄海、渤海。

6.1.3 日本褐虾 Crangon hakodatei Rathbun

【别　　名】 桃花虾、狗虾、母猪虾。

【药用部位】 肉或全体（对虾）。

【采收加工】 同中国明对虾。

【性能主治】 同中国明对虾。

【生境分布】 栖息于沙底或泥沙底的浅海，喜潜入海底的沙中，生活水深为 10～250m。国内分布于黄海、渤海、东海北部；省内分布于黄海、渤海。

7 梭子蟹科 Portunidae Rafinesque

7.1 梭子蟹属 Portunus Weber

三疣梭子蟹 Portunus trituberculatus Miers

【别　　名】 枪蟹、江蟹、花蟹、蝤、海蟳蟹、青蟹、朝蟹、帜、海蟹、蝤蛑。

【药用部位】 全体（梭子蟹），甲壳（海蟹壳）。

【采收加工】 全体：春、秋季捕捞，洗净，鲜用或晒干；甲壳：加工或食用时，拣取外壳，洗净，晒干。

【性能主治】 梭子蟹：味咸，性寒；滋阴养血，解毒疗伤；主治血枯经闭，漆疮，关节扭伤。海蟹壳：味咸，性凉；消食化滞，活血止痛，解毒消肿；主治饮食积滞，跌伤瘀痛，痈肿疮毒。

【生境分布】 栖息于浅海底；广食性，以动物尸体以及鱼、虾、贝、藻为食，也食动物粪便。国内分布于各沿海地区，以渤海、黄海、东海较多；省内分布于黄海、渤海及山东半岛、胶州湾、青岛、龙须岛、羊角沟等地。

7.2 蟳属 Charybdis de Haan

日本蟳 Charybdis japonica A. Milne-Edwards

【别　　名】 红夹子、海蟳、海蟳、赤甲红、横蛤蟹。

【药用部位】 全体（蝤蛑）。

【采收加工】 捕后洗净，鲜用，或用开水烫死，晒干。

【性能主治】 味咸、微辛，性温；活血化瘀，消食，通乳；主治血瘀经闭，产后瘀滞腹痛，消化不良，食积痞满，乳汁不足。

【生境分布】 栖息于低潮线至 50m 有水草或泥砂、石块的浅海底。国内沿海各地均有分布；省内分布于胶州湾、青岛。

8 溪蟹科 Potamonidae Ortmann

华溪蟹属 Sinopotamon Bott

锯齿华溪蟹 Sinopotamon denticulatum H. Milne-Edwards

【别　　名】 螃蟹、方海。

【药用部位】 全体（锯齿溪蟹）。

【采收加工】 随用随捕，鲜用或腌制。

【性能主治】 味咸，性寒；化瘀散积，接骨消肿；主治癥瘕积聚，跌打骨折。

【生境分布】 栖息于中高山区海拔 500～2000m 山溪石下。国内分布于江苏、安徽、浙江、江西、福建、河南、四川等地；省内各地均有分布。

9 虾蛄科 Squillidea

口虾蛄属 Oratosquilla

口虾蛄 Oratosquilla oratoria De Haan

【别　　名】 虾蛄、皮皮虾、虾耙子、爬虾、琵琶虾。

【药用部位】 全体（虾蛄）。

【采收加工】 退潮时，用铁铲于海滩上挖掘，或用毛笔伸入其穴中钩捕，剥去壳，取肉，鲜用或晒干。

【性能主治】 味甘、微咸，性平；止咳平喘，缩尿；主治咳嗽，哮喘，遗尿。

【生境分布】 穴居于潮下带泥沙底，也常在海底游泳，分布深度多在 80m 以内。国内分布于渤海、黄海、东海、南海的近海区和沿岸；省内分布于黄海、渤海。

三、甲壳纲 CRUSTACEA

1 团水虱科 Sphaeromidae

海底水虱属 Dynoides

腔齿海底水虱 Dynoides dentisinus Shen

【别　　名】 水虱。

【药用部位】 全体（腔齿海底水虱）。

【采收加工】 全年均可用网捕捉，洗净，晒干。

【性能主治】 消肿散瘀，活血祛瘀；主治跌打损伤，瘀血痛。

【生境分布】 栖息于各水域中。国内分布于河北、江苏、浙江、台湾等省区；省内各地均有分布。

2 平甲虫科（卷地鳖科）Armadillidae

平甲虫属 Armadillidium

普通卷甲虫 Armadillidium vulgare Latrelle

【别　　名】 平甲虫、普通卷地鳖。

【药用部位】 全体（鼠妇）。

【采收加工】　全年均可捕捉，开水烫死，晒干或焙干。

【性能主治】　味酸、咸，性凉，破瘀消癥，痛经，利水，解毒，止痛；主治癥瘕，疟母，血瘀经闭，小便不通，惊风撮口，牙齿疼痛，鹅口诸疮。

【生境分布】　多栖息于朽木、腐叶或石块下，喜阴暗潮湿的环境，有时也出现在房屋、庭院内，水边及海边石下也较多。国内分布于河北、江苏、浙江等省区；省内各地均有分布。

3　潮虫科 Oniscidae

鼠妇属 Porcellio

鼠妇 Porcellio scaber Latreille

【别　　名】　潮虫、平甲虫。

【药用部位】　全体（鼠妇）。

【采收加工】　同普通卷甲虫。

【性能主治】　同普通卷甲虫。

【生境分布】　栖息于潮湿、腐殖质丰富的地方，如潮湿处石块下、腐烂木料下、树洞中、潮湿草丛和苔藓丛中、庭院水缸下、花盆下以及室内阴湿处；杂食性，以枯叶、枯草、绿色植物、菌孢子等为食。国内分布于吉林、河北、江苏、浙江、广西等省区；省内各地均有分布。

4　寄居蟹科 Paguridae

寄居蟹属 Pagurus

4.1.1　长腕寄居蟹 Pagurus geminus McLaughlin

【别　　名】　呆寄居蟹、宝石形寄居蟹。

【药用部位】　去螺壳的全体（寄居蟹）。

【采收加工】　退潮后于岩石块间捕捉，除去螺壳，洗净，鲜用或晒干。

【性能主治】　味甘、微辛，性温；活血散瘀，止痛消肿；主治瘀血腹痛，跌打损伤，淋巴结肿。

【生境分布】　生活于海滨潮间带。国内分布于渤海、黄海、台湾海域；省内分布于黄海、渤海。

4.1.2　大寄居蟹 Pagurus ochotensis Brandt

【别　　名】　方腕寄居蟹、真寄居蟹。

【药用部位】　去螺壳的全体（寄居蟹）。

【采收加工】　同长腕寄居蟹。

【性能主治】　同长腕寄居蟹。

【生境分布】　为冷水种，栖息于水深1～250m的海底，常与一种多毛类环虫共栖。国内分布于黄海中部、东海北部；省内分布于黄海。

4.1.3　海绵寄居蟹 Pagurus pectinatus Stimpson

【别　　名】　栉螯寄居蟹。

【药用部位】　去螺壳的全体（寄居蟹）。

【采收加工】　同长腕寄居蟹。

【性能主治】　同长腕寄居蟹。

【生境分布】　为狭盐性北温带种，寄居在海绵中，在水深5～220m的硬性底质上，通常在10～60m处。国内分布于黄海较深海底、东海北部；省内分布于黄海。

4.1.4　小形寄居蟹 Pagurus minutus Hess

【别　　名】　长指寄居蟹。

【药用部位】　去螺壳的全体（寄居蟹）。

【采收加工】　同长腕寄居蟹。

【性能主治】　同长腕寄居蟹。

【生境分布】　栖息于内湾潮间带砾石或泥沙质底，温暖季节河口也有，潮间带至水深5m处。国内分布于黄海、东海、台湾沿岸；省内分布于黄海。

4.1.5　长毛寄居蟹 Pagurus brachiomastus Thallwitz

【别　　名】　多长毛寄居蟹。

【药用部位】　去螺壳的全体（寄居蟹）。

【采收加工】　同长腕寄居蟹。

【性能主治】　同长腕寄居蟹。

【生境分布】　栖息于水深150米处。国内分布于黄海、东海；省内分布于黄海。

5　活额寄居蟹科 Diogenidae

活额寄居蟹属 Diogener

5.1.1　艾氏活额寄居蟹 Diogener edwardsii De Haan

【别　　名】　活额寄居蟹。

【药用部位】　去螺壳的全体（寄居蟹）。

【采收加工】　同长腕寄居蟹。

【性能主治】　同长腕寄居蟹。

【生境分布】　栖息于潮间带低潮区的沙质或泥沙质海底，常在海滨石块间或浅水内负壳爬行，生活深度为16～97m，喜寄居于阔口螺壳内。国内、省内沿海地区均有分布。

5.1.2　弯螯活额寄居蟹 Diogener deflectomanus Wang et Tung

【药用部位】　去螺壳的全体（寄居蟹）。

【采收加工】　同长腕寄居蟹。

【性能主治】　同长腕寄居蟹。

【生境分布】　栖息于潮间带及水深30m泥质底上，多寄居于玉螺壳中。国内、省内各海域均有分布。

5.1.3　拟脊活额寄居蟹 Diogener paracristimanus Wang et Tung

【药用部位】　去螺壳的全体（寄居蟹）。

【采收加工】　同长腕寄居蟹。

【性能主治】　同长腕寄居蟹。

【生境分布】　栖息于潮间带。国内分布于浙江、河北等地；省内分布于黄海。

6　藻虾科 Hippolytidae

深额虾属 Latreutes

水母深额虾 Latreutes anoplonyx Kemp

【别　　名】　海蜇虾、大肚虾、草虾。

【药用部位】　肉或全体（对虾）。

【采收加工】　同中国明对虾。

【性能主治】　同中国明对虾。

【生境分布】　栖息于泥沙底质的浅海中，常与海蜇共生。国内分布于渤海、黄海、东海、南海；省内分布于黄海、渤海。

7　长臂虾科 Palaemonidae

7.1　白虾属 Exopalaemon Holthuis

7.1.1　安氏白虾 Exopalaemon annandalei Kemp

【别　　名】　白虾、河晃虾、小白枪虾、短腕白虾。

【药用部位】　肉或全体（对虾）。

【采收加工】　同中国明对虾。

【性能主治】　同中国明对虾。

【生境分布】　栖息于江河下游河段的淡水区和出海口附近，或河口附近的半咸水域，不进入湖泊中生活，为游泳型虾类；杂食性，以浮游生物为主食。国内分布于东部和北部，辽宁、河北、江苏至浙江海域沿岸均有分布，主要分布于各河口半咸水区域及下游；省内分布于黄海。

7.1.2　脊尾白虾 Exopalaemon carinicauda Holthuis

【别　　名】　大白枪虾、白虾、青虾、晃虾、绒虾。

【药用部位】　肉或全体（对虾）。

【采收加工】　同中国明对虾。

【性能主治】　同中国明对虾。

【生境分布】　栖息于近岸的浅海中，水深一般在 15～20m 以内，盐度不超过 2.9％的海域或近岸河口、坝脚河等半咸淡水域，距岸较远或较深的海中均甚罕见。国内分布于渤海、黄海、东海、南海；省内分布于黄海、渤海。

7.1.3　秀丽白虾 Exopalaemon modestus Heller

【药用部位】　全体或肉（虾）。

【采收加工】　同日本沼虾。

【性能主治】　同日本沼虾。

【生境分布】　为淡水种，栖息于湖泊与河流中，多栖息于湖泊中；杂食性，以滤食浮游生物为主，并杂有水生植物的碎片、有机碎屑和泥沙。国内、省内分布于各地淡水湖泊中。

7.2　沼虾属 Macrobrachium Bate

日本沼虾 Macrobrachium nipponense De Haan

【别　　名】　青虾、河虾。

【药用部位】　全体或肉（虾）。

【采收加工】　每年 5 月和 11 月分两批捕捞，鲜用或焙干。

【性能主治】　味甘，性微温，补肾壮阳，通乳，托毒；主治肾虚阳痿，产妇乳少，麻疹透发不畅，阴疽，恶核，丹毒，臁疮。

【生境分布】　为中型淡水虾，喜栖息于湖泊、水库、河渠、塘堰中，生活于水肥、流缓、水草繁茂的沿湖港湾或泥质底部；杂食性，胃含物中主要是一些植物性食物、有机

碎屑或一些动物尸体，有时也见到一些蠕虫、小型水生昆虫和浮游甲壳动物。国内、省内各地均有分布。

7.3　长臂虾属 Palaemon Weber

7.3.1　葛氏长臂虾 Palaemon gravieri Yü

【别　　名】　红长臂虾、红虾、桃花虾、花虾。

【药用部位】　全体或肉（虾）。

【采收加工】　同日本沼虾。

【性能主治】　同日本沼虾。

【生境分布】　栖息于近海。国内分布于渤海、黄海、东海、台湾海峡；省内分布于黄海、渤海。

7.3.2　锯齿长臂虾 Palaemon serrifer Stimpson

【别　　名】　红虾。

【药用部位】　全体或肉（虾）。

【采收加工】　同日本沼虾。

【性能主治】　同日本沼虾。

【生境分布】　栖息于沙或泥沙底的浅海中，多在低潮线附近浅水的岩沼石隙间隐藏；杂食性。国内分布于渤海、黄海、东海、南海；省内分布于黄海、渤海。

8　美人虾科 Callianassidae

和美虾属 Nihonotrypaea

8.1.1　哈氏和美虾 Nihonotrypaea harmandi Bouvier

【药用部位】　全体。

【采收加工】　5 月和 11 月分两批捕捞，鲜用或焙干。

【性能主治】　滋阴补肾，健脾利水，透疹；主治肾阴不足，腰膝酸软无力，头晕耳鸣，浮肿，小儿麻疹不透等症。

【生境分布】　穴居生活于潮间带中下区的泥沙质海底。国内、省内分布于渤海、黄海。

8.1.2　扁尾和美虾 Nihonotrypaea petalura Stimpson

【别　　名】　突尾美人虾。

【药用部位】　全体。

【采收加工】　同哈氏和美虾。

【性能主治】　同哈氏和美虾。

【生境分布】　栖息于潮间带中下区的泥沙质海底。国内、省内分布于黄海。

9　蝼蛄虾科 Upogebiidae

蝼蛄虾属 Upogebia

9.1.1　大蝼蛄虾 Upogebia major De Haan

【别　　名】　蝼蛄虾。

【药用部位】　全体（蝼蛄虾）。

【采收加工】　春、秋季捕捉，鲜用或晒干。

【性能主治】　味甘、微咸，性温；通乳；主治产妇乳少。

【生境分布】　穴居于泥沙之内湾中，潮间带中下区多见。国内、省内分布于黄海、渤海。

9.1.2　伍氏蝼蛄虾 Upogebia wuhsienweni Yu

【别　　名】　蝼蛄虾。

【药用部位】　全体（蝼蛄虾）。

【采收加工】　同大蝼蛄虾。

【性能主治】　同大蝼蛄虾。

【生境分布】　栖息于泥底或沙底的浅海中，在潮间带下区及潮下带可见。国内分布于渤海、黄海、东海、南海；省内分布于黄海、渤海。

10　虎头蟹科 Orithyidae Dana

虎头蟹属 Orithyia Fabricius

中华虎头蟹 Orithyia sinica Linnaeus

【别　　名】　虎头蟹、馒头蟹。

【药用部位】　壳和蟹黄（馒头蟹）。

【采收加工】　秋季捕捉，除去肉和内脏，取蟹黄鲜用，取壳洗净、晒干。

【性能主治】　味咸，性凉；止痛，杀虫；主治胸痛，脚癣。

【生境分布】　栖息于浅海泥砂底。国内分布于渤海、黄海、东海、南海；省内分布于黄海、渤海。

11　馒头蟹科 Calappidae

黎明蟹属 Matuta Weber

红线黎明蟹 Matuta planipes Fabricius

【药用部位】　壳和蟹黄（馒头蟹）。

【采收加工】　同中华虎头蟹。

【性能主治】　同中华虎头蟹。

【生境分布】　栖息于潮间带至水深 16～40m 的砂、碎壳及泥质砂底。国内分布于渤海、黄海、东海、南海；省内分布于黄海、渤海。

12　方蟹科 Grapsidae

12.1　绒螯蟹属 Eriocheir

中华绒螯蟹 Eriocheir sinensis H. Milne-Edwards

【别　　名】　河蟹、毛蟹、毛夹子、淡水蟹、大闸蟹。

【药用部位】　肉和内脏（蟹），爪（蟹爪），甲壳（蟹壳）。

【采收加工】　蟹：多在立冬前后采捕，洗净，烫死，晒干或鲜用；蟹爪：加工或食用时，取蟹爪，刷洗干净，晒干；蟹壳：加工或食用时，取壳，剔净残余蟹肉、蟹爪及杂质，洗净，晒干。

【性能主治】　蟹：味咸，性寒；清热，散瘀，消肿解毒；主治湿热黄疸，产后瘀滞腹痛，筋骨损伤，痈肿疔毒，漆疮，烫伤。蟹爪：破血，催生；主治产后血瘀腹痛，难产，胎死腹中。蟹壳：味咸，性寒；散瘀止血，解毒消肿；主治血瘀崩漏，痈疮肿毒，走马牙疳，毒虫蜇伤。

【生境分布】　常穴居于江、河、湖泽或水田周围的泥岸；以鱼、虾等动物尸体或稻谷为食。国内、省内各沿海地区均有分布。

12.2　近方蟹属 Hemigrapsus

12.2.1　绒毛近方蟹 Hemigrapsus penicillatus De Haan

【药用部位】　肉和内脏（蟹），爪（蟹爪），甲壳（蟹壳）。

【采收加工】　同中华绒螯蟹。

【性能主治】　同中华绒螯蟹。

【生境分布】　栖息于海边岩石下或岩石缝中，有时在河口泥滩上。国内分布于广东、福建、台湾、浙江、江苏等省区；省内分布于胶东半岛、渤海湾。

12.2.2　肉球近方蟹 Hemigrapsus sanguineus De Haan

【药用部位】　肉和内脏（蟹），爪（蟹爪），甲壳（蟹壳）。

【采收加工】　同中华绒螯蟹。

【性能主治】　同中华绒螯蟹。

【生境分布】　栖息于低潮线岩石下或石缝中。国内分布于广东、福建、台湾、浙江、江苏等省区；省内分布于胶东半岛、渤海湾。

12.3　蟛蜞属 Gaetice

平背蟛蜞 Gaetice depressus De Haan

【药用部位】　肉和内脏（蟹），爪（蟹爪），甲壳（蟹壳）。

【采收加工】　同中华绒螯蟹。

【性能主治】　同中华绒螯蟹。

【生境分布】　栖息于低潮线的石块下。分布于国内黄海、东海、南海；省内分布于黄海、胶东半岛。

12.4　厚蟹属 Helice

天津厚蟹 Helice tientsinenesis Rathbun

【别　　名】　白圆蟹。

【药用部位】　肉和内脏（蟹），爪（蟹爪），甲壳（蟹壳）。

【采收加工】　同中华绒螯蟹。

【性能主治】　同中华绒螯蟹。

【生境分布】　穴居于河口泥滩或通海河流泥岸上。国内分布于黄海、渤海、东海、南海；省内分布于黄海、渤海。

12.5　相手蟹属 Sesarma

12.5.1　无齿相手蟹 Sesarma dehaani H. Milne-Edwards

【别　　名】　相手蟹、蟛蜞、螃蜞。

【药用部位】　脂肪或肉（蟛蜞）。

【采收加工】　夏季捕捉，捕得后，洗净，取脂肪。

【性能主治】　味咸，性寒；清热解毒，除湿止痒；主治痈肿疮毒，湿癣瘙痒。

【生境分布】　栖息于河流的泥岸上，穴居河岸或田埂内。国内分布于渤海、黄海、东海、南海；省内分布于黄海、渤海。

12.5.2　红螯相手蟹 Sesarma haematocheir De Haan

【别　　名】　相手蟹、蟛蜞。

【药用部位】　脂肪或肉（蟛蜞）。

【采收加工】　同无齿相手蟹。

【性能主治】　同无齿相手蟹。

【生境分布】　穴居于近海淡水河流的泥岸上，或在近岸的沼泽中。国内分布于广东、江苏、台湾、福建、浙江等省区近海沿岸；省内分布于胶州湾。

13　关公蟹科 Dorippidae MacLeay

平家蟹属 Heikea Holthuis et Manning

日本平家蟹 Heikea japonica Von Siebold

【别　　名】　武士蟹、关公蟹。

【药用部位】　肉和内脏（蟹），爪（蟹爪），甲壳（蟹壳）。

【采收加工】　同中华绒螯蟹。

【性能主治】　同中华绒螯蟹。

【生境分布】　栖息于潮间带至水深 130m 的泥砂底。国内分布于渤海、黄海、东海、南海；省内分布于渤海、黄海。

14　沙蟹科 Ocypodidae

大眼蟹属 Macrophthalmus

14.1.1　宽身大眼蟹 Macrophthalmus dilatatus De Haan

【药用部位】　肉和内脏（蟹），爪（蟹爪），甲壳（蟹壳）。

【采收加工】　同中华绒螯蟹。

【性能主治】　同中华绒螯蟹。

【生境分布】　穴居于泥滩上。国内分布于广东、福建、台湾、浙江、辽宁等省区近海沿岸；省内分布于渤海湾、胶东半岛。

14.1.2　日本大眼蟹 Macrophthalmus japonicus De Haan

【药用部位】　肉和内脏（蟹），爪（蟹爪），甲壳（蟹壳）。

【采收加工】　同中华绒螯蟹。

【性能主治】　同中华绒螯蟹。

【生境分布】　穴居于低潮线的泥沙滩上。国内分布于广东、福建、台湾、浙江、辽宁等省区近海沿岸；省内分布于渤海湾、胶东半岛。

四、蛛形纲 ARACHNIDA

1　钳蝎科 Buthidae

正钳蝎属 Buthus

东亚钳蝎 Buthus martensii Karsch

【别　　名】　钳蝎、问荆蝎、山蝎、东全蝎、马氏全蝎。

【药用部位】　全体（全蝎）。

【采收加工】　立秋后采收。"咸全蝎"：洗净，放入盐水锅内浸泡 6～12 小时（盐水浓度为 4%～5%），捞出，然后放入沸盐水中煮 10～20 分钟，再捞出，摊放通风处阴干；"淡全蝎"：冷水洗净，再放入沸水中煮，待水沸腾时捞出，晒干。

【性能主治】　味辛，性平，有毒；祛风止痉，通络止痛，攻毒散结；主治小儿惊风，抽搐痉挛，中风口㖞，半身不遂，破伤风，风湿顽痹，偏正头痛，牙痛，耳聋，痈肿疮毒，瘰疬痰核，蛇咬伤，烧伤，风疹，顽癣。

【生境分布】　喜栖于石底及石缝的潮湿阴暗处。国内分布于辽宁、河北、安徽、河南、湖北等省区；省内分布于文登、牟平、栖霞、招远、青州、临朐、沂水等地。

2　螲蟷科 Ctenizidae

拉土蛛属 Latouchia Pocock

巴氏拉土蛛 Latouchia pavlovi Schenkel

【别　　名】　泮氏拉土蛛。

【药用部位】　全体（螲蟷）。

【采收加工】　夏季捕捉，晒干。

【性能主治】　味咸，性寒，有毒；解毒蚀疮；主治疔疮肿痛，附骨疽，赘瘤。

【生境分布】　穴居，生活于地下。国内分布于陕西、河南等省区；省内分布于青岛、曲阜等地。

3　园蛛科 Fanmily Araneidae

3.1　园蛛属 Araneus Clerck

3.1.1　大腹园蛛 Aranea ventricosa L. Koch

【别　　名】　檐蛛。

【药用部位】　全体（蜘蛛），网丝（蜘蛛网），蜕壳（蜘蛛蜕壳）。

【采收加工】　蜘蛛：夏、秋季捕捉，沸水烫死，晒干或烘干；蜘蛛网：随采随用；蜘蛛蜕壳：随采随用。

【性能主治】　蜘蛛：味苦，性寒，有毒；祛风，消肿，解毒，散结；主治狐疝偏坠，中风口㖞，小儿慢惊，口噤，疳积，喉风肿闭，牙疳，聤耳，痈肿疔毒，瘰疬，恶疮，痔漏，脱肛，蛇虫咬伤。蜘蛛网：性微寒，有毒；止血，消疣赘；主治吐血，金疮出血，疣赘，血瘤，痔瘘。蜘蛛蜕壳：杀虫，止血；主治虫牙，牙疳出血。

【生境分布】　多栖息于屋檐、墙角和树间，结车轮状网，傍晚及夜间活动，以昆虫为食。国内分布于各沿海地区；省内各地均有分布。

3.1.2　角圆蛛 Araneus cornutus Clerck

【别　　名】　蜘蛛。

【药用部位】　全虫（角圆虫）。

【性能主治】　味苦，性寒，小毒；解毒；主治瘰疬，疮毒，毒蛇咬伤。

【生境分布】　常在棉田内结大型斜形圆网，以网捕食棉虫、金刚钻、红铃虫等各种鳞翅目成虫。国内广泛分布于云南、江西、湖南、河北、陕西、河南、贵州、甘肃、湖北、北京、辽宁、黑龙江等省区；省内分布于鱼台等地。

3.2 金蛛属 Argiope Audouin

横纹金蛛 Argiope bruennichii Scopoli

【别　　名】　布氏黄金蛛。

【药用部位】　全体或网丝（花蜘蛛）。

【采收加工】　随捕随用。

【性能主治】　味微苦，性平，小毒；益身兴阳，解毒消肿；主治阳痿，痈肿疔毒，痔疮瘘管。

【生境分布】　栖息于阳光照射的草丛、潮湿地带。国内分布于吉林、辽宁、江苏、浙江、江西、福建、湖北、湖南、广东、四川、贵州、云南等省区；省内分布于烟台、威海、沂源、泰安等地。

4 肖蛸科 Tetragnathidae Menge

络新妇属 Nephila Leach

棒络新妇 Nephila clavata L. Koch

【别　　名】　络新妇、花蜘蛛。

【药用部位】　全体或网丝（花蜘蛛）。

【采收加工】　同横纹金蛛。

【性能主治】　同横纹金蛛。

【生境分布】　栖息于山区林间、灌丛间，果园及庭院也常见；以昆虫为食。国内分布于辽宁、河北、安徽、浙江、台湾、河南、湖南、四川、贵州、云南等省区；省内分布于青岛、威海、蒙阴、沂南等地。

5 漏斗网蛛科 Agelenidae

漏斗蛛属 Agelena Walckenaer

迷宫漏斗蛛 Agelena labyrinthica Clerck

【别　　名】　漏斗网蛛、迷路草蛛、草蛛。

【药用部位】　全体（草蜘蛛）。

【采收加工】　夏季捕捉，鲜用。

【性能主治】　味苦，性寒，有毒；解毒消肿；主治疔肿，恶疮。

【生境分布】　多栖于草间低处、灌木近地面处、土坎、墙角、篱笆、石隙一带；捕食昆虫。国内分布于湖北、湖南、广东、广西、江苏、浙江、福建、云南、江西等省区；省内分布于济南、泰安、临沂、菏泽等地。

6 跳蛛科 Salticidae

扁蝇虎属 Menemerus Simon

油斑扁蝇虎 Menemerus confuses Bosenberg et Strand

【别　　名】　短螯蝇虎、蝇虎、花蜘蛛、花背蜘蛛。

【药用部位】　全体（蝇虎）。

【采收加工】　随捕随用。

【性能主治】　味辛，性温；活血通脉；主治跌打损伤。

【生境分布】　栖息于稻区，以农田害虫及蝇类为食。国内分布于吉林、河北、山西、陕西、江苏、安徽、浙江、台湾、河南、湖北、湖南等省区；省内分布于曲阜等地。

7 壁钱科 Urocteidae

壁钱属 Uroctea Dufour

7.1.1 华南壁钱 Uroctea compactilis L. Koch

【别　　名】　墙蜘蛛、扁珠、南国壁钱。

【药用部位】　全虫（壁钱），卵囊（壁钱幕）。

【采收加工】　全年均可捕捉，开水烫死，晒干或鲜用。

【性能主治】　壁钱：味咸，性平；解毒，止血；主治乳蛾，口舌糜烂，牙疳，鼻衄，痔疮，金疮下血。壁钱幕：主治喉痹，喉痧，乳蛾，牙痛，痔疮。

【生境分布】　栖息于墙角基缝隙间。国内分布于华东、中南及四川、贵州、云南等省区；省内分布于曲阜等地。

7.1.2 北国壁钱蛛 Uroctea lesserti Schenkel

【别　　名】　北国壁钱。

【药用部位】　全体（壁钱），卵囊（壁钱幕）。

【采收加工】　同华南壁钱。

【性能主治】　同华南壁钱。

【生境分布】　栖息于墙角、墙缝和石缝中。国内分布于吉林、河北、北京、山西、陕西、甘肃等省区；省内分布于济南、泰安、曲阜、德州、菏泽等地。

五、倍足纲 DIPLOPODA

山蛩科 Spirobolidae

山蛩属 Spirobolus

燕山蛩 Spirobolus bungii Brandt

【别　　名】　约安巨马陆、马陆、百脚虫、大草脚虫。

【药用部位】　全体（山蛩虫）。

【采收加工】　夏季捕捉，鲜用或晒干。

【性能主治】　味辛，性温，大毒；破癥积，解毒肿；主治癥瘕积聚，胁下痞满，无名肿毒，瘰疬，恶疮，疠风，白秃。

【生境分布】　栖息于阴湿地区，以草根及腐殖质为食。国内分布于大部分省区；省内分布于各地，主要分布于林地、山村。

六、唇足纲 CHILOPODA

蜈蚣科 Scolopendridae

蜈蚣属 Scolopendra

少棘巨蜈蚣 Scolopendra subspinipes mutilans L. Koch

【别　　名】　蜈蚣、少棘蜈蚣、百脚虫、金头蜈蚣、千足虫。

【药用部位】　全体（蜈蚣）。

【采收加工】　人工饲养蜈蚣，一般在7～8月采收；野生蜈蚣在夏季雨后根据栖息环境翻土扒石寻捕。沸水烫死，取长宽和蜈蚣相等、两端削尖的薄竹片，一端插入蜈蚣的头部下颚，另一端插入尾端，借竹片的弹力，使蜈蚣伸直展平，晒干或烘干。

【性能主治】　味辛，性温，有毒；息风镇痉，攻毒散结，通络止痛；主治小儿惊风，抽搐痉挛，中风口喎，半身不遂，破伤风症，风湿顽癣，疮疡，瘰疬，毒蛇咬伤。

【生境分布】　栖息于丘陵地带和多砂土的低山区，喜温暖；以小型昆虫及其卵等为食。国内分布于除东北、内蒙古、新疆、台湾、西藏外的各省区，主产于长江中下游地区；省内各地均有分布。

七、昆虫纲 INSECTA

1　衣鱼科 Lepismatidae

衣鱼属 Lepisma

1.1.1　衣鱼 Lepisma saccharinum Linnaeus

【别　　名】　蠹鱼、剪刀虫、糖衣鱼。

【药用部位】　全体（衣鱼）。

【采收加工】　一般以体长 10～13mm、体呈灰白色作为采收标准，用毛漉或毛笔将虫体刷至热水中烫死，捞出晾干。

【性能主治】　味咸，性温；利尿通淋，祛风明目，解毒散结；主治淋病，尿闭，中风口喎，小儿惊痫，重舌，目翳。

【生境分布】　栖息于树叶、石块、树干、青苔下等湿润处，以及蚁和白蚁的巢中，房屋厨房及火炉周围等处；杂食性，大部分为植食性，以干燥或腐败的植物、菌类、地衣、苔藓等为食，栖息于房屋中的则以各种食物、浆糊、胶质、书籍、丝绸衣服等为食。国内、省内各地均有分布。

1.1.2　毛衣鱼 Ctenolepisma villosa Fabr.

【别　　名】　蠹虫、多毛栉衣鱼。

【药用部位】　全体（衣鱼）。

【采收加工】　同衣鱼。

【性能主治】　同衣鱼。

【生境分布】　栖息于黑暗、潮湿或密闭场所，在储藏的谷类、豆类、油料、图书、衣服等物品中均可发现。国内、省内各地均有分布。

2　蜓科 Aeschnidae

蜓属 Anax

碧尾蜓 Anax parthenope julius Brauer

【别　　名】　大蜻蜓、绿蜻蜓、广马大头。

【药用部位】　全体（蜻蜓）。

【采收加工】　夏、秋季捕捉，沸水烫死，晒干或烘干。

【性能主治】　味咸，性温；益身壮阳，强阴秘精；主治肾虚阳痿，遗精，喘咳。

【生境分布】　飞翔力强，捕食飞行的小型虫类。国内分布于大部分省区；省内分布于烟台、潍坊等地。

3　蜻科 Libellulidae

3.1　赤蜻蛉属 Crocothemis

赤蜻蛉 Crocothemis servillia Drury

【别　　名】　红蜻、赤卒。

【药用部位】　全体（蜻蜓）。

【采收加工】　同碧尾蜓。

【性能主治】　同碧尾蜓。

【生境分布】　常见于田野或水边。国内、省内各地均有分布。

3.2　黄衣属 Pantala

黄衣 Pantala flavescens Fabricius

【别　　名】　黄蜻、海蜻蛉。

【药用部位】　全体（蜻蜓）。

【采收加工】　同碧尾蜓。

【性能主治】　同碧尾蜓。

【生境分布】　常见于田野或水边。国内、省内各地均有分布。

4　蜚蠊科 Blattidae

4.1　大蠊属 Periplaneta

美洲大蠊 Periplaneta americana Linnaeus

【别　　名】　美洲蜚蠊。

【药用部位】　全体（蟑螂）。

【采收加工】　夜间在厨房、墙角、坑边、仓库等处捕捉，鲜用，或用沸水烫死，晒干或烘干。

【性能主治】　味咸，性寒；散瘀，化积，解毒；主治癥瘕积聚，小儿疳积，喉痹，乳蛾，痈疮肿毒，虫蛇咬伤。

【生境分布】　喜居于家室内，特别是温暖有食物的地方；杂食性。国内分布于北方各省区；省内大部分地区均有分布。

4.2　蜚蠊属 Blatta

东方蜚蠊 Blatta orientalis Linnaeus

【别　　名】　蟑螂、东方蠊。

【药用部位】　全体（蟑螂）。

【采收加工】　同美洲大蠊。

【性能主治】　同美洲大蠊。

【生境分布】　喜居于家室内，特别是温暖有食物的地方；杂食性。国内、省内各地均有分布。

5　地鳖蠊科 Polyphagidae

真地鳖蠊属 Eupolyphaga

中华真地鳖 Eupolyphaga sinensis Walker

【别　　名】　土鳖、土鳖虫、土元、簸箕虫、格则母。

【药用部位】　雌虫全体（䗪虫）。

【采收加工】　野生者夏、秋季捕捉，人工饲养者随时捕捉，沸水烫死，晒干或烘干。

【性能主治】　味咸，性寒，小毒；破血逐瘀，续筋接骨；主治血瘀经闭，癥瘕积块，跌打瘀肿，筋伤骨折，木舌重舌。

【生境分布】 生活于地下或沙土间，多见于粮仓底下或油坊阴湿处。国内分布于大部分省区；省内各地均有分布。

6 鼻白蚁科 Rhinotermitidae

乳白蚁属 Coptotermes

台湾乳白蚁 Coptotermes formosanus Shiraki

【别　　名】 家白蚁。

【药用部位】 全体（家白蚁）。

【采收加工】 夏季黄昏，在蚁群飞动时捕捉，也可掘蚁琢拾取，沸水烫死，晒干。

【性能主治】 滋补强壮；主治久病或年老体弱，气血两虚。

【生境分布】 能建筑大型巢，营群集生活，群体一般居住于林地、庭园的土壤或树干内，以及建筑木材中，有时也定居于衣箱书柜等家具内。国内、省内各地均有分布。

7 螳螂科 Mantidae

7.1 大刀螂属 Paratenodera

大刀螂 Paratenodera sinensis Saussure

【别　　名】 中华绿螳螂、中国螳螂、长螳螂、老虎哥、刀螂。

【药用部位】 全体（螳螂），卵鞘（桑螵蛸）。

【采收加工】 **全体：** 夏、秋季间捕捉，晒干；**卵鞘：** 秋季至翌年春季在树上采集，蒸30～40分钟，杀死其中虫卵，晒干或烘干。

【性能主治】 **螳螂：** 味甘、咸，性温；定惊止搐，解毒消肿；主治小儿惊痫抽搐，咽喉肿痛，疔肿恶疮，痔疮，脚气。**桑螵蛸：** 味甘、咸，性平；固精缩尿，补肾助阳；主治遗精，早泄，阳痿，遗尿，尿频，小便失禁，白浊，带下。

【生境分布】 栖息于草丛及树枝上。国内分布于大部分省区；省内分布于荣成、牟平、文登、乳山等地。

7.2 小刀螂属 Stalilia

小刀螂 Stalilia maculata Thunberg

【别　　名】 斑小刀螂、绿污斑螂。

【药用部位】 全体（螳螂）。

【采收加工】 同大刀螂。

【性能主治】 同大刀螂。

【生境分布】 栖息于草丛及树枝上，以马尾松毛虫、赤松毛虫、油松毛虫等多种昆虫为食。国内分布于北京、江苏、浙江、福建等省区；省内各地均有分布。

8 斑翅蝗科 Oedipodidae

飞蝗属 Locusta Linnaeus

东亚飞蝗 Locusta migratoria manilensis Meyen

【别　　名】 蝗虫。

【药用部位】 成虫（蚱蜢）。

【采收加工】 夏、秋季捕捉，鲜用，或沸水烫死，晒干或烘干。

【性能主治】 味辛、甘，性温；祛风解痉，止咳平喘；主治小儿惊风，破伤风，百日咳，哮喘。

【生境分布】 主要分布于东部季风区，生活于海拔1000m以下的南温带湿润地区，也见于受季风影响较大的温暖湿润地区。国内、省内各地均有分布。

9 斑腿蝗科 Catantopidae

9.1 稻蝗属 Oxya Audinet-Serville

中华稻蝗 Oxya chinensis Thunberg

【别　　名】 油蚂、稻蝗、蚱蜢、蝗虫。

【药用部位】 成虫（蚱蜢）。

【采收加工】 同亚洲飞蝗。

【性能主治】 同亚洲飞蝗。

【生境分布】 喜生活于低洼潮湿或近水边地带、稻田、堤岸附近；以禾本科植物为主食，常常危害水稻、玉米、高粱及小麦等。国内分布于北京、天津、河北、辽宁、吉林、黑龙江、上海、江苏、浙江、安徽、福建、江西、河南、湖北等省区；省内各地均有分布。

9.2 黄脊蝗属 Patanga Uvarov

日本黄脊蝗 Patanga japonica I. Bolivar

【别　　名】 黄脊蝗、日本条蝗。

【药用部位】 成虫（蚱蜢）。

【采收加工】 同亚洲飞蝗。

【性能主治】 同亚洲飞蝗。

【生境分布】 每年发生一代，成虫产卵于地表约6～10cm深的土壤中；危害甘蔗、水稻、茶树、杉木。国内分布于江苏、浙江、安徽、江西、湖南、福建、广东、广西、台湾、四川、云南、甘肃等省区；省内各地均有分布。

10 剑角蝗科 Acrididae

剑角蝗属 Acrida Linnaeus

中华剑角蝗 Acrida cinerea Thunberg

【别　　名】 尖头蚱蜢、稻叶大剑角蝗、中华蚱蜢。

【药用部位】 成虫（蚱蜢）。

【采收加工】 同亚洲飞蝗。

【性能主治】 同亚洲飞蝗。

【生境分布】 为杂食性昆虫，寄主植物广泛，有水稻、玉米、高粱、谷子、豆类、甘蔗、花生、棉花等农作物及禾本科杂草。国内分布于华北、东北、南方、西北地区，青藏、西藏高原也有；省内各地均有分布。

11 织娘科 Mecopodidae

织娘属 Mecopoda

纺织娘 Mecopoda elongata Linnaeus

【别　　名】 络纬螽、络织娘。

【药用部位】 全体（叫姑姑）。

【采收加工】 夏、秋季捕捉，鲜用，或以酒醉死，晒干或焙干。

【性能主治】 味辛，性凉；定惊止搐；主治小儿惊风抽搐。

【生境分布】 栖息于草丛中；以南瓜、丝瓜的花瓣为食，也食桑叶、柿树叶、核桃叶、杨树叶等。国内分布于江苏、浙江、福建、广东、广西等省区；省内各地均有分布。

12 蟋蟀科 Gryllidae

12.1 油葫芦属 Teleogryllus

北京油葫芦 Teleogryllus mitratus Burmeister

【药用部位】 全体（大头狗）。

【采收加工】 秋季捕捉，沸水烫死，烘干。

【性能主治】 味辛、咸，性温，利水消肿，解毒；主治水肿，小便不利，流注。

【生境分布】 常栖息于杂草内或砖瓦、土块下。国内分布于河北、山西、江苏、安徽、台湾、河南、广西、贵州、西藏等省区；省内各地均有分布。

12.2 蟋蟀属 Gryllus

中华蟋蟀 Gryllus chinensis Weber.

【别　　名】 蛐蛐、夜鸣虫、将军虫、秋虫、斗鸡、促织、趋织、地喇叭、灶鸡子、孙旺。

【药用部位】 成虫（蟋蟀）。

【采收加工】 夏、秋季捕捉，沸水烫死，晒干或烘干。

【性能主治】 味辛、咸，性温，小毒；利水消肿；主治癃闭，水肿，腹水，小儿遗尿。

【生境分布】 生活于杂草丛中，也见于枯枝烂叶及砖石之下。国内、省内各地均有分布。

12.3 斗蟋属 Velarifictorus

迷卡斗蟋 Velarifictorus micado Saussure

【别　　名】 斗蟋、蛐蛐儿。

【药用部位】 成虫（蟋蟀）。

【采收加工】 同中华蟋蟀。

【性能主治】 同中华蟋蟀。

【生境分布】 栖息于野外地面、土堆、石块和墙隙中，掘洞或利用现成瓦砾石块缝隙而居；以植物的茎、叶、种实和根部为食，偶尔捕食小型昆虫。国内分布于江苏、浙江、福建、广东、海南等省区；省内各地均有分布。

13 蝼蛄科 Gryllotalpidae

蝼蛄属 Gryllotalpa

非洲蝼蛄 Gryllotalpa africana Palisot et Beauvois

【别　　名】 南方蝼蛄、蝼蛄、土狗、地狗、地老虎。

【药用部位】 全虫（蝼蛄）。

【采收加工】 夏、秋季捕捉，沸水烫死或晒干或烘干。

【性能主治】 味咸，性寒，有小毒；利水通淋，消肿解毒；主治小便不利，水肿，石淋，瘰疬，恶疮。

【生境分布】 栖息于庭院、田园及潮湿处。国内分布于山西、陕西、宁夏、江苏、浙江、湖北、湖南、福建等省区；省内各地均有分布。

14 蝉科 Cicadidae

14.1 蚱蝉属 Cryototympana

黑蚱 Cryototympana pustulata Fabricius

【别　　名】 蚱蝉、知了、蚱蟟、蝉。

【药用部位】 全体（蚱蝉），羽化后的蜕壳（蝉蜕）。

【采收加工】 全体：6～7月间捕捉，蒸死，晒干；蜕壳：夏、秋季收集，去净泥杂，晒干。

【性能主治】 蚱蝉：味咸、甘，性寒；清热，息风，镇惊；主治小儿发热，惊风抽搐，癫痫，夜啼，偏头痛。蝉蜕：味甘、咸，性凉；宣散风热，透疹利咽，退翳明目，祛风止痉；主治风热感冒，咽喉肿痛，咳嗽喑哑，麻疹不透，风疹瘙痒，目赤翳障，惊痫抽搐，破伤风。

【生境分布】 栖息于杨、柳、榆、槐、枫杨等树上。国内分布于辽宁以南的大部分省区；省内各地均有分布。

14.2 寒蝉属 Melampsalta

寒蝉 Melampsalta pellosoma Uhler

【别　　名】 寒蜇、寒蜩。

【药用部位】 全体（蚱蝉），羽化后的蜕壳（蝉蜕）。

【采收加工】 同黑蚱。

【性能主治】 同黑蚱。

【生境分布】 栖息于杨、柳、榆、槐、枫杨等树上。国内分布于东北、西北及河北、江苏等省区；省内各地均有分布。

14.3 蟪蛄属 Platypleura

蟪蛄 Platypleura kaempferi Fabricius

【别　　名】 知了。

【药用部位】 全体（蚱蝉），羽化后的蜕壳（蝉蜕）。

【采收加工】 同黑蚱。

【性能主治】 同黑蚱。

【生境分布】 栖息于平地至低海拔地区树木枝干上。国内分布于河北等省区；省内各地均有分布。

15 蜡蝉科 Fulgoridae

蜡蝉属 Lycorma

斑衣蜡蝉 Lycorma delicatula White

【别　　名】 樗鸡。

【药用部位】 成虫（樗鸡）。

【采收加工】 7～8月捕捉，蒸死或烤死，晒干。

【性能主治】 味苦、辛，性平，有毒；活血通经，攻毒散结；主治血瘀经闭，腰伤疼痛，阳痿，不孕，瘰疬，癣疮，狂犬咬伤。

【生境分布】 多群栖于樗、榆、刺槐、女贞及多种果树上。国内分布于北方各省区；省内各地均有分布。

16 蜡蚧科 Coccidae

白蜡蚧属 Ericerus Guerin-Meneville

白蜡蚧 Ericerus pela Chavannes

- 【别　　名】　南方蝼蛄、白蜡虫。
- 【药用部位】　雄虫所分泌的蜡质精制而成（虫白蜡）。
- 【采收加工】　雄白蜡虫定干后即开始泌蜡，到处暑、白露节前后，蜡花表面开始出现白色蜡丝时采收，采下的蜡花最好当日加工，否则易发热、发臭、变色。采取传统的水煮压榨法或蒸汽制蜡法加工。
- 【性能主治】　味甘、淡，性温；止血，生肌，定痛；主治金疮出血，尿血，便血，疮疡久溃不敛。
- 【生境分布】　栖息于木犀科植物白蜡树、女贞及女贞属其他植物枝干上。国内分布于陕西、江苏、浙江、福建、河南、湖北、湖南、广东、广西、四川、贵州、云南、西藏等省区；省内各地均有分布。

17 蝽科 Pentatomidae

皱蝽属 Cyclopelta

小皱蝽 Cyclopelta parva Distant

- 【别　　名】　九香虫。
- 【药用部位】　全体（九香虫）。
- 【采收加工】　同九香虫。
- 【性能主治】　同九香虫。
- 【生境分布】　危害刺槐、紫穗槐、胡枝子、葛条等多种植物，主要以若虫群聚刺吸受害植物的枝条。国内分布于江苏、浙江、湖南、湖北、四川、福建、云南、广东、辽宁、内蒙古、海南岛等省区；省内各地均有分布。

18 刺蛾科 Limacodidae

刺蛾属 Cnidocampa

黄刺蛾 Cnidocampa flavescens Walker

- 【别　　名】　高粱钻心虫、钻秆虫。
- 【药用部位】　虫茧（雀瓮）。
- 【采收加工】　秋季采收，蒸后晒干。
- 【性能主治】　味甘，性平；息风止惊，解毒消肿；主治小儿惊风，脐风，癫痫，乳蛾肿痛。
- 【生境分布】　幼虫多栖息于梨、苹果、枣、柿、樱桃、石榴、李等果树上，食害嫩叶。国内分布于大部分省区；省内各地均有分布。

19 螟蛾科 Pyralidae

19.1 条螟属 Proceras

高粱条螟 Proceras venosata Walker

- 【别　　名】　高粱钻心虫、甘蔗条螟。
- 【药用部位】　幼虫（钻秆虫）。
- 【采收加工】　寻找有虫口的陈旧秸秆，劈开取虫，鲜用，或沸水烫死，晒干。
- 【性能主治】　味咸，性寒；凉血，解毒；主治血热便血。

【生境分布】　寄主为高粱、玉米、粟、麻、甘蔗等；幼虫在寄主茎秆内越冬。国内分布于大部分省区；省内各地均有分布。

19.2 野螟属 Ostrinia

玉米螟 Ostrinia nubilalis Hübern

- 【别　　名】　玉米钻心虫、玉米髓虫、粟野螟、钻心虫、挖心虫。
- 【药用部位】　虫体（玉米螟）。
- 【采收加工】　幼虫发生期捕捉，晒干。
- 【性能主治】　凉血，解毒，止血。
- 【生境分布】　一年发生数代，最末一代幼虫主要在玉米、高粱、粟茎秆及玉米轴内越冬，翌年春幼虫化蛹羽化，成虫羽化后白天躲藏在作物及杂草间，晚上活动。国内分布于辽宁、吉林、黑龙江、河北、河南、山西、陕西、江苏等省区；省内各地均有分布。

20 蚕蛾科 Bombycidae

家蚕蛾属 Bombyx Linnaeus

家蚕 Bombyx Mori Linnaeus

- 【别　　名】　家蚕蛾、桑蚕、蚕。
- 【药用部位】　全体（原蚕蛾），幼虫感染白僵菌而僵死的全虫（白僵蚕），幼虫的蜕皮（蚕蜕），幼虫的干燥粪便（蚕沙），蛹（蚕蛹），蚕蛹经白僵菌发酵的制成品（僵蛹），卵子（原蚕子），卵子孵化后的卵壳（蚕退纸），茧壳（蚕茧）。
- 【采收加工】　原蚕蛾：夏季取雄性蚕蛾，沸水烫死，晒干；白僵蚕：随时收集，摊放，待充分发僵变白后，置通风处风干或弱光下晒干；蚕蜕：随时收集，晒干；蚕沙：夏季收集二眠至三眠时排出的粪便，除去杂质，晒干；蚕蛹：由缫丝后的蚕茧中取出，晒干或烘干；僵蛹：取白僵菌接蛹，使蚕蛹产生孢子而呈白色或白中带黄色，即成僵蛹，烘干；原蚕子：收集雌蛾所产的卵，低温保存；蚕退纸：春季收集卵子孵化后的卵壳，晒干；蚕茧：夏季收集，晒干。
- 【性能主治】　原蚕蛾：味咸，性温；补肾壮阳，涩精止血，解毒消肿；主治阳痿遗精，白浊，血淋，金疮出血，咽喉肿痛，口舌生疮，痈肿疮毒，冻疮，蛇伤。白僵蚕：味辛、咸，性平；祛风止痉，化痰散结，解毒利咽；主治惊痫抽搐，中风口眼㖞斜，偏正头痛，咽喉肿痛，瘰疬，痄腮，风疹，疮毒。蚕蜕：味甘，性平；祛风止血，退翳明目；主治崩漏，带下，痢疾，肠风便血，吐血衄血，牙疳，口疮，喉风，目翳。蚕沙：味甘、辛，性温；祛风除湿，和胃化浊，活血通经；主治风湿痹痛，肢体不遂，风疹瘙痒，吐泻转筋，闭经，崩漏。蚕蛹：味甘、咸，性平；杀虫疗疳，生津止渴；主治肺痨，小儿疳积，发热，蛔虫病，消渴。僵蛹：味咸、辛，性平；清热镇惊，化痰止咳，消肿散结；主治高热惊风，痉挛抽搐，癫痫，急性喉炎，腮腺炎，急、慢性支气管炎，荨麻疹，高脂血症。原蚕子：祛风，清热，止痉；主治风热牙疳，破伤风，热淋，难产。**蚕退纸：**味甘，性平；止血，止痢，解毒消肿；主治吐血，衄血，崩漏，肠痔下血，赤白痢疾，咽喉肿痹，牙疳，口疮，聤耳，疮疡，疔肿。**蚕茧：**味甘，性温；止血，止渴，解毒疗疮；主治肠风便血，淋痛尿血，妇女血崩，消渴引饮，反胃吐食，痈疽脓成不溃，疳疮。

【生境分布】　寄生于桑树上，以桑叶为食。国内大部分省区均有饲养；省内各地均有饲养。

21　大蚕蛾科 Saturniidea

柞蚕属 Antheraea Hübner

柞蚕 Antheraea pernyi Guerin-Meneville

【别　　名】　山蚕、柞蚕、槲蚕。

【药用部位】　蛹（蚕蛹）。

【采收加工】　同家蚕。

【性能主治】　同家蚕。

【生境分布】　寄生于柞树、栎、胡桃、樟树、山楂、柏、青冈树、枫杨、蒿柳等树上。国内分布于黑龙江、吉林、辽宁、河北、陕西、安徽、四川、贵州、云南等省区；省内分布于烟台、昌潍、临沂、济宁、泰安等地。

22　木蠹蛾科 Cossidae

线角木蠹蛾属 Holconcerus

柳乌木蠹蛾 Holconcerus vicarius Walker

【别　　名】　柳干木蠹蛾。

【药用部位】　幼虫。

【采收加工】　剖开树干，捕捉幼虫，沸水烫死，晒干。

【性能主治】　主治血瘀劳损，月经不调，腰脊酸痛。

【生境分布】　寄生于苹果树、梨树、山楂树、杏树、樱桃树、核桃树、栗树、杨树等树上，幼虫在根颈、根及枝干的皮层和木质部内蛀食，多群栖为害。国内分布于东北及河北、江苏、台湾等省区；省内各地均有分布。

23　天蛾科 Sphingidae

面形天蛾属 Acherontia Laspeyres

芝麻鬼脸天蛾 Acherontia styx Westwood

【别　　名】　茄天蛾。

【药用部位】　蛹（蚕蛹）。

【采收加工】　同家蚕。

【性能主治】　同家蚕。

【生境分布】　寄生于芝麻及茄科、马鞭草科、豆科、木樨科、紫葳科、唇形科等植物上。国内分布于河北、河南、陕西、江苏、浙江、江西、广东、广西、云南等省区；省内各地均有分布。

24　粉蝶科 Pieridae Duponchel

粉蝶属 Pieris Schrank

菜粉蝶 Pieris rapae Linnaeus

【别　　名】　菜白蝶、白粉蝶、小菜粉蝶、菜青虫。

【药用部位】　全体（白粉蝶）。

【采收加工】　夏季捕捉，随捕随用，亦可捕后用线穿起置通风处。

【性能主治】　消肿止痛；主治跌扑损伤。

【生境分布】　寄生于芸苔属、木犀草属、甘蓝等十字花科、白花菜科、金莲花科植物上。国内、省内各地均有分布。

25　凤蝶科 Papilionidae

凤蝶属 Papilio Linnaeus

25.1.1　金凤蝶 Papilio machaon Linnaeus

【别　　名】　黄凤蝶、花蝴蝶、胡萝卜凤蝶。

【药用部位】　幼虫（茴香虫）。

【采收加工】　夏季捕捉，鲜用，或以酒醉死，文火焙干。

【性能主治】　味辛、甘，性温；理气，化瘀，止痛；主治胃脘痛，疝气腹痛，呃逆，噎膈。

【生境分布】　幼虫寄生于茴香、胡萝卜、芹菜等伞形科植物上；成虫将卵产在叶尖，每产一粒即行飞离；幼龄幼虫栖息于叶片主脉上，成长幼虫栖息于粗茎上。国内分布于黑龙江、吉林、辽宁、河北、河南、新疆、山西、陕西、甘肃、四川等省区；省内分布于各地。

25.1.2　金凤蝶中华亚种 Papilio machaon venchuanus Moonen

【别　　名】　同金凤蝶。

【药用部位】　同金凤蝶。

【采收加工】　同金凤蝶。

【性能主治】　同金凤蝶。

【生境分布】　同金凤蝶。

25.1.3　柑橘凤蝶 Papilio xuthus Linnaeus

【别　　名】　花椒凤蝶、橘黄凤蝶、燕凤蝶。

【药用部位】　幼虫（茴香虫）。

【采收加工】　同金凤蝶。

【性能主治】　同金凤蝶。

【生境分布】　幼虫多寄生于柚、柑、橘的嫩芽或嫩叶上；成虫出现于空旷或林木稀疏林中，经常在湿地吸水或花间采蜜。国内分布于大部分省区；省内各地均有分布。

26　丽蝇科 Calliphoridae

26.1　金蝇属 Chrysomya Robineau-Desvoidy

大头金蝇 Chrysomya megacephala Fabricius

【别　　名】　红点蝇、红头蝇。

【药用部位】　幼虫或蝇壳（五谷虫）。

【采收加工】　7～9月间收集，装入布袋，在流水中反复漂洗，使虫体内容物排除尽净，晒干。

【性能主治】　味咸、甘，性寒；健脾消积，清热除疳；主治疳积发热，食积泻痢，疳疮，疳眼，走马牙疳。

【生境分布】　成蝇夏季发生最多，喜居户外，喜食甜品，瓜、果、新鲜粪便、腥臭物质；幼虫孳生在稀的人粪、垃圾、腐败物质中，食粪及腐烂动物。国内分布于大部分省区；省内分布于济南、青岛等地。

26.2　绿蝇属 Lucilia Robineau-Desvoidy

丝光绿蝇 Lucilia sericata Meigen

【药用部位】　幼虫（五谷虫）。

【采收加工】　同大头金蝇。

【性能主治】　同大头金蝇。

【生境分布】　为幼虫尸食性种类，主要滋生在人粪、畜粪中。国内、省内各地均有分布。

27　蝇科 Muscidae Latreille

家蝇属 Musca Linnaeus

家蝇 Musca domestica Linnaeus

【别　　名】　舍蝇。

【药用部位】　幼虫（五谷虫）。

【采收加工】　捕捉幼虫，沸水烫死，晒干。

【性能主治】　主治倒睫。

【生境分布】　生活于人和家畜、家禽的排泄物、有机废物等处。国内分布于除青藏高原海拔较高地区的大部分省区；省内各地均有分布。

28　狗虱蝇科 Hippoboscidae

狗虱蝇属 Hippobosca

长茎狗虱蝇 Hippobosca longipennis Fabr.

【药用部位】　幼虫。

【采收加工】　捕捉幼虫，沸水烫死，晒干。

【性能主治】　主治痰疟，痘疮。

【生境分布】　国内分布于大部分省区；省内各地均有分布。

29　虻科 Tabanidae

29.1　虻属 Tabanus

29.1.1　华虻 Tabanus mandarinus Schiner

【别　　名】　中华虻、白斑虻、灰虻。

【药用部位】　雌性全体（虻虫）。

【采收加工】　夏、秋季捕捉，沸水烫死，洗净，晒干。

【性能主治】　味苦、微咸，性凉，有毒；破血通经，逐瘀消癥；主治血瘀经闭，产后恶露不尽，干血痨，少腹蓄血，癥瘕积块，跌打伤痛，痈肿，喉痹。

【生境分布】　常居于草丛及树林中，性喜阳光，多在白昼活动；雌虫吸食牛、马等动物血液，雄虫不吸血，吸食植物汁液。国内分布于各省区；省内各地均有分布。

29.1.2　鹨虻 Tabanus trigeminus Coquilet

【药用部位】　雌性全体（虻虫）。

【采收加工】　同华虻。

【性能主治】　同华虻。

【生境分布】　国内、省内各地均有分布。

29.2　黄虻属 Atylotus

双斑黄虻 Atylotus bivittateinus Takahasi

【别　　名】　复带虻、虻虫、牛虻、牛苍蝇、瞎蟥。

【药用部位】　雌性全体（虻虫）。

【采收加工】　同华虻。

【性能主治】　同华虻。

【生境分布】　成虫白日活动，喜强烈阳光；雌虫吸食牲畜的血液。国内分布于东北、华北及华东等区域；省内各地均有分布。

30　狂蝇科 Oestridae

蝇属 Eristalis

蜂蝇 Eristalis tenax Linnaeus

【别　　名】　拟蜂蝇、花虻、鼠尾蛆、食蚜蝇。

【药用部位】　幼虫（蜂蝇）。

【采收加工】　夏、秋季于污水粪坑中用抄网捞取，放入布袋，在流水中反复漂洗，直到清洁，拌以草木灰，再用清水洗净，置沸水中略烫，取出，晒干。

【性能主治】　健脾消食；主治脾虚食滞，消化不良。

【生境分布】　常居于草丛及树林中，性喜阳光，多在白昼活动；雌虫吸食牛、马等动物血液，雄虫不吸血，吸食植物汁液。国内、省内各地均有分布。

31　步行虫科 Carabidae

步甲属 Pheropsophus

虎斑步蚲 Pheropsophus jessoensis Moraw

【别　　名】　短鞘步蚲。

【药用部位】　全虫（行夜）。

【采收加工】　春季至秋季捕捉，置沸水中烫死，晒干。

【性能主治】　味辛，性温；活血化瘀，温经止痛；主治寒瘀经闭，通经，产后瘀滞腹痛，癥瘕积聚，跌打瘀痛。

【生境分布】　生活于潮湿处、田间及石下等处。国内分布于吉林、辽宁、江苏、浙江、江西、福建、广东、广西、四川、云南等省区；省内各地均有分布。

32　隐翅虫科 Staphyliniae

隐翅虫属 Paederus

多毛隐翅虫 Paederus densipennis Bernhauer

【别　　名】　黄蚂蚁、花蚁虫。

【药用部位】　全虫（花蚁虫）。

【采收加工】　夏、秋季捕捉，鲜用。

【性能主治】　味苦，性寒，有毒；解毒散结，杀虫止痒；主治瘰疬，牙痛，神经性皮炎，癣疮。

【生境分布】　栖息于田边、沟旁及玉米根周围。国内、省内各地均有分布。

33　龙虱科 Dytiscidae

厚龙虱属 Cybister

33.1.1　三星龙虱 Cybister tripunctatus orientalis Gschwendtner

【别　　名】　东方潜龙虱。

【药用部位】　全虫（龙虱）。

【采收加工】　全年均可捕捉，沸水烫死，晒干。

【性能主治】　味甘、微咸，性平；补肾，缩尿，活血；主治小儿遗尿，老人尿频，面部褐斑。

【生境分布】　栖息于池沼、水田、河湖多水草处。国内分布于除西北地区外的各省区；省内各地均有分布。

33.1.2　黄边大龙虱 Cybister japonicus Sharp

【药用部位】　全虫（龙虱）。

【采收加工】　同三星龙虱。

【性能主治】　同三星龙虱。

【生境分布】　生活于池沼、水田、河湖多水草处。国内分布于除西北地区外的各省区；省内各地均有分布。

34　芫青科 Meloidae

34.1　豆芫青属 Epicauta

34.1.1　锯角豆芫青 Epicauta gorhami Marseul

【别　　名】　豆芫青、白条黑芫青、豆白条芫青。

【药用部位】　全虫（葛上亭长）。

【采收加工】　夏、秋季捕捉，置沸水中烫死，晒干。

【性能主治】　味辛，性温；逐瘀，破积，攻毒；主治血瘀经闭，癥瘕积聚，白癜。

【生境分布】　成虫6~9月陆续出现，以大豆、花生、棉花等植物叶片和花瓣为食，幼虫以植物根部为食。国内分布于河北、陕西、山西、浙江、江西等省区；省内各地均有分布。

34.1.2　中华豆芫青 Epicauta chinensis Laporte

【别　　名】　中国黑芫菁、中华芫菁、毛胫豆芫菁、放屁虫。

【药用部位】　全虫（葛上亭长）。

【采收加工】　同锯角豆芫青。

【性能主治】　同锯角豆芫青。

【生境分布】　成虫群聚危害植物嫩叶、心叶和花，幼虫以蝗虫卵及土蜂巢内幼虫为食。国内分布于黑龙江、吉林、辽宁、宁夏、甘肃、陕西、山西、河北、江苏、台湾等省区；省内各地均有分布。

34.2　地胆属 Meloe

地胆 Meloe coarctatus Motschulsky

【别　　名】　土斑蝥。

【药用部位】　全虫（地胆）。

【采收加工】　夏、秋季捕捉，用沸水烫死，晒干或烘干。

【性能主治】　味辛，性微温，有毒；攻毒，逐瘀，消癥；主治瘰疬，恶疮，鼻息肉，癥瘕痞块。

【生境分布】　成虫常栖息于草丛中。国内分布于大部分省区；省内大部分地区有分布。

34.3　斑蝥属 Mylabri

34.3.1　南方大斑蝥 Mylabris phalerata Pallas

【别　　名】　大斑芫青。

【药用部位】　全虫（斑蝥）。

【采收加工】　5~10月捕捉，沸水烫死，晒干或烘干。

【性能主治】　味辛，性温，大毒；攻毒蚀疮，逐瘀散结；主治痈疽，瘰疬，顽癣，经闭，癥瘕，癌肿。

【生境分布】　喜群集栖息和取食，成虫危害植物叶、芽及花等器官，多损伤大豆、花生、茄子及棉花等。国内分布于大部分省区；省内大部分地区有分布。

34.3.2　黄黑小斑蝥 Mylabris cichorii Linnaeus

【别　　名】　斑蝥、眼斑芫青、黄斑芫青、苦苣斑蝥。

【药用部位】　全虫（斑蝥）。

【采收加工】　同南方大斑蝥。

【性能主治】　同南方大斑蝥。

【生境分布】　喜群集栖息和取食，成虫危害植物叶、芽及花等器官，多损伤大豆、花生、茄子及棉花等。国内分布于大部分省区；省内分布于临沂、潍坊等地。

34.3.3　苹斑芫青 Mylabris calida Pallas

【别　　名】　眼斑芫青。

【药用部位】　全虫（斑蝥）。

【采收加工】　同南方大斑蝥。

【性能主治】　同南方大斑蝥。

【生境分布】　成虫产卵后，群居性很强，有假死性，无趋光、趋化现象，幼虫以蝗卵为主食。国内分布于湖北、江苏、河北、内蒙古、新疆、黑龙江等省区；省内各地均有分布。

35　叩头虫科 Elateridae

叩头虫属 Pleonomus

有沟叩头虫 Pleonomus canaliculatus Faldermann

【别　　名】　跳百丈、跳搏虫、膈膊虫，跳米虫。

【药用部位】　全虫（叩头虫）。

【采收加工】　春季至秋季捕捉，置沸水中烫死，晒干。

【性能主治】　味辛，性微温；强壮筋骨，截疟；主治手足痿软无力，小儿行迟，疟疾。

【生境分布】　成虫多栖息于山地草丛、林缘灌木丛中。国内分布于大部分省区；省内各地均有分布。

36　萤科 Lampytidae

萤火虫属 Luciola

萤火虫 Luciola vitticollis Kies.

【别　　名】　源氏萤。

【药用部位】　全虫（萤火）。

【采收加工】　夏、秋季间捕捉，用沸水烫死，晒干。

【性能主治】　味辛，性微温；明目，乌发，解毒；主治青盲目暗，头发早白，水火烫伤。

【生境分布】　成虫多栖息于水边草丛中；幼虫栖息于水边，肉食性，以小虫为食。国内分布于大部分省区；省内各地均有分布。

37 天牛科 Cerambycidae

37.1 星天牛属 Anoplophora

37.1.1 星天牛 Anoplophora chinensis Forster

【别　　名】 柑橘星天牛、铁牯牛、钻心虫、天牛。

【药用部位】 全虫（天牛），幼虫（桑蠹虫）。

【采收加工】 全虫：夏季捕捉，置沸水中烫死，晒干或烘干。幼虫：冬季捕取，用酒醉死，晒干或烘干。

【性能主治】 天牛：味甘，性温，有毒；活血通经，散瘀止痛，解毒消肿；主治血瘀经闭，痛经，跌打瘀肿，疔疮肿毒。桑蠹虫：味苦，性温，有毒；化瘀，止痛，解毒；主治胸痹心痛，血瘀崩漏，翳膜遮睛，痘疮毒盛不起，痈疽脓成难溃。

【生境分布】 活动于苹果、梨、樱桃、花红、柳、白杨、桑及榆树附近，成虫羽化后即在树上咬食叶片及树皮。国内分布于江苏、浙江、甘肃、贵州、陕西、湖南、湖北、江西等省；省内各地均有分布。

37.1.2 光肩星天牛 Anoplophora glabripennis Motsch.

【药用部位】 全虫（天牛），幼虫（桑蠹虫）。

【采收加工】 同星天牛。

【性能主治】 同星天牛。

【生境分布】 寄生于杨、柳、元宝柳、榆、糖槭树上，幼虫蛀食树干，成虫咬食树叶或小树枝皮和木质部。国内分布于辽宁、河北、北京、天津，内蒙古、宁夏、陕西、甘肃、河南、山西、江苏、安徽、江西等省区；省内各地均有分布。

37.2 天牛属 Apriona

桑天牛 Apriona germari Hope

【别　　名】 水天牛。

【药用部位】 全虫（天牛）。

【采收加工】 同星天牛。

【性能主治】 同星天牛。

【生境分布】 活动于苹果、梨、樱桃、花红、柳、白杨、桑及榆树附近，成虫食害嫩枝皮和叶，幼虫于枝干的皮下和木质部内蛀食。国内分布于大部分省区；省内各地均有分布。

37.3 筒天牛属 Phytoecia

菊小筒天牛 Phytoecia rufiventris Gaut

【别　　名】 菊天牛、菊虎。

【药用部位】 幼虫。

【采收加工】 捕捉幼虫，沸水烫死，晒干。

【性能主治】 主治疔肿恶疮。

【生境分布】 以幼虫、蛹或成虫潜伏在菊科植物根部越冬，初孵幼虫在茎内由上向下蛀食，末龄幼虫在根茎部越冬或发育成蛹或羽化为成虫越冬。国内分布于黑龙江、吉林、辽宁、内蒙古、河北、河南、陕西、山西、安徽、江苏等省区；省内各地均有分布。

37.4 麻天牛属 Thyestilla

麻竖毛天牛 Thyestilla gebleri Faldermann

【药用部位】 幼虫。

【采收加工】 同菊小筒天牛。

【性能主治】 同菊小筒天牛。

【生境分布】 国内分布于北京、黑龙江、吉林、辽宁、内蒙古、宁夏、河北、河南、陕西、山西、江苏等省区；省内各地均有分布。

38 金龟子科 Scarabaeidae

蜣螂属 Scarabaeus

38.1.1 屎壳郎 Catharsius molossus Linnaeus

【别　　名】 柑橘星天牛、铁牯牛、钻心虫、盘根虫。

【药用部位】 全虫（蜣螂）。

【采收加工】 6～8月间晚上利用灯光诱捕，置沸水中烫死，晒干或烘干。

【性能主治】 味咸，性寒，有毒；破瘀，定惊，通便，散结，拔毒去腐；主治癥瘕，惊痫，噎膈便秘，痔漏，疔肿，恶疮。

【生境分布】 常栖息于草原和农村中牛、马、驴的粪堆下。国内、省内各地均有分布。

38.1.2 大蜣螂 Scarabaeus sacer Linnaeus

【药用部位】 全虫（蜣螂）。

【采收加工】 同屎壳郎。

【性能主治】 同屎壳郎。

【生境分布】 国内分布于北方各省区；省内各地均有分布。

39 鳃金龟科 Melolonthidae

鳃金龟属 Holotrichia

暗黑鳃金龟 Holotrichia morosa Waterhouse

【药用部位】 幼虫（蛴螬）。

【采收加工】 5～8月间翻土捕捉，洗净，用沸水烫死，晒干或烘干。

【性能主治】 味辛，性微温，有毒；破瘀，散结，止痛，解毒；主治血瘀经闭，癥瘕，折伤瘀痛，痛风，破伤风，喉痹，痈疽，丹毒。

【生境分布】 成虫栖息于土中，昼伏夜出，幼虫栖息于3～6m深的土内，成虫和幼虫均为植物性害虫，危害花生、豆类等粮食作物。国内分布于东北、华北、华东等地区；省内各地均有分布。

40 丽金龟科 Rutelidae

丽金龟属 Anomala

铜绿丽金龟 Anomala corpulenta Motschulsky

【别　　名】 铜绿异丽金龟、青金龟子、淡绿金龟子。

【药用部位】 幼虫（蛴螬）。

【采收加工】 同暗黑鳃金龟。

【性能主治】 同暗黑鳃金龟。

【生境分布】 寄主有苹果、山楂、海棠、梨、杏、桃、李、梅、柿、核桃、醋栗、草莓等，以苹果属果树受害最重；成虫取食叶片，常造成大片幼龄果树叶片残缺不全，甚至全树叶片被吃光。国内分布于东北及黄河、长江流域；省内各地均有分布。

41 犀金龟科 Dynastidae

蜣螂虫属 Allomyrina

独角蜣螂虫 Allomyrina dichotoma Linnaeus

　　【药用部位】 幼虫（蛴螬）。

　　【采收加工】 同暗黑鳃金龟。

　　【性能主治】 同暗黑鳃金龟。

　　【生境分布】 国内分布于陕西、甘肃、青海、宁夏、新疆、山西、江苏、安徽、江西、浙江、湖北、湖南、福建、台湾、广东、广西、四川、贵州等省区；省内各地均有分布。

42 金龟科 Scarabaeidae

星花金龟属 Protaetia

白星花金龟 Protaetia brevitarsus Lewis

　　【别　　名】 白星花潜。

　　【药用部位】 幼虫（蛴螬）。

　　【采收加工】 同暗黑鳃金龟。

　　【性能主治】 同暗黑鳃金龟。

　　【生境分布】 成虫栖息于土中，昼伏夜出，幼虫栖息于3～6m深的土内，成虫和幼虫均为植物性害虫。国内分布于东北、华北、华东、华中等区域；省内各地均有分布。

43 吉丁虫科 Buprestidae

吉丁虫属 Chalcophora

日本吉丁虫 Chalcophora japonica Gory

　　【别　　名】 日本大吉丁虫。

　　【药用部位】 全虫（吉丁虫）。

　　【采收加工】 夏季捕捉，浸于75％乙醇中，每100ml浸15只，浸液半月后可用。

　　【性能主治】 杀虫，止痒；主治疥癣，风疹瘙痒。

　　【生境分布】 栖息于丛林中，幼虫危害松杉。国内、省内各地均有分布。

44 蜜蜂科 Apidae

44.1 蜜蜂属 Apis Linnaeus

44.1.1 东方蜜蜂 Apis cerana Fabricius

　　【别　　名】 蜜蜂、东蜂。

　　【药用部位】 蜜糖（蜂蜜），工蜂咽腺及咽后腺分泌的乳白色胶状物（蜂乳），工蜂尾部螫刺腺体中排出的毒汁（蜂毒），蜡质经人工精致而成的块状物（蜂蜡），修补蜂巢所分泌的黄褐色或黑褐色的黏性物质（蜂胶），未成熟幼虫（蜜蜂子），巢（蜜蜂房）。

　　【采收加工】 蜂蜜：多在春、夏、秋季采收，先将蜂巢割下，置于布袋中，将蜜挤出，新式取蜜法是将人工蜂巢取出，置于离心机内，把蜜摇出过滤，除去蜂蜡和碎片及其他杂质；**蜂乳**：在移虫后48～72小时检查产浆群，如蜡杯已由工蜂改成王台，其中的幼虫也已长大，即可配浆，取浆应在清洁的室内进行，穿工作服，戴口罩，先取下各段板条，用小镊子移出幼虫，然后挖出蜂乳，立即放入褐色玻璃瓶内，密闭，低温冷藏；**蜂毒**：现广泛采用电刺激取蜂毒法，取毒器由一个金属丝制的栅状电网下面绷一层薄膜，此取毒器与一控制器相连，控制器为具有可调电压的直流电源和一个电流断续器组成的线路结构，取毒时将取毒器置于蜂箱门口，蜜蜂触及电网就螫刺下面的薄膜而排毒，螫刺拔出后蜜蜂用水洗下即可，置阴凉干燥处，密闭，避光，或将蜂毒制成注射剂用；**蜂蜡**：春、秋季，将取去蜂蜜后的蜂巢，入水锅中加热熔化，除去上层泡沫杂质，趁热过滤，放冷，蜂蜡即凝结成块，浮于水面，取出，即为黄蜡，黄蜡再经熬炼、脱色等加工过程，即成蜂蜡；**蜂胶**：在暖和季节每隔10天左右开箱检查蜂群时刮取，刮取后紧捏成球形，包上一层蜡纸，放入塑料纸袋内，置凉爽处收藏；**蜜蜂子**：于养蜂季节从蜂巢中取出幼虫；**蜜蜂房**：巢随采随用，鲜用，或秋末采收，略蒸，剪开，晒干。

　　【性能主治】 **蜂蜜**：味甘，性平；调补脾胃，缓急止痛，润肺止咳，润肠通便，润肤生肌，解毒；主治脘腹虚痛，肺燥咳嗽，肠燥便秘，目赤，口疮，溃疡不敛，风疹瘙痒，水火烫伤，手足皲裂。**蜂乳**：味甘、酸，性平；滋补，强壮，益肝，健脾；主治病后虚弱，小儿营养不良，老年体衰，白细胞减少症，迁延性及慢性肝炎，十二指肠溃疡，风湿性关节炎，高血压，糖尿病，功能性子宫出血及不孕症，亦可作为癌症的辅助治疗剂。**蜂毒**：味辛、苦，性平，有毒；祛风除湿，止痛；主治风湿性关节炎，腰肌酸痛，神经痛，高血压，荨麻疹，哮喘。**蜂蜡**：味甘、淡，性平；解毒，生肌，止痢，止血，定痛；主治痈疽发背，溃疡不敛，急心痛，下痢脓血，久泻不止，胎动下血，遗精，带下。**蜂胶**：味微甘，性平；润肤生肌，消炎止痛；主治胃溃疡，口腔溃疡，宫颈糜烂，带状疱疹，牛皮癣，银屑病，皮肤裂痛，鸡眼，烧烫伤。**蜜蜂子**：味甘，性平；祛风，解毒，杀虫，通乳；主治头风，麻风，丹毒，风疹，虫积腹痛，带下，产后乳少。**蜜蜂房**：味微甘，性凉；解毒消肿，祛风杀虫；主治疮痈肿毒，咽痛咳嗽，慢性鼻炎，鼻窦炎，湿疹瘙痒，疥癣。

　　【生境分布】 现处于野生、半野生或家养状态；在自然界中，蜂群栖息于树洞、岩洞等隐蔽场所。国内分布于除新疆以外的各省区，主要分布于长江流域和华南各省的山区；省内分布于昌乐、诸城、青州等地。

44.1.2 中华蜜蜂 Apis cerana cerana Fabricius

　　【别　　名】 中华蜂、中蜂、土蜂。

　　【药用部位】 同东方蜜蜂。

　　【采收加工】 同东方蜜蜂。

　　【性能主治】 同东方蜜蜂。

【生境分布】 处于野生、半野生或家养状态。国内分布于除新疆以外的各省区，主要分布于长江流域和华南各省的山区；省内各地均有分布。

44.1.3 意大利蜂 Apis mellifera ligustica

【别　　名】 意大利蜂。

【药用部位】 同东方蜜蜂。

【采收加工】 同东方蜜蜂。

【性能主治】 同东方蜜蜂。

【生境分布】 国内大部分省区均有养殖；省内分布于大部分地区。

44.2 木蜂属 Xylocopa Latreille

黄胸木蜂 Xylocopa appendiculata Smith

【药用部位】 全体。

【性能主治】 解毒消肿，止痛。

【生境分布】 采访苜蓿、荆条、木槿、蜀葵、珍珠梅、黄刺玫等植物。国内分布于辽宁、河北、山西、河南、山西、甘肃、江苏、安徽、浙江、江西、湖北、湖南、四川、贵州、福建、广东、广西、云南、西藏等省区；省内分布于各地。

45 土蜂科 Scoliidae

土蜂属 Scolia

赤纹土蜂 Scolia vittifrons Sau.

【药用部位】 全虫（土蜂），未成熟幼虫（土蜂子）。

【采收加工】 全虫于夏、秋季捕捉，捕得后用沸水烫死，晒干；繁殖季节，掘出蜂巢，取幼虫，晒干。

【性能主治】 土蜂：解毒止痛；主治痈肿丹毒，毒虫螫伤。土蜂子：味甘，性凉，有毒；祛风，止惊，解毒消肿；主治小儿惊风，风疹瘙痒，咽喉肿痛，痈肿，丹毒，产妇乳汁不下。

【生境分布】 在土中筑多层巢。国内分布于东北及河北、山西、甘肃、江西、河南、广东等省区；省内分布于各地。

46 马蜂科 Polistidae

马蜂属 Polistes

46.1.1 陆马蜂 Polistes rothneyi grahami Van de V.

【药用部位】 巢（露蜂房）。

【采收加工】 同黄星长脚黄蜂。

【性能主治】 同黄星长脚黄蜂。

【生境分布】 1年可发生3代，并有世代重叠现象；每年秋末，陆马蜂以交尾后的受精雌蜂在隐蔽场所成团越冬。国内分布于黑龙江、吉林、辽宁、河北、江苏、浙江、四川、湖北、安徽、江西、福建、广东等省区；省内分布于各地。

46.1.2 斯马蜂 Polistes snelleni Sau.

【药用部位】 巢（露蜂房）。

【采收加工】 同黄星长脚黄蜂。

【性能主治】 同黄星长脚黄蜂。

【生境分布】 国内分布于河北、甘肃、江苏、江西、云南、贵州、四川、浙江、福建等省区；省内分布于各地。

47 蚁科 Formicidae

蚁属 Formica Linnaeus

47.1.1 丝光褐林蚁 Formica fusca Linnaeus

【别　　名】 黑蚂蚁、大黑蚁。

【药用部位】 全体（蚂蚁）。

【采收加工】 尽量选择阴雨天，在蚁群大部分归巢、数量集中时采收，要连蚂蚁带土装入布袋中带走，然后过筛，取成蚁置于60℃水中迅速处死（水温高于60℃时，蚁酸等成分会大量挥发），晾干。

【性能主治】 味咸、酸，性平；补肾益精，通经活络，解毒消肿；主治肾虚头昏耳鸣，失眠多梦，阳痿遗精，风湿痹痛，中风偏瘫，手足麻木，红斑狼疮，硬皮病，皮肌炎，痈肿疔疮，毒蛇咬伤。

【生境分布】 生活于阴坡森林带、林间草丛，营群体生活，营巢于树下及路边石缝中。国内分布于浙江、上海、湖北、北京、辽宁、吉林、陕西、甘肃、宁夏、台湾等省区；省内分布于烟台等地。

47.1.2 红林蚁 Formica sinae Emery

【药用部位】 全体（蚂蚁）。

【采收加工】 同丝光褐林蚁。

【性能主治】 同丝光褐林蚁。

【生境分布】 栖息于植被较密的人工林区、农田灌溉区、草滩及城市公园，在田埂虾及路边树下营巢。国内分布于甘肃、宁夏、陕西、北京、天津等省区；省内分布于青岛、胶州湾等地。

第九节　苔藓动物门 BRYOZOA

为真体腔动物，因肛门开口于触手冠之外，故又称外肛动物门。群体，营固着生活，外形似苔藓植物。大多数生活在温带海域，少数淡水产。群体的每个个体很小，不及1mm。外被一由外胚层分泌的角质或钙质虫室；个体头部不明显，前端体壁外突，于口周围形成圆形或马蹄形物，其上生有触手，触手具纤毛。雌雄同体，通常以出芽生殖。现存种类约4000种，化石种有15000种。可分为被唇纲和裸唇纲。

裸唇纲 GYMNOLAEMATA

胞孔苔虫科 Celleporidae

胞苔虫属 Cellporina

1.1.1 瘤分胞苔虫 Cellporina costazii Audouin

【别　　名】 瘤苔虫、柯氏分胞苔虫、海石花。

【药用部位】 骨骼（浮海石）。

【采收加工】　夏、秋季自海中捞出，用清水漂洗，除去盐质及泥沙，晒干。

【性能主治】　味咸，性寒；清肺化痰，软坚散结；主治痰热咳嗽，瘿瘤，疮肿。

【生境分布】　常附着于海藻、贝壳、珊瑚岩礁上，或水螅虫小枝及多毛类的栖管上。国内分布于江苏、浙江、福建、广东、海南等省区；省内分布于山东半岛。

1.1.2　柯氏胞孔苔虫 Celleporina costazia Audouin

【别　　名】　瘤胞孔苔虫、瘤苔虫。

【药用部位】　骨骼（浮海石）。

【采收加工】　同瘤分胞苔虫。

【性能主治】　同瘤分胞苔虫。

【生境分布】　附于海带、贻贝壳上，亦附着于其他海藻或水螅虫小枝及多毛类的栖管上，在热带珊瑚礁中亦有发现。国内分布于黄海、东海、南海；省内分布于胶州湾。

第十节　腕足动物门 BRACHIOPODA

该门动物全部生活在海洋中，多数分布在浅海。体外具背腹两壳，很像软体动物。背壳小、腹壳大，腹壳后端常具一肉质柄，以固着外物。背腹二壳内面各具一片外套膜。体腔发达，充满体腔液；开管式循环，血液即体腔液。雌雄异体。有聚生现象，即一种或数种个体常聚集在一起。现存300多种。分为无铰纲和有铰纲2纲。

无铰纲 ECARDINES

海豆芽科 Lingulidae

舌形贝属 Lingula

舌形贝 Lingula anatina Bruguiere

【别　　名】　海豆芽、琵琶贝、指甲螺、鸭嘴海豆芽。

【药用部位】　除去贝壳的干燥全体。

【采收加工】　捕捞后，除去贝壳，晒干。

【性能主治】　补血，生津，润肠，通乳，养发；主治身体虚弱，头发早白，贫血，津液不足，大便秘结，头晕耳鸣等。

【生境分布】　大多生活于温带和热带海域，穴居于潮间带中、下区，靠肉质柄分泌的黏液以柄后端固着于泥沙中。国内分布于大连、舟山群岛、厦门、海南岛等地；省内分布于烟台、青岛。

第十一节　棘皮动物门 ECHINODERMATA

是一类后口动物，在无脊椎动物中进化地位很高。大多底栖，少数海参行浮游生活；自由生活的种类能够缓慢移动。从浅海到数千米的深海都有广泛分布。现存种类6000多种，但化石种类多达20000多种。沿海常见的海星、海胆、海参、海蛇尾等都属于棘皮动物，它们在形态结构与发生上都有一些独特之处，与原口动物有很大不同。外观差别很大，有星状、球状、圆筒状和花状。内部器官包括水管系、神经系、血系和生殖系。身体有口面和反口面之分。骨骼很发达，由许多分开的碳酸钙骨板构成，各板均由一单晶的方解石组成。多为雌雄异体，生殖细胞释放到海水中受精，幼体在初发生时形状相同，以后则随纲而异，少数种类可行无性裂体繁殖。摄食方式为吞食性、滤食性和肉食性。

一、海参纲 HOLOTHUROIDEA

1　刺参科 Stichopodidae Haeckel

仿刺参属 Apostichopus Liao

仿刺参 Apostichopus japonicus Selenka

【别　　名】　沙噀海鼠、刺参海参、刺参、沙噀。

【药用部位】　全体（海参），内脏（海参内脏）。

【采收加工】　春、秋季捕捞，除去内脏，洗净腔内泥沙、血污，置于煮沸的海水内煮1～2小时，捞出放冷，经曝晒或烘焙至八九成干时，再加入蓬叶汁中略煮，至颜色转黑时取出晒干；将剖出的内脏阴干，密封于阴凉干燥处。

【性能主治】　海参：味甘、咸，性平；补肾益精，养血润燥，止血；主治精血亏损，虚弱劳怯，阳痿，梦遗，小便频数，肠燥便秘，肺虚咳嗽咯血，肠风便血，外伤出血。海参内脏：镇惊，和胃，解毒透疹，生肌止血；主治癫痫，小儿消化不良，胃及十二指肠溃疡，麻疹，疮疖，外伤出血。

【生境分布】　栖息于水深3～15m的浅海中，喜波流静稳、海藻繁茂的岩礁底或细沙泥底；以沉积物海底泥沙为食，消化其中的微小生物，包括各种硅藻、原生动物、小型甲壳类、小型贝类以及海藻碎片等。国内分布于辽宁、河北沿岸浅海；省内分布于青岛、烟台、威海、日照等地。

2　锚参科 Synaptidae

步锚参属 Patinapta

卵板步锚参 Patinapta ooplax Marenzeller

【别　　名】　钮细锚参。

【药用部位】　除去内脏的干燥全体（海参）。

【采收加工】　春、秋季捕捞，除去内脏，洗净腔内泥沙、血污，置于煮沸的海水内煮1～2小时，捞出放冷，经曝晒或烘焙至八九成干时，再加入蓬叶汁中略煮，至颜色转黑时取出晒干。

【性能主治】　味甘、咸，性平；补肾益精，养血润燥，止血；主治精血亏损，虚弱劳怯，阳痿，梦遗，小便频数，肠燥便秘，肺虚咳嗽咯血，肠风便血，外伤出血。

【生境分布】 穴居于潮间带的泥沙滩内。国内、省内分布于黄海、渤海。

3 硬瓜参科 Sclerodactylidae Pawson & Fell

硬瓜参属 Sclerodactyla Ayres

丛足硬瓜参 Sclerodactyla multipes Théel

【别　　名】 丛足硬指参。

【药用部位】 体壁（瓜参）。

【采收加工】 春、秋季潜水捕捉，捕得后，除去内脏，洗净腔内你等哈、血污，在盐水中煮约1小时，捞起放冷，经暴晒或烘焙至八九成干时，再加入蓬叶液中略煮，至颜色转黑时取出晒干。

【性能主治】 味甘、咸，性平；滋补强壮，补肾壮阳；主治肾虚腰痛，肺结核，神经衰弱，阳痿，遗精，水肿，小便频数。

【生境分布】 栖息于潮间带到水深50m的泥沙底。国内分布于黄海；省内分布于烟台、青岛沿岸。

4 尻参科 Caudinidae Heding

4.1 海地瓜属 Acaudina H. L. Clark

海地瓜 Acaudina molpadioides Semper

【别　　名】 海瓜、海茄子、香参、白参。

【药用部位】 全体（海地瓜）。

【采收加工】 春、秋季潜水捕捉，捕得后，除去内脏，洗净腔内泥沙、血污，在盐水中煮约1小时，捞起放冷，经暴晒或烘焙至八九成干时，再加入蓬叶液中略煮，至颜色转黑时取出晒干。

【性能主治】 味甘、咸，性平；滋补强壮；主治虚弱劳怯。

【生境分布】 栖息于潮间带到水深80m的泥沙底，少数生活在泥沙、沙泥或沙底。国内分布于江苏、浙江、福建、广东、海南等省区；省内分布于青岛。

4.2 海棒槌属 Paracaudina

海棒槌 Paracaudina chilensis J. MÜller

【别　　名】 海老鼠。

【药用部位】 除去内脏的干燥全体（海参）。

【采收加工】 春、秋季潜水捕捉，捕得后，除去内脏，洗净腔内泥沙、血污，在盐水中煮约1小时，捞起放冷，经暴晒或烘焙至八九成干时，再加入蓬叶液中略煮，至颜色转黑时取出晒干。

【性能主治】 味甘、咸，性平；滋补强壮；主治虚弱劳怯。

【生境分布】 通常穴居在低潮区沙内，洞口常具有一堆含有排泄物的泥沙。国内分布于从辽宁到广东湛江沿岸，尤以黄海、渤海沿岸最为普遍；省内分布于黄海、渤海沿岸。

二、海星纲 ASTEROIDEA

1 太阳海星科 Solasteridae

1.1 太阳海星属 Solaster

陶氏太阳海星 Solaster dawsoni Verrill

【别　　名】 太阳鱼。

【药用部位】 全体（太阳海星）。

【采收加工】 夏、秋季捕捉，洗净，晒干。

【性能主治】 味咸，性平；和胃止痛；主治胃及十二指肠溃疡。

【生境分布】 栖息于水深25～400m的沙泥底。国内分布于黄海；省内分布于胶州湾。

1.2 轮海星属 Crossaster

轮海星 Crossaster papposus

【别　　名】 海星。

【药用部位】 全体（太阳海星）。

【采收加工】 同陶氏太阳海星。

【性能主治】 同陶氏太阳海星。

【生境分布】 栖息于水深30～70m的沙泥底，最深可达1200m。国内、省内分布于黄海、渤海。

2 棘海星科 Echinasteridae

鸡爪海星属 Henricia

2.1.1 鸡爪海星 Henricia leviuscula Stimpson

【别　　名】 海星。

【药用部位】 全体（鸡爪海星）。

【采收加工】 夏、秋季捕捉，洗净，鲜用或晒干。

【性能主治】 味咸，性平；消肿，镇惊；主治胃脘痛胀，肝炎。

【生境分布】 栖息于水深15～45m的岩石底。国内分布于辽宁等省；省内分布于青岛、烟台、荣成等地。

2.1.2 粗鸡爪海星 Henricia aspera robusta Djakonov

【别　　名】 海星。

【药用部位】 全体（鸡爪海星）。

【采收加工】 同鸡爪海星。

【性能主治】 同鸡爪海星。

【生境分布】 栖息于水深70m处。国内、省内分布于石岛外海。

2.1.3 刺鸡爪海星 Henricia spiculifera H. L. Clark

【别　　名】 海星。

【药用部位】 全体（鸡爪海星）。

【采收加工】 同鸡爪海星。

【性能主治】 同鸡爪海星。

【生境分布】 栖息于黄海北部海域。国内、省内分布于黄海。

3　砂海星科 Luidiidae

砂海星属 Luidia

3.1.1　砂海星 Luidia quinaria von Martens

【药用部位】　全体（海星）。

【采收加工】　全年均可捕捉，捕得后，除去内脏，洗净，晒干。

【性能主治】　味咸，性平；清热解毒，软坚散结，和胃止痛；主治甲状腺肿大，淋巴结核，瘰疬，瘿瘤，胃痛泛酸，腹泻，中耳炎。

【生境分布】　栖息于 4～50m 的沙、泥沙和沙砾底。国内各海域均有；省内分布于各沿海地区。

3.1.2　虾夷砂海星 Luidia yesoensis Goto

【药用部位】　全体（海星）。

【采收加工】　同砂海星。

【性能主治】　同砂海星。

【生境分布】　栖息于水深 15～30m 的沙泥底。国内分布于渤海、黄海；省内沿海均有分布。

4　海燕科 Asterinidae

海燕属 Asterina

4.1.1　海燕 Asterina pectinifera Müller et Troschel

【别　名】　五海星、五角星。

【药用部位】　全体（海燕）。

【采收加工】　捕捉后，去掉内脏，洗净，晒干。

【性能主治】　味咸，性温；补肾，祛风湿，制酸，止痛；主治阳痿，风湿腰腿痛，劳伤疼痛，胃痛泛酸。

【生境分布】　栖息于潮间带的岩礁底，有的生活于沙地或碎贝壳底；繁殖期 6～7 月。国内分布于渤海、黄海；省内分布于各沿海地区。

4.1.2　贝氏海燕 Asterina bather Goto

【别　名】　五海星、五角星。

【药用部位】　全体（海燕）。

【采收加工】　同海燕。

【性能主治】　同海燕。

【生境分布】　栖息于沿岸浅海岩石上。国内分布于烟台近岸海域。

5　海盘车科 Asteriidae

5.1　海盘车属 Asterias

5.1.1　罗氏海盘车 Asterias rollestoni Bell

【别　名】　五角星、海星、星鱼、海盘车。

【药用部位】　全体（海盘车）。

【采收加工】　夏、秋季捕捞，捞取后，除去内脏，洗净，晒干。

【性能主治】　味咸，性平；平肝镇惊，制酸和胃，清热解毒；主治癫痫，胃痛吐酸，甲状腺肿大，中耳炎。

【生境分布】　栖息于潮间带或沿岸的浅水中，以沙泥底处较多，有时在石底处也能发现；产卵期在青岛为 11～12 月。国内、省内分布于渤海、黄海。

5.1.2　多棘海盘车 Asierias amurensis Lütken

【别　名】　五角星、海星、星鱼。

【药用部位】　全体（海盘车）。

【采收加工】　同罗氏海盘车。

【性能主治】　同罗氏海盘车。

【生境分布】　栖息于潮间带至水深 40m 的泥沙底及岩石间。国内、省内分布于渤海、黄海。

5.1.3　粗钝海盘车 Asierias argonauta Djakonov

【药用部位】　全体（海盘车）。

【采收加工】　同罗氏海盘车。

【性能主治】　同罗氏海盘车。

【生境分布】　栖息于潮下带沙或石底。国内分布于辽宁等地；省内分布于烟台、庙岛群岛等地。

5.1.4　异色海盘车 Asierias versiclor Sladen

【药用部位】　全体（海盘车）。

【采收加工】　同罗氏海盘车。

【性能主治】　同罗氏海盘车。

【生境分布】　栖息于 19～54 m 的沙或泥沙底。国内、省内分布于渤海、黄海。

5.2　滑海盘车属 Aphelasterias

5.2.1　张氏滑海盘车 Aphelasterias changfengyingi Baranova et Wu

【药用部位】　全体（海盘车）。

【采收加工】　同罗氏海盘车。

【性能主治】　同罗氏海盘车。

【生境分布】　栖息于水深 50～60m 的浅海碎石、贝壳、泥沙和泥底。国内分布于渤海海峡、黄海北部；省内分布于黄海。

5.2.2　日本滑海盘车 Aphelasterias japonica Bell

【药用部位】　全体（海盘车）。

【采收加工】　同罗氏海盘车。

【性能主治】　同罗氏海盘车。

【生境分布】　栖息于潮间带岩岸和浅海的沙或泥沙底，最深可达 80 余米。国内、省内分布于渤海、黄海。

三、蛇尾纲 OPHIUROIDEA

1　阳遂足科 Amphiuridae

阳遂足属 Amphiura Forbes

滩栖阳遂足 Amphiura vadicola Matsumoto

【别　名】　蛇尾巴、海蛇尾、滩栖蛇尾。

【药用部位】　全体（阳遂足）。

【采收加工】　捕捉后，去掉肉，洗净，晒干。

【性能主治】　味咸，性温；祛风湿，杀虫止痒；主治风湿疼痛，劳伤疼痛，顽癣。

【生境分布】 潜栖于潮间带沙泥滩内，常露 2 个腕末端于表面，以司摄食。国内各海区沿岸均有分布；省内分布于各沿海地区。

2 真蛇尾科 Ophiuridae

真蛇尾属 Ophiura Lamarck

金式真蛇尾 Ophiura kinbergi Ljungman

【药用部位】 全体。

【性能主治】 体内含有多种皂苷，具有抗癌活性。

【生境分布】 栖息于潮间带至水深 500m 的泥沙底及岩石间，在东海某些海区为底栖生物群落优势种。国内分布于各海域；省内分布于渤海。

四、海胆纲 ECHINOIDEA

1 球海胆科 Strongylocentrotidae

1.1 马粪海胆属 Hemicentrotus

马粪海胆 Hemicentrotus pulcherrimus A. Agassiz

【别　　名】 刺锅子、海锅、海胆、海锅、海肚脐。

【药用部位】 石灰质骨骼（海胆）。

【采收加工】 捕捉后，除去肉及棘刺，洗净，晒干。

【性能主治】 味咸，性平，小毒；化痰软坚，散结，制酸止痛；主治瘰疬痰核，哮喘，胸胁胀痛，胃痛。

【生境分布】 栖息于潮间带至水深约 4m 的海藻繁茂的岩礁间或沙砾底及石缝中，体上常附细石块、碎贝壳和海藻等；1～4 月间常匍行于岩石或海藻上，繁殖期 3～4 月。国内分布于黄海、渤海沿岸，向南至浙江、福建浅海，为我国和日本的特有种，日本以卵作为制作"云丹"（海胆卵酱）的原料；省内分布于黄海、渤海。

1.2 球海胆属 Strongylocentrotus

光棘球海胆 Strongylocentrotus mudus A. Agassiz

【别　　名】 大连紫海胆、黑刺锅子。

【药用部位】 石灰质骨骼（海胆）。

【采收加工】 同马粪海胆。

【性能主治】 同马粪海胆。

【生境分布】 栖息于沿岸浅海至水深 180m 的海藻较多的岩礁底；繁殖期 6～7 月中旬。国内分布于辽东半岛，

现已进行人工养殖，卵可食用，可为"云丹"的原料；省内分布于山东半岛。

2 刻肋海胆科 Temnopleuridea

2.1 刻肋海胆属 Temnopleurus

2.1.1 细雕刻肋海胆 Temnopleurus toreumatcus Leske

【别　　名】 刺沙螺、刺锅子。

【药用部位】 石灰质骨骼（海胆）。

【采收加工】 同马粪海胆。

【性能主治】 同马粪海胆。

【生境分布】 常群栖息于潮间带至水深 40～50m 的沙泥底；产卵期 6～7 月下旬。国内分布于南北各沿海，从辽东半岛到山东半岛起，南经浙江、福建和广东，一直到海南岛的南端；省内分布于山东半岛。

2.1.2 哈氏刻肋海胆 Temnopleurus hardwickii Gray

【别　　名】 北方刻肋海胆。

【药用部位】 石灰质骨骼（海胆）。

【采收加工】 同马粪海胆。

【性能主治】 同马粪海胆。

【生境分布】 栖息于水深 5～35m 的浅海，底质多为沙砾、石块和碎贝壳，有时也生活于沙泥底。国内、省内分布于黄海。

2.2 刻孔海胆属 Temnotrema

刻孔海胆 Temnotrema sculptum A. Agassiz

【药用部位】 石灰质骨骼（海胆）。

【采收加工】 同马粪海胆。

【性能主治】 同马粪海胆。

【生境分布】 栖息于石下或沙砾底。国内分布于台湾海峡沿岸等地；省内分布于青岛。

3 拉文海胆科 Loveniidae

心形海胆属 Echinocardium

心形海胆 Echinocardium cordatum Pennant

【药用部位】 石灰质骨骼（海胆）。

【采收加工】 同马粪海胆。

【性能主治】 同马粪海胆。

【生境分布】 栖息于潮间带至水深 250m 的沙底，潜伏在深 10～20cm 的沙中。国内、省内分布于黄海。

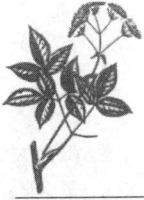

第二章

脊椎动物

脊索动物门是动物界最高等的一门，其共同特征是在其个体发育全过程或某一时期具有脊索、背神经管和鳃裂。此外，还具有密闭式循环系统（尾索动物除外），心脏如存在，总位于消化管的腹面；肛后尾，即位于肛门后方的尾，存在于生活史的某一阶段或终生存在；具有胚层形成的内骨骼。至于后口、两侧对称、三胚层、真体腔和分节性等特征则是某些无脊椎动物也具有的。已知约 7 万多种，现生种类有 4 万多种，分尾索动物、头索动物和脊椎动物 3 个亚门。

脊椎动物是最重要和种类最多的动物类群，药用种类也最多。

第一节　圆口纲 CYCLOSTOMATA

身体裸露无鳞，呈鳗形。全为软骨。无偶鳍。无肩带和腰带。无上、下颌。具 1 鼻孔。鳃呈囊状。舌肌发达，上附角质齿。舌以活塞式运动舐刮鱼肉。脊索终生存在。内耳半规管 1～2 个。生活于海洋或淡水中。现存 70 余种，分属于七鳃鳗目（Petromyzoniformes）和盲鳗目（Myxiniformes）。营寄生或半寄生生活，以大型鱼类及海龟类为寄主。

盲鳗科 Myxinidae

黏盲鳗属 Eptatretus Cloquet
蒲氏黏盲鳗 Eptatretus burgeri Girard

【别　　名】　布氏粘盲鳗。

【药用部位】　肉（黏盲鳗）。

【采收加工】　春、夏季捕捉，捕得后，剖腹，除去内脏，夏季，取肉，鲜用或晒干。

【性能主治】　清热解毒；主治皮肤疮痈，淋巴结肿大，疥癣，痔瘘。

【生境分布】　为一营寄生生活的鱼类，栖息于近海岸浅水区，淤泥底质。国内分布于黄海以南、东海、南海；省内分布于黄海。

第二节　软骨鱼纲 CHONDRICHTHYES

内骨骼完全由软骨组成，常钙化，但无任何真骨组织；外骨骼不发达或退化，体常被盾鳞。脑颅为原颅，上颌由腭方软骨，下颌由梅氏软骨组成。鳃孔每侧 5～7 个，分别开口于体外；或鳃孔 1 对，被以皮膜。雄鱼腹鳍里侧鳍脚为交配器。肠短，具螺旋瓣。心脏动脉圆锥有数列瓣膜。无鳔。无大型耳石。卵大，盘状分裂，体内受精。卵生、卵胎生或胎生。世界有 13 目 49 科 158 属约 837 种；中国有 13 目 40 科 90 属约 202 种。

一、银鲛科 Chimaeridae

1　银鲛属 Chimaera Linnaeus
黑线银鲛 Chimaera plantasma Jordan et Snyder

【别　　名】　银鲛、海兔子。

【药用部位】　肉和鳍（银鲛）。

【采收加工】　全年均可捕捞，捕杀后，洗净，鲜用。

【性能主治】　味甘，性平；补虚，健脾；主治虚劳痰嗽，食少赢瘦，腰膝无力。

【生境分布】　为冷温性中小型鱼类，生活于砂泥底，平时栖息于 180～540m 深水海域，以底栖无脊椎动物为食。国内分布于黄海、东海和南海；省内分布于黄海、渤海。

2　兔银鲛属 Hydrolagus Gill
曾氏兔银鲛 Hydrolagus tsengi Fang et Wang

【别　　名】　曾氏银鲛。

【药用部位】　肉和鳍（银鲛）。

【采收加工】　同黑线银鲛。

【性能主治】　同黑线银鲛。

【生境分布】　为冷温性近海中小型底层鱼类，栖息于较深海域中，游泳缓慢；生活于砂泥底，以甲壳类、软体动物及小型鱼类为食。国内分布于黄海、东海；省内分布于烟台等地。

二、六鳃鲨科 Hexanchidae

哈那鲨属 Notorynchus Ayres

扁头哈那鲨 Notorynchus cepedianus Peron

【别　　名】　哈那鲨、花七鳃鲨、油夷鲛。

【药用部位】　肝脏或肝脏经提炼而得的鱼肝油（鲨鱼肝），油（鲨鱼油），雌性鲨鱼的胎（鲨鱼胎），肉（鲨鱼肉），心脏（鲨鱼心），骨骼（鲨鱼骨），鳍（鲨鱼翅），皮（鲨鱼皮），胆（鲨鱼胆），雄性精巢（鲛鲨白）。

【采收加工】　捕捞后剖腹取肝，鲜用，或将肝脏消毒，在 0℃ 左右脱去部分固体脂肪，提炼成油状液体；捕得后，剖腹，取出脂肪，熬油；捕得后，剖腹，取胎，鲜用或晒干；肉全年可捕，捕得后，除去皮和内脏，取肉，鲜用或晒干；捕捞后剖腹取心，鲜用；捕得后，去肉取骨，洗净，晾干；加工鲨鱼肉时，取其鳍，鲜用或晒干；加工鲨鱼肉时，取其皮晒干；加工鲨鱼肉时，取其胆囊，取汁，鲜用，或干燥后加工成粉；加工鲨鱼肉时，取其精巢，鲜用。

【性能主治】　**鲨鱼肝**：味甘，性温；健脾补气，养肝明目，解毒敛疮；主治眼结膜干燥症，夜盲症，软骨病，烫火伤，皮肤溃疡，外伤创面久不愈。**鲨鱼油**：清热解毒，止痛；主治烧烫伤。**鲨鱼胎**：味甘、咸，性平，补虚，养血，调经，止泻；主治久病体虚，咳嗽，痛经，小儿腹泻。**鲨鱼肉**：味甘、咸，性平；补虚，健脾，利水，祛瘀消肿；主治久病体虚，脾虚浮肿，创口久不愈合，痔疮。**鲨鱼心**：味甘，性微温；健脾益胃；主治脾胃虚弱。**鲨鱼骨**：味咸，性平；祛风湿，止痛，止泻；主治风湿性关节炎，头痛，腹泻。**鲨鱼翅**：味甘，性平；益气，补虚，开胃；主治虚劳，胃虚，腹泻。**鲨鱼皮**：味甘、咸，性平；解鱼毒，消食积，杀痨虫；主治食鱼中毒，食鱼成积不消，肺痨。**鲨鱼胆**：味苦，性寒；清热解毒；主治喉痹，疮痈。**鲛鲨白**：味甘、咸，性平；益精固气，补心益肺；主治精气不固，遗精滑泄，肺虚劳嗽。

【生境分布】　为底栖大型鲨，生活于水深至少 46m 处，亦至沿海 1m 左右浅水湾，活泼健泳，以中小型鱼类及甲壳动物为主食。国内分布于渤海、黄海南部、东海、台湾北部沿岸南海，黄海产量较大；省内分布于黄海、渤海。

三、虎鲨科 Heterodontidae

虎鲨属 Heterodontus Blainville

宽纹虎鲨 Heterodontus japonicus Maclay et Macleay

【别　　名】　日本异齿鲛。

【药用部位】　肝脏或肝脏经提炼而得的鱼肝油（鲨鱼

肝），肉（鲨鱼肉），骨骼（鲨鱼骨）。

【采收加工】　同扁头哈那鲨。

【性能主治】　同扁头哈那鲨。

【生境分布】　为寒水性温带近海底层小型鲨，运动缓慢；以贝类和甲壳类为主食；卵生，卵壳成螺旋形。国内分布于渤海、黄海、东海；省内分布于黄海、渤海。

四、锥齿鲨科 Odontaspidae

锥齿鲨属 Eugomphodus Gill

欧氏锥齿鲨 Eugomphodus arenaries Rafinesque

【别　　名】　白莆鲨、白生。

【药用部位】　肝脏或肝脏经提炼而得的鱼肝油（鲨鱼肝），肉（鲨鱼肉）。

【采收加工】　同扁头哈那鲨。

【性能主治】　同扁头哈那鲨。

【生境分布】　为温带水域常见底栖大型鲨，亦至表层和中层。国内分布于黄海、东海、台湾东北沿海；省内分布于黄海。

五、姥鲨科 Cetorhinidae

姥鲨属 Cetorhinus Blainville

姥鲨 Cetorhinus maximus Gunner

【别　　名】　象鲛。

【药用部位】　肝脏或肝脏经提炼而得的鱼肝油（鲨鱼肝），肉（鲨鱼肉），鳍（鲨鱼翅），骨骼（鲨鱼骨），皮（鲨鱼皮），心脏（鲨鱼心），胆（鲨鱼胆），雄性精巢（鲛鲨白）。

【采收加工】　同扁头哈那鲨。

【性能主治】　同扁头哈那鲨。

【生境分布】　为暖水性近海上层大型鲨，常近表层 1～3 尾或百尾巡游，常静卧海面，露出背鳍，或张口缓游，有时翻身晒腹，有时出水跳跃，性温和，以浮游性无脊椎动物及小型鱼类为主食。国内分布于各地沿海；省内分布于青岛、烟台等地。

六、鲸鲨科 Rhinocodontidae

鲸鲨属 Rhincodon Smith

鲸鲨 Rhincodon typus Smith

【别　　名】　大鲨鱼。

【药用部位】　肉（鲨鱼肉），骨骼（鲨鱼骨）。

【采收加工】　同扁头哈那鲨。

【性能主治】　同扁头哈那鲨。

【生境分布】　为大洋性大型鲨鱼，常成群游于水面，有时洄游来近海，以大量浮游生物如甲壳动物、软体动物及小型鱼类为食。国内分布于渤海、黄海、东海、南海；省内分布于黄海、渤海。

七、皱唇鲨科 Triakidae

1　星鲨属 Mustelus Linck

1.1　白斑星鲨 Mustelus manazo Bleeker

【别　　名】　鲛鱼、沙皮、白点鲨、星貂鲛。

【药用部位】　肝脏或肝脏经提炼而得的鱼肝油（鲨鱼肝），雌性鲨鱼的胎（鲨鱼胎），肉（鲨鱼肉），皮（鲨鱼皮），鳍（鲨鱼翅），胆（鲨鱼胆），雄性精巢（鲛鲨白），骨骼（鲨鱼骨），心脏（鲨鱼心），油（鲨鱼油）。

【采收加工】　鲨鱼肝：捕捞后剖腹取肝，鲜用，或将肝脏消毒，在0℃左右脱去部分固体脂肪，提炼成油状液体；鲨鱼胎：捕得后剖腹取胎，鲜用或晒干；鲨鱼肉：全年可捕，捕得后，除去皮和内脏，取肉，鲜用或晒干；鲨鱼皮：加工鲨鱼肉时，取其皮晒干；鲨鱼翅：加工鲨鱼肉时，取其鳍，鲜用或晒干；鲨鱼胆：加工鲨鱼肉时，取其胆囊，取汁，鲜用，或干燥后加工成粉；鲛鲨白：加工鲨鱼肉时，取其精巢，鲜用；鲨鱼骨：捕得后，去肉取骨，洗净，晾干；鲨鱼心：捕捞后剖腹取心，鲜用；鲨鱼油：捕得后，剖腹，取出脂肪，熬油。

【性能主治】　鲨鱼肝：味甘，性温；健脾补气，养肝明目，解毒敛疮；主治眼结膜干燥症，夜盲症，软骨病，烫火伤，皮肤溃疡，外伤创面久不愈。鲨鱼胎：味甘、咸，性平；补虚，养血，调经，止泻；主治久病体虚，咳嗽，痛经，小儿腹泻。鲨鱼肉：味甘、咸，性平；补虚，健脾，利水，祛瘀消肿；主治久病体虚，脾虚浮肿，创口久不愈合，痔疮。鲨鱼皮：味甘、咸，性平；解鱼毒，消食积，杀痨虫；主治食鱼中毒，食鱼成积不消，肺痨。鲨鱼翅：味甘，性平；益气，补虚，开胃；主治虚劳，胃虚，腹泻。鲨鱼胆：味苦，性寒；清热解毒；主治喉痹，疮痈。鲛鲨白：味甘、咸，性平；益精固气，补心益肺；主治精气不固，遗精滑泄，肺虚劳嗽。鲨鱼骨：味咸，性平；祛风湿，止痛，止泻；主治风湿性关节炎，头痛，腹泻。鲨鱼心：味甘，性微温；健脾益胃；主治脾胃虚弱。鲨鱼油：清热解毒，止痛；主治烧烫伤。

【生境分布】　为冷温性近海底层小型鲨鱼，栖息于潮间带浅海泥和砂泥底质，以软体动物、虾、蟹及小鱼为食。国内分布于黄海、东海、台湾东北海域；省内分布于青岛、烟台、威海、蓬莱、石岛等地。

1.2　灰星鲨 Mustelus griseus Pietschmann

【别　　名】　灰皮鲨、灰鲨、白布鲨、灰貂鲛。

【药用部位】　肝脏或肝脏经提炼而得的鱼肝油（鲨鱼肝），雌性鲨鱼的胎（鲨鱼胎），肉（鲨鱼肉），皮（鲨鱼皮），心脏（鲨鱼心），骨骼（鲨鱼骨），雄性精巢（鲛鲨白），油（鲨鱼油）。

【采收加工】　同扁头哈那鲨。

【性能主治】　同扁头哈那鲨。

【生境分布】　为暖水性近海底小型鲨鱼，栖息于近海温暖水域，以食甲壳动物、软体动物及小鱼等为主食。国内分布于黄海、东海、南海；省内分布于黄海。

2　皱唇鲨属 Triakis Müller et Henle

皱唇鲨 Triakis scyllium Müller et Henle

【别　　名】　九道三峰齿鲛。

【药用部位】　肝脏或肝脏经提炼而得的鱼肝油（鲨鱼肝），肉（鲨鱼肉），雌性鲨鱼的胎（鲨鱼胎）。

【采收加工】　同扁头哈那鲨。

【性能主治】　同扁头哈那鲨。

【生境分布】　为温带大陆架和岛架附近海底栖鲨鱼，栖息于河口、港湾浅水沙底藻类覆盖地，能忍受低盐度，以软体动物、底栖多毛类和虾蟹等为食。国内分布于黄海、东海、南海；省内分布于青岛、烟台、威海等地。

八、真鲨科 Carcharhinidae

1　真鲨属 Carcharhinus Blainville

1.1　阔口真鲨 Carcharhinus plumbeus Nardo

【别　　名】　青鲨、铅灰真鲨。

【药用部位】　肝脏或肝脏经提炼而得的鱼肝油（鲨鱼肝），油（鲨鱼油），雌性鲨鱼的胎（鲨鱼胎），肉（鲨鱼肉），心脏（鲨鱼心），骨骼（鲨鱼骨），鳍（鲨鱼翅），皮（鲨鱼皮），胆（鲨鱼胆），雄性精巢（鲛鲨白）。

【采收加工】　同扁头哈那鲨。

【性能主治】　同扁头哈那鲨。

【生境分布】　为温带和热带近海上层鲨，栖息于从潮间带至280m处。国内分布于黄海、东海；省内分布于青岛、蓬莱、石岛等地。

1.2　侧条真鲨 Carcharhinus limbatus Valencienne

【别　　名】　黑边鳍白眼鲛。

【药用部位】　肝脏或肝脏经提炼而得的鱼肝油（鲨鱼肝），肉（鲨鱼肉），全体（侧条真鲨），雌性鲨鱼的胎（鲨鱼胎）。

【采收加工】　同扁头哈那鲨。

【性能主治】　同扁头哈那鲨。

【生境分布】　为热带和暖温带常见鲨，栖息于近海浅水泥底、海湾及近河口。国内分布于黄海南部、东海、台湾海域、南海；省内分布于黄海。

1.3 黑印真鲨 Carcharhinus menisorrah Müller et Henle

【别　　名】　黑印白眼鲛。

【药用部位】　肝脏或肝脏经提炼而得的鱼肝油（鲨鱼肝），肉（鲨鱼肉），鳍（鲨鱼翅），心脏（鲨鱼心），骨骼（鲨鱼骨），皮（鲨鱼皮），胆（鲨鱼胆），雄性精巢（鲛鲨白），油（鲨鱼油）。

【采收加工】　同扁头哈那鲨。

【性能主治】　同扁头哈那鲨。

【生境分布】　为暖水性近海栖息中型鱼类；以鱼类、甲壳类、软体动物等为食。国内分布于黄海、渤海、东海、南海；省内分布于黄海、渤海。

2　斜齿鲨属 Scoliodon Müller et Henle

尖头斜齿鲨 Scoliodon laticaudus Müller et Henle

【别　　名】　宽尾曲齿鲛。

【药用部位】　肉（鲨鱼肉），雌性鲨鱼的胎（鲨鱼胎）。

【采收加工】　同扁头哈那鲨。

【性能主治】　同扁头哈那鲨。

【生境分布】　为暖水性小型鲨鱼，常成群巡游。国内分布于渤海、黄海南部、东海、台湾海峡、南海；省内分布于黄海、渤海。

九、双髻鲨科 Sphyrnidae

双髻鲨属 Sphyrna Rafinesque

1.1　锤头双髻鲨 Sphyrna zygaena Linnaeus

【别　　名】　丫髻鲨、双髻鲨、鲨鱼。

【药用部位】　肝脏或肝脏经提炼而得的鱼肝油（鲨鱼肝），肉（鲨鱼肉），鳍（鲨鱼翅），骨骼（鲨鱼骨），皮（鲨鱼皮），心脏（鲨鱼心），胆（鲨鱼胆），雄性精巢（鲛鲨白）。

【采收加工】　同扁头哈那鲨。

【性能主治】　同扁头哈那鲨。

【生境分布】　为暖水性大型凶猛鲨鱼；以鱼类、头足类为食。国内分布于黄海、东海；省内分布于青岛、烟台、日照、石岛等地。

1.2　路氏双髻鲨 Sphyrna lewini Griffith et Smith

【别　　名】　红肉丫髻鲨。

【药用部位】　肝脏或肝脏经提炼而得的鱼肝油（鲨鱼肝），肉（鲨鱼肉）。

【采收加工】　同扁头哈那鲨。

【性能主治】　同扁头哈那鲨。

【生境分布】　为热带和温带常见鲨，栖息于潮间带至水深275m处，常成大群，以鱼类、头足类、甲壳类为主食。国内分布于各沿海地区；省内分布于烟台等地。

十、角鲨科 Squalidae

角鲨属 Squalus Linnaeus

1.1　白斑角鲨 Squalus acanthias Linnaeus

【别　　名】　锉鱼、萨氏角鲨。

【药用部位】　肝脏或肝脏经提炼而得的鱼肝油（鲨鱼肝），肉（鲨鱼肉），鳍（鲨鱼翅），骨骼（鲨鱼骨），皮（鲨鱼皮），心脏（鲨鱼心），胆（鲨鱼胆），雄性精巢（鲛鲨白）。

【采收加工】　同扁头哈那鲨。

【性能主治】　同扁头哈那鲨。

【生境分布】　为温带及寒带冷温性近海底层中下小型鱼类，栖息于近海沿岸浅水区到水深900m的海底，以小型鱼类及无脊椎动物为主食。国内分布于黄海、东海；省内分布于烟台等地。

1.2　短吻角鲨 Squalus megalops Macleay

【别　　名】　短吻棘鲛。

【药用部位】　肝脏或肝脏经提炼而得的鱼肝油（鲨鱼肝），肉（鲨鱼肉）。

【采收加工】　同扁头哈那鲨。

【性能主治】　同扁头哈那鲨。

【生境分布】　为温带和热带常见鲨鱼，栖息于大陆架外和大陆坡上部或在水深50～732m处，底栖，常成大群。国内分布于各沿海地区；省内分布于黄海及烟台等地。

1.3　长吻角鲨 Squalus mitsukurii Jordan et Snyder

【药用部位】　肝脏或肝脏经提炼而得的鱼肝油（鲨鱼肝），肉（鲨鱼肉）。

【采收加工】　同扁头哈那鲨。

【性能主治】　同扁头哈那鲨。

【生境分布】　为暖温性和热带海洋常见鲨鱼，栖息于大陆架和岛架底和大陆坡上部水深180～300m处，以鱼类、头足类和甲壳类为食。国内分布于黄海、东海；省内分布于青岛、烟台等地。

1.4　萨氏角鲨 Squalus suckleyi Girard

【别　　名】　锉鱼。

【药用部位】　肝脏或肝脏经提炼而得的鱼肝油（鲨鱼肝），肉（鲨鱼肉）。

【采收加工】　同扁头哈那鲨。

【性能主治】　同扁头哈那鲨。

【生境分布】　为温水性的海底层小型鲨鱼，主食小型鱼类。国内、省内分布于黄海、渤海。

1.5　法氏角鲨 Squalus fernandinus Molina

【别　　名】　锉鱼、油鲨。

【药用部位】　肝脏或肝脏经提炼而得的鱼肝油（鲨鱼肝），肉（鲨鱼肉）。

【采收加工】 同扁头哈那鲨。

【性能主治】 同扁头哈那鲨。

【生境分布】 为温水性近海小型鱼类，主食小鱼。国内、省内分布于黄海、渤海。

十一、锯鲨科 Pristiophoridae

锯鲨属 Pristiophorus Müller et Henle

日本锯鲨 Pristiophorus japonicus Günther

【药用部位】 胆（锯鲨胆）。

【采收加工】 全年均可捕捞，捕杀后，剖腹，取出胆囊，洗净，鲜用或阴干浸酒。

【性能主治】 味苦，性寒；祛风湿，散瘀血，解毒敛疮；主治风湿性关节炎，跌打损伤，胆囊炎，疮疖，皮肤溃疡。

【生境分布】 栖息于沿岸水域底栖鱼类；以小型底栖生物为食，用长须及长吻感觉和掘食；卵胎生，每产数至10余仔。国内分布于黄海、东海，南海较少；省内分布于黄海及青岛等地。

十二、扁鲨科 Squatinidae

扁鲨属 Squatina Dumeril

日本扁鲨 Squatina japonica Bleeker

【别　名】 日本琵琶鲛、琵琶鲨。

【药用部位】 肝脏或肝脏经提炼而得的鱼肝油（鲨鱼肝），雌性鲨鱼的胎（鲨鱼胎），肉（鲨鱼肉），鳍（鲨鱼翅），骨骼（鲨鱼骨），皮（鲨鱼皮），心脏（鲨鱼心），胆（鲨鱼胆），雄性精巢（鲛鲨白）。

【采收加工】 同扁头哈那鲨。

【性能主治】 同扁头哈那鲨。

【生境分布】 为近海冷温性底层鱼类；体长可达 2m；卵胎生，胎儿有大的卵黄囊。国内分布于黄海、东海、台湾东北海域；省内分布于黄海及烟台等地。

十三、犁头鳐科 Rhinobatidae

犁头鳐属 Rhinobatos Linck

许氏犁头鳐 Rhinobatos schlegelii Müller et Henle

【别　名】 许氏琵琶鳐。

【药用部位】 肝（鳐鱼肝），鳍（鳐鱼翅）。

【采收加工】 鳐鱼肝：全年均可捕捉，捕得后，剖腹，取出肝脏，经加工提制成鱼肝油备用；鳐鱼翅：割下鱼鳍，晒干。

【性能主治】 鳐鱼肝：味甘，性平；明目，滋补强壮，

健骨，止痛；主治夜盲症，干燥性眼炎，软骨症，佝偻病，营养不良，结核病，风湿性关节炎，跌打肿痛。鳐鱼翅：滋补强体，状腰，健胃化痰；主治久病体弱，腰膝酸软，胃虚痰多。

【生境分布】 为暖温性近海底层鱼类，平时半埋于沙土中，或在底层徐徐游泳；以小型甲壳类、贝类为食，也食小鱼和其他底栖动物。国内分布于各沿海地区；省内分布于黄海及青岛、烟台、石岛等地。

十四、鳐科 Rajidae

鳐属 Raja Linnaeus

1.1　孔鳐 Raja porosa Günther

【别　名】 老板甫鱼、喀氏鳐。

【药用部位】 肝（鳐鱼肝），胆囊（鳐鱼胆），卵（鳐鱼卵）。

【采收加工】 鳐鱼肝：全年均可捕捉，捕得后，剖腹，取出肝，鲜用；鳐鱼胆：捕杀后，剖腹，取出胆囊，洗净，鲜用或阴干；鳐鱼卵：收集卵，洗净，鲜用。

【性能主治】 鳐鱼肝：味甘，性平；明目，滋补强壮，健骨，止痛；主治夜盲症，干燥性眼炎，软骨症，佝偻病，营养不良，结核病，风湿性关节炎，跌打肿痛。鳐鱼胆：味苦，性寒；散瘀止痛，解毒敛疮；主治风湿性关节痛，跌打肿痛，疮疖，溃疡。鳐鱼卵：味甘，性平；散瘀活筋；主治痢疾。

【生境分布】 为近海冷温性小型底层鱼类，栖息于较冷水的砂质地海区；白天潜伏，常浅埋于砂中，露出眼和喷水孔，晚上活动觅食，以蟹、虾、端足类、小型甲壳动物以及多毛类、贝壳、小型鱼类和头足类动物为食。国内分布于渤海、黄海、东海；省内分布于青岛、烟台、蓬莱、龙口、石岛等地。

1.2　斑鳐 Raja kenojei Müller et Henle

【别　名】 华鳐。

【药用部位】 肝（鳐鱼肝），胆囊（鳐鱼胆），卵（鳐鱼卵）。

【采收加工】 同孔鳐。

【性能主治】 同孔鳐。

【生境分布】 为近海温水性中小型底层鱼类，栖息于砂质底海区；白天潜伏，常浅埋于砂中，露出眼和喷水孔，晚上活动觅食，以小型鱼类、甲壳类及各种多毛类、软体动物等为食。国内分布于黄海、东海、南海；省内分布于黄海。

1.3　美鳐 Raja pulchra Liu

【别　名】 史氏鳐。

【药用部位】 肝（鳐鱼肝），胆囊（鳐鱼胆），卵（鳐鱼卵）。

【采收加工】 同孔鳐。

【性能主治】 同孔鳐。

【生境分布】 为近海冷温性底层鱼类，栖息于较冷水的砂质底海区，以小型甲壳类及各种多毛类、软体动物及小型鱼类和头足类等为食。国内分布于黄海、东海；省内分布于青岛、烟台等地。

十五、魟科 Dasyatidae

魟属 Dasyatis Rafinesque

1.1 赤魟 Dasyatis akajei Müller et Henle

【别　　名】 龙州魟鱼、滑子鱼、老板鱼、箭洋鱼、黄鲼。

【药用部位】 肉（海鹞鱼），牙齿（海鳐鱼齿），肝脏（海鳐鱼肝），胆囊（海鳐鱼胆），尾刺（海鳐鱼尾刺），背部一块外表含有砂质的脊皮里面的一层组织（海鳐鱼白皮），脂肪油（鱼油）。

【采收加工】 海鳐鱼：全年均可捕捉，捕杀后，取肉，洗净，鲜用，或冷藏备用；海鳐鱼齿：捕杀后，取其牙齿，洗净，晒干；海鳐鱼肝：捕杀后，剖腹，取出肝脏，洗净，鲜用；海鳐鱼胆：捕杀后，剖腹，取出胆囊，鲜用或晾干；海鳐鱼尾刺：捕杀后，取尾刺，洗净，晒干；海鳐鱼白皮：捕得后，剥取背部含砂质多的皮肤衬里组织，洗净，晾干；鱼油：捕获后，剖腹，取出脂肪，熬油。

【性能主治】 海鳐鱼：味甘、咸，性平；益肾，通淋；主治男子白浊膏淋，阴茎涩痛。海鳐鱼齿：截疟；主治瘴疟。海鳐鱼肝：养肝明目；主治夜盲症。海鳐鱼胆：味苦，性寒；健胃，散瘀；主治胃痛，跌打损伤，湿热黄疸。海鳐鱼尾刺：味甘、咸，性寒，有毒；清热解毒，软坚散结；主治咽喉肿痛，疮痈肿毒，牙痛，癌症，疟疾。海鳐鱼白皮：味甘，性温；补肾强体；主治妇女带下，男子肾虚腰酸。鱼油：味甘，性温；活血，降脂；主治高血脂症，防治高血压病、冠心病、脑栓塞。

【生境分布】 为暖温性近海底层中小型魟类，栖息于近海沙泥质海底，冬季生活于深水处，夏季移栖于内湾浅水区，有时溯江而上，也可生活于淡水，以贝类与甲壳类为主食。国内分布于各沿海地区；省内分布于青岛、烟台、日照、蓬莱、石岛等地。

1.2 光魟 Dasyatis laevigatus Chu

【别　　名】 老虎鱼。

【药用部位】 肉（海鳐鱼），脂肪油（鱼油）。

【采收加工】 同赤魟。

【性能主治】 同赤魟。

【生境分布】 为暖水性近海底层较大魟类。国内分布于黄海、东海、台湾海峡；省内分布于烟台等地。

1.3 奈氏魟 Dasyatis navarrae Steindachner

【别　　名】 奈魟、黑土魟。

【药用部位】 肉（海鳐鱼），脂肪油（鱼油）。

【采收加工】 同赤魟。

【性能主治】 同赤魟。

【生境分布】 为冷温性近海底层较大型魟类。国内分布于渤海、黄海、东海、台湾海峡；省内分布于黄海、渤海。

1.4 中国魟 Dasyatis sinensis Steindachner

【别　　名】 老虎鱼、滑子鱼。

【药用部位】 肉（海鳐鱼），脂肪油（鱼油）。

【采收加工】 同赤魟。

【性能主治】 同赤魟。

【生境分布】 为近海冷温性底层鱼类，以甲壳类、软体类和小鱼为食。国内分布于渤海、黄海、东海；省内分布于黄海、渤海。

1.5 尖嘴魟 Dasyatis zugei Müller et Henle

【别　　名】 魟鱼、尖嘴土魟。

【药用部位】 肉（海鳐鱼），脂肪油（鱼油）。

【采收加工】 同赤魟。

【性能主治】 同赤魟。

【生境分布】 为栖息于沿岸浅海、海湾、咸淡水中的底层魟类。国内分布于黄海、东海、南海、台湾海域；省内分布于黄海。

十六、鲼科 Myliobatidae

鲼属 Myliobatis Cuvier

鸢鲼 Myliobatis tobijei Bleeker

【别　　名】 燕魟、头鱼、狗头洋。

【药用部位】 鳃（鸢鲼鳃），胆（鸢鲼胆），尾刺（鸢鲼尾刺）。

【采收加工】 鸢鲼鳃：全年均可捕捉，捕得后，取鳃，鲜用或晒干；鸢鲼胆：捕得后，取胆囊，洗净，鲜用或通风处阴干；鸢鲼尾刺：剪下尾刺，阴干。

【性能主治】 鸢鲼鳃：清热解毒，透疹；主治小儿麻疹，疮疡疔肿。鸢鲼胆：祛风除湿；主治风湿性关节炎。鸢鲼尾刺：清热解毒，散结除癥；主治乳痈，咽喉痛，疟疾。

【生境分布】 为温水性近海底层中小型鲼类，善游泳，以贝类、甲壳类为食；卵胎生，每胎产8仔；大者体盘长达1m左右，重40～50kg。国内分布于黄海、东海；省内分布于青岛、烟台等地。

十七、蝠鲼科 Mobulidae

1　前口蝠鲼属 Manta Bancroft

双吻前口蝠鲼 Manta birostris Walbaum

【别　名】　蝠鲼、角燕、角鱼、角花鱼、锅盖鱼、彭鱼。

【药用部位】　鳃（彭鱼鳃），脑髓（彭鱼脑）。

【采收加工】　彭鱼鳃：夏、秋季捕捞，捕杀后，将鳃取出，用淡水洗去咸质，晒干；彭鱼脑：捕杀后，取脑髓，鲜用。

【性能主治】　彭鱼鳃：味咸，性寒；清热透疹，解毒；主治小儿麻疹，麻疹后痢疾，疮疖。彭鱼脑：味咸，性寒；化瘀通络；主治跌打损伤。

【生境分布】　为暖水性中上层大型鳐类。国内分布于黄海、东海、南海；省内分布于青岛等地。

2　蝠鲼属 Mobula Rafinesque

日本蝠鲼 Mobula japonica Müller et Henle

【别　名】　日本蝠魟。

【药用部位】　鳃（彭鱼鳃），脑髓（彭鱼脑）。

【采收加工】　同双吻前口蝠鲼。

【性能主治】　同双吻前口蝠鲼。

【生境分布】　为暖温性中上层大型鱼类；以浮游甲壳类为主食，也食小型成群鱼类，借助头鳍纳食入口。国内分布于各沿海地区；省内分布于渤海、黄海。

第三节　硬骨鱼纲 FSTICHTHYES

骨骼大多为硬骨。大多口位于吻端。鳃间隔退化，具鳃盖骨，因而鳃裂并不直接开口于体表。尾鳍大多为正尾型。内部尾椎的末端向上翘，但仅达尾鳍基部。体表大多被圆鳞或栉鳞，两者都是骨质鳞，圆鳞的游离缘圆滑，栉鳞的游离缘成齿状；少数被硬鳞，鳞片呈菱形，表面有一层闪光质。大多数有鳔。雄鱼一般没有交配器，都是体外受精，体外发育，卵小，成活率低，但产卵量大。是水中生活得最成功、最繁盛的脊椎动物。分为肉鳍亚纲（Sarcopterygii）和辐鳍亚纲（Actinopterygii）两个亚纲，现存种类在 27000 种左右。

一、狗母鱼科 Synodontidae

蛇鲻属 Saurida Valenciennes

1.1　长蛇鲻 Saurida elongata Temminck et Schlegel

【别　名】　神仙梭、沙梭、细鳞丁、长蛎鱼、狗棍。

【药用部位】　肉（蛇鲻），尾（蛇鲻尾）。

【采收加工】　蛇鲻：全年均可捕捞，捕杀后，去鳞片及内脏，鲜用或晒干；蛇鲻尾：割取尾，洗净，晒干，煅存性。

【性能主治】　蛇鲻：味甘，性平；健脾补肾，缩尿；主治小儿麻痹后遗症，遗尿，夜尿多。蛇鲻尾：味咸，性寒；清热利咽，消肿止痛；主治咽喉肿痛。

【生境分布】　为近海底层鱼类，栖息于水深 20～100m 泥沙质海底及沿海河口区域；性凶猛，游泳迅速，但移动范围不大；为食肉性鱼类，以乌贼、虾蛄、小沙丁鱼、竹筴鱼为食。国内分布于黄海、渤海、东海、南海；省内分布于黄海、渤海。

1.2　多齿蛇鲻 Saurida tumbil Bloch

【别　名】　惠曾、箭鱼、锦鳞蜥鱼、泥狗棍、狗棍、奎龙、九棍、那哥、丁鱼。

【药用部位】　同长蛇鲻。

【采收加工】　同长蛇鲻。

【性能主治】　同长蛇鲻。

【生境分布】　为暖水性近海底层鱼类，以鱼、虾等为食。国内分布于黄海、东海、南海；省内分布于黄海。

二、龙头鱼科 Harpadontidae

龙头鱼属 Harpadon Le Sueur

龙头鱼 Harpodon nehereus Hamilton

【别　名】　印度镰齿鱼。

【药用部位】　肉或全体（龙头鱼）。

【采收加工】　全年均可捕捉，捕得后，除去内脏和鳞片，取肉，鲜用。

【性能主治】　味甘，性平；健脾益气，滋补肝肾，利水止血；主治小儿营养不良，水肿，鼻衄。

【生境分布】　为近海暖温性中下层鱼类；生活于近岸河口、海湾；以小型鱼类为食。国内分布于黄海南部、东海、南海河口；省内分布于黄海。

三、鲤科 Cyprinidae

1　鳙属 Aristichthys Oshima

鳙 Aristichthys nobilis Richardson

【别　名】　鳙鱼。

【药用部位】　全体（鳙鱼），头（鳙鱼头）。

【采收加工】　鳙鱼：全年均可捕捞，捕杀后，除去鳞片及内脏，鲜用；鳙鱼头：全年均可捕捞，捕杀后，取其头部，除去鳃，洗净，鲜用。

【性能主治】　鳙鱼：味甘，性温；温中健脾，壮筋骨；主治脾胃虚弱，消化不良，肢体肿胀，腰膝酸痛，步履无力。鳙鱼头：味甘，性温；补虚，散寒；主治头晕，风寒头痛。

【生境分布】　为温水性淡水中上层鱼类，生活于江河干流、平缓的河湾、湖泊和水库的中上层，幼鱼及未成熟个体一般到沿江湖泊和附属水体中生长，性成熟时到江中产卵，产卵后大多数个体进入沿江湖泊摄食肥育，冬季湖泊水位跌落，它们又回到江河的深水区越冬，翌年春暖时节则上溯繁殖；行动迟缓，性情温和，以浮游动物为主食，兼食浮游植物；繁殖期 4～7 月，产漂流性卵。国内分布于长江、珠江、黄河、黑龙江等流域，现大部分地区已有人工饲养；省内分布于黄河。

2　鲫属 Carassius Jarocki

2.1　鲫 Carassius auratus Linnaeus

【别　　名】　鮒鱼、鮒、鲫鱼、鲫瓜子、洗头鱼、鲫皮子、草鱼板子、喜头鱼、朝鱼、刀子鱼。

【药用部位】　肉（鲫鱼），骨骼（鲫鱼骨），头（鲫鱼头），脑髓（鲫鱼脑），卵子（鲫鱼子），胆囊（鲫鱼胆）。

【采收加工】　鲫鱼：全年均可捕捞，捕杀后，除去鳞片、鳃及内脏，洗净，鲜用；鲫鱼骨：收集鲫鱼之骨，洗净，晾干或烘干；鲫鱼头：全年均可捕捞，切取鱼头，洗净，鲜用或烘干；鲫鱼脑：杀鲫鱼时，剖开鱼头，取出脑髓，鲜用；鲫鱼子：收集雌鱼的卵子，漂净，鲜用；鲫鱼胆：捕杀后，剖腹，取出胆囊，洗净，鲜用。

【性能主治】　鲫鱼：味甘，性平；健脾和胃，利水消肿，通血脉；主治脾胃虚弱，纳少反胃，产后乳汁不行，痢疾，便血，水肿，痈肿，瘰疬，牙疳。鲫鱼骨：杀虫，敛疮；主治疮痈。鲫鱼头：味甘，性温；止咳，止痢，敛疮，主治咳嗽，痢疾，小儿口疮，黄水疮。鲫鱼脑：味甘，性温；滋阴补肾。鲫鱼子：味甘，性平；调中，补肝，明目；主治目中障翳。鲫鱼胆：味苦，性寒，有毒；清热明目，杀虫，敛疮；主治消渴，砂眼，疳疮。

【生境分布】　适应性很强，是一种广温性鱼类。国内除西部高原地区外，各地水域常年均产；省内各地大小水库、湖泊、池塘均有分布。

2.2　金鱼 Carassius auratus Linnaeus

【别　　名】　锦鱼、朱砂鱼、金鲫鱼。

【药用部位】　肉或全体（金鱼）。

【采收加工】　捕捞后，洗净，用全体或剖腹除去内脏，鲜用或焙干。

【性能主治】　味苦、微咸，性寒，利尿清热，解毒；主治水臌，黄疸，水肿，小便不利，肺炎，咳嗽，百日咳。

【生境分布】　为家养的观赏鱼；杂食性，以植物、极小动物为食。国内大部分省区均有饲养；省内分布于各地。

3　草鱼属 Ctenopharyngodon Steindachner

草鱼 Ctenopharyngodon idellus Cuvier et Valenciennes

【别　　名】　鲩、鲩鱼、油鲩、草鲩、白鲩、草根、

混子。

【药用部位】　肉（鲩鱼），胆囊（鲩鱼胆）。

【采收加工】　鲩鱼：每年除生殖季节外，均可捕捞，捕杀后，除去鳞片、鳃及内脏，洗净，鲜用；鲩鱼胆：捕杀后，取出胆囊，洗净，鲜用。

【性能主治】　鲩鱼：味甘，性温；平肝祛风，温中和胃；主治虚劳，肝风头痛，久疟，食后饱胀，呕吐泄泻。鲩鱼胆：味苦，性寒，有毒；清热利咽明目，祛痰止咳；主治咽喉肿痛，目赤肿痛，咳嗽痰多。

【生境分布】　栖息于江河湖泊中，为中下层鱼类，生活于近岸多水草区域；为草食性鱼类。国内分布于各省区，南至广东，北至东北平原地区，现已人工养殖成功，分布更为广泛；省内分布于各地。

4　青鱼属 Mylopharyngodon Peters

青鱼 Mylopharyngodon piceus Richardson

【别　　名】　螺蛳青、青根鱼、黑鲩、青鲩、鲭、青棒、铜青。

【药用部位】　肉（青鱼），胆囊（青鱼胆），头中枕骨（青鱼枕）。

【采收加工】　青鱼：全年均可捕捉，捕得后，剖腹，除去鳞片及内脏，洗净，鲜用；青鱼胆：捕得后，剖腹，取出胆囊，洗净，取胆汁，鲜用或晾干；青鱼枕：捕得后，取出头中枕骨（鱼脑石），晒干。

【性能主治】　青鱼：味甘，性平；化湿除痹，益气和中；主治脚气湿痹，腰脚软弱，胃脘疼痛，痢疾。青鱼胆：味苦，性寒；清热解毒，明目退翳；主治目赤肿痛，翳障，喉痹，热疮。青鱼枕：味咸，性平；散瘀止痛，利水；主治心腹疼痛，水气浮肿。

【生境分布】　生活在水的中下层，淡水鱼。国内南北方均有分布，主要分布在长江以南各省；省内各地水域普遍养殖。

5　鲤属 Cyprinus Linnaeus

鲤 Cyprinus carpio Linnaeus

【别　　名】　鲤、河鲤、鲤拐子、鲤子、仁鱼、河鲤、毛鱼、花鱼、鱼王、鱼王仙。

【药用部位】　肉或全体（鲤鱼），鳞片（鲤鱼鳞），皮（鲤鱼皮），血液（鲤鱼血），脑髓（鲤鱼脑），眼球（鲤鱼目），牙齿（鲤鱼齿），胆囊（鲤鱼胆），肠子（鲤鱼肠），脂肪（鲤鱼脂）。

【采收加工】　鲤鱼：鲤鱼可用网捕、钓钩捕等，多为鲜鱼入药；鲤鱼鳞：将鲤鱼杀死后，洗净，刮取鳞片，晒干；鲤鱼皮：将鲤鱼杀死后，洗净，取皮，晾干；剖杀鲤鱼时取血，鲜用；鲤鱼脑：将鲤鱼杀死后，取出脑髓，鲜用；鲤鱼目：将鲤鱼杀死后，取出眼球，洗净，晾干；鲤鱼齿：杀死鲤鱼，取其齿，洗净，晾干；鲤鱼胆：将鲤鱼杀死后，取出胆囊，晾干或鲜用；鲤鱼肠：将鲤鱼剖腹取肠，洗净，

鲜用；**鲤鱼脂**：杀死鲤鱼后，取出脂肪，鲜用或炼油。

【性能主治】　**鲤鱼**：味甘，性平；健脾和胃，利水下气，通乳，安胎；主治胃痛，泄泻，水湿肿满，小便不利，脚气，黄疸，咳嗽气逆，胎动不安，妊娠水肿，产后乳汁稀少。**鲤鱼鳞**：散血，止血；主治血瘀吐血，衄血，崩漏，带下，产后瘀滞腹痛，痔瘘。**鲤鱼皮**：安胎，止血；主治胎动不安，胎漏，骨鲠。鲤鱼血：解毒消肿；主治小儿火丹，口唇肿痛，口眼㖞斜。**鲤鱼脑**：味甘，性平；明目，聪耳，定痫；主治青盲，暴聋，久聋，诸痫。**鲤鱼目**：味甘，性平；止痛，消肿，排脓；主治炎症，水肿。鲤鱼齿：利水通淋；主治淋症，小便不通。鲤鱼胆：味苦，性寒，有毒；清热明目，退翳消肿，利咽，主治目赤肿痛，青盲障翳，咽痛喉痹。**鲤鱼肠**：解毒，敛疮；主治聤耳，痔瘘，肠痈。**鲤鱼脂**：定惊止痫；主治小儿惊痫。

【生境分布】　多栖息于江河、湖泊、水库、池沼的松软底层和水草丛生处。国内分布于除西藏外的各省区；省内各地均有分布。

6　赤眼鳟属 Squaliobarbus Günther

赤眼鳟 Squaliobarbus curriculus Richardson

【别　　名】　红眼鱼、参鱼。

【药用部位】　肉（鳟鱼）。

【采收加工】　全年均可捕捞，捕得后，除去鳞片及内脏，洗净，鲜用。

【性能主治】　味甘，性温；暖胃和中，止泻；主治反胃吐食，脾胃虚寒泄泻。

【生境分布】　生活于江河流速较缓的水域或湖泊，栖息于水的中层；为杂食性鱼类，以藻类和水生高等植物为主食。国内分布于除青藏高原外的各省区；省内分布于济南等地。

7　鳡属 Elopichthys Bleeker

鳡 Elopichthys bambusa Richardson

【别　　名】　鳡鱼。

【药用部位】　肉（鳡鱼）。

【采收加工】　春、夏季用网捕捞，捕杀后，剖腹，除去内脏，洗净，取肉，鲜用。

【性能主治】　味甘，性温；健脾益胃，温中止呕；主治脾胃虚弱，反胃呕吐。

【生境分布】　生活于江河水的中上层，性凶猛；游泳力极强，行动敏捷，常袭击和捕食其他鱼类；鱼苗在卵黄囊消失后，就开始吞食其他鱼苗，也食浮游动物。国内除西北、西南外的从北至南平原地区的水系中均有分布；省内分布于黄河。

8　原鲌属 Cultrichthys Smith

红鳍原鲌 Cultrichthys erythropterus Basilewsky

【别　　名】　翘壳、翘嘴巴、翘嘴鲌、大鲌鱼。

【药用部位】　肉（白鱼）。

【采收加工】　同翘嘴红鲌。

【性能主治】　同翘嘴红鲌。

【生境分布】　为中上层淡水鱼，栖息于多水草的开阔水体中，主要以小型鱼类为食。国内分布于各大江河；省内分布于黄海。

9　鲌属 Culter Basilewsky

9.1　翘嘴鲌 Culter alburnus Basilewsky

【别　　名】　翘壳、翘嘴巴、翘嘴鲌、大鲌鱼。

【药用部位】　肉（白鱼）。

【采收加工】　春、夏季捕捞，捕杀后，除去鳃、鳞和内脏，洗净，鲜用。

【性能主治】　味甘，性平；开胃消食，健脾行水；主治食积不化，水肿。

【生境分布】　为生活于流水及大水体中的鱼类，一般在水体中上层，行动迅速，善跳跃，性凶猛，主要以鱼类为食。国内分布于长江干流从金沙江到河口、黑龙江、黄河、辽河等干支流及其附属湖泊；省内分布于黄河。

9.2　蒙古鲌 Culter mongolicus Basilewsky

【别　　名】　朱红、红梢、蒙古红鲌。

【药用部位】　肉。

【采收加工】　春、夏季捕捞，捕杀后，除去鳃、鳞和内脏，洗净，鲜用。

【性能主治】　味甘，性平；开胃健脾，消食利水；主治胃气不畅，厌食，纳差，水肿等。

【生境分布】　为湖泊中习见鱼类，喜栖息于水之上层，随个体的长大食性有明显差异。国内分布很广，黑龙江、松花江、嫩江、长江、钱塘江、珠江等水系均可见；省内分布于黄河水系、南四湖、东平湖等湖区。

9.3　达氏鲌 Culter dabryl dabryl Bleeker

【别　　名】　白鱼、青梢、戴氏红鲌、青梢红鲌、大白鱼。

【药用部位】　肉。

【采收加工】　同蒙古鲌。

【性能主治】　同蒙古鲌。

【生境分布】　喜栖息于湖泊水域中的中上层，一般喜集群于水草丛生的浅湖湾中，幼鱼阶段以浮游动物、水生昆虫及虾等为食，成鱼则主要食小鱼、虾、水生昆虫等。国内、省内分布于各地河流、湖泊及附属水系。

9.4　尖头鲌 Culter oxycephalus Bleeker

【别　　名】　尖头红鳍鲌、青鳊、尖头红鲌。

【药用部位】　肉。

【采收加工】　同蒙古鲌。

【性能主治】　同蒙古鲌。

【生境分布】　生活于静水湖泊，喜栖于水域中的中下层，为肉食性鱼类。国内分布于小兴凯湖、乌苏里江、长江流域；省内分布于南四湖、东平湖。

10 鳘属 Hemiculter Bleeker

10.1 鳘 Hemiculter leucisculus Basilewsky

【别　　名】 鲦鱼、参鱼、白脑。

【药用部位】 肉（鲦鱼）。

【采收加工】 全年均可捕捞，捕得后，除去鳞片及内脏，洗净，鲜用。

【性能主治】 味甘，性温；温中止泻；主治胃脘冷痛，肠寒泄泻。

【生境分布】 为中上层鱼类，栖息于河流、湖泊沿岸水体上层，是极常见的小型鱼类；杂食性，以浮游生物为主食，也食藻类及水生昆虫、植物碎屑等。国内分布于除西部高原外的其余地区的诸河流、湖泊等天然水体中；省内分布于各江河湖泊中。

10.2 贝氏鳘 Hemiculter bleekeri Warpachowsky

【别　　名】 油鲹、白条、鲹子、白漂子。

【药用部位】 肉（鲦鱼）。

【采收加工】 全年均可捕捞，捕得后，除去鳞片及内脏，洗净，鲜用。

【性能主治】 味甘，性温；温中止泻；主治胃脘冷痛，肠寒泄泻。

【生境分布】 为小型上层鱼类，常在浅水区觅食，杂食性，以浮游动物为主食。国内各水系均有分布；省内分布于济南等地。

11 鲢属 Hypophthalmichthys Bleeker

鲢 Hypophthalmichthys molitrix Cuvier et Valencinnes

【别　　名】 鲢鱼。

【药用部位】 肉（鲢鱼）。

【采收加工】 全年均可捕捞，捕得后，除去鳞片及内脏，洗净，鲜用。

【性能主治】 味甘，性温；温中益气，利水；主治久病体虚，水肿。

【生境分布】 栖息于江河干流及附属水体的上层；以浮游植物为主食；生殖期4～7月。国内分布于长江、珠江、黄河、黑龙江等水域；省内分布于各江河湖泊。

12 鲂属 Megalobrama Dybowsky

三角鲂 Megalobrama terminalis Richardson

【别　　名】 鲂鱼、花边、三角鳊、法罗鱼。

【药用部位】 肉（鲂鱼）。

【采收加工】 全年均可捕捞，捕得后，除去鳞片及内脏，洗净，鲜用。

【性能主治】 味甘，性平；健脾益胃，消食和中；主治消化不良，胸腹胀满。

【生境分布】 属中下层鱼类，栖息于底质为淤泥或石砾的敞水区；杂食性，以植物为主食，幼鱼以浮游动物为主食，兼食淡水甲壳类、昆虫和软体动物的幼体，以及少量水生植物，成鱼以苔草、轮叶黑藻及软体动物为主食，兼食湖底植物的碎屑、淡水海绵、丝状绿藻、马来眼子菜、菹草和聚草，个别的也摄食水生昆虫、螺蚬类、虾和小鱼。国内分布于除西北等高原地区外的各大河流、湖泊中；省内分布于黄河。

13 鳑鲏属 Rhodeus Agassiz

高体鳑鲏鱼 Rhodeus ocellatus Kner

【别　　名】 中华鳑鲏鱼、红目鲫、牛屎鲫。

【药用部位】 肉（鳑鲏鱼）。

【采收加工】 全年均可捕捞，捕得后，除去鳞片及内脏，洗净，鲜用。

【性能主治】 味甘，性平；补脾健胃，解毒；主治久病体虚，痘毒。

【生境分布】 栖息于平缓江河、湖泊、池沼中；以藻类植物为食。国内分布于澜沧江、珠江、海南岛、韩江、长江、黄河等水系；省内分布于黄河及济南、平阴等地。

14 鱲属 Zacco Jordan et Evermann

宽鳍鱲 Zacco platypus Temminck et Schlegel

【别　　名】 双尾鱼。

【药用部位】 肉（宽鳍鱲）。

【采收加工】 全年均可捕捉，捕得后，剖腹，除去鳞片及内脏，取肉，洗净，鲜用。

【性能主治】 味甘，性平；解毒，杀虫；主治疮疖，疥癣。

【生境分布】 生活于江河之支流，栖息于水流较急的沙石浅滩；以甲壳类为主食，兼食小鱼、藻类和有机碎屑；生长慢，个体小，一冬龄即可性成熟；性成熟的雄鱼体色更为鲜艳，在头前部及臀鳍出现发达的珠星；每年4～6月在较急的流水滩上产卵。国内分布于澜沧江、珠江、长江、黄河、黑龙江及东部沿海各溪流；省内分布于黄河。

15 鲴属 Xenocypris Günther

黄尾鲴 Xenocypris davidi Bleeker

【别　　名】 黄尾、黄片、黄鱼、黄姑子。

【药用部位】 肉（黄鲴鱼）。

【采收加工】 全年均可捕捞，捕得后，剖腹，除去鳞片及内脏，取肉，洗净，鲜用。

【性能主治】 味甘，性温；温中止泻；主治胃寒泄泻。

【生境分布】 为江河中常见的一种小型鱼类，栖息于江河、湖泊等宽阔的水域中下层，为杂食性鱼类。国内分布于珠江、海南岛、长江、黄河及东南沿海各支流；省内分布于黄河。

四、鲟科 Acipenseridae

鲟属 Acipenser Linnaeus

1.1 中华鲟 Acipenser sinensis Gray

【别　　名】　鲟鱼、苦腊子、腊子、大腊子、蝗鱼。

【药用部位】　肉（鲟鱼），鱼鳔（鱼鳔）。

【采收加工】　鲟鱼：为国家一级保护动物，数量极少，严禁滥捕，偶得后，取肉，洗净，鲜用；鱼鳔：偶得后，割取鱼鳔，洗净，鲜用。

【性能主治】　鲟鱼：味甘，性平；益气补虚，活血通淋；主治久病体虚，贫血，血淋，前列腺炎。鱼鳔：味甘，性平；补肝肾，养血止血，散瘀消肿；主治肾虚遗精，腰膝无力，腰痛，眩晕耳鸣，白带，习惯性流产，血虚筋挛，产后风痉，破伤风，癫痫，再生障碍性贫血，吐血，咯血，崩漏，外伤出血，阴疽，瘘管，慢性溃疡，皲裂，痛风，痔疮。

【生境分布】　为底层洄游性或半洄游性鱼类，生活于近海和大江底层，5～6月间喜群集河口，以动物性食物为主食。国内分布于黄海、东海、南海及长江、黄河、钱塘江等流域；省内分布于黄海、黄河及石岛等地。

1.2 达氏鲟 Acipenser dabryanus Duméril

【别　　名】　长江鲟、鲟鱼、沙腊子、腊子。

【药用部位】　肉（鲟鱼）。

【采收加工】　同中华鲟。

【性能主治】　同中华鲟。

【生境分布】　为淡水定居性种类，喜群集于水流缓慢、泥沙底质、富腐殖质及底栖动物的近岸浅水河段活动；杂食性，幼鱼以底栖无脊椎动物蜻蜓目、蜉蝣目、摇蚊幼虫为食，成鱼以虾、蟹及小鱼为食。国内分布于长江水系，亦见于钱塘江和甬江口及黄海、东海沿岸；省内偶见于黄海、黄河流域。

1.3 史氏鲟 Acipenser schrenckii Brandt

【别　　名】　东北鲟、鲟鱼、施氏鲟、黑龙江鲟、七粒浮子。

【药用部位】　肉（鲟鱼）。

【采收加工】　同中华鲟。

【性能主治】　同中华鲟。

【生境分布】　为河道鱼，生活于水体中下层，喜栖息于水色透明、石砂底质的水域内；在河道深水处越冬；幼鱼以底栖无脊椎动物为食，成鱼以虾、蟹及小鱼为食。国内分布于黄海、黑龙江中游、松花江、乌苏里江；省内分布于黄海。

五、长吻鲟科 Polyodontidae

白鲟属 Psephurus Günther

白鲟 Psephurus gladius Martens

【别　　名】　栓鲟鳇、象鱼、象鼻鱼、鲟钻子。

【药用部位】　肉（鲟鱼）。

【采收加工】　同中华鲟。

【性能主治】　同中华鲟。

【生境分布】　为海、淡水洄游的鱼类，主要栖息于长江流域的中下层，偶亦进入沿江大湖中；肉食性，以鱼、蟹等动物为主食；为国家一级保护动物，数量极少，严禁滥捕。国内分布于长江水系，亦见于钱塘江和甬江口及黄海、渤海、东海沿岸；省内分布于黄海、渤海。

六、鲱科 Clupeidae

1 鲱属 Clupea Linnaeus

太平洋鲱 Clupea pallasii Valenciennes

【别　　名】　青条鱼、巴氏鲱、鲱。

【药用部位】　肉（鲱鱼），鱼卵（鲱鱼籽），精巢（鲱鱼精巢）。

【采收加工】　鲱鱼：春至秋季捕捞，捕杀后，去其鳞片、鳃、内脏，鲜用；鲱鱼籽：产卵前捕捞，捕杀后，剖腹取卵，焙干；鲱鱼精巢：捕杀后，剖腹，取出精巢，洗净，研末，置于防潮、防蛀、避光的容器中。

【性能主治】　鲱鱼：补虚利尿；主治肺结核，浮肿，小便不利。鲱鱼籽：补虚，平喘；主治脚气病，喘息。鲱鱼精巢：益气养阴，补血止血；主治糖尿病，贫血，上消化道出血，血小板减少性紫癜，白细胞减少症。

【生境分布】　为近海冷水性中上层小型鱼类，栖息于水深80m左右的海区；以桡足类、钩虾、多毛类幼体等浮游生物为食。国内分布于渤海、黄海；省内分布于烟台、威海、荣成等地。

2 小沙丁鱼属 Sardinella Valenciennes

2.1 金色小沙丁鱼 Sardinella aurita Valenciennes

【别　　名】　黄泽小沙丁鱼、亚来沙丁鱼、黄泽、泽鱼、青鳞鱼。

【药用部位】　肉（鲱鱼），鱼卵（鲱鱼籽）。

【采收加工】　同太平洋鲱。

【性能主治】　同太平洋鲱。

【生境分布】　为暖水性中上层小型鱼类；以硅藻、桡足类及其他小型浮游动物为主食。国内分布于黄海和东海；省内分布于黄海。

2.2 青鳞小沙丁鱼 Sardinella zunasi Bleeker

【别　　名】　青鳞鱼、寿南青鳞鱼、柳叶鱼、青皮。

【药用部位】　肉（青鳞鱼）。

【采收加工】　捕杀后，除去内脏，洗净，鲜用。

【性能主治】　味甘、淡，性温；解毒；主治海蛇咬伤，腰缠火丹。

【生境分布】　为近海暖温性中上层小型鱼类，栖息于沿海和港湾；以浮游硅藻和小型甲壳类为食。国内分布于渤海、黄海、东海和南海；省内分布于青岛、烟台、威海、龙口等地。

3　鲥属 Tenualosa Fowler

鲥 Tenualosa reevesii Richardson

【别　　名】　时鱼、鰣鱼、三黎、三来、李氏鲥鱼、中华鲥鱼。

【药用部位】　肉或全体（鲥鱼），鳞（鲥鱼鳞）。

【采收加工】　**鲥鱼：**春末夏初捕捞，捕杀后，剖腹去内脏，鲜用或晒干；**鲥鱼鳞：**捕捞后，取鳞片，鲜用或焙干。

【性能主治】　**鲥鱼：**味甘，性平；健脾补肺，行气消肿；主治虚劳，久咳，水肿。**鲥鱼鳞：**敛疮，拔疔；主治疔疮，烫火伤，腿疮，下疳。

【生境分布】　为暖水性中上层洄游性鱼类，平时生活在海中，每年4～5月由海进入江河；以浮游动物的枝角类和桡足类为主食，兼食浮游硅藻和部分糠虾、磷虾等；每年春、秋季幼鱼洄游至河口索饵。国内分布于黄海、渤海、东海、南海及长江、钱塘江、珠江等水系；省内分布于黄海、渤海。

4　斑鲦属 Konosirus Jordan et Snyder

斑鲦 Konosirus punctatus Temminck et Schlegel

【别　　名】　斑鲱、扁鲦。

【药用部位】　肉（斑鲦）。

【采收加工】　全年均可捕捉，捕获后，剖腹，除去内脏，取肉，鲜用。

【性能主治】　味甘，性平，滋补强身，健脾生肌，清热消食；主治病后体虚，胃纳不佳，脂溶性维生素缺乏症。

【生境分布】　为近海暖水性海产鱼类，喜结群游泳，栖息于5～15m的近海湾，适盐性广，有时可进入淡水；以浮游硅藻、腹足类、瓣鳃类、桡足类动物等为食。国内分布于各地沿海；省内分布于青岛、烟台、威海、蓬莱、石岛等地。

七、锯腹鳓科 Pristigasteridae

鳓属 Ilisha Richardson

长鳓 Ilisha elongata Bennett

【别　　名】　鳓、戈鳓。

【药用部位】　肉（鳓鱼），鳃（鳓鱼鳃）。

【采收加工】　**鳓鱼：**全年均可捕捞，捕杀后，除去鳞片及内脏，洗净，鲜用或晒干；**鳓鱼鳃：**捕杀后，取鳃，用淡水洗去咸质，晒干。

【性能主治】　**鳓鱼：**味甘，性平；健脾开胃，养心安神；主治脾虚泄泻，消化不良，噤口不食，心悸怔忡。**鳓鱼鳃：**截疟；主治疟疾。

【生境分布】　为近海暖水性洄游性中上层鱼类，喜集群，白天栖息于水体中下层，夜间活动在中上层；广食性，幼鱼以桡足类、箭虫和磷虾为食，成鱼以头足类、虾类和鱼类为食。国内分布于各地沿海；省内分布于青岛、烟台、威海、蓬莱、羊角沟等地。

八、鳀科 Engraulidae

1　鳀属 Engraulis Cuvier

鳀 Engraulis japonicus Temminck et Schlegel

【别　　名】　黑背鳀、日本鳀、离水烂、鲅鱼食。

【药用部位】　肉或全体（鳀鱼）。

【采收加工】　1～8月捕捞，剖腹，去除内脏，取肉，鲜用。

【性能主治】　味甘，性平；健脾强体，补气活血；主治久病体虚。

【生境分布】　为广温性中上层鱼类，栖息于水色澄清的海区；以浮游硅藻、桡足类、磷虾、毛虾和七星鱼、犀鳕等为食。国内分布于各地沿海；省内分布于青岛、烟台、威海、蓬莱、石岛等地。

2　小公鱼属 Stolephorus Lacépéde

江口小公鱼 Stolephorus commersonii Lacépéde

【别　　名】　康氏小公鱼、江鱼、康氏棱鳀、弱棱鳀、康氏银带鳀、黄巾、白弓。

【药用部位】　肉或全体（公鱼）。

【采收加工】　全年均可捕捉，捕获后，剖腹，去除内脏，鲜用。

【性能主治】　味甘，性平；补气活血，健脾强胃，解毒消肿；主治久病体虚，疮疖痈肿，脚跟肿痛。

【生境分布】　为中上层小型鱼类，栖息于近海一带；以浮游、桡足类和毛虾等为食。国内分布于大部分省区，北起山东，南至海南；省内分布于青岛等地。

3　黄鲫属 Setipinna Swainson

黄鲫 Setipinna taty Cuvier et Valenciennes

【别　　名】　黑翅黄鲫、毛口、麻口鱼、黄鲦。

【药用部位】　肉（黄鲫）。

【采收加工】　全年均可捕捉，捕获后，剖腹，去除内脏，鲜用。

【性能主治】　味甘、咸，性微寒；补气活血，健脾开胃；主治体虚乏力，消化不良，便秘。

【生境分布】　为近海暖温性底层小型鱼类，喜栖息于潮间带泥沙底质、水流和缓的区域；以浮游生物和鱼卵、虾类为食，也食小型鱼、虾类和十足类。国内分布于各地沿海；省内分布于青岛、烟台、威海、蓬莱、石岛、羊角沟等地。

4　棱鳀属 Thryssa Cuvier

赤鼻棱鳀 Thryssa kammalensis Bleeker

【别　　名】　棱鳀、黄姑、赤鼻、肥肤。

【药用部位】　肉或全体（公鱼）。

【采收加工】　同康氏小公鱼。

【性能主治】　同康氏小公鱼。

【生境分布】　为浅海暖温性中上层小型鱼类；以小型鱼、虾类和十足类为食。国内分布于各沿海地区；省内分布于黄海、渤海及青岛、烟台等地。

5　鲚属 Coilia Gray

5.1　刀鲚 Coilia ectenes Jordan et Seale

【别　　名】　鲚、毛鲚、河刀鱼。

【药用部位】　全体（鲚鱼）。

【采收加工】　春、夏季捕捞，捕杀后，去鳞片、鳃及内脏，鲜用。

【性能主治】　味甘，性平；健脾补气，泻火解毒；主治慢性胃肠功能紊乱，消化不良，疮疖痈疽。

【生境分布】　为溯河洄游鱼类，多生活于水质较混浊的近海底层；肉食性，以十足类、虾类和鱼类为食。国内分布于渤海、黄海、东海，以长江流域中下游及其附属湖泊中为多；省内分布于黄海、渤海。

5.2　凤鲚 Coilia mystus Linnaeus

【别　　名】　鲚、凤尾鱼、河刀鱼、靠子鱼、凤尾鲚。

【药用部位】　全体（鲚鱼）。

【采收加工】　同刀鲚。

【性能主治】　同刀鲚。

【生境分布】　为河口暖温性底层中小型鱼类，生活于沿海透明度较小的水域；仔、幼鱼期多以枝角类、桡足类、端足类等浮游动物为食，成鱼以小型鱼、虾类和十足类为主食。国内分布于黄海、渤海、东海、南海等地；省内分布于黄海、渤海。

5.3　七丝鲚 Coilia grayii Richardson

【别　　名】　葛氏鲚鱼、白刺、白鼻、凤尾、马鲚、马刀、马齐、刺鱼、长尾刺、黄鲚。

【药用部位】　全体（鲚鱼）。

【采收加工】　同刀鲚。

【性能主治】　同刀鲚。

【生境分布】　为近海小型鱼类，栖息于浅海河口，以食糠虾，浮游和底栖动物为主。国内分布于黄海、渤海、东海、南海；省内分布于黄海、渤海。

九、香鱼科 Plecoglossidae

香鱼属 Plecoglossus Temminck et Schlegel

香鱼 Plecoglossus altivelis Temminck et Schlegel

【别　　名】　鲇鱼、秋生鱼、海胎鱼、年鱼、油香鱼、记月鱼。

【药用部位】　肉、鳔（香鱼）。

【采收加工】　全年均可捕捉，捕获后，除去内脏，取肉，洗净，鲜用。

【性能主治】　味甘，性温；补气活血，催乳；主治产妇乳汁缺少。

【生境分布】　为溯河洄游性鱼类，生活于咸淡水区；以硅藻、蓝藻为主食，兼食昆虫和其他食物。国内分布于渤海、黄海、东海；省内分布于黄海、渤海。

十、银鱼科 Salangidae

1　间银鱼属 Hemisalanx

前颌间银鱼 Hemisalanx prognathus Regan

【别　　名】　间银鱼、面鱼、面丈鱼、玻璃鱼、冰鱼。

【药用部位】　全体（水晶鱼）。

【采收加工】　3～5月汛期捕捞，捕杀后，洗净，鲜用，或加工成鱼干。

【性能主治】　味甘，性平；健脾补虚，润肺止咳；主治营养不良，脾虚泄泻，消化不良，小儿疳积，咳嗽。

【生境分布】　为小型上层鱼类，生活于近海，性喜集群；以浮游小动物、小虾和鱼苗等为食。国内分布于山东至浙江沿海地区，以长江口崇明等地区为多；省内分布于黄海。

2　银鱼属 Salanx Cuvier

2.1　尖头银鱼 Salanx acuticeps Regan

【别　　名】　银条鱼、乌尾银鱼、扁担鱼。

【药用部位】　全体。

【采收加工】　同前颌间银鱼。

【性能主治】　同前颌间银鱼。

【生境分布】　为小型上层鱼类，生活于浅海或入海河口；以浮游小动物为主食。国内、省内分布于各地沿海。

2.2　长鳍银鱼 Salanx longianalis Regan

【别　　名】　小白鱼、黄瓜鱼、燕窝鱼。

【药用部位】　全体。

【采收加工】　同前颌间银鱼。

【性能主治】　同前颌间银鱼。

【生境分布】　为小型上层鱼类，生活于入海河口；以浮游小动物为主食。国内分布于东海、黄海、渤海沿岸；省内分布于青岛、日照等地。

2.3 居氏银鱼 Salanx cuvieri Valenciennes

【别　　名】　尖头银鱼、银鱼、扁担鱼、面条鱼、乌尾银鱼、银条鱼。

【药用部位】　全体。

【采收加工】　同前颌间银鱼。

【性能主治】　同前颌间银鱼。

【生境分布】　生活于近海，具有海洋至江河洄游的习性，栖息于沿海河口附近的中上层水体，以浮游小动物为主食。国内分布于南北沿海及通海河流中；省内分布于渤海、黄海。

2.4 有明银鱼 Salanx ariakensis Kishinouye

【别　　名】　银鱼、面条鱼、小白鱼、燕窝鱼。

【药用部位】　全体。

【采收加工】　同前颌间银鱼。

【性能主治】　同前颌间银鱼。

【生境分布】　栖息于近海河口、港汊，以浮游生物为食。国内分布于渤海、黄海、东海近海河口；省内分布于渤海、黄海近海河口。

3 大银鱼属 Protosalanx Regan

大银鱼 Protosalanx hyalocranius Abbott

【别　　名】　中国大银鱼、面条鱼、泥鱼、银鱼。

【药用部位】　全体。

【采收加工】　同前颌间银鱼。

【性能主治】　同前颌间银鱼。

【生境分布】　为小型上层鱼类，生活于咸水或淡水中，在近海、河口或湖泊中均可捕获，幼鱼以浮游动物为食，体长达到 90mm 的个体开始转向肉食。国内分布于渤海、黄海、东海近海及长江、黄河、辽河、鸭绿江下游等通海的河流与湖泊中；省内分布于黄海、渤海。

4 新银鱼属 Neosalanx

4.1 太湖新银鱼 Neosalanx taihuensis Chen

【别　　名】　太湖短吻银鱼、小银鱼。

【药用部位】　全体。

【采收加工】　同前颌间银鱼。

【性能主治】　同前颌间银鱼。

【生境分布】　纯淡水种类，终生生活于湖泊内，浮游在水中的中、下层，以浮游动物为主食，也食少量的小虾和鱼苗。国内分布于长江中下游附属湖泊、黄河至瓯江水系等沿岸；省内分布于黄河水系沿岸。

4.2 安氏新银鱼 Neosalanx anderssoni Rendahl

【别　　名】　面条鱼。

【药用部位】　全体。

【采收加工】　同前颌间银鱼。

【性能主治】　同前颌间银鱼。

【生境分布】　生活于近海沿岸。国内分布于渤海、黄海、东海等沿海；省内分布于渤海、黄海沿海。

十一、鳅科 Cobitidae

泥鳅属 Misgurnus

泥鳅 Misgurnus anguillicaudatus Cantor

【别　　名】　鳅鱼、鳍鱼。

【药用部位】　全体（泥鳅），黏液（泥鳅滑液）。

【采收加工】　泥鳅：全年均可捕捞，捕得后，除去内脏，洗净，鲜用或晒干；泥鳅滑液：全年均可捕捞，捕得后，用清水养殖，用时刮下其身上的黏液，鲜用。

【性能主治】　**泥鳅：**味甘，性平，补益脾肾，利水，解毒；主治脾虚泻痢，热病口渴，消渴，小儿盗汗，水肿，小便不利，阳事不举，病毒性肝炎，痔疮，疔疮，皮肤瘙痒。**泥鳅滑液：**利尿通淋，解毒消肿；主治小便不通，热淋，痈疽，丹毒，疔肿，腮腺炎，中耳炎，烧伤，漆疮。

【生境分布】　为淡水底栖中小型杂鱼，栖息于静水的底层，常出没于湖泊、池塘、沟渠和水田底层富有植物碎屑的游泥表层；杂食性，以无脊椎动物和藻类等为食。国内分布于除西部高原外的各省区；省内各地均有分布。

十二、鲇科 Siluridae

鲇属 Silurus Linnaeus

鲇 Silurus asotus Linnaeus

【别　　名】　鲶、鳀鱼、胡子鱼、鲇巴郎、鲇拐子。

【药用部位】　全体或肉（鳀鱼），皮肤分泌的黏液（鳀鱼涎），鱼鳔（鳀鱼鳔），尾（鳀鱼尾）。

【采收加工】　**鳀鱼：**全年均可捕捞，捕得后，除去内脏，洗净，鲜用；**鳀鱼涎：**全年均可捕捉，捕得后，将其悬挂，收取分泌的黏液，鲜用；**鳀鱼鳔：**全年均可捕捞，捕得后，剖腹，取出鱼鳔，洗净，晒干；**鳀鱼尾：**全年均可捕捞，捕得后，割取尾部，鲜用。

【性能主治】　**鳀鱼：**味甘，性平；滋阴补虚，健脾开胃，下乳，利尿；主治虚损羸弱，脾胃不健，消化不良，产后乳少，水肿，小便不利。**鳀鱼涎：**味甘、咸，性凉；滋阴润燥；主治消渴，小儿疳渴。**鳀鱼鳔：**味甘、咸，性平；止血，敛疮；主治呕血，阴疮，瘘疮。**鳀鱼尾：**味甘，性平；活血通络；主治口眼㖞斜。

【生境分布】　为中下层肉食性鱼类，生活于水草丛生、水流较缓的泥底层；以虾、小鱼为食。国内分布于除西部高原外的各省区；省内各地湖泊、水库、江河中均有分布。

十三、鲿科 Bagridae

1 黄颡鱼属 Pelteobagrus Bleeker

黄颡鱼 Pelteobagrus fulvidraco Richardson

【别　　名】　盾鮠、黄颊鱼、黄蜡丁、河龙盾鮠、嘎牙子。

【药用部位】　肉（黄颡鱼），皮肤分泌的黏液（黄颡鱼涎），颊骨（黄颡鱼颊骨）。

【采收加工】　黄颡鱼：全年均可捕捞，捕得后，除去内脏，洗净，鲜用；黄颡鱼涎：全年均可捕捉，捕得后，刮取其皮肤分泌的黏液，鲜用；黄颡鱼颊骨：全年均可捕捞，捕得后，剥取其颊骨，洗净，鲜用或晒干。

【性能主治】　黄颡鱼：味甘，性平；祛风利水，解毒敛疮；主治水气浮肿，小便不利，瘰疬，恶疮。黄颡鱼涎：生津止渴；主治消渴。黄颡鱼颊骨：解毒开痹；主治喉痹。

【生境分布】　适应性很强，广泛分布于各种水体中，栖息于水流缓慢、水生植物丛生的水底层；食性广，以水生昆虫及其幼虫、小虾、软体动物及小鱼等为主食。国内分布于长江、黄河、珠江及黑龙江等流域；省内分布于黄河。

2 鮠属 Leiocassis Bleeker

长吻鮠 Leiocassis longirostris Günther

【别　　名】　梅鼠、白哑肥、江团、肥沱。

【药用部位】　肉（鮠鱼）。

【采收加工】　全年均可捕捞，捕得后，除去内脏，取肉，洗净，鲜用或晒干。

【性能主治】　味甘，性平；补中益气，开胃，行水；主治脾胃虚弱，不思饮食，水气浮肿，小便不利。

【生境分布】　为底层鱼类，生活于水流较缓、水深且石块多的河湾水域里；白天多潜伏于水底或石缝内，夜间外出寻食；以水生昆虫及其幼虫、甲壳类、小型软体动物和小型鱼类为主食。国内分布于辽河、海河、黄河、淮河、长江、富春江、珠江、闽江、九龙江等水系；省内分布于黄河。

十四、鳗鲡科 Anguillidae

鳗鲡属 Anguilla Shaw

日本鳗鲡 Anguilla japonica Temminck et Schlegel

【别　　名】　鳗鲡、白鳝、白鳗、鳗鱼、青鳝。

【药用部位】　全体（鳗鲡），血（鳗鲡鱼血），骨（鳗鲡鱼骨），脂肪油（鳗鲡鱼膏）。

【采收加工】　鳗鲡：全年均可捕捞，捕得后，除去内脏，洗净，鲜用或晒干；鳗鲡鱼血：捕得后，取血，鲜用；鳗鲡鱼骨：捕得后，除去内脏，洗净，去肉取骨，晒干；鳗鲡鱼膏：捕得后，除去内脏，洗净，切段，置水中煮，取其浮油。

【性能主治】　鳗鲡：味甘，性平；健脾补肺，益肾固冲，祛风除湿，解毒杀虫；主治五脏虚损，消化不良，小儿疳积，肺痨咳嗽，阳痿，崩漏带下，脚气水肿，风湿骨痛，肠风，痢疾，疮疡痔瘘，疟疾，肠道寄生虫。鳗鲡鱼血：明目退翳；主治疮疹入眼生翳。鳗鲡鱼骨：杀虫，敛疮；主治疳积，肠风，崩带，恶疮，痔漏。鳗鲡鱼膏：解毒消肿；主治痔漏，恶疮，耳内肿痛。

【生境分布】　为温暖性降河洄游鱼类，栖息于江河、湖泊、池塘的土穴、石缝内；以小鱼、蟹、虾、螺、蚬、蚯蚓、沙蚕及水生昆虫等为食。国内除西部地区及内蒙古自治区外，其他各地均产；省内各地均有分布。

十五、海鳝科 Muraenidae

裸胸鳝属 Gymnothorax Bloch

疏条纹裸胸鳝 Gymnothorax reticularis Bloch

【别　　名】　网纹裸胸鳝、海蛇、花鳝。

【药用部位】　血、全体（海鳝）。

【采收加工】　全年均可捕捞，捕得后，杀死取血，或将全体焙干或煅炭备用。

【性能主治】　味辛、甘，性温，有毒；解毒消肿，止痛止血；主治痔疮，无名肿毒，胸痛，坐骨神经痛，外伤出血。

【生境分布】　为暖水性中小型鱼类，栖息于浅海近岸岩礁间。国内分布于黄海南部、东海和南海；省内分布于黄海。

十六、海鳗科 Muraenesocidae

海鳗属 Muraenesox Mc Clelland

海鳗 Muraenesox cinereus Forskal

【别　　名】　狼牙鳝、勾鱼、海鳗鲡、狼牙。

【药用部位】　全体（海鳗），头（海鳗头），鳔（海鳗鳔），胆囊（海鳗胆），卵（海鳗卵），血液（海鳗血）。

【采收加工】　海鳗：春、秋季捕捞，捕得后，除去内脏，洗净，鲜用或晒干；海鳗头：捕得后，剁下头，鲜用；海鳗鳔：捕得后，剖腹，取出鱼鳔，洗净，晒干；海鳗胆：捕得后，剖腹，取出胆囊，鲜用；海鳗卵：捕得后，剖腹，取出卵，晒干；海鳗血：捕得后，切断鳃部动脉取血，冷藏。

【性能主治】　海鳗：味甘，性温，补虚损，润肺，祛风通络，解毒；主治病后、产后体虚，遗精，贫血，神经衰弱，气管炎，面神经麻痹，骨折疼痛，急性结膜炎，疮疖，痔瘘。海鳗头：散风止痛，生肌敛疮；主治妇女产后头风，头晕，中风头痛，外阴溃疡久不收口。海鳗鳔：味甘、咸，性平；养血止血，补肾固精，解毒；主治再生障碍性贫血，肾虚遗精，风湿腰痛，痈肿，疮疖，无名肿毒。**海鳗胆：**味苦，性寒；清热解毒，止咳；主治急性结合膜炎，百日咳。**海鳗卵：**滋补强壮；主治体虚羸弱，肝硬化，脂肪肝，神经衰弱，贫血。**海鳗血：**味甘、咸，性平；活血通络，明目，止血；主治面神经麻痹，角膜白斑，外伤出血。

【生境分布】　为凶猛底层食肉性鱼类，游泳迅速，常栖息于水深 50～80m 泥沙或沙泥底质的海区；性贪食，以虾、蟹、鱼类及投足类为食。国内分布于各沿海地区；省内分布于渤海湾及青岛、烟台、蓬莱等地。

十七、康吉鳗科 Congridae

康吉鳗属 Conger Cuvier

星康吉鳗 Conger myriaster Brevoort

【别　　名】　星鳗、花点糯鳗、沙鳗、星鳝。

【药用部位】　全体（鳗鱼）。

【采收加工】　全年均可捕捞，捕得后，剖腹，除去内脏，洗净，取肉，鲜用。

【性能主治】　味甘，性平；滋补，强壮，益气。

【生境分布】　栖息于沿岸浅海底层；以小型鱼类、头足类、甲壳类为食；产卵期 4～6 月。国内分布于渤海、黄海、东海；省内分布于黄海、渤海。

十八、鹤鱵鱼科 Belonidae

圆尾颌针鱼属 Strongylura Van Hasselt

尖嘴圆尾颌针鱼 Strongylura anastomella Cuvier et Valenciennes

【别　　名】　尖嘴扁颌针鱼、针鱼、颚针鱼。

【药用部位】　肉（颌针鱼）。

【采收加工】　全年均可捕捞，捕得后，剖腹，除去内脏，洗净，取肉，鲜用。

【性能主治】　味甘，性温；健脾胃。

【生境分布】　为沿岸暖温性中上层鱼类，生活于近海浅水水域或河口，能溯河进入淡水；不成大群；凶猛鱼类，以小型鱼类、头足类、甲壳类为食。国内分布于渤海、黄海、东海；省内分布于黄海、渤海。

十九、鱵科 Hemiramphidae

下鱵属 Hyporhamphus Gill

细鳞下鱵 Hyporhamphus sajori Temminck et Schlegel

【别　　名】　鱵、塞氏鱵。

【药用部位】　肉（鱵鱼）。

【采收加工】　全年均可捕捞，捕得后，取肉，洗净，鲜用。

【性能主治】　味甘，性微寒；养阴益气，解毒；主治阴虚烦热，盗汗，自汗，疮疖溃疡。

【生境分布】　为西北太平洋暖温带浅海近岸中小型鱼类，亦可进入河口咸淡水交界；游泳敏捷，常跳跃出水面逃避敌害；以硅藻、水母、桡足类、端足类、糠虾等为食，属浮游生物食性类型；产卵期 5～8 月，产卵场多在内湾海藻丛生的浅水处。国内分布于黄海、渤海、黄河下游、东海及长江等各大河口；省内分布于黄海、渤海及青岛、烟台等地。

二十、飞鱼科 Exocoetidae

燕鳐属 Cypselurus Swainson

阿戈燕鳐 Cypselurus agoo Temminck et Schlegel

【别　　名】　真燕鳐、阿戈飞鱼、拟燕鳐。

【药用部位】　肉（文鳐鱼）。

【采收加工】　全年均可捕捞，捕得后，除去鳞片及内脏，洗净，晒干或煅炭备用。

【性能主治】　味甘、酸，性温；催产，止痛，解毒消肿；主治难产，胃痛，血痢腹痛，疝痛，乳疮，痔疮。

【生境分布】　为暖水性上层鱼类，喜集群洄游，游泳迅速，常跳出水面，在 1m 左右的水面上空滑翔，在空中可维持数十秒之久，滑行距离达数 10m 甚至 100m 以上；以大型浮游动物如端足类、十足类及口足类等的幼体为食；春季鱼群常由外海向近岸进行生殖洄游。国内分布于渤海、黄海、东海、南海；省内分布于黄海、渤海。

二十一、鳕科 Gadidae

鳕属 Gadus Linnaeus

大头鳕 Gadus macrocephalus Tilesius

【别　　名】　鳕鱼、大头鱼、大口鱼。

【药用部位】　肉（鳕鱼），肝脏（鳕鱼肝），骨（鳕鱼骨），鳔（鳕鱼鳔）。

【采收加工】　**鳕鱼：**全年均可捕捞，捕得后，除去鳞片及内脏，洗净，鲜用或焙干；**鳕鱼肝：**捕得后，剖腹，取出肝脏，洗净，鲜用或晾干；**鳕鱼骨：**捕得后，除去肉及内脏，取骨，洗净，晒干；**鳕鱼鳔：**捕得后，剖腹，取出鱼鳔，洗净，鲜用或焙黄研末。

【性能主治】　**鳕鱼：**味甘，性平；活血止痛，通便；主治跌打骨折，外伤出血，便秘。**鳕鱼肝：**滋补强壮，明目，壮骨，清热解毒，敛疮生肌；主治夜盲症，干燥性眼炎，佝偻病，软骨症，结核病，营养不良，久病体虚，溃疡，子宫颈炎，烫火伤，创伤。**鳕鱼骨：**主治脚气。**鳕鱼**

鳔：止血；主治咯血。

【生境分布】　为冷水性近底层鱼类；以无脊椎动物及小型鱼类为食；夏、秋季栖息于黄海冷水区，冬季洄游于水深50～80m的沿海泥底区越冬；于黄海生殖期1～2月，怀卵量34万～83万粒，沉性卵，径0.98～1.05mm。国内分布于渤海、黄海及东海北部诸如辽宁、河北、江苏沿海；省内分布于黄海、渤海及青岛、烟台等地。

二十二、烟管鱼科 Fistularidae

烟管鱼属 Fistularia

1.1　鳞烟管鱼 Fistularia petimba Lacépède

【别　　名】　红烟管鱼、鸭嘴鱼、象鼻鱼、烟管鱼、火筒、灯笼鱼、马鞭鱼。

【药用部位】　全体。

【采收加工】　全年均可捕捞，洗净，晒干。

【性能主治】　利尿消肿，清热解毒；主治食管癌等。

【生境分布】　为热带及亚热带中下层鱼类，生活于稍深海区，一般不大成群，肉食性，吸食幼鱼及小虾。国内、省内各地沿海均有分布。

1.2　毛烟管鱼 Fistularia villosa Klunzinger

【别　　名】　烟袋管鱼、鸭嘴鱼。

【药用部位】　全体。

【采收加工】　同鳞烟管鱼。

【性能主治】　同鳞烟管鱼。

【生境分布】　为热带及亚热带中下层鱼类，生活于较深海区，一般不大成群，肉食性，以小鱼、小虾等为食。国内分布于黄海、东海、南海；省内分布于黄海。

二十三、海龙科 Syngnathidae

1　海马属 Hippocampus

1.1　冠海马 Hipppocampus coronatus Temminck et Schlegel

【药用部位】　除去内脏的全体（海马）。

【采收加工】　全年均可捕捞，捕得后，除去内脏，洗净，晒干，或除去外部灰、黑色膜和内脏后，将尾盘起，晒干，选择大小相似者，用红线缠扎成对。

【性能主治】　味甘、咸，性温；补肾壮阳，散结消肿；主治肾虚阳痿，宫冷不孕，遗尿，虚喘，癥瘕积聚，跌打损伤，痈肿疮疖。

【生境分布】　为浅海近岸鱼类，栖息于藻丛或海韭菜繁生的潮下带海区；喜食活饵，用口吸食短足类、桡足类、糠虾、毛虾、磷虾、萤虾等浮游甲壳动物。国内、省内分布于渤海，较少。

1.2　日本海马 Hippocampus japonicus Kaup

【别　　名】　海马、小海马、龙落子、海蛆。

【药用部位】　除去内脏的全体（海马）。

【采收加工】　同冠海马。

【性能主治】　同冠海马。

【生境分布】　栖息于沿海及内湾的中、低潮线一带海藻丛中，底质砂石或砂泥；以水生小动物为食。国内主产于辽宁、河北、浙江等沿海地区；省内各地沿海均有分布。

2　海龙属 Syngnathus

2.1　尖海龙 Syngnathus acus Linnaeus

【别　　名】　杨枝鱼、钱串子、鞋底索、海龙、小海龙。

【药用部位】　全体或除去皮膜及内脏的全体（海龙）。

【采收加工】　全年均可捕捞，一般在夏、秋季捕捉，捕得后，除去外面皮膜和内脏，洗净，晒干。

【性能主治】　味甘、咸，性温；补肾壮阳，散结消肿；主治阳痿，遗精，不育，肾虚作喘，癥瘕积聚，瘰疬瘿瘤，跌打损伤，痈肿疔疮。

【生境分布】　栖息于近海海藻丛中，以小型浮游甲壳动物为食。国内分布于各沿海地区；省内主要分布于海阳、文登、荣成、即墨、崂山、日照及胶南等地。

2.2　低海龙 Syngnathus djarong Bleeker

【别　　名】　杨枝鱼、吹火筒、海龙、小海、钱串子、海钻子、海蛇。

【药用部位】　同尖海龙。

【采收加工】　同尖海龙。

【性能主治】　同尖海龙。

【生境分布】　暖水性近海小型鱼类，常栖息于海藻丛中，以口吸食小型浮游甲壳类动物。国内、省内分布于各沿海地区。

二十四、魣科 Sphyraenidae

魣属 Sphyraena

油魣 Sphyraena pinguis Günther

【药用部位】　肉或全体（油魣）。

【采收加工】　春、夏季捕捉，捕得后，剖腹，除去内脏，洗净，取肉，鲜用。

【性能主治】　味甘，性温；益胃健脾；主治脾虚乏力，消化不良。

【生境分布】　为暖水性中下层鱼类，生活于近海；为凶猛肉食性鱼类，以沙丁鱼和虾类为食。国内、省内分布于各沿海地区。

二十五、鲻科 Mugilidae

1 鲻属 Mugil Linnaeus

1.1 鲻 Mugil cephalus Linnaeus

【别　　名】　鲻鱼、乌鲻、白眼、子鱼、梭鱼、黑耳鲻。

【药用部位】　肉（鲻鱼）。

【采收加工】　全年均可捕捞，捕得后，除去鳞片及内脏，洗净，鲜用。

【性能主治】　味甘，性平；益气健脾，开胃消食，散瘀止痛；主治脾胃虚弱，消化不良，小儿疳积，贫血，百日咳，产后瘀血，跌打损伤。

【生境分布】　为近海中上层鱼类，栖息于浅海或河口咸淡水交界处，有时亦上溯至淡水江河中；食性广，以浮游生物、底栖生物及泥土中硅藻等有机质为食。国内分布于各沿海地区及浅海与河口的咸淡水交界处，辽宁、河北、江苏、浙江、福建、广东、广西等省区均产；省内分布于各沿海地区。

1.2 大磷鲻 Mugil macrolepis Smith

【别　　名】　豆仔。

【药用部位】　同鲻。

【采收加工】　同鲻。

【性能主治】　同鲻。

【生境分布】　主要栖息于沿岸沙泥低质地的海域，而河口区或红树林等半淡咸水海域亦常见其踪迹，也常侵入河川下游；吃食植物性食物，也摄取相当的动物性食物。分布广阔，全世界温带部和热带部海域皆可见。

2 鲛属 Liza

2.1 鲛 Liza haematocheila Temminck et Schlegel

【别　　名】　鲛、棱鲛。

【药用部位】　同鲻。

【采收加工】　同鲻。

【性能主治】　同鲻。

【生境分布】　栖息于浅海咸淡水交界处；以底栖硅藻为主食。国内分布于辽宁、河北、江苏、浙江、福建、广东、广西等沿海地区；省内各地沿海均有分布。

2.2 棱鲛 Liza carinatus Valenciennes

【别　　名】　良背、犬鱼、际鱼、尖头西。

【药用部位】　同鲻。

【采收加工】　同鲻。

【性能主治】　同鲻。

【生境分布】　栖息于浅海或近河口处；以浮游生物、底栖生物及泥底有机质为食。国内分布于黄海、东海、南海；省内分布于黄海。

二十六、马鲅科 Polynemidae

四指马鲅属 Eleutheronema

四指马鲅 Eleutheronema tetradactylum Shaw

【别　　名】　多鳞四指马鲅、马友、午鱼、牛笋、祭鱼。

【药用部位】　肉（四指马鲅）。

【采收加工】　全年均可捕捞，捕得后，除去鳞片及内脏，洗净，鲜用。

【性能主治】　消食化滞；主治饮食积滞。

【生境分布】　为近海温暖性中小型底层鱼类；栖息于近海，繁殖季节进入河口区，并上溯江河，以桡足类、端足类、虾类为食。国内分布于渤海、黄海、东海、南海；省内分布于黄海、渤海。

二十七、合鳃科 Symbranchidae

黄鳝属 Monopterus

黄鳝 Monopterus albus Zuiew

【别　　名】　鳝、鳝鱼、黄鳝、罗鳝、蛇鱼。

【药用部位】　肉（鳝鱼），皮（鳝鱼皮），骨（鳝鱼骨），血液（鳝鱼血），头部（鳝鱼头）。

【采收加工】　鳝鱼：捕捉黄鳝，可以采用钓捕、网捕、笼捕、干塘捕捉等方法，多鲜食或加工成鱼干、罐头等；鳝鱼皮：夏、秋季捕捉后，取其皮，晒干；鳝鱼骨：夏、秋季捕捉，捕得后，去肉，取骨，晒干；鳝鱼血：夏、秋季捕捉，捕得后，用针刺头部或剪去尾部，取血，鲜用；鳝鱼头：夏、秋季捕捉，捕得后，割取头部，鲜用或晒干。

【性能主治】　鳝鱼：味甘，性温；益气血，补肝肾，强筋骨，祛风湿；主治虚劳，疳积，阳痿，腰痛，腰膝酸软，风寒湿痹，产后淋沥，久痢脓血，痔瘘，臁疮。鳝鱼皮：散结止痛；主治乳房肿块，乳腺炎。鳝鱼骨：清热解毒；主治流火，风热痘毒，臁疮。鳝鱼血：味咸，性温；祛风通络，活血，壮阳，解毒，明目；主治口眼㖞斜，跌打损伤，阳痿，耳痛，癣，痔瘘，目翳。鳝鱼头：味甘，性平；健脾益胃，解毒杀虫；主治消化不良，痢疾，消渴，痞积，脱肛，小肠痈，百虫入耳。

【生境分布】　为底层鱼类，栖息于河道、湖泊、沟渠及稻田中；为凶猛的肉食性鱼类，以各种小动物为食。国内分布于除西北及东北北部外的各省区；省内各地均有分布。

二十八、鮨科 Serranidae

1 花鲈属 Lateolabrax

1.1 花鲈 Lateolabrax japonicus Cuvier et Valenciennes

【别　　名】　真鲈、鲈、鲈板、鲈子鱼。

【药用部位】　肉（鲈鱼）。

【采收加工】　全年均可捕捞，捕得后，除去鳞片及内脏，洗净，鲜用或晒干。

【性能主治】　味甘，性平；益脾胃，补肝肾；主治脾虚泻痢，消化不良，疳积，百日咳，水肿，筋骨痿弱，胎动不安，疮疡久不愈合。

【生境分布】　为暖水性近海中下层鱼类，喜栖息于河口咸淡水处，能溯河生活于淡水中；性凶猛，以梅童鱼、刀鲚、龙头鱼、鲅等鱼类为食，也食虾、蟹、虾蛄等甲壳类。国内、省内分布于各沿海地区。

1.2 中国鲈 Lateolabrax maculatus Mc Clelland

【别　　名】　花鲈、真鲈、鲈鱼、板鲈、鲈板、花寨。

【药用部位】　肉、鳃。

【采收加工】　全年均可捕捞，去肠杂，洗净，鲜用，或取鳃，晒干。

【性能主治】　肉：味甘，性温；温胃，祛寒，止泻，补气；主治脾胃虚寒，胎动不安，产后无乳。鳃：味甘，性平；止咳化痰；主治小儿百日咳等。

【生境分布】　为近岸浅海的中下层鱼类，喜栖息于河口咸淡水处，也能在纯淡水中生活，主食鱼类，也食甲壳类和短足类。国内、省内分布于各地沿海海域。

2 鳜属 Siniperca

鳜 Siniperca chuatsi Basilewsky

【别　　名】　翘嘴鳜鱼、季花鱼、胖鳜、桂鱼。

【药用部位】　肉（鳜鱼），胆（鳜鱼胆）。

【采收加工】　鳜鱼：春、秋季捕捞，捕得后，除去鳞片及内脏，洗净，鲜用，或晒干；鳜鱼胆：冬、春季捕捉，捕得后，剖腹，取出胆囊，放通风处阴干。

【性能主治】　鳜鱼：味甘，性平；补气血，益脾胃；主治虚劳羸弱，脾胃虚弱，肠风便血。鳜鱼胆：味苦，性寒；主治诸骨鲠咽。

【生境分布】　为我国特产属凶猛肉食性鱼类，栖息于静水或缓水域底层；冬季在水深处越冬，春季天气转暖后常到沿岸浅水区觅食，觅食多在夜间；性凶猛，常以其他鱼类为食，幼鱼喜食鱼虾，成鱼以鱼类为主食，冬季停止摄食。国内、省内分布于各江河、湖泊。

二十九、鱚科 Sillaginidae

鱚属 Sillago

多鳞鱚 Sillago sihama Forsskal

【别　　名】　沙肠仔、沙鲮、沙钻、船丁鱼。

【药用部位】　肉或全体（鱚鱼）。

【采收加工】　全年均可捕捉，捕得后，除去鳞片及杂肠，取肉，洗净，鲜用。

【性能主治】　味甘，性平；健脾开胃，利水消肿，滋补强身；主治食欲不振，水肿，虚劳，贫血。

【生境分布】　为近岸性小型鱼类，生活于热带海滩、沿岸内湾、河口沙洲，有时进入淡水；肉食性，以底栖动物如长尾类、歪尾类、多毛类等为主食。国内分布于渤海、黄海、东海、南海；省内分布于黄海、渤海。

三十、弹涂鱼科 Periopthalmidae

弹涂鱼属 Boleophthalmus

1.1 大弹涂鱼 Boleophthalmus pectinirostris Linnaeus

【别　　名】　花鱼。

【药用部位】　肉。

【采收加工】　全年均可捕捉，捕得后，除去内脏和鳞片，取肉，洗净，鲜用。

【性能主治】　滋补肝肾；主治耳鸣，耳聋，头晕，风眼，盗汗，阳痿等。

【生境分布】　为生活于近海的小型鱼类。国内、省内分布于各海域沿岸。

1.2 弹涂鱼 Boleophthalmus cantonensis Osbeck

【别　　名】　泥猴、海兔。

【药用部位】　肉。

【采收加工】　全年均可捕捉，捕得后，除去内脏和鳞片，取肉，洗净，鲜用。

【性能主治】　滋补强壮，补肾益精；主治劳倦乏力，腰膝酸软，阳痿，遗精等。

【生境分布】　为栖息于海水或半咸水的河口附近的小型鱼类。国内、省内分布于各海域沿岸。

三十一、鮣科 Echeneidae

1 短鮣属 Remora

1.1 白短鮣 Remora albescens Temminck et Schlegel

【别　　名】　白鮣、白小鮣、白印仔鱼。

【药用部位】 全体。

【采收加工】 全年均可捕捉，捕得后，除去内脏，洗净，鲜用。

【性能主治】 味甘，性温；滋补强壮；主治食欲不振，肺痨，腰痛，水肿，久病体虚等。

【生境分布】 为暖水性表层近海小型鱼类。国内、省内分布于各地沿海。

1.2 短䲟 Remora remora Linnaeus

【别　　名】 船底鱼、吸盘鱼、印头鱼。

【药用部位】 全体。

【采收加工】 全年均可捕捉，捕得后，除去内脏，洗净，鲜用。

【性能主治】 壮筋骨，补气，补血；主治久病体虚，贫血，肺痨等。

【生境分布】 为近海鱼类。国内、省内分布于各地沿海。

2 䲟属 Echeneis

䲟鱼 Echeneis naucrates Linnaeus

【别　　名】 吃屎鲼、屎䲟、吃屎鱼、䲟。

【药用部位】 肉（䲟鱼）。

【采收加工】 全年均可捕捉，捕得后，洗净，取肉，鲜用。

【性能主治】 味甘、咸，性温；滋补肺肾，燥湿化痰，杀虫；主治肺虚久咳，气喘，阳痿，遗精，癫痫头。

【生境分布】 为近海暖温性上层鱼类，常以吸盘附于船底或大鱼身上，进行远距离的移动；当到达食物丰富的地方，就离开附体，活泼地追捕小鱼，或摄食大鱼吃剩的残渣；以其他鱼类和无脊椎动物为食。国内分布于各沿海地区；省内分布于各沿海地区。

三十二、月鳢科 Channidae

鳢属 Channa

乌鳢 Channa argus Cantor

【别　　名】 北方蛇头鱼、黑鱼、乌鱼、乌棒、蛇头鱼、文鱼、才鱼。

【药用部位】 全体。

【采收加工】 全年均可捕捉，捕得后，除去内脏，洗净，鲜用或焙干。

【性能主治】 味甘，性寒；利水祛风；主治湿痹，面目浮肿，大小便不利，肠痔下血，小儿麻疹等。

【生境分布】 为底栖肉食凶猛性鱼类，平时喜生活于沿岸泥底水草丛生的浅水区，潜伏在水草中等待追捕食物，

夜间有时在水的上层游动。除西北高原地区外，国内、省内河川、湖泊、池塘均产。

三十三、方头鱼科 Branchiostegidae

方头鱼属 Branchiostegus

方头鱼 Branchiostegus japonicus Houttuyn

【别　　名】 日本方头鱼。

【药用部位】 肉或全体（方头鱼）。

【采收加工】 全年均可捕捉，捕得后，剖腹，除去鳞片和肠杂，洗净，鲜用。

【性能主治】 味甘，性平；清热解毒，祛瘀排脓；主治疔疮肿痛，水肿。

【生境分布】 为暖温性近岸底层中小型鱼类，栖息于水深 20~156m 的砂泥底海域；以底栖生物为食。国内分布于黄海南部、东海、南海；省内分布于黄海。

三十四、鲹科 Carangidae

1 圆鲹属 Decapterus Bleeker

蓝圆鲹 Decapterus maruadsi Temminck et Schlegel

【药用部位】 肉（蓝圆鲹）。

【采收加工】 全年均可捕捞，捕得后，除去鳞片及内脏，洗净，鲜用。

【性能主治】 健脾益气，消食化积；主治脾虚乏力，食欲不振，久痢，咳血。

【生境分布】 为暖水性中上层鱼类，具洄游习性，喜结群；以桡足类、介形类、萤虾、磷虾、七星鱼等为食。国内分布于东海、南海，黄海甚少；省内分布于黄海。

2 竹筴鱼属 Trachurus

竹筴鱼 Trachurus japonicus Temminck et Schlegel

【别　　名】 刺鲅、山鲐鱼、黄占、大目鲭、竹签。

【药用部位】 肉或全体（竹筴鱼）。

【采收加工】 全年均可捕捉，捕得后，除去鳞片和肠杂，洗净，鲜用。

【性能主治】 味甘，性平；清热解毒，消肿排脓；主治疮疖。

【生境分布】 为中上层洄游鱼类，游泳力强而迅速，喜结群，性极活泼，对声音感觉灵敏；白天栖息水层较深，夜晚有趋光性，可用灯光透集；以桡足类、鳗鱼幼鱼、甲壳类等为主食，幼鱼食浮游甲壳类动物。国内分布于黄海、东海、南海；省内分布于黄海。

三十五、石首鱼科 Sciaenidae

1 梅童鱼属 Collichthys

1.1 棘头梅童鱼 Collichthys lucidus Richardson

【别　　名】　朱梅鱼。

【药用部位】　肉（梅童鱼）。

【采收加工】　全年均可捕捞，捕得后，剖腹，除去内脏，洗净，鲜用。

【性能主治】　味甘，性温；益气健脾，养血补肾；主治病后体虚，消化不良，贫血，小儿发育不良，遗尿。

【生境分布】　为浅海暖水性小型底层鱼类，栖息于内湾、河口咸淡水交汇处、水深90m以内、砂质的海域；食肉性鱼类，以各种幼鱼及沙蚕、毛虾、糠虾等甲壳动物为食。国内分布于各沿海地区；省内分布于黄海。

1.2 黑鳃梅童鱼 Collichthys niveatus Jordan et Starks

【别　　名】　梅童鱼。

【药用部位】　肉（梅童鱼）。

【采收加工】　同棘头梅童鱼。

【性能主治】　同棘头梅童鱼。

【生境分布】　为暖温性底层小型鱼类，栖息于水深80m以内的沿岸岛屿外海，尤以长江口以北水域较多；食肉性鱼类，以桡足类、箭虫、糠虾、毛虾等为主食；产卵期5～7月，盛期6月，1龄鱼开始性成熟。国内分布于渤海、东海；省内分布于渤海。

2 叫姑鱼属 Johnius

皮氏叫姑鱼 Johnius belengerii Cuvier et Valenciennes

【别　　名】　小白鱼、赤头、黑耳津、叫吉子、小叫姑。

【药用部位】　全体、耳石（鱼脑石）。

【采收加工】　捕获后，去除内脏，洗净，鲜用或晒干；切开头部，剥取耳石，洗净，晒干。

【性能主治】　全体：味甘、咸，性平；健脾开胃，安神止痢，益气填精；主治血虚，萎黄，痔症，失眠，头晕，食欲不振，妇女产后体虚等。耳石：味甘、咸，性寒；清热祛瘀，利尿通淋；主治耳胀，耳闭，鼻渊，淋症，小便不利等。

【生境分布】　为中下层肉食性大型鱼类，生活于海、淡水交汇的河口海域，以鱼、虾为食。国内分布于东海、南海、黄海；省内日照等地有分布。

3 鮸属 Miichthys

鮸鱼 Miichthys miiuy Basilewsky

【别　　名】　敏鱼、敏子、米鱼、毛常鱼。

【药用部位】　肉（鮸鱼），鱼鳔（鱼鳔）。

【采收加工】　鮸鱼：全年均可捕捞，捕得后，除去鳞片及内脏，洗净，鲜用；捕得后，加工时，剖腹，取出胆囊，鲜用或晾干；鱼鳔：全年均可捕捞，捕得后，剖腹，取出鱼鳔，剖开，除去血管及黏膜，洗净，压扁，晒干，或洗净鲜用，溶化后，冷凝成的冻胶，称为"鱼胶"。

【性能主治】　鮸鱼：味甘，性平；补中益气，健脾利湿；主治脾胃虚弱所致的消化不良、腹胀、泄泻。鱼鳔：味甘，性平；补肝肾，养血止血，散瘀消肿；主治肾虚遗精，腰膝无力，腰痛，眩晕耳鸣，白带，习惯性流产，血虚筋挛，产后风痉，破伤风，癫痫，再生障碍性贫血，吐血，咯血，崩漏，外伤出血，阴疽，瘘管，慢性溃疡，皲裂，痛风，痔疮。

【生境分布】　为近海暖温性较大型底层鱼类，栖息于水深15～70m、底质为泥或泥沙海区，或栖息于近岸礁石、岛屿附近或河口；以小鱼、虾及虾蛄等为主食。国内分布于渤海、黄海、东海；省内分布于黄海、渤海。

4 黄姑鱼属 Nibea

黄姑鱼 Nibea albiflora Richardson

【别　　名】　铜锣鱼、铜鱼、罗鱼、黄姑子、花鰔、黄婆鸡。

【药用部位】　肉（黄姑鱼），鱼鳔（鱼鳔）。

【采收加工】　黄姑鱼：全年均可捕捞，捕得后，除去内脏，洗净，鲜用；鱼鳔：全年均可捕捞，捕得后，剖腹，取出鱼鳔，剖开，除去血管及黏膜，洗净，压扁，晒干，或洗净鲜用，溶化后，冷凝成的冻胶，称为"鱼胶"。

【性能主治】　黄姑鱼：味甘、咸，性平；补肾利水，活血止痛；主治肾虚遗精，肾炎浮肿，产后腹痛。鱼鳔：味甘，性平；补肝肾，养血止血，散瘀消肿；主治肾虚遗精，腰膝无力，腰痛，眩晕耳鸣，白带，习惯性流产，血虚筋挛，产后风痉，破伤风，癫痫，再生障碍性贫血，吐血，咯血，崩漏，外伤出血，阴疽，瘘管，慢性溃疡，皲裂，痛风，痔疮。

【生境分布】　为近海暖温性中下层鱼类，栖息于泥底海域；肉食性，以底栖动物如鼓虾、褐虾、虾蛄、沙蚕、蟹和小型鱼类为食。国内分布于黄海、渤海、东海、南海；省内分布于渤海、黄海。

5 白姑鱼属 Argyrosomus

白姑鱼 Argyrosomus argentatus Houttuyn

【别　　名】　银姑鱼。

【药用部位】　肉（黄姑鱼）。

【采收加工】 同黄姑鱼。

【性能主治】 同黄姑鱼。

【生境分布】 为近海暖温性中下层鱼类，栖息于水深40～100m底质为泥、泥沙的海区，平时喜栖息于澄清海水中；捕食性鱼类，以短足类、头足类、虾类、蟹类及小型鱼类为主。国内、省内分布于各沿海地区。

6 黄鱼属 Pseudosciaena

6.1 大黄鱼 Pseudosciaena crocea Richardson

【别　　名】 大黄花鱼、黄花、桂花黄鱼、黄瓜、红瓜。

【药用部位】 肉（石首鱼），干制品（石首鱼鲞），头部（石首鱼头），头骨中的耳石（鱼脑石），胆囊（石首鱼胆），鱼鳔（鱼鳔），精巢（石首鱼精巢），鱼肝油（石首鱼肝油），鳍（黄鱼鳍）。

【采收加工】 石首鱼：在鱼汛期捕捞，捕得后，除去内脏，洗净，鲜用或冷藏；石首鱼鲞：在鱼汛期捕捞，捕得后，除去内脏，洗净，晒干；石首鱼头：捕得后，割取头部，洗净，鲜用或晒干；鱼脑石：在鱼汛期捕捞，将头骨中耳石取出，洗净，晾干；石首鱼胆：捕得后，加工时，剖腹，取出胆囊，鲜用或晾干；鱼鳔：全年均可捕捞，捕得后，剖腹，取出鱼鳔，剖开，除去血管及黏膜，洗净，压扁，晒干，或洗净鲜用，溶化后，冷凝成的冻胶，称为"鱼胶"；石首鱼精巢：捕得后，取出精巢，洗净，阴干；石首鱼肝油：捕得后，剖腹，取出鱼肝，洗净，集中足量下锅炼油，将油滤出即为石首鱼肝油；黄鱼鳍：捕得后，剪下鱼鳍，晾干。

【性能主治】 石首鱼：味甘，性平；益气补脾，补肾，明目，止痢；主治病后、产后体虚，乳汁不足，肾虚腰痛，水肿，视物昏花，头痛，胃痛，泻痢。石首鱼鲞：味甘，性平；健脾补虚，开胃消食，解毒止痢；主治病后体虚，食欲不振，食积腹胀，泄泻痢疾。石首鱼头：主治头晕，腰痛。鱼脑石：味甘、咸，性寒；利尿通淋，清热解毒；主治石淋，小便淋沥不畅，鼻炎，化脓性中耳炎。石首鱼胆：味苦，性寒；清热止咳，降血脂；主治支气管炎，哮喘，高脂血症。鱼鳔：味甘，性平；补肝肾，养血止血，散瘀消肿；主治肾虚遗精，腰膝无力，腰痛，眩晕耳鸣，白带，习惯性流产，血虚筋挛，产后风痉，破伤风，癫痫，再生障碍性贫血，吐血，咯血，崩漏，外伤出血，阴疽，瘘管，慢性溃疡，皲裂，痛风，痔疮。石首鱼精巢：味甘，性温；补中益气，补益肝肾，生血填精；主治五脏虚损，气血两亏，出血性疾病，再生障碍性贫血，白血病，血小板减少性紫癜。石首鱼肝油：味甘、咸，性平；益肾壮骨，补肝明目；主治久病体虚，小儿发育不良，佝偻病，软骨症，夜盲症，干燥性眼炎。黄鱼鳍：清热解毒；主治乳痈。

【生境分布】 为暖温性浅海近底层集群洄游鱼类，栖息于60m以内近海的中下层；食性广，以小型鱼类、节肢类等动物为主食。国内分布于黄海、东海、琼州海峡以东的南海北部沿海；省内分布于黄海。

6.2 小黄鱼 Pseudosciaena polyactis Bleeker

【别　　名】 花鱼、大眼、小黄花、小鲜、小黄瓜。

【药用部位】 同大黄鱼。

【采收加工】 同大黄鱼。

【性能主治】 同大黄鱼。

【生境分布】 为暖温性底层集群洄游鱼类，栖息于水深不超过120m、软泥或泥沙质海底；肉食性，以甲壳动物、小型鱼类为主食，幼鱼以硅藻、浮游甲壳类为主食。国内分布于渤海、黄海、东海；省内分布于黄海、渤海。

7 黄唇鱼属 Bahaba

黄唇鱼 Bahaba flavolabiata Linnaeus

【别　　名】 金钱鳘。

【药用部位】 鳔、鳃、心脏、耳石（鱼脑石）。

【采收加工】 捕获后，去除内脏，洗净，取药用部位鲜用或晒干。

【性能主治】 鳔：味甘、咸，性平；滋阴填精，养血止血，润肺健脾，补肾固精，解毒安神，软坚散结；主治肾虚滑精，产后风痉，疝气，肺痨，眩晕，吐血，血崩，创伤出血，痔疮等。鳃：活血调经；主治血崩等。心脏：滋阴养血；主治胸痛气短等。耳石：味甘、咸，性寒；清热祛瘀，利尿通淋；主治耳胀，耳闭，鼻渊，淋症，小便不利等。

【生境分布】 为中下层肉食性大型鱼类，生活于海、淡水交汇的河口海域，以鱼、虾为食。国内分布于东海、南海；省内日照等地有分布。

三十六、鲾科 Leiognathidae

鲾属 Leiognathus

黄斑鲾 Leiognathus bindus Cuvier et Valenciennes

【别　　名】 金仔花。

【药用部位】 肉。

【采收加工】 全年均可捕捉，捕得后，剖腹，除去内脏，取肉，洗净，鲜用。

【性能主治】 味甘，性平；健脾益气；主治体虚，小儿疳积，肝炎恢复期等。

【生境分布】 为上层小型鱼类，栖息于热带、亚热带近海区。国内分布于黄海、东海、南海；省内分布于黄海。

三十七、䲢科 Uranoscopidae

1 䲢属 Gnathagnus

青䲢 Gnathagnus elongatus Temminck et Schlegel

【别　名】　铜锣槌。

【药用部位】　肉（䲢鱼）。

【采收加工】　全年均可捕捉，捕得后，剖腹，除去内脏，取肉，洗净，鲜用。

【性能主治】　清热解毒，健脾胃，助消化；主治脾胃亏虚，消化不良。

【生境分布】　为近海暖温性底层鱼类，喜潜伏海底，全身埋入沙中，露出两眼，袭食其他动物。国内、省内分布于各沿海地区。

2 网纹䲢属 Uranoscopus

网纹䲢 Uranoscopus japonicus Houttuyn

【别　名】　日本䲢。

【药用部位】　肉（䲢鱼）。

【采收加工】　同青䲢。

【性能主治】　同青䲢。

【生境分布】　为暖温性近海底层食肉性中小型鱼类，栖息于7～10m水深的沙底中；不大活动，不集群，常埋于沙中，露出两眼及大口，袭食小鱼和无脊椎动物。国内分布于各沿海地区；省内分布于烟台等地。

三十八、鲷科 Sparidae

1 真鲷属 Pagrosomus

真鲷 Pagrosomus major Temminck et Schlegel

【别　名】　红加级、红加吉、真赤鲷。

【药用部位】　肉（真鲷），鳔（真鲷鳔）。

【采收加工】　真鲷：全年均可捕捞，捕得后，除去鳞片及内脏，洗净，鲜用；真鲷鳔：捕得后，割取鱼鳔，洗净，晾干或焙干研末。

【性能主治】　真鲷：味甘，性温；健脾补肾，益气活血；主治久病体虚，食欲不振，盗汗，腰痛，水肿，产后瘀血。真鲷鳔：清热解毒，补血活血；主治腮腺炎，气虚体弱，贫血。

【生境分布】　为近海暖温性底层鱼类，栖息于水深30～90m、底质为礁石、沙砾或贝、藻丛生的水域；喜集群，游泳较迅速；杂食性，以底栖甲壳类、软体动物为主食，也吃棘皮动物、小鱼、虾和藻类等。国内、省内分布于各沿海地区。

2 棘鲷属 Sparus

黑鲷 Sparus macrocephalus Basilewsky

【别　名】　海鲷、黑加吉、岩雀、乌颊、乌翅、青郎、黑立、铜盆鱼。

【药用部位】　同真鲷。

【采收加工】　同真鲷。

【性能主治】　同真鲷。

【生境分布】　为广温、广盐性鱼类，生活于岩礁和沙泥底质的清水中；肉食性，成鱼以贝类和小鱼虾为主食。国内分布于渤海、黄海、东海、南海；省内分布于黄海、渤海。

三十九、篮子鱼科 Siganidae

篮子鱼属 Siganus

褐斑篮子鱼 Siganus fuscessens Houttuyn

【别　名】　鬼婆仔、泥蜢。

【药用部位】　胆、肉。

【采收加工】　捕捉后，取出胆、肉，洗净，鲜用或晒干。

【性能主治】　胆：味苦，性寒；清热解毒；主治耳内疼痛，外感风热，耳闭，疥疮等。肉：味甘，性平；滋补强壮；主治素体虚弱，久病乏力，不思饮食等。

【生境分布】　生活于1～50m海域，幼鱼常在潮池中发现，成鱼栖息于海藻茂盛的礁石平台、缓坡或礁沙混合区；杂食性，以藻类及小型底栖动物为主。国内分布于渤海、黄海、南海；省内分布于黄海、渤海。

四十、绵鳚科 Zoarcidae

绵鳚属 Zoarces

长绵鳚 Zoarces elongatus Kner

【药用部位】　全体（长绵鳚）。

【采收加工】　全年均可捕捉，捕得后，除去内脏，洗净，鲜用或晾干、阴干。

【性能主治】　滋补强壮；主治体质虚弱，病后乏力。

【生境分布】　为沿岸浅海鱼类；以软体动物及小虾为主食。国内分布于渤海、黄海北部沿岸、东海及辽宁、河北、江苏、浙江等沿海省区；省内分布于黄海、渤海。

四十一、石鲈科 Pomadasyidae

髭鲷属 Hapalogenys J. Richardson

1.1 条纹髭鲷 Hapalogenys mucronatus Eydoux et Souleyet

【别　　名】　横带髭鲷、铜盆鱼、金鼓、海猴、打铁被。

【药用部位】　鳔（海猴鳔）。

【采收加工】　全年均可捕捞，捕得后，除去鳞片及内脏，洗净，鲜用。

【性能主治】　味甘，性平；补气养血，消肿解毒；主治久病体虚，贫血，腮腺炎。

【生境分布】　为暖温性近海底层鱼类，栖息于岩礁多的海区，喜结群；以虾类、蟹、头足类及小型鱼类为主食。国内、省内分布于各沿海地区。

1.2 黑鳍髭鲷 Hapalogenys nigripinnis Temminck et Schlegel

【别　　名】　鳍鳍、唇唇。

【药用部位】　鳔（海猴鳔）。

【采收加工】　同条纹髭鲷。

【性能主治】　同条纹髭鲷。

【生境分布】　为底栖鱼类。国内分布于黄海、东海、南海；省内分布于黄海。

四十二、带鱼科 Trichiuridae

带鱼属 Trichiurus

1.1 带鱼 Trichiurus haumela Forskal

【别　　名】　刀鱼、牙带、白鱼、鳞刀鱼、白带鱼。

【药用部位】　肉（带鱼），鳞（带鱼鳞），脂肪油（带鱼油），头（带鱼头）。

【采收加工】　带鱼：全年均可捕捞，捕得后，除去内脏，取肉，洗净，鲜用；带鱼鳞：捕得后，取鱼鳞，洗净，晾干或焙干研粉；带鱼油：捕得后，用肠杂等在锅中熬制鱼油，然后离心机分离；带鱼头：捕得后，割下头，洗净，晾干或焙干研粉。

【性能主治】　带鱼：味甘，性平；补虚，解毒，止血；主治病后体虚，产后乳汁不足，疮疖痈肿，外伤出血。带鱼鳞：味涩，性凉；收敛，凉血，止血；主治外伤出血。带鱼油：味甘，性温；养肝，润肤；主治肝炎，皮肤干燥皲裂。带鱼头：和中，开胃，祛风杀虫；主治呃逆，痈疮肿毒。

【生境分布】　为暖温性中下层集群洄游鱼类，栖息于水深60～100m泥质海底；性凶猛，贪食，以毛虾、乌贼及各种鱼类为主食。国内分布于各沿海地区；省内主要分布于胶东半岛南岸乳山口一带。

1.2 小带鱼 Trichiurus muticus Gray

【别　　名】　带鱼、刀鱼、白带鱼、牙带、小金叉。

【药用部位】　肉（带鱼），鳞（带鱼鳞），脂肪油（带鱼油），头（带鱼头）。

【采收加工】　同带鱼。

【性能主治】　同带鱼。

【生境分布】　为暖水性中下层洄游鱼类，栖息于水深60～100m泥质近岸浅海；主食毛虾、乌贼及各种鱼类。国内分布于渤海、黄海、东海、南海；省内分布于渤海、黄海。

四十三、鲭科 Scombridae

1　鲭属 Scomber

鲐鱼 Scomber japonicus Houttuyn

【别　　名】　鲐鲅鱼、日本鲭、青花鱼、花池鱼、花巴、青砖、青占。

【药用部位】　肉。

【采收加工】　捕捞后，除去内脏，洗净，鲜用或晒干。

【性能主治】　味甘，性平；滋补强壮；主治胃肠道疾病，肺痨虚损，失眠，健忘等。

【生境分布】　为远洋暖水性中上层鱼类，以浮游甲壳类、鱼类为主要饵料。国内分布于渤海、黄海、东海、南海；省内分布于黄海、渤海。

2　马鲛属 Scomberomorus

2.1 蓝点马鲛 Scomberomorus niphonia Cuvier et Valenciennes

【别　　名】　尖头马加、鲅鱼、马鲛鱼、条燕、板鲅、青箭。

【药用部位】　肉（马鲛鱼），鳃（马鲛鱼鳃）。

【采收加工】　马鲛鱼：全年均可捕捞，捕得后，除去内脏，洗净，鲜用或晒干；马鲛鱼鳃：捕杀后，取出鱼鳃，洗净，晒干。

【性能主治】　马鲛鱼：味甘，性温；滋补强壮；主治病后、产后体虚，早衰，神经衰弱。马鲛鱼鳃：味甘，性温；补气平喘；主治体虚咳喘。

【生境分布】　为暖温性中上层鱼类，喜结群，行动敏捷；性凶猛，以小型鱼类为食，也食小虾。国内分布于渤海、黄海、东海、台湾海峡等海域；省内分布于黄海、渤海。

2.2 朝鲜马鲛 Scomberomorus koreana Kinshinouye

【别　　名】　朝鲜鲅、燕鱼、鲅鱼。

【药用部位】　肉（马鲛鱼），鳃（马鲛鱼鳃）。

【采收加工】　同蓝点马鲛。

【性能主治】　同蓝点马鲛。

【生境分布】　为近海冷温性中上层鱼类，行动敏捷；性凶猛，以小鱼及底栖无脊椎动物为食。国内分布于渤海、黄海、东海等海域；省内分布于黄海、渤海。

2.3　中华马鲛 Scomberomorus sinensis Lacepede

【药用部位】　肉（马鲛鱼），鳃（马鲛鱼鳃）。

【采收加工】　同蓝点马鲛。

【性能主治】　同蓝点马鲛。

【生境分布】　为近海暖水性中上层鱼类，栖息于礁区、砂泥底、河口、淡水、近海沿岸；游泳敏捷，性凶猛，以小鱼、头足类等为食。国内分布于黄海、东海、台湾海峡、南海；省内分布于黄海。

四十四、金枪鱼科 Thunnidae

舵鲣属 Auxis

圆舵鲣 Auxis rochei Risso

【别　　名】　双鳍舵、圆花鲣、棱氏舵鲣、烟仔鱼、花烟。

【药用部位】　胰脏（圆舵鲣）。

【采收加工】　全年均可捕捉，捕得后，剖腹，取出胰脏。

【性能主治】　胰脏可提取胰岛素。

【生境分布】　为暖水性沿岸表层群游性鱼类，以鲐鱼和沙丁鱼为食。国内分布于东海、台湾海峡、南海，偶见于黄海南部；省内分布于黄海。

四十五、虾虎鱼科 Gobiidae

1　刺虾虎鱼属 Acanthogobius Gill

黄鳍刺虾虎鱼 Acanthogobius flavimanus Temminck et Schlegel

【别　　名】　雅氏刺虾虎鱼、沙吻鱼、光鱼、油光鱼、黄臂棘鲨。

【药用部位】　肉（虾虎鱼）。

【采收加工】　全年均可捕捞，捕得后，除去内脏，洗净，鲜用或晒干。

【性能主治】　味甘、咸，性平；温中益气，补肾壮阳；主治虚寒腹痛，胃痛，疳积，消化不良，阳痿，遗精，早泄，小便淋沥。

【生境分布】　为温水性近岸底层小型鱼类，生活于河口及沿岸浅水区；以小型无脊椎动物、小鱼等为食。国内分布于黄海、渤海、东海沿岸各河口区；省内分布于青岛、烟台、蓬莱、龙口、羊角沟等地。

2　矛尾虾虎鱼属 Chaeturichthys Richardson

矛尾虾虎鱼 Chaeturichthys stigmatias Richardson

【别　　名】　尖尾虾虎鱼、矛尾鱼。

【药用部位】　肉（虾虎鱼）。

【采收加工】　同黄鳍刺虾虎鱼。

【性能主治】　同黄鳍刺虾虎鱼。

【生境分布】　为暖温性近岸小型底栖鱼类，栖息于河口咸、淡水滩涂淤泥底质水域以及水深 60～90m 处的砂泥底质海区，也进入江、河下游淡水水体中；以桡足类、多毛类、虾类等底栖动物为食。国内分布于各沿海地区；省内分布于青岛、烟台、蓬莱等地。

3　拟矛尾虾虎鱼属 Parachaeturichthys Bleeker

拟矛尾虾虎鱼 Parachaenichthys polynema Bleeker

【别　　名】　须虾虎鱼。

【药用部位】　肉（虾虎鱼）。

【采收加工】　同黄鳍刺虾虎鱼。

【性能主治】　同黄鳍刺虾虎鱼。

【生境分布】　为近海暖水性小型鱼类，生活于内地沿岸及台湾西南沿海，栖息于河口及近海底层泥沙及软泥底质处。国内分布黄海、东海、南海；省内分布于黄海。

4　狼牙虾虎鱼属 Odontamblyopus Bleeker

拉氏狼牙虾虎鱼 Odontamblyopus lacepedii Temminck et Schlegel

【别　　名】　红狼牙虾虎鱼、盲条鱼、红尾虾虎。

【药用部位】　肉（虾虎鱼）。

【采收加工】　同黄鳍刺虾虎鱼。

【性能主治】　同黄鳍刺虾虎鱼。

【生境分布】　为暖温性底栖鱼类，生活于河口及沿海浅水滩涂区域，也生活于咸淡水交汇处；以圆筛藻、中华盒形藻为食，也食少量哲镖水蚤、蛤类幼体等。国内分布于各沿海地区；省内分布于青岛、烟台、石岛、石臼所、羊角沟等地。

5　栉孔虾虎鱼属 Ctenotrypauchen Steindachner

小头栉孔虾虎鱼 Ctenotrypauchen microcephalus Bleeker

【别　　名】　栉赤鲨、小头栉赤鲨。

【药用部位】　全体（小头栉孔鰕虎鱼）。

【采收加工】　全年均可捕捉，捕得后，剖腹，除去内脏，鲜用或晾干、阴干。

【性能主治】　味甘，性平；健脾补肾，渗湿利水；主治黄汗，小儿夜尿症，盗汗。

【生境分布】　为近岸底层小型鱼类，栖息于浅海和河口附近，可在泥底中筑穴；以等足类、桡足类、多毛类、小虾苗及小鱼苗为食。国内分布于各沿海地区；省内分布于黄海、渤海。

泊、池沼、河流中均有分布。

四十六、鲳科 Stromateidae

鲳属 Stromateoides Bonaparte

银鲳 Stromateoides argenteus Euphrasen

【别　　名】　鲳鱼、镜鱼、平鱼、叉片鱼。

【药用部位】　肉或全体（鲳鱼）。

【采收加工】　全年均可捕捉，捕得后，洗净，取肉，鲜用。

【性能主治】　味甘，性温；益气养血，温肾壮阳，舒筋利骨；主治脾胃虚弱，消化不良，贫血，病后体虚，腿脚无力，筋骨酸痛，四肢麻木。

【生境分布】　为近海暖温性中下层鱼类，栖息于水深30～70m的海区；喜在阴影中群集；幼鱼以小鱼、箭虫、桡足类为主食，成鱼以水母、底栖动物和小鱼为食。国内分布于各沿海地区；省内分布于龙口、蓬莱、烟台、威海、石岛、青岛、石臼所等地。

四十七、乌鳢科 Ophiocephalidae

乌鳢属 Ophiocephalus

乌鳢 Ophiocephalus argus Cantor

【别　　名】　黑鱼、鳢鱼、乌鱼、文鱼、生鱼、乌棒。

【药用部位】　肉（鳢鱼），骨骼（鳢鱼骨），血液（鳢鱼血），头（鳢鱼头），胆囊（鳢鱼胆），肠（鳢鱼肠），尾鳍（鳢鱼尾）。

【采收加工】　鳢鱼：全年均可捕捞，捕得后，除去内脏，洗净，鲜用或晒干；鳢鱼骨：捕得后，除去鳞片及内脏，将肉剔净，取骨，晒干；鳢鱼血：捕得后，杀时取血，鲜用；鳢鱼头：捕得后，切下鱼头，洗净，鲜用或晒干；鳢鱼胆：捕得后，剖腹，取出胆囊，鲜用或阴干；鳢鱼肠：捕得后，剖腹，取肠，洗净，鲜用；鳢鱼尾：捕得后，割取尾鳍，洗净，鲜用。

【性能主治】　鳢鱼：味甘，性凉；补脾益胃，利水消肿；主治身面浮肿，妊娠水肿，湿痹，脚气，产后乳少，习惯性流产，肺痨体虚，胃脘胀满，肠风及痔疮下血，疥癣。鳢鱼骨：通络，止痉，收敛；主治四肢麻木，抽搐，泄泻，下痢，狐臭，外伤出血。鳢鱼血：活血通络；主治口眼㖞斜，腰膝不利。鳢鱼头：通经，活络；主治月经错后，经闭，头风，口眼㖞斜。鳢鱼胆：味苦、甘性寒；泻火，解毒；主治喉痹，目翳，砂眼，白秃疮。鳢鱼肠：解毒，驱虫；主治痔瘘，下肢溃疡。鳢鱼尾：祛风利湿，解毒；主治痔疮。

【生境分布】　为暖水性淡水肉食性凶猛鱼类，栖息于水草茂盛处泥底的水域，对水质适应性强；以鱼、虾等为食。国内分布于除西部高原地区外的各省区；省内各地湖

四十八、鲂鮄科 Triglidae

1　红娘鱼属 Lepidotrigla Günther

短鳍红娘鱼 Lepidotrigla microptera Günther

【别　　名】　红娘子、红头鱼、火鱼、红鞋鱼、穷头鱼。

【药用部位】　全体（红娘鱼）。

【采收加工】　全年均可捕捞，捕得后，除去鳞片和内脏，洗净，鲜用或晒干。

【性能主治】　味甘，性平；健脾开胃，滋补强身；主治食欲不振，体虚。

【生境分布】　为冷温性中型海洋鱼类，栖息于近海泥底质海区；群栖，有短距离洄游习性；以虾类、软体动物和小鱼及其他无脊椎动物为食。国内分布于渤海、黄海、东海；省内分布于黄海、渤海。

2　绿鳍鱼属 Chelidonichthys Kaup

2.1　小眼绿鳍鱼 Chelidonichthys spinosus McClelland

【别　　名】　绿鳍鱼。

【药用部位】　肉（绿鳍鱼）。

【采收加工】　全年均可捕捞，捕得后，除去内脏，洗净，鲜用。

【性能主治】　味甘，性平；益气醒脾，祛风湿；主治病后体虚，食欲不振，神经衰弱，风湿疼痛。

【生境分布】　为暖温性底层中型海洋鱼类，栖息于水深30～40m泥沙底质海区；以虾类、软体动物和小鱼为食。国内分布于各沿海地区，如黄海北部、东海、汕尾、澳头、闸坡；省内分布于黄海。

2.2　绿鳍鱼 Chelidonichthys kumu Lesson et Garnot

【别　　名】　绿翅鱼、绿姑、鲂鮄、国公鱼、绿莺莺、角鱼、红祥、大头鱼、蜻蜓角。

【药用部位】　肉（绿鳍鱼）。

【采收加工】　同小眼绿鳍鱼。

【性能主治】　同小眼绿鳍鱼。

【生境分布】　为近海底层鱼类；以虾类、蟹类、虾姑类和小鱼为食。国内分布于南海、东海、黄海、渤海；省内分布于黄海、渤海。

四十九、毒鲉科 Synanceiidae

1　鬼鲉属 Inimicus Jordan et Starks

日本鬼鲉 Inimicus japonicus Cuvier et Valenciennes

【别　　名】　鬼鲉、海蝎子、老虎鱼。

【药用部位】　肉（鱼虎）。

【采收加工】　全年均可捕捞，多取肉鲜用，或晒干。

【性能主治】　味甘，性平；滋养肝肾，清热解毒；主治腰腿酸软疼痛，肝炎，疖肿，脓疡不敛，湿疹。

【生境分布】　为暖温性近海底层中小型鱼类，栖息于岩礁及砂泥底质的浅海海底；肉食性，以甲壳类及幼鱼为食。国内、省内分布于各沿海地区。

2　虎鲉属 Minous Cuvier et Valenciennes

单指虎鲉 Minous monodactylus Bloch et Schneider

【别　　名】　虎鲉。

【药用部位】　肉（鱼虎）。

【采收加工】　四季均可捕捞，除去内脏和鳍，取肉，鲜用。

【性能主治】　滋补肝肾；主治肾虚腰痛，胸胁胀痛，黄疸等。

【生境分布】　为暖温性海洋小型鲉类，栖息于浅海海底；以甲壳动物等为食。国内分布于各沿海地区；省内分布于青岛、烟台等地。

五十、鲉科 Scorpaenidae

1　拟鲉属 Scorpaenopsis Heckel

须拟鲉 Scorpaenopsis cirrhosa Thunberg

【别　　名】　鬼石公鱼。

【药用部位】　肉（鱼虎）。

【采收加工】　四季均可捕捞，除去内脏及鳍，取肉，鲜用。

【性能主治】　滋补肝肾；主治肾虚腰痛，胸胁胀痛，黄疸等。

【生境分布】　为暖水性海洋底层鱼类，栖息于岩礁或珊瑚礁区，也见于礁盘内；肉食性，以小鱼及底栖无脊椎动物为食。国内分布于南海诸岛、东海；省内分布于青岛、烟台、威海等地海域。

2　平鲉属 Sebastes Cuvier

无备平鲉 Sebastes inermis Cuvier et Valenciennes

【药用部位】　肉和鳔（石鲈鱼）。

【采收加工】　全年均可捕捉，捕得后，除去鳞片及内脏，夏季，鲜用或晒干。

【性能主治】　味甘，性平；健脾，开胃，益气；主治脾虚乏力，纳食不馨。

【生境分布】　为冷水性中型海洋鱼类，生活于近海底层的岩礁地带和泥沙底；以甲壳动物和小鱼为食。国内、省内分布于黄海。

3　菖鲉属 Sebastiscus Jordan et Starks

褐菖鲉 Sebastiscus marmoratus Cuiver et Valenciennes

【别　　名】　石狗公、菖鲉、三带大目鲉。

【药用部位】　肉和鳔（石鲈鱼）。

【采收加工】　同无备平鲉。

【性能主治】　同无备平鲉。

【生境分布】　为暖温性底层鱼类，栖息于近岸岩礁附近；常潜伏于潮间带至数十米水深的岩缝、礁石、海藻丛中；以小鱼、蟹类、虾类、麦秆虫、泥螺、藻类为食。国内、省内分布于各沿海地区。

4　鲉属 Scorpaena Linnaeus

4.1　裸胸鲉 Scorpaena izensis Jordan et Starks

【别　　名】　伊豆鲉、鲉。

【药用部位】　肉（斑鳍鲉）。

【采收加工】　全年均可捕捉，捕得后，除去鳞片及内脏，洗净，鲜用或晒干。

【性能主治】　味甘，性温；暖中开胃；主治虚寒胃痛，消化不良。

【生境分布】　为暖水性海洋鱼类，生活于沙石、岩礁和珊瑚礁中，常潜伏在石堆、岩缝或海藻间，也栖息于100多米的深水中。国内分布于黄海、渤海、东海、南海；省内分布于青岛、烟台、威海等地。

4.2　常鲉 Scorpaena neglecta Temminck et Schlegel

【药用部位】　肉。

【采收加工】　四季均可捕捞，除去内脏及鳍，取肉，鲜用。

【性能主治】　滋补肝肾；主治肾虚腰痛，胸胁胀痛，黄疸等。

【生境分布】　为近海底层食肉性鱼类，栖息于潮间带至水深100m之间沙底和岩礁附近；常伏击鱼类和甲壳类，以其为食。国内分布于黄海、渤海、东海、南海；省内分布于青岛、烟台、威海等地。

五十一、绒皮鲉科 Aploactinidae

虻鲉属 Erisphex Jordan et Starks

虻鲉 Erisphex potti Steindachner

【别　　名】　蜂鲉、黑虎、老虎鱼。

【药用部位】　肉（鱼虎）。

【采收加工】　四季均可捕捞，除去内脏和鳍，取肉，鲜用。

【性能主治】　滋补肝肾；主治肾虚腰痛，胸胁胀痛，黄疸等。

【生境分布】　为暖温性海底层小型鱼类，栖息于泥沙底质的较深海域；以虾、蟹类等为食。国内分布于黄海、东海、南海；省内分布于黄海近海。

五十二、鲬科 Platycephalidae

鲬属 Platycephalus Bloch

鲬 Platycephalus indicus Linnaeus

【别　　名】　牛尾鱼、刀甲、竹甲、百甲鱼。

【药用部位】　肉（鲬鱼）。

【采收加工】　全年均可捕捞，捕得后，除去内脏，洗净，鲜用。

【性能主治】　味甘，性温；利水消肿，软坚散结；主治慢性水肿，肝硬化腹水，风湿性关节炎，小儿哮喘。

【生境分布】　为暖水性海洋鱼类，栖息于近海，水深50m以内的底层，底质为沙泥；以虾类、小鱼和其他无脊椎动物等为食。国内、省内分布于各沿海地区。

五十三、六线鱼科 Hexagrammidae

1　斑头鱼属 Agrammus Günther

斑头鱼 Agrammus agrammus Temminck et Schlegel

【别　　名】　斑头六线鱼。

【药用部位】　全体（斑头鱼）。

【采收加工】　全年均可捕捞，捕得后，除去内脏和鳞片，洗净，鲜用或晒干。

【性能主治】　健胃消食；主治消化不良。

【生境分布】　为冷温性中型海洋鱼类，栖息于近海底层，常与六线鱼混栖在岩礁周围；以动物性食物为主食。国内分布于渤海、黄海、东海；省内分布于青岛、烟台、威海、蓬莱、庙岛群岛等地。

2　六线鱼属 Hexagrammos Tilesius

大泷六线鱼 Hexagrammos otakii Jordan et Starks

【别　　名】　黄鱼、六线鱼、欧氏六线鱼。

【药用部位】　全体（斑头鱼）。

【采收加工】　同斑头鱼。

【性能主治】　同斑头鱼。

【生境分布】　为冷温性海洋鱼类，栖息于近海底层，全年生活在沿岸及岛屿的岩礁附近，一般水深50m以内；幼虫以甲壳动物为食，成鱼以软体动物为主食。国内、省内分布于渤海、黄海。

五十四、杜父鱼科 Cottidae

松江鲈属 Trachidermus Heckel

松江鲈 Trachidermus fasciatus Heckel

【别　　名】　船叮鱼、媳妇鱼、四鳃鱼、杜父鱼、松江鲈鱼。

【药用部位】　肉（杜父鱼）。

【采收加工】　为国家二级保护动物，禁止滥捕，偶尔获得后，除去内脏，取肉，鲜用。

【性能主治】　味甘，性温；健脾益气；主治脾虚食少，胃脘疼痛，形瘦乏力，大便溏泄，小儿疳积。

【生境分布】　为冷温性淡水洄游小型鱼类，在淡水中生长肥育，栖息于清澈流水的底层；以虾类和小鱼为食。国内分布于渤海、黄海、东海沿岸及河口区内陆水域；省内分布于黄海、渤海。

五十五、牙鲆科 Paralichthyidae

1　牙鲆属 Paralichthys Girard

褐牙鲆 Paralichthys olivaceus Temminck et Schlegel

【别　　名】　牙片、偏口、牙鲆、比目鱼、地仔鱼。

【药用部位】　肉（牙鲆）。

【采收加工】　捕得后，除去鳞片、鳃及内脏，鲜用或晾干。

【性能主治】　味甘，性平；健脾益气，和中止泻，清热解毒；主治脾胃虚弱，消化不良，急性胃肠炎，食鲀鱼中毒。

【生境分布】　为暖温性浅海底层大型凶猛鱼类，栖息于泥沙海底；以甲壳类、鱼、贝类及头足类等为食。国内分布于自珠江口到鸭绿江口外附近海域，黄海、渤海最习见；省内以渤海莱州湾渔场、黄海中部石岛东南渔场最为著名。

2　斑鲆属 Pseudorhombus Bleeker

2.1　五眼斑鲆 Pseudorhombus pentophthalmus Günther

【别　　名】　五目扁鱼。

【药用部位】　肉（牙鲆）。

【采收加工】　捕得后，除去鳞片、鳃及内脏，鲜用或晾干。

【性能主治】　味甘，性平；健脾益气，和中止泻，清热解毒；主治脾胃虚弱，消化不良，急性胃肠炎，食鲀鱼中毒。

【生境分布】　为热带及暖温带较小型底层海鱼，生活于水深13～200m泥沙底质海区；肉食性，以小鱼和甲壳动物为食。国内分布于黄海及江苏、台湾、广东、广西、海南等海域；省内分布于黄海。

2.2 桂皮斑鲆 Pseudorhombus cinnamomeus Temminck et Schlegel

【别　名】　花点鲆、肉桂扁鱼、桂皮鲆、柠檬斑鲆、桂皮扁鱼。

【药用部位】　肉（牙鲆）。

【采收加工】　捕得后，除去鳞片、鳃及内脏，鲜用或晾干。

【性能主治】　味甘，性平；健脾益气，和中止泻，清热解毒；主治脾胃虚弱，消化不良，急性胃肠炎，食鲀鱼中毒。

【生境分布】　为暖温带中等大底层海鱼；肉食性，以底栖的甲壳类或其他种类的小鱼为主食。国内分布于黄海、渤海到南海北部；省内分布于青岛、烟台等地海域。

五十六、鲽科 Pleuronectidae

1　木叶鲽属 Pleuronichthys Girard

角木叶鲽 Pleuronichthys cornutus Temminck et Schlegel

【别　名】　鼓眼、砂轮、猴子鱼、木叶鲽、鼓轮、八角色、铁仔。

【药用部位】　全体（鲽鱼）。

【采收加工】　全年均可捕捞，捕得后，除去鳞片及内脏，鲜用或晒干。

【性能主治】　味甘，性平；壮阳补气；主治腰背酸痛。

【生境分布】　为暖温性近海中小型底层鱼类，栖息于泥沙底质海区；以底栖端足类等甲壳动物为食，也食海葵、多毛类等。国内分布于各沿海地区，黄海、渤海较习见；省内分布于青岛、烟台、石岛、龙口、石臼所等地沿海。

2　虫鲽属 Eopsetta Jordan et Goss

虫鲽 Eopsetta grigorjewi Herzenstein

【别　名】　沙板、格氏虫鲽。

【药用部位】　肉（鲽鱼）。

【采收加工】　全年均可捕捞，捕得后，除去鳞片及内脏，鲜用或晒干。

【性能主治】　味甘，性平；壮阳补气；主治腰背酸痛。

【生境分布】　为太平洋西北底层中大型冷温性海鱼；以乌贼及蟳等为食。国内分布于辽宁、河北到台湾以北诸海区；省内分布于青岛、烟台等地海域。

3　高眼鲽属 Cleisthenes Jordan et Starks

高眼鲽 Cleisthenes herzenstini Schmidt

【别　名】　高眼、长脖、小长脖、郝氏高眼鲽。

【药用部位】　肉（鲽鱼）。

【采收加工】　全年均可捕捞，捕得后，除去鳞片及内脏，鲜用或晒干。

【性能主治】　味甘，性平；壮阳补气；主治腰背酸痛。

【生境分布】　为近海冷温性底层鱼类；以棘皮动物萨氏真蛇尾及鳀鱼、玉筋鱼、蝦虎鱼、泥螺等为食，也食太平洋磷虾、脊腹褐虾、日本壳蛞蝓等，冬季为摄食盛期，秋季摄食量低。国内分布于鸭绿江口至浙江大陈岛等海区，黄海、渤海最多；省内分布于青岛、烟台、蓬莱、石岛、龙口等地海域。

4　星鲽属 Verasper Jordan et Gilbert

圆斑星鲽 Verasper variegatus Temminck et Schlegel

【别　名】　星鲽、花片。

【药用部位】　肉（鲽鱼）。

【采收加工】　全年均可捕捞，捕得后，除去鳞片及内脏，鲜用或晒干。

【性能主治】　味甘，性平；壮阳补气；主治腰背酸痛。

【生境分布】　生活于沿岸水域或海湾内水深为10～30m的水域，喜沙底、泥沙底或海藻繁茂的礁石底环境；胃含物有等足类节边水虱、真寄居虾及虾类。国内分布于辽宁、河北至福建厦门等海区，在黄海、渤海较习见；省内分布于青岛、烟台、威海、蓬莱、龙口、羊角沟等地海域。

五十七、鳎科 Soleidae

条鳎属 Zebrias Jordan et Snyder

带纹条鳎 Zebrias zebra Bloch

【别　名】　条鳎、斑比目、花鳎目。

【药用部位】　全体（条鳎鱼）。

【采收加工】　捕得后，除去鳞片、鳃和内脏，鲜用或晾干。

【性能主治】　味甘，性平；滋补强壮，健脾补肾。

【生境分布】　为热带及暖温带浅海小型底层鱼，生活于多泥沙海底处。国内分布于各沿海地区，北起辽宁，南到广东、广西、海南等海区；省内分布于青岛、烟台等地沿海。

五十八、舌鳎科 Cynoglossidae

舌鳎属 Cynoglossus Hamilton

1.1　半滑舌鳎 Cynoglossus semilaevis Günther

【别　名】　牛舌、鳎目、半滑三线鳎。

【药用部位】　肉（鳎鱼）。

【采收加工】　捕得后，除去鳞片、鳃及内脏，鲜用或晾干。

【性能主治】　补虚，健脾，益气；主治久病体虚，营养不良，脾虚泄泻，肺气不足，小儿疳积。

【生境分布】　为暖温带浅海底层大型鱼。国内分布于各沿海地区，黄海、渤海习见，从黄海及渤海到东海厦门附近常见；省内分布于黄海、渤海及青岛、烟台、蓬莱、羊角沟、龙口等地。

1.2　宽体舌鳎 Cynoglossus robustus Günther

【别　　名】　牛舌鱼、鳎目鱼、鞋底、贴沙、龙利。

【药用部位】　肉（鳎鱼）。

【采收加工】　同半滑舌鳎。

【性能主治】　同半滑舌鳎。

【生境分布】　为西太平洋暖温带浅海泥沙区较大型底层鱼；以底栖多毛类、端足类及蟹等为食。国内分布于渤海、黄海、东海到粤东沿海；省内分布于黄海、渤海。

1.3　短吻红舌鳎 Cynoglossus joyneri Günther

【别　　名】　驹舌、焦氏舌鳎、乔氏龙舌鱼、鳎目、短吻舌鳎。

【药用部位】　肉（鳎鱼）。

【采收加工】　同半滑舌鳎。

【性能主治】　同半滑舌鳎。

【生境分布】　为亚热带及暖温带浅海中小型底层鱼，栖息于泥沙质海底地区；以多毛类、端足类及小型蟹类等为食。国内分布于广东珠江附近到黄海及渤海，北方习见；省内分布于青岛、烟台等地。

1.4　短吻三线舌鳎 Cynoglossus abbreviatus Gray

【别　　名】　牛舌鱼、小三线鳎、鳎目。

【药用部位】　肉（鳎鱼）。

【采收加工】　同半滑舌鳎。

【性能主治】　同半滑舌鳎。

【生境分布】　为暖温带浅海较大型底层鱼；以小虾、蟹类等为食。国内分布于黄海、渤海、东海及辽宁、福建等地沿海，少数可达珠江口附近，黄海、渤海习见；省内分布于青岛、烟台、蓬莱、龙口等地海域。

1.5　单孔舌鳎 Cynoglossus itina Snyder

【别　　名】　单孔鞋底油、单孔三线鳎。

【药用部位】　肉（鳎鱼）。

【采收加工】　同半滑舌鳎。

【性能主治】　同半滑舌鳎。

【生境分布】　栖息于近海大陆架泥沙底质海域；以底栖质无脊椎动物，如小型甲壳类和多毛类等为食。国内、省内分布于各地沿海。

1.6　斑点舌鳎 Cynoglossus puncticeps Richardson

【别　　名】　斑头舌鳎、狗舌、鞋底、花舌、龙利、塔沙、花龙舌。

【药用部位】　肉（鳎鱼）。

【采收加工】　同半滑舌鳎。

【性能主治】　同半滑舌鳎。

【生境分布】　暖水性浅海底层鱼；主要摄食底栖的无脊椎动物及小鱼。国内、省内各地沿海均有分布。

五十九、三刺鲀科 Triacanthidae

三刺鲀属 Triacanthus (Cuvier) Oken

三刺鲀 Triacanthus biaculeatus Bloch

【别　　名】　短吻三刺鲀。

【药用部位】　肉（三刺鲀），皮（三刺鲀皮）。

【采收加工】　三刺鲀：全年均可捕捞，捕得后，除去鳞片及内脏，鲜用或晒干；三刺鲀皮：捕得后，剥皮，洗净，鲜用或晾干。

【性能主治】　三刺鲀：益胃止血，消肿散结；主治胃病吐血，乳腺炎，颈淋巴结核。三刺鲀皮：味甘，性平；解毒，消肿止痛；主治皮下脓肿，中耳炎。

【生境分布】　为近海底层鱼类；肉食性，以甲壳类、贝类为食。国内分布于各沿海地区；省内分布于青岛、烟台、龙口、石臼所、薛家岛等地沿海。

六十、单角鲀科 Monacanthidae

1　马面鲀属 Thamnaconus Smith

1.1　马面鲀 Thamnaconus septentrionalis Günther

【别　　名】　七带短角单棘鲀、捋起马面鲀。

【药用部位】　全体或肉（马面鲀）。

【采收加工】　全年均可捕捞，捕得后，剖腹，除去内脏，取肉和肝脏，洗净，鲜用或晒干。

【性能主治】　味甘，性平；健脾消食，清热解毒，止血；主治胃炎，胃溃疡，乳腺炎，消化道出血，大便脓血。

【生境分布】　为外海暖温性底层鱼类，栖息于水深60～100m的海区；杂食性，以桡足类、端足类、甲壳类等浮游动物为主食，兼食软体动物。国内分布于各沿海地区；省内分布于青岛、烟台等地沿海。

1.2　绿鳍马面鲀 Thamnaconus modestus Günther

【别　　名】　猪鱼、皮匠刀、面包鱼、橡皮鱼、烧烧鱼。

【药用部位】　全体或肉（马面鲀）。

【采收加工】　同马面鲀。

【性能主治】　同马面鲀。

【生境分布】　为外海暖温性底层鱼类，栖息于水深50～120m的海区；杂食性，以节肢动物、软体动物、鱼卵、珊瑚、硅藻及底栖生物等为食。国内分布于各沿海地区；省内分布于青岛、烟台等地沿海。

2　革鲀属 Aluterus Cloquet

单角革鲀 Aluterus monoceros Linnaeus

【别　　名】　革鲀、单角革单棘鲀。

【药用部位】 全体或肉（马面鲀）。

【采收加工】 同马面鲀。

【性能主治】 同马面鲀。

【生境分布】 为热带、亚热带近海底层鱼类；杂食性，以底栖动物，如水螅类、腹足类和端足类等为主食。国内分布于各沿海地区；省内分布于黄海。

六十一、箱鲀科 Ostraciontidae

角箱鲀属 Lactoria Jordan et Fowler

角箱鲀 Lactoria cornutus Linnaeus

【别　　名】 海牛、海鸟、风车鱼、黄角仔。

【药用部位】 肉（箱鲀）。

【采收加工】 全年均可捕捉，捕得后，除去内脏及皮，取两侧肌肉，洗净，鲜用。

【性能主治】 味甘，性平；滋补健胃；主治营养不良，脾胃虚弱，小儿腹泻。

【生境分布】 为近海暖温性底栖小型鱼类，生活于珊瑚礁或岩礁海区；以海胆类、腹足类等底栖动物为主食。国内分布于各沿海地区；省内分布于黄海、渤海。

六十二、鲀科 Tetraodontidae

1 东方鲀属 Takifugu Abe

1.1 弓斑东方鲀 Takifugu ocellatus Osbeck

【别　　名】 眼斑河豚、弓斑圆鲀。

【药用部位】 肉（河豚），眼球（河豚目），肝脏所熬出的油（河豚鱼肝油），卵子（河豚子），卵巢（河豚卵巢），血液（河豚血）。

【采收加工】 **河豚**：全年均可捕捞，捕得后，除去内脏、血、皮、头，取净肉，鲜用或晒干；**河豚目**：加工河豚肉时，取其眼球，晒干；**河豚鱼肝油**：捕得后，取肝，熬油；**河豚子**：捕得后，剖腹，取卵子，鲜用；**河豚卵巢**：加工河豚肉时，取其卵巢，鲜用或晒干；**河豚血**：捕得后，切断鱼鳃血管，收集血液，除去杂质后，冷藏。

【性能主治】 **河豚**：味甘，性温，有毒；滋补肝肾，祛湿止痛；主治阳痿，遗尿，眩晕，腰膝酸软，风湿痹痛，皮肤瘙痒。**河豚目**：主治鸡眼。**河豚鱼肝油**：味甘，性温，大毒；消肿解毒，散结镇痛，杀虫；主治瘰疬，疮疖，无名肿毒，皮肤慢性溃疡。**河豚子**：味甘，性温，大毒；解毒消肿，镇痛；主治乳癌，疮疖，疥癣。**河豚卵巢**：味甘，性温，大毒；消肿解毒，散结镇痛；主治瘰疬，疮疖，无名肿毒。**河豚血**：味苦、咸，性寒，大毒；软坚散结，解毒；主治瘰疬痰核，毒鱼类刺伤。

【生境分布】 为暖温性近海底层小型鱼类，栖息于南海和东海沿海，有时进入河口咸淡水区和内河；以贝类、甲壳类和鱼类等为食。国内分布于各沿海地区；省内分布于黄海。

1.2 虫纹东方鲀 Takifugu vermicularis Temminck et Schlegel

【别　　名】 廷巴鱼、气鼓子、辣头鱼、乌郎、河豚、龟鱼。

【药用部位】 肉（河豚），眼球（河豚目），肝脏所熬出的油（河豚鱼肝油），卵子（河豚子），卵巢（河豚卵巢），血液（河豚血）。

【采收加工】 同弓斑东方鲀。

【性能主治】 同弓斑东方鲀。

【生境分布】 为暖温性近海底层中小型鱼类；以贝类、虾蟹及小鱼等为主食。国内分布于各沿海地区；省内分布于青岛、烟台、威海、蓬莱、龙口、石岛等地。

1.3 暗纹东方鲀 Takifugu fasciatus Mc Clelland

【别　　名】 暗色东方鲀。

【药用部位】 肉（河豚），眼球（河豚目），肝脏所熬出的油（河豚鱼肝油），卵子（河豚子），卵巢（河豚卵巢），血液（河豚血）。

【采收加工】 同弓斑东方鲀。

【性能主治】 同弓斑东方鲀。

【生境分布】 为暖温性底层中大型洄游性鱼类，栖息于近海和河川；杂食性，以贝类、虾类和鱼类为主食，亦食水生昆虫等。国内分布于黄海、渤海、东海；省内分布于青岛、烟台、石岛等地沿海。

1.4 紫色东方鲀 Takifugu porphyreus Temminck et Schlegel

【别　　名】 紫色多纪鲀、细斑东方鲀。

【药用部位】 肉（河豚），眼球（河豚目），肝脏所熬出的油（河豚鱼肝油），卵子（河豚子），卵巢（河豚卵巢）。

【采收加工】 同弓斑东方鲀。

【性能主治】 同弓斑东方鲀。

【生境分布】 为北太平洋西部近海底层中大型鱼类，栖息于近海浅水区；以软体动物、甲壳类和鱼类等为食。国内分布于黄海、渤海、东海；省内分布于青岛、烟台、石岛等地沿海。

1.5 豹纹东方鲀 Takifugu pardalis Temminck et Schlegel

【别　　名】 豹斑河鲀、豹圆鲀。

【药用部位】 肉（河豚），眼球（河豚目），肝脏所熬出的油（河豚鱼肝油），卵子（河豚子），卵巢（河豚卵巢）。

【采收加工】 同弓斑东方鲀。

【性能主治】 同弓斑东方鲀。

【生境分布】 为温水性近海中小型底层鱼类；以甲壳类、贝类和鱼类等为食。国内分布于黄海、渤海沿海水域；省内分布于青岛、烟台、石岛、龙口等地沿海。

1.6 星点东方鲀 Takifugu niphobles Jordan et Snyder

【别　　名】　星点圆鲀、黑点多纪鲀。

【药用部位】　肉（河豚），眼球（河豚目），肝脏所熬出的油（河豚鱼肝油），卵子（河豚子），卵巢（河豚卵巢）。

【采收加工】　同弓斑东方鲀。

【性能主治】　同弓斑东方鲀。

【生境分布】　为暖温性近海底层小型鱼类，栖息于近海海藻丛生的海区及河口附近；以贝类、甲壳类动物和鱼类等为食。国内分布于各沿海地区；省内分布于青岛、烟台、威海、龙口、石岛等地沿海。

1.7 红鳍东方鲀 Takifugu rubripes Temminck et Schlegel

【别　　名】　虎河鲀、红鳍圆鲀。

【药用部位】　肉（河豚），眼球（河豚目），肝脏所熬出的油（河豚鱼肝油），卵子（河豚子），卵巢（河豚卵巢），血液（河豚血）。

【采收加工】　同弓斑东方鲀。

【性能主治】　同弓斑东方鲀。

【生境分布】　为北太平洋西部海域近海底层中大型鱼类；以贝类、甲壳类、棘皮动物和鱼类等为主食。国内分布于黄海、渤海和东海；省内分布于青岛、烟台、威海、石岛等地沿海。

1.8 黄鳍东方鲀 Takifugu xanthopterus Temminck et Schlegel

【别　　名】　条纹东方鲀、黄鳍多纪鲀。

【药用部位】　肉（河豚），眼球（河豚目），肝脏所熬出的油（河豚鱼肝油），卵子（河豚子），卵巢（河豚卵巢），血液（河豚血）。

【采收加工】　同弓斑东方鲀。

【性能主治】　同弓斑东方鲀。

【生境分布】　为暖水性近海底层中大型鱼类，喜集群，亦进入江河；以贝类、虾类、蟹类、头足类及小公鱼等为主食。国内分布于各沿海地区；省内分布于青岛、烟台、威海、石岛等地沿海。

1.9 铅点东方鲀 Takifugu alboplumbeus Richardson

【别　　名】　铅点圆鲀。

【药用部位】　肉（河豚），眼球（河豚目），肝脏所熬出的油（河豚鱼肝油），卵子（河豚子），卵巢（河豚卵巢）。

【采收加工】　同弓斑东方鲀。

【性能主治】　同弓斑东方鲀。

【生境分布】　为暖温性近海底层中小型鱼类；食肉性，以多毛类、贝类、甲壳类、头足类和小鱼为主食。国内分布于各沿海地区；省内分布于青岛、烟台、威海、龙口等地沿海。

1.10 网纹东方鲀 Takifugu reticularis Tian, Cheng et Wang

【药用部位】　肉（河豚），眼球（河豚目），肝脏所熬出的油（河豚鱼肝油），卵子（河豚子），卵巢（河豚卵巢）。

【采收加工】　同弓斑东方鲀。

【性能主治】　同弓斑东方鲀。

【生境分布】　为暖温性中底层中大型鱼类，栖息于沿岸浅水区；以软体动物、甲壳类和鱼类等为主食。国内分布于黄海、渤海、东海北部；省内分布于烟台、石岛等地沿海。

1.11 墨绿东方鲀 Takifugu basilevskianus Basilewsky

【药用部位】　肉（河豚），眼球（河豚目），肝脏所熬出的油（河豚鱼肝油），卵子（河豚子），卵巢（河豚卵巢）。

【采收加工】　同弓斑东方鲀。

【性能主治】　同弓斑东方鲀。

【生境分布】　为暖水性近海底层中大型鱼类；以软体动物、甲壳类和鱼类等为食。国内分布于渤海、黄海北部；省内分布于青岛、烟台、龙口、石岛等地沿海。

1.12 菊黄东方鲀 Takifugu flavidus Li, Wang et Wang

【别　　名】　星点圆鲀、星点东方鲀。

【药用部位】　肉（河豚），眼球（河豚目），肝脏所熬出的油（河豚鱼肝油），卵子（河豚子），卵巢（河豚卵巢）。

【采收加工】　同弓斑东方鲀。

【性能主治】　同弓斑东方鲀。

【生境分布】　为暖温性近海底层中大型鱼类，也进入河口咸淡水区；以贝类、甲壳类和鱼类为主食。国内分布于渤海、黄海、东海；省内分布于青岛、烟台、威海、石岛等地沿海。

1.13 假睛东方鲀 Takifugu pseudommus Chu

【别　　名】　黑鳍河鲀、红鳍圆鲀、艇鲅鱼。

【药用部位】　肉（河豚），眼球（河豚目），肝脏所熬出的油（河豚鱼肝油），卵子（河豚子），卵巢（河豚卵巢）。

【采收加工】　同弓斑东方鲀。

【性能主治】　同弓斑东方鲀。

【生境分布】　为暖温性近海底层中大型鱼类；以软体动物、甲壳动物和鱼类等为主食。国内分布于黄海、渤海、东海北部及长江；省内分布于青岛、烟台、威海、石岛等地沿海。

1.14 双斑东方鲀 Takifugu bimaculatus Richardson

【药用部位】　肉（河豚），眼球（河豚目），肝脏所熬出的油（河豚鱼肝油），卵子（河豚子），卵巢（河豚卵巢）。

【采收加工】　同弓斑东方鲀。

【性能主治】　同弓斑东方鲀。

【生境分布】　为暖温性近海底层中小型鱼类；以贝类、甲壳类和小鱼为食。国内分布于黄海南部、东海和南海；省内分布于黄海、渤海。

1.15 密点东方鲀 Takifugu stictonotus Temminck et Schlegel

【药用部位】 肉（河豚），眼球（河豚目），肝脏所熬出的油（河豚鱼肝油），卵子（河豚子），卵巢（河豚卵巢）。

【采收加工】 同弓斑东方鲀。

【性能主治】 同弓斑东方鲀。

【生境分布】 为暖水性近海底层中小型鱼类；以软体动物、甲壳动物和鱼类等为主食。国内分布于江苏沿海，也见于黄海、东海；省内分布于黄海。

2 兔头鲀属 Lagocephalus

黑鳃光兔鲀 Lagocephalus inermis Temminck et Schlegel

【别　　名】 黑鳃兔头鲀、滑背河鲀、光兔头鲀。

【药用部位】 鳔和皮（金龟鱼）。

【采收加工】 全年均可捕捉，捕得后，剖腹，除去有毒的内脏及血液，取皮及鳔，晒干。

【性能主治】 味甘、咸，性平；健脾止泻，润肺止咳；主治脾胃虚弱，赤痢，寒咳。

【生境分布】 为暖温性近海底层中大型鱼类，栖息于水深90m的较深海区；以乌贼、贝类、甲壳类和鱼类等为食。国内分布于黄海、东海、南海；省内分布于黄海。

六十三、刺鲀科 Diodontidae

刺鲀属 Diodon Linnaeus

六斑刺鲀 Diodon holocanthus Linnaeus

【别　　名】 刺乖、刺龟。

【药用部位】 皮（刺鲀皮）。

【采收加工】 全年均可捕捞，捕得后，将鱼皮整张剥出，洗净，晒干。

【性能主治】 味咸，性平；补肾益肺，养肝；主治老年寒咳，哮喘，遗精，遗尿，尿血，神经衰弱，浮肿。

【生境分布】 为热带海洋底层鱼类，栖息于水层0～30m；肉食性，以寄居蟹、大型甲壳类等为食。国内分布于黄海、渤海、东海、南海；省内分布于青岛等地沿海。

六十四、翻车鲀科 Molidae

翻车鲀属 Mola Koelreuter

翻车鲀 Mola mola Linnaeus

【别　　名】 翻车鱼、曼波鱼、头鱼。

【药用部位】 肝脏炼出的油（翻车鲀）。

【采收加工】 全年均可捕捞，捕得后，剖腹，取肝，在95℃下炼熬出油。

【性能主治】 活血生肌；主治跌打损伤，烧烫伤。

【生境分布】 为大洋漂浮性大型鱼类，栖息于热带、亚热带海洋，也可见于温带赫尔寒带海域；以海藻、软体动物、小鱼、水母及浮游甲壳类为食。国内分布于东海、南海，偶见于黄海、渤海；省内分布于黄海、渤海。

六十五、鮟鱇科 Lophiidae

鮟鱇属 Lophius Linnaeus

黄鮟鱇 Lophius litulon Jordan

【别　　名】 老头鱼、巴结鱼、蛤蟆鱼、海蛤蟆。

【药用部位】 头骨（黄鮟鱇）。

【采收加工】 全年均可捕捞，捕得后，处死，取头骨，洗净，晒干。

【性能主治】 味咸，性平；解毒消肿；主治疮疖，牙龈肿痛。

【生境分布】 为近岸底栖鱼类，行动迟缓，常栖伏海底，以摆动背鳍棘端皮质穗，诱捕小鱼等动物为饵。国内分布于黄海、渤海和东海北部；省内分布于青岛、烟台等地沿海。

六十六、蝙蝠鱼科 Ogcocephalidae

棘茄鱼属 Halieutaea Valenciennes

棘茄鱼 Halieutaea stellata Vahl

【别　　名】 死团仔鱼。

【药用部位】 肉（棘茄鱼）。

【采收加工】 全年均可捕捞，捕得后，除去内脏，洗净，鲜用或晒干。

【性能主治】 味甘，性温；补肾缩尿；主治小儿遗尿。

【生境分布】 为近海暖温性底层小型鱼类，喜潜伏于海湾滩涂、沙泥底质的浅海底部，以其发达的胸鳍和腹鳍匍匐爬行于海底；常摆动吻触手诱食小型甲壳动物。国内分布于各沿海地区；省内分布于黄海、渤海。

第四节　两栖纲 AMPHIBIA

是一类原始的、初登陆的、具五趾型的变温四足动物，皮肤裸露，分泌腺众多，混合型血液循环。其个体发育周期有一个变态过程，即以鳃（新生器官）呼吸生活于水中的幼体，在短期内完成变态，成为以肺呼吸能营陆地生活的成体。除南极洲和海洋性岛屿外，遍布全球。一般于黄昏至黎明时在隐蔽处活动频繁，酷热或严寒季节以夏蛰或冬眠方式度过。摄取动物性食物（蛙类蝌蚪刮取植物性食物为主），鱼、蛇、鸟、兽等都能成为它们的天敌。现生的有3目，约40科、400属、4000种；我国现有11科、40属、270余种。

一、铃蟾科 Bombinatoridae

铃蟾属 Bombina Oken

东方铃蟾 Bombina orientalis Boulenger

【别　　名】　红肚皮蛤蟆、火腹铃蟾、臭蛤蟆、红腹铃蟾。

【药用部位】　口中分泌物或全体（东方铃蟾）。

【采收加工】　用网兜捕捉，或扒开溪水中的石块后捕捉，取口中分泌物，鲜用，或将全体除去内脏，烘干。

【性能主治】　味辛、苦，性寒；解毒消肿；主治痔疮。

【生境分布】　生活于 900m 以下的山区，常栖息于小山溪石下或山上小水坑、小块梯田、沼泽地等静水处草丛中，以鞘翅目、半翅目、双翅目和鳞翅目等有害昆虫及其幼虫为食。国内分布于东北及河北、江苏等省区；省内分布于烟台、崂山、青岛、威海、莒南、菏泽等地。

二、蟾蜍科 Bufonidae

蟾蜍属 Bufo Laurenti

1.1 中华蟾蜍 Bufo gargarizans Cantor

【别　　名】　癞蛤蟆、蚧蛤蟆、蚧巴子、蛤蟆。

【药用部位】　全体（蟾蜍），除去内脏的干燥体（蟾皮），耳后腺分泌的白色浆汁加工而成（蟾酥），头部（蟾头），舌（蟾舌），肝脏（蟾蜍肝），胆囊（蟾蜍胆）。

【采收加工】　蟾蜍：夏、秋季捕捉，捕得后，先采去蟾酥，然后将蟾蜍杀死，直接晒干；蟾皮：夏、秋季捕捉，先采去蟾酥，然后除去内脏，将体腔撑开，晒干；蟾酥：每年夏、秋季（5～8 月）为取酥季节，先将捕获到的蟾蜍用水洗净体表，晾干，用金属夹从耳后腺及身体上的大小疣粒取酥，每只可取 0.05～0.06g 鲜浆，挤出并收集好的蟾酥液要用 80～100 目铜丝筛或 60～80 目尼龙丝筛过滤，也可加入 15％清洁水或乙醇稀释后再过滤，经脱水或脱乙醇后，再放入 60℃烘箱内烘干，干燥后的成品酥药用密封缸保存，用牛皮纸包好，防止吸潮，各地产区制酥形式有不同的传统，大致有"棋（圆）酥""饼酥"和"片酥"之分，皆为不同形式、大小不同的薄片；蟾头：夏、秋季捕捉，剁头，用细绳拴起，阴干；蟾舌：夏、秋季捕捉，剁头，取舌，洗净，鲜用；蟾蜍肝：夏、秋季捕捉，剖腹，取肝，洗净，鲜用或冷藏；蟾蜍胆：夏、秋季捕捉，剖腹，取胆，洗净，鲜用。

【性能主治】　蟾蜍：味辛，性凉，有毒；解毒散结，消积利水，杀虫消疳；主治痈疽，疔疮，发背，瘰疬，恶疮，癥瘕痞积，臌胀，水肿，小儿疳积，破伤风，慢性咳嗽。蟾皮：味苦，性凉，有毒；清热解毒，利水消胀；主治痈疽，肿毒，瘰疬，湿疹，疳积腹胀，慢性气管炎。蟾酥：

味辛，性温，有毒；消肿止痛，解毒辟秽；主治痈疽疔疮，咽喉肿痛，风虫牙痛，牙龈肿烂，痧症腹痛。蟾头：味辛、苦，性凉，有毒；消疳散积；主治小儿疳积。蟾舌：味辛、苦、甘，性凉；解毒拔疔；主治疔疮。蟾蜍肝：味辛、苦、甘，性凉；解毒散结，拔疔消肿；主治痈疽，疔毒，疮肿，蛇咬伤，麻疹。蟾蜍胆：味苦，性寒；镇咳祛痰，解毒散结；主治气管炎，小儿失音，早期淋巴结结核，鼻疔。

【生境分布】　生活于泥土中或栖居于石下或草间，夜出觅食，以鞘翅目、双翅目、直翅目等害虫为主要食物。国内分布于除宁夏、云南、青海、新疆、西藏、台湾、海南外的各省区；省内分布于青岛、泰安、淄博、日照、菏泽等地。

1.2 花背蟾蜍 Bufo raddei Strauch

【药用部位】　全体（蟾蜍），除去内脏的干燥体（蟾皮），耳后腺分泌的白色浆汁加工而成（蟾酥），头部（蟾头），舌（蟾舌），肝脏（蟾蜍肝），胆囊（蟾蜍胆）。

【采收加工】　同中华蟾蜍。

【性能主治】　同中华蟾蜍。

【生境分布】　栖息于农作物地、草丛、石下或土洞内，夜间觅食，以危害农作物及草原的各种昆虫为主食。国内分布于黑龙江、吉林、辽宁、河北、河南、山西、陕西、内蒙古、宁夏、青海、江苏等省区；省内分布于青岛、菏泽等地。

三、雨蛙科 Hylidae

雨蛙属 Hyla

无斑雨蛙 Hyla immaculata Boettger

【别　　名】　绿蛤蟆、绿猴、雨呱呱、邦狗。

【药用部位】　全体。

【采收加工】　夏、秋季捕捉，鲜用。

【性能主治】　祛湿止痛，解毒杀虫；主治湿癣，风湿痹痛等。

【生境分布】　一般栖息于海拔 200～1200m 的稻田秧苗及麦秆上、水田埂边、灌木枝叶上，大多夜晚外出活动。国内分布于河北、天津、河南、陕西、重庆、贵州、湖北、安徽、江苏、上海、浙江、江西、湖南、福建等省区；省内鲁南有分布。

四、蛙科 Ranidae

1　林蛙属 Rana Linnaeus

1.1 中国林蛙 Rana chensinensis David

【别　　名】　蛤蟆、蛤士蟆。

【药用部位】　全体（哈士蟆），输卵管（哈士蟆油）。

【采收加工】　哈士蟆：于白露节前后捕捉，捕得雄蛙后，立即剖腹除去内脏，洗净，挂起风干或晒干，若捕得雌蛙，先取出输卵管，再除去其他内脏，晒干；哈士蟆油：选取肥大的雌性，用麻绳从口部穿起，挂于露天风干，干燥后，用热水浸润，立即捞起，放麻袋中闷一夜，次日剖开腹皮，将输卵管轻轻取出，去净卵子及其内脏，置通风处阴干。

【性能主治】　哈士蟆：味甘、咸，性凉；补肺滋肾，利水消肿；主治虚劳咳嗽，小儿疳积，水肿腹胀，疮痈肿毒。哈士蟆油：味甘、咸，性平；补肾益精，养阴润肺；主治病后体虚，神经衰弱，心悸失眠，痨嗽吐血，潮热盗汗，产后无乳。

【生境分布】　栖息于阴湿的山坡树丛中，离水体较远，9月底至次年3月营水栖生活，在严寒的冬季成群聚集在河水深处的大石块下进行冬眠；以多种有害昆虫及其幼虫为食。国内分布于各省区，以吉林、黑龙江为多；省内分布于青岛、烟台等地。

1.2　镇海林蛙 Rana zhenhaiensis Ye, Fei et Matsui

【别　　名】　日本林蛙、青蛙、田鸡、尖嘴蛙、长脚蛙、草蛙。

【药用部位】　全体。

【采收加工】　夏、秋季捕捉，去除内脏，洗净，鲜用或烘干。

【性能主治】　味甘，性平，滋补强壮；主治小儿疳积，羸瘦，病后及产后虚弱。

【生境分布】　栖息于近海滨的丘陵至海拔1800m的山区；捕食多种农林害虫，如蝗虫、椿象、蚊、蝇、金龟子等。国内分布于天津、河南、安徽、江苏、上海、浙江、江西、湖南、福建、广东、广西、海南等地；省内分布于沿海山区。

2　侧褶蛙属 Pelophylax Fitzinger

2.1　黑斑侧褶蛙 Pelophylax nigromaculatus Hallowell

【别　　名】　黑斑蛙、青蛙、田鸡。

【药用部位】　除去内脏的全体（青蛙），幼体（蝌蚪），胆汁（青蛙胆）。

【采收加工】　青蛙：春、夏、秋三季均可捕捉，捕得后，去皮及内脏，鲜用或炙干；蝌蚪：春季于水中捞取，除去杂质，洗净，开水烫死，烘干或晒干；青蛙胆：捕得后，剖腹，取胆，鲜用。

【性能主治】　青蛙：味甘，性凉；利水消肿，清热解毒，补虚；主治水肿，臌胀，黄疸，虾蟆瘟，小儿热疮，痢疾，疳积，劳热，产后体弱。蝌蚪：清热解毒；主治热毒疮肿，流行性腮腺炎，水火烫伤。青蛙胆：味苦，性寒；清热解毒；主治麻疹并发肺炎，咽喉糜烂。

【生境分布】　栖息于沿海平原至海拔2000m左右的丘陵、山区，常见于水田、池塘、湖泽、水沟等静水或流水缓慢的河流附近，白天隐匿在农作物、水生植物或草丛中；产卵季节3～6月；蝌蚪体形大，灰绿色，尾较细弱，有斑纹，

尾端尖，角质颌适中。国内分布于大部分省区；省内分布于济南、青岛、烟台、泰安、菏泽、鲁山等地。

2.2　金线侧褶蛙 Pelophylax plancyi Lataste

【别　　名】　金线蛙。

【药用部位】　除去内脏的全体（青蛙），幼体（蝌蚪）。

【采收加工】　同黑斑侧褶蛙。

【性能主治】　同黑斑侧褶蛙。

【生境分布】　栖息于海拔50～200m稻田区内的池塘，在藕塘和池塘附近的稻田内也常能见到，一般多匍匐在塘内杂草间或藕叶上，或将头部露于水面或蹲于塘边；昼夜外出觅食，以害虫为食。国内分布于河北、山西、江苏、安徽、浙江、河南、湖北、湖南等省区；省内分布于济南、泰安、青岛、菏泽、成武、鲁山等地。

3　陆蛙属 Fejervarya Bolkay

泽陆蛙 Fejervarya multistriata Hallowell

【别　　名】　泽蛙。

【药用部位】　全体（虾蟆），皮（虾蟆皮），脑髓（虾蟆脑），肝（虾蟆肝），胆（虾蟆胆），幼体（蝌蚪）。

【采收加工】　虾蟆：夏、秋季捕捉，捕得后，洗净入药；虾蟆皮：夏、秋季捕捉，取皮，鲜用或烘干；虾蟆脑：夏、秋季捕捉，取脑备用；虾蟆肝：夏、秋季捕捉后，取肝，鲜用或烘干；虾蟆胆：夏、秋季捕捉，取胆，鲜用；蝌蚪：春季于水中捞取，除去杂质，洗净，开水烫死，烘干或晒干。

【性能主治】　虾蟆：味甘，性寒；清热解毒，健脾消积；主治痈肿，疔疮，口疮，乳痈，瘰疬，小儿疳积，热痢。虾蟆皮：解毒，消肿，散结；主治疖肿，瘰疬，臁疮。虾蟆脑：明目；主治青盲。虾蟆肝：解毒，疗疮；主治蛇咬伤，白屑疮，疔疮。虾蟆胆：利咽开音；主治小儿失音。蝌蚪：清热解毒；主治热毒疮肿，流行性腮腺炎，水火烫伤。

【生境分布】　生活于稻田、沼泽、水沟、菜园、旱地及草丛，主要栖息于稻田区及其附近；以蛛形动物及膜翅类昆虫为主食。国内分布于陕西、甘肃、江苏、安徽、浙江、江西、福建、台湾、河南、湖北、湖南、广东、海南、广西、四川、贵州、云南、西藏等省区；省内分布于青岛、泰安、菏泽等地。

第五节　爬行纲 REPTILIA

身体构造和生理功能比两栖类更能适应陆地生活环境。身体已明显分为头、颈、躯干、四肢和尾部。颈部较发达，可以灵活转动，增加了捕食能力，能更充分发挥头部眼等感觉器官的功能。骨骼发达，对于支持身体、保护内脏和增强运动能力都提供了条件。大脑小脑比较发达，心脏3室（鳄类的心室虽不完全隔开，但已为4室）。肾脏由后肾演变，

后端有典型的泄殖肛腔，雌雄异体，有交接器，体内受精，卵生或卵胎生。具骨化的腭，使口、鼻分腔，内鼻孔移至口腔后端；咽与喉分别进入食道和气管，从而呼吸与饮食可以同时进行。皮肤上有鳞片或甲，肺呼吸、卵生、变温。除极寒区域外，世界性分布，我国南方温热潮湿地带较多。现存的爬行纲动物分为 2 型、3 亚纲、6 目。无窝型（Anapsida）：龟鳖亚纲龟鳖目，有 220 种（我国有 24 种）；双窝型（Diapsida）：古蜥亚纲鳄形目，有 21 种（我国有 1～3 种）；鳞蜥亚纲原蜥总目喙头目，有 1 种；有鳞总目蚓蜥目，约有 100 种，蜥蜴目约有 3000 种（我国约有 120 种），蛇目有 2500 种（我国约有 180 种）。代表动物有蛇、鳄鱼、蜥蜴等。

一、龟科 Emydidae

乌龟属 Chinemys Smith

乌龟 Chinenys reevesii Gray

【别　　名】　龟、水龟、泥龟、墨龟、草龟。

【药用部位】　甲壳（龟甲），甲壳熬成的固体胶块（龟甲胶），肉（龟肉），血液（龟血），胆汁（龟胆汁）。

【采收加工】　龟甲：全年均可采收，将捕获的活龟杀死，除去筋骨，洗净晒干，或煮后晒干；龟甲胶：取漂泡后的净龟甲，置锅中煎数次，煎至胶质尽，去滓，将多次煎出的胶液过滤合并，加入少许明矾粉，静置，滤取澄清的胶液，用文火浓缩（或加入适量黄酒、冰糖）至呈稠膏状，倾入凝胶槽内，使其冷凝后，取出，切成小块，阴干；龟肉：全年均可捕捉，但以秋、冬季为多，杀死后，取肉，鲜用或烘干；龟血：全年均可捕捉，捕得后杀死，取血，鲜用；龟胆汁：全年均可捕捉，捕得后杀死，取胆汁，鲜用。

【性能主治】　龟甲：味咸、甘，性微寒；滋阴潜阳，补肾健骨，补心安神，固经止血；主治阴虚火旺，骨蒸潮热，盗汗遗精，阴虚阳亢，头晕目眩，虚风内动，手足蠕动，肾阴不足，筋骨不健，腰膝痿弱，小儿囟门不合，心神失养，惊悸失眠，健忘，热伤冲任，月经过多，崩中漏下。龟甲胶：味甘、咸，性平；滋阴，补血；主治阴虚血亏，劳热骨蒸，盗汗，心悸，肾虚腰痛，脚膝痿弱，吐血，衄血，崩漏，带下。龟肉：味甘、咸，性平；益阴补血；主治劳热骨蒸，久嗽咯血，久疟，血痢，肠风下血，筋骨疼痛，老人尿频尿急。龟血：味咸，性寒；养血和络；主治闭经，跌打损伤，脱肛。龟胆汁：味苦，性寒；明目消肿；主治眼目肿痛。

【生境分布】　生活于河流、池塘；以虾、小鱼及植物性食物为食。国内分布于河北、陕西、江苏、安徽、浙江、江西、台湾、河南、湖北、湖南、广东、广西、贵州、甘肃等省区；省内分布于济宁微山湖等地。

二、海龟科 Cheloniidae

1　蠵龟属 Caretta Rafinesgue

蠵龟 Caretta caretta Linneaus

【别　　名】　灵龟、蠵、红海龟、赤蠵龟、嘴蠵。

【药用部位】　肉（蠵龟肉），血（蠵龟血），板及掌（蠵龟筒），胆（蠵龟胆），脂肪油（蠵龟油），背、腹甲制成的加工品（海龟胶），肝（蠵龟肝），卵（蠵龟卵）。

【采收加工】　蠵龟肉：为国家二级保护动物，禁止滥捕，偶尔获得后捕杀，除去头、内脏、血、油脂等，取肉，洗净、晾干、风干或烘干；蠵龟血：捕杀后，收集血液，冷藏；蠵龟筒：捕杀后，去头、肉、内脏，留下背、腹甲，再刮去残肉和油脂，投入热水中煮沸 1～2 小时，取出，分离软组织，即得纯净的背、腹部的骨板；蠵龟胆：捕杀后，除去肉、骨头、内脏、血、油脂等，取肝脏附近的胆囊，冷藏；蠵龟油：捕杀后，除去肉、骨甲、内脏、血，取油脂，加工炼制成脂肪油，冷藏；海龟胶：将纯净的骨板先后用稀盐酸和石灰乳反复处理、水洗，再加热提取，得海龟提取液，用离心机分离油脂，浓缩干燥即为干品海龟胶；蠵龟肝：捕杀后，除去肉、骨头、内脏、血、油脂，用摘除胆囊后的肝脏，快速冷冻储存；蠵龟卵：收集龟卵，冷藏。

【性能主治】　蠵龟肉：味甘，性平；祛风清热，止咳平喘；主治气管炎，哮喘，干咳。蠵龟血：味咸，性平；润肺平喘，解毒疗伤；主治哮喘，干咳，刀箭伤。蠵龟筒：味甘、咸，性平；滋阴潜阳，清热解毒；主治气管炎，肝硬化，风湿痹痛，目赤肿痛。蠵龟胆：味苦，性凉；清肺止咳；主治咳嗽气喘。蠵龟油：解毒清热；主治水火烫伤。海龟胶：滋阴潜阳，养血止血；主治久病体虚，形瘦乏力，盗汗，自汗，吐血，衄血，崩漏，白细胞减少。蠵龟肝：柔肝明目；主治视物模糊，翳障。蠵龟卵：止咳平喘，止痢止泻；主治气管炎，哮喘，小儿痢疾。

【生境分布】　栖息于温、热带海洋中，以鱼、虾、蟹及软体动物等为食。国内分布于黄海、东海和南海；省内分布于黄海。

2　海龟属 Chelonia Brongniart

海龟 Chelonia mydas Linnaeus

【别　　名】　绿海龟。

【药用部位】　全体（海龟），背、腹甲制成的加工品（海龟胶），胆（海龟胆）。

【采收加工】　海龟：为国家二级保护动物，禁止滥捕，偶尔获得后捕杀，分别将其头、骨甲、肉、内脏、血、油脂等取出，分开制作，分别储存；海龟胶：捕杀后，去头、肉、内脏，留下背、腹甲，再刮去残肉和油脂，投入热水中煮沸 1～2 小时，取出，分离软组织，即得纯净的背、腹部的骨板，骨板先后用稀盐酸和石灰乳反复处理、水洗，再加热提取，得海龟提取液，用离心机分离油脂，浓缩干燥后即为干品海龟胶；**海龟胆**：捕杀后，除去肉、骨头、内脏、血、油脂等，取下肝脏附近的胆囊，冷藏。

【性能主治】　**海龟**：味甘，性平；滋阴补肾，润肺止咳；主治肝硬化，慢性支气管炎，哮喘，目赤肿痛，关节痛，痢疾，便血，水火烫伤。**海龟胶**：滋阴潜阳，养血止血；主治久病体虚，形瘦乏力，盗汗，自汗，吐血，衄血，崩漏，白细胞减少。**海龟胆**：味苦，性凉；清热泻火，明目，止咳；主治气管炎，哮喘，目赤肿痛。

【生境分布】　栖息于海洋，以大叶藻、头足类、甲壳类及鱼类等为食。国内分布于黄海、东海和南海；省内分布于黄海，青岛等地动物园有饲养。

3　玳瑁属 Eretmochelys Fitzinger

玳瑁 Eretmochelys imbricata Linnaeus

【别　　名】　鹰嘴海龟、十三棱龟、文甲、明玳瑁、十三鲮龟、瑇玳、瑇瑁。

【药用部位】　背甲（玳瑁），肉（玳瑁肉）。

【采收加工】　野生玳瑁为国家二级保护动物，禁止滥捕。**玳瑁**：将捕获的活玳瑁倒挂悬起，用沸醋泼之，使其背部鳞片剥落，去除残肉，洗净；**玳瑁肉**：捕获后，除去背甲及内脏，取肉，洗净，鲜用或晾干、焙干。

【性能主治】　**玳瑁**：味甘、咸，性寒；平肝定惊，清热解毒；主治热病高热，神昏谵语抽搐，小儿惊痫，眩晕，心烦失眠，痈肿疮毒。**玳瑁肉**：味甘，性平；祛风除痰，行气活血；主治咳嗽痰多，月经不调。

【生境分布】　栖息于热海和亚热带海洋中；以软体动物、甲壳动物及小型鱼类为食，也食海藻。国内分布于江苏、浙江、福建、台湾、广东、广西及海南西沙群岛等省区；省内沿海各地有分布。

三、棱皮龟科 Dermochelyidae

棱皮龟属 Dermochelys Blainville

棱皮龟 Dermochelys coriacea Vandelli

【别　　名】　革龟、革背龟、舢板龟、七棱皮龟、舢板龟。

【药用部位】　全体（海龟）。

【采收加工】　同海龟。

【性能主治】　同海龟。

【生境分布】　为远洋性的种类，生活于热带海域的中、上层，偶尔也发现于近海和港湾中；杂食性，以腔肠动物、棘皮动物、软体动物、节肢动物及鱼、海藻等为食。国内分布于黄海、东海、南海；省内分布于黄海。

四、鳖科 Trionychidae

鳖属 Pelodiscus Fitzinger

鳖 Pelodiscus sinensis Wiegmann

【别　　名】　团鱼、甲鱼、圆鱼、水鱼、中华鳖。

【药用部位】　背甲（鳖甲），背甲煎熬而成的胶块（鳖甲胶），肉（鳖肉），新鲜血液（鳖血），头部（鳖头），胆汁（鳖胆），卵（鳖卵），脂肪（鳖脂）。

【采收加工】　**鳖甲**：春、夏、秋季捕捉，用刀割下头，割取背甲，去净残肉，晒干，亦可将鳖体置于沸水中煮1～2小时，烫至背甲上的皮能剥落时取出，剥下背甲，去净肉，洗净，晒干；**鳖甲胶**：取漂净鳖甲，置锅中加水煎取胶汁，煎3～5次，至胶汁充分煎出为度，将各次煎汁过滤合并（或加入明矾粉少许），静置后滤取清胶汁，再用文火加热，不断搅拌，浓缩（或加入适量黄酒、冰糖）成稠膏状，倾入凝膏槽内，使其自然冷凝，取出，切成小块，阴干；**鳖肉**：捕得后，杀死，取肉，鲜用或冷藏；**鳖血**：捕得后，杀死，取鲜血，鲜用或冷藏；**鳖头**：加工鳖甲时，割下鳖头，洗净，晒干；**鳖胆**：捕得后，杀死，剖腹，从胆囊中取胆汁，鲜用；**鳖卵**：5～8月产卵期在河、湖及池塘岸边收集，鲜用或冷藏；**鳖脂**：捕得后，杀死，剖腹，取脂肪，鲜用。

【性能主治】　**鳖甲**：味咸，性微寒；滋阴清热，潜阳息风，软坚散结；主治阴虚发热，劳热骨蒸，热病伤阴，虚风内动，小儿惊痫，久疟，疟母，癥瘕，经闭。**鳖甲胶**：味咸，性微寒；滋阴退热，软坚散结；主治阴虚潮热，虚劳咳血，久疟，疟母，痔核肿痛，血虚经闭。**鳖肉**：味甘，性平；滋阴补肾，清退虚热；主治虚劳羸瘦，骨蒸痨热，久疟，久痢，崩漏，带下，癥瘕，瘰疬。**鳖血**：味甘、咸，性平；滋阴清热，活血通络；主治虚劳潮热，阴虚低热，胁痛，口眼㖞斜，脱肛。**鳖头**：味甘、咸，性平；补气助阳；主治久痢，脱肛，产后子宫下垂，阴疮。**鳖胆**：味苦，性寒；解毒消肿；主治痔漏。**鳖卵**：味咸，性寒；补阴，止痢；主治小儿久泻久痢。**鳖脂**：味甘、咸，性平；滋阴养血，乌须发；主治体弱虚羸，须发早白。

【生境分布】　栖息于湖泊、河流、池塘、水库等水流平缓、鱼虾繁生的淡水水域，也出没于大山溪中，在安静、清洁、阳光充足的水岸边活动较频繁；以小鱼、小虾、蝌蚪、螺、蚌、水生昆虫等为主食。国内分布于除新疆、宁夏、青海、西藏外的各省区，尤以江苏、安徽、湖北、湖南、江苏、浙江、河南等省区产量较大；省内分布于沿海地区。

五、壁虎科 Gekkonidae

壁虎属 Gekko Laurenti

1.1 无蹼壁虎 Gekko swinhonis Güenther

【别　　名】　壁虎、蝎虎、爬墙虎。

【药用部位】　全体（壁虎）。

【采收加工】　夏、秋季捕捉，捕得后，将完整壁虎除去内脏，擦净，用竹片撑开，使其全体扁平顺直，晒干或烘干。

【性能主治】　味咸，性寒，小毒；祛风定惊，解毒散结；主治历节风痛，四肢不遂，惊痫，破伤风，痈疮，瘰疬，疠风，风癣，噎膈。

【生境分布】　栖息于壁间、檐下等隐僻处，夜间活动，捕食昆虫。国内分布于河北、山西、陕西、江苏、浙江、河南等省区；省内分布于菏泽、鲁中南等地。

1.2 多疣壁虎 Gekkko japonicus Duméril and Bibron

【别　　名】　四脚蛇、多痣壁虎、扒壁虎。

【药用部位】　全体（壁虎）。

【采收加工】　同无蹼壁虎。

【性能主治】　同无蹼壁虎。

【生境分布】　栖息于树洞、石下或房屋的缝隙中，夜出觅食。国内分布于山西、陕西、甘肃、江苏、安徽、浙江、江西、福建、湖北、湖南、四川、贵州等省区；省内分布于烟台等地。

六、石龙子科 Scincidae

栖息石龙子属 Eumeces Wiegmann

中国石龙子 Eumeces chinensis Gray

【别　　名】　石龙子、山龙子、四脚蛇、中国石龙蜥。

【药用部位】　除去内脏的全体（石龙子）。

【采收加工】　夏、秋间捕捉，捕得后，处死，除去内脏，置通风处干燥。

【性能主治】　味咸，性寒，小毒；利水通淋，破血散瘀，解毒；主治癃闭，石淋，小便不利，恶疮，臁疮，瘰疬。

【生境分布】　栖息于海拔200～1000m的山区、平原耕作区、开阔地、住宅、路旁杂草乱石堆中，捕食昆虫。国内分布于江苏、安徽、浙江、江西、福建、台湾、湖北、湖南、广东、云南等省区。省内分布于鲁中南地区等地。

七、蜥蜴科 Lacertidae

1 麻蜥属 Eremias Wiegmann

1.1 丽斑麻蜥 Eremias argus Peters

【别　　名】　蜥蜴、麻蛇子、蛇狮子。

【药用部位】　全体（麻蛇子）。

【采收加工】　夏、秋季捕捉，捕得后，捏死，以铁丝穿头，晒干或烘干。

【性能主治】　味辛、咸，性温，有毒；软坚散结，化痰解毒；主治淋巴结核，肺结核，骨结核，骨髓炎，骨折，癫痫，慢性湿疹，气管炎。

【生境分布】　栖息于干燥地区；行动迅速，捕食昆虫。国内分布于东北及内蒙古、河北、江苏、安徽等省区；省内分布于青岛、烟台、济南、泰安、菏泽、胶州等地。

1.2 山地麻蜥 Eremias brenchleyi Günther

【药用部位】　全体（麻蛇子）。

【采收加工】　同丽斑麻蜥。

【性能主治】　同丽斑麻蜥。

【生境分布】　栖息于岩石裸露的砾质石坡，长有稀疏的荆蒿杂草和阔叶树；以地面和低飞的昆虫为食，也食地下虫类。国内分布于华北平原，向西到达鄂尔多斯高原，南边到江苏连云港至皖南相山一带，遍布内蒙古南部、山西、河北、安徽和江苏北部，但以不越过长江为限；省内分布于鲁东、鲁中南。

2 草蜥属 Takydromus Daudin

北草蜥 Takydromus septentrionalis Günther

【别　　名】　北方草蜥。

【药用部位】　全体（北草蜥）。

【采收加工】　同丽斑麻蜥。

【性能主治】　同丽斑麻蜥。

【生境分布】　栖息于山地草丛中，多分布在海拔436～1700m的山坡；以蝗虫、蟋蟀等昆虫为食。国内分布于陕西、甘肃、江苏、上海、安徽、湖北、四川、浙江、福建、江西、湖南、云南等省区；省内分布于青岛崂山、鲁中南等地。

八、游蛇科 Colubridae

1 游蛇属 Coluber Linnaeus

黄脊游蛇 Coluber spinalis Peters

【别　　名】　白脊蛇、黄线蛇、黄脊蛇、白线蛇。

【药用部位】　除去内脏的全体（白线蛇）。

【采收加工】　春至秋季捕捉，捕得后，迅速处死，除去内脏，鲜用。

【性能主治】 味甘、咸，性温；祛风除湿，通经止痛；主治风湿性关节疼痛，肌肤麻木不仁。

【生境分布】 栖息于平原、丘陵、山麓或河床等开阔地，河流附近、旱地、林区均可发现；以蚯蚓为食。国内分布于东北及内蒙古、河北、山西、陕西、甘肃、新疆、河南等省区；省内分布于青岛、烟台、潍坊、菏泽、济南等地。

2 链蛇属 Dinodon Duméril

赤链蛇 Dinodon rufozonatum Cantor

【别　　名】 火赤链蛇、红斑、桑根蛇。

【药用部位】 全体（赤链蛇）。

【采收加工】 夏至秋季捕捉，捕得后，杀死，烘干，烧存性，研末备用，或捕得后放入瓮中，加盖饿2天，使其排除粪便，然后取出，洗净，放入高粱酒或白酒内浸2～4个星期，或洗净后直接烘干，研末。

【性能主治】 味甘，性温；祛风湿，止痛，解毒敛疮；主治风湿性关节炎，全身疼痛，淋巴结结核，慢性瘘管，溃疡，疥癣。

【生境分布】 为无毒蛇，栖息于海拔1900m以下的丘陵、平原，常见于田野、竹林及水域附近；以鼠、蛙、蛇、蜥蜴、鱼等为食，也食小鸟。国内分布于东北及河北、山西、陕西、江苏、安徽、浙江、江西、福建、台湾、河南、湖北、湖南、广东、海南、广西、四川、贵州、云南等省区；省内分布于聊城、菏泽等地。

3 锦蛇属 Elaphe Fitzinger

3.1 双斑锦蛇 Elaphe bimaculata Schmidt

【药用部位】 蜕下的皮膜（蛇蜕）。

【采收加工】 全年均可收集，以4～10月间为最多，拾得后抖净泥沙，晾干即可。

【性能主治】 味甘、咸，性平；祛风，定惊，退翳，止痒，解毒消肿；主治惊痫抽搐，角膜翳障，风疹瘙痒，喉痹，口疮，龈肿，聤耳，痈疽，疔毒，瘰疬，恶疮，烫伤。

【生境分布】 栖息于平原或丘陵旷野，在村边、草丛、坟堆均可发现；以鼠类及蜥蜴类为食。国内分布于河北、河南、四川、湖北、安徽、浙江、江苏、江西等省区；省内分布于聊城、菏泽等地。

3.2 红点锦蛇 Elaphe rufodorsata Cantor

【别　　名】 水蛇、白线蛇。

【药用部位】 蜕下的皮膜（蛇蜕）。

【采收加工】 同双斑锦蛇。

【性能主治】 同双斑锦蛇。

【生境分布】 为半水生性蛇，栖息于海拔60～700m的河流、湖泊、池塘、田野等处，多于晴天活动；以鱼、蛙、蝌蚪等为食。国内分布于东北、华东及河北、山西、河南、湖北等省区；省内各地均有分布，济南近郊较为常见。

3.3 白条锦蛇 Elaphe dione Pallas

【别　　名】 枕纹锦蛇、黑斑蛇、白带子。

【药用部位】 蜕下的皮膜（蛇蜕）。

【采收加工】 同双斑锦蛇。

【性能主治】 同双斑锦蛇。

【生境分布】 栖息于田野、坟堆、树林及其近旁、山岗斜坡的潮湿丛林，常进入家屋；以鼠类、鸟类和鸟蛋为食，耐饿力很强。国内分布于河北、河南、四川、湖北、安徽、浙江、江苏、江西等省区；省内分布于青岛、济南、潍坊等、菏泽等地。

3.4 棕黑锦蛇 Elaphe schrenckii Strauck

【别　　名】 黄花松、乌虫。

【药用部位】 蜕下的皮膜（蛇蜕）。

【采收加工】 同双斑锦蛇。

【性能主治】 同双斑锦蛇。

【生境分布】 栖息于乡间旧屋顶、田园、山地、林边、平原、草丛、塘边、桥下等地；以鼠类为主食，亦食鸟类和鸟卵。国内分布于黑龙江、吉林、辽宁、河北、山西、湖北、浙江等省区。省内分布于聊城等地。

3.5 黑眉锦蛇 Elaphe taeniura Cope

【别　　名】 秤星蛇。

【药用部位】 除去内脏的全体（黄颔蛇），骨（黄颔蛇骨），头（黄颔蛇头），蜕下的皮膜（蛇蜕），胆囊（蛇胆）。

【采收加工】 春至秋季捕捉，剖腹，除去内脏，盘起，干燥；春至秋季捕捉，加工时取骨，晒干；春至秋季捕捉，加工时取头，晒干；蛇蜕全年均可收集，以4～10月间为最多，拾得后抖净泥沙，晾干即可；蛇胆采收同眼镜蛇。

【性能主治】 黄颔蛇：味甘，性温，小毒；祛风，杀虫，解毒，退翳；主治疠风，恶疮，疥癣，漏疮，目翳。黄颔蛇骨：补虚截疟；主治久疟，劳疟。**黄颔蛇头**：截疟，解毒消肿；主治久疟，痈肿，痔疮。**蛇蜕**：味甘、咸，性平；祛风，定惊，退翳，止痒，解毒消肿；主治惊痫抽搐，角膜翳障，风疹瘙痒，喉痹，口疮，龈肿，聤耳，痈疽，疔毒，瘰疬，恶疮，烫伤。**蛇胆**：同眼镜蛇。

【生境分布】 栖息于海拔300～3000m的平原、丘陵及山地；以鼠、鸟、蛙等为食。国内分布于辽宁、河北、山西、陕西、湖北等省区；省内分布于菏泽等地。

3.6 团花锦蛇 Elaphe davidi Sauvage

【别　　名】 黑镶锦蛇、花长虫。

【药用部位】 蜕下的皮膜（蛇蜕）。

【采收加工】 同双斑锦蛇。

【性能主治】 同双斑锦蛇。

【生境分布】 栖息于平原、丘陵、山地养蚕场石缝中或柞树上、山路边、石砬子以及植被不多的沙壤土山上，栖息于较湿润的石头下或草丛中和开阔的河谷地带，住宅中偶有；以蛙、蛇、蜥蜴为食，亦曾发现吞食鸡蛋。国内分布于黑龙江、辽宁、吉林、山西、河北等省区；省内分布于菏泽等地。

4 颈槽蛇属 Rhabdophis Fitzinger

虎斑颈槽蛇 Rhabdophis tigrinus Boie

【别　　名】　虎斑游蛇。

【药用部位】　除去内脏的全体（虎斑游蛇）。

【采收加工】　春至秋季捕捉，捕得后，放入坛中饿3～4天，然后杀死，除去内脏，盘起，尽快干燥。

【性能主治】　味咸，性平；祛风止痛，解毒散结；主治风湿痹痛，骨质增生，骨结核。

【生境分布】　栖息于丘陵或山区的水域附近；以蛙及蟾蜍为食，也食蝌蚪与小鱼；产卵繁殖。国内分布于北京、天津、河北、山西、内蒙古、辽宁、吉林、黑龙江、上海、江苏、浙江、河南等省区；省内分布于青岛、菏泽等地。

5 乌梢蛇属 Zaocys Cope

乌梢蛇 Zaocys dhumnades Cantor

【别　　名】　黄风蛇、乌蛇、剑鞘乌梢蛇、乌花蛇、剑脊蛇。

【药用部位】　除去内脏的全体（乌梢蛇），皮（乌蛇皮），卵（乌蛇卵），脂肪（乌蛇膏），胆囊（蛇胆）。

【采收加工】　乌梢蛇：多在夏、秋季捕捉，捕得后处死，剖开蛇腹或先剥去蛇皮留头尾，除去内脏，卷成盘形，置于铁丝拧成的十字架上，以柴火熏，频频翻动，至色发黑，但勿熏焦，取下，晒干透即可；乌蛇皮：宰杀乌梢蛇时，剥取蛇皮，鲜用或晒干；乌蛇卵：产卵季节收集；乌蛇膏：宰杀乌梢蛇时，取脂肪，鲜用；蛇胆：采收同眼镜蛇。

【性能主治】　乌梢蛇：味甘，性平；祛风湿，通经络，止痉；主治风湿顽痹，肌肤麻木，筋脉拘挛，肢体瘫痪，破伤风，麻风，风疹疥癣。乌蛇皮：味甘，性平；祛风去翳，解毒消肿；主治目翳，唇疮，喉痹。乌蛇卵：味甘、咸，性平；祛风，收涩；主治麻风，疥癣，久痢，脱肛。乌蛇膏：主治耳聋。蛇胆：同眼镜蛇。

【生境分布】　栖息于沿海平原、丘陵及山区或田野、林下等地；行动敏捷，性较温驯；以蛙类为主食，也食鱼、蜥蜴、鼠类等。国内分布于河北、陕西、甘肃、江苏、安徽、浙江、江西、福建、河南、湖北、湖南、广东、广西、四川、贵州等省；省内分布于鲁南地区。

九、眼镜蛇科 Elapidae

1 眼镜蛇属 Naja Laurenti

眼镜蛇 Naja naja Linnaeus

【别　　名】　吹风蛇、扁头蛇、吹风鳖、饭铲头、蝙

蝠蛇、琵琶蛇、饭匙头、万蛇、膨颈蛇、扁颈蛇、五毒蛇、白颈丫。

【药用部位】　除去内脏的全体（眼镜蛇），毒腺分泌的毒液（眼镜蛇毒），胆囊（蛇胆）。

【采收加工】　眼镜蛇：夏、秋季捕捉，捕得后，剖腹，除去内脏，鲜用或盘成圆形；眼镜蛇毒：采收同蝮蛇毒；蛇胆：一般于春、秋季捕捉，捕得后，剖腹，找出胆囊，用线扎住胆管上端，然后沿结扎处上方剪断，取出胆囊，悬挂通风处晾干，或保存于含醇50％以上的白酒中浸泡贮存。

【性能主治】　眼镜蛇：味甘、咸，性温，有毒；祛风通络止痛；主治风湿关节痛，脚气。眼镜蛇毒：活血，止痛；主治三叉神经痛，坐骨神经痛，肋间神经痛，关节痛，晚期癌肿痛，麻风神经痛，小儿麻痹后遗症及椎体外神经麻痹。蛇胆：味苦、微甘，性寒；清肺，凉肝，明目，解毒；主治肺热咳嗽，痰喘，百日咳，惊痫，目赤昏糊，痔疮红肿，皮肤热毒，痤疮。

【生境分布】　栖息于平原、丘陵及山区；白天及夜间活动，性凶猛，受惊时能竖起前部，颈部膨扁，呼呼做声；以鼠、鸟、蜥蜴、蛇、蛙等为食。国内分布于安徽、浙江、福建、台湾、湖南、江西、广东、广西、云南等省区；省内青岛等地动物园有饲养。

2 海蛇属 Hydrophis Latreille

2.1 青环海蛇 Hydrophis cyanocinctus Daudin

【别　　名】　斑海蛇、海青蛇、海蛇。

【药用部位】　全体（蛇婆），皮（海蛇皮），血液（海蛇血），脂肪提炼的油（海蛇油），胆汁（海蛇胆）。

【采收加工】　蛇婆：夏、秋季捕捉，捕得后，用沸水烫死，除去内脏，烘干或鲜用；海蛇皮：捕得后，剥皮，鲜用或晒干；海蛇血：捕得后，在肛门前切小口，割断血管放血，鲜用或冷藏；海蛇油：捕得后，取脂肪，炼油，鲜用或冷藏；海蛇胆：捕得后，剖腹，取胆，鲜用或冷藏。

【性能主治】　蛇婆：味咸，性平；祛风湿，通络止痛，解毒；主治风湿痹痛，肌肤麻木，疥癣，皮肤湿痒，疮疖。海蛇皮：味苦、涩，性平；清热解毒，杀虫祛风；主治顽痹，疥疮，肿毒，带状疱疹，白癜风。海蛇血：味甘、咸，性平；补气血，壮筋骨，祛风除湿；主治腰膝软弱无力，白细胞减少，风湿性关节酸痛。海蛇油：味甘，性平；清热消肿止痛，润肤除湿；主治冻伤，烫伤，内外痔疮肿痛，皮肤皲裂，慢性湿疹。海蛇胆：味苦，性寒；行气化瘀，祛风除湿，清肝明目，平肝息风，清热解毒；主治肺热咳嗽，气管炎，肝热目赤，急性风湿性关节炎，高热惊风，半身不遂，皮肤热毒，痔疮。

【生境分布】　栖息于海中，为我国最普通的海蛇，以蛇鳗、海鳗、小带鱼及其他小鱼为主食。国内分布于辽宁、江苏、浙江、福建、台湾、广东、海南、广西等省区；省内分布于青岛等地。

2.2　青灰海蛇 Hydrophis caerulescens Shaw

【药用部位】　全体（蛇婆），皮（海蛇皮），血液（海蛇血），脂肪提炼的油（海蛇油），胆汁（海蛇胆）。

【采收加工】　同青环海蛇。

【性能主治】　同青环海蛇。

【生境分布】　栖息于海中。国内分布于台湾沿海等地；省内青岛等地有分布。

2.3　淡灰海蛇 Hydrophis ornatus Gray

【别　　名】　黑点海蛇。

【药用部位】　全体（蛇婆），皮（海蛇皮），血液（海蛇血），脂肪提炼的油（海蛇油），胆汁（海蛇胆）。

【采收加工】　同青环海蛇。

【性能主治】　同青环海蛇。

【生境分布】　栖息于海中，以鳗为食。国内分布于台湾、广东、广西、海南等省区；省内分布于青岛等地。

3　平颏海蛇属 Lapemis Gray

平颏海蛇 Lapemis curtus Shaw

【别　　名】　哈氏平颏海蛇、棘海蛇。

【药用部位】　全体（蛇婆），皮（海蛇皮），血液（海蛇血），脂肪提炼的油（海蛇油），胆汁（海蛇胆）。

【采收加工】　同青环海蛇。

【性能主治】　同青环海蛇。

【生境分布】　栖息于海中，以鱼类为食。国内分布于福建、台湾、广东、海南、广西等地沿海；省内分布于青岛等地。

4　长吻海蛇属 Pelamis Daudin

长吻海蛇 Pelamis platurus Linnaeus

【别　　名】　细腹鳞海蛇、黑背海蛇、黄腹海蛇、黑脊海蛇。

【药用部位】　全体（蛇婆），皮（海蛇皮），血液（海蛇血），脂肪提炼的油（海蛇油），胆汁（海蛇胆）。

【采收加工】　同青环海蛇。

【性能主治】　同青环海蛇。

【生境分布】　栖息于大洋区，能远离海岸，以各种小型鱼类为食，也食甲壳动物。国内分布于浙江、福建、台湾、广东、广西、海南、台湾等地；省内分布于青岛等地。

十、蝰科 Viperidae

亚洲蝮属 Gloydius Hoge and Romano-Hoge

1.1　短尾蝮 Gloydius brevicaudus Stejneger

【别　　名】　蝮蛇、七寸子。

【药用部位】　除去内脏的全体（蝮蛇），皮（蝮蛇皮），骨骼（蝮蛇骨），脂肪（蝮蛇脂），毒腺分泌的毒液经干燥后的结晶（蝮蛇毒），胆囊（蛇胆）。

【采收加工】　蝮蛇：春、夏间捕捉，捕得后，剖腹，除去内脏，盘成圆盘形，烘干，亦可鲜用；蝮蛇皮：春、夏季捕捉，捕得后，取皮，烘干；蝮蛇骨：宰杀蝮蛇后，取骨，烘干；蝮蛇脂：春、夏季捕捉，剖腹，取脂肪，鲜用；蝮蛇毒：用小玻璃杯或小瓷碟、瓷匙等器皿采收蛇毒，取毒时，一手握住蛇的颈部，防止蛇扭动，另一只手把取毒器皿放入毒蛇口内，当咬住取毒工具后，可见毒液从牙滴出，待停止排毒后取出工具，一条蛇可反复采毒多次，每隔半月可采1次，采得的毒液，及时干燥处理，用蒸发皿盛鲜蛇毒，放真空干燥器中，选用硅胶、氯化钙或五氧化二磷等颗粒状的干燥剂比较适合，干燥剂上覆一层纱布，以免污染蛇毒，密闭后，开动抽气装置抽气，抽气时要注意蛇毒的干燥情况，如产生大量气泡，为防止外溢，可暂停片刻，再继续进行，如此反复数次，当毒液变干，即可停止抽气，在原装置内静置24小时，待其充分干燥，形成一种类似结晶的鳞屑状小块颗粒，即为粗制的蛇毒；蛇胆：采收同眼镜蛇。

【性能主治】　蝮蛇：味甘，性温，有毒，祛风，通络，止痛，解毒；主治风湿痹痛，麻风，瘰疬，疮疖，疥癣，痔疾，肿瘤。蝮蛇皮：祛风，攻毒，止痒；主治疔肿，恶疮，骨疽，疥癣，皮肤瘙痒。蝮蛇骨：味甘，性温，有毒；解毒；主治赤痢。蝮蛇脂：解毒；主治耳聋，肿毒。蝮蛇毒：活血通络；主治冠心病，心肌梗死，脑栓，血管炎，硬皮病，银屑病，痤疮。蛇胆：同眼镜蛇。

【生境分布】　栖息于平原、丘陵及山地，活动于稻田、耕作区、草地以及住宅附近；以鱼、蛙、鸟、鼠等为食。国内各省区均有分布；省内分布于烟台昆嵛山等地。

1.2　岩栖蝮 Gloydius saxatilis Emelianov

【别　　名】　黑眉蝮。

【药用部位】　除去内脏的全体（蝮蛇），皮（蝮蛇皮），骨骼（蝮蛇骨），脂肪（蝮蛇脂），毒腺分泌的毒液经干燥后的结晶（蝮蛇毒），胆囊（蛇胆）。

【采收加工】　同短尾蝮。

【性能主治】　同短尾蝮。

【生境分布】　为毒蛇，栖息于石山山麓向阳的斜面，亦见于林地边缘、溪流沿岸、漂浮来的和被风刮倒的树木与枝条间，以鸟类为食。国内分布于黑龙江、吉林、辽宁、河北、山西、内蒙古等省区；省内分布于昆嵛山及鲁东地区。

第六节　鸟纲 AVES

体均被羽，恒温，卵生，胚胎外有羊膜。前肢成翼，有时退化。多营飞翔生活。心脏是2心房2心室。骨多空隙，内充气体。呼吸器官除肺外，有辅助呼吸的气囊。地球上的鸟类分为游禽、涉禽、攀禽、走禽、猛禽、鸣禽六大类。全世界已发现有9021种；中国有1186种。

一、䴙䴘科 Podicipedidae

1　小䴙䴘属 Tachybaptus Reichenbach

小䴙䴘 Tachybaptus ruficollis Pallas

【别　　名】　水葫芦、王八鸭子、油鸭、刁鸭。

【药用部位】　肉（鸊鷉），脂肪（鸊鷉膏）。

【采收加工】　已被列入《国家保护的有益的或者有重要经济、科学研究价值的陆生野生动物名录》，捕猎须经有关部门批准。**䴙䴘**：全年均可捕捉，取肉，鲜用或烘干；**䴙䴘膏**：全年均可捕捉，剖腹，取脂肪，熬油。

【性能主治】　**鸊鷉**：味甘，性平，补中益气，缩尿固脱；主治遗尿，痔疮，脱肛。**鸊鷉膏**：味甘，性平；主治耳聋。

【生境分布】　栖息于水草丛生的湖沼或泽地；主要捕食水生昆虫及其幼虫、鱼虾等，偶尔取食水草。国内分布于大部分省区，自东北南至海南岛，西抵甘肃、四川及云南等地，以东北及东部沿海一带较多；省内分布于胶东半岛、鲁中山地、鲁西北平原及鲁西南湖区，微山、东平等地湖区数量较多。

2　䴙䴘属 Podiceps

2.1　黑颈䴙䴘 Podiceps nigricollis Brehm

【药用部位】　同小䴙䴘。

【采收加工】　已被列入《国家保护的有益的或者有重要经济、科学研究价值的陆生野生动物名录》，捕猎须经有关部门批准。同小䴙䴘。

【性能主治】　同小䴙䴘。

【生境分布】　栖息于内陆淡水湖泊、水塘、河流及沼泽地带，常见于岸边富有植物的湖泊和水塘中，冬季栖息于沿海、河口，以及内陆湖泊、池塘、江河、水塘和沼泽地带；主要食物为各种小鱼、蛙、蝌蚪、昆虫及其幼虫，以及蠕虫、甲壳类和软体动物，也食少量水生植物。国内除西藏、海南外，其他省份可见；省内分布于胶东半岛、鲁中山地、鲁西北平原及鲁西南湖区。

2.2　角䴙䴘 Podiceps auritus Linnaeus

【别　　名】　水葫芦、水老鸹。

【药用部位】　同小䴙䴘。

【采收加工】　为《国家重点保护野生动物名录》（Ⅱ类）物种，捕猎须经有关部门批准。同小䴙䴘。

【性能主治】　同小䴙䴘。

【生境分布】　栖息于内陆淡水湖泊、水塘、河流及沼泽地带，常见于岸边富有植物的湖泊和水塘中，冬季栖息于沿海、河口，以及内陆湖泊、池塘、江河、水塘和沼泽地带；主要食物为各种小鱼、蛙、蝌蚪、昆虫及其幼虫，以及蠕虫、甲壳类和软体动物，也食少量水生植物。国内除西藏、海南外，其他省份可见；省内分布于胶东半岛、鲁中山地、鲁西北平原及鲁西南湖区。

2.3　凤头䴙䴘 Podiceps cristatus Linnaeus

【别　　名】　冠䴙䴘、嵴䴙䴘、浪里白。

【药用部位】　同小䴙䴘。

【采收加工】　已被列入《国家保护的有益的或者有重要经济、科学研究价值的陆生野生动物名录》，捕猎须经有关部门批准。同小䴙䴘。

【性能主治】　同小䴙䴘。

【生境分布】　栖息于开阔平原、湖泊、江河、水塘、水库和沼泽地带，喜富有挺水植物和鱼类的大小湖泊及水塘，冬季多栖息于沿海海湾、河口、大的内陆湖泊、水流平稳的河流和沿海沼泽；主要捕食各种鱼类，也食昆虫及其幼虫、虾、蝲蛄、甲壳类、软体动物等水生无脊椎动物，偶尔也食少量水生植物。国内除海南外，其他省份均可见；省内分布于胶东半岛、鲁西南湖区。

2.4　赤颈䴙䴘 Podiceps grisegena Boddaert

【别　　名】　赤襟䴙䴘。

【药用部位】　同小䴙䴘。

【采收加工】　为《国家重点保护野生动物名录》（Ⅱ类）物种，捕猎须经有关部门批准。同小䴙䴘。

【性能主治】　同小䴙䴘。

【生境分布】　主要栖息于低山丘陵和平原地区的各种水域中，繁殖期间栖息于内陆淡水湖泊、沼泽和大的水塘中，尤喜富有水底植物及芦苇、三棱草等挺水植物的湖泊和水塘，也见于水流平稳的河湾地区，非繁殖期则多栖息于沿海海岸及河口地区；主要潜水捕食各种鱼类、蛙类及蝌蚪、昆虫及其幼虫、甲壳类、软体动物等小型水生动物，也食部分水生植物。国内分布于北京、黑龙江、吉林、辽宁、河北、天津、甘肃、新疆、浙江、福建、广东等地；省内分布于黄河三角洲、胶州半岛。

二、鹈鹕科 Pelecanidae

鹈鹕属 Pelecanus

斑嘴鹈鹕 Pelecanus philippensis Gmelin

【别　　名】　鹈鹕、灰鹈鹕、花嘴鹈鹕、水流鹅、塘鹅。

【药用部位】　嘴（鹈鹕嘴），舌（鹈鹕舌），脂肪油（鹈鹕脂油），毛皮（鹈鹕毛皮）。

【采收加工】　为《国家重点保护野生动物名录》（Ⅱ类）物种，捕猎须经有关部门批准。**鹈鹕嘴**：取其嘴部大囊袋，切片，晾干，或切碎，烧炭存性，研末；**鹈鹕舌**：取扁平细长舌条，晾干，磨成粉末或烧灰存性，研末；**鹈鹕脂油**：取脂肪，熬化，放冷；**鹈鹕毛皮**：持剪由肛门处将周围皮肤剪开，再沿脊柱剪开，然后伸入食指和中指，将头和体躯一起拉出皮毛之外并翻转之，剪断连接皮毛的筋腱和趾骨，剥离脑颅，晾干，再烘干或烧灰存性，研末储存。

【性能主治】 鹈鹕嘴：味咸，性平；涩肠；主治赤白久痢。鹈鹕舌：味咸，性平，解毒；主治疔疮肿痛。鹈鹕脂油：味咸，性温；拔毒，通络；主治痈肿，行痹，耳聋。鹈鹕毛皮：味咸，性温；降逆和胃；主治反胃吐食。

【生境分布】 栖息于沿海海岸、江河、湖泊和沼泽地带；主要以鱼类为食，也捕食蛙、甲壳类、蜥蜴、蛇等。国内分布于大部分省区，在长江下游、福建繁殖，冬迁广东、广西及云南，偶见于河北、海南；省内分布于胶东半岛、鲁西北平原、鲁西南平原湖区。

三、鸬鹚科 Phalacrocracidae

鸬鹚属 Phalacrocorax

普通鸬鹚 Phalacrocorax carbo Linnaeus

【别　名】 鸬鹚、大鸬鹚、鷀、黑鱼郎、鱼老鸭、鱼鹰、水老鸭。

【药用部位】 肉（鸬鹚肉），骨骼（鸬鹚骨），头（鸬鹚头），唾涎（鸬鹚涎），翼上羽毛（鸬鹚翅羽），嗉囊（鸬鹚嗉），蛋（鸬鹚蛋），屎（鸬鹚屎）。

【采收加工】 已被列入《国家保护的有益的或者有重要经济、科学研究价值的陆生野生动物名录》，捕猎须经有关部门批准。鸬鹚肉：全年均可捕捉，除去内脏及羽毛，取肉，鲜用；鸬鹚骨：捕得，除去皮毛及肉，取骨骼，晾干，烧灰用；鸬鹚头：捕得，杀死，取头部，烘干；鸬鹚涎：将活鸬鹚头向下，使唾液流出，收集；鸬鹚翅羽：捕得，拔取羽毛，晾干，烧灰用；鸬鹚嗉：捕得，杀死，取嗉囊，烘干；鸬鹚蛋：收集，鲜用或晾干、烘干；鸬鹚屎：收集粪便，晾干，磨粉。

【性能主治】 鸬鹚肉：味酸、咸，性寒；利水消肿；主治水肿腹大。鸬鹚骨：化骨鲠，去面斑；主治鱼骨鲠喉，面部雀斑。鸬鹚头：味酸、咸，性微寒；化骨鲠，下气；主治鱼骨鲠喉，噎膈。鸬鹚涎：味咸，性平；化痰镇咳；主治百日咳。鸬鹚翅羽：主治鱼骨鲠喉。鸬鹚嗉：主治鱼骨鲠喉，麦芒哽咽。鸬鹚蛋：堕胎；终止妊娠。鸬鹚屎：性寒，消瘢痕，杀虫肝；主治烫火瘢痕，小儿疳蛔，疔疮。

【生境分布】 栖息于宽阔水面，包括水库、湖泊、河川、河口与沿海地区；主要以当地优势鱼类为食，喜食鲴科鱼类。国内分布于大部分省区，在东北、内蒙古、青海、新疆、西藏繁殖，迁徙经华北一带至长江以南地区及台湾、海南等地越冬；省内分布于胶东半岛、鲁中山地、鲁西北平原及鲁西南平原湖区，为夏候鸟。

四、鹭科 Ardeidae

1 鹭属 Ardea Linnaeus

1.1 苍鹭 Ardea cinerea Linnaeus

【别　名】 灰鹭、灰鹭鸶、捞鱼鹳、青庄。

【药用部位】 肉（苍鹭）。

【采收加工】 已被列入《国家保护的有益的或者有重要经济、科学研究价值的陆生野生动物名录》，捕猎须经有关部门批准。捕得后，除去羽毛、骨骼及内脏，取肉，烘干或晾干。

【性能主治】 补益脾气，解毒；主治脾虚，消化不良，食欲不振，崩漏，脱肛，疔肿疮毒。

【生境分布】 栖息于江河、溪流、湖泊、水塘、海岸等水域岸边及浅水处，以及沼泽、稻田、山地、森林等地；主要捕食小型鱼类如泥鳅，以及蜥蜴、蛙和虾、蝲蛄、蜻蜓幼虫等昆虫小动物。国内分布于大部分省区，东北、华北及内蒙古、甘肃、青海、陕西为夏候鸟，华中及四川、云南、贵州、西藏为地方性留鸟或旅鸟，华南及广西、海南、台湾为冬候鸟；省内分布于胶东半岛、鲁中山地、鲁西北平原及鲁西南平原湖区，为夏候鸟。

1.2 草鹭 Ardea purpurea Linnaeus

【别　名】 花洼子、草当、黄庄、长脖老等、紫鹭。

【药用部位】 肉（草鹭）。

【采收加工】 已被列入《国家保护的有益的或者有重要经济、科学研究价值的陆生野生动物名录》，捕猎须经有关部门批准。同苍鹭。

【性能主治】 同苍鹭。

【生境分布】 栖息于开阔平原和低山丘陵地带，活动于水塘、水库、沼泽、湖泊、河流等岸边浅水处的蒲苇或树丛中；主要捕食小鱼、蛙、蜥蜴和甲壳动物、蝗虫及水生动物等小动物。国内分布于华东、华中、华南及海南岛、台湾等省区，华北及黑龙江、吉林、辽宁、内蒙古、陕西、长江中下游为夏候鸟或旅鸟，宁夏为旅鸟，云南为留鸟，四川、福建、广东、台湾为旅鸟或冬候鸟；省内分布于胶东半岛、鲁西北平原及鲁西南平原湖区，为夏候鸟。

2 牛背鹭属 Bubulcus Bonaparte

牛背鹭 Bubulcus ibis Linnaeus

【别　名】 放牛郎、红头官、红头鹭、黄头鹭、畜鹭。

【药用部位】 肉（牛背鹭）。

【采收加工】 已被列入《国家保护的有益的或者有重要经济、科学研究价值的陆生野生动物名录》，捕猎须经有关部门批准。全年均可捕捉，杀死后，除去皮毛及内脏，取肉，鲜用。

【性能主治】 味咸，性平；益气补虚，托毒消肿；主治体虚羸瘦，痈肿疮毒。

【生境分布】 栖息于草地、牧场、水库、湖泊、池塘附近，山脚平原和低山水田、旱田和沼泽地上；主要捕食直翅目、鞘翅目、蜚蠊目等昆虫，以及蜘蛛、蚂蟥、蛙等小型动物，是唯一不食鱼而以昆虫为主食的鹭类。国内分布于大部分省区，云南、广东、海南、台湾等省为留鸟，长江以南，西至四川、西藏，北至陕西、河南为夏候鸟，偶见于北京及东北；省内分布于胶东半岛、鲁中山地、鲁西北平原及鲁西南平原湖区。

3　白鹭属 Egretta Forster

3.1　白鹭 Egretta garzetta Linnaeus

【别　名】 白鸟、白鹭鸶、鹭鸶、小白鹭、春锄。

【药用部位】 肉（鹭肉）。

【采收加工】 已被列入《国家保护的有益的或者有重要经济、科学研究价值的陆生野生动物名录》，捕猎须经有关部门批准。全年均可捕捉，捕杀后，除去皮毛及内脏，取肉，鲜用。

【性能主治】 味咸，性平；健脾益气；主治脾虚羸瘦，食欲不振，大便泄泻，脱肛，崩漏。

【生境分布】 栖息于河流、湖泊、稻田、沼泽、池塘间，海边和水塘岸边浅水处；主要捕食小鱼、蛙、虾、蝗虫、蝼蛄及其他昆虫小动物。国内分布于长江流域以南和海南等省区；省内分布于胶东半岛、鲁中山地、鲁西北平原及鲁西南平原湖区，为夏候鸟。

3.2　大白鹭 Egretta alba Linne

【别　名】 风漂公子、白漂鸟、白长脚鹭鸶、雪客、冬庄、白老冠。

【药用部位】 同白鹭。

【采收加工】 已被列入《国家保护的有益的或者有重要经济、科学研究价值的陆生野生动物名录》，捕猎须经有关部门批准。同白鹭。

【性能主治】 同白鹭。

【生境分布】 栖息于开阔平原和山地丘陵地区的河流、湖泊、水田及海滨、河口沼泽地带；主要捕食鱼类、蛙、蝌蚪和蜥蜴，以及直翅目、鞘翅目、双翅目昆虫和甲壳类、软体动物等小型动物。国内分布于大部分省区，在辽宁、吉林、河北、北京、浙江、福建、云南等地繁殖，经河南、江西至西藏、广东等省区越冬，偶见于台湾、海南；省内分布于胶东半岛、鲁中山地、鲁西北平原及鲁西南平原湖区，为夏候鸟。

3.3　中白鹭 Egretta intermedia Waglar

【别　名】 春锄、白鹭鸶。

【药用部位】 同白鹭。

【采收加工】 已被列入《国家保护的有益的或者有重要经济、科学研究价值的陆生野生动物名录》，捕猎须经有关部门批准。同白鹭。

【性能主治】 同白鹭。

【生境分布】 小群栖息活动于田野、河流、湖泊、季节性泛滥的沼泽地、浅滩、海边和水塘岸边浅水滩上，在浅滩及近海淡水处较多；主要捕食鱼、蛙、虾、昆虫及其幼虫，也捕食其他小型无脊椎动物或小蛇、蜥蜴等。国内分布于辽宁、河北、北京、河南、陕西、甘肃、安徽、江苏、上海、浙江、江西、湖南、四川、贵州、云南、西藏、福建、台湾、广东、广西、海南、香港、澳门等地；在辽宁、吉林、河北、北京、浙江、福建、云南等地繁殖，经河南、江西至西藏、广东等省区越冬，偶见于台湾、海南；省内分布于胶东半岛。

4　池鹭属 Ardeola Boie

池鹭 Ardeola bacchus Bonaparte

【别　名】 红头鹭鸶、红毛鹭、沼鹭、沙鹭、花鹭鸶。

【药用部位】 肉（池鹭肉）。

【采收加工】 已被列入《国家保护的有益的或者有重要经济、科学研究价值的陆生野生动物名录》，捕猎须经有关部门批准。春、秋季捕杀后去毛、内脏，取肉鲜用或焙干用。

【性能主治】 清热解毒；主治鱼虾中毒、痔疮痈肿。

【生境分布】 栖息于稻田、池塘、湖泊等水域；主要捕食蛙、鱼、泥鳅、螺、昆虫等，兼食蛇类、少量植物及小型啮齿类。国内除黑龙江、宁夏外，各省区均可见，台湾、广东、贵州、海南为留鸟，辽宁、河北、河南、安徽、陕西、四川、云南及长江中下游以南各地为夏候鸟；省内分布于胶东半岛、鲁中山地、鲁西北平原及鲁西南平原湖区，为夏候鸟。

5　夜鹭属 Nycticorax Linnaeus

夜鹭 Nycticorax nycticorax Linnaeus

【别　名】 苍鸭、灰洼子。

【药用部位】 肉（夜鹭肉）。

【采收加工】 已被列入《国家保护的有益的或者有重要经济、科学研究价值的陆生野生动物名录》，捕猎须经有关部门批准。春、秋季捕杀后去毛、内脏，取肉鲜用或焙干。

【性能主治】 同苍鹭。

【生境分布】 栖息于平原和低山丘陵较少人为干扰地区，活动于具有动物性食物的稻田、溪流、湖泊及沼泽地带；主要捕食中小型鱼类，以及蛙、虾、水生昆虫等小动物。国内除西藏外，各省区均可见；省内分布于胶东半岛、鲁中山地、鲁西北平原及鲁西南平原湖区。

6　苇鳽属 Ixobrychus Billberg

6.1　栗苇鳽 Ixobrychus cinnamomeus Gmelin

【别　名】 小水骆驼、红鹭鸶、独春鸟、黄鹤、栗小鹭。

【药用部位】 肉（栗苇鸦）。

【采收加工】 已被列入《国家保护的有益的或者有重要经济、科学研究价值的陆生野生动物名录》，捕猎须经有关部门批准。捕得后，除去羽毛、骨骼及内脏，取肉，烘干或晾干。

【性能主治】 味咸，性平；益气健脾，滋补肝肾，利水渗湿，祛风解毒；主治肺虚喘促，胸膈满胀，神疲乏力，四肢浮肿，小便不利。

【生境分布】 栖息于沼泽、水塘、溪流和水稻田中、芦苇中或草丛间；主要捕食小鱼、黄鳝、蛙、小螃蟹、水蜘蛛，以及蝼蛄、龙虱幼虫和叶甲等昆虫，也食少量植物和种子。国内分布于大部分省区，台湾、广东、贵州、海南为留鸟，辽宁、河北、河南、安徽、陕西、四川、云南及长江中下游以南各地为夏候鸟，省内分布于鲁中山地、鲁西北平原及鲁西南平原湖区，为夏候鸟。

6.2 黄斑苇鸦 Ixobrychus sinensis Gmelin

【别　　名】 黄苇鸦、黄小鹭、小水骆驼。

【药用部位】 肉（黄斑苇鸦）。

【采收加工】 已被列入《国家保护的有益的或者有重要经济、科学研究价值的陆生野生动物名录》，捕猎须经有关部门批准。捕得后，除去羽毛、骨骼及内脏，取肉，鲜用或焙干。

【性能主治】 益气利水，滋补肝肾；主治肺虚喘促，胸膈满胀，四肢浮肿，小便不利，周身乏力。

【生境分布】 栖息于平原、低山丘陵地带中富有水边植物的开阔水域，喜欢既有开阔明水面又有大片芦苇和蒲草等挺水植物的小型湖泊、水库、水塘和沼泽，有时栖息活动于水田、沼泽及其附近的泽苇草丛与灌木丛中；主要以小鱼、蛙、虾、水生昆虫等动物性食物为食。国内除青海、新疆、西藏外，其他省份均可见；省内分布于胶东半岛、鲁中山地、鲁西北平原及鲁西南平原湖区。

6.3 紫背苇鸦 Ixobrychus eurhythmus Swinhoe

【别　　名】 水骆驼、秋小鹭、秋鸦、黄鳝公、紫小水骆驼。

【药用部位】 同黄斑苇鸦。

【采收加工】 已被列入《国家保护的有益的或者有重要经济、科学研究价值的陆生野生动物名录》，捕猎须经有关部门批准。同黄斑苇鸦。

【性能主治】 同黄斑苇鸦。

【生境分布】 喜栖息于稻田、河川、干湿草地、水塘和沼泽中；主要捕食鱼、虾、蛙、昆虫等小动物，育雏中、后期食物种类还有蝌蚪、泥鳅及其他水生昆虫。国内分布于黑龙江、吉林、辽宁、内蒙古、河北、北京、天津、山西、河南、陕西、宁夏、安徽、江苏、上海、浙江、江西、湖南、湖北、四川、重庆、云南、西藏、福建、台湾、广东、

广西、海南、香港、澳门等地；省内分布于胶东半岛、鲁中山地、鲁西北平原及鲁西南平原湖区。

6.4 大麻鸦 Ixobrychus stellaris Linnaeus

【别　　名】 大麻鹭、大水骆驼、蒲鸡、水母鸡。

【药用部位】 同黄斑苇鸦。

【采收加工】 已被列入《国家保护的有益的或者有重要经济、科学研究价值的陆生野生动物名录》，捕猎须经有关部门批准。同黄斑苇鸦。

【性能主治】 同黄斑苇鸦。

【生境分布】 栖息于山地丘陵和山脚平原地带的河流、湖泊、池塘边的芦苇丛、草丛和灌丛，以及水域附近的沼泽和湿草地上；主要以鱼、虾、蛙、蟹、螺、水生昆虫等小动物为食。国内除青海、西藏外，其他省份均可见；省内分布于胶东半岛、鲁中山地、鲁西北平原及鲁西南平原湖区。

五、鹳科 Ciconiidae

鹳属 Ciconia Brisson

1.1 白鹳 Ciconia boyciana Swinhoe

【别　　名】 冠雀、东方白鹳、鹳雀、老鹳、捞鱼鹳、欧洲白鹳。

【药用部位】 骨骼（鹳骨），肉（鹳肉），肝和砂囊（鹳肝肫）。

【采收加工】 为《国家重点保护野生动物名录》（Ⅰ类）物种，严禁捕杀野生物种，药用人工养殖品种。捕获后，无痛处死，分别取药用部位鲜用或焙干。

【性能主治】 **鹳骨**：味甘，性寒；解毒，止痛；主治瘰疬，胸痛，腹痛，喉痹，蛇咬伤。**鹳肉**：滋养补虚；主治干血痨，闭经，咳嗽，气喘。**鹳肝肫**：和胃降逆；主治反胃膈食。

【生境分布】 繁殖期，栖息于开阔而偏僻的平原、草地和沼泽地带，喜栖息于稀疏树木生长的河流、湖泊、水塘及水渠岸边和沼泽地带，冬季栖息于开阔的大型湖泊和沼泽地带；主要捕食鱼类，也捕食蛙、小型啮齿类、蛇、蜥蜴、蜗牛、甲壳类、环节动物、昆虫及雏鸟等动物，偶尔也食少量叶、苔藓和种子等。国内分布于黑龙江、吉林、辽宁、内蒙古、河北、北京、天津、河南、陕西、安徽、江苏、上海、浙江、江西、湖南、湖北、四川、重庆、贵州、云南、福建、台湾、广东、香港等省区；省内分布于胶东半岛、鲁中山区、鲁西北平原及鲁西南平原湖区。

1.2 黑鹳 Ciconia nigra Linnaeus

【别　　名】 乌鹳、锅鹳。

【药用部位】 同白鹳。

【采收加工】 为《国家重点保护野生动物名录》（Ⅰ类）物种，严禁捕杀野生物种，药用人工养殖品种。同

白鹳。

【性能主治】 同白鹳。

【生境分布】 栖息于森林、草原和河流沿岸、沼泽、山区溪流附近，繁殖期栖息于偏僻无干扰的开阔森林及森林河谷、森林沼泽地带，也出现在荒原和荒山附近的湖泊、水库、水渠、溪流、水塘及其沼泽地带，冬季主要栖息于开阔的湖泊、河岸和沼泽，有时出现在农田和草地；主要捕食中小型鱼类，也食虾、蟋蟀、金龟子、蝲蛄、蟹、蜗牛、软体动物、甲壳类和啮齿类、蛙、蜥蜴等小型爬行类、雏鸟和昆虫等其他动物性食物。国内除西藏外，其他各省份均可见；省内分布于胶东半岛、鲁中山区。

六、鸭科 Anatidae

1 雁属 Anser Brisson

1.1 鸿雁 Anser cygnoides Linnaeus

【别　　名】 原鹅、冠雁、黑嘴雁、沙雁、草雁、大雁、洪雁、随鹅、奇鹅。

【药用部位】 已被列入《国家保护的有益的或者有重要经济、科学研究价值的陆生野生动物名录》，捕猎须经有关部门批准。肉（雁肉），脂肪（雁肪），羽毛（雁毛），骨骼（雁骨），屎（雁屎）。

【采收加工】 雁肉：以冬季捕捉为宜，捕得后杀死，除去羽毛及内脏，取肉，鲜用；雁肪：捕得后，除去肉、内脏、羽毛及骨骼，取脂肪或直接剥取脂肪，鲜用或炼油；雁毛：捕得后，取羽毛，洗净，晾干；雁骨：捕得后，除去肉、内脏及羽毛，取骨骼，晾干或磨粉；雁屎：收集粪便，晾干磨粉。

【性能主治】 雁肉：味甘，性平，祛风，舒筋壮骨；主治诸风麻木不仁，筋脉拘挛，半身不遂。雁肪：味甘，性平，益气补虚，活血舒筋；主治中风偏枯，手足拘挛，腰脚痿弱，耳聋，脱发，结热胸痞，疮痈肿毒。雁毛：止惊痫，定喘息；主治小儿惊痫，喘息性支气管炎。雁骨：助长头发。雁屎：解毒，消肿，止痛；主治痔疮肿痛。

【生境分布】 栖息于旷野、湖泊、河川和沼泽地带，有时也可见于森林中；在草原和茂密的芦苇间筑巢；以植物为主食，也吃少量贝类。国内除陕西、贵州、西藏、海南外，其他省区均有分布；省内分布于胶东半岛、鲁中山区、鲁西北平原及鲁西南平原湖区。

1.2 豆雁 Anser fabalis Latham

【别　　名】 大雁、鸿、东方豆雁、普通大雁、麦鹅。

【药用部位】 同鸿雁。

【采收加工】 已被列入《国家保护的有益的或者有重要经济、科学研究价值的陆生野生动物名录》，捕猎须经有关部门批准。同鸿雁。

【性能主治】 同鸿雁。

【生境分布】 繁殖期栖息于湖泊、森林河谷和苔原地带，迁徙期间和冬季栖息于开阔平原草地、沼泽、江河、水库、湖泊及沿海海岸和附近农田；主要取食植物性食物，繁殖季节采食苔藓、地衣、植物嫩芽、嫩叶、芦苇和一些小灌木，以及果实、种子和少量动物性食物，迁徙越冬季节主要采食谷物种子、豆类、麦苗、马铃薯、红薯、植物芽与叶及少量软体动物。国内分布于辽宁、内蒙古、河北、北京、山西、河南、陕西、宁夏、甘肃、青海、浙江、福建、台湾、广东、海南等地；省内分布于胶东半岛、鲁中山区、鲁西北平原及鲁西南平原湖区。

1.3 白额雁 Anser albifrons Scopoli

【别　　名】 大雁、花斑、明斑、真雁。

【药用部位】 同鸿雁。

【采收加工】 为《国家重点保护野生动物名录》（Ⅱ类）物种，严禁捕杀野生物种，药用人工养殖品种。同鸿雁。

【性能主治】 同鸿雁。

【生境分布】 在中国为冬候鸟，栖息于开阔的湖泊、水库、河湾、海岸及附近的平原、草地、沼泽、农田；主要采食植物性食物，随季节而有所变化，食用各种湖草，也食用谷类、种子、菱角的根茎及其他植物的嫩芽、根茎和农作物的幼苗。国内分布于黑龙江、吉林、辽宁、内蒙古、河北、北京、天津、河南、新疆、安徽、江苏、上海、浙江、江西、湖南、湖北、台湾等地；省内分布于胶东半岛、鲁中山区、鲁西北平原及鲁西南平原湖区。

1.4 小白额雁 Anser erythropus Linnaeus

【别　　名】 弱雁。

【药用部位】 同鸿雁。

【采收加工】 已被列入《国家保护的有益的或者有重要经济、科学研究价值的陆生野生动物名录》，捕猎须经有关部门批准。同鸿雁。

【性能主治】 同鸿雁。

【生境分布】 繁殖期主要栖息于北极苔原带，也栖息、繁殖于山地河流下部、山脚、湖泊中，冬季和迁徙期间栖息于开阔的湖泊、江河、水库、海湾、草原和半干旱草原地区；主要以岸边附近生长的各种绿色草本植物茎叶、芽苞、嫩叶和嫩草及谷类、种子、农作物幼苗为食。国内分布于黑龙江、吉林、辽宁、内蒙古、河北、北京、天津、河南、新疆、安徽、江苏、上海、浙江、江西、湖南、湖北、四川、云南、福建、台湾、广东、广西等地；省内分布于鲁中山区、鲁西北平原。

1.5 灰雁 Anser anser Linnaeus

【别　　名】 大雁、沙鹅、灰腰雁、红嘴雁、沙雁。

【药用部位】 同鸿雁。

【采收加工】 已被列入《国家保护的有益的或者有重要经济、科学研究价值的陆生野生动物名录》，捕猎须经有关部门批准。同鸿雁。

【性能主治】 同鸿雁。

【生境分布】 栖息于不同生境的植物丛生的湖泊、水库、河口、水边沼泽地和草地、河湾中的沙洲上，或游荡在湖泊中；主要以各种水生和陆生植物的叶、根、茎、嫩芽、果实和种子等植物性食物为食，迁徙和越冬期间采食农作物幼苗，兼食小虾、螺和昆虫等动物性食物。国内分布于大部分省区，在新疆、青海、甘肃、内蒙古、黑龙江等地繁殖，迁徙经河北、河南、山西、四川而至江苏、湖南、福建及广东等地越冬；省内分布于胶东半岛、鲁中山区、鲁西北平原及鲁西南平原湖区，为候鸟。

1.6 斑头雁 Anser indicus Latham

【别　名】 白头雁、黑纹头雁。

【药用部位】 同鸿雁。

【采收加工】 为《国家重点保护野生动物名录》（Ⅱ类）物种，严禁捕杀野生物种，药用人工养殖品种。同鸿雁。

【性能主治】 同鸿雁。

【生境分布】 栖息于不同生境的植物丛生的湖泊、水库、河口、水边沼泽地和草地、河湾中的沙洲上，或游荡在湖泊中；主要以各种水生和陆生植物的叶、根、茎、嫩芽、果实和种子等植物性食物为食，迁徙和越冬期间采食农作物幼苗，兼食小虾、螺和昆虫等动物性食物。国内分布于大部分省区，在新疆、青海、甘肃、内蒙古、黑龙江等地繁殖，迁徙经河北、河南、山西、四川而至江苏、湖南、福建及广东等地越冬；省内分布于胶东半岛、鲁中山区、鲁西北平原及鲁西南平原湖区，为候鸟。

1.7 家鹅 Anser cygnoides Domestica Brisson

【别　名】 鹅、舒雁、家雁。

【药用部位】 肉（鹅肉），羽毛（鹅毛），血（鹅血），脂肪（白鹅膏），口涎（鹅涎），咽喉及气管、食管（鹅喉管），砂囊内壁（鹅内金），胆囊（鹅胆），尾肉（内含尾脂腺）（鹅膆），卵（鹅卵），卵壳（鹅蛋壳），后肢骨（鹅腿骨），脚掌及足蹼（鹅掌），脚掌及足蹼上的黄色表皮（鹅掌上黄皮）。

【采收加工】 鹅肉：全年均可捕捉，冬季最好，除去羽毛及内脏，取肉，鲜用；鹅毛：宰杀时，拔取羽毛，晒干；鹅血：宰杀时，取鹅血，鲜用；白鹅膏：宰杀时，剖腹，取脂肪，熬油；鹅涎：向鹅口中塞入少许生姜，将其倒提，头向下使口涎流出，收集，鲜用；鹅喉管：宰杀时，取下咽喉及气管、食管，烘干；鹅内金：宰杀时，取出砂囊即肫，剖开后剥下内壁，洗净，晒干或烘干；鹅胆：宰杀时，剖腹，取胆囊，取汁，鲜用；鹅膆：宰杀时，割取含尾脂腺的尾肉，除去羽毛，鲜用；鹅卵：鲜用；鹅蛋壳：食用鹅蛋时，收集蛋壳，洗净，晒干或烘干；鹅腿骨：宰杀时，取后肢骨，烘干；鹅掌：宰杀时，取下脚掌及足蹼，褪去表层黄皮、鲜用；鹅掌上黄皮：宰杀时，水烫足部，褪下黄色表皮，晒干或烘干。

【性能主治】 鹅肉：味甘，性平；益气补虚，和胃止渴；主治虚羸，消渴。鹅毛：味咸，性凉；解毒消肿，收湿敛疮；主治痈肿疮毒，风癣疥癞，湿疹湿疮，噎膈，惊痫。鹅血：解毒，散血，消坚；主治噎膈反胃，药物中毒。白鹅膏：味甘，性凉；润皮肤，解毒肿；主治皮肤皲裂，耳聋聤耳，噎膈反胃，药物中毒，痈肿，疥癣。鹅涎：主治稻麦芒或鱼刺鲠喉，鹅口疮。鹅喉管：主治喉痹，哮喘，赤白带下。鹅内金：健脾消食，涩精止遗，消癥化石；主治消化不良，泻痢，疳积，遗精遗尿，泌尿系结石，胆结石，癥瘕经闭等。鹅胆：味苦，性寒；清热解毒，杀虫；主治痔疮，杨梅疮，疥癞。鹅膆：性辛、温；补肝。鹅卵：味甘，性温；补中益气。鹅蛋壳：拔毒排脓，理气止痛；主治痈疽脓成难溃，疝气，难产。鹅腿骨：主治狂犬咬伤。鹅掌：补气益血；主治年老体弱，病后体虚，不任峻补。鹅掌上黄皮：收湿敛疮；主治湿疮，冻疮。

【生境分布】 为人工驯化的家禽；水性好，善在水中生活；以青草、蔬菜、种籽、糠麸等植物性为食。国内各地普遍饲养，华东、华南地区较多，一般饲养于河湖近旁；省内各地均有养殖。

2 天鹅属 Cygnus Bechstein

2.1 大天鹅 Cygnus cygnus Linnaeus

【别　名】 鹄、金头鹅、天鹅、大鹄、黄嘴天鹅、咳声天鹅、白天鹅。

【药用部位】 肉（鹄肉），羽毛（鹄绒毛），脂肪油（鹄油），胆（鹄胆）。

【采收加工】 为《国家重点保护野生动物名录》（Ⅱ类）物种，须经国家有关部门批准方可捕猎。鹄肉：捕后无痛处死，除去羽毛、骨骼及内脏，取肉，鲜用或晾干、烘干；鹄绒毛：捕得后无痛处死，取羽毛，洗净，晾干；鹄油：捕得后无痛处死，取脂肪油，洗净，用锅熬炼；鹄胆：捕得后无痛处死，取肝脏，剥离胆囊，洗净，鲜用或晾干、烘干。

【性能主治】 鹄肉：味甘，性平；补中益气；主治气虚乏力。鹄绒毛：止血；主治金疮出血。鹄油：味甘，性平；解毒敛疮；主治痈肿疮疡，小儿疳耳。鹄胆：味苦，性寒；清热解毒，消肿止痛；主治痈疮肿毒，烫火伤。

【生境分布】 栖息于生有多种水生植物的湖泊岸边及沼泽地带；以水生植物的种子、茎、叶和杂草种子为主食，兼食少量的软体动物、水生昆虫和蚯蚓等。国内分布于黑龙江、吉林、辽宁、内蒙古、河北、北京、天津、山西、河南、陕西、宁夏、甘肃、青海、新疆、安徽、江苏、浙江、四川、贵州、云南、台湾等省、市、区；省内分布于渤海、东南沿海、胶东半岛、鲁中山区、鲁西北平原、鲁西南平原湖区。

2.2　小天鹅 Cygnus columbianus Ord

【别　　名】　鹄、啸声天鹅、白天鹅、天鹅。

【药用部位】　同大天鹅。

【采收加工】　为《国家重点保护野生动物名录》（Ⅱ类）物种，须经国家有关部门批准方可捕猎。同大天鹅。

【性能主治】　同大天鹅。

【生境分布】　繁殖期，栖息于开阔的湖泊、沼泽、河流和苔原地带；冬季，喜栖息于多芦苇、蒲草等水生植物的大型水域，如湖泊、水库、池塘和河湾等地。主要以水生植物、草类、谷物，以及蠕虫、昆虫和小鱼等为食。国内分布于黑龙江、吉林、辽宁、内蒙古、河北、北京、天津、山西、河南、宁夏、甘肃、新疆、安徽、江苏、上海、浙江、江西、湖南、湖北、四川、福建、台湾、广东等地；省内分布于胶东半岛、鲁中山区、鲁西北平原、鲁西南平原湖区。

2.3　疣鼻天鹅 Cygnus olor Gmelin

【别　　名】　赤嘴天鹅、瘤鹄、大鹄、哑天鹅、天鹅。

【药用部位】　胆汁（疣鼻天鹅胆汁）。

【采收加工】　为《国家重点保护野生动物名录》（Ⅱ类）物种，须经国家有关部门批准方可捕猎。捕得后无痛处死，取肝脏，剥离胆囊，取胆汁，鲜用。

【性能主治】　味苦，性寒；清热解毒，消肿止痛；外用涂敷，主治痈疮肿毒，烫火伤。

【生境分布】　栖息于水草丰茂的河湾、湖泊、海边沼泽或草地；性机警；以水生植物的茎叶和果实及沙砾，如蒲、金鱼藻、杉叶藻、眼子菜等为主食。国内分布于大部分等省区，在新疆、青海、甘肃、内蒙古繁殖，迁徙经东北、河北，在长江中、下游一带越冬，台湾为迷鸟；省内分布于青岛、烟台、日照、黄河三角洲等地。

3　麻鸭属 Tadorna Fleming

3.1　赤麻鸭 Tadorna ferruginea Pallas

【别　　名】　渎凫、黄凫、黄鸭、麻鸭。

【药用部位】　肉（麻鸭肉），胆（麻鸭胆）。

【采收加工】　已被列入《国家保护的有益的或者有重要经济、科学研究价值的陆生野生动物名录》。以冬季捕捉为宜，捕得后无痛处死，除去羽毛及内脏，取肉及胆，鲜用或焙干。

【性能主治】　麻鸭肉：味甘、微咸；温肾兴阳，补气健脾；主治肾虚阳痿，遗精，腰膝酸软，肌肉挛痛，体虚羸瘦，脾虚脱肛，子宫下垂，疮疡溃后，脓水清稀，久不收口。麻鸭胆：清血热；主治腿肚转筋，烧伤。

【生境分布】　栖息于江河、湖泊、河口、水塘及附近的草原、沼泽、农田及沿海滩涂和咸水湖区；营巢于河岸的土穴、悬岩或田野沟渠中；杂食性，以谷物及水生植物、昆虫、甲壳动物、软体动物、蛆虫等为主食，兼食小鱼、虾、小蛙、水蛭、蚯蚓等。国内分布于大部分省区，在东北、内蒙古、甘肃、青海、新疆、西藏、四川及云南繁殖，在东

北、华北、长江流域以至西藏、云南、广东、广西、福建越冬，在台湾为迷鸟；省内分布于胶东半岛、鲁中山区、鲁西北平原、鲁西南平原湖区，为候鸟。

3.2　翘鼻麻鸭 Tadorna tadorna Linnaeus

【别　　名】　花凫。

【药用部位】　同赤麻鸭。

【采收加工】　已被列入《国家保护的有益的或者有重要经济、科学研究价值的陆生野生动物名录》。同赤麻鸭。

【性能主治】　同赤麻鸭。

【生境分布】　繁殖期栖息于开阔盐碱平原草地、淡水湖泊、河流、盐池、盐田、海岸及附近沼泽地带；迁徙、越冬期栖息于浅水海湾、水库、盐田和海边滩地；杂食性，主要以藻类，水生昆虫，幼虫、蜗牛、牡蛎、海螺蛳等软体动物，沙蚕、水蛭、蜥蜴、蝗虫，甲壳类，陆栖昆虫，小鱼和鱼卵等为食，也吃植物叶、嫩芽和种子等植物性食物。国内除海南外，其他省份均可见；省内分布于胶东半岛、鲁西北平原、鲁西南平原湖区。

4　河鸭属 Anas Linnaeus

4.1　绿头鸭 Anas platyrhynchos Linnaeus

【别　　名】　大麻鸭、大绿头、大红腿鸭、大野鸭、官鸭、青边。

【药用部位】　肉（凫肉），羽毛（凫羽），血（凫血），脚掌及嘴壳（凫脚掌）。

【采收加工】　已被列入《国家保护的有益的或者有重要经济、科学研究价值的陆生野生动物名录》。凫肉：宜冬季捕捉，除去羽毛及内脏，取肉，鲜用；凫羽：全年均可捕捉，取羽毛，煅后研末用；凫血：全年均可捕捉，以冬季为宜，宰杀时取血，鲜用；凫脚掌：加工绿头鸭作食品或药用时留下脚掌及嘴壳，烘干备用。

【性能主治】　凫肉：味甘，性凉；补中益气，和胃消食，利水，解毒；主治病后体弱，食欲不振，虚羸乏力，脾虚水肿，脱肛，久疟，热毒疮疖。凫羽：味咸，性平；解毒敛疮；主治溃疡及水火烫伤。凫血：解毒；主治食物或药物中毒。凫脚掌：祛寒通络；主治产后受寒，腰背四肢疼痛。

【生境分布】　栖息于水浅而水生植物茂盛的湖泊、池沼，冬季在水库、江湾、河口等处也随时可见；杂食性，习于夜间觅食，以野生植物的种子、芽、茎、叶和谷物、藻类、软体动物、昆虫为食。国内各省区均可见，在北方繁殖，长江流域或更南地区越冬；省内分布于胶东半岛、鲁中山区、鲁西北平原、鲁西南平原湖区。

4.2　斑嘴鸭 Anas poecilorhyncha Forster

【别　　名】　凫、花嘴鸭、火燎鸭、谷鸭、黄嘴尖鸭。

【药用部位】　同绿头鸭。

【采收加工】　已被列入《国家保护的有益的或者有重要经济、科学研究价值的陆生野生动物名录》。同绿头鸭。

【性能主治】 同绿头鸭。

【生境分布】 栖息于内陆的大小湖泊、河流、水库及沟渠的水面上；在沿海地带，大多栖息于岛屿或海岸的崖石上；晨昏时，便飞往附近稻田、沟渠、泥塘中觅食；杂食性，以松藻、浮藻、蝇蛆、绿豆、牵牛花种子等为主食。国内分布于东北及内蒙古、河北等省区，西到宁夏、甘肃、青海、四川、云南，南至广东、广西，长江中下游及华东一带终年留居，台湾为旅鸟，在西藏为冬候鸟；省内分布于胶东半岛、鲁中山区、鲁西北平原、鲁西南平原湖区。

4.3 罗纹鸭 Anas falcata Georgi

【别 名】 葭凫、镰刀鸭、扁头鸭、旱鸭、三鸭。

【药用部位】 同绿头鸭。

【采收加工】 已被列入《国家保护的有益的或者有重要经济、科学研究价值的陆生野生动物名录》。同绿头鸭。

【性能主治】 同绿头鸭。

【生境分布】 栖息于江河、湖泊、水库、河湾及沼泽地带，繁殖期喜欢在偏僻而又富有水生植物的中小型湖泊中，冬季也出现在农田和沿海沼泽地带；主要采食水藻及水生植物的嫩叶、种子、草籽、草叶等，也到农田觅食稻谷和幼苗，偶尔食用软体动物、甲壳类及水生昆虫等小型无脊椎动物。国内除甘肃、新疆外，各省份均可见；省内分布于胶东半岛、鲁中山区、鲁西北平原、鲁西南平原湖区。

4.4 花脸鸭 Anas formosa Georgi

【别 名】 巴鸭、黑框鸭、晃鸭、黄尖鸭、眼镜鸭、王鸭、元鸭。

【药用部位】 同绿头鸭。

【采收加工】 同绿头鸭。

【性能主治】 同绿头鸭。

【生境分布】 繁殖期栖息于泰加林或苔原带的沼泽、河口三角洲、湖泊和水塘中，冬季栖息于湖泊、江河、水库、水塘、沼泽、河湾等各种水域，以及农田原野；主要采食轮叶藻、柳叶藻、菱角、水草等各类水生植物的芽、嫩叶、果实、种子和农田散落的稻谷和草籽，以及螺、软体动物、水生昆虫等小型无脊椎动物。国内除甘肃、新疆、西藏外，其他各省份均有分布；省内分布于胶东半岛、鲁中山区、鲁西北平原、鲁西南平原湖区。

4.5 琵嘴鸭 Anas clypeata Linnaeus

【别 名】 琵琶鸭、汤匙仔。

【药用部位】 同绿头鸭。

【采收加工】 已被列入《国家保护的有益的或者有重要经济、科学研究价值的陆生野生动物名录》。同绿头鸭。

【性能主治】 同绿头鸭。

【生境分布】 通常栖息并成群活动于江河、湖泊、河口、水库、海湾和沿海滩涂沼泽及盐场等水域地带；主要以螺类等软体动物、甲壳类、水生昆虫、鱼、蛙等动物性食物为食，也食用水藻、草籽等植物性食物。国内各省份均可见；省内分布于胶东半岛、鲁西北平原、鲁西南平原湖区。

4.6 绿翅鸭 Anas crecca Linnaeus

【别 名】 小凫、小水鸭、巴鸭、小食鸭、八鸭。

【药用部位】 肉（绿翅鸭肉）。

【采收加工】 已被列入《国家保护的有益的或者有重要经济、科学研究价值的陆生野生动物名录》。宜冬季捕捉，除去羽毛及内脏，取肉，鲜用。

【性能主治】 补中益气；主治脾胃虚弱，脱肛，子宫脱垂等。

【生境分布】 繁殖期栖息于开阔、水生植物茂盛且少干扰的湖泊、水塘中，非繁殖期栖息于开阔的大型湖泊、江河、河口、港湾、沙洲、沼泽和沿海地带；杂食性，冬季主要采食水生植物种子和嫩叶，到农田觅食谷粒，其他季节除植物外，捕食螺、甲壳类、软体动物、水生昆虫和其他小型无脊椎动物。国内各省份均有分布，大部分是旅鸟和冬候鸟；省内分布于胶东半岛、鲁中山区、鲁西北平原、鲁西南平原湖区。

4.7 家鸭 Anas domestica Linnaeus

【别 名】 鹜、家凫、鸭。

【药用部位】 肉（白鸭肉），羽毛（鸭毛），血液（鸭血），脂肪油（鸭肪），头部（鸭头），口涎（鸭涎），砂囊角质内壁（鸭肫衣），胆囊（鸭胆），卵（鸭卵）。

【采收加工】 白鸭肉：全年均可宰杀，秋、冬季更适宜，除去羽毛及内脏，取肉，鲜用；鸭毛：宰杀时，拔取羽毛，晒干；鸭血：宰杀时，收集血液，鲜用；鸭肪：宰杀后，剖腹，取脂肪，熬油，放凉；鸭头：宰杀时，取头部，鲜用；鸭涎：以生姜少许，塞入鸭口中，将其倒悬，即有口涎流出，收集，鲜用；鸭肫衣：宰杀除去内脏时，摘下砂囊（鸭肫），剖开，剥取内壁，晒干或烘干；鸭胆：宰杀除去内脏时，摘下胆囊，取胆汁，鲜用；鸭卵：取鸭蛋鲜用，或加工咸蛋、变蛋（皮蛋）。

【性能主治】 白鸭肉：味甘、微咸，性平；补益气阴，利水消肿；主治虚劳骨蒸，咳嗽，水肿。鸭毛：解热毒；主治粪窠毒，水火烫伤。鸭血：味咸，性凉；补血，解毒；主治劳伤吐血，贫血虚弱，药物中毒。鸭肪：味甘，性平；消瘰散结，利水消肿；主治瘰疬，水肿。鸭头：利水消肿；主治水肿尿涩，咽喉肿痛。鸭涎：味淡，性平；主治异物鲠喉，小儿阴囊被蚯蚓咬伤肿亮。鸭肫衣：味甘，性平；消食，化积；主治食积胀满，嗳腐吞酸，噎膈反胃，诸骨鲠喉。鸭胆：味苦，性寒；清热解毒；主治目赤肿痛，痔疮。鸭卵：味甘，性凉；滋阴，清肺，平肝，止泻；主治胸膈结热，肝火头痛眩晕，喉痛，齿痛，咳嗽，泻痢。

【生境分布】 家鸭的祖先，是由绿头鸭和斑嘴鸭驯化而来；喜合群，胆怯；无飞翔力，善游泳；以谷类、蔬菜、鱼、虫等为主食。国内大部分省区有饲养，定型的3个类型为北京鸭、金定鸭（卵用麻鸭）、高脚鸭（卵肉兼用型）；省内各地均有养殖。

5 潜鸭属 Aythya Radde

青头潜鸭 Aythya baeri Radde

【别　　名】　青头鸭、白目鬼、东方白眼鸭。同家鸭。

【药用部位】　同家鸭。

【采收加工】　已被列入《国家保护的有益的或者有重要经济、科学研究价值的陆生野生动物名录》。同家鸭。

【性能主治】　同家鸭。

【生境分布】　繁殖期栖息于富有芦苇和蒲草的湖中，或山区森林地带多水草的湖泊、水塘和沼泽地带，冬季常成小群栖息于大型湖泊、江河、河口、水库和沿海沼泽地带；杂食性，主要采食各种水草的根、茎、叶和种子，也捕食软体动物、水生昆虫、甲壳类、鱼、蛙等小动物。国内除海南、新疆外，其他省份均可见；省内分布于鲁西北平原、鲁西南平原湖区。

6 鸳鸯属 Aix Boie

鸳鸯 Aix galericulata Linnaeus

【别　　名】　匹鸟、黄鸭、官鸭。

【药用部位】　肉（鸳鸯）。

【采收加工】　为《国家重点保护野生动物名录》（Ⅱ类）物种，数量稀少，禁止滥捕。春至秋季猎捕，无痛处死，除去羽毛、内脏，取肉鲜用或烘干。

【性能主治】　味咸，性平；清热，解毒，止血，杀虫；主治痔瘘下血，疥癣。

【生境分布】　繁殖期主要栖息于山地森林区的河流、湖泊、水塘、芦苇沼泽和稻田中，常成对栖息于山谷水库中，冬季多栖息于开阔湖泊、江河、沼泽地带；既善走又善游泳，飞行力亦强；杂食性，食物的种类常随季节和栖息地的不同而变化；迁徙时以植物性食物为主食，如草籽、橡子、玉米、稻谷及河中的青苔等，繁殖季节则以动物性食物为主食，如蛙、鱼类、蝲蛄、鞘翅目、膜翅目昆虫、蜗牛等，兼食草籽、忍冬、果实等。国内除青海、新疆、西藏等省区外，其他省份均可见；省内分布于胶东半岛、鲁中山区、鲁西北平原、鲁西南平原湖区。

7 秋沙鸭属 Mergus Linnaeus

7.1 普通秋沙鸭 Mergus merganser Linnaeus

【别　　名】　鱼鸭子、尖嘴鸭、秋沙鸭、川秋沙。

【药用部位】　肉（秋沙鸭肉），骨骼（秋沙鸭骨），脑（秋沙鸭脑），胆囊（秋沙鸭胆）。

【采收加工】　已被列入《国家保护的有益的或者有重要经济、科学研究价值的陆生野生动物名录》。秋沙鸭肉：全年均可捕捉，捕得后杀死，除去羽毛及内脏，将骨、肉分开，取肉，鲜用；秋沙鸭骨：全年均可捕捉，捕得后杀死，除去羽毛及内脏，将骨、肉分开，取骨，晾干；秋沙鸭脑：加工秋沙鸭肉、骨时，取出脑部，烘干；秋沙鸭胆：加工秋

沙鸭肉、骨时，从内脏中摘取胆囊，晾干或烘干。

【性能主治】　秋沙鸭肉：味甘、咸，性平；滋补强壮，利水消肿；主治病后体弱，食欲不振，羸瘦乏力，肺痨咯血，四肢肿胀，小便不利。秋沙鸭骨：利水消肿，解毒；主治全身性水肿，小腿肿痛，药物及食物中毒。秋沙鸭脑：主治神经衰弱。秋沙鸭胆：味苦，性凉；清热，解毒，利胆；主治水火烫伤，肝胆热证。

【生境分布】　繁殖期栖息于森林附近的江河、湖泊和河口地区，非繁殖期栖息于大型湖泊、江河、水库、池塘等水域，以及海湾和沿海潮间地带，甚至出现在城市公园、湖泊中；主要捕食小鱼及大量软体动物、甲壳类、石蚕等水生无脊椎动物，以及少量植物性食物。国内除青海、西藏、香港、海南外，其他省份均可见；分布于大部分省区，在东北、新疆繁殖，迁徙经东北及新疆、甘肃、宁夏、内蒙古、河北等地，在东部地区，从河北以南地区，西抵甘肃、四川和云南等地过路或越冬，偶见于福建、台湾；省内分布于胶东半岛、鲁中山区、鲁西北平原、鲁西南平原湖区，为冬候鸟。

7.2 红胸秋沙鸭 Mergus serrator Linnaeus

【别　　名】　黑头尖嘴鸭、棕头尖嘴鸭。

【药用部位】　同普通秋沙鸭。

【采收加工】　已被列入《国家保护的有益的或者有重要经济、科学研究价值的陆生野生动物名录》。同普通秋沙鸭。

【性能主治】　同普通秋沙鸭。

【生境分布】　繁殖期栖息于森林区中的河流、湖泊等处，或无林苔原地带水域中，非繁殖期栖息于海边、江河、湖泊、水库及浅水海湾处；主要捕食小型鱼类、水生昆虫及其幼虫、甲壳类、软体动物等水生动物，也取食少量植物性饵料。国内分布于黑龙江、吉林、辽宁、内蒙古、河北、北京、天津、甘肃、新疆、江苏、上海、浙江、江西、四川、福建、广东、广西、香港等地；省内分布于胶东半岛、鲁西南平原湖区，为冬候鸟。

7.3 中华秋沙鸭 Mergus squamatus Gould

【别　　名】　秋沙鸭、唐秋沙、鳞胁秋沙鸭。

【药用部位】　同普通秋沙鸭。

【采收加工】　为《国家重点保护野生动物名录》（Ⅰ类）物种，数量稀少，禁止滥捕。同普通秋沙鸭。

【性能主治】　同普通秋沙鸭。

【生境分布】　繁殖期栖息于具有林区的多石河谷和溪流，非繁殖期栖息于开阔的江河、湖泊；主要捕食鱼类、石蛾幼虫、蛾、甲虫、虾等水生生物。国内分布于黑龙江、吉林、辽宁、内蒙古、河北、北京、天津、陕西、宁夏、甘肃、青海、安徽、江苏、上海、浙江、江西、湖南、湖北、四川、贵州、云南、福建、台湾、广东、广西等省、市、区；省内分布于胶东半岛，为冬候鸟。

7.4 斑头秋沙鸭 Mergus albellus Linnaeus

【别　　名】　白秋沙鸭、川秋沙鸭、小秋沙鸭、小鱼鸭。

【药用部位】　同普通秋沙鸭。

【采收加工】　已被列入《国家保护的有益的或者有重要经济、科学研究价值的陆生野生动物名录》。同普通秋沙鸭。

【性能主治】　同普通秋沙鸭。

【生境分布】　繁殖期栖息于森林或森林附近的湖泊、河流、水塘等水域中，非繁殖季节栖息于湖泊、江河、水塘、水库、河口、海湾和沿海沼泽地带，以及小而平静的水池中；杂食性，主要捕食小型鱼类和甲壳类、贝类、水生昆虫等无脊椎动物，也采食水草、种子、树叶等。国内除海南外，其他省份均可见；省内分布于胶东半岛、鲁西北平原、鲁西南平原湖区。

七、鹰科 Accipitridae

1　鹞属 Circus Cyaneus

1.1　白尾鹞 Circus cyaneus Linnaeus

【别　　名】　鸥、鹞鹰、灰鹰、白抓、灰鹞、鸡鸟、灰泽鵟。

【药用部位】　头部（鸥头），肉（鸥肉），翅骨（翅肉）。

【采收加工】　为《国家重点保护野生动物名录》（Ⅱ类）物种，禁止滥捕。经国家有关部门批准后，方可捕猎野生物种。捕猎后，无痛处死，取药用部位备用。

【性能主治】　鸥头：味咸，性平；祛风，定惊；主治头风，目眩，痢疾。鸥肉：壮骨益气，定惊，消积；主治身软乏力，癫痫，肉积。鸥骨：味咸，性平；止血；主治鼻衄。

【生境分布】　栖息于平原和低山丘陵地带，如平原湖泊、沼泽、河谷、草原、荒野及低山、林间沼泽和草地、农田耕地、海滨沼泽和芦苇塘等开阔地区。冬季也到村屯附近的水田、草坡和疏林地带活动；主要捕食小型鸟类、啮齿类、蜥蜴、蛙及昆虫等小动物。国内分布于各省区，在东北和新疆西部繁殖，为旅鸟和冬候鸟；省内分布于胶东半岛、鲁中山区、鲁西北平原、鲁西南平原湖区，为旅鸟。

1.2　鹊鹞 Circus melanoleucos Pennant

【别　　名】　喜鹊鹞、喜鹊鹰、黑白尾鹞、花泽鵟。

【药用部位】　同白尾鹞。

【采收加工】　为《国家重点保护野生动物名录》（Ⅱ类）物种，禁止滥捕。同白尾鹞。

【性能主治】　同白尾鹞。

【生境分布】　栖息于开阔的低山丘陵和山脚的旷野河谷、平原草地、沼泽草地及山林边缘灌丛或疏林开阔地带，

也到农田耕地和村庄附近的草地和丛林中活动；主要捕食鼠类、小鸟、蜥蜴、蛙及昆虫等小型动物。国内除宁夏、青海、新疆、西藏、海南外，其他各省区均可见；省内分布于胶东半岛、鲁中山区、鲁西北平原、鲁西南平原湖区。

2　鹰属 Accipiter Virgatus

2.1　苍鹰 Accipiter gentilis Linnaeus

【别　　名】　黄鹰、青鹰、鹞鹰、元鹰、鹰。

【药用部位】　肉（鹰肉），骨骼（鹰骨），头部（鹰头），眼睛（鹰眼睛），嘴和脚爪（鹰嘴爪），胃中吐出的毛团（鹰吐毛）。

【采收加工】　为《国家重点保护野生动物名录》（Ⅱ类）物种，经有关部门批准后，方可猎捕。无痛处死后，取肉、骨、头、眼等药用部位备用。**鹰吐毛**：鹰每日食雀时连毛食下，肉被消化而毛不能消化，聚成团，每粒如芡实大，次早吐出，可在鹰栖息处收取。

【性能主治】　鹰肉：滋补气血；主治久病体虚，浮肿。**鹰骨**：味辛、咸，性温；祛风湿，续筋骨；主治筋骨疼痛，损伤骨折。**鹰头**：滋阴息风；主治头风眩晕。**鹰眼睛**：明目退翳；主治视物不清，翳膜遮睛。**鹰嘴爪**：主治痔疮。**鹰吐毛**：主治噎膈反胃，戒酒。

【生境分布】　为森林猛禽，栖息于不同海拔高度的针叶林、混交林和阔叶林等森林地带，也见于山石平原和丘陵地带的疏林和小块林内；食肉性，以鼠类、野兔、雉类、榛鸡、鸠鸽类和其他中小型鸟类为食。国内除台湾外，其他各省份均可见，在东北北部繁殖，河北、湖北、广东、广西、云南等省区为旅鸟和冬候鸟；省内分布于胶东半岛、鲁中山区及鲁西南平原湖区，为旅鸟。

2.2　雀鹰 Accipiter nisus Linnaeus

【别　　名】　黄鹰、鹞鹰、细胸、鹞子。

【药用部位】　同苍鹰。

【采收加工】　为《国家重点保护野生动物名录》（Ⅱ类）物种，药用人工养殖品种。同苍鹰。

【性能主治】　同苍鹰。

【生境分布】　栖息于针叶林、混交林、阔叶林等山地森林和林缘地带，冬季栖息于低山丘陵、山脚平原、农田地边以及村庄附近，尤其喜欢在林缘、河谷，采伐基地的次生林和农田附近的小块丛林地带活动；以鸟、昆虫和鼠类等为食，也捕鸠鸽类和鹑鸡类等体形稍大的鸟类和野兔、蛇等。国内除青海、西藏外，其他各省区均可见；省内分布于胶东半岛、鲁中山区、鲁西北平原及鲁西南平原湖区，为旅鸟。

2.3　松雀鹰 Accipiter virgatus Temminck

【别　　名】　雀鹰（雌）、雀贼、鹰摆胸（雌）、雀鹞。

【药用部位】　同苍鹰。

【采收加工】　为《国家重点保护野生动物名录》（Ⅱ类）物种，药用人工养殖品种。同苍鹰。

【性能主治】　同苍鹰。

【生境分布】 栖息于山区及丘陵地带的山地针叶林、阔叶林和混交林中，以及开阔的林缘疏林地带，冬季会到海拔较低的山区活动；主要捕食鼠类、小鸟以及蜥蜴、蝗虫、蚱蜢、甲虫及其他昆虫等小动物。国内分布于内蒙古、河南、陕西、甘肃、安徽、江苏、上海、江西、湖南、四川、重庆、贵州、云南、西藏、广西、海南等地；省内分布于胶东半岛、鲁中山区、鲁西北平原。

2.4 赤腹鹰 Accipiter soloensis Horsfield

【别　　名】 鹅鹰、鸽子鹰、红鼻士排鲁鹞。

【药用部位】 同苍鹰。

【采收加工】 为《国家重点保护野生动物名录》（Ⅱ类）物种，药用人工养殖品种。同苍鹰。

【性能主治】 同苍鹰。

【生境分布】 栖息于山地森林、林缘、低山丘陵和山麓平原地带丛林、农田地缘和村庄附近；主要捕食蛙、蜥蜴以及小型鸟类、鼠类和昆虫等小动物。国内分布于河北、北京、天津、山西、河南、陕西、安徽、江苏、上海、浙江、江西、湖南、湖北、四川、重庆、贵州、云南、福建、台湾、广东、广西、海南、香港、澳门等地；省内分布于胶东半岛、鲁西北平原。

3 秃鹫属 Aegypius

3.1 秃鹫 Aegypius monachus Linnaeus

【别　　名】 狗头鹫、狗头雕、座山雕、白脖子雕。

【药用部位】 肉或骨骼（秃鹫）。

【采收加工】 为《国家重点保护野生动物名录》（Ⅱ类）物种，未经批准不得捕猎野生物种。药用人工养殖品种，无痛处死后，去除羽毛、内脏，取肉及骨骼备用。

【性能主治】 味酸、咸，性平；滋补养阴，消瘿散结；主治肺结核，甲状腺肿大，眼花目眩。

【生境分布】 为大型猛禽，栖息于低山丘陵与森林中的荒岩草地、山谷溪流和林缘地带，冬季偶尔到山脚草原地区、荒漠和半荒漠地区；主要大型动物的尸体为食，也主动捕食小型兽类、两栖类、爬行类和鸟类，并可袭击家畜。国内分布于各省份；省内分布于胶东半岛、鲁中山区、鲁西北平原及鲁西南平原湖区。

3.2 胡兀鹫 Aegypius barbatus Linnaeus

【别　　名】 兀鹫、大胡子雕。

【药用部位】 同秃鹫。

【采收加工】 为《国家重点保护野生动物名录》（Ⅱ类）物种，未经批准不得捕猎野生物种。药用人工养殖品种，无痛处死后，去除羽毛、内脏，取肉及骨骼备用。

【性能主治】 味酸、咸，性平；滋补养阴，消瘿散结；主治肺结核，甲状腺肿大，眼花目眩。

【生境分布】 栖息于高山、高原草甸、稀疏灌丛、裸岩地带，常单独或结小群活动，有时也与秃鹫等混群活动；以大型动物或家畜的尸体为食，尤喜食骨头，也食病弱的旱

獭、牛、羊等，甚至也取食水禽、受伤的鸡类、野兔等小型动物。国内分布于新疆、青海、宁夏、山西、甘肃、西藏、四川、重庆等地；省内分布于长岛县等地。

4 鸢属 Milvus Boddaert

黑鸢 Milvus migrans Boddaert

【别　　名】 黑耳鸢、老鹰、鸢、老鸢、鹞鹰。

【药用部位】 肉（鸢肉），脂肪油（鸢油），脑髓（鸢脑），喙（鸢嘴），双翼骨骼（鸢翅骨），胆囊（鸢胆），脚爪（鸢脚爪）。

【采收加工】 为《国家重点保护野生动物名录》（Ⅱ类）物种，药用人工养殖品种。四季捕猎，无痛处死，取药用部位备用。

【性能主治】 鸢肉：味甘、微咸，性温；补肝肾，强筋骨；主治肾虚哮喘，气不接续，腰痛膝软，行走乏力，风湿疼痛。鸢油：主治疥疮癣癞。鸢脑：味咸，性温；解毒止痛；主治头风痛，痔疮。鸢嘴：主治小儿惊风。鸢翅骨：主治小儿痀咳。鸢胆：主治胃气痛。鸢脚爪：味咸，性温，小毒；镇惊，息风，解毒；主治小儿惊风，头昏眩晕，痔疮。

【生境分布】 栖息于开阔平原、草地、荒原和低山丘陵地带、山谷林中或田野大树上，常在城郊、村屯、田野、港湾、湖泊上空活动；食物主要为肉食性，如小型兽类、鸟类、两栖类及鱼类等，亦食小型动物尸体及残屑。国内分布于各省区，为终年常见的留鸟；省内分布于胶东半岛、鲁中山区、鲁西北平原及鲁西南平原湖区。

5 鵟属 Buteo Lacepede

5.1 普通鵟 Buteo buteo Linnaeus

【别　　名】 土豹子、土豹、老鹰、饿老鹰、鸡母鹞、鵟。

【药用部位】 骨骼（鵟骨），肉（鵟肉），羽毛（鵟毛），粪便（鵟粪），卵（鵟蛋）。

【采收加工】 为《国家重点保护野生动物名录》（Ⅱ类）物种，经有关部门批准后，全年均可捕捉，捕得后，除去羽毛及内脏，取骨骼及肉，洗净。鵟毛烧存性，研末。粪便随时拣取，晒干。

【性能主治】 鵟骨：祛风湿，健筋骨；主治风湿腰腿疼。鵟肉：滋补，消肿；主治久病体虚，脸部浮肿。鵟毛：止血；主治外伤出血及妇女脸肿、贫血、小便涩痛。鵟粪：外用，解毒拔脓；主治疮毒疔癣。鵟蛋：解毒消肿；主治阴茎红肿脓血。

【生境分布】 为中型猛禽，生活于开阔平原、荒漠、旷野、开垦的耕作区、林缘草地；以森林鼠类为食，食量甚大，除啮齿类外，也食蛙、蜥蜴、蛇、野兔、小鸟和大型昆虫等动物性食物，有时亦到村庄捕食鸡等家禽。国内分布于大部分省区，在黑龙江、吉林、内蒙古东北部和新疆繁殖，山西、上海、浙江、台湾、广西、四川、云南、西藏等省区

越冬，迁徙经辽宁、内蒙古、河北、北京、陕西、青海、甘肃等省区；省内分布于胶东半岛、鲁中山区。

5.2 毛脚鵟 Buteo lagopus Pontoppidan

【别　　名】 毛足鵟、雪白豹。

【药用部位】 同普通鵟。

【采收加工】 为《国家重点保护野生动物名录》（Ⅱ类）物种，经有关部门批准后方可采捕。同普通鵟。

【性能主治】 同普通鵟。

【生境分布】 为中型猛禽，生活于开阔平原、荒漠、旷野、开垦的耕作区、林缘草地；以森林鼠类为食，食量甚大，除啮齿类外，也食蛙、蜥蜴、蛇、野兔、小鸟和大型昆虫等动物性食物，有时亦到村庄捕食鸡等家禽。国内分布于大部分省区，在黑龙江、吉林、内蒙古东北部和新疆繁殖，山西、上海、浙江、台湾、广西、四川、云南、西藏等省区越冬，迁徙经辽宁、内蒙古、河北、北京、陕西、青海、甘肃等省区；省内分布于鲁山等地。

5.3 大鵟 Buteo hemilasius Temminck et Schlegel

【别　　名】 土豹子、鸡母鹞、豪豹、白鹭豹、花豹、老鹰。

【药用部位】 肉（大鵟肉）、羽毛（大鵟毛）。

【采收加工】 为《国家重点保护野生动物名录》（Ⅱ类）物种，经有关部门批准后，全年均可捕捉，捕得后，拔取羽毛，去除内脏，取肉，洗净。羽毛烧存性，研末。

【性能主治】 大鵟肉：滋补，消肿；主治久病体虚，脸部浮肿。大鵟毛：止血；主治外伤出血。

【生境分布】 为大型猛禽，栖息于山地和山脚平原与草原地区，以及高山林缘和开阔山地草原及荒漠地带，冬季常在低山丘陵、山脚平原地带的农田、芦苇、沼泽、村庄和城市附近活动；主要捕食啮齿动物，以及蛙、蜥蜴、野兔、蛇、雉鸡和昆虫等动物。国内分布于黑龙江、吉林、辽宁、内蒙古、河北、北京、天津、山西、河南、陕西、宁夏、甘肃、青海、新疆、江苏、上海、浙江、湖北、四川、重庆、云南、西藏、台湾等地；省内分布于胶东半岛、鲁中山区、鲁西北平原、鲁西南平原湖区。

6 雕属 Aquila Linnaeus

6.1 金雕 Aquila chrysaetos Linnaeus

【别　　名】 红头雕、鹫雕、浩白雕。

【药用部位】 骨骼（雕骨）、肉（雕肉）。

【采收加工】 为《国家重点保护野生动物名录》（Ⅰ类）物种。药用养殖品种，捕后去毛、肉及内脏，取骨、肉，骨吊起阴干、焙干用，肉鲜用。

【性能主治】 雕骨：活血止痛；主治跌扑骨折、风湿痹痛。雕肉：壮筋骨，益气力；主治体质虚弱，软弱无力。

【生境分布】 为性情凶猛、体态雄伟的大型猛禽，栖息于高山草原、荒漠、河谷和森林地带，冬季常到山地丘陵和山脚平原地带活动；主要捕食大型鸟兽，如雉鹑类、鸭

类、野兔、山羊、狐等，以及动物死尸。国内除黑龙江、吉林、台湾、广西、海南外，其他各省份均可见；省内分布于东南沿海、胶东半岛、鲁中山区、鲁西南平原湖区。

6.2 白肩雕 Aquila heliaca Savigny

【别　　名】 御雕、白肩皂鵟。

【药用部位】 同金雕。

【采收加工】 为《国家重点保护野生动物名录》（Ⅱ类）物种。同金雕。

【性能主治】 同金雕。

【生境分布】 栖息于山地混交林和阔叶林等森林地带和草原、丘陵地区的开阔原野，以及低山丘陵、森林平原、小块丛林或林缘地带，也见于荒漠、草原、沼泽及河谷地带；主要捕食啮齿类及野兔、雉鸡、石鸡、鹌鹑、野鸭、斑鸠等中小型哺乳动物和鸟类，以及爬行类动物和动物尸体。国内分布于吉林、辽宁、内蒙古、河北、北京、天津、河南、陕西、甘肃、青海、新疆、江苏、上海、浙江、湖北、四川、重庆、贵州、云南、福建、台湾、广东、广西、香港等地；省内分布于胶东半岛。

6.3 乌雕 Aquila clanga Pallas

【别　　名】 花雕、小花皂雕、大斑雕。

【药用部位】 同金雕。

【采收加工】 为《国家重点保护野生动物名录》（Ⅱ类）物种。同金雕。

【性能主治】 同金雕。

【生境分布】 栖息于低山丘陵和开阔平原地区、草原及湿地附近的森林中，特别喜欢河流、湖泊和沼泽地带的疏林和平原森林，在中国北方繁殖，越冬或迁徙经中国南方；主要捕食鼠类、野兔、野鸭、蛙类、鱼类等中小型动物，以及动物尸体和金龟子、蝗虫等较大昆虫。国内分布于黑龙江、吉林、辽宁、内蒙古、河北、北京、天津、河南、青海、新疆、江苏、上海、浙江、江西、湖南、湖北、四川、云南、西藏、福建、台湾、广东、广西、香港等地；省内分布于胶东半岛。

7 海雕属 Haliaeetus

7.1 玉带海雕 Haliaeetus leucoryphus Pallas

【别　　名】 黑鹰、腰玉。

【药用部位】 肉（海雕肉）。

【采收加工】 为《国家重点保护野生动物名录》（Ⅰ类）物种。禁止捕捉野生物种，药用人工养殖品种。捕获后，无痛处死，除去内脏及羽毛，取肉鲜用。

【性能主治】 镇静安神；主治惊痫、失眠、精神疾病。

【生境分布】 栖息于高海拔河谷、山岳、草原、沙漠或高原等开阔地带，常到荒漠、沼泽、草原、高山湖泊及河流附近上空飞翔、寻捕猎物；主要捕食鱼和水禽，常在水面捕捉大雁、天鹅幼雏和其他水禽及蛙及爬行类，以及死鱼和其他动物尸体，在草原及荒漠地带以旱獭、黄鼠、鼠兔等啮

齿类动物为主要食物，也食羊羔、家禽等。国内分布于黑龙江、吉林、辽宁、内蒙古、河北、天津、山西、河南、陕西、宁夏、甘肃、青海、新疆、江苏、上海、浙江、四川、云南、西藏等地；省内分布于黄河三角洲。

7.2 白尾海雕 Haliaeetus albicilla Linnaeus

【药用部位】 同玉带海雕。

【采收加工】 为《国家重点保护野生动物名录》（Ⅰ类）物种。同玉带海雕。

【性能主治】 同玉带海雕。

【生境分布】 栖息于湖泊、海岸、岛屿及河流、河口地区，繁殖期喜欢栖息于高大树木的水域或森林地区的开阔湖泊与河流地带；主要捕食鱼类，也捕食鸟类和中小型哺乳动物。国内除海南外，其他省份均有；省内分布于胶东半岛、鲁中山区、鲁西北平原、鲁西南平原湖区。

8 蛇雕属 Spilornis Latham

蛇雕 Spilornis cheela Latham

【别　　名】 蛇鹰、大冠鹫、白腹蛇雕、冠蛇雕、凤头捕蛇雕。

【药用部位】 骨骼（蛇雕骨）。

【采收加工】 为《国家重点保护野生动物名录》（Ⅱ类）物种，禁止捕猎野生物种，药用人工养殖品种。捕获后，无痛处死，除去内脏和羽毛，取骨骼烘干。

【性能主治】 活血，祛瘀，止痛；主治跌打损伤，骨折，瘀肿疼痛。

【生境分布】 栖息于山地森林及林缘开阔地带；捕食蛇、蜥蜴、蛙等爬行类、两栖类动物，也捕食鼠和鸟类、蟹及其他甲壳类动物。国内分布于河南、陕西、安徽、江苏、浙江、江西、贵州、云南、福建、广东、广西、香港、澳门等地；省内分布于威海、青岛等地。

八、鹗科 Pandionidae

鹗属 Pandion

鹗 Pandion haliaetus Linnaeus

【别　　名】 鱼鹰、下窟鸟、雕鸡、鱼雕、鱼江鸟。

【药用部位】 骨骼（鹗骨）。

【采收加工】 为《国家重点保护野生动物名录》（Ⅱ类）物种，禁止捕猎，药用人工养殖品种。捕获后，无痛处死，除去内脏和羽毛，取骨骼烘干。

【性能主治】 续筋骨，消肿痛；主治跌打损伤，骨折。

【生境分布】 栖息于湖泊、河流、海岸等地，营巢于海岸或岛屿的岩礁上；以鱼类为食，也食蛙、蜥蜴、小型鸟类等其他小型陆栖动物。国内分布于大部分省区，在黑龙江、吉林、辽宁、内蒙古、新疆、甘肃、宁夏、西藏为夏候鸟，北京、河北、山西为旅鸟，上海、浙江、台湾、广东、广西为冬候鸟，海南为留鸟；省内分布于胶东半岛。

九、隼科 Falconidae

隼属 Falconidae

1.1 红隼 Falco tinnunculus Linnaeus

【别　　名】 茶隼、红鹰、黄鹰、红鹞子、东方茶隼、东方红隼。

【药用部位】 同金雕。

【采收加工】 为《国家重点保护野生动物名录》（Ⅱ类）物种，禁止捕猎，药用人工养殖品种。同金雕。

【性能主治】 同金雕。

【生境分布】 栖息于具有森林的山地、苔原、低山丘陵、草原旷野、灌丛草地、平原、农田、村庄附近，以及林缘、林间空地、疏林、河谷和农田地区；主要捕食蝗虫、蚱蜢、蟋蟀等昆虫，以及鼠类、雀形目鸟类、蛙、蜥蜴、蛇等小型脊椎动物。国内各省均可见；省内分布于胶东半岛、鲁中山区、鲁西北平原、鲁西南平原湖区，为夏候鸟。

1.2 灰背隼 Falco columbarius Linnaeus

【别　　名】 灰鹞子、朵子。

【药用部位】 同金雕。

【采收加工】 为《国家重点保护野生动物名录》（Ⅱ类）物种，禁止捕猎，药用人工养殖品种。同金雕。

【性能主治】 同金雕。

【生境分布】 栖息于开阔的低山丘陵、山脚平地、森林平原、海岸和森林苔原地带，喜欢在林缘、林间空地、山岩和荒山河谷、平原旷野、草原灌丛和开阔的农田草坡地活动；主要捕食小型鸟类、鼠类和昆虫，以及蜥蜴、蛙和小型蛇类。国内分布于黑龙江、吉林、辽宁、内蒙古、河北、北京、甘肃、青海、新疆、安徽、江苏、上海、浙江、江西、湖南、湖北、四川、重庆、贵州、云南、福建、广东、广西等地；省内分布于胶东半岛、鲁中山区。

1.3 游隼 Falco peregrinus Tunstall

【别　　名】 隼花梨鹰、鸭虎、青燕、花梨隼、赤胸隼。

【药用部位】 同金雕。

【采收加工】 为《国家重点保护野生动物名录》（Ⅱ类）物种，禁止捕猎，药用人工养殖品种。同金雕。

【性能主治】 同金雕。

【生境分布】 栖息活动于山地、丘陵、荒漠、半荒漠、海岸、旷野、草原、河流、沼泽和湖泊沿岸地带，以及开阔农田、耕地和村庄附近；主要捕食小鸭类、鸥类、鸠鸽类、鸡类和鸦类等中小型鸟类，以及鼠类和野兔等小型哺乳动物。国内分布于黑龙江、吉林、辽宁、内蒙古、河北、北京、天津、山西、陕西、宁夏、甘肃、安徽、江苏、上海、浙江、湖北、台湾、海南等地；省内分布于胶东半岛、鲁西北平原、鲁西南平原湖区。

1.4 猎隼 Falco cherrug Gray

【别　　名】　猎鹰、兔鹰。

【药用部位】　同金雕。

【采收加工】　为《国家重点保护野生动物名录》（Ⅱ类）物种，禁止捕猎，药用人工养殖品种。同金雕。

【性能主治】　同金雕。

【生境分布】　栖息于山区开阔地带、河谷、沙漠和草地，常在无林或疏木旷野和多岩石山丘陵地带活动；主要捕食小型鸟类、野兔、鼠类等小型动物。国内分布于北京、辽宁、内蒙古、山西、河北、天津、浙江、四川、甘肃、青海、新疆、西藏等地；省内分布于胶东半岛、鲁中山区。

1.5 红脚隼 Falco amurensis Radde

【别　　名】　阿穆尔隼、青鹰、青燕子、黑花鹞、红腿鹞子。

【药用部位】　同金雕。

【采收加工】　为《国家重点保护野生动物名录》（Ⅱ类）物种，禁止捕猎，药用人工养殖品种。同金雕。

【性能主治】　同金雕。

【生境分布】　栖息于低山疏林、林缘、山脚平原、丘陵地区的沼泽、草地、河流、山谷、农田等开阔地区，喜欢在有稀疏树木的平原、低山和丘陵地区活动。国内除新疆、西藏、海南等地外，其他各省份均有分布；省内分布于胶东半岛、鲁中山区、鲁西北平原、鲁西南平原湖区。

十、雉科 Phasianidae

1 鹌鹑属 Coturnix Bonnaterre

鹌鹑 Coturnix coturnix Linnaeus

【别　　名】　鹑、赤喉鹑、红面鹌鹑、红腹鹑。

【药用部位】　肉或除去羽毛及内脏的全体（鹌鹑），卵（鹌鹑蛋）。

【采收加工】　已被列入《国家保护的有益的或者有重要经济、科学研究价值的陆生野生动物名录》，药用人工养殖品种。捕得后杀死，除去羽毛及内脏，鲜用，或取肉，鲜用。

【性能主治】　鹌鹑：味甘，性平；益中气，止泄痢，壮筋骨；主治脾虚泻痢，小儿疳积，风湿痹症，咳嗽。鹌鹑蛋：补虚，健胃；主治脾胃虚弱，肺痨，肋膜炎，神经衰弱，心脏病。

【生境分布】　为迁徙鸟，生活于干燥而近水的地区，栖息于高地或小山脚下，亦在杂草丛生的水边、沼泽边缘的草地上、稀树的林间空地、开旷的草地、农田；繁殖期多成对栖息于山区内；秋季迁徙时，多集群，在月夜下进行；以植物性食物，如草籽、豆类、谷粒、浆果、幼芽和嫩叶等为

主食，亦吃昆虫，如鳞翅目的幼虫或蚱蜢，夏季大都食昆虫和其他无脊椎动物；营巢于草地干燥处，呈浅窝状，松散地覆以少量干叶和杂草。国内分布于大部分省区，在东北北部和中部繁殖，在河北为旅鸟，在河北以南各地越冬，西达青海和云南丽江，东达沿海各省，南至海南岛，在台湾为留鸟，现已大量人工饲养；省内分布于鲁山、鲁中南、胶东、昆嵛山等地，各地均有养殖。

2 鹧鸪属 Francolinus Stephens

鹧鸪 Francolinus pintadeanus Scopoli

【别　　名】　中华鹧鸪、越雉、怀南。

【药用部位】　肉或全体（鹧鸪），血液（鹧鸪血），脂肪（鹧鸪脂），脚爪（鹧鸪脚）。

【采收加工】　已被列入《国家保护的有益的或者有重要经济、科学研究价值的陆生野生动物名录》，药用人工养殖品种。鹧鸪：全年均可捕捉，捕杀后，洗净药用，或除去羽毛及内脏，取肉，鲜用；鹧鸪血：宰杀时，收集血液，鲜用；鹧鸪脂：宰杀后，剖腹，取脂肪，熬油，放冷后备用；鹧鸪脚：宰杀后，取脚爪，烘干。

【性能主治】　鹧鸪：味甘，性温；滋养补虚，开胃化痰；主治体虚乏力，失眠，胃病，下痢，小儿疳积，咳嗽痰多，百日咳。鹧鸪血：凉血止血；主治尿血。鹧鸪脂：润肤；主治皮肤皲裂，冻疮。鹧鸪脚：味甘，性温；主治中耳炎。

【生境分布】　为丘陵地带的鸟类，在高山或森林内未遇到过，栖息于满被草丛、矮树或小松林覆盖的起伏不平的小山坡上，有时也在光秃的岩坡上，喜在干燥地区活动，清晨和日暮时下降到山谷间寻食；杂食性，嗜食蚱蜢、蚂蚁及其他昆虫，同时亦食野生果实、杂草种子和植物嫩芽。国内分布于贵州、浙江、安徽、福建、广东、广西、云南、海南等地；省内分布于胶东半岛。

3 原鸡属 Gallus Linnaeus

3.1 家鸡 Gallus domesticus Brisson

【别　　名】　鸡、烛夜。

【药用部位】　肉（鸡肉），血液（鸡血），头部（鸡头），脑髓（鸡脑），雄鸡的口涎（雄鸡口涎），嗉囊（鸡嗉），沙囊内膜（鸡内金），肝脏（鸡肝），胆囊（鸡胆），肠子（鸡肠），卵（鸡子），蛋清（鸡子白），蛋黄（鸡子黄），蛋黄油（鸡子黄油），卵的硬外壳（鸡子壳），卵孵鸡后蛋壳内的卵膜（凤凰衣），翅羽（鸡翅羽）。

【采收加工】　鸡肉：捕得后杀死，除去羽毛及内脏，取肉，鲜用；鸡血：宰杀时，收集血液，鲜用；鸡头：宰杀时，取头部，去毛洗净，烘干备用；鸡脑：宰杀时，除净头部羽毛，取脑髓，鲜用或烘干备用；雄鸡口涎：将生姜少许塞入雄鸡口中，倒提，即有口涎流出，收集鲜用；鸡嗉：宰杀时，取下嗉囊，洗净，鲜用或晒干；鸡内金：全年均可采收，将鸡杀死后，立即取出砂囊，剥下内膜，洗净，晒干；

鸡肝：宰杀时，剖腹，取内脏，摘下肝脏，鲜用或烘干备用；**鸡胆**：宰杀时，剖腹，取出内脏，摘下胆囊，烘干备用，或取胆汁，鲜用；**鸡肠**：宰杀时，剖腹，取出肠子，洗净，鲜用或烘干；**鸡子**：敲碎蛋壳的一端，使蛋清流出，收集，鲜用；**鸡子白**：将蛋煮熟，取蛋白用；**鸡子黄**：将煮熟的鸡蛋，去蛋白，留下蛋黄，置铜锅内，以文火加热，待水分蒸发后再用大火，即熬出蛋黄油，过滤装瓶，高压灭菌备用；**鸡子壳**：食用鸡蛋时，收集蛋壳，洗净，烘干；**凤凰衣**：收集孵鸡后留下的蛋壳，取内方的卵膜备用；**鸡翮羽**：取两翅羽毛，洗净，烘干。

【**性能主治**】 **鸡肉**：味甘，性温；温中，益气，补精，填髓；主治虚劳羸瘦，病后体虚，食少纳呆，反胃，腹泻下痢，消渴，水肿，小便频数，崩漏，带下，产后乳少。**鸡血**：味咸，性平；祛风，活血，通络，解毒；主治小儿惊风，口面㖞斜，目赤流泪，木舌舌胀，中恶腹痛，痿痹，跌打骨折，痘疮不起，妇女下血不止，痈疽疮癣，毒虫咬伤。**鸡头**：味甘，性温；补肝肾，宣阳通络；主治小儿痘疮不起，湿疹疮毒，蛊毒。**鸡脑**：止痉息风；主治小儿惊痫，夜啼，妇人难产。**雄鸡口涎**：解虫毒；主治蜈蚣咬伤，蝎蜇伤。**鸡嗉**：调气，解毒；主治噎膈，小便不禁，发背肿毒。**鸡内金**：味甘，性平；健脾消食，涩精止遗，消癥化石；主治消化不良，饮食积滞，呕吐反胃，泄泻下痢，小儿疳积，遗精，遗尿，小便频数，泌尿系结石及胆结石，癥瘕经闭，喉痹，乳蛾，牙疳口疮。**鸡肝**：味甘，性温；补肝肾，明目，消疳，杀虫；主治肝虚目暗，目翳，夜盲，小儿疳积，妊娠胎漏，小儿遗尿，妇人阴蚀。**鸡胆**：味苦，性寒；清热解毒，祛痰止咳，明目；主治百日咳，慢性支气管炎，中耳炎，砂淋，目赤流泪，白内障，耳后湿疮，痔疮。**鸡肠**：益肾，固精，止遗；主治遗尿，小便频数，失禁，遗精，白浊，痔漏，消渴。**鸡子**：味甘，性平；滋阴润燥，养血安胎；主治热病烦闷，燥咳声哑，目赤咽痛，胎动不安，产后口渴，小儿疳痢，疟疾，烫伤，皮炎，虚人羸弱。**鸡子白**：味甘，性凉；润肺利咽，清热解毒；主治伏热咽痛，失音，目赤，烦满咳逆，下痢，黄疸，疮痈肿毒，烧烫伤。**鸡子黄**：味甘，性平；滋阴润燥，养血息风；主治心烦不得眠，热病痉厥，虚劳吐血，呕逆，下痢，烫伤，热疮，肝炎，小儿消化不良。**鸡子黄油**：味甘，性平；消肿解毒，敛疮生肌；主治烫火伤，中耳炎，湿疹，神经性皮炎，溃疡久不收口，疮痔疖癣，手足皲裂，外伤，诸虫疮毒。**鸡子壳**：味淡，性平；收敛，制酸，壮骨，止血，明目；主治胃脘痛，反胃，吐酸，小儿佝偻病，各种出血，目生翳膜，疮疽痘毒。**凤凰衣**：味甘、淡，性平；养阴清肺，敛疮，消翳，接骨；主治久咳气喘，咽痛失音，淋巴结核，溃疡不敛，目生翳障，头目眩晕，创伤骨折。**鸡翮羽**：破瘀，消肿，祛风；主治血闭，痈疽，阴痿，骨鲠，产后小便不禁，小儿遗尿，过敏性皮炎。

【**生境分布**】 因饲养杂交的关系，品种繁多，形体大

小及毛色不一；以植物的种子、果实及昆虫等为主食。国内、省内各地均有养殖。

3.2 乌骨鸡 Gallus domesticus Brisson

【**别 名**】 乌鸡、绒毛鸡、松毛鸡、羊毛鸡、泰和鸡、武山鸡、白毛乌骨鸡。

【**药用部位**】 除去羽毛及内脏的全体（乌骨鸡）。

【**采收加工**】 宰杀后，除去羽毛及内脏，取肉及骨骼，鲜用，亦可冻存、酒浸贮存，或烘干磨粉备用。

【**性能主治**】 味甘，性平；补肝肾，益气血，退虚热；主治虚劳羸瘦，骨蒸痨热，消渴，遗精，滑精，久泻，久痢，崩中，带下。

【**生境分布**】 为家鸡的一种，喙食性强，掘土习性明显，适应于集群放牧饲养。国内、省内各地均有养殖。

4 山鹑属 Perdix Brisson

斑翅山鹑 Perdix dauuricae Pallas

【**别 名**】 斑翅、斑鸡、沙鸡子、须山鹑。

【**药用部位**】 肉（斑翅山鹑）。

【**采收加工**】 全年均可捕捉，捕得后杀死，除去羽毛及内脏，取肉，鲜用。

【**性能主治**】 滋补，敛疮生肌；主治体虚，疮疡久溃不敛。

【**生境分布**】 栖息于平原森林草原、灌丛草地、低山丘陵和农田荒地等各类生境中。夏季主要栖于开阔的林缘荒地、灌丛、低山幼林灌丛、地边疏林灌丛和草原防护林带中；冬季则喜欢在开阔的耕地或地边灌丛地带。多在向阳、避风少雪处活动，晚上成群栖于低地。觅食通常成群，杂食性，以植物种子和嫩芽等为主食，兼食甲虫。国内分布于东北、华北和西北等北方大部分地区，省内胶东半岛可见。

5 雉属 Phasianus Linnaeus

雉鸡 Phasianus colchicus Linnaeus

【**别 名**】 山鸡、野鸡、环颈雉、雉、项圈野鸡。

【**药用部位**】 肉（雉），脑髓（雉脑），肝脏（雉肝），尾羽（雉尾）。

【**采收加工**】 已被列入《国家保护的有益的或者有重要经济、科学研究价值的陆生野生动物名录》，药用人工养殖品种。**雉**：全年均可捕捉，以冬季为宜，捕得后杀死，除去羽毛及内脏，取肉，鲜用；**雉脑**：宰杀后，除去头部羽毛，洗净，取脑髓，鲜用；**雉肝**：宰杀后，除去羽毛，剖腹，从内脏中取出肝脏，鲜用或烘干备用；**雉尾**：捕捉后，取下尾羽，洗净，烘干。

【**性能主治**】 **雉**：味甘、酸，性温；补中益气，生津止渴；主治脾虚泻痢，胸腹胀满，消渴，小便频数，痰喘，疮瘘。**雉脑**：化瘀敛疮；主治冻疮。**雉肝**：消疳；主治小儿疳积。**雉尾**：解毒；主治丹毒，中耳炎。

【**生境分布**】 栖息于低山丘陵、农田地边、沼泽草地，

以及林缘灌丛和公路两边的灌丛、草地；杂食性，食物随地区和季节的不同而有变化，秋季主要采食各种植物的果实种子、嫩芽等，也捕食昆虫。国内分布于吉林、辽宁、内蒙古、河北、北京、天津、河南、陕西、宁夏、安徽、江苏、上海、浙江、江西、湖南、湖北、贵州、福建、广东等地；省内分布于胶东半岛、鲁中山区、鲁西北平原、鲁西南平原湖区。

6　石鸡属 Alectoris Kaup

石鸡 Alectoris chukar Meisner

【别　　名】　朵拉鸡、红腿鸡、嘎嘎鸡、美国鹧鸪。

【药用部位】　肉（石鸡）。

【采收加工】　已被列入《国家保护的有益的或者有重要经济、科学研究价值的陆生野生动物名录》，药用人工养殖品种。全年均可捕捉，捕杀后，洗净，除去羽毛及内脏，取肉，鲜用。

【性能主治】　味咸，性凉；滋补强壮，镇静解毒；主治久病虚弱，癫狂，狂犬咬伤，风湿腰腿痛，阳痿等。

【生境分布】　栖息于低山丘陵地带的岩石坡和砂石坡上，以及平原、草原、荒漠等地区，少见于空旷原野；主要采食草本植物和灌木嫩芽、嫩叶、浆果、种子、农田谷物、苔藓、地衣、昆虫等。国内分布于辽宁、内蒙古、河北、天津、北京、山西、河南、陕西、宁夏、甘肃、青海等地；省内分布于胶东半岛、鲁西北平原、鲁西南平原湖区。

7　孔雀属 Pavo Linnaeus

绿孔雀 Pavo muticus Linnaeus

【别　　名】　孔雀、越鸟、南客。

【药用部位】　肉（孔雀），血液（孔雀血），尾羽（孔雀尾）。

【采收加工】　为《国家重点保护野生动物名录》（Ⅱ类）物种，禁止捕猎，药用人工养殖品种。**孔雀肉：**全年均可捕捉，捕杀后，洗净，除去羽毛及内脏，取肉，鲜用；**孔雀血：**宰杀过程中收集血液，鲜用；**孔雀尾：**收集脱落的尾羽，洗净，烘干。

【性能主治】　**孔雀：**味咸，性凉；解毒；主治痈肿疮疡，食物中毒，药物中毒。**孔雀血：**解毒；主治药物中毒。**孔雀尾：**清热解毒，消肿排脓；主治肺痈，咳嗽胸痛，咽喉肿痛，疮疖痈肿。

【生境分布】　栖息于海拔 2000m 以下开阔的稀树草原或生长有灌丛、竹薮或针叶、阔叶林等树木的开阔高原地带，喜栖息于靠近溪河沿岸和林中空旷的地方；杂食性，嗜食棠梨、黄泡等果实，也吃稻谷和芽苗、草籽等，兼食蟋蟀、蚱蜢、小蛾等昆虫以及蛙类和蜥蜴等。国内分布于云南省，各省区均有饲养；省内各地动物园均有养殖。

十一、三趾鹑科 Turnicidae

三趾鹑属 Turnix Bonnaterre

黄脚三趾鹑 Turnix tanki Blyth

【别　　名】　山鸡、项圈野鸡、水鹌鹑、地闷子、三爪爬、水鸡、田鸡。

【药用部位】　肉（鹑）。

【采收加工】　捕得后，除去羽毛，剖腹，除去内脏，鲜用。

【性能主治】　味甘，性平；清热解毒；主治诸疮肿毒。

【生境分布】　以小群活动于灌木丛、草地、农田、果园、菜园以及河流和湖泊滩地，但均与草有关；杂食性，以杂草种子、软体动物、昆虫等为食。国内分布于河北、山西、内蒙古、辽宁、吉林、黑龙江、上海、江苏、浙江、安徽、江西、河南、湖北、陕西、甘肃等省区；省内分布于胶东半岛、鲁中山区、鲁西北平原、鲁西南平原湖区。

十二、鹤科 Gruidae

1　鹤属 Grus Brisson

1.1　丹顶鹤 Grus japonensis P. L. S. Müller

【别　　名】　鹤、白鹤、仙鹤、红顶子、红冠鹤。

【药用部位】　肉（鹤肉），骨骼（鹤骨），脑髓（鹤脑），卵（鹤卵）。

【采收加工】　为《国家重点保护野生动物名录》（Ⅱ类）物种，禁止捕猎，药用人工养殖品种。捕得后，无痛处死，去除羽毛及内脏，洗净，分开不同药用部位，鲜用或烘干。

【性能主治】　**鹤肉：**味咸，性平；益气，解热；主治消渴。**鹤骨：**味辛、咸，性温；补益，壮骨，除痹，解毒；主治久病体虚，筋骨痿弱，风湿痹痛，痔疮。**鹤脑：**明目；主治目暗。**鹤卵：**味甘、咸，性平；解痘毒；主治小儿水痘。

【生境分布】　栖息于开阔平原、沼泽、湖泊、草地、海边滩涂、芦苇、沼泽及河岸沼泽地带，迁徙、越冬季节也出现于农田和耕地中；主要捕食鱼、虾、水生昆虫、软体动物、蝌蚪、沙蚕、蛤蜊、钉螺等小动物，以及水生植物的茎、叶、块根、球茎和果实等。国内分布于黑龙江、吉林、辽宁、内蒙古、河北、北京、天津、河南、陕西、安徽、江苏、江西、湖北、云南、台湾等地；省内分布于胶东半岛、鲁中山区、鲁西北平原、鲁西南平原湖区。

1.2　灰鹤 Grus grus Linnaeus

【别　　名】　欧亚鹤、玄鹤、番薯鹤、千岁鹤。

【药用部位】　肉（鹤肉），骨骼（鹤骨），脑髓（鹤脑），卵（鹤卵），血液（鹤血），胚中砂石子（鹤胚中砂石子）。

【采收加工】 为《国家重点保护野生动物名录》（Ⅱ类）物种，濒临灭绝，严禁捕杀，药用人工养殖品种。**鹤肉**：捕得后，除去羽毛、骨骼及内脏，取肉，鲜用或晾干。**鹤骨**：捕得后，除去羽毛及内脏，取骨骼，鲜用或晾干、焙干、磨粉；**鹤脑**：捕得后，除去羽毛、内脏，取头，打开头颅，取出脑部，鲜用或冷藏；**鹤卵**：收集未受精卵；**鹤血**：捕得后，将新鲜个体置于高台面上，头朝下方，然后剪断颈动脉，使血流入盆中，集中低温过滤，冷藏；**鹤胚中砂石子**：捕得后，剖腹，取出内脏，分开肠胃和生殖腺等器官，留取砂囊（胃）和沙砾，洗净，晾干，切片焙干或焙干研末。

【性能主治】 **鹤肉**：味咸，性平；益气，解热；主治消渴。**鹤骨**：味辛、咸，性温；补益，壮骨，除痹，解毒；主治久病体虚，筋骨痿弱，风湿痹痛，痔疮。**鹤脑**：明目；主治目暗。**鹤卵**：味甘、咸，性平；解痘毒；主治小儿水痘。**鹤血**：味咸，性平；益气力，补虚劳；主治气短乏力，腰膝酸软。**鹤胚中砂石子**：解蛊毒；主治蛊毒邪气。

【生境分布】 栖息于开阔平原、草地、沼泽、河滩、旷野、湖泊、草甸及农田地带，尤喜富有水边植物的开阔湖泊和沼泽地带，在迁徙途中的停歇地和越冬地，主要栖息于河流、湖泊、水库或海岸附近；杂食性，主要以植物的叶、茎、嫩芽、根和块茎，以及草籽、玉米、花生、豆类、麦苗、水草、谷粒、马铃薯和白菜为食，夏季也捕食蚯蚓、软体动物、昆虫、鱼类、蛙、蜥蜴、蛇、鼠等小动物。国内除西藏外，其他各省区均可见；省内分布于胶东半岛、鲁中山区、鲁西北平原、鲁西南平原湖区。

2　蓑羽鹤属 Anthropoides Vieillot

蓑羽鹤 Anthropoides virgo Linnaeus

【别　　名】 闺秀鹤、灰鹤。

【药用部位】 脂肪（蓑羽鹤油）。

【采收加工】 为《国家重点保护野生动物名录》（Ⅱ类）物种，严禁滥杀，药用人工养殖品种。捕得后，除去羽毛、骨骼、内脏及肉，取脂肪，鲜用或晾干。

【性能主治】 舒筋活络；主治手足麻木。

【生境分布】 栖息于开阔平原草地、草甸、芦苇沼泽、湖泊、河谷、半荒漠和高原湖泊草甸，秋冬季节也到农田活动；杂食性，主要取食小鱼、虾、蛙、蝌蚪、水生昆虫和植物嫩芽、叶、草籽，以及玉米、小麦等农作物。国内分布于黑龙江、吉林、辽宁、内蒙古、河北、北京、天津、河南、青海、新疆、安徽、江苏、上海、浙江、江西、湖南、湖北等地；省内分布于胶东半岛。

十三、秧鸡科 Rallidae

1　黑水鸡属 Gallinula Brisson

黑水鸡 Gallinula chloropus Linnaeus

【别　　名】 红骨顶、江鸡、红冠水鸡、鹢。

【药用部位】 肉（黑水鸡）。

【采收加工】 为《国家重点保护野生动物名录》（Ⅱ类）物种，禁止捕猎，药用人工养殖品种。捕捉后，除去羽毛及内脏，取肉，鲜用。

【性能主治】 味甘，性平；滋补强壮，开胃；主治脾胃虚弱，泄泻，食欲不振，消化不良。

【生境分布】 栖息于富有芦苇和挺水植物的沼泽、湖泊、水库、苇塘、水渠和水稻田，以及林缘、路边水渠与疏林中的湖泊沼泽地带等各类淡水湿地中；主要采食水生植物的嫩叶、幼芽、根茎，以及水生昆虫及幼虫、蠕虫、蜘蛛、软体动物、蜗牛等，其中以动物性食物为主。国内各省份均可见，通常认为分布于长江流域及其以北，自东北、内蒙古、宁夏、甘肃、青海、新疆以至华北、华中、华东的广大地区为夏候鸟，在长江流域以南直抵海南、台湾为留鸟；省内分布于胶东半岛、鲁中山区、鲁西北平原、鲁西南平原湖区。

2　秧鸡属 Rallus Linnaeus

秧鸡 Rallus aquaticus Linnaeus

【别　　名】 秋鸡、水鸡、普通秧鸡。

【药用部位】 肉（秧鸡）。

【采收加工】 已被列入《国家保护的有益的或者有重要经济、科学研究价值的陆生野生动物名录》，药用人工养殖品种。全年均可捕捉，捕得后，除去羽毛及内脏，取肉，鲜用。

【性能主治】 味甘，性温；解毒杀虫，补中益气；主治蚁瘘，脾胃虚弱，食欲不振。

【生境分布】 栖息于开阔平原、低山丘陵和山脚平原地带的沼泽、水塘、河流、湖泊等水域附近，以及灌丛、草地、林缘和稻田等湿地环境中；杂食性，捕食小鱼、虾等甲壳类动物、软体动物、蚯蚓、蚂蟥、蜘蛛，以及革翅目、鳞翅目和直翅目等昆虫及其幼虫，或腐烂小型脊椎动物，采食植物嫩枝、根、种子、浆果等。国内除海南、新疆、西藏外，其他省份均可见；省内分布于胶东半岛、鲁西南平原湖区，为旅鸟。

3　黑水鸡属 Gallinula Linnaeus

黑水鸡 Gallinula chloropus Linnaeus

【别　　名】 红骨顶、红冠水鸡、鹢、江鸡。

【药用部位】 肉（黑水鸡）。

【采收加工】 已被列入《国家保护的有益的或者有重

要经济、科学研究价值的陆生野生动物名录》，药用人工养殖品种。全年均可捕捉，捕得后，除去羽毛及内脏，取肉，鲜用或焙干。

【性能主治】 味甘，性平；滋补强壮，温中健脾，补肾助阳；主治脾虚泄泻，脘腹胀满，食少纳呆，不思饮食，肾阳不足，腰膝酸软，遗精，阳痿等。

【生境分布】 栖息于富有芦苇和挺水植物的沼泽、湖泊、水库、苇塘、水渠和水稻田，以及林缘、路边水渠与疏林中的湖泊沼泽地带等各类淡水湿地中；主要采食水生植物的嫩叶、幼芽、根茎，以及水生昆虫及幼虫、蠕虫、蜘蛛、软体动物、蜗牛等，其中以动物性食物为主。国内各省均可见；省内分布于胶东半岛、鲁中山区、鲁西北平原、鲁西南平原湖区。

4 田鸡属 Porzana Pallas

4.1 小田鸡 Porzana pusilla Pallas

【别　　名】 小秧鸡。

【药用部位】 肉（小田鸡）。

【采收加工】 已被列入《国家保护的有益的或者有重要经济、科学研究价值的陆生野生动物名录》，药用人工养殖品种。全年均可捕捉，捕得后，除去羽毛及内脏，取肉，鲜用。

【性能主治】 味甘，性平；滋补强壮，温中健脾，补肾助阳；主治脾虚泄泻，脘腹胀满，食少纳呆，不思饮食，肾阳不足，腰膝酸软，遗精，阳痿等。

【生境分布】 栖息于中或低山地森林、平原草地、河流湖泊、沼泽芦苇荡和稻田等湿地生境，特别是富有芦苇等水边植物和开阔水面的湖沼及邻近草地灌丛中；杂食性，主要捕食各种水生昆虫及其幼虫、环节动物、软体动物、小型甲壳类、小鱼，优势采食绿色植物和种子。国内除海南、西藏外，其他各省份均可见；省内分布于胶东半岛、鲁中山区、鲁西北平原、鲁西南平原湖区。

4.2 红胸田鸡 Porzana fusca Linnaeus

【别　　名】 绯红秧鸡。

【药用部位】 肉（红胸田鸡）。

【采收加工】 已被列入《国家保护的有益的或者有重要经济、科学研究价值的陆生野生动物名录》，药用人工养殖品种。全年均可捕捉，捕得后，除去羽毛及内脏，取肉，鲜用。

【性能主治】 味甘，性平；滋补强壮，温中健脾，补肾助阳；主治脾虚泄泻，脘腹胀满，食少纳呆，不思饮食，肾阳不足，腰膝酸软，遗精，阳痿等。

【生境分布】 栖息于湖滨与河岸草灌丛、水塘、水稻田、沿海滩涂和沼泽地带，以及低山丘陵、林缘和林中沼泽；杂食性，主要捕食各种水生昆虫及其幼虫、软体动物和水生植物叶、芽、种子以及稻秧等。国内分布于黑龙江、吉林、辽宁、内蒙古、河北、北京、天津、山西、河南、陕

西、甘肃、安徽、江苏、上海、浙江、江西、湖南、湖北、四川、重庆、贵州、福建、广东、广西、海南、香港、澳门等省区；省内分布于胶东半岛、鲁中山区、鲁西南平原湖区。

5 苦恶鸟属 Amaurornis Reichenbach

白胸苦恶鸟 Amaurornis phoenicurus Pennant

【别　　名】 白胸秧鸡、白面鸡、白腹秧鸡。

【药用部位】 肉（白胸苦恶鸟）。

【采收加工】 已被列入《国家保护的有益的或者有重要经济、科学研究价值的陆生野生动物名录》，药用人工养殖品种。全年均可捕捉，捕得后，除去羽毛及内脏，取肉，鲜用。

【性能主治】 味甘，性平；滋补强壮，温中健脾，补肾助阳；主治脾虚泄泻，脘腹胀满，食少纳呆，不思饮食，肾阳不足，腰膝酸软，遗精，阳痿等。

【生境分布】 栖息于芦苇杂草沼泽地和有灌木的高草丛、稻田、河流、湖泊、灌渠和池塘边，以及人类居住地附近；杂食性，捕食昆虫及其幼虫、蜗牛、螺等软体动物、蠕虫、蜘蛛、小鱼和鼠等，植物性食物有草籽和水生植物的嫩茎、根，以及谷、大麦、小麦等农作物。国内分布于吉林、河北、北京、天津、山西、河南、陕西、宁夏、甘肃、安徽、江苏、上海、浙江、江西、湖南、湖北、四川、重庆、贵州、云南、西藏、福建、台湾、广东、广西、海南、香港、澳门等省区；省内各地均有分布。

6 董鸡属 Gallicrex Blyth

董鸡 Gallicrex cinerea Gmelin

【别　　名】 水鸡、鹤秧鸡、鱼冻鸟、凫鸡。

【药用部位】 肉（董鸡）。

【采收加工】 已被列入《国家保护的有益的或者有重要经济、科学研究价值的陆生野生动物名录》，药用人工养殖品种。全年均可捕捉，捕得后，除去羽毛及内脏，取肉，鲜用。

【性能主治】 味甘，性平；滋补强壮，温中健脾，补肾助阳；主治脾虚泄泻，脘腹胀满，食少纳呆，不思饮食，肾阳不足，腰膝酸软，遗精，阳痿等。

【生境分布】 栖息于芦苇沼泽、灌水的稻田或甘蔗田、湖边草丛和多水草的沟渠；杂食性，以种子和绿色植物的嫩枝、水稻为主食，也吃蠕虫、软体动物、水生昆虫及其幼虫以及蚱蜢等。国内除黑龙江、宁夏、青海、新疆、西藏等省区外，其他各省份均可见；省内分布于胶东半岛、鲁中山区、鲁西北平原、鲁西南平原湖区。

7 骨顶属 Fulica

白骨顶 Fulica atra Linnaeus

【别　　名】 骨顶鸡、白冠鸡、水骨顶。

【药用部位】 肉（白骨顶）。

【采收加工】 已被列入《国家保护的有益的或者有重要经济、科学研究价值的陆生野生动物名录》，药用人工养殖品种。全年均可捕捉，捕得后，除去羽毛及内脏，取肉，鲜用。

【性能主治】 味甘，性平；滋补强壮，温中健脾，补肾助阳；主治脾虚泄泻，脘腹胀满，食少纳呆，不思饮食，肾阳不足，腰膝酸软，遗精，阳痿等。

【生境分布】 栖息于低山丘陵、平原草地的各类水域中，如富有芦苇、三棱草等挺水植物的湖泊、水库、苇塘、河湾和深水沼泽地带；杂食性，主要捕食小鱼、虾、水生昆虫、蠕虫、蜘蛛、马陆、软体动物等，甚至小鸟及其卵和雏鸟，以及水生植物嫩叶、幼芽、果实等。国内各省份均可见；省内分布于胶东半岛、鲁中山区、鲁西北平原、鲁西南平原湖区。

十四、鸨科 Otidae

大鸨属 Otis Linnaeus

大鸨 Otis tarda Linnaeus

【别　　名】 鸨、独豹、野雁、鹬、羊鹬、鸡鹬、地鹬、独豹。

【药用部位】 肉（鸨肉），脂肪油（鸨油）。

【采收加工】 为《国家重点保护野生动物名录》（Ⅰ类）物种，濒临灭绝，严禁捕杀，药用人工养殖品种。捕后无痛处死，去净羽毛和内脏，取肉、脂肪鲜用。

【性能主治】 鸨肉：味甘，性平；益气补虚，祛风蠲痹；主治身体虚弱，风湿痹证。鸨油：味甘，性平；补肾，解毒，润肤；主治肾虚气短，脱发，痈疮肿毒，皮肤粗裂。

【生境分布】 栖息于开阔的平原、干旱草原、稀树草原和半荒漠地区，常在农田附近觅食活动，冬季和迁徙季节常出现于河流、湖泊邻近的干湿草地；杂食性，主要采食植物的嫩叶、嫩芽、嫩草、种子和散落在农田中的谷物，捕食昆虫和蛙类，幼鸟主要捕食直翅目、鞘翅目和鳞翅目昆虫，以及小蛙、小虾、小鱼等，随着年龄增长和季节变化植物性食物逐渐增多。国内分布于黑龙江、吉林、辽宁、内蒙古、河北、北京、天津、山西、河南、陕西、宁夏、甘肃、青海、安徽、江苏、上海、江西、湖北、四川、贵州等省区；省内分布于胶东半岛、鲁中山区、鲁西南平原湖区。

十五、鹬科 Scholopacidae

1 丘鹬属 Scolopax

丘鹬 Scolopax rusticola Linnaeus

【别　　名】 山鹬、大水行、山沙锥。

【药用部位】 肉（丘鹬）。

【采收加工】 已被列入《国家保护的有益的或者有重要经济、科学研究价值的陆生野生动物名录》，药用人工养殖品种。全年均可捕捉，捕得后，除去羽毛及内脏，取肉，鲜用。

【性能主治】 补肾；主治久病虚损。

【生境分布】 栖息于阴暗潮湿、植被发达、落叶层较厚的阔叶林和混交林中，以及林间沼泽、湿草地和林缘灌丛地带，迁徙期间和冬季见于开阔平原和低山丘陵地带的山坡灌丛和农田地带；主要捕食鞘翅目、双翅目、鳞翅目昆虫及其幼虫，以及蠕虫、蚯蚓、蜗牛等小型无脊椎动物，有时也食植物根、浆果和种子。国内各省份均可见；省内分布于胶东半岛、鲁中山区、鲁西南平原湖区。

2 鹬属 Tringa Linnaeus

2.1 红脚鹬 Tringa totanus Linnaeus

【别　　名】 赤足鹬、东方红腿。

【药用部位】 肉（红脚鹬）。

【采收加工】 已被列入《国家保护的有益的或者有重要经济、科学研究价值的陆生野生动物名录》，药用人工养殖品种。全年均可捕捉，捕得后，除去羽毛及内脏，取肉，鲜用。

【性能主治】 补虚暖胃，开胃健脾，益精明目；主治久病虚损，胃寒泄泻，精血亏虚，视物不清。

【生境分布】 栖息于河流、河口沙洲、湖泊、水塘、沿海海滨等水域及附近沼泽、草地湿地；主要捕食螺类软体动物、甲壳类、环节动物、昆虫及其幼虫等小型陆栖和水生无脊椎动物。国内分布于黑龙江、吉林、辽宁、河北、北京、天津、河南、安徽、江苏、上海、浙江、江西、福建、台湾、广东、广西、海南、香港、澳门等省区；省内分布于胶东半岛、鲁中山区、鲁西北平原。

2.2 青脚鹬 Tringa nebularia Gunnerus

【别　　名】 青足鹬。

【药用部位】 肉（青脚鹬）。

【采收加工】 已被列入《国家保护的有益的或者有重要经济、科学研究价值的陆生野生动物名录》，药用人工养殖品种。同红脚鹬。

【性能主治】 同红脚鹬。

【生境分布】 栖息于泰加林、苔原森林和亚高山杨桦林地带，特别是有稀疏树木的湖泊、河流、水塘和沼泽地带，以及河口和海岸地带、内陆湖泊和沼泽地带；主要捕食虾、蟹等甲壳类，水生昆虫及其幼虫，螺类软体动物和小鱼等。国内各省份均可见；省内分布于胶东半岛、鲁中山区、鲁西北平原。

2.3 矶鹬 Tringa hypoleucos Linnaeus

【药用部位】 肉（矶鹬）。

【采收加工】 已被列入《国家保护的有益的或者有重要经济、科学研究价值的陆生野生动物名录》，药用人工养殖品种。同红脚鹬。

【性能主治】 同红脚鹬。

【生境分布】 栖息于低山丘陵、山脚平原湖泊、水库、水塘和江河沿岸，以及海岸、河口和附近沼泽湿地；主要捕食鞘翅目、直翅目、鳞翅目等昆虫，以及螺类、蠕虫等无脊椎动物和小鱼、蝌蚪等小型脊椎动物。国内各省份均可见；省内分布于胶东半岛、鲁中山区、鲁西北平原、鲁西南平原湖区。

2.4 白腰草鹬 Tringa hypoleucos Linnaeus

【别　　名】 白尾梢、绿鹬。

【药用部位】 肉（白腰草鹬）。

【采收加工】 已被列入《国家保护的有益的或者有重要经济、科学研究价值的陆生野生动物名录》，药用人工养殖品种。同红脚鹬。

【性能主治】 疏风透疹，滋养补虚，强胃健脾，益精明目；主治麻疹，久病体虚，肝肾不足，视物不清。

【生境分布】 栖息于山地或平原森林中的湖泊、河流、沼泽和水塘附近，以及沿海、河口、湖泊、水塘、农田及沼泽地带；主要捕食蠕虫、虾类、蜘蛛、蚌螺类、昆虫及其幼虫等小型无脊椎动物，以及小鱼和稻谷类。国内各省份均可见；省内分布于胶东半岛、鲁中山区、鲁西北平原、鲁西南平原湖区。

3 杓鹬属 Numenius Brisson

3.1 红腰杓鹬 Numenius madagascariensis Linnaeus

【别　　名】 鹬鹬、大杓鹬、红背大杓鹬、澳大利亚杓鹬。

【药用部位】 肉（红腰杓鹬）。

【采收加工】 已被列入《国家保护的有益的或者有重要经济、科学研究价值的陆生野生动物名录》，药用人工养殖品种。全年均可捕捉，捕得后，除去羽毛及内脏，取肉，鲜用。

【性能主治】 益气补虚；主治久病虚损，脾肾两虚。

【生境分布】 栖息于低山丘陵和平原地带的河流、湖泊、水塘、芦苇沼泽及附近的稻田等湿地，以及林中溪边和附近开阔湿地，迁徙季节出现于沿海沼泽、海滨、河口沙洲、湖边草地及农田，冬季在海滨沙滩、泥地、河口沙洲活动；主要捕食甲壳类、软体动物、蠕形动物、昆虫及其幼虫，以及鱼类、爬行类和无尾两栖类等脊椎动物。国内除新疆、贵州、云南、西藏外，各省份均可见；省内分布于胶东、鲁西北、鲁西南等地。

3.2 中杓鹬 Numenius phaeopus Linnaeus

【药用部位】 同红腰杓鹬。

【采收加工】 已被列入《国家保护的有益的或者有重要经济、科学研究价值的陆生野生动物名录》，药用人工养殖品种。同红腰杓鹬。

【性能主治】 益气补虚；主治久病虚损，脾肾两虚。

【生境分布】 栖息于北极附近苔原森林和泰加林地带离林线不远的沼泽、苔原、湖泊和河岸草地，繁殖期多出现在沿海沙滩、岩岸及河流、河口、沙洲、水塘、湖泊、内陆草原、湿地、沼泽、农田；主要捕食昆虫及其幼虫、蟹类、甲壳类和螺类软体动物等小型无脊椎动物。国内除新疆、贵州、湖北、云南外，各省份均可见；省内分布于胶东半岛、鲁西北、鲁西南、鲁中山区等地。

3.3 白腰杓鹬 Numenius arquata Linnaeus

【别　　名】 红骨顶、江鸡、大杓鹬、麻鹬。

【药用部位】 肉（白腰杓鹬）。

【采收加工】 已被列入《国家保护的有益的或者有重要经济、科学研究价值的陆生野生动物名录》，药用人工养殖品种。全年均可捕捉，捕得后，除去羽毛及内脏，取肉，鲜用或焙干。

【性能主治】 疏风透疹，滋养补虚，强胃健脾，益精明目；主治麻疹，久病体虚，肝肾不足，视物不清。

【生境分布】 栖息于森林、平原中的湖泊、河流岸边和附近沼泽、草地、农田地带，以及海滨、河口沙洲和沼泽湿地；捕食甲壳类、软体动物、蠕虫、昆虫及其幼虫，也啄食鱼、蛙和植物种子。国内除贵州外，各省份均可见；省内分布于胶东半岛、鲁西北平原、鲁西南平原湖区。

4 沙锥属 Gallinago

针尾沙锥 Gallinago stenura Bonaparte

【别　　名】 针尾鹬、中沙锥、针尾水札。

【药用部位】 肉（针尾沙锥）。

【采收加工】 已被列入《国家保护的有益的或者有重要经济、科学研究价值的陆生野生动物名录》，药用人工养殖品种。全年均可捕捉，捕得后，除去羽毛及内脏，取肉，鲜用或焙干。

【性能主治】 疏风透疹，滋养补虚，强胃健脾，益精明目；主治麻疹，久病体虚，肝肾不足，视物不清。

【生境分布】 繁殖期栖息于山地、高原、泰加林和森林冻原地带沼泽湿地，非繁殖期栖息于开阔低山丘陵和平原地带的河湖边缘、库塘、沼泽、草地和农田等湿地；主要捕食昆虫及其幼虫、甲壳类和软体动物等小型无脊椎动物，也食部分农作物种子和草籽。国内各省份均可见；省内分布于胶东半岛、鲁中山区、鲁西北平原、鲁西南平原湖区。

十六、蛎鹬科 Haematopodiae

蛎鹬属 Haematopus Linnaeus

蛎鹬 Haematopus ostralegus Linnaeus

【别　　名】蛎鸻。

【药用部位】肉（蛎鹬）。

【采收加工】已被列入《国家保护的有益的或者有重要经济、科学研究价值的陆生野生动物名录》，药用人工养殖品种。全年均可捕捉，捕得后，除去羽毛及内脏，取肉，鲜用。

【性能主治】疏风透疹，滋养补虚，强胃健脾，益精明目；主治麻疹，久病体虚，肝肾不足，视物不清。

【生境分布】栖息于海滨、沼泽、沙洲、岛屿与江河、河口三角洲地带，也出现于湖泊、水库、农田地带、内陆湖岸、苇田、河谷浅滩等地；主要捕食甲壳类、软体动物、蠕虫、沙蚕、昆虫及其幼虫，以及小鱼等。国内分布于黑龙江、吉林、辽宁、内蒙古、河北、北京、天津、新疆、江苏、上海、浙江、江西、湖北、西藏、福建、台湾、广东、广西；省内分布于胶东半岛、鲁中山区、鲁西北平原、鲁西南平原湖区。

十七、反嘴鹬科 Recurvirostridae

反嘴鹬属 Recurvirostra

反嘴鹬 Recurvirostra avosetta Linnaeus

【别　　名】反嘴鸻、翘嘴娘子。

【药用部位】肉（反嘴鹬）。

【药用部位】肉（白腰杓鹬）。

【采收加工】已被列入《国家保护的有益的或者有重要经济、科学研究价值的陆生野生动物名录》，药用人工养殖品种。全年均可捕捉，捕得后，除去羽毛及内脏，取肉，鲜用或焙干。

【性能主治】疏风透疹，滋养补虚，强胃健脾，益精明目；主治麻疹，久病体虚，肝肾不足，视物不清。

【生境分布】栖息于平原中的湖泊、水塘、河口和沼泽地带，以及海边水塘和盐碱沼泽地；主要捕食小型甲壳类、水生昆虫及幼虫、蠕虫和软体动物等小型无脊椎动物，以及小鱼。国内除海南外，各省份均可见；省内分布于鲁西北平原、鲁西南平原湖区。

十八、鸻科 Charadriidae

1 麦鸡属 Vanellus Brisson

1.1 凤头麦鸡 Vanellus vanellus Linnaeus

【别　　名】田凫、小辫鸻。

【药用部位】肉（凤头麦鸡）。

【采收加工】已被列入《国家保护的有益的或者有重要经济、科学研究价值的陆生野生动物名录》，药用人工养殖品种。全年均可捕捉，捕得后，除去羽毛及内脏，取肉，鲜用。

【性能主治】益气补虚；主治久病虚损，脾肾两虚。

【生境分布】栖息于低山丘陵、山脚平原和草原地带的湖泊、水塘、沼泽、溪流等水边或草地和农田地带，有时到远离水域的农田、旱草地和高原区；主要捕食鞘翅目、鳞翅目、膜翅目、蝼蛄等的昆虫及其幼虫，以及虾、蜗牛、螺、蚯蚓等小型无脊椎动物和蛙类，采食杂草种子及植物嫩叶等。国内各省份均可见；省内分布于胶东半岛、鲁中山区、鲁西北平原、鲁西南平原湖区。

1.2 灰头麦鸡 Vanellus cinereus Blyth

【别　　名】跳鸻。

【药用部位】肉（灰头麦鸡）。

【采收加工】已被列入《国家保护的有益的或者有重要经济、科学研究价值的陆生野生动物名录》，药用人工养殖品种。全年均可捕捉，捕得后，除去羽毛及内脏，取肉，鲜用。

【性能主治】益气补虚；主治久病虚损，脾肾两虚。

【生境分布】栖息活动于近水的开阔地带，如沼泽、水田、耕地、草地、河畔或山中池塘畔；主要捕食鞘翅目、鳞翅目、膜翅目和直翅目等昆虫，以及虾、蜗牛、螺、蚯蚓等小型无脊椎动物和植物嫩叶、种子等。国内除西藏、新疆外，其他各省份均可见；省内分布于胶东半岛、鲁中山区、鲁西北平原。

2 鸻属 Charadrius Linnaeus

2.1 金眶鸻 Charadrius dubius Scopoli

【别　　名】黑领鸻、小环颈鸻。

【药用部位】肉（金眶鸻）。

【采收加工】已被列入《国家保护的有益的或者有重要经济、科学研究价值的陆生野生动物名录》，药用人工养殖品种。全年均可捕捉，捕得后，除去羽毛及内脏，取肉，鲜用。

【性能主治】益气补虚；主治久病虚损，脾肾两虚。

【生境分布】栖息于开阔平原和低山丘陵地带的湖泊、河岸及附近沼泽、草地和农田地带，以及海滨、河口沙洲、盐田和沼泽地带；主要捕食鳞翅目、鞘翅目等的昆虫及其幼虫，以及蠕虫、蜘蛛、甲壳类、软体动物等小型无脊椎动物。国内除贵州、云南外，其他省区均有分布；省内分布于胶东半岛、鲁中山区、鲁西北平原、鲁西南平原湖区。

2.2 剑鸻 Charadrius hiaticula Linnaeus

【别　　名】环颈鸻、普通环鸻、北环颈鸻。

【药用部位】肉（剑鸻）。

【采收加工】已被列入《国家保护的有益的或者有重

要经济、科学研究价值的陆生野生动物名录》，药用人工养殖品种。全年均可捕捉，捕得后，除去羽毛及内脏，取肉，鲜用。

【性能主治】　益气补虚；主治久病虚损，脾肾两虚。

【生境分布】　栖息于岛屿、海岸滩涂、江河、河口、湖泊、水库、农田、湖泊滩地、沼泽草甸和草地；主要捕食龙虱、步行甲等鳞翅目昆虫及其幼虫，以及蠕虫、甲壳类动物、蚯蚓等小型无脊椎动物，以及植物嫩芽和杂草种子。国内分布于黑龙江、内蒙古、河北、青海、新疆、上海、台湾、广东、香港；省内分布于胶东半岛、鲁中山区、鲁西北平原。

十九、鸥科 Laridae

鸥属 Larus Linnaeus

1.1　红嘴鸥 Larus ridibundus Linnaeus

【别　　名】　黑头鸥、笑鸥、普通海鸥、钓鱼郎、小康满、水鸽子。

【药用部位】　肉（鸥）。

【采收加工】　已被列入《国家保护的有益的或者有重要经济、科学研究价值的陆生野生动物名录》，药用人工养殖品种。全年均可捕捉，捕得后，除去羽毛及内脏，取肉，鲜用或焙干。

【性能主治】　味甘，性寒；养阴润燥，止渴除烦；主治病后阴液损伤，余热未清，口渴咽干，烦躁不眠，大便秘结。

【生境分布】　栖息于平原和低山丘陵地带的河流、湖泊、港湾及海岸和海岛的沼泽地带；主要以鱼、虾、甲壳类和水生无脊椎动物为食，也食蝇、蜥蜴、鼠类及其他动物尸体。国内各省份均可见，沿海各省区尤为常见；省内分布于胶东半岛、鲁中山区、鲁西北平原、鲁西南平原湖区。

1.2　海鸥 Larus canus Linnaeus

【别　　名】　鸥、普通海鸥、东方海鸥、灰鸥。

【药用部位】　肉（鸥）。

【采收加工】　已被列入《国家保护的有益的或者有重要经济、科学研究价值的陆生野生动物名录》，药用人工养殖品种。同红嘴鸥。

【性能主治】　同红嘴鸥。

【生境分布】　栖息于苔原、草原及半沙漠等开阔地带的河流、湖沼和水塘区，冬季见于沿海港湾、河口、荒岛及内陆湖泊、江河、水库等处；主要捕食鱼、虾、其他甲壳类及软体动物、昆虫等水生无脊椎动物，也食植物性食物。国内分布于东部沿海及内陆湖泊，普通亚种繁殖于北方，迁徙时见于东北各地，越冬在整个沿海地区包括海南及台湾，也见于华东及华南地区的大部分内陆湖泊及河流；省内分布于胶东半岛、鲁西北平原。

1.3　银鸥 Larus argentatus Pontoppidan

【别　　名】　黑背鸥、鲱鸥、淡红脚鸥、黄腿鸥、鱼鹰子、叼鱼狼。

【药用部位】　肉（鸥）。

【采收加工】　已被列入《国家保护的有益的或者有重要经济、科学研究价值的陆生野生动物名录》，药用人工养殖品种。同红嘴鸥。

【性能主治】　同红嘴鸥。

【生境分布】　栖息于苔原、荒漠和草地的河流、湖泊、沼泽，以及海岸和海岛上，迁徙期间出现于内陆湖泊等开阔水域，冬季主要栖息于海岸及河口；主要捕食鱼和水生无脊椎动物，以及鼠类、蜥蜴、动物尸体，也偷食鸟卵和雏鸟，伴随海上航行船只捡食废弃物品。国内分布于吉林、辽宁、内蒙古、河北、天津、新疆、江苏、浙江、江西、福建、台湾、广东、广西、海南、香港、澳门；省内分布于青岛、威海等地。

二十、燕鸥科 Sternidae

1　燕鸥属 Sterna Linneaus

1.1　普通燕鸥 Sterna hirundo Linnaeus

【别　　名】　海鸥、长翅海燕、长翎海燕、黑顶海燕、钓鱼郎。

【药用部位】　肉（鸥）。

【采收加工】　已被列入《国家保护的有益的或者有重要经济、科学研究价值的陆生野生动物名录》，药用人工养殖品种。同红嘴鸥。

【性能主治】　同红嘴鸥。

【生境分布】　栖息于平原、荒漠、高原、盆地的草地、湖泊、河流、水库、沼泽、水塘、水渠、稻田等淡水海域，以及海岸和沿海地带。国内分布于黑龙江、吉林、辽宁、内蒙古、河北、北京、天津、山西、河南、陕西、江苏、上海、浙江、福建、台湾、广东、广西、海南、香港；省内分布于胶东半岛、鲁中山区、鲁西北平原。

1.2　白额燕鸥 Sterna albifrons Pallas

【别　　名】　小海燕、小燕鸥。

【药用部位】　肉（鸥）。

【采收加工】　已被列入《国家保护的有益的或者有重要经济、科学研究价值的陆生野生动物名录》，药用人工养殖品种。同红嘴鸥。

【性能主治】　同红嘴鸥。

【生境分布】　栖息于平原、荒漠、高原、盆地的草地、湖泊、河流、水库、沼泽、水塘、水渠、稻田等淡水海域，以及海岸和沿海地带；主要捕食鱼、虾、水生昆虫和水生无脊椎动物。国内除新疆、西藏、广西外，各省份均可见；省内分布于胶东半岛、鲁中山区、鲁西北平原、鲁西南平原湖区。

2 浮鸥属 Chlidonias

2.1 须浮鸥 Chlidonias hybrida Pallas

【别　　名】　灰翅浮鸥、黑腹燕鸥、黑腹浮鸥。

【药用部位】　肉（鸥）。

【采收加工】　已被列入《国家保护的有益的或者有重要经济、科学研究价值的陆生野生动物名录》，药用人工养殖品种。同红嘴鸥。

【性能主治】　同红嘴鸥。

【生境分布】　栖息于开阔平原湖泊、河流、水库、河口、海岸和附近沼泽地带，在海边、河口、湿地、水田或池塘和农田上觅食；主要捕食小鱼、虾、水生昆虫、螺贝类、青蛙等小型动物，以及部分水生植物。国内各省份均可见；省内分布于胶东半岛、鲁中山区、鲁西北平原、鲁西南平原湖区。

2.2 白翅浮鸥 Chlidonias leucoptera Temminck

【别　　名】　白翅黑燕鸥、白翅黑浮鸥。

【药用部位】　肉（鸥）。

【采收加工】　已被列入《国家保护的有益的或者有重要经济、科学研究价值的陆生野生动物名录》，药用人工养殖品种。同红嘴鸥。

【性能主治】　同红嘴鸥。

【生境分布】　栖息于湖泊、河流、沼泽、河口和附近沼泽与水塘中，以及沿海沼泽地带；主要捕食小鱼、虾、昆虫及其幼虫等水生动物，以及地上蝗虫和其他昆虫。国内各省份均可见；省内分布于胶东半岛、鲁中山区、鲁西北平原、鲁西南平原湖区。

二十一、沙鸡科 Pteroclididae

毛腿沙鸡属 Syrrhaptes Illiger

毛腿沙鸡 Syrrhaptes paradoxus Pallas

【别　　名】　沙鸡、突厥雀、寇雉。

【药用部位】　肉（突厥雀）。

【采收加工】　已被列入《国家保护的有益的或者有重要经济、科学研究价值的陆生野生动物名录》，药用人工养殖品种。一般冬季捕捉，捕得后杀死，除去羽毛及内脏，取肉，鲜用。

【性能主治】　味甘，性热；补中益气，暖胃健脾；主治脾虚泄泻，胃寒呃逆，肢体倦怠，脱肛，崩漏。

【生境分布】　栖息于开阔、贫瘠的荒漠原野、草原及半荒漠地带和耕地；主要采食各种植物的种子和幼芽。国内分布于黑龙江、吉林、辽宁、内蒙古、河北、北京、山西、甘肃、青海、新疆、四川、广西；省内分布于胶东半岛、黄河三角区。

二十二、鸠鸽科 Columbidae

1 鸽属 Columba Linnaeus

1.1 原鸽 Columba livia Gmelin

【别　　名】　鹁鸽、鸽、鸽子、野鸽子。

【药用部位】　肉（鸽），卵（鸽卵）。

【采收加工】　全年均可捕捉，除去羽毛及内脏，取肉，鲜用。

【性能主治】　鸽：味咸，性平；滋肾益气，祛风解毒，调经止痛；主治虚羸，妇女血虚经闭，消渴，久疟，麻疹，肠风下血，恶疮，疥癣。鸽卵：味甘、咸，性平；补肾益气；主治疮疖痘疹。

【生境分布】　生活于农田及沙漠的绿洲之中，大多十多只以至数百只结群生活；以农作物的种子为食。国内分布于各省区；省内各地均有分布。

1.2 家鸽 Columba livia domestica Linné

【药用部位】　肉（鸽），卵（鸽卵）。

【采收加工】　全年均可捕捉，除去羽毛及内脏，取肉，鲜用；卵，捡拾，生用或熟用；血，宰杀时取，鲜用；屎，随时拣取，晒干。

【性能主治】　鸽：味咸，性平；滋肾益气，祛风解毒，调经止痛；主治虚羸，妇女血虚经闭，消渴，久疟，麻疹，肠风下血，恶疮，疥癣。鸽卵：味甘、咸，性平；补肾益气；主治疮疖痘疹。鸽血：解诸药、百蛊毒。鸽屎：解毒排脓，祛风杀虫；主治瘰疬，疥癣，头疮，白秃，腹中痞块，蛊毒，破伤风等。

【生境分布】　生活于农田及沙漠的绿洲之中，大多十多只以至数百只结群生活；以农作物的种子为食。国内、省内各地均有养殖。

1.3 岩鸽 Columba rupestris Pallas

【别　　名】　辘轳、山石鸽、横纹尾石鸽、野鸽子。

【药用部位】　肉（鸽）。

【采收加工】　已被列入《国家保护的有益的或者有重要经济、科学研究价值的陆生野生动物名录》，药用人工养殖品种。全年均可捕捉，除去羽毛及内脏，取肉，鲜用。

【性能主治】　味咸，性平；滋肾益气，祛风解毒，调经止痛；主治虚羸，妇女血虚经闭，消渴，久疟，麻疹，肠风下血，恶疮，疥癣。

【生境分布】　栖息于山区多岩和峭壁处；主要采食种子、果实、球茎、块根等植物性食物，以及麦粒、青稞、谷粒、玉米、稻谷、豌豆等农作物种子。国内分布于黑龙江、吉林、辽宁、内蒙古、河北、北京、天津、山西、河南、陕西、宁夏、甘肃、青海、新疆、湖北、四川、重庆、贵州、云南、西藏；省内分布于胶东半岛、鲁中山区、鲁西北平原。

2　斑鸠属 Streptopelia Bonaparte

2.1　山斑鸠 Streptopelia orientalis Latham

【别　　名】　金背鸠、金背斑鸠、棕背斑鸠、雉鸡、东方斑鸡、绿斑鸠、斑鸠。

【药用部位】　肉（斑鸠），血液（斑鸠血），脑髓（斑鸠脑）。

【采收加工】　已被列入《国家保护的有益的或者有重要经济、科学研究价值的陆生野生动物名录》，药用人工养殖品种。斑鸠：全年均可捕捉，捕杀后，除去羽毛及内脏，鲜用或焙干；斑鸠血：捕杀时，取血，鲜用；斑鸠脑：捕杀后，取脑，鲜用。

【性能主治】　斑鸠：味甘，性平；补肾，益气，明目；主治久病气虚，身疲乏力，呃逆，两目昏暗。斑鸠血：味苦、咸，性寒；清热解毒，凉血化斑；主治热毒斑疹，水痘。斑鸠脑：味甘，性平；活血消肿，生肌敛疮；主治耳疮，冻疮溃烂。

【生境分布】　栖息于多树地区或丘陵、山脚、平原，繁殖季节多在山地，冬迁至平原；主要采食各种植物的果实、种子、草籽、嫩叶、幼芽和农作物如稻谷、玉米、高粱、小米、黄豆、绿豆、油菜籽等，以及鳞翅目幼虫、甲虫等昆虫。国内除新疆、台湾外，其他各省区均可见；省内分布于胶东半岛、鲁中山区、鲁西北平原、鲁西南平原湖区。

2.2　珠颈斑鸠 Streptopelia chinensis Scopoli

【别　　名】　花斑鸠、花脖斑鸠、珍珠鸠、斑鸽。

【药用部位】　同山斑鸠。

【采收加工】　已被列入《国家保护的有益的或者有重要经济、科学研究价值的陆生野生动物名录》，药用人工养殖品种。同山斑鸠。

【性能主治】　同山斑鸠。

【生境分布】　栖息于生长有稀疏树木的平原、草地、低山丘陵和农田地带，以及城市、村庄及其周围的开阔原野和林地里、杂木林、竹林、地边树上或住宅附近；主要采食植物种子特别是稻谷、玉米、小麦、豌豆、黄豆、菜豆、油菜、芝麻、高粱、绿豆等农作物种子，以及蝇蛆、蜗牛、昆虫等小型动物。国内分布于内蒙古、河北、天津、山西、河南、陕西、宁夏、甘肃、青海、安徽、江苏、上海、浙江、江西、湖南、湖北、四川、重庆、云南、福建、台湾、广东、广西、香港、澳门；省内分布于胶东半岛、鲁中山区、鲁西北平原、鲁西南平原湖区。

2.3　火斑鸠 Streptopelia tranquebarica Hermann

【别　　名】　红斑鸠、红鸠、火鸪鹪。

【药用部位】　同山斑鸠。

【采收加工】　已被列入《国家保护的有益的或者有重要经济、科学研究价值的陆生野生动物名录》，药用人工养殖品种。同山斑鸠。

【性能主治】　同山斑鸠。

【生境分布】　栖息于开阔的平原、低山丘陵、田野、村庄、果园和山麓疏林、林缘及宅旁竹林地带；主要采食植物浆果、种子和果实，以及稻谷、玉米、荞麦、小麦、高粱、油菜籽等农作物种子，还有白蚁、蛹和昆虫等小型动物。国内除新疆外，其他省份均可见；省内分布于胶东半岛、鲁中山区、鲁西北平原、鲁西南平原湖区。

2.4　灰斑鸠 Streptopelia decaocto Frivaldszky

【别　　名】　领斑鸠。

【药用部位】　同山斑鸠。

【采收加工】　已被列入《国家保护的有益的或者有重要经济、科学研究价值的陆生野生动物名录》，药用人工养殖品种。同山斑鸠。

【性能主治】　同山斑鸠。

【生境分布】　栖息于平原、山麓和低山丘陵地带的树林中，以及农田、果园、灌丛、城镇和村屯附近；主要采食各种谷物。国内分布于黑龙江、吉林、辽宁、内蒙古、河北、北京、天津、山西、河南、陕西、宁夏、新疆、甘肃；省内分布于胶东半岛、鲁中山区、鲁西北平原、鲁西南平原湖区。

二十三、杜鹃科 Cuculidae

1　杜鹃属 Cuculus Linnaeus

1.1　大杜鹃 Cuculus canorus Linnaeus

【别　　名】　郭公、布谷、喀咕、杜鹃、布谷鸟。

【药用部位】　去除羽毛和内脏的全体（布谷鸟）。

【采收加工】　已被列入《国家保护的有益的或者有重要经济、科学研究价值的陆生野生动物名录》，药用人工养殖品种。春、夏季捕捉，捕杀后，除去羽毛及内脏，鲜用或烘干。

【性能主治】　味甘，性温；消瘰，通便，镇咳，安神；主治瘰疬，肠燥便秘，百日咳，体虚神倦。

【生境分布】　栖息于山地、丘陵和平原多种类型的森林地带，尤其是开阔而接近湿地的疏林，以及农田和居民点附近高乔木树上；主要捕食鳞翅目幼虫，以及蝗虫、步行甲、叩头虫、蜂类、蜘蛛、蜗牛、小型鸟的卵与雏鸟、植物的果实等。国内分布于黑龙江、吉林、辽宁、河北、北京、天津、陕西、宁夏、甘肃、新疆、台湾；省内分布于胶东半岛、鲁中山区、鲁西北平原、鲁西南平原湖区。

1.2　小杜鹃 Cuculus poliocephalus Latham

【别　　名】　小郭公、点灯捉虼蚤、催归、阳雀、阴天打酒喝。

【药用部位】　同大杜鹃。

【采收加工】　已被列入《国家保护的有益的或者有重要经济、科学研究价值的陆生野生动物名录》，药用人工养

殖品种。同大杜鹃。

【性能主治】 同大杜鹃。

【生境分布】 栖息于低山丘陵、河谷、平原区和地边，以及村庄附近的阔叶林、针叶林或次生林中；主要捕食鳞翅目幼虫、松毛虫、毒蛾和金龟子等农林害虫。国内除宁夏、青海、新疆外，其他省份均可见；省内分布于胶东半岛、鲁中山区。

1.3 东方中杜鹃 Cuculus optatus Gould

【别　　名】 中杜鹃、中喀咕、筒鸟、布谷鸟。

【药用部位】 同大杜鹃。

【采收加工】 已被列入《国家保护的有益的或者有重要经济、科学研究价值的陆生野生动物名录》，药用人工养殖品种。同大杜鹃。

【性能主治】 同大杜鹃。

【生境分布】 栖息于山地针叶林、混交林和阔叶林等茂密森林中，偏好山坡地林缘、疏林地带或遭到开发的森林过渡地带，以及山麓平原人工林和林缘地带；主要捕食鳞翅目幼虫和鞘翅目昆虫，以及其他目昆虫、蜘蛛、蚂蚁等小型动物。国内分布于黑龙江、吉林、辽宁、内蒙古、河北、北京、天津、陕西、山西、新疆、安徽、江苏、上海、浙江、江西、湖北、福建、广西、海南；省内分布于胶东半岛、鲁中山区、鲁西北平原、鲁西南平原湖区。

1.4 四声杜鹃 Cuculus micropterus Gould

【别　　名】 光棍好过、快快割麦、花喀咕、豌豆八哥。

【药用部位】 同大杜鹃。

【采收加工】 已被列入《国家保护的有益的或者有重要经济、科学研究价值的陆生野生动物名录》，药用人工养殖品种。同大杜鹃。

【性能主治】 同大杜鹃。

【生境分布】 栖息于山地和山麓平原的混交林、阔叶林和林缘疏林地带，活动多出现于农田地边树上；主要捕食松毛虫、粉蝶幼虫、蛾类等鳞翅目幼虫和金龟甲及其他昆虫，以及植物种子等少量植物性食物。国内除青海、新疆、西藏外，其他省份均可见；省内分布于胶东半岛、鲁中山区、鲁西北平原、鲁西南平原湖区。

1.5 北棕腹杜鹃 Cuculus fugax Horsfield

【别　　名】 棕腹杜鹃、北鹰鹃、棕腹鹰鹃、小鹰鹃。

【药用部位】 同大杜鹃。

【采收加工】 已被列入《国家保护的有益的或者有重要经济、科学研究价值的陆生野生动物名录》，药用人工养殖品种。同大杜鹃。

【性能主治】 同大杜鹃。

【生境分布】 繁殖期栖息于多种形态的常绿林或茂密的山地森林、灌木丛，迁徙期间可出现于包括海岸地带、岛屿在内的多种栖息地；主要捕食松毛虫、毛虫、

尺蠖等昆虫和鳞翅目幼虫，以及采食植物果实。国内分布于黑龙江、吉林、辽宁、河北、北京、天津、安徽、江苏、上海、福建、台湾、广东；省内分布于胶东半岛、鲁中山区。

2 噪鹃属 Eudynamys

噪鹃 Eudynamys scolopacea Linnaeus

【别　　名】 鬼郭公。

【药用部位】 同大杜鹃。

【采收加工】 已被列入《国家保护的有益的或者有重要经济、科学研究价值的陆生野生动物名录》，药用人工养殖品种。同大杜鹃。

【性能主治】 同大杜鹃。

【生境分布】 栖息于山地丘陵、山脚平原地带林木茂盛的地方，园林及人工林中，以及村寨和耕地附近的高大树木上；主要以植物果实、种子（尤喜榕果），也捕食少数昆虫。国内分布于北京、河南、陕西、安徽、江苏、上海、浙江、江西、湖南、湖北、四川、重庆、贵州、福建、台湾、广东、广西、香港、澳门；省内分布于济南、泰安、潍坊等地。

3 鸦鹃属 Centropus

小鸦鹃 Centropus bengalensis P. L. S. Müller

【别　　名】 小毛鸡、小黄蜂、小乌鸦雉、小雉喀咕。

【药用部位】 除去内脏和羽毛的全体（小鸦鹃）。

【采收加工】 为《国家重点保护野生动物名录》（Ⅱ类）物种，禁止捕猎，药用人工养殖品种。捕获后，除去内脏和羽毛，鲜用或焙干。

【性能主治】 味甘，性温；滋阴补血，调经通乳，祛风除湿；主治妇女产后体虚头风痛，手脚麻木，风湿痹痛。

【生境分布】 栖息于低山丘陵和开阔山脚河谷平原地带，喜灌丛、草丛、果园和次生林；主要捕食蝗虫、蚱蜢、螳螂等大型昆虫和鳞翅目幼虫，以及蜥蜴、蛙类、巢内小鸟卵与雏鸟等小型动物，也采食少量植物果实与种子。国内分布于河北、河南、安徽、江苏、上海、浙江、江西、湖南、湖北、贵州、云南、福建、台湾、广东、广西、海南、香港、澳门；省内分布于济宁、潍坊等地。

二十四、草鸮科 Tytonidae

草鸮属 Tyto Billberg

东方草鸮 Tyto longimembris Jerdon

【别　　名】 草鸮、猴面鹰、白胸草鸮。

【药用部位】 肉（草鸮）。

【采收加工】 为《国家重点保护野生动物名录》（Ⅱ类）物种，禁止捕猎，药用人工养殖品种。四季均可捕捉，捕获后，除去内脏和羽毛，取肉，鲜用或焙干。

【性能主治】　祛风解毒；主治眩晕、癫痫、瘰疬、疟疾等。

【生境分布】　栖息于山麓草灌丛、森林中，活动于茂密草原、沼泽地、芦苇荡边，偏好丘陵地形中崎岖贫瘠、高茎草本与灌丛杂乱丛生，视野开阔，但人迹罕至之处；主要捕食鼠类，兼食野兔、蝙蝠、鸟类和鸟卵、蛇、蜥蜴、蛙类、昆虫等小动物。国内分布于河北、安徽、上海、浙江、湖南、湖北、重庆、贵州、云南、福建、广东、广西、海南、香港、澳门；省内分布于胶东半岛。

二十五、鸱鸮科 Strigidae

1　雕鸮属 Bubo Dumeril

雕鸮 Bubo bubo Linnaeus

【别　　名】　角鸱、怪鸱、老兔、鹫兔、猫头鹰、夜猫、雕枭。

【药用部位】　肉和骨（猫头鹰）。

【采收加工】　为《国家重点保护野生动物名录》（Ⅱ类）物种，禁止滥捕，药用人工养殖品种。四季均可捕捉，去除羽毛及内脏，鲜用或焙干。

【性能主治】　味酸、咸，性平；解毒，定惊，祛风湿；主治瘰疬，癫痫，噎食，头风，风湿痛。

【生境分布】　栖息于山地林区、平原荒野、林缘灌丛、疏林，以及裸露高山峭壁等环境中；主要捕食各种鼠类，以及兔类、蛙、刺猬、昆虫、雉鸡和其他鸟类。国内分布于黑龙江、吉林、辽宁、内蒙古、河北、北京、天津、山西、河南、陕西、甘肃、安徽、江苏、上海、浙江、江西、湖南、湖北、四川、重庆、贵州、云南、福建、广东、广西、香港、澳门；省内分布于胶东半岛、鲁中山区、鲁西北平原、鲁西南平原湖区。

2　角鸮属 Otus Pennant

2.1　红角鸮 Otus sunia Hodgson

【别　　名】　夜猫子、聒聒鸟子、普通角鸮、东方角鸮、角鸮、欧亚角鸮、欧洲角鸮、日本角鸮、黑龙江角鸮。

【药用部位】　肉和骨（鸱鸺）。

【采收加工】　为《国家重点保护野生动物名录》（Ⅱ类）物种，禁止滥捕，药用人工养殖品种。捕捉后，去除羽毛及内脏，鲜用或焙干。

【性能主治】　味酸、味咸，性寒，小毒；滋阴补虚，截疟；主治肺结核，风虚眩晕，疟疾。

【生境分布】　栖息于平原开阔地区和山地的阔叶林、混交林、山麓林缘和村寨附近、近河域及湿地的疏林中，以及城镇公园、庙宇及庭园周边；主要捕食各种昆虫、蜘蛛，以及小型鼠类、鸟类等。国内分布于黑龙江、吉林、辽宁、内蒙古、河北、北京、天津、山西、河南、陕西、四川、重庆；省内分布于胶东半岛、鲁中山区、鲁西北平原、鲁西南平原湖区。

平原湖区。

2.2　领角鸮 Otus lettia Hodgson

【药用部位】　同红角鸮。

【采收加工】　为《国家重点保护野生动物名录》（Ⅱ类）物种，禁止滥捕，药用人工养殖品种。同红角鸮。

【性能主治】　同红角鸮。

【生境分布】　栖息于低海拔各种林型，如山地阔叶林、混交林和山麓林缘、村寨附近树林中，以及都市内树木不多的公园或校园；主要捕食鼠类、中小型鸟类、蜥蜴、蛙类及鞘翅目和直翅目等昆虫。国内分布于黑龙江、吉林、辽宁、内蒙古、河北、北京、天津、山西、河南、陕西、甘肃、安徽、江苏、上海、浙江、江西、湖南、湖北、四川、重庆、贵州、云南等地；省内分布于胶东半岛、鲁中山区、鲁西北平原、鲁西南平原湖区。

3　林鸮属 Strix

灰林鸮 Strix aluco Linnaeus

【药用部位】　肉和骨（林鸮）。

【采收加工】　为《国家重点保护野生动物名录》（Ⅱ类）物种，禁止滥捕，药用人工养殖品种。捕捉后，去除羽毛及内脏，鲜用或焙干。

【性能主治】　味酸、咸，性平；解毒，定惊，祛风湿；主治瘰疬，癫痫，噎食，头风，风湿痛。

【生境分布】　栖息于近水源的落叶疏林地带，以及城市、花园、公园等；主要捕食鼠类、雀形目小鸟类和兔子、蚯蚓及甲虫等不同种类的猎物，甚至小型鸮类。国内分布于黑龙江、吉林、辽宁、河北、北京；省内分布于济南、鲁西北平原。

4　耳鸮属 Asio

4.1　长耳鸮 Asio otus Linnaeus

【别　　名】　虎鸱、长耳虎斑鸮。

【药用部位】　肉和骨（耳鸮）。

【采收加工】　为《国家重点保护野生动物名录》（Ⅱ类）物种，禁止滥捕，药用人工养殖品种。捕捉后，去除羽毛及内脏，鲜用或焙干。

【性能主治】　味酸、味咸，性寒，小毒；滋阴补虚，截疟；主治肺结核，风虚眩晕，疟疾。

【生境分布】　栖息于溪河或空旷草地旁的各种类型森林中，越冬时选择的栖地较多样化，常选择树木茂密的公园、庙宇，会长年造访同一适宜越冬地；主要捕食鼠类等啮齿动物，以及小型鸟类、蜥蜴、哺乳类和昆虫，偶尔食用植物果实和种子。国内除了在青海西宁、新疆喀什和天山等少数地区为留鸟外，在其他大部分地区均为候鸟，其中在黑龙江、吉林、辽宁、内蒙古东部、河北东北部等地为夏候鸟，而从河北、北京往南，直到西藏、广东，以及东南沿海各省等地均为冬候鸟；省内分布于胶东半岛、鲁中山区、鲁西北平原、鲁西南平原湖区。

4.2 短耳鸮 Asio lammeus Pontoppidan

【别　　名】　短耳虎斑鸮。

【药用部位】　同长耳鸮。

【采收加工】　为《国家重点保护野生动物名录》（Ⅱ类）物种，禁止滥捕，药用人工养殖品种。同长耳鸮。

【性能主治】　同长耳鸮。

【生境分布】　栖息于开阔草地、河床、农地、海岸潮间带等有低矮植被的环境；主要捕食各种鼠类，其次鸟类，偶尔捕食昆虫和蛙类、爬虫类等。国内繁殖于内蒙古东部大兴安岭、黑龙江、辽宁，冬季几遍布于全国各地；省内分布于胶东半岛、鲁中山区、鲁西北平原、鲁西南平原湖区。

5　鹰鸮属 Ninox

鹰鸮 Ninox scutulata Raffles

【别　　名】　鸟猫王、日本鹰鸮。

【药用部位】　同雕鸮。

【采收加工】　为《国家重点保护野生动物名录》（Ⅱ类）物种，禁止滥捕，药用人工养殖品种。同雕鸮。

【性能主治】　同雕鸮。

【生境分布】　栖息于低山丘陵、山脚和河谷平原地带的针阔混交林和阔叶林中，以及林缘灌丛、果园和农田地区的高大树木上；主要捕食昆虫、小鼠和小鸟等。国内分布于黑龙江、吉林、辽宁、河北、北京、天津、河南、江苏、上海、浙江、湖北、福建；省内分布于黄河三角洲、鲁中山区。

6　小鸮属 Athene F. Boie

纵纹腹小鸮 Athene noctua Scopoli

【别　　名】　东方小鸮。

【药用部位】　同雕鸮。

【采收加工】　为《国家重点保护野生动物名录》（Ⅱ类）物种，禁止滥捕，药用人工养殖品种。同雕鸮。

【性能主治】　同雕鸮。

【生境分布】　栖息于低山丘陵、林缘灌丛、平原森林和草原地带，以及农田、疏林、村镇周边等开阔丛林环境中；主要捕食小型鼠类、昆虫，以及蛙类、蜥蜴、小鸟。国内分布于黑龙江、吉林、辽宁、内蒙古、河北、北京、天津、山西、河南、陕西、甘肃、新疆、江苏、台湾；省内分布于胶东半岛、鲁中山区、鲁西北平原、鲁西南平原湖区。

7　鸺鹠属 Glaucidium

斑头鸺鹠 Glaucidium brodiei Burton

【别　　名】　横纹鸺鹠、猫王鸟、训孤。

【药用部位】　肉与骨（鸺鹠）。

【采收加工】　为《国家重点保护野生动物名录》（Ⅱ类）物种，禁止滥捕，药用人工养殖品种。捕获后除去羽毛及内脏，鲜用或焙干。

【性能主治】　理气，镇惊，解毒，祛风止痛；主治噎

食，惊痫，鼠瘘，恶疮，风湿痹痛等。

【生境分布】　栖息于平原、低山丘陵至中山地带的阔叶林、混交林、次生林和林缘灌丛中，常光顾庭园、村庄、农田附近的疏林和树上；主要捕食地面上的鼠类，以及蛙类、蜥蜴、小鸟和昆虫。国内分布于河南、安徽、江苏、上海、浙江、江西、湖南、湖北、四川、重庆、贵州、云南、福建、广东、广西、香港、澳门；省内分布于胶东半岛、鲁中山区、鲁西北平原。

二十六、夜鹰科 Caprimulgidae

夜鹰属 Caprimulgus Linnaeus

普通夜鹰 Caprimulgus indicus Latham

【别　　名】　贴树皮、鬼鸟、蚊母鸟、夜鹰、夜燕。

【药用部位】　肉和油（夜鹰）。

【采收加工】　为《国家重点保护野生动物名录》（Ⅱ类）物种，禁止捕猎，药用人工养殖品种。夏秋季捕捉，去毛及内脏，取脂肪炼油，取肉鲜用。

【性能主治】　滋补，调经；主治肢体倦怠，妇女不育，月经不调等。

【生境分布】　栖息于森林间隙、林缘周边、疏林开阔地、农田果园、灌丛地带；主要捕食天牛、金龟子、甲虫、夜蛾、蚊等各种飞行性昆虫。国内除新疆、青海外，其他省份均可见；省内分布于胶东半岛、鲁中山区、鲁西北平原、鲁西南平原湖区。

二十七、雨燕科 Apodidae

1　雨燕属 Apus Scopoli

1.1　普通雨燕 Apus apus Linnaeus

【别　　名】　褐雨燕、野燕、麻燕、北京雨燕、楼燕。

【药用部位】　肉（楼燕）。

【采收加工】　已被列入《国家保护的有益的或者有重要经济、科学研究价值的陆生野生动物名录》，药用人工养殖品种。全年均可捕捉，捕得后，除去羽毛及内脏，取肉，鲜用或晒干。

【性能主治】　主治肺脓肿，经脉病，赤痢。

【生境分布】　栖息于森林、平原、荒漠、海岸、城镇等各类生境种，多在宝塔、庙宇等高大古建筑物和岩壁、城墙缝隙中栖居；主要捕食蚊类、蝇类、金龟甲、蜻象等飞行性昆虫。国内分布于黑龙江、吉林、辽宁、内蒙古、河北、北京、天津、山西、河南、陕西、宁夏、甘肃、青海、新疆、江苏、湖北、四川、西藏；省内分布于胶东半岛、鲁中山区、鲁西北平原、鲁西南平原湖区。

1.2　白腰雨燕 Apus pacificus Latham

【别　　名】　白尾根雨燕、雨燕、野燕、大白腰雨燕、

叉尾雨燕。

【药用部位】　唾液与绒羽等混合凝结所筑成的巢窝（燕窝）。

【采收加工】　已被列入《国家保护的有益的或者有重要经济、科学研究价值的陆生野生动物名录》。2、4、8月间采收，每年4月间产卵，产卵前必营筑新巢，此时其喉部黏液腺非常发达，所筑之巢为黏液凝固而成，色白洁净，称为"白燕"，这时如被采去，则立即第二次筑巢，往往带一些绒羽，颜色较暗，称为"毛燕"，有时也可见有血迹，称为"血燕"。

【性能主治】　味甘，性平；养阴润燥，益气补中，化痰止咳；主治久病虚损，肺痨咳嗽，痰喘，咯血，吐血，久痢，久疟，噎膈反胃，体弱遗精，小便频数。

【生境分布】　栖息于靠近河流、湖泊水库、沿海等水源附近的陡峻山坡、悬崖峭壁上；主要捕食叶蝉、小蜂、姬蜂、蜡象、食蚜蝇、寄生蝇、蝇、蚊、蜘蛛等各种飞行性昆虫。国内分布于黑龙江、吉林、辽宁、内蒙古、河北、北京、天津、山西、河南、宁夏、甘肃、青海、新疆、江苏、上海、云南、西藏、台湾、广东、广西、海南、香港、澳门；省内分布于胶东半岛、鲁中山区、鲁西北平原、鲁西南平原湖区。

1.3　小白腰雨燕 Apus nipalensis Hodgson

【别　　名】　小雨燕、姬雨燕。

【药用部位】　同白腰雨燕。

【采收加工】　已被列入《国家保护的有益的或者有重要经济、科学研究价值的陆生野生动物名录》。同白腰雨燕。

【性能主治】　同白腰雨燕。

【生境分布】　成群栖息活动于城镇、悬岩、海岛和开阔临胸等各类生境中；常在空中张开宽大口捕食蚊类等膜翅目和其他目飞行性昆虫。国内分布于江苏、上海、浙江、四川、贵州、云南、福建、广东、广西、海南、香港、澳门；省内分布于胶东半岛。

2　针尾雨燕属 Hirundapus Hodgson

白喉针尾雨燕 Hirundapus caudacutus Latham

【别　　名】　针尾雨燕。

【药用部位】　同白腰雨燕。

【采收加工】　已被列入《国家保护的有益的或者有重要经济、科学研究价值的陆生野生动物名录》。同白腰雨燕。

【性能主治】　同白腰雨燕。

【生境分布】　栖息于山地森林、河谷等山区或海洋开阔地带，空中快速飞行，可出现于各种栖地类型；主要捕食双翅目、蚂蚁、鞘翅目等飞行性昆虫。国内分布于黑龙江、吉林、辽宁、内蒙古、河北、北京、甘肃、青海、安徽、江苏、上海、浙江、江西、湖北、贵州、福建、台湾、广东、广西、香港；省内分布于胶东半岛、鲁中山区、鲁西北平原、鲁西南平原湖区。

二十八、翠鸟科 Alcedinidae

1　翠鸟属 Alcedo Linnaeus

普通翠鸟 Alcedo atthis Linnaeus

【别　　名】　鱼狗、鱼虎、翠鸟、翠雀儿、小翠鸟。

【药用部位】　肉及骨（鱼狗）。

【采收加工】　已被列入《国家保护的有益的或者有重要经济、科学研究价值的陆生野生动物名录》，药用人工养殖品种。全年均可捕捉，捕杀后，除去羽毛及内脏，取肉、骨，鲜用或晒干。

【性能主治】　味咸，性平；止痛，定喘，通淋；主治鱼骨鲠喉，哮喘，淋痛，痔疮。

【生境分布】　栖息于林区水清澈而缓流的溪涧、河川、平原河谷、水库、池塘、渠道甚至水田的岸边；主要捕食浅水中的小鱼，兼食虾和水生昆虫及其幼虫，也啄食小型蛙类和少量水生植物。国内除新疆外，其他省份均可见；省内各地均有分布。

2　大鱼狗属 Megaceryle

冠鱼狗 Megaceryle lugubris Temminck

【别　　名】　花斑钓鱼郎、冠翠鸟。

【药用部位】　同普通翠鸟。

【采收加工】　同普通翠鸟。

【性能主治】　同普通翠鸟。

【生境分布】　栖息于山麓、山丘或平原森林中流速快、多砾石的清澈河流及溪流中；主要捕猎鱼类、虾类、蟹、水生昆虫及蝌蚪等。国内分布于吉林、辽宁、河北、北京、天津、山西、河南、陕西、宁夏、甘肃、安徽、江苏、浙江、江西、湖南、湖北、四川、重庆、贵州、云南、福建、广东、广西、海南、香港；省内分布于胶东半岛。

3　鱼狗属 Ceryle

斑鱼狗 Ceryle rudis Linnaeus

【别　　名】　小花鱼狗。

【药用部位】　同普通翠鸟。

【采收加工】　同普通翠鸟。

【性能主治】　同普通翠鸟。

【生境分布】　栖息生活在不同栖息地和湿地，如大型水库和湖泊、缓慢河流、稻田、淹没区和沼泽区；主要捕食小型鱼类，兼食甲壳类、水生昆虫及其幼虫、小型蛙类和少量水生植物等。国内分布于北京、天津、河南、江苏、上海、浙江、江西、湖南、湖北、福建、广东、广西、海南、香港、澳门；省内分布于德州、日照、泰安、烟台等地。

4　翡翠属 Halcyon Swainson

蓝翡翠 Halcyon pileata Boddaert

【别　　名】　黑头翡翠。

【药用部位】　肉（蓝翡翠）。

【采收加工】　已被列入《国家保护的有益的或者有重要经济、科学研究价值的陆生野生动物名录》，药用人工养殖品种。全年均可捕捉，除去羽毛及内脏，取肉、骨，鲜用或晒干。

【性能主治】　味甘，性平；利水退肿；主治小便不利，水肿，脚气肿。

【生境分布】　栖息于林中、山脚与平原地带的河流、水塘和沼泽地带；主要捕食蛙类、鱼、虾、蟹和水生昆虫及其幼虫等各种水栖动物。国内除青海、新疆、西藏外，其他省份均可见；省内分布于胶东半岛、鲁中山区。

二十九、佛法僧科 Coraciidae

三宝鸟属 Eurystomus

三宝鸟 Eurystomus orientalis Linnaeus

【别　　名】　佛法僧、老鸹翠、东方宽嘴鸟、阔嘴鸟。

【药用部位】　肉及骨（三宝鸟）。

【采收加工】　已被列入《国家保护的有益的或者有重要经济、科学研究价值的陆生野生动物名录》，药用人工养殖品种。全年均可捕捉，捕杀后，除去羽毛及内脏，取肉、骨，鲜用或晒干。

【性能主治】　味咸，性平；止痛，定喘，通淋；主治鱼骨鲠喉，哮喘，淋痛，痔疮。

【生境分布】　常栖息于针阔叶混交林和阔叶密林中的乔木上，以及近林开阔地的大树梢处或枯树上；主要捕食鞘翅目、螳螂目、直翅目、同翅目等目的金龟子、天牛、蝗虫、金花虫、石蚕、叩头虫等大型昆虫，也有捕食蜂类和小型蜥蜴的记录。国内除新疆、青海、西藏外，其他省份均可见；省内分布于胶东半岛、鲁中山区、鲁西北平原、鲁西南平原湖区。

三十、戴胜科 Upupidae

戴胜属 Upupa Linnaeus

戴胜 Upupa epops Linnaeus

【别　　名】　鸡冠鸟、山和尚、呼哱哱、臭姑鸪、屎咕咕。

【药用部位】　肉（屎咕咕）。

【采收加工】　已被列入《国家保护的有益的或者有重要经济、科学研究价值的陆生野生动物名录》，药用人工养殖品种。全年均可捕捉，捕杀后，除去羽毛及内脏，洗净，鲜用或烘干。

【性能主治】　平肝息风，镇心安神；主治癫痫，精神失常，疟疾。

【生境分布】　栖息于山地、平原、森林、河谷、农田、

草地、村屯和果园等开阔地方，尤其是林缘耕地生境；主要捕食大型和土壤中的直翅目、膜翅目、鞘翅目和鳞翅目等的昆虫及其幼虫和蚯蚓、蜘蛛等。国内除海南外，其他各省份均可见；省内分布于胶东半岛、鲁中山区、鲁西北平原、鲁西南平原湖区。

三十一、啄木鸟科 Picidae

1　蚁䴕属 Jynx

蚁䴕 Jynx torquilla Linnaeus

【别　　名】　歪脖、地啄木。

【药用部位】　肉（蛇皮鸟）。

【采收加工】　已被列入《国家保护的有益的或者有重要经济、科学研究价值的陆生野生动物名录》，药用人工养殖品种。全年均可捕捉，捕杀后，除去羽毛及内脏，取肉，鲜用或烘干。

【性能主治】　味甘，性平；滋阴补肺，解毒消肿；主治肺痨，瘰疬，小儿疳积，痈疮肿毒，痔疮。

【生境分布】　栖息于低山和开阔平原的疏林地带，如阔叶林和针阔混交林、针叶林、林缘灌丛、河谷、田边和果园等处；主要捕食蚂蚁、白蚁、蚁卵和小昆虫等。国内各省区均可见；省内分布于胶东半岛、鲁中山区、鲁西北平原、鲁西南平原湖区。

2　啄木鸟属 Picoides Lacépède

2.1　大斑啄木鸟 Picoides major Linnaeus

【别　　名】　斑啄木鸟、花啄木鸟、白花啄木鸟、啄木冠、赤䴕。

【药用部位】　肉（啄木鸟）。

【采收加工】　已被列入《国家保护的有益的或者有重要经济、科学研究价值的陆生野生动物名录》，药用人工养殖品种。全年均可捕捉，捕杀后，除去羽毛及内脏，取肉，鲜用或烘干。

【性能主治】　味甘，性平；滋养补虚，消肿止痛；主治肺结核，小儿疳积，痔疮肿痛，龋齿牙痛。

【生境分布】　栖息于山地和平原的各种林木中，以及林缘次生林和农田地边疏林及灌丛地带；主要捕食甲虫、小蠹虫、蝗虫、天牛幼虫等鞘翅目和蚁科、蚊科、胡蜂科等鳞翅目昆虫及其幼虫，以及蜗牛、蜘蛛等小型无脊椎动物，偶尔取食草籽等植物性食物。国内分布于辽宁、河北、山西、河南、江苏、安徽、上海等省份；省内分布于胶东半岛、鲁中山区、鲁西北平原、鲁西南平原湖区。

2.2　棕腹啄木鸟 Picoides hyperythrus Vigors

【别　　名】　横花背喷打木。

【药用部位】　同大斑啄木鸟。

【采收加工】　已被列入《国家保护的有益的或者有重要经济、科学研究价值的陆生野生动物名录》，药用人工养

殖品种。同大斑啄木鸟。

【性能主治】　同大斑啄木鸟。

【生境分布】　栖息于不同林型中，喜栖于针叶林和混交林；主要捕食昆虫，如蚂蚁、蜡象、象甲、步行虫和鳞翅目幼虫等。国内分布于黑龙江、吉林、辽宁、河北、北京、天津、山西、河南、陕西、安徽、江苏、上海、浙江、江西、湖南、湖北、四川、贵州、云南、广西、香港；省内分布于胶东半岛、鲁中山区、鲁西北平原、鲁西南平原湖区。

2.3　星头啄木鸟 Picoides canicapillus Blyth

【别　　名】　红星头喷打木、小喷打木、火点喷打木、一点红、北啄木。

【药用部位】　同大斑啄木鸟。

【采收加工】　已被列入《国家保护的有益的或者有重要经济、科学研究价值的陆生野生动物名录》，药用人工养殖品种。同大斑啄木鸟。

【性能主治】　同大斑啄木鸟。

【生境分布】　栖息于山地和平原阔叶林、针阔叶混交林、针叶林，以及杂木林和次生林、乡村城市和耕地中的零星乔木树上；主要捕食鞘翅目、鳞翅目和膜翅目昆虫，如天牛、蠹虫、蜡象、甲虫、蚂蚁等，也采食植物的果实与种子。国内分布于辽宁、河北、北京、天津、山西、河南、宁夏、甘肃、安徽、江苏、上海、湖北、浙江、福建等省区；省内分布于胶东半岛、鲁中山区、鲁西北平原、鲁西南平原湖区。

2.4　小星头啄木鸟 Picoides kizuki Temminck

【别　　名】　小啄木官子。

【药用部位】　同大斑啄木鸟。

【采收加工】　已被列入《国家保护的有益的或者有重要经济、科学研究价值的陆生野生动物名录》，药用人工养殖品种。同大斑啄木鸟。

【性能主治】　同大斑啄木鸟。

【生境分布】　栖息于山地和平原阔叶林、针阔叶混交林、针叶林，以及杂木林和次生林、乡村城市和耕地中的零星乔木树上；主要捕食鞘翅目、鳞翅目和膜翅目昆虫，如天牛、蠹虫、蜡象、甲虫、蚂蚁等，也采食植物的果实与种子。国内分布于辽宁、河北、北京、天津、山西、河南、宁夏、甘肃、安徽、江苏、上海、湖北、浙江、福建等省区；省内分布于胶东半岛、鲁中山区、鲁西北平原、鲁西南平原湖区。

3　绿啄木鸟属 Picus Linnaeus

灰头绿啄木鸟 Picus canus Gmelin

【别　　名】　火老鸦、绿啄木鸟、黄啄木、绿喷打木。

【药用部位】　同大斑啄木鸟。

【采收加工】　已被列入《国家保护的有益的或者有重要经济、科学研究价值的陆生野生动物名录》，药用人工养殖品种。同大斑啄木鸟。

【性能主治】　同大斑啄木鸟。

【生境分布】　栖息于阔叶林及针叶林等山林间，秋冬季节常出现于路旁、农田边疏林和村庄、城市林地内；主要捕食藏身于树干的昆虫，包括小蠹虫、天牛幼虫等鞘翅目和鳞翅目、膜翅目等昆虫，秋冬季节会到地面上觅食倒木及落叶中的蚂蚁、白蚁及其他昆虫，或捡拾植物种子。国内分布于河北、北京、天津、陕西、山西、河南、安徽、江苏、上海、浙江、江西、湖北、甘肃等省区；省内各地均有分布。

三十二、百灵科 Alaudidae

1　云雀属 Alauda Linnaeus

1.1　云雀 Alauda arvensis Linnaeus

【别　　名】　大鹨、白灵、告天鸟、告天子、小百灵、阿兰儿、朝天柱。

【药用部位】　肉、脑或卵（云雀）。

【采收加工】　已被列入《国家保护的有益的或者有重要经济、科学研究价值的陆生野生动物名录》，药用人工养殖品种。夏、秋季捕捉，捕杀后，除去羽毛及内脏，取肉或脑，鲜用或焙干，研末用；春、夏季繁殖时在巢中收集雀卵，鲜用。

【性能主治】　味甘、酸，性平；解毒，涩尿；主治赤痢，肺结核，胎毒，遗尿。

【生境分布】　栖息于草地、干旱平原、泥沼及沼泽，多出现于海岸附近的草地、疏林、草丛；主要采食植物种子或果实，繁殖季节会大量捕食昆虫。国内分布于黑龙江、吉林、辽宁、内蒙古、河北、北京、天津、山西、河南、陕西、宁夏、甘肃、安徽、江苏、上海、浙江、江西、湖南、湖北、福建、台湾、广东、香港、澳门；省内各地均有分布。

1.2　小云雀 Alauda gulgula Franklin

【别　　名】　大鹨、白灵、告天鸟、小百灵、阿兰儿。

【药用部位】　同云雀。

【采收加工】　已被列入《国家保护的有益的或者有重要经济、科学研究价值的陆生野生动物名录》，药用人工养殖品种。同云雀。

【性能主治】　同云雀。

【生境分布】　栖息于开阔田野、草原、低山平地、河边、沙滩、荒山坡、农田荒地、沿海平原及机场草坪；杂食性，以植物性食物如稗子、蓼、杂草种籽和动物性食物如小型甲虫、摇蚊、蜂、蝗虫等为食。国内分布于四川、陕西、安徽、上海、湖北、甘肃等省区；省内分布于胶东半岛、鲁中山区、鲁西北平原、鲁西南平原湖区。

2　百灵属 Melanocorypha F. Boie

蒙古百灵 Melanocorypha mongolica Pallas

【别　　名】　大鹨、白灵、告天鸟、小百灵、阿兰儿。

【药用部位】　同云雀。

【采收加工】　已被列入《国家保护的有益的或者有重要经济、科学研究价值的陆生野生动物名录》，药用人工养殖品种。同云雀。

【性能主治】　同云雀。

【生境分布】　栖息于草原、半荒漠等开阔地区，喜欢草本植物生长茂密的湿草原地区，喜欢草本植物生长茂密的草原地区，如河流、湖泊岸边草地或水域附近盐碱草地上，冬季优势到公路或人类居住地附近活动；主要采食草籽、植物嫩芽，也捕食少量昆虫，如蚱蜢、蝗虫等。国内分布于黑龙江、吉林、内蒙古、河北、天津、陕西、宁夏、甘肃、青海；省内分布于鲁西北。

3　凤头百灵属 Galerida Boie

凤头百灵 Galerida cristata Linnaeus

【别　　名】　凤头阿兰。

【药用部位】　同云雀。

【采收加工】　已被列入《国家保护的有益的或者有重要经济、科学研究价值的陆生野生动物名录》，药用人工养殖品种。同云雀。

【性能主治】　同云雀。

【生境分布】　栖息于干燥开阔草原、沿海平原、旷野、半荒漠、沙漠边缘、草地、低山平地、荒地、河边、草丛、荒山坡、农田及弃耕地；杂食性，主要采食禾本科、莎草科、蓼科、茜草科和胡枝子科等植物及麦粒、豆类等农作物，也捕食甲虫、蚱蜢、蝗虫等昆虫。国内分布于辽宁、内蒙古、河北、北京、山西、河南、陕西、甘肃、青海、江苏、湖北、四川、西藏；省内分布于胶东半岛、鲁中山区、鲁西北平原、鲁西南平原湖区。

三十三、燕科 Hirundinidae

1　沙燕属 Riparia Forster

灰沙燕 Riparia riparia Linnaeus

【别　　名】　水燕子、崖沙燕、沙燕、穴沙燕、扣搭、燕子。

【药用部位】　肉、肺脏或卵（土燕）。

【采收加工】　已被列入《国家保护的有益的或者有重要经济、科学研究价值的陆生野生动物名录》，药用人工养殖品种。全年均可捕捉，捕杀后，除去羽毛及内脏，取肉、骨，鲜用，亦可取肺脏或卵，鲜用。

【性能主治】　味甘，性凉；清热解毒，活血消肿；主治诸疮肿毒，肺脓肿。

【生境分布】　栖息于湖泊、江河的泥质沙滩或附近的土崖、陡壁、山地岩石带；主要捕食在空中活动的鳞翅目、鞘翅目、膜翅目、同翅目、半翅目及蜉蝣目等昆虫，如蚊、蝇、虻、蚁、叶蝉、小甲虫和蜉蝣等。国内分布于黑龙江、

吉林、辽宁、内蒙古、河北、北京、天津、山西、青海、新疆、江苏、上海、四川、台湾、广东、广西、海南等省区；省内分布于胶东半岛、鲁西北、鲁中山区。

2　燕属 Hirundo Linnaeus

2.1　金腰燕 Hirundo daurica Linnaeus

【别　　名】　胡燕、夏侯、巧燕、赤腰燕、花燕儿。

【药用部位】　卵（胡燕卵），巢泥（燕窠土）。

【采收加工】　已被列入《国家保护的有益的或者有重要经济、科学研究价值的陆生野生动物名录》。**胡燕卵：**繁殖季节在燕巢中拾取，鲜用；**燕窠土：**在燕巢中刮取，晒干，研末用。

【性能主治】　**胡燕卵：**味甘、淡，性平；利水消肿；主治水肿。**燕窠土：**味咸，性寒；清热解毒，祛风止痒；主治风疹，湿疮，丹毒，白秃，口疮，小儿惊风。

【生境分布】　栖息于低山及平原农村附近的空旷地区，多见于乡间村镇附近的树枝、电线、机场草坪上；捕食双翅目、鳞翅目、膜翅目、鞘翅目、同翅目、蜻蜓目等飞翔昆虫。国内分布于黑龙江、吉林、辽宁、内蒙古、河北、北京、天津、山西、河南、陕西、甘肃、安徽、江苏、上海、浙江、江西、湖南、湖北、四川、贵州、云南、福建、台湾、广东、广西、香港、澳门等省区；省内分布于胶东半岛、鲁中山区、鲁西北平原、鲁西南平原湖区。

2.2　家燕 Hirundo rustica Linnaeus

【别　　名】　燕子、拙燕。

【药用部位】　同金腰燕。

【采收加工】　已被列入《国家保护的有益的或者有重要经济、科学研究价值的陆生野生动物名录》。同金腰燕。

【性能主治】　同金腰燕。

【生境分布】　栖息于中低海拔的开阔地带，多见于农地、沼泽、鱼塘附近、机场草坪上；主要捕食双翅目、鳞翅目、膜翅目、同翅目、鞘翅目、蜻蜓目的昆虫，以蚊类为主。国内分布于黑龙江、内蒙古、河北、北京、江苏、上海、四川、贵州、云南、福建、台湾；省内分布于胶东半岛、鲁中山区、鲁西北平原、鲁西南平原湖区。

3　毛脚燕属 Delichon Horsfield et Moore

毛脚燕 Delichon urbica Linnaeus

【别　　名】　白腹毛脚燕、小石燕。

【药用部位】　全体（毛脚燕）。

【采收加工】　已被列入《国家保护的有益的或者有重要经济、科学研究价值的陆生野生动物名录》，药用人工养殖品种。全年捕捉，去除羽毛和内脏，鲜用。

【性能主治】　味甘、辛，性平；祛风湿，止痹；主治风湿痹痛。

【生境分布】　栖息于山地、森林、草坡、河谷等生境，喜临近水域的岩石山坡和悬崖，以及海岸和城镇居民点；主要捕食飞翔的蚁、蝇、蜻象、甲虫等双翅目、半翅目和鞘翅

目昆虫。国内分布于黑龙江、吉林、辽宁、内蒙古、河北、北京、天津、山西、河南、江苏、上海、湖北、四川、广东；省内分布于胶东半岛、鲁中山区、鲁西北平原。

三十四、鹡鸰科 Motacillidae

1 鹡鸰属 Motacilla Linnaeus

1.1 白鹡鸰 Motacilla alba Linnaeus

【别　　名】　马兰儿、白颤儿、点水雀、白颊鹡鸰。

【药用部位】　肉（白鹡鸰）。

【采收加工】　已被列入《国家保护的有益的或者有重要经济、科学研究价值的陆生野生动物名录》，药用人工养殖品种。全年均可捕捉，捕得后，除去羽毛及内脏，取肉，洗净，鲜用或晒干。

【性能主治】　益气利水；主治气虚肿，小便不利。

【生境分布】　栖息于河流、湖泊、水塘等水域岸边、农田、草原、沼泽等湿地，以及水域附近的居民点和公园；主要捕食鞘翅目、双翅目、鳞翅目、膜翅目、直翅目等的昆虫，如象甲、蚋蠓、叩头甲、金龟子、步行虫、蝉、蛾、毛虫、蚂蚁、蜂类、蝇、蚜虫、蝗虫和昆虫幼虫等，以及蜘蛛、植物种子、浆果等。国内分布于黑龙江、吉林、辽宁、内蒙古、河北、北京、天津、山西、河南、陕西、宁夏、青海、新疆、江苏、上海、浙江、四川、西藏、福建、台湾、海南；省内分布于胶东半岛、鲁中山区、鲁西北平原、鲁西南平原湖区。

1.2 黄鹡鸰 Motacilla flava Linnaeus

【别　　名】　黄马兰花儿、黄颤儿。

【药用部位】　同白鹡鸰。

【采收加工】　已被列入《国家保护的有益的或者有重要经济、科学研究价值的陆生野生动物名录》，药用人工养殖品种。同白鹡鸰。

【性能主治】　同白鹡鸰。

【生境分布】　栖息于低山丘陵、平原和山地，常在林缘、林中溪流、平原河谷、村野、湖畔和居民点附近成对、小群活动；主要在地上捕食蚂蚁及鞘翅目、鳞翅目等昆虫，有时在空中飞行捕食昆虫。国内分布于黑龙江、吉林、辽宁、内蒙古、河北、北京、河南、陕西、宁夏、甘肃、江苏、上海、浙江、湖北、四川、云南、西藏、福建、台湾、广东、海南、香港、澳门；省内分布于胶东半岛、鲁中山区、鲁西北平原。

1.3 灰鹡鸰 Motacilla cinerea Tunstall

【别　　名】　马兰花。

【药用部位】　同白鹡鸰。

【采收加工】　已被列入《国家保护的有益的或者有重要经济、科学研究价值的陆生野生动物名录》，药用人工养殖品种。同白鹡鸰。

【性能主治】　同白鹡鸰。

【生境分布】　栖息于水边、岩石等生境，常停于电线杆、屋顶、小树顶端枝头和水中露出水面的石头等突出物上；主要捕食鞘翅目、鳞翅目、直翅目、半翅目、双翅目、膜翅目等目的昆虫，也食蜘蛛等小型无脊椎动物。国内各省份均可见；省内分布于胶东半岛、鲁中山区、鲁西北平原、鲁西南平原湖区。

2 鹨属 Anthus Bechstein

田鹨 Anthus richardi Vieillot

【别　　名】　花鹨、理氏鹨、大花鹨。

【药用部位】　肉（田鹨）。

【采收加工】　已被列入《国家保护的有益的或者有重要经济、科学研究价值的陆生野生动物名录》，药用人工养殖品种。全年均可捕捉，捕得后，除去羽毛及内脏，取肉，洗净，鲜用或晒干。

【性能主治】　补肾，固精，涩尿；主治老年体弱多尿。

【生境分布】　栖息于开阔平原、草地、河滩、林缘灌丛、林间空地及农田和沼泽地带，喜欢针叶、阔叶、杂木等树林或附近草地；主要捕食鞘翅目、直翅目、膜翅目及鳞翅目等目的成虫与幼虫，秋冬季节也食草籽。国内除西藏、台湾外，其他省份均可见；省内分布于胶东半岛、鲁中山区、鲁西北平原、鲁西南平原湖区。

三十五、山椒鸟科 Campephagidae

山椒鸟属 Pericrocotus

1.1 灰山椒鸟 Pericrocotus divaricatus Raffles

【别　　名】　宾灰燕、十字鸟、呆鸟。

【药用部位】　肉（山椒鸟）。

【采收加工】　已被列入《国家保护的有益的或者有重要经济、科学研究价值的陆生野生动物名录》，药用人工养殖品种。全年均可捕捉，捕得后，除去羽毛及内脏，取肉，洗净，鲜用或晒干。

【性能主治】　补肾，益气；主治久病体虚。

【生境分布】　栖息于较中低海拔的落叶林及林缘；主要捕食鞘翅目、鳞翅目和同翅目昆虫及其幼虫。国内分布于黑龙江、吉林、辽宁、内蒙古、河北、北京、山西、河南、甘肃、江苏、上海、浙江、江西、湖南、湖北、四川、贵州、云南、福建、台湾、广东、香港；省内分布于胶东半岛、鲁中山区、鲁西北平原、鲁西南平原湖区。

1.2 长尾山椒鸟 Pericrocotus ethologus Bangs et J. C. Phillips

【别　　名】　宾红燕、短嘴山椒鸟。

【药用部位】　同灰山椒鸟。

【采收加工】　已被列入《国家保护的有益的或者有重要经济、科学研究价值的陆生野生动物名录》，药用人工养

殖品种。同灰山椒鸟。

【性能主治】 同灰山椒鸟。

【生境分布】 栖息于山地阔叶林、针阔叶混交林、针叶林，以及林缘次生林和杂木林种，喜欢栖于乔木树顶上。国内分布于河北、北京、山西、河南、陕西、宁夏、甘肃、青海、湖北、四川、贵州、云南、台湾、广西；省内分布于鲁中山区、鲁西北平原、鲁西南平原湖区。

三十六、鹎科 Pycnonotidae

鹎属 Pycnonotus

白头鹎 Pycnonotus sinensis Gmelin

【别　　名】 白头翁。

【药用部位】 肉（白头鹎）。

【采收加工】 已被列入《国家保护的有益的或者有重要经济、科学研究价值的陆生野生动物名录》，药用人工养殖品种。全年均可捕捉，捕得后，除去羽毛及内脏，取肉，洗净，鲜用或晒干。

【性能主治】 补肾，滋阴，益气；主治年老体弱，产后无力。

【生境分布】 栖息于低山丘陵和平原地区的林区及林缘地带、灌丛、草地、疏林荒坡、果园、村落、农田地边和城市公园；杂食性，主要捕食鞘翅目、鳞翅目、直翅目、半翅目、双翅目、膜翅目等昆虫及其幼虫。国内分布于辽宁、河北、北京、天津、山西、河南、陕西、甘肃、青海、安徽、江苏、上海、浙江、江西、湖南、湖北、四川、重庆、贵州、云南、福建、广东、广西、海南、香港、澳门；省内分布于胶东半岛、鲁中山区、鲁西北平原、鲁西南平原湖区。

三十七、太平鸟科 Bombycillidae

太平鸟属 Bombycilla

1.1 太平鸟 Bombycilla garrulus Linnaeus

【别　　名】 十二黄、连雀。

【药用部位】 肉（太平鸟）。

【采收加工】 已被列入《国家保护的有益的或者有重要经济、科学研究价值的陆生野生动物名录》，药用人工养殖品种。全年均可捕捉，捕得后，除去羽毛及内脏，取肉，洗净，鲜用或晒干。

【性能主治】 补肾益气；主治久病体虚。

【生境分布】 栖息于各种森林和林缘地带，以及果园、城市公园等人类居住环境的树上，省内多见于冬季和春、秋迁徙季节；繁殖期主要捕食昆虫，秋后则主要以各种浆果为食。国内分布于黑龙江、吉林、辽宁、内蒙古、河北、北京、天津、山西、河南、陕西、甘肃、新疆、安徽、江苏、

上海、浙江、江西、湖北、四川、福建、台湾；省内分布于胶东半岛、鲁中山区、鲁西南平原湖区。

1.2 小太平鸟 Bombycilla japonica Siebold

【别　　名】 十二红、朱连雀。

【药用部位】 同太平鸟。

【采收加工】 同太平鸟。

【性能主治】 同太平鸟。

【生境分布】 栖息于低山、丘陵和平原地区的森林中；主要采食植物如卫矛、鼠李、女贞等的果实及种子，兼食少量昆虫。国内分布于黑龙江、吉林、辽宁、河北、北京、天津、山西、安徽、江苏、上海、浙江、江西、湖南、湖北、四川、重庆、贵州、云南、福建、台湾、广东、香港；省内分布于胶东半岛、鲁中山区。

三十八、伯劳科 Laniidae

伯劳属 Lanius Linnaeus

1.1 红尾伯劳 Lanius cristatus Linnaeus

【别　　名】 褐伯劳、土伯劳、虎伯劳。

【药用部位】 肉（褐伯劳）。

【采收加工】 已被列入《国家保护的有益的或者有重要经济、科学研究价值的陆生野生动物名录》，药用人工养殖品种。全年均可捕捉，捕得后，除去羽毛及内脏，取肉，洗净，鲜用或晒干。

【性能主治】 消积；主治小儿羸瘦，疳积。

【生境分布】 栖息于低山丘陵和山脚平原地带的灌丛、疏林和林缘地带，以及草甸灌丛、山地林缘灌丛及附近小块次生林区内，以在低山丘陵村落附近数量更高；主要捕食直翅目、鞘翅目、半翅目和鳞翅目等昆虫及其幼虫，也捕捉蜥蜴，偶尔吃少量草籽。国内分布于黑龙江、吉林、辽宁、内蒙古、河北、北京、天津、陕西、河南、甘肃、安徽、江苏、上海、浙江、江西、湖南、湖北、四川、贵州、云南、福建、台湾、广东、广西、海南、香港等地；省内分布于胶东半岛、鲁中山区、鲁西北平原、鲁西南平原湖区。

1.2 虎纹伯劳 Lanius tigrinus Drapiez

【别　　名】 牛头虎伯劳、虎鹩、粗嘴伯劳、厚嘴伯劳、虎花伯劳、三色虎伯劳、花伯劳、虎伯劳。

【药用部位】 同红尾伯劳。

【采收加工】 已被列入《国家保护的有益的或者有重要经济、科学研究价值的陆生野生动物名录》，药用人工养殖品种。同红尾伯劳。

【性能主治】 同红尾伯劳。

【生境分布】 林栖鸟类，喜栖息于平原至丘陵、山地疏林边缘，多藏身于林中；主要捕食鞘翅目、直翅目、膜翅目、鳞翅目等昆虫，也袭击小鸟和鼠类。国内除青海、新疆、海南外，其他省份均可见；省内分布于胶东半岛、鲁中

山区、鲁西北平原、鲁西南平原湖区。

1.3　牛头伯劳 Lanius bucephalus Temminck et Schlegel

【别　　名】　红头伯劳。

【药用部位】　同红尾伯劳。

【采收加工】　已被列入《国家保护的有益的或者有重要经济、科学研究价值的陆生野生动物名录》，药用人工养殖品种。同红尾伯劳。

【性能主治】　同红尾伯劳。

【生境分布】　栖息于开阔原野到山地、河谷的林缘及疏林地带，以及农场或村庄附近，以草地林地和半荒漠疏林地带为多；主要捕食昆虫，也捕食蜥蜴、小鸟及鼠类等小型脊椎动物。国内分布于黑龙江、吉林、辽宁、河北、北京、天津、山西、河南、陕西、宁夏、安徽、江苏、上海、浙江、江西、湖南、湖北、四川、福建、台湾、广东、香港、澳门等地；省内分布于胶东半岛、鲁中山区、鲁西北平原、鲁西南平原湖区。省内分布于胶东半岛、鲁中山区、鲁西北平原。

1.4　楔尾伯劳 Lanius sphenocercus Cabanis

【别　　名】　长尾灰伯劳。

【药用部位】　同红尾伯劳。

【采收加工】　已被列入《国家保护的有益的或者有重要经济、科学研究价值的陆生野生动物名录》，药用人工养殖品种。同红尾伯劳。

【性能主治】　同红尾伯劳。

【生境分布】　栖息于开阔原野到山地、河谷的林缘及疏林地带，以及农场或村庄附近，以草地林地和半荒漠疏林地带为多；主要捕食昆虫，也捕食蜥蜴、小鸟及鼠类等小型脊椎动物。国内分布于黑龙江、吉林、辽宁、内蒙古、河北、北京、天津、山西、河南、陕西、宁夏、甘肃、青海、安徽、江苏、上海、浙江、江西、湖南、湖北、福建、台湾、广东等地；省内分布于胶东半岛、鲁中山区、鲁西北平原。

三十九、黄鹂科 Oriolidae

黄鹂属 Oriolus Linnaeus

黑枕黄鹂 Oriolus chinensis Linnaeus

【别　　名】　黄鹂、黄莺、黄鸟。

【药用部位】　肉（黑枕黄鹂）。

【采收加工】　已被列入《国家保护的有益的或者有重要经济、科学研究价值的陆生野生动物名录》，药用人工养殖品种。捕获后，除去羽毛和内脏，取肉，鲜用或焙干。

【性能主治】　补气，壮阳，温脾；主治肢体倦怠、脾虚寒泄泻。

【生境分布】　栖息于低山丘陵和山脚平原地带的天然

次生林，以及农田、原野、村寨附近和城市公园的树上；主要捕食鞘翅目、鳞翅目、直翅目等昆虫及其幼虫，也吃少量植物果实和种子。国内除青海、新疆、西藏外，其他省份均可见；省内分布于胶东半岛、鲁中山区、鲁西北平原、鲁西南平原湖区。

四十、卷尾科 Dicruridae

卷尾属 Dicrurus

1.1　黑卷尾 Dicrurus macrocercus Vieillot

【别　　名】　黑黎鸡、黎鸡、铁炼甲、铁燕子、黑乌秋、黑鱼尾燕、龙尾燕。

【药用部位】　肉（黑卷尾）。

【采收加工】　已被列入《国家保护的有益的或者有重要经济、科学研究价值的陆生野生动物名录》，药用人工养殖品种。捕获后，除去羽毛和内脏，取肉，鲜用或焙干。

【性能主治】　补气，壮阳，温脾；主治肢体倦怠、脾虚寒泄泻。

【生境分布】　栖息活动于城郊村庄附近、山坡、平原丘陵地带阔叶林等开阔地区；主要捕食蜻蜓目、膜翅目、直翅目、鞘翅目及鳞翅目昆虫。国内除青海、新疆、台湾外，其他省份均可见；省内分布于胶东半岛、鲁中山区、鲁西北平原、鲁西南平原湖区。

1.2　发冠卷尾 Dicrurus hottentottus linnaeus

【别　　名】　卷尾燕、山黎鸡、黑铁炼甲、大鱼尾燕。

【药用部位】　同黑卷尾。

【采收加工】　已被列入《国家保护的有益的或者有重要经济、科学研究价值的陆生野生动物名录》，药用人工养殖品种。同黑卷尾。

【性能主治】　同黑卷尾。

【生境分布】　栖息于低山丘陵和山脚沟谷地带的森林中或林缘疏林、村落和农田附近；主要捕食蜻蜓目、鞘翅目、直翅目、膜翅目、异翅目、同翅目等各种昆虫和蛇类，也吃少量植物果实、种子、叶、芽等。国内分布于黑龙江、河北、北京、山西、河南、陕西、宁夏、甘肃、安徽、江苏、上海、浙江、江西、湖南、湖北、四川、重庆、贵州、云南、西藏、福建、台湾、广东、广西、海南、香港、澳门；省内分布于胶东半岛、鲁中山区、鲁西南平原湖区。

四十一、椋鸟科 Sturnidae

椋鸟属 Sturnus Linnaeus

1.1　灰椋鸟 Sturnus cineraceus Temminck

【别　　名】　杜丽雀、高粱头、假画眉、竹雀、管莲子。

【药用部位】　肉（灰扎子）。

【采收加工】 已被列入《国家保护的有益的或者有重要经济、科学研究价值的陆生野生动物名录》，药用人工养殖品种。全年均可捕捉，捕杀后，除去羽毛及内脏，鲜用或晒干。

【性能主治】 味酸，性寒；收敛固涩，益气养阴；主治男子阳痿，早泄，遗精，妇女赤白带下，虚劳发热。

【生境分布】 栖息于低山丘陵、开阔平原地带的各种林型中，以及城乡、农田、路边的丛林中；主要捕食鳞翅目、鞘翅目、直翅目、膜翅目和双翅目昆虫及其幼虫，秋季主要以植物果实和种子为主。国内除西藏外，其他省份均可见；省内分布于胶东半岛、鲁中山区、鲁西北平原、鲁西南平原湖区。

1.2 北椋鸟 Sturnus sturnius Pallas

【别　　名】 燕八哥、高粱头、小椋鸟。

【药用部位】 同灰椋鸟。

【采收加工】 已被列入《国家保护的有益的或者有重要经济、科学研究价值的陆生野生动物名录》，药用人工养殖品种。同灰椋鸟。

【性能主治】 同灰椋鸟。

【生境分布】 栖息于低山丘陵田野和开阔平原地带的疏林、河谷阔叶林、林缘灌丛和次生阔叶林、居民点附近小块丛林中；主要捕食鳞翅目、鞘翅目、直翅目、膜翅目和双翅目昆虫及其幼虫，秋季主要以植物果实和种子为主。国内除青海、新疆、西藏外，其他省份均可见；省内分布于胶东半岛、鲁中山区、鲁西北平原、鲁西南平原湖区。

1.3 八哥 Sturnus cristatellus Linnaeus

【别　　名】 普通八哥、鸲鸲、了哥、凤头八哥。

【药用部位】 同灰椋鸟。

【采收加工】 已被列入《国家保护的有益的或者有重要经济、科学研究价值的陆生野生动物名录》，药用人工养殖品种。同灰椋鸟。

【性能主治】 同灰椋鸟。

【生境分布】 栖居平原的村落、田园和山林边缘地带，如竹林、疏林、开阔地区及灯架、电线上；杂食性，捕食直翅目、鞘翅目和双翅目等昆虫及其幼虫，啄食农民犁翻出土的蚯蚓、蠕虫等小动物，采食各种植物及杂草种子、蔬菜茎叶等。国内分布于北京、河南、陕西、甘肃、江苏、上海、浙江、江西、湖南、湖北、四川、重庆、贵州、云南、福建、广东、广西、香港、澳门；省内分布于胶东半岛、鲁中山区、鲁西北平原、鲁西南平原湖区。

四十二、鸦科 Corvidae

1 松鸦属 Garrulus Brisson

松鸦 Garrulus glandarius Linnaeus

【别　　名】 山和尚。

【药用部位】 全体或肉（乌鸦）。

【药用部位】 全体或肉（乌鸦），头（乌鸦头），胆汁（乌鸦胆），翅羽（乌鸦翅羽）。

【采收加工】 乌鸦：全年均可捕捉，捕杀后，除去羽毛及内脏，鲜用或晒干；乌鸦头：全年均可捕捉，捕杀后，取下头颅，鲜用或烘干，或取脑，鲜用；乌鸦胆：全年均可捕捉，捕杀后，剖腹，取胆，收集胆汁，鲜用；乌鸦翅羽：捕捉后，拔取翅羽。

【性能主治】 乌鸦：味酸、涩，性平；祛风定痫，滋阴止血；主治头风眩晕，小儿风痫，肺痨咳嗽，吐血。乌鸦头：味甘、苦，性寒；清肺，解毒，凉血；主治肺热咳喘，瘰疬，烂眼边。乌鸦胆：解毒，明目；主治风眼赤烂，腹痛。乌鸦翅羽：活血祛瘀；主治跌扑瘀血，破伤风，痘疮倒陷。

【生境分布】 森林鸟类，常年栖息在森林中及林缘疏林和天然次生林内；杂食性，食物组成随季节和环境而变化，有贮藏食物的习性，繁殖期主要捕食鞘翅目、鳞翅目等昆虫及其幼虫，也捕食蜘蛛、鸟卵、雏鸟等小动物，秋季、冬季和早春季节主要采食植物果实与种子、谷物等。国内分布于内蒙古、河北、北京、山西、陕西、宁夏、甘肃；省内分布于胶东半岛及鲁南地区。

2 鹊属 Pica Brisson

喜鹊 Pica pica Linnaeus

【别　　名】 鹊、干鹊、客鹊、鸦鹊、飞驳鸟。

【药用部位】 肉（鹊）。

【采收加工】 已被列入《国家保护的有益的或者有重要经济、科学研究价值的陆生野生动物名录》，药用人工养殖品种。全年均可捕捉，捕杀后，除去羽毛及内脏，鲜用或烘干。

【性能主治】 味甘，性寒；清热，补虚，散结，通淋，止渴；主治虚劳发热，胸膈痰结，石淋，消渴，鼻衄。

【生境分布】 栖息于平原、丘陵至中低海拔山丘的城市、村落附近疏林环境；杂食性，主要捕食各种昆虫及其幼虫、小型鸟类、鸟蛋、爬虫类、鼠类等，也食谷粒、豆子、植物茎叶、果实、种子等。国内新疆、西藏外，其他省份均可见；省内分布于胶东半岛、鲁中山区、鲁西北平原、鲁西南平原湖区。

3 星鸦属 Nucifraga Brisson

星鸦 Nucifraga caryocatactes Linnaeus

【药用部位】 全体或肉（慈乌），胆（慈乌胆）。

【采收加工】 已被列入《国家保护的有益的或者有重要经济、科学研究价值的陆生野生动物名录》，药用人工养殖品种。慈乌：全年均可捕捉，捕杀后，除去羽毛及内脏，鲜用；慈乌胆：全年均可捕捉，捕杀后，剖开内脏，取出胆囊，洗净，晒干。

【性能主治】 慈乌：味酸、咸，性平；滋阴潜阳；主治虚劳咳嗽，骨蒸烦热，体弱消瘦。慈乌胆：味苦，性凉；明目解毒；主治烂弦风眼，翳障，藤黄中毒。

【生境分布】 栖息于山地针叶林，以及果园、花园、树林和公园草地；主要以松子为食，有储藏食物的习性。国内分布于黑龙江、吉林、辽宁、内蒙古、河北、山西、北京、新疆等省区；省内分布于胶东半岛、鲁中及鲁西北地区。

4 鸦属 Corvus Linnaeus

4.1 大嘴乌鸦 Corvus macrorhynchus Vagter

【别　　名】 乌鸦、老鸦、巨嘴鸦、老鸹。

【药用部位】 同松鸦。

【采收加工】 同松鸦。

【性能主治】 同松鸦。

【生境分布】 栖息于低山、平原和山地的各种森林类型中，对生活环境不挑剔，以疏林和林缘地带常见；杂食性，主要捕食蝗虫、蝼蛄、金龟子、蛴螬等直翅目、鞘翅目的昆虫、幼虫和蛹，以及雏鸟、鸟卵、鼠类、动物尸体和植物叶、芽、果实、种子和农作物种子等。国内分布于内蒙古、河北、北京、天津、山西、河南、陕西、宁夏、甘肃、安徽、江苏、上海、浙江、江西、湖南、湖北、四川、重庆、贵州、云南、福建、台湾、广东、广西、海南、香港、澳门；省内分布于胶东半岛、鲁中山区、鲁西北平原、鲁西南平原湖区。

4.2 小嘴乌鸦 Corvus corone Linnaeus

【别　　名】 细嘴乌鸦、老鸦、老鸹。

【药用部位】 同松鸦。

【采收加工】 同松鸦。

【性能主治】 同松鸦。

【生境分布】 栖息于平原田野和村落附近较高大的树上；杂食性，以无脊椎动物为主要食物，但喜吃腐尸、垃圾等杂物，也取食植物种子和果实。国内分布于东北三省及内蒙古、河北、北京、天津、山西、河南、陕西、宁夏、甘肃、青海、新疆、上海、浙江、江西、湖南、湖北、四川、云南、福建、台湾、广东、海南、香港；省内分布于胶东半岛、鲁中山区、鲁西北平原、鲁西南平原湖区。

4.3 白颈鸦 Corvus torquatus Lesson

【别　　名】 白颈乌鸦、白脖乌鸦、玉颈鸦。

【药用部位】 同松鸦。

【采收加工】 同松鸦。

【性能主治】 同松鸦。

【生境分布】 栖息于平原、丘陵和低山、耕地、河滩和河湾、城镇及村庄附近；杂食性，主要捕食鞘翅目、直翅目、半翅目、鳞翅目昆虫及其幼虫，以及蜗牛、泥鳅、小鸟等，啄食废弃物、腐尸和玉米、土豆、黄豆、小麦及草籽。国内分布于内蒙古、河北、北京、天津、山西、河南、陕西、甘肃、安徽、江苏、上海、浙江、江西、湖南、湖北、四川、重庆、贵州、云南、福建、广东、广西、海南、台

湾、香港、澳门等省区；省内分布于胶东半岛、鲁中山区、鲁西北平原、鲁西南平原湖区。

4.4 秃鼻乌鸦 Corvus frugilegus Linnaeus

【别　　名】 老鸦、老鸹、山乌、山老公、风鸦。

【药用部位】 同松鸦。

【采收加工】 同松鸦。

【性能主治】 同松鸦。

【生境分布】 栖息于平原、丘陵低山地带耕作区的阔叶林内，以及人群密集的居住区，喜在城市及村落聚集；杂食性，繁殖季节以动物性食物、非繁殖季节以植物性食物为主，主要捕食农业害虫如蝼蛄、蝗虫、蜉象等，也取食腐尸、植物种子，甚至青蛙、蟾蜍，经常出没于郊区垃圾场和城市垃圾桶、垃圾站等场所啄食垃圾。国内分布于黑龙江、吉林、辽宁、内蒙古、河北、北京、天津、山西、河南、陕西、宁夏、甘肃、青海、安徽、江苏、上海、浙江、江西、湖南、湖北、四川、重庆、福建、台湾、广东、广西、海南；省内分布于胶东半岛、鲁中山区、鲁西北平原、鲁西南平原湖区。

4.5 达呼里寒鸦 Corvus dauuricus Pallas

【别　　名】 慈鸦、慈乌、寒鸦、东方寒鸦、燕乌、孝乌、小山老鸹。

【药用部位】 同松鸦。

【采收加工】 已被列入《国家保护的有益的或者有重要经济、科学研究价值的陆生野生动物名录》，药用人工养殖品种。同松鸦。

【性能主治】 同松鸦。

【生境分布】 栖息于山地丘陵、平原、农田旷野等各类生境，夏季多见于高山中，秋冬季见于低山丘陵、山脚平原及城市中；杂食性，主要捕食各种昆虫、鸟卵、雏鸟，也取食腐肉、动物尸体、垃圾，以及植物果实、草籽和农作物幼苗和种子等。国内除海南外，其他省份均可见；省内分布于胶东半岛、鲁中山区、鲁西北平原、鲁西南平原湖区。

5 蓝鹊属 Urocissa

红嘴蓝鹊 Urocissa erythrorhyncha Boddaert

【别　　名】 赤尾山鸦、长尾山雀、长尾巴练、长山雀。

【药用部位】 同喜鹊。

【采收加工】 已被列入《国家保护的有益的或者有重要经济、科学研究价值的陆生野生动物名录》，药用人工养殖品种。同喜鹊。

【性能主治】 同喜鹊。

【生境分布】 栖息于山脚平原、低山丘陵到山地，广泛分布于林缘地带、灌丛甚至村庄；食性较杂，主要捕食鞘翅目、直翅目、双翅目、鳞翅目等昆虫及其幼虫，以及蜘蛛、蜗牛、蠕虫、蛙、蜥蜴、雏鸟、鸟卵等，也采食果实、种子和玉米、小麦等农作物。国内分布于辽宁、内蒙古、河

北、北京、山西、宁夏、甘肃；省内分布于鲁中山区、鲁西南平原湖区。

6　灰喜鹊属 Cyanopica

灰喜鹊 Cyanopica cyanus Pallas

【别　　名】　蓝膀喜鹊、蓝鹊、马尾鹊、山连子、山雀、山喜鹊、羊乌鹊、长尾巴郎。

【药用部位】　同喜鹊。

【采收加工】　已被列入《国家保护的有益的或者有重要经济、科学研究价值的陆生野生动物名录》，药用人工养殖品种。同喜鹊。

【性能主治】　同喜鹊。

【生境分布】　栖息于低山丘陵和山脚平原地带的各种开阔林地，以及田边地头、村屯附近和城市公园的树上；杂食性，主要捕食半翅目、鞘翅目、鳞翅目、膜翅目、双翅目昆虫及其幼虫，兼食乔灌木的果实及种子。国内分布于内蒙古、河北、北京、天津、山西、河南、陕西、宁夏、甘肃；省内分布于胶东半岛、鲁中山区、鲁西北平原、鲁西南平原湖区。

7　山鸦属 Pyrrhocorax

红嘴山鸦 Pyrrhocorax pyrrhocorax Linnaeus

【别　　名】　红嘴鸦、山乌、红嘴乌鸦、红嘴老鸦、山老鸦、红嘴燕、长嘴山鸦。

【药用部位】　肉（红嘴山鸦）。

【采收加工】　全年均可捕捉，捕杀后，除去羽毛及内脏，鲜用或焙干。

【性能主治】　滋阴补虚，清肺定喘；主治虚劳发热、咳嗽，肺炎，支气管炎等。

【生境分布】　栖息于山地，常到山边平原、沟壑土崖活动；杂食性，主要捕食鞘翅目、直翅目、半翅目、膜翅目等昆虫，也采食植物的果实、种子、草籽、嫩芽等。国内分布于辽宁、内蒙古、河北、北京、天津、河南、陕西、宁夏、甘肃、新疆；分布于大部分省区，但南方较少；省内分布于胶东半岛、鲁中山区、鲁西北平原。

四十三、何鸟科 Cinclidae

何鸟属 Cinclus

褐何乌 Cinclus pallasii Temminck

【别　　名】　水乌鸦、小水乌鸦。

【药用部位】　肉（褐何乌）。

【采收加工】　全年均可捕捉，捕杀后，除去羽毛及内脏，鲜用。

【性能主治】　清热解毒，消肿散结；主治淋巴结炎等。

【生境分布】　栖息于中低海拔的山涧、河谷、溪流，终年活动于河流中露出的大石头上或河岸崖壁突出部；主要

在水中取食水生昆虫及其他水生小型无脊椎动物。国内除西藏、海南外，其他各省份均可见；省内分布于胶东半岛、鲁中山区。

四十四、鹪鹩科 Troglodytidae

鹪鹩属 Troglodytes Vieillot

鹪鹩 Troglodytes troglodytes Linnaeus

【别　　名】　山蝈蝈、巧妇。

【药用部位】　肉（巧妇鸟）。

【采收加工】　全年均可捕捉，捕杀后，除去羽毛及内脏，鲜用或烘干。

【性能主治】　味甘，性温；补肺健脾，强精益智；主治咳嗽喘息，脾虚泄泻，智力减退。

【生境分布】　栖息于灌丛中，夏天见于中高山顶，冬季迁到平原和丘陵地带，在缝隙内拥挤群栖；以昆虫为主食，如鳞翅目幼虫、膜翅目的蚁类等多种小昆虫、蜘蛛类和一些水生动物，也食少量植物浆果。国内分布于内蒙古、河北、北京、天津、陕西、宁夏、青海、甘肃、江苏、上海、浙江、江西、福建、广东等省区；省内分布于胶东半岛、鲁中山地、鲁西南平原湖区。

四十五、岩鹨科 Prunellidae

岩鹨属 Prunella Vieillot

领岩鹨 Prunella collaris Scopoli

【药用部位】　同鹪鹩。

【药用部位】　同鹪鹩。

【采收加工】　同鹪鹩。

【性能主治】　同鹪鹩。

【生境分布】　栖息于中高山针叶林带及多岩地带或灌木丛中，冬天下降至溪谷中栖息；主要捕食甲虫、蚂蚁、尺蠖、步行虫等昆虫，以及趋势蜗牛等小型无脊椎动物和植物果实、种子与草籽等。国内分布于黑龙江、吉林、辽宁、内蒙古、河北、北京、陕西、山西、四川、重庆；省内分布于胶东半岛。

四十六、鸫科 Turdidae

1　啸鸫属 Myophoneus Temminck

紫啸鸫 Myophoneus caeruleus Scopoli

【别　　名】　鸣鸡、山鸣鸡、乌精、箫声鸫、黑雀儿。

【药用部位】　肉（紫啸鸫）。

【采收加工】　全年均可捕捉，捕杀后，除去羽毛及内脏，取肉，鲜用或晒干。

【性能主治】　味甘、咸，性平；解毒，止血，止咳；主治痔疮，吐血，咳嗽，神经衰弱，偏头痛。

【生境分布】　栖息于中海拔以下的山地森林溪流沿岸，喜栖阔叶林和混交林中多岩石的山涧、溪流沿岸；主要捕食直翅目、鞘翅目、半翅目、双翅目和膜翅目昆虫，以及蚌和小蟹等小动物，兼食植物浆果及果实、种子。国内分布于内蒙古、河北、北京、山西、河南、陕西、宁夏、甘肃、安徽、江苏、上海、浙江、江西、湖南、湖北、四川、贵州、云南、福建、广东、广西、香港、澳门；省内分布于胶东半岛。

2　鸫属 Turdus Linnaeus

2.1　灰背鸫 Turdus hortulorum Sclater

【别　名】　灰背赤腹鸫。

【药用部位】　肉（灰背鸫）。

【采收加工】　全年均可捕捉，捕杀后，除去羽毛及内脏，取肉，鲜用或晒干。

【性能主治】　杀虫；主治诸虫，小儿久不语。

【生境分布】　栖息于低山丘陵地带的茂密森林中，以河谷等水域附近混交林常见，迁徙、越冬期间也见于林缘、疏林草坡、果园和农田地带；主要捕食鞘翅目、鳞翅目、双翅目等昆虫及其幼虫，以及蚯蚓等动物和植物的果实、种子。国内除宁夏、青海、西藏外，其他省区均可见；省内分布于胶东半岛、鲁中山区、鲁西北平原、鲁西南平原湖区。

2.2　乌鸫 Turdus merula Linnaeus

【别　名】　黑鸫、春鸟、百舌、反舌、中国黑鸫。

【药用部位】　同灰背鸫。

【采收加工】　同灰背鸫。

【性能主治】　同灰背鸫。

【生境分布】　栖息于各种不同类型的森林中，喜栖林区外围、林缘疏林、田边树林、果园和村镇边缘及城市绿地；主要捕食鳞翅目、双翅目、鞘翅目和直翅目等昆虫及其幼虫，也采食植物的果实、杂草种子等。国内分布于内蒙古、河北、北京、陕西、山西、甘肃、安徽、江苏、上海、浙江、江西、湖南、湖北、四川、重庆、贵州、云南、福建、台湾、广东、广西、海南、香港、澳门；省内分布于胶东半岛、鲁中山区、鲁西北平原、鲁西南平原湖区。

2.3　斑鸫 Turdus naumanni Temminck

【别　名】　斑点鸫、乌斑鸫、傻画眉。

【药用部位】　同灰背鸫。

【采收加工】　同灰背鸫。

【性能主治】　同灰背鸫。

【生境分布】　栖息于各种类型森林和林缘灌丛地带，也出现于农田、地边、果园和村镇附近疏林灌丛草地和树上；主要捕食鳞翅目、鞘翅目、直翅目和双翅目等昆虫及其幼虫，以及蜘蛛，也采食槐、枣、松柏等植物的果实和种子等。国内除西藏外，其他各省份均可见；省内分布于胶东半

岛、鲁中山区、鲁西北平原、鲁西南平原湖区。

3　地鸫属 Zoothera

虎斑地鸫 Zoothera dauma

【别　名】　虎鸫、顿鸫、虎斑山鸫。

【药用部位】　同灰背鸫。

【采收加工】　已被列入《国家保护的有益的或者有重要经济、科学研究价值的陆生野生动物名录》，药用人工养殖品种。同灰背鸫。

【性能主治】　同灰背鸫。

【生境分布】　栖息于溪谷、河流两岸和地势低洼的密林中，迁徙季节出没于林缘疏林、田边和村庄附近的树丛和灌丛中；主要捕食鞘翅目、鳞翅目和直翅目等昆虫及其幼虫，也采食少量果实、种子和植物嫩叶。分布几遍全国，范围很广；省内分布于胶东半岛、鲁中山区、鲁西北平原、鲁西南平原湖区。

四十七、鹟科 Muscicapidae

1　鹟属 Muscicapa

1.1　乌鹟 Muscicapa sibirica Gmelin

【别　名】　鲜卑鹟。

【药用部位】　同灰背鸫。

【采收加工】　已被列入《国家保护的有益的或者有重要经济、科学研究价值的陆生野生动物名录》，药用人工养殖品种。同灰背鸫。

【性能主治】　同灰背鸫。

【生境分布】　栖息于山麓林间；主要捕食鳞翅目、鞘翅目和膜翅目昆虫及其幼虫。国内分布于黑龙江、吉林、辽宁、内蒙古、河北、北京、天津、陕西、山西、上海、浙江、四川、云南、福建、台湾、广东、广西、海南、香港、澳门；省内分布于胶东半岛、鲁中山区、鲁西北平原、鲁西南平原湖区。

1.2　北灰鹟 Muscicapa dauurica Pallas

【别　名】　宽嘴鹟、灰鹟。

【药用部位】　肉（北灰鹟）。

【采收加工】　已被列入《国家保护的有益的或者有重要经济、科学研究价值的陆生野生动物名录》，药用人工养殖品种。春至秋季捕捉，去除内脏与羽毛，鲜用或焙干。

【性能主治】　解毒，杀虫，止血；主治痔疮，龋齿，虫牙等。

【生境分布】　栖息于林缘或森林的中、下层，常见于各种高度的林地及园林，冬季在低地越冬；主要捕食鳞翅目、鞘翅目、直翅目、双翅目等森林中的各种飞虫，以及蜘蛛和少量植物。国内分布于黑龙江、吉林、辽宁、内蒙古、河北、北京、天津、河南、陕西、宁夏、甘肃、新疆、江苏、上海、浙江、江西、湖南、湖北、贵州、云南、西藏、

台湾、广东、广西、海南、香港、澳门；省内分布于胶东半岛、鲁中山区、鲁西北平原、鲁西南平原湖区。

2 双色姬鹟属 Cyanoptila

白腹蓝姬鹟 Cyanoptila cyanomelana Temminck

【别　　名】　白腹蓝鹟、白腹姬鹟、蓝燕、青扁头、石青。

【药用部位】　同灰背鹟。

【采收加工】　同灰背鹟。

【性能主治】　同灰背鹟。

【生境分布】　栖息于中海拔以上的针阔混交林及林缘灌丛，常见于林缘及溪流沿岸有陡峭坡坎的林地，有垂直分布现象；主要从树冠取食鳞翅目和鞘翅目等昆虫的幼虫，蜻蜓目、膜翅目、双翅目等的昆虫及蜘蛛、蜉蝣等。国内分布于黑龙江、吉林、辽宁、河北、北京、天津、山西、河南、陕西、宁夏、甘肃、青海、安徽、江苏、上海、浙江、江西、湖南、湖北、四川、重庆、贵州、云南、福建、广东、广西、香港、澳门；省内分布于胶东半岛、鲁中山区、鲁西北平原、鲁西南平原湖区。

四十八、王鹟科 Monarchinae

寿带属 Terpsiphone

寿带鸟 Terpsiphone paradisi Linnaeus

【别　　名】　长尾鹟、练鹊、三光鸟、赭练鹊、一枝花、白带子、紫带子等。

【药用部位】　肉（寿带鸟）。

【采收加工】　已被列入《国家保护的有益的或者有重要经济、科学研究价值的陆生野生动物名录》，药用人工养殖品种。春至秋季捕捉，去除内脏与羽毛，鲜用或焙干。

【性能主治】　解毒，杀虫，止血；主治痔疮，龋齿，虫牙等。

【生境分布】　栖息于低山丘陵和山脚平原的阔叶林、林缘和竹林中，喜沟谷、溪流附近的阔叶林；主要捕食鞘翅目、鳞翅目、直翅目、双翅目和同翅目的昆虫及其幼虫，也捕食飞行中的蛾类和蝇类。国内除内蒙古、青海、新疆、西藏外，其他各省份均可见；省内分布于胶东半岛、鲁中山区、鲁西北平原、鲁西南平原湖区。

四十九、画眉科 Timaliidae

噪鹛属 Garrulax

画眉 Garrulax canorus Linnaeus

【别　　名】　画眉鸟、中国画眉。

【药用部位】　同灰背鹟。

【采收加工】　已被列入《国家保护的有益的或者有重要经济、科学研究价值的陆生野生动物名录》，药用人工养殖品种。同灰背鹟。

【性能主治】　同灰背鹟。

【生境分布】　栖息于低山丘陵和山脚平原的矮树丛和灌木丛，以及林缘、农田、旷野、村落城镇附近的小树丛、竹林及庭园等有水和树林的地方；杂食性，主要捕食直翅目、鞘翅目和鳞翅目的农林害虫，采食种子、果实、草籽、幼苗等。国内分布于河南、陕西、甘肃、安徽、江苏、浙江、江西、湖南、湖北、四川、重庆、贵州、云南、福建、广东、广西、香港、澳门；省内分布于鲁中山区、鲁西南平原湖区。

五十、鸦雀科 Paradoxornithidae

雅雀属 Paradoxornis

棕头鸦雀 Paradoxornis webbianus Gould

【别　　名】　相思鸟、金丝猴。

【药用部位】　同灰背鹟。

【采收加工】　同灰背鹟。

【性能主治】　同灰背鹟。

【生境分布】　栖息于中低山阔叶林和混交林林缘灌丛地带、疏林草坡、竹丛、矮树丛和高草丛中；主要捕食鞘翅目和鳞翅目等昆虫及蜘蛛等无脊椎动物，也采食植物果实和种子等。国内分布于河北、天津、北京、河南、陕西、山西、甘肃、浙江、江西、湖南、湖北、四川、重庆、贵州、云南、广东、广西、香港；省内分布于胶东半岛、鲁中山区、鲁西北平原、鲁西南平原湖区。

五十一、扇尾莺科 Cisticolidae

山鹛属 Rhopophilus

山鹛 Rhopophilus pekinensis Swinhoe

【别　　名】　山莺、华北山莺、北京山鹛、小背串、长尾巴狼。

【药用部位】　同灰背鹟。

【采收加工】　已被列入《国家保护的有益的或者有重要经济、科学研究价值的陆生野生动物名录》，药用人工养殖品种。同灰背鹟。

【性能主治】　同灰背鹟。

【生境分布】　栖息于山区中灌丛、低矮树木间及芦苇丛，性羞怯，常在灌丛的基本钻来钻去，快速飞行，喜结成小群活动，善在地面奔跑；典型食虫鸟类，偶尔取食草籽等。国内分布于辽宁、河北、内蒙古、北京、天津、山西、河南、宁夏；省内分布于鲁中山区、鲁西北平原。

五十二、莺科 Sylviinae

1 树莺属 Cettia

1.1 远东树莺 Cettia canturians Swinhoe

【别　　名】 日本树莺、短翅树莺、树莺。

【药用部位】 同灰背鸫。

【采收加工】 同灰背鸫。

【性能主治】 同灰背鸫。

【生境分布】 栖息于中低海拔丘陵、山脚平原的林缘和次生林、灌丛中，以及宅旁丛林、草丛中；主要捕食鞘翅目、鳞翅目和直翅目的昆虫及其幼虫。国内分布于北京、山西、河南、陕西、甘肃、安徽、江苏、上海、浙江、江西、湖南、湖北、四川、重庆、贵州、云南、福建、台湾、广东、广西；省内分布于胶东半岛、鲁南地区。

1.2 短翅树莺 Cettia diphone Kittlitz

【别　　名】 日本树莺、树莺、告春鸟。

【药用部位】 同灰背鸫。

【采收加工】 同灰背鸫。

【性能主治】 同灰背鸫。

【生境分布】 栖息于中低海拔稀疏的阔叶林和灌丛、林缘道旁幼林和灌丛、地边宅旁小块丛林、灌丛和高草丛中；捕食鳞翅目、同翅目、直翅目、膜翅目、鞘翅目、双翅目等昆虫及蜘蛛。国内分布于黑龙江、吉林、辽宁、河北、北京、天津、江苏、上海、福建、台湾；省内分布于胶东半岛、鲁中山区、鲁西北平原、鲁西南平原湖区。

2 苇莺属 Acrocephalus Naumann

2.1 黑眉苇莺 Acrocephalus bistrigiceps Swinhoe

【别　　名】 柳叶儿、口子喇子。

【药用部位】 同灰背鸫。

【采收加工】 已被列入《国家保护的有益的或者有重要经济、科学研究价值的陆生野生动物名录》，药用人工养殖品种。同灰背鸫。

【性能主治】 同灰背鸫。

【生境分布】 栖息于低山、山脚平原地带，以及道边、湖边和沼泽地的灌丛中；主要捕食鞘翅目、直翅目、鳞翅目和膜翅目等的昆虫及其幼虫。国内分布于黑龙江、吉林、辽宁、内蒙古、河北、北京、天津、山西、河南、陕西、安徽、江苏、上海、浙江、江西、湖南、湖北、福建、台湾、广东、广西、海南、澳门；省内分布于胶东半岛、鲁中山区、鲁西北平原。

2.2 东方大苇莺 Acrocephalus orientalis Temminck et Schlegel

【别　　名】 苇串儿、呱呱唧、剖苇、麻喳喳、大苇莺。

【药用部位】 同灰背鸫。

【采收加工】 已被列入《国家保护的有益的或者有重要经济、科学研究价值的陆生野生动物名录》，药用人工养殖品种。同灰背鸫。

【性能主治】 同灰背鸫。

【生境分布】 栖息于低山、丘陵、平原地带的芦苇沼泽地；主要捕食荒草丛中的各种昆虫。国内除西藏外，其他省份均可见；省内分布于胶东半岛、鲁中山区、鲁西北平原、鲁西南平原湖区。

2.3 厚嘴苇莺 Acrocephalus aedon Pallas

【别　　名】 树莺、芦莺、芦串儿、大嘴莺。

【药用部位】 同灰背鸫。

【采收加工】 同灰背鸫。

【性能主治】 同灰背鸫。

【生境分布】 栖息于低海拔山地、丘陵和山脚平原地带，喜在河谷两岸小片丛林、灌丛和草丛中活动，在开阔河谷灌木丛和草丛中较易遇见，迁徙或越冬期间栖息于林缘、路边、岸边灌丛、草丛中；主要捕食鳞翅目、鞘翅目、直翅目、半翅目和膜翅目等昆虫，以及蜘蛛等小型无脊椎动物。国内分布于黑龙江、吉林、辽宁、内蒙古、河北、北京、天津、山西、河南、陕西、上海、江西、湖南、湖北、贵州、云南、福建、广东、广西、海南、澳门；省内分布于鲁中山区、鲁西北平原、鲁西南平原湖区。

3 柳莺属 Phylloscopus Boie

3.1 黄腰柳莺 Phylloscopus proregulus Pallas

【别　　名】 柳串儿、串树铃儿、绿豆雀、柠檬柳莺、巴氏柳莺、黄尾根柳莺。

【药用部位】 同灰背鸫。

【采收加工】 已被列入《国家保护的有益的或者有重要经济、科学研究价值的陆生野生动物名录》，药用人工养殖品种。同灰背鸫。

【性能主治】 同灰背鸫。

【生境分布】 栖息于中低海拔树林的中上层，单独或成对活动在树冠层，迁徙期间常小群活动于林缘次生林、柳丛、道旁疏林灌丛；主要捕食双翅目蝇类、鞘翅目、同翅目、鳞翅目和膜翅目昆虫及其幼虫。国内除西藏外，其他省份均可见；省内分布于胶东半岛、鲁中山区、鲁西北平原、鲁西南平原湖区。

3.2 黄眉柳莺 Phylloscopus inornatus Blyth

【别　　名】 树串儿、槐串儿、树叶儿、白目眶丝。

【药用部位】 同灰背鸫。

【采收加工】 已被列入《国家保护的有益的或者有重要经济、科学研究价值的陆生野生动物名录》，药用人工养殖品种。同灰背鸫。

【性能主治】 同灰背鸫。

【生境分布】 栖息于高原、山地和平原地带的不同种森林、柳树丛和林缘灌丛，以及园林、田野、村落、庭院等处；主要捕食鞘翅目、鳞翅目、膜翅目和双翅目等昆虫及蜘蛛。国内除新疆外，其他省份均可见；省内分布于胶东半岛、鲁中山区、鲁西北平原、鲁西南平原湖区。

3.3 极北柳莺 Phylloscopus borealis Blasius

【别　　名】 柳叶儿、柳串儿、绿豆雀、铃铛雀、北寒带柳莺。

【药用部位】 同灰背鸫。

【采收加工】 已被列入《国家保护的有益的或者有重要经济、科学研究价值的陆生野生动物名录》，药用人工养殖品种。同灰背鸫。

【性能主治】 同灰背鸫。

【生境分布】 栖息于稀疏阔叶林、针阔混交林及其林缘灌丛地带，迁徙期间见于林缘次生林、人工林、果园、庭园及道旁小林内；主要捕食鳞翅目的蛾类，还有鞘翅目、双翅目和同翅目等昆虫及其幼虫和虫卵，以及蜘蛛。国内除海南外，其他省份均可见；省内分布于胶东半岛、鲁中山区、鲁西北平原、鲁西南平原湖区。

五十三、戴菊科 Regulidae

戴菊属 Regulus Cuvier

戴菊 Regulus regulus Linnaeus

【别　　名】 金头莺。

【药用部位】 同灰背鸫。

【采收加工】 已被列入《国家保护的有益的或者有重要经济、科学研究价值的陆生野生动物名录》，药用人工养殖品种。同灰背鸫。

【性能主治】 同灰背鸫。

【生境分布】 栖息于中低海拔山区，通常独栖于林冠下层，迁徙季节和冬季多下到低山和山脚林缘灌丛地带活动；主要捕食各种昆虫，尤喜捕食鞘翅目的昆虫及其幼虫，也食蜘蛛和其他小型无脊椎动物，冬季吃少量植物种子。国内分布于黑龙江、吉林、辽宁、内蒙古、河北、北京、天津、山西、河南、陕西、宁夏、甘肃、安徽、江苏、上海、浙江、福建、台湾；省内分布于胶东半岛、鲁中山区、鲁西北平原、鲁西南平原湖区。

五十四、绣眼鸟科 Zosteropidae

绣眼鸟属 Zosterops Vigors et Horsfield

1.1 暗绿绣眼鸟 Zosterops japonica Temminck et Schlegel

【别　　名】 绣眼儿、白眼儿、粉眼儿、相思仔、金眼圈。

【药用部位】 全体（绣眼）。

【采收加工】 已被列入《国家保护的有益的或者有重要经济、科学研究价值的陆生野生动物名录》，药用人工养殖品种。全年均可捕捉，捕杀后，除去羽毛及内脏，鲜用或晒干。

【性能主治】 强心利尿；主治肾炎水肿，心脏病。

【生境分布】 栖息于阔叶林和以阔叶树为主的各种类型森林中，以及果园、林缘、村寨和地边高大的树上，夏季迁往北部和高海拔温凉地区，冬季迁到南方和下到低山、山脚平原地带的阔叶林、疏林灌丛中；主要捕食鳞翅目、鞘翅目、半翅目、膜翅目和直翅目昆虫及其幼虫，也取食蜘蛛、螺等小型无脊椎动物及植物果实、种子，夏季以昆虫为主，冬季以植物性食物为主。国内分布于辽宁、内蒙古、河北、北京、天津、山西、河南、陕西、甘肃、安徽、江苏、上海、浙江、江西、湖南、湖北、四川、重庆、贵州、云南、福建、台湾、广东、广西、海南、香港、澳门；省内分布于胶东半岛、鲁中山区、鲁西北平原、鲁西南平原湖区。

1.2 红胁绣眼鸟 Zosterops erythropleurus Swinhoe

【别　　名】 绣眼儿、白眼儿、粉眼儿、相思仔、金眼圈。

【药用部位】 同暗绿绣眼鸟。

【采收加工】 已被列入《国家保护的有益的或者有重要经济、科学研究价值的陆生野生动物名录》，药用人工养殖品种。同暗绿绣眼鸟。

【性能主治】 同暗绿绣眼鸟。

【生境分布】 栖息于阔叶树、针叶树及庭园、高大行道树及竹林间；主要捕食各种小昆虫。国内除青海、新疆、台湾、海南外，其他省份均可见；省内分布于胶东半岛、鲁中山区、鲁西北平原、鲁西南平原湖区。

五十五、攀雀科 Remizidae

攀雀属 Remiz

中华攀雀 Remiz consobrinus Swinhoe

【别　　名】 攀雀。

【药用部位】 肉（攀雀）。

【采收加工】 已被列入《国家保护的有益的或者有重要经济、科学研究价值的陆生野生动物名录》，药用人工养殖品种。全年均可捕捉，捕杀后，除去羽毛及内脏，鲜用或焙干。

【性能主治】 解毒，杀虫，止血；主治痔疮，龋齿等。

【生境分布】 栖息于针叶林或混交林间，以及低山开阔的村庄和平原地区，喜欢芦苇地栖息环境；主要捕食昆虫，也采食植物的叶、花、芽、花粉和汁液。国内分布于黑龙江、吉林、辽宁、内蒙古、河北、北京、天津、河南、宁夏、安徽、江苏、上海、浙江、湖南、湖北、云南、台湾、广东、香港、澳门；省内分布于胶东半岛、鲁中山区、鲁西北平原、鲁西南平原湖区。

五十六、长尾山雀科 Aegithalidae

长尾山雀属 Aegithalos

银喉长尾山雀 Aegithalos caudatus Linnaeus

【别　　名】　银喉山雀。

【药用部位】　肉（银喉山雀）。

【采收加工】　已被列入《国家保护的有益的或者有重要经济、科学研究价值的陆生野生动物名录》，药用人工养殖品种。全年均可捕捉，捕杀后，除去羽毛及内脏，鲜用或焙干。

【性能主治】　滋阴，补肾，明目；主治体虚羸瘦，目眩。

【生境分布】　栖息于山地各种树林中，也进入平原与城市公园；主要捕食各种昆虫，以及蜘蛛、蜗牛等小动物。国内分布于内蒙古、河北、北京、天津、陕西、山西、宁夏、甘肃、青海、新疆、四川、云南；省内分布于鲁西北平原、鲁西南平原湖区。

五十七、山雀科 Paridae

山雀属 Parus

1.1　白脸山雀 Parus major Linnaeus

【别　　名】　山呼呼黑、羊粪旦、白面只、白脸山雀。

【药用部位】　同银喉长尾山雀。

【采收加工】　已被列入《国家保护的有益的或者有重要经济、科学研究价值的陆生野生动物名录》，药用人工养殖品种。同银喉长尾山雀。

【性能主治】　同银喉长尾山雀。

【生境分布】　栖息于低山和山麓地带各种林型、人工林和针叶林中，以及山麓和邻近平原地带的阔叶林和林缘疏林灌丛、果园、道旁树丛和庭园中的树上；主要捕食鳞翅目、双翅目、鞘翅目、半翅目、直翅目、同翅目和膜翅目昆虫及其幼虫，采食少量蜘蛛、蜗牛、草籽和花粉。国内分布于黑龙江、吉林、辽宁、内蒙古、河北、北京、天津、山西、陕西、宁夏、甘肃、青海、安徽、江苏、上海、浙江、湖北、四川、重庆；省内分布于胶东半岛、鲁中山区、鲁西北平原、鲁西南平原湖区。

1.2　沼泽山雀 Parus palustris Linnaeus

【别　　名】　小仔伯、仔仔红、红子、小豆雀、唧唧鬼子、泥泽山雀。

【药用部位】　同银喉长尾山雀。

【采收加工】　已被列入《国家保护的有益的或者有重要经济、科学研究价值的陆生野生动物名录》，药用人工养殖品种。同银喉长尾山雀。

【性能主治】　同银喉长尾山雀。

【生境分布】　常栖息于林中，高大乔木树冠层活动，偶尔到低矮灌丛中觅食，喜欢近水源林地及果园等生境；主要捕食鳞翅目、直翅目、同翅目、膜翅目、双翅目昆虫及其幼虫、卵和蛹，也食少量植物种子。国内分布于河北、北京、天津、山西、河南、安徽、江苏、上海；省内分布于胶东半岛、鲁中山区、鲁西北平原、鲁西南平原湖区。

1.3　褐头山雀 Parus montanus Baldenstein

【别　　名】　唧唧鬼子。

【药用部位】　同银喉长尾山雀。

【采收加工】　同银喉长尾山雀。

【性能主治】　同银喉长尾山雀。

【生境分布】　栖息于中低海拔的针叶林或针阔混交林；主要捕食半翅目、鞘翅目、膜翅目、双翅目及鳞翅目等昆虫及其幼虫。国内分布于内蒙古、河北、北京、山西、河南；省内分布于鲁西南地区。

五十八、䴓科 Sittidae

䴓属 Sitta Linnaeus

普通䴓 Sitta europaea Linnaeus

【别　　名】　茶腹䴓、欧亚䴓、林䴓、蓝大胆、穿树皮、松枝儿、贴树皮。

【药用部位】　肉（普通䴓）。

【采收加工】　全年均可捕捉，捕杀后，除去羽毛及内脏，鲜用或焙干。

【性能主治】　解毒，杀虫，止血；主治痔疮，龋齿等。

【生境分布】　栖息于中低海拔的山林，以及村落附近的树丛中；主要啄食树上昆虫，也采食植物种子及坚果。国内分布于河北、北京、山西、河南、陕西、甘肃、安徽、江苏、浙江、江西、湖南、湖北、四川、贵州、云南、福建、台湾、广东、广西；省内分布于鲁西北平原、鲁西南平原湖区。

五十九、旋木雀科 Certhiidae

旋木雀属 Certhia

欧亚旋木雀 Certhia familiaris Linnaeus

【别　　名】　爬树鸟、普通旋木雀。

【药用部位】　同普通䴓。

【采收加工】　同普通䴓。

【性能主治】　同普通䴓。

【生境分布】　栖息各地高山密林有老树分布的地方，常加入混合鸟群；主要捕食鞘翅目及各种昆虫的幼虫。国内分布于黑龙江、吉林、辽宁、河北、北京、陕西、甘肃、青海、新疆、西藏、云南、四川、湖北；省内分布于鲁西北平原、鲁西南平原湖区。

六十、雀科 Passeridae

麻雀属 Passer Brisson

1.1 麻雀 Passer montanus Linnaeus

【别　名】　树麻雀、家雀、禾雀、宾雀、家巧儿、老家子、老家贼、麻谷。

【药用部位】　肉或全体（雀），头部血液（雀头血），脑髓（雀脑），卵（雀卵）。

【采收加工】　已被列入《国家保护的有益的或者有重要经济、科学研究价值的陆生野生动物名录》，药用人工养殖品种。雀：全年均可捕捉，捕杀后，除去羽毛及内脏，取肉，鲜用或焙干；雀头血：随用随捕，捕杀时，取头部的血，鲜用；雀脑：全年均可捕捉，捕杀后，取出脑髓，鲜用；雀卵：产卵时，捡取卵，鲜用。

【性能主治】　雀：味甘，性温；补肾壮阳，遗精固涩；主治肾虚阳痿，早泄，遗精，腰膝酸软，疝气，小便频数，崩漏，带下，百日咳，痈毒疮疖。雀头血：明目；主治雀盲。雀脑：味甘，性平；补肾兴阳，润肤生肌；主治肾虚阳痿，耳聋，聤耳，冻疮。雀卵：味甘、酸，性温；补肾阳，益精血，调冲任；主治男子阳痿，疝气，女子血枯，崩漏，带下。

【生境分布】　栖息于有人类居住的居民点和田野附近；杂食性，主要采食禾本科植物种子及人类扔弃的各种食物，育雏期则捕食鳞翅目昆虫。国内分布于黑龙江、吉林、辽宁、内蒙古、河北、北京、天津、山西、河南、陕西、宁夏、甘肃、青海、安徽、江苏、上海、浙江、江西、湖南、湖北、四川、重庆、贵州、云南、福建、台湾、广东、广西、香港、澳门；省内分布于胶东半岛、鲁中山区、鲁西北平原、鲁西南平原湖区。

1.2 山麻雀 Passer rutilans Temminck

【别　名】　红雀、桂色雀、黄雀、江麻雀。

【药用部位】　同麻雀。

【采收加工】　已被列入《国家保护的有益的或者有重要经济、科学研究价值的陆生野生动物名录》，药用人工养殖品种。同麻雀。

【性能主治】　同麻雀。

【生境分布】　栖息于低山丘陵和山脚平原地带的森林和灌丛；杂食性，主要捕食蜻蜓目、鞘翅目、鳞翅目、膜翅目和半翅目昆虫及其幼虫，植物性食物主要有麦、稻谷、荞麦、玉米等禾本科、莎草科植物的果实和种子。国内分布于河北、北京、天津、山西、河南、陕西、宁夏、甘肃、青海、安徽、江苏、上海、浙江、江西、湖南、湖北、四川、重庆、云南、福建、台湾、广东、广西、香港；省内分布于胶东半岛、鲁中山区、鲁西北平原、鲁西南平原湖区。

六十一、燕雀科 Fringillidae

1. 燕雀属 Fringilla

燕雀 Fringilla montifringilla Linnaeus

【别　名】　花雀、华鸡。

【药用部位】　肉。

【采收加工】　已被列入《国家保护的有益的或者有重要经济、科学研究价值的陆生野生动物名录》，药用人工养殖品种。全年均可捕捉，捕杀后，除去羽毛及内脏，鲜用或烘干。

【性能主治】　味甘，性温；滋补强壮，祛风湿；主治年老体衰，肢体乏力，头晕目眩，腰膝酸痛，阳痿，风湿痹痛。

【生境分布】　繁殖期间栖息于各类森林中，迁徙期间和冬季栖息于林缘疏林、田野、果园和村庄附近的小树林中。主要采食草籽、果实、种子、嫩叶及小米、稻谷、高粱、玉米、向日葵等，繁殖期间则主要捕食昆虫。国内除宁夏、青海、海南、西藏外，其他省份均可见；省内分布于胶东半岛、鲁中山区、鲁西北平原、鲁西南平原湖区。

2 金翅雀属 Carduelis

2.1 金翅雀 Carduelis sinica Linnaeus

【别　名】　金翅、绿雀、芦花黄雀、黄弹鸟、黄楠鸟、碛弱、谷雀。

【药用部位】　肉。

【采收加工】　已被列入《国家保护的有益的或者有重要经济、科学研究价值的陆生野生动物名录》，药用人工养殖品种。同燕雀。

【性能主治】　同燕雀。

【生境分布】　栖息于低山、丘陵、山脚和平原等开阔地带的疏林中，喜林缘疏林和长有零星大树的山脚平原，以及城镇公园、果园、苗圃、田边和村寨附近的树丛中或树上。主要采食植物果实、种子、草籽和谷粒等。国内分布于内蒙古、河北、天津、山西、河南、陕西、宁夏、甘肃、青海、安徽、江苏、上海、浙江、江西、湖南、湖北、四川、重庆、贵州、云南、福建、广东、广西、香港、澳门；省内分布于胶东半岛、鲁中山区、鲁西北平原、鲁西南平原湖区。

2.2 黄雀 Carduelis spinus Linnaeus

【别　名】　金雀、黄鸟、芦花黄雀、碧鸟、麻鸟。

【药用部位】　肉。

【采收加工】　已被列入《国家保护的有益的或者有重要经济、科学研究价值的陆生野生动物名录》，药用人工养殖品种。同燕雀。

【性能主治】　同燕雀。

【生境分布】　栖息于中低海拔的森林及其林缘地带，

以林缘、溪边和农田边的小块树丛和灌丛中较常见，也到村寨附近的果园、竹林和树上活动。主要采食植物的果实、种子、芽苞和嫩叶等，繁殖期间以捕食鞘翅目昆虫为主，秋季以浆果、种子和昆虫为食。国内除宁夏、云南、西藏外，其他省份均可见；省内分布于胶东半岛、鲁中山区、鲁西北平原、鲁西南平原湖区。

3　朱雀属 Carpodacus

3.1　普通朱雀 Carpodacus erythrinus Pallas

【别　　名】　朱雀、红麻料、青麻料。

【药用部位】　肉。

【采收加工】　已被列入《国家保护的有益的或者有重要经济、科学研究价值的陆生野生动物名录》，药用人工养殖品种。同燕雀。

【性能主治】　同燕雀。

【生境分布】　栖息于山区的多在针阔混交林和针叶林、平原的多在杂木林和河漫滩的丛林，以及公园和苗圃中，栖息环境比较广泛。食物随季节和地区的不同而变化，主要采食野生植物的果实、种子和嫩芽、浆果及少量谷物，能啄食大量鞘翅目等害虫。国内分布于黑龙江、吉林、辽宁、内蒙古、河北、天津、山西、河南、陕西、宁夏、甘肃、青海、湖北、四川、重庆、贵州、云南、福建、广东、广西、香港；省内各地均有分布。

3.2　北朱雀 Carpodacus roseus Pallas

【别　　名】　靠山红。

【药用部位】　肉。

【采收加工】　已被列入《国家保护的有益的或者有重要经济、科学研究价值的陆生野生动物名录》，药用人工养殖品种。同燕雀。

【性能主治】　同燕雀。

【生境分布】　栖息于低海拔山区、丘陵地带的林地中，以及村庄农田、城镇公园。主要采食各种野生植物的果实、种子、幼芽及谷物种子等。国内分布于黑龙江、吉林、辽宁、内蒙古、河北、北京、天津、山西、河南、陕西、宁夏、甘肃、新疆、安徽、浙江、江苏、湖北、四川、重庆；省内分布于胶东半岛、鲁中山区、鲁西北平原、鲁西南平原湖区。

4　交嘴雀属 Loxia

红交嘴雀 Loxia curvirostra Linnaeus

【别　　名】　交喙鸟、青交嘴。

【药用部位】　肉。

【采收加工】　已被列入《国家保护的有益的或者有重要经济、科学研究价值的陆生野生动物名录》，药用人工养殖品种。同燕雀。

【性能主治】　同燕雀。

【生境分布】　栖息于寒温针叶带的各种林型中；主要采食带壳的种子，如松子、柏子等。国内分布于黑龙江、吉

林、辽宁、内蒙古、河北、北京、天津、山西、河南、陕西、宁夏、甘肃、江苏、上海；省内分布于胶东半岛、鲁中山区。

5　长尾雀属 Uragus

长尾雀 Uragus sibiricus Pallas

【药用部位】　肉。

【采收加工】　已被列入《国家保护的有益的或者有重要经济、科学研究价值的陆生野生动物名录》，药用人工养殖品种。同燕雀。

【性能主治】　同燕雀。

【生境分布】　栖息于山区低矮灌丛、绿阔叶林和针阔混交林，或平原丘陵沿溪小柳丛、蒿草丛、次生林及公园和苗圃中；主要采食植物种子和果实，繁殖期间捕食昆虫。国内分布于黑龙江、吉林、辽宁、内蒙古、河北、北京；省内分布于胶东半岛、鲁中山区、鲁西北平原。

6　灰雀属 Pyrrhula

灰腹灰雀 Pyrrhula griseiventris Lafresnaye

【药用部位】　肉。

【采收加工】　已被列入《国家保护的有益的或者有重要经济、科学研究价值的陆生野生动物名录》，药用人工养殖品种。同燕雀。

【性能主治】　同燕雀。

【生境分布】　栖息于丘陵和平原及松林和针阔混交林中；主要采食植物的种子、冬芽、果实，夏季也捕食鳞翅目、膜翅目和鞘翅目昆虫及其幼虫。国内分布于黑龙江、吉林、辽宁、河北、新疆；省内分布于鲁中山区。

7　锡嘴雀属 Coccothraustes

锡嘴雀 Coccothraustes coccothraustes Linnaeus

【别　　名】　蜡嘴雀、老西子、铁嘴蜡子、锡嘴。

【药用部位】　肉。

【采收加工】　已被列入《国家保护的有益的或者有重要经济、科学研究价值的陆生野生动物名录》，药用人工养殖品种。同燕雀。

【性能主治】　同燕雀。

【生境分布】　栖息于低山、丘陵和平原地带的森林；主要采食植物的果实、种子，也捕食；鳞翅目、鞘翅目、膜翅目和双翅目等昆虫及其幼虫。国内除云南、西藏、海南外，其他省份均可见；省内分布于胶东半岛、鲁中山区、鲁西北平原、鲁西南平原湖区。

8　蜡嘴雀属 Eophona

黑尾蜡嘴雀 Eophona migratoria Hartert

【别　　名】　蜡嘴、小桑嘴。

【药用部位】　肉。

【采收加工】　已被列入《国家保护的有益的或者有重要经济、科学研究价值的陆生野生动物名录》，药用人工养

殖品种。同燕雀。

【性能主治】 同燕雀。

【生境分布】 栖息生活于低山、平原地带的阔叶林、针阔叶混交林、次生林和人工林中，以及林缘疏林、河谷、果园、城市公园及农田地边和庭园中；主要以种子、果实、草籽、嫩叶和嫩芽等植物性食物为食，也捕食甲虫、膜翅目、鞘翅目等昆虫。国内除宁夏、青海、新疆、西藏、海南外，其他省份均可见；省内分布于胶东半岛、鲁中山区、鲁西北平原、鲁西南平原湖区。

六十二、鹀科 Emberizidae

1 鹀属 Emberiza

1.1 黄胸鹀 Emberiza aureola Pallas

【别　　名】 禾花雀、黄胆、老铁背、麦黄雀、骆驼背儿。

【药用部位】 肉（禾花雀）。

【采收加工】 全年均可捕捉，捕杀后，除去羽毛及内脏，鲜用或烘干。

【性能主治】 味甘，性温；滋补强壮，祛风湿；主治年老体衰，肢体乏力，头晕目眩，腰膝酸痛，阳痿，风湿痹痛。

【生境分布】 栖息于平原、半山区、草原和森林；杂食性，以昆虫和麦子、小米、高粱和稻谷为主食。国内分布于除西藏外的各省区；省内各地均有分布。

1.2 灰头鹀 Emberiza spodocephala Pallas

【别　　名】 青头雀、青头鹀、黑脸鹀、蓬鹀。

【药用部位】 肉或全体（蒿雀）。

【采收加工】 春、秋季捕捉，捕杀后，除去羽毛及内脏，鲜用或晒干。

【性能主治】 味甘，性温；壮阳，解毒；主治阳痿，酒中毒。

【生境分布】 栖息于近河的灌丛中，也见于林缘灌丛或公园中；常 3～5 只成群；受惊飞走时，开始像突然跌了下来，然后继续向前飞去；杂食性，多食杂草种子，也吃野果、玉米、大米、高粱、谷类，以及鞘翅目、双翅目昆虫等；营巢于离地面不高的矮灌丛的树枝上；每窝产卵 4～6 枚，卵呈乳白色至浅蓝灰色，表面有纵纹斑；雏鸟孵出后，经 12～13 天即离巢，秋天此鸟即集合成群。国内分布于各省区，如东北及甘肃、河北及长江流域以南的台湾、海南等省区；省内各地均有分布。

1.3 三道眉草鹀 Emberiza cioides Brandt

【别　　名】 大白眉、犁雀儿、三道眉、山带子、山麻雀。

【药用部位】 肉（禾花雀）。

【采收加工】 同黄胸鹀。

【性能主治】 同黄胸鹀。

【生境分布】 栖息于开阔地带；生殖期成对生活，雏鸟离巢后多以家族群方式生活，冬季集结成小群，而很少单独活动；性颇怯疑，一见有人便立刻停止鸣叫，或远飞或快速藏匿；以树木种子、谷粒、冬菜、昆虫等为食；产卵期为 5 月初到 6 月初，每年 1 窝，每窝产卵 4～6 枚，椭圆形，白色或乳白色，钝端有蝌蚪状黑斑联成环状，其他部位少有斑点，孵化期 12～13 天。国内分布于宁夏、甘肃、河北、山西、陕西、河南、湖北、江西、湖南、福建、四川、贵州、云南等省区；省内分布于胶东半岛等地。

1.4 小鹀 Emberiza pusilla Pallas

【别　　名】 高粱头、铁脸儿、花椒子儿、麦寂寂。

【药用部位】 肉（禾花雀）。

【采收加工】 同黄胸鹀。

【性能主治】 同黄胸鹀。

【生境分布】 栖息于灌木丛、小乔木、村边树林与草地、苗圃、麦地和稻田中；多结群生活，春季多为十数只的小群，秋季一般结为大群，冬季多分散或单个活动；性颇怯疑，迁徙途中也静寂地隐藏于麦田、灌丛或草棵中；杂食性，多在地上取食，以杂草子、谷类、昆虫等为食；在我国为旅鸟和冬候鸟，不在国内繁殖。国内分布于各省区；省内分布于各地，为候鸟。

2 铁爪鹀属 Calcarius Bechstein

铁爪鹀 Calcarius lapponicus Linnaeus

【别　　名】 铁雀、铁爪子、雪眉子。

【药用部位】 肉（禾花雀）。

【采收加工】 同黄胸鹀。

【性能主治】 同黄胸鹀。

【生境分布】 栖息于草地、沼泽地、平原田野、丘陵的稀疏山林中，而很少在灌丛中，更不深入到森林里；喜在地面活动，尤善于在地上行走；冬季结群生活，一般由 20～30 只组成，有时多达百余只甚至几百只；以杂草种子为主食，也吃昆虫卵和谷粒等；十分耐寒，喜在露出雪面的植物枝上觅食，有时也到半山区的打谷场附近或草垛上寻食。国内分布于东北及内蒙古、河北、江苏、湖北、四川和甘肃，为候鸟；省内分布于各地。

第七节　兽纲（哺乳纲）MAMMALIA

又称哺乳纲，全身被毛、运动快速、恒温胎生、体内有膈的脊椎动物，是脊椎动物中躯体结构、功能行为最为复杂的最高级动物类群，因能通过乳腺分泌乳汁来给幼体哺乳而得名。哺乳动物可分为原兽亚纲、真兽亚纲和后兽亚纲。哺乳动物分布于世界各地，营陆上、地下、水栖和空中飞翔等多种生活方式；营养方式有草食、肉食和杂食 3 种类型。目前有约 5676 个物种，分布在 1229 个属，153 个科和 29 个目中，约占脊索动物门的 10%，地球所有物种的 0.4%。

一、猬科 Erinaceidae

猬属 Erinaceus Linnaeus

刺猬 Erinaceus europaeus Linnaeus

【别　名】　猬、毛刺、偷瓜獾、普通刺猬、刺球子。

【药用部位】　皮（刺猬皮），肌肉（猬肉），脂肪油（猬脂），脑髓（猬脑），心脏和肝脏（猬心肝），胆汁（猬胆）。

【采收加工】　刺猬皮：多在春、秋季捕捉，捕杀后，剥皮，刺毛向内，除去油脂、残肉等，用竹片将皮撑开悬放在通风处，阴干。猬肉：全年均可捕捉，捕杀后，剥皮，取肉，鲜用；猬脂：全年均可捕捉，取出脂肪，鲜用，或熬浆后用；猬脑：全年均可捕捉，捕杀后，取出脑髓，鲜用；猬心肝：全年均可捕捉，捕杀后，剖腹，取出心脏和肝脏，鲜用或晒干；猬胆：全年均可捕捉，捕杀后，剖腹，取出胆囊，用线扎紧囊口，悬挂于阴凉通风处，干燥。

【性能主治】　刺猬皮：味苦、涩，性平；化瘀止痛，收敛止血，涩精缩尿；主治胃脘疼痛，反胃吐食，便血，肠风下血，痔漏，脱肛，遗精，遗尿。猬肉：味甘，性平；降逆和胃，生肌敛疮；主治反胃，胃痛，食少，痔瘘。猬脂：味甘，性平；止血，杀虫；主治肠风便血，秃疮，疥癣，耳聋。猬脑：味甘，性平；消肿化脓；主治狼疮。猬心肝：味甘，性平；解毒疗疮；主治瘰疬，恶疮，诸瘘。猬胆：味苦，性寒；清热，解毒，明目；主治眼睑赤烂，迎风流泪，痔疮。

【生境分布】　栖息于山地森林、平地草原、开垦地及荒地、灌木或草丛等地，但以平原、丘陵、灌木丛中为多；杂食性，以昆虫和蠕虫为主食，兼食鼠类、幼鸟、鸟卵等，也食农作物及瓜果类。国内分布于东北及河北、山西、陕西、江苏、安徽、浙江、河南、湖北、湖南等省区；省内分布于各地，主要分布于海阳、五莲、惠民、即墨、文登、栖霞、沂水、菏泽等地。

二、麝科 Moschidae

麝属 Moschus

原麝 Moschus moschiferus Linnaeus

【别　名】　香獐、獐子、山驴子、獐鹿。

【药用部位】　雄兽麝香分泌物（麝香）。

【采收加工】　麝在 3 岁以后产香最多，每年 8~9 月为泌香盛期，10 月至翌年 2 月泌香较少；取香分猎麝取香和活麝取香两种：猎麝取香是捕于野生成年雄麝后，将腺囊连皮割下，将毛剪短，阴干，习称"毛壳麝香""毛香"，剖开

香囊，除去囊壳，习称"麝香仁"，活麝取香是在人工饲养条件下进行的；目前普遍采用快速取香法，即将麝直接固定在抓麝者的腿上，略剪去覆盖着香囊口的毛，酒精消毒，用挖勺伸入囊内徐徐转动，再向外抽出，挖出麝香，取香后，除去杂质，放在干燥器内，干后，置棕色密闭的小玻璃器里保存，防止受潮发霉。

【性能主治】　性温，味辛；开窍，辟秽，通络，散瘀；主治中风，痰厥，中恶烦闷，心腹暴痛，跌打损伤，癥瘕癖积，痈疽肿毒。

【生境分布】　栖息于多岩石或大面积的针叶林和针阔混交林中；以多种灌木嫩叶和双子叶植物为食，几乎不食禾本科及其他单子叶植物；性孤僻，多单独活动，仅在发情季节才有数头相聚的现象，多在清晨和傍晚活动。国内分布于华北、东北及陕西、甘肃、青海、新疆、四川、西藏、云南、贵州、广西、湖北、河南、安徽等省区；省内分布于泰安上高药场，为人工饲养。

三、鼹科 Talpidae

麝鼹属 Scaptochirus

麝鼹 Scaptochirus moschatus Milne-Edwards

【别　名】　地爬子、瞎老鼠、鼹鼠。

【药用部位】　除去内脏的全体（鼹鼠）。

【采收加工】　全年均可捕捉，捕杀后，剖腹，除去内脏，鲜用或置瓦上焙干。

【性能主治】　味咸，性寒；解毒，杀虫；主治痈疽疔毒，痔瘘，淋病，蛔虫病。

【生境分布】　为我国特产；终生营地下穴居生活，听觉、嗅觉灵敏，在地面爬行速度快，很少爬出地面；掘土能力强，能挖掘复杂的洞道，地面常因挖掘而出现大量龟裂纹；夏季主要在土壤表层活动，离地面仅深数厘米，而冬季则钻入 50cm 或更深的土层中活动，巢中铺以草和树叶，由巢向外有四通八达的洞道；性贪食，杂食性，以蝼蛄、叩头虫、金龟子、步行虫等土壤昆虫以及蚰蜒、马陆、蚯蚓等土壤动物为食，同时也食少量植物性食物，如杂草根系、块根、块茎、地表茎、叶部和树根皮，具贮食行为；不冬眠，主要靠食贮存的食物而度过食物缺乏的冬季。国内分布于华北及陕西、甘肃等省区；省内分布于胶东、鲁西北、鲁中南、鲁西南等地区。

四、蝙蝠科 Vespertilionidae

1　伏翼属 Pipistrellus

普通伏翼 Pipistrellus abramus Temminck

【别　名】　家蝙蝠、日本伏翼、黄头油蝠、小伏翼。

【药用部位】　全体（蝙蝠），粪便（夜明砂）。

【采收加工】 蝙蝠：捕杀后，除去毛、爪及内脏，风干或晒干；夜明砂：全年均可采收，以夏季为宜，从山洞中铲取，除去泥土，拣去杂质，晒干。

【性能主治】 蝙蝠：味咸，性平；止咳平喘，利水通淋，平肝明目，解毒；主治咳嗽，喘息，淋证，带下目昏，目翳，瘰疬。夜明砂：味辛，性寒；清肝明目，散瘀消积；主治青盲，雀目，目赤肿痛，白睛溢血，内外翳障，小儿疳积，瘰疬，疟疾。

【生境分布】 栖息于屋檐或古老房屋中；通常集数只小群潜伏在天花板、房檐下和砖缝内；傍晚飞出，黎明返回；以昆虫为食。国内分布于黑龙江、辽宁、河北、北京、天津、山西、陕西、甘肃、西藏、浙江、湖北、湖南等省区；省内各地均有分布。

2 蝙蝠属 Vespertilio

东方蝙蝠 Vespertilio sinensis Peters

【别　　名】 蝙蝠、天鼠、挂鼠、天蝠。

【药用部位】 全体（蝙蝠），粪便（夜明砂）。

【采收加工】 同普通伏翼。

【性能主治】 同普通伏翼。

【生境分布】 栖息于屋檐下、岩洞、石峰或树洞中，将身体倒挂休息，黄昏时出来捕食大量有害昆虫。国内分布于黑龙江、吉林、辽宁、河北、甘肃、福建、四川、湖南、湖北等省区；省内各地均有分布。

3 棕蝠属 Eptesicus

大棕蝠 Eptesicus fuscus Beauvois

【别　　名】 茧黄蝠、小夜蝠、家蝠、棕蝠、红蝠。

【药用部位】 全体（蝙蝠），粪便（夜明砂）。

【采收加工】 同普通伏翼。

【性能主治】 同普通伏翼。

【生境分布】 栖息于建筑物、树洞和岩缝中；通常单只或数只小群潜伏在房檐下、天花板夹层、墙缝、水管后面及桥墩石缝中；以蚊类等小飞虫为食；有冬眠习性。国内分布于辽宁、内蒙古、河北、甘肃、陕西、新疆、四川等省区；省内分布于胶南、鲁中南等地区。

4 鼠耳蝠属 Myotis

4.1 大足鼠耳蝠 Myotis ricketii Thomas

【别　　名】 里氏大足蝠、大足蝠。

【药用部位】 全体（蝙蝠）。

【采收加工】 同普通伏翼。

【性能主治】 同普通伏翼。

【生境分布】 栖息于阴暗潮湿的大山洞中，常聚集数十只或数百只以上的群，群中常可见有中华鼠耳蝠的个体及别种蝙蝠；以鱼为食。国内分布于江苏、江西、浙江、福建、广西等省区；省内分布于胶南及鲁中南等。

4.2 水鼠耳蝠 Myotis daubemoni Kuhl

【别　　名】 道氏鼠耳蝠。

【药用部位】 全体（蝙蝠）。

【采收加工】 同普通伏翼。

【性能主治】 同普通伏翼。

【生境分布】 栖息场所包括树洞和木材建筑物（木制水楼或房顶棚），垂直海拔为800～1500m，栖息环境除适宜的温度外，要求黑暗、寂静、空气流通，有房梁与木栋横杆，出入飞行方便等。国内分布于黑龙江、吉林、辽宁等省区；省内分布于胶东地区。

五、菊头蝠科 Rhinolophidae

菊头蝠属 Rhinolophus

1.1 马铁菊头蝠 Rhinolophus feerumequinum Schreber

【别　　名】 暗褐菊头蝠、大菊头蝠。

【药用部位】 干燥全体（蝙蝠），粪便（夜明砂）。

【采收加工】 同普通伏翼。

【性能主治】 同普通伏翼。

【生境分布】 群栖息于山洞之中，常单独悬挂在岩洞顶，同一洞中，常可见有别种蝙蝠，但不混群；以昆虫为食，其中以害虫居多，如蚊、蛾、金龟子等；有冬眠习性。国内分布于吉林、山西、陕西、四川、云南等省区；省内各地均有分布。

1.2 菲菊头蝠 Rhinolophis pusillus Temminck

【别　　名】 小菊头蝠。

【药用部位】 粪便（夜明砂）。

【采收加工】 同普通伏翼。

【性能主治】 同普通伏翼。

【生境分布】 栖息于低山山洞、炕道或居民点附近的洞穴；1～5头成一群，偶见20只大群，季节性出现同性群，多与其他蝠类共居；以蛾、蚊类为食。国内分布于华东及四川等省区；省内分布于鲁中南、鲁西南等地区。

六、兔科 Leporidae

1 兔属 Lepus

草兔 Lepus capensis Linnaeus

【别　　名】 蒙古兔、野兔、草原兔。

【药用部位】 干燥粪便（望月砂）。

【采收加工】 9～10月间，野草被割除后，即可见到兔粪，扫取之，拣净杂质、泥沙，晒干。

【性能主治】 味辛，性寒；去翳明目，解毒杀虫；主治目暗生翳，疳疾，痔瘘。

【生境分布】 栖息于低洼地、草甸、田野、树林、草丛或灌木丛间；以草类为主食，也以嫩枝、树皮、树苗、农作物幼苗、蔬菜和豆类等为食。国内分布于东北、华北、西北、华东；省内各地均有分布。

2 穴兔属 Oryctolagus

家兔 Oryctolagus cuniculus Linnaeus f. domesticus

【别　名】　兔、兔子、毛兔。

【药用部位】　肉（兔肉），皮毛（兔皮毛），骨骼（兔骨），血液（兔血），头骨（兔头骨），脑（兔脑），肝脏（兔肝）。

【采收加工】　兔肉：捕杀后，取肉，洗净，鲜用；兔皮毛：捕杀后，取皮毛，晒干；兔骨：捕杀后，取骨，洗净，晒干或晾干，放在干燥处保存，注意防潮、发霉和虫蛀；兔血：冬季捕捉活兔，取血，随用随取；兔头骨：捕杀后，取头骨，鲜用或晾干；兔脑：全年均可捕捉，捕杀后，取出兔脑，随用随取；兔肝：捕杀后，取出肝脏，随用随取。

【性能主治】　兔肉：味甘，性寒；健脾补中，凉血解毒；主治胃热消渴，反胃吐食，肠热便秘，肠风便血，湿热痹，丹毒。兔皮毛：活血通利，敛疮止带；主治产后胞衣不下，小便不利，带下，痔疮不敛，烫火伤。兔骨：味甘、酸，性平；清热止痉，平肝祛风；主治消渴，头昏眩晕，疮疥，霍乱吐利。兔血：味咸，性寒；凉血活血，解毒；主治小儿痘疹，产后胎衣不下，心腹气痛。兔头骨：味甘、酸，性平；平肝清热，解毒疗疮；主治头痛眩晕，癫疾，产后恶露不下，消渴，小儿疳痢，痈疽恶疮。兔脑：味甘，性温；润肤疗疮；主治冻疮，烫火伤，皮肤皲裂。兔肝：味甘、苦、咸，性寒；养肝明目，清热退翳；主治肝虚眩晕，目暗昏糊，目翳，目痛。

【生境分布】　为野生的穴兔经过驯化饲养而成；喜欢独居，白天活动少，处于假眠或休息状态，多在夜间活动；草食性，以野草、野菜、树叶、嫩枝等为食；食量大，有啃木、扒土的习惯；胆小怕惊、怕热、怕潮，喜欢安静、清洁、干燥、凉爽的环境，不能忍受肮脏的环境。国内分布于大部分省区；省内各地均有分布。

七、松鼠科 Sciuridae

1 黄鼠属 Spermophilus

蒙古黄鼠 Spermophilus dauricus Brandt

【别　名】　草原黄鼠、达斡尔黄鼠、大眼贼。

【药用部位】　肉（黄鼠肉）。

【采收加工】　春、夏季间捕捉，捕杀后，剥皮，除去内脏，取肉，鲜用。

【性能主治】　味甘，性平；润肺生津，解毒止痛；主治疮毒肿痛。

【生境分布】　栖息于草原或沙地；穴居，夜伏昼出；

以草本植物的茎、叶或野菜、大豆幼苗等为主食，秋后盗食黄豆、玉米、高粱、谷子等作物。国内分布于河北、北京、内蒙古、陕西等省区；省内分布于济南等地。

2 花鼠属 Tamias

花鼠 Tamias sibiricus Laxmann

【别　名】　花黎棒、五道眉、金花鼠、豹鼠、串树林。

【药用部位】　脑髓（花鼠脑）。

【采收加工】　春至秋季捕捉，捕杀后，取脑髓，鲜用。

【性能主治】　味甘、咸，性平；平肝降压；主治高血压病。

【生境分布】　栖息于中等海拔高度的针叶林、针阔叶混交林和多灌丛的地区；洞穴居，白天活动；以植物种子、坚果、各种浆果及昆虫幼虫为食。国内分布于东北及河北、陕西、甘肃、新疆、安徽、河南、四川等省区；省内分布于各地。

3 岩松鼠属 Sciurotamias

岩松鼠 Sciurotamias davidianus Milne-Edwards

【别　名】　扫毛子、石老鼠。

【药用部位】　骨骼（岩松鼠骨）。

【采收加工】　全年均可捕捉，捕杀后，剥皮，剔净肉，取骨骼，置通风处晾干。

【性能主治】　味甘、咸，性平；活血止痛；主治跌打疼痛，骨折，腰腿痹痛。

【生境分布】　栖息于山区树林、丘陵岩石较多处；营地栖生活，但也善于攀爬树木；常在昼间活动。在岩石缝隙中穴居筑巢；以坚果、种子为食，能窃食谷物等农作物，对农林有一定危害。国内分布于河北、山西、陕西、甘肃、河南、四川等省区；省内分布于各地。

八、鼢鼠科 Spalacidae

鼢鼠属 Myospaiax Laxmann

1.1 东北鼢鼠 Myospalax psilurus Milne-Edwards

【别　名】　瞎老鼠、地排子、华北鼢鼠、地羊、盲鼠。

【药用部位】　全体（鼢鼠）。

【采收加工】　春、夏、秋季均可捕捉，捕杀后，除去内脏，用 $70 \sim 80 ℃$ 温度烤制，至疏松为度，研成细粉，置干燥、阴凉处。

【性能主治】　味咸，性寒；清热解毒，活血散瘀；主治红斑狼疮，慢性肝炎，胃溃疡，再生障碍性贫血，白细胞减少症。

【生境分布】　栖息于平坦的草原、农田、山区丘陵地的荒草坡、灌丛、林地边缘、稀树林以及河堤上，均能掘洞栖居；营地下生活，不冬眠；以植物的地下部分为主食，很少外出。国内分布于东北及内蒙古、河北、陕西、河南等省区；省内分布于黄河堤上及其附近、泰安等地。

1.2 中华鼢鼠 Myospalax fontanieri Milne-Edwards

【别　　名】　瞎老鼠、地排子、华北鼢鼠、地羊、盲鼠。

【药用部位】　全体（鼢鼠）。

【采收加工】　同东北鼢鼠。

【性能主治】　同东北鼢鼠。

【生境分布】　栖息于农田、草原、丘陵山地、河谷及青藏高原的高山草甸中；营洞穴地下生活，昼夜都活动，但白昼不到洞外；以植物的根、茎和农作物为食。国内分布于内蒙古、河北、山西、陕西、甘肃、青海、安徽、河南、湖北、四川等省区；省内分布于鲁西南地区。

九、鼠科 Muridae

家鼠属 Rattus

褐家鼠 Rattus norvegicus Berkenhout

【别　　名】　大家鼠、沟鼠、白尾吊、挪威鼠。

【药用部位】　全体或肉（鼠），未长毛的幼鼠（幼鼠），皮（鼠皮），血液（鼠血），脂肪油（鼠脂），肝脏（鼠肝），胆（鼠胆），睾丸（鼠肾）。

【采收加工】　鼠：全年均可捕捉，捕杀后，剥皮，剖腹，除去内脏，鲜用或风干；幼鼠：全年均可捕捉，收集刚生下的幼鼠，鲜用，或浸泡在花生油及其他植物油内，泡1个月以上即可用；鼠皮：全年均可捕捉，捕得后，剥皮，鲜用或烘干烧灰；鼠血：全年均可捕捉，捕得后，取血，鲜用；鼠脂：全年均可捕捉，捕得后，剥皮，剖腹，取脂肪；鼠肝：全年均可捕捉，捕得后，剥皮，剖腹，取肝，鲜用；鼠胆：全年均可捕捉，捕得后，剥皮，剖腹，取胆，鲜用；鼠肾：全年均可捕捉，捕得后，剥皮，取睾丸，鲜用或烘干。

【性能主治】　鼠：性热，补虚消疳，解毒疗疮；主治虚劳羸瘦，小儿疳积，烧烫伤，外伤出血，冻疮，跌打损伤。幼鼠：味甘，性微温；解毒敛疮，止血，止痛；主治烧烫伤，外伤出血，鼻衄，跌打肿痛。鼠皮：味甘、咸，性平；解毒敛疮；主治痈疽疮疡久不收口，附骨疽。鼠血：味甘、咸，性凉；清热凉血；主治牙龈肿痛，齿缝出脓、血，牙根宣露。鼠脂：味甘，性平；解毒疗疮，祛风透疹；主治疮毒，风疹，烫火伤。鼠肝：味甘、微苦，性平；化瘀，解毒疗伤；主治肌肤破损，聤耳流脓。鼠胆：味苦，性寒；清肝利胆，明目聪耳；主治青盲，雀目，聤耳，耳聋。鼠肾：味咸、味甘，性平；镇静安神，疏肝理气；主治小儿惊风，狐疝。

【生境分布】　栖息于住宅、阴沟、草堆、田埂、作物地及河溪堤岸等处；杂食性；好啃咬衣物、家具和雏禽；活动多在夜间，以午夜最活跃。国内分布于各省区；省内各地均有分布。

十、犬科 Canidae

1 犬属 Canis Linnaeus

1.1 家狗 Canis familiaris Linnaeus

【别　　名】　狗、犬、地羊。

【药用部位】　雄性家狗带睾丸的阴茎（狗鞭），被毛（狗毛），肉（狗肉），骨骼（狗骨），血液（狗血），牙齿（狗齿），心脏（狗心），胃结石（狗宝），肝脏（狗肝），胆汁（狗胆），肾脏（狗肾），乳汁（狗乳汁），蹄（狗蹄）。

【采收加工】　狗鞭：全年均可捕捉，以冬季为宜，将雄狗杀死后，割下阴茎及睾丸，去净附着的肉和油脂，拉直，晾干或焙干，或拌以石灰晒干；狗毛：宰杀后，将狗毛刮下，洗净，晾干；狗肉：取健康狗宰杀后，剥皮，取肉，水漂洗后，鲜用；狗骨：宰杀后，剖开，剔去骨骼上的筋肉，将骨挂于通风处晾干，不可曝晒；狗血：宰杀时，收集血液，鲜用；狗齿：宰杀后，敲下牙齿，洗净，晒干；狗心：宰杀后，剥皮，剖开腹腔，取心脏，鲜用；狗宝：宰杀后，剖腹，开胃，如发现有结石时，即用刀割取，除去皮膜及肉等，洗净阴干；狗肝：宰杀后，剥皮，剖腹，取肝脏，鲜用；狗胆：宰杀后，剥皮，剖腹，取出胆囊，晾干或鲜用；狗肾：宰杀后，剥皮，剖腹，取肾脏，鲜用；狗乳汁：雌狗在哺乳期间，将乳汁挤出，鲜用；狗蹄：宰杀后，将四蹄剁下，晒干。

【性能主治】　狗鞭：味咸，性温；温肾壮阳，补益精髓；主治阳痿，遗精，不育，阴囊湿冷，虚寒带下，腰膝酸软，形体羸弱，产后体虚。狗毛：截疟，敛疮；主治疟疾，烧烫伤。狗肉：味咸、酸，性温；补脾暖胃，温肾壮阳，填精；主治脘腹胀满，浮肿，腰痛膝软，阳痿，寒疟，久败疮。狗骨：味甘、咸，性温；补肾壮骨，祛风止痛，止血止痢，敛疮生肌；主治风湿关节疼痛，腰腿无力，四肢麻木，崩漏带下，久痢不止，外伤出血，小儿解颅，痈肿疮瘘，冻疮。狗血：味咸，性温；补虚劳，散瘀止血，定惊痫，解毒；主治虚劳吐血，惊风癫疾，下痢腹痛，疔疮。狗齿：味甘、咸，性平；镇痉，祛风，解毒；主治癫痫，风痹，发背，痘疹。狗心：味甘、咸，性温；安神，祛风，止血，解毒；主治气郁不舒，风痹，鼻衄，下部疮。狗宝：味甘、苦、咸，性平，小毒；降逆气，开郁结，消积，解毒；主治噎膈，反胃，胸胁胀满，痈疽疔疮。狗肝：味甘、苦、咸，性温；降逆气，止泻痢，祛风止痉；主治下痢腹痛，心风发狂，狂犬咬伤。狗胆：味苦，性寒；清热明目，止血活血；主治风热眼痛，目赤涩痒，吐血，鼻衄，崩漏，跌打损伤，聤耳，疮疡疥癣。狗肾：味甘、咸，性温；补肾温阳；主治肾虚肾冷。狗乳汁：味甘，性平；明目，生发；主治青盲，脱发。**狗蹄**：味酸，性平；补虚通乳；主治妇女产后乳少。

【生境分布】　为肉食性动物，因长期驯化的结果，已变为杂食性动物；其嗅觉与听觉都很灵敏，记忆力很强，奔跑迅速。国内分布于各省区；省内各地均有分布。

1.2　狼 Canis lupus Linnaeus

【别　　名】　毛狗、灰狼。

【药用部位】　肉（狼肉），脂肪（狼膏），甲状腺体（狼喉靥）。

【采收加工】　狼肉：捕杀后，剥皮，取肉；狼膏：捕杀后，剥皮，剖腹，取出脂肪，熬炼成油；狼喉靥：宰杀后，取出甲状腺体部分，晒干或烘干。

【性能主治】　狼肉：味咸，性热；补五脏，厚肠胃，填精髓，御风寒；主治虚劳，冷寂腹痛，风湿痹痛，瘫痪。**狼膏**：味甘、咸，性温；祛风补虚，润肤泽皱；主治风痹疼痛，肺痨咳嗽，老年性慢性支气管炎，皮肤皲裂，秃疮。**狼喉靥**：开郁顺气；主治噎膈。

【生境分布】　栖息于山地、森林、丘陵、平原、荒漠、冻土草原等地带；嗅觉敏锐，善奔跑；性残忍，机警多疑；以中、小型兽类为食。国内分布于除海南、台湾、云南极南缘之外的各省区；省内分布于泰山等山区、丘陵、森林地区，鲁中南一带较多。

2　狐属 Vulpes Oken

赤狐 Vulpes vulpes Linnaeus

【别　　名】　红狐、草狐、狐狸、狐。

【药用部位】　肌肉（狐肉），头（狐头），肺脏（狐肺），心脏（狐心），肠（狐肠），肝（狐肝），胆（狐胆），四足（狐四足）。

【采收加工】　狐肉：捕杀后，剥皮，取肉，鲜用或晾干；**狐头**：捕杀后，剥皮，取头部，晾干；**狐肺**：捕杀后，剖开腹腔，取肺脏，阴干；**狐心**：捕杀后，剖开腹腔，取心脏，阴干；**狐肠**：捕杀后，剖腹，取肠，洗净，阴干；**狐肝**：捕杀后，剖腹，取肝脏，阴干；**狐胆**：捕杀后，剖腹，取胆囊，阴干；**狐四足**：捕杀后，剁下四足，阴干。

【性能主治】　狐肉：味甘，性温；补虚暖中，镇静安神，祛风，解毒；主治虚劳羸瘦，寒积腹痛，癫病，惊痫，痛风，水肿，疥疮，小儿卵肿。**狐头**：补虚祛风，散结解毒；主治头晕，瘰疬。**狐肺**：味苦，性凉；滋肺解毒，止咳定喘；主治肺结核，肺脓肿，久咳，虚喘。**狐心**：味甘，性平；补虚安神，利尿消肿；主治癫狂，水肿，腹水。**狐肠**：味苦，性微寒；镇痉，止痛，解毒；主治惊风，心胃气痛，疥疮。**狐肝**：味苦，性微寒；祛风，镇痉，止痛明目；主治破伤风，癫痫，中风瘫痪，心气痛，目昏不明。**狐胆**：味苦，性寒；开窍，镇惊，清热，健胃；主治昏厥，癫痫，心痛，疟疾，纳呆。**狐四足**：止血疗痔；主治痔漏下血。

【生境分布】　栖息于森林边缘、草原、丘陵等地；洞穴居，利用其他动物的弃洞或树洞栖居，有时也在大山岩石下生活；洞中常有几只狐同居，甚至有时与獾同栖一洞；昼伏夜出以小型兽和鸟类为主食，也捕捉鱼、蛙、蜥蜴、昆虫和采食野果；多在春季交配，年产1胎，每胎3～6只。国内分布于青海、辽宁、西藏、湖北、广西、山西、浙江、江苏、甘肃、贵州、河北、宁夏、北京、吉林、内蒙古、广东、四川、河南、陕西、黑龙江、云南等省区；省内分布于胶南、鲁中南等地区。

3　貉属 Nyctereutes Temminck

貉 Nyctereutes procyonoides Gray

【别　　名】　金毛獾、狸。

【药用部位】　肉（貉肉）。

【采收加工】　捕杀后，取肉，水洗，鲜用。

【性能主治】　味甘，性平；滋补强壮，健脾消疳；主治虚劳，疳积。

【生境分布】　生活于平原、丘陵及部分山地；穴居，洞穴多为露天，常利用其他动物的旧洞或营巢于石隙、树洞中；昼伏夜出，一般单独活动，偶见三五成群；杂食性，以各种小动物为主食，也食野果、真菌、种子和谷物。国内分布于东北、华东及河北、山西、陕西、江苏、安徽、浙江、江西、福建、湖南、广东、广西、四川、云南等省区；省内分布于胶南、鲁中南地区。

4　豺属 Cuon Hodgson

豺 Cuon alpinus Pallas

【别　　名】　豺狗、红狼、亚洲野狗。

【药用部位】　肉（豺肉），皮（豺皮）。

【采收加工】　为国家二级保护动物，禁止滥捕。

【性能主治】　豺肉：味甘、酸，性温；补虚消积，散瘀消肿；主治虚劳体弱，食积，跌打瘀肿，痔瘘。**豺皮**：味苦，性平；消积，解毒，止痛，定惊；主治疳痢，䘌齿，脚气，冷痹，小儿夜啼。

【生境分布】　栖息于山地、丘陵、森林等地；耐热耐寒，群居性，具猎食中型兽类之特性；多于晨昏活动；性凶猛，以麂类、鹿类、麝类、鬣羚、斑羚、羚牛和野猪等大、中型有蹄类为食。国内分布于黑龙江、吉林、河北、新疆、江苏、福建、广西、四川、云南、西藏等省区；省内分布于鲁中南地区。

十一、熊科 Ursidae

1　黑熊属 Selenarctos Heude

黑熊 Selenarctos thibetanus G. Cuvier

【别　　名】　狗熊、黑瞎子、黑熊。

【药用部位】　胆囊（熊胆），肉（熊肉），骨骼（熊骨），脂肪油（熊脂），脑髓（熊脑），足掌（熊掌），筋腱（熊筋）。

【采收加工】　熊胆：全年均可捕捉，捕得后，取胆囊，要将胆囊管口扎紧，剥去胆囊外附着的油脂，用木板夹扁，置通风处阴干，或置石灰缸中干燥，我国已能人工活取熊胆汁，通过手术造成熊胆囊瘘管，定期接取胆汁，并将胆汁制成熊胆粉以供药用；**熊掌**：捕杀后，将熊掌剁下，糊以泥土，挂起晾干，或用微火烘干，干燥后，去净泥土保存。

【性能主治】　**熊胆**：味苦，性寒；归肝、胆、心、胃经；清热解毒，平肝明目，杀虫止血；主治湿热黄疸，暑湿泻痢，热病惊痫，目赤翳障，喉痹，鼻蚀，疔疮，痔漏，疳疾，蛔虫，多种出血。**熊肉**：味甘、性温；补虚损，强筋骨；主治脚气，风痹不仁，手足不随，筋脉挛急。**熊骨**：味咸、微辛，性温；祛风，除湿，定惊；主治风湿骨节肿痛，小儿惊风。**熊脂**：味甘，性温；归脾经；补虚损，润肌肤，消积，杀虫；主治虚损羸瘦，风痹不仁，筋脉挛急，积聚，面疮，癣，白秃，赚疮。**熊脑**：味咸，性温；补虚祛风；主治眩晕，耳鸣耳聋，白秃风屑。**熊掌**：味甘，性平；归脾、胃经；健脾胃，补气血，祛风湿；主治脾胃虚弱，诸虚劳损，风寒湿痹。**熊筋**：味甘，性温；归肝经；祛风，强筋骨；主治风湿痹痛，筋骨痿弱。

【生境分布】　为林栖动物，栖息于阔叶林和针阔混交林中，南方的热带雨林和东北的柞树林都有栖息；杂食性，但以植物性食物为主，青草、嫩叶、苔藓、蘑菇、竹笋、蕃芋、松籽、橡籽及各种浆果均食，也食鱼、蛙、鸟卵及小型兽类，喜欢挖蚂蚁窝和掏蜂巢。国内内蒙古、东北、华北、华中、华南、西北和西南各地均有分布；省内济南等地公园有人工饲养。

2　棕熊属 Ursus Linnaeus

棕熊 Ursus arctos Linnaeus

【别　　名】　罴、黄熊、马熊、人熊。

【药用部位】　胆囊（熊胆），肉（熊肉），骨骼（熊骨），脂肪油（熊脂），脑髓（熊脑），足掌（熊掌），筋腱（熊筋）。

【采收加工】　同黑熊。

【性能主治】　同黑熊。

【生境分布】　为林栖动物，栖息于广阔叶林、针叶林或混交林中。有冬眠习性，杂食以植物为主。国内分布于东北及甘肃、青海、新疆、四川、贵州、西藏等地。省内分布于烟台等地动物园。

十二、鼬科 Mustelidae

1　鼬属 Mustela Linnaeus

黄鼬 Mustela sibirica Pallas

【别　　名】　黄鼠狼、地猴、黄狼、黄皮子、鼬鼠。

【药用部位】　肉（鼬鼠肉），心、肝（鼬鼠心、肝）。

【采收加工】　捕杀后，除去皮毛及肠杂，取肉，鲜用或烘干；捕杀后，剖腹，取出心、肝，晾干。

【性能主治】　**鼬鼠肉**：味甘，性温；解毒，杀虫，通淋，升高血小板；主治淋巴结结核，疥癣，疮瘘，淋证，血小板减少性紫癜。**鼬鼠心、肝**：味甘、微咸，性温，小毒；止痛；主治心腹痛。

【生境分布】　生活于河谷、沟沿、土坡、小草丘及灌丛中，平时栖息于乱石堆和倒木下，仅在繁殖和冬季才有较固定的洞穴；昼伏夜出；以鼠类和各种小动物为主食，偶尔伤害家禽。国内分布于甘肃、黑龙江、河南、西藏、内蒙古、广西、宁夏、福建、湖南等省区；省内各地均有分布。

2　狗獾属 Meles Brisson

狗獾 Meles meles Linnaeus

【别　　名】　獾、狟、地猪、天狗。

【药用部位】　肉、油（獾油）。

【采收加工】　秋、冬季捕捉，可用挖洞、烟熏、猎犬追捕、水灌和枪击等方法捕捉，杀死取脂肪，用小火将獾油炼出，放罐内密封，置低温干燥处保存，另取獾血晾干，备用。

【性能主治】　**獾油**：性平，味甘、酸，清热解毒、消肿止痛，主治烫伤、烧伤、红肿起疱、灼热疼痛、浸润溃烂，并试治癌症；**肉**：补中益气，主治小儿疳瘦。

【生境分布】　栖息于森林、山坡的灌丛、田野、坟墓荒地，以及湖泊、河、溪流旁边，挖洞穴居；杂食性，以小动物为食，在有狼出没的地方，还食狼吃剩的食物，兼食植物的根、茎和果实；长江以北地区的狗獾有冬眠习性。国内分布于河北、江苏、云南、新疆、山西、陕西、辽宁、安徽等省区；省内各地均有分布。

3　猪獾属 Arctonyx F. Cuvier

猪獾 Arctonyx collaris F. G. Cuvier

【别　　名】　沙獾、拱猪、川猪、猪鼻獾。

【药用部位】　肉（獾肉），骨骼（獾骨），油（獾膏）。

【采收加工】　**獾骨**：冬季捕捉，宰杀后，剖开，剔取骨骼，晾干；**獾肉**：冬季捕捉，宰杀后，剖开，取肉；**獾膏**：冬季捕捉，宰杀后，剖腹，取出脂肪，用小火炼出油，冷却成膏状。

【性能主治】　**獾肉**：味甘、酸，性平；补脾胃，利水道；主治虚劳羸瘦，水胀，久痢，小儿疳积。**獾骨**：味辛、酸，性温；祛风湿，止喘；主治风湿筋骨疼痛，皮肤湿热发痒。**獾膏**：润肺止咳，除湿解毒；主治肺痿，咳逆上气，秃疮，顽癣，痔疮，赚疮。

【生境分布】　穴居，栖息于岩洞或掘洞而居；性凶猛，叫声似猪；视觉差，嗅觉发达，夜行性；食性杂，尤喜食动物性食物，包括蚯蚓、青蛙、蜥蜴、泥鳅、黄鳝、蝼蛄、天牛和鼠类等，也食植物性食物，有时盗食农作物玉米、小麦、白薯和花生等；有冬眠习性。国内分布于广西、贵州、湖北、河北、浙江、西藏、甘肃、山西等省区；省内各地均有分布。

4 水獭属 Lutra Brisson

水獭 Lutra lutra Linnaeus

【别　　名】　獭猫、鱼猫、獭、水狗。

【药用部位】　肉（水獭），肝脏（水獭肝），皮毛（水獭皮毛），四足（水獭足），骨骼（水獭骨）。

【采收加工】　为国家二级保护动物，严禁滥捕。

【性能主治】　水獭：味甘，性温，有毒；主治虚劳咳嗽，肠痔出血，下血不止。水獭肝：味甘，性温，小毒；补肝肾，止咳；主治肺结核咳嗽，气喘，盗汗，夜盲。水獭皮毛：利水，解毒，止血；主治水饮，痔疮，烧烫伤，外伤出血。水獭足：润肤，杀虫；主治手足皲裂，肺痨。水獭骨：消骨鲠，止呕吐，利水解毒；主治鱼骨鲠喉，水积黄肿，恶疮。

【生境分布】　傍水而居；多居自然洞穴，常爱住僻静堤岸有岩石隙缝、大树老根、蜿蜒曲折、通陆通水的洞窟，有时也栖息在竹林、草灌丛中；常独居，不成群；以鱼为主食，也捕食蟹、蛙、蛇、水禽以至各种小型动物。国内分布于安徽、河南、湖南、湖北、黑龙江、贵州、福建、甘肃等省区；省内大部分地区有分布。

十三、灵猫科 Viverridae

花面狸属 Paguma Gray

花面狸 Paguma larvata Hamilton-Smith

【别　　名】　果子狸、玉面狸、牛尾狸。

【药用部位】　肉（果子狸）。

【采收加工】　为国家二级保护动物，禁止滥捕。

【性能主治】　美容养颜，滋补。

【生境分布】　生活于石山丛林中，栖息于岩洞、石隙、树洞或灌丛中；家族性聚集，夜行性；以各种野果为食，也食小动物。国内分布于甘肃、北京、贵州、湖北、江西、西藏、四川、湖南等省区；省内分布于胶南、鲁中南地区。

十四、猫科 Felidae

1 猫属 Felis Linnaeus

1.1 家猫 Felis ocreata domestica Brisson

【别　　名】　猫狸、家狸、乌圆。

【药用部位】　肉（猫肉），皮毛（猫皮毛），脂肪油（猫油），头或头骨（猫头骨），肝脏（猫肝），胎盘（猫胞衣）。

【采收加工】　猫肉：随时宰杀，取肉，鲜用；猫皮毛：冬季捕捉，宰杀后，剥皮，晾干；猫油：宰杀后，剥皮，剖腹，取出脂肪，置锅内小火炼制，取出油，冷却；猫头骨：随时宰杀，取头或头骨，晒干；猫肝：随时宰杀，剥皮，剖腹，取肝脏，洗净，切块，鲜用或晒干，研末；猫胞衣：雌

猫产仔时收集，洗净，烘干。

【性能主治】　猫肉：味甘、酸，性温；补虚劳，祛风湿，解毒散结；主治劳体瘦，风湿痹痛，瘰疬恶疮，溃疡，烧烫伤。猫皮毛：味涩，性平；消肿解毒，生肌敛疮；主治瘰疬，疮疡。猫油：味甘、味咸，性平；解毒生肌；主治烧烫伤。猫头骨：味甘，性温；消痰定喘，散结解毒；主治痰喘，心腹疼痛，牙疳，瘰疬，痈疽，痔疮。猫肝：味甘、苦，性平；杀虫，补虚；主治痨瘵，咳喘。猫胞衣：味甘，性温；和胃止呕；主治噎膈反胃，呕吐不食，胃脘疼痛。

【生境分布】　性较驯良，爱清洁，善跳跃及攀援；视觉、听觉灵敏；善捕鼠类，好食荤腥之物。国内大部分省区有养殖；省内各地均有养殖。

1.2 豹猫 Felis bengalensis Kerr

【别　　名】　狸、野猫、抓鸡虎、狸猫、山狸。

【药用部位】　肉（狸肉），骨骼（狸骨），阴茎（狸阴茎）。

【采收加工】　全年均可捕捉，捕杀后，取肉，鲜用或晒干；全年均可捕捉，宰杀后，剥皮，剖腹，剔出骨骼，阴干；全年均可捕捉，捕获雄兽后，杀死，割取阴茎，晾干或烘干。

【性能主治】　狸肉：味甘，性温，益气养血，祛风止血，解毒散结；主治气血虚弱，皮肤游风，肠风下血，脱肛，痔漏，瘰疬。狸骨：味辛、甘，性温；祛风湿，开郁结，解毒杀虫；主治风湿痹痛，心腹刺痛，疳疾，瘰疬，肠风下血，痔瘘，恶疮。狸阴茎：活血止痛；主治妇女闭经，男子阴颓。

【生境分布】　栖息于丘陵而多树丛之处，荒野灌丛也可见；夜行性生活为主，无固定巢穴；以动物性食物为主食，偶食果实，或入山村窃家禽。国内分布于东北、西北、华东、中南、西南等地区；省内各地均有分布。

2 金猫属 Profelis Severtzov

金猫 Profelis temmincki Vigors et Horsfield

【别　　名】　猫狸、家狸、乌圆、原猫、黄虎。

【药用部位】　肉（猫肉），皮毛（猫皮毛），脂肪油（猫油），头或头骨（猫头骨），肝脏（猫肝），胎盘（猫胞衣）。

【采收加工】　同家猫。

【性能主治】　同家猫。

【生境分布】　生活于温带、热带森林地区，主要在地面上活动，也多在岩石地区或 3000m 的高山上；常单独生活，白天栖于树上洞穴内，夜间下地活动；以黄麂、毛冠鹿、麝等偶蹄类为食，但主要以各种体型较大的啮齿动物为食，也捕食地面较大的雉科鸟类、野兔等动物。国内分布于江西、湖北、湖南、河南、云南、广东、西藏、广西等省区；省内分布于鲁南地区。

3 豹属 Panthera Oken

3.1 虎 Panthera tigris Linnaeus

【别　　名】　老虎、大虫、白额虎、扁担花。

【药用部位】　骨（虎骨），肉（虎肉），胆（虎胆）。

【采收加工】　为国家一级保护动物，禁止滥捕。

【性能主治】　虎骨：味辛、甘，性温；祛风，强健筋骨，通经活血，定痛，镇惊；主治寒湿痹痛，四肢筋骨疼痛，手脚痉挛，关节风痛，脚膝痿弱无力。虎肉：味甘、酸，性温；补脾胃，益气力，壮筋骨；主治脾胃虚弱，恶心呕吐，疟疾。虎胆：主治小儿惊痫，疳痢，跌打损伤。

【生境分布】　为山地林栖动物，生活于山地；常单独活动，只有在繁殖季节雌雄才在一起生活；无固定巢穴，多在山林间游荡寻食；能游泳，不会爬树；多黄昏活动，白天多潜伏休息，没有惊动则很少出来；以野猪、马鹿、水鹿、狍、麝、麂等有蹄类动物为食，偶而亦捕食野禽，秋季亦采食浆果和大型昆虫等。国内分布于东北及河北、山西、江苏、新疆、甘肃等省区；省内济南、青岛、张店等地动物园均有饲养。

3.2　豹 Panthera pardus Linnaeus

【别　　名】　金钱豹、银钱豹、文豹。

【药用部位】　骨（豹骨），肉（豹肉）。

【采收加工】　为国家一级保护动物，濒临灭绝，严禁捕猎。

【性能主治】　豹骨：味辛、咸，性温；祛风湿，强筋骨，镇惊安神；主治风寒湿痹，筋骨疼痛，四肢拘挛麻木，腰膝酸楚，小儿惊风抽搐。豹肉：味甘、酸、性温；归肝、肾、胆经；补五脏，益气血，强筋骨；主治气虚体弱，筋骨痿软，胆怯神衰。

【生境分布】　生活于森林、灌丛、湿地、荒漠等地，主要栖息于山地林区，其巢穴多筑于浓密树丛、灌丛或岩洞中；独居生活，常夜间活动，白天在树上或岩洞休息；以各种有蹄类动物为食，在南方也捕食猴、兔、鼠类、鸟类和鱼类，秋季也采食甜味的浆果。国内分布很广，黑龙江、吉林、河北、山西、陕西、安徽、浙江、四川、贵州、湖北、福建、广西等地；省内济南、青岛等地动物园有饲养。

十五、抹香鲸科 Physeteridae

抹香鲸属 Physeter Linnaeus

抹香鲸 Physeter macrocephalus Linnaeus

【别　　名】　真甲鲸、巨头鲸、鲸鱼。

【药用部位】　肠内衣物如乌贼口器和其他食物残渣等刺激肠道而成的分泌物（龙涎香），脂肪油（抹香鲸油），肝脏（抹香鲸肝），骨骼（抹香鲸骨），肉（抹香鲸肉）。

【采收加工】　为国家二级保护动物，数量稀少，禁止滥捕，偶尔获得后，捕杀，收集肠内分泌物，经干燥后，即成蜡状的硬块；偶尔获得后，解剖，留下脂肪，加工炼制成脂肪油，冷藏；偶尔获得后，剖腹，取出肝脏，洗净，鲜用或冷藏，或加工炼制成鱼肝油；偶尔获得后，剖腹，取出骨头，洗净，冷藏；偶尔获得后，剖腹，取肉，洗净，鲜用或

切片干燥或晾干、烘干。

【性能主治】　龙涎香：味甘、酸、涩，性温；化痰平喘，行气散结，利水通淋；主治喘咳气逆，胸闷气结，癥瘕积聚，心腹疼痛，神昏，淋证。抹香鲸油：活血化瘀，软坚散结；主治冠心病，癌症。抹香鲸肝：味甘，性温；养阴，明目；主治贫血，恶性贫血，视力模糊。抹香鲸骨：味辛，性温；祛风湿，强筋骨；主治风湿性关节炎，类风湿关节炎。抹香鲸肉：味甘，性温；健脾，利水，强壮；主治久病体虚，脾虚浮肿，伤口愈合缓慢。

【生境分布】　为温水性鲸，生活于世界各大洋中，主要栖息于热带、亚热带的温暖海洋中；以深海大乌贼、鱿鱼、章鱼及鳕鱼等为主食。国内分布于黄海、东海、南海及辽宁、浙江、福建、广东、台湾等省区，尤以台湾海域为最多；省内分布于黄海。

十六、喙鲸科 Ziphiidae

中喙鲸属 Mesoplodon Gervais

银杏齿喙鲸 Mesoplodon ginkgodens Nishiwaki et kamiya

【别　　名】　日本喙鲸。

【药用部位】　肠内衣物如乌贼口器和其他食物残渣等刺激肠道而成的分泌物（龙涎香）。

【采收加工】　同抹香鲸。

【性能主治】　同抹香鲸。

【生境分布】　生活于世界大洋的热带至暖温带水域，以头足类动物为主食，也食深海鱼类。国内分布于黄海及台湾等省区；省内分布于黄海。

十七、海豚科 Delphinidae

1　真海豚属 Delphinus Linnaeus

短喙真海豚 Delphinus delphis Linnaeus

【别　　名】　真海豚、普通海豚、海豚。

【药用部位】　肉或皮下脂肪（海豚鱼），肝（海豚鱼肝）。

【采收加工】　海豚鱼：捕得后，宰杀，取肉，并取下皮下脂肪，用小火炼油，待凉呈膏状收用，一般经加碱水煮后，可获 50%～80% 的油；海豚鱼肝：偶尔获得后，剖腹，取肝，洗净，鲜用或冷藏。

【性能主治】　海豚鱼：味甘、咸，性平；解毒，生肌，镇痛；主治癫痫头，疮疖，痔瘘，水火烫伤，瘴疟，蛊毒。海豚鱼肝：养阴，明目；主治贫血，夜盲，青盲。

【生境分布】　栖息于温带和热带海域；常与领航鲸及其他海豚结群游动；以鲱、鲐、黄鱼等鱼类为主食，也食乌贼；喜结成数十至数百头的群体，常游至近岸及内湾捕食。国内分布于黄海、东海及辽宁、浙江、福建等省区；省内分

布于烟台、威海等地。

2 瓶鼻海豚属 Tursiops Gervais

瓶鼻海豚 Tursiops truncatus Montagu

【别　　名】　宽吻海豚、大海豚、尖嘴海豚、胆鼻海豚。

【药用部位】　肉或皮下脂肪（海豚鱼），肝（海豚鱼肝）。

【采收加工】　同真海豚。

【性能主治】　同真海豚。

【生境分布】　生活于温带和热带海洋；成群游动，一般群小于20头，也常与其他海豚结群混合；常随拖网渔船进行摄食，摄食行为多种多样，或合作，或独自。国内分布于渤海、黄海、东海、南海及辽宁、江苏、浙江、福建、台湾、广东、广西沿海，为国家二级保护动物，禁止滥捕；省内分布于黄海、渤海。

3 斑纹海豚属 Lagenorhynchus Gray

太平洋斑纹海豚 Lagenorhynchus obliquidens Gill

【别　　名】　太平洋短吻海豚。

【药用部位】　脂肪（海豚鱼），肝（海豚鱼肝）。

【采收加工】　同宽吻海豚。

【性能主治】　同宽吻海豚。

【生境分布】　冬、春季多栖息于低纬度沿岸暖温水域，夏、秋季多栖息于海洋深水区或向北游入高纬度水域；以中上层小型群集性鱼类、头足类，比如鳀鱼、鲱鱼、胡瓜鱼和鲭鱼为主食。国内分布于东海、南海等；省内分布于黄海。

4 虎鲸属 Orcinus Fitzinger

虎鲸 Orcinus orca Linnaeus

【别　　名】　逆戟鲸、恶鲸。

【药用部位】　肉（鲸肉），骨骼（鲸骨），脂肪油（鲸油），肝脏（鲸肝）。

【采收加工】　同小鳁鲸。

【性能主治】　同小鳁鲸。

【生境分布】　栖息场所不固定，各大洋无所不至，冷水海域和近海区较常见，并可进入内海和河口；以鱼类和海狮、海象、海豹等海兽为主食，也食企鹅等海鸟。国内分布于渤海、黄海、东海、南海，为国家二级保护动物，禁止滥捕；省内分布于黄海等区域。

5 伪虎鲸属 Pseudorca Reinhardt

伪虎鲸 Pseudorca crassidens Owen

【别　　名】　拟虎鲸、伪逆戟鲸、黑鱼。

【药用部位】　肉（鲸肉），骨骼（鲸骨），脂肪油（鲸油），肝脏（鲸肝）。

【采收加工】　同小鳁鲸。

【性能主治】　同小鳁鲸。

【生境分布】　栖息于热带和温带海域；通常结群10～15头，或数百头的成群游动，甚至上千头的大群出现；有时常与宽吻海豚群混游在一起；以乌贼为主食，也吃一些颇大的鱼类，如鲐鱼、带鱼、竹笋鱼等。国内分布于渤海、黄海、东海、南海、台湾海峡及北部湾，江苏、辽宁、浙江、福建、台湾等省常见；省内分布于烟台、威海、青岛。

6 领航鲸属 Globicephala Lesson

短肢领航鲸 Globicephala macrorhynchus Gray

【别　　名】　大吻巨头鲸、圆头鲸、大吻领航鲸。

【药用部位】　肉（鲸肉），骨骼（鲸骨），脂肪油（鲸油），肝脏（鲸肝）。

【采收加工】　同小鳁鲸。

【性能主治】　同小鳁鲸。

【生境分布】　栖息于海洋；通常集群生活，结成数十头的群或数百头的大群；游泳中多排列成数头至数十头的小群活动；以头足类中的柔鱼、乌贼、集群性鱼类、鳕鱼、鲱鱼等。国内分布于江苏、辽宁、浙江、福建、台湾等省区；省内分布于烟台、威海、青岛等地。

十八、鼠豚科 Phocoenidae

江豚属 Neophocaena Palmer

江豚 Neophocaena phocaenoides G. Cuvier

【别　　名】　露脊鼠海豚、江猪、海猪、海和尚。

【药用部位】　肉或皮下脂肪（海豚鱼），肝（海豚鱼肝）。

【采收加工】　同真海豚。

【性能主治】　同真海豚。

【生境分布】　为热带及温带近岸型豚类，多在近岸区域活动；以小鱼、乌贼和虾类为主食。国内分布于辽宁、江苏、浙江、福建、台湾、广东、广西和海南岛等省区；省内分布于黄海、渤海及烟台、莱州湾等地。

十九、须鲸科 Balaenopteridae

1 须鲸属 Balaenoptera Lacépède

1.1 小须鲸 Balaenoptera acutorostrata Lacépède

【别　　名】　小鳁鲸、尖头鲸、明克鲸、尖吻鲸、鲸鱼。

【药用部位】　肉（鲸肉），骨骼（鲸骨），脂肪油（鲸油），肝脏（鲸肝）。

【采收加工】　为国家二级保护动物，禁止滥捕，偶尔获得后，取肉，洗净，晒干；捕得后，除去内脏及皮肉，取骨，鲜用或冷藏备用；捕得后，剖腹，取出脂肪，加工炼制成脂肪油；捕得后，剖腹，取出肝脏，鲜用或冷藏。

【性能主治】　鲸肉：益气健脾，利水消肿；主治久病体虚，水肿。鲸骨：祛风除湿；主治风湿关节炎，类风湿关节炎。鲸油：活血化瘀；主治冠心病。鲸肝：滋阴补血，养肝明目；主治贫血，夜盲症，干燥性眼炎，佝偻病。

【生境分布】 栖息于世界各大洋，喜于近岸和内海活动；常单独或数头一起游弋；以小虾及小鱼为食。国内分布于各海区，以黄海、渤海较多，尤其于辽宁海洋岛、獐子岛附近捕获较多；省内分布于黄海、渤海。

1.2 长须鲸 Balaenoptera physalus Linnaeus

【别　　名】 长箦鲸、长绩鲸、鳍鲸。

【药用部位】 肉（鲸肉），骨骼（鲸骨），脂肪油（鲸油），肝脏（鲸肝）。

【采收加工】 同小鳁鲸。

【性能主治】 同小鳁鲸。

【生境分布】 栖息于世界各大洋，多成群活动；以吞食方法摄食，以太平洋磷虾为主食，也食其他甲壳动物、集群性的小鱼及乌贼等。国内分布于黄海、东海、南海及台湾，渤海有少量发现；省内分布于黄海、渤海。为国家二级保护动物，禁止滥捕。

1.3 塞鲸 Balaenoptera borealis Lesson

【别　　名】 鳁鲸、大须鲸。

【药用部位】 肉（鲸肉）。

【采收加工】 同小鳁鲸。

【性能主治】 同小鳁鲸。

【生境分布】 为大洋鲸类，在近岸海域不常见，南北两半球从热带至极带均可见到，但比其他须鲸更多出现在中纬度的温带；常2～5头一群；以桡足类、磷虾等为食。国内分布于黄海、东海、南海；省内分布于黄海。

1.4 布氏鲸 Balaenoptera brydei Olsen

【别　　名】 鳀鲸、拟大须鲸、长褶须鲸、布鲸。

【药用部位】 肉（鲸肉），骨骼（鲸骨），脂肪油（鲸油），肝脏（鲸肝）。

【采收加工】 同小鳁鲸。

【性能主治】 同小鳁鲸。

【生境分布】 栖息于世界各大洋，喜于近岸和内海活动，常单独或2头一起游弋；以小虾及小鱼为食。国内分布于黄海、东海、南海及台湾海域；为国家二级保护动物，禁止滥捕；省内分布于黄海。

1.5 蓝鲸 Balaenoptera musculus Linnaeus

【别　　名】 剃刀鲸、蓝鳁鲸。

【药用部位】 肉（鲸肉）。

【采收加工】 同小鳁鲸。

【性能主治】 同小鳁鲸。

【生境分布】 栖息于海洋；以鳞虾为主食；季繁殖，雌兽一般每2年生育1次，孕期10～12个月，每胎产1仔；8～10岁性成熟。国内分布于黄海、东海、南海；省内分布于黄海。

2 大翅鲸属 Megaptera Gray

大翅鲸 Megaptera novaeangliae Borowski

【别　　名】 座头鲸、驼背鲸、巨臂鲸、长翅鲸、子持鲸。

【药用部位】 肉（鲸肉），骨骼（鲸骨），脂肪油（鲸油），肝脏（鲸肝）。

【采收加工】 同小鳁鲸。

【性能主治】 同小鳁鲸。

【生境分布】 生活于各大海洋中；喜游近岸或进入海湾内，极易捕获；平时结群不大，很少有超过10头的集群；呼吸和潜水运动独特，呼吸时喷出白色雾状气团，呈球状；觅食时围绕浮游生物群，躬曲腰部并行暴跳运动，在鱼虾栖息处，用巨大的鳍肢拍打水面，驱赶鱼群使其密集；以太平洋磷虾、糠虾及头足类和鱼类为主食。国内分布于黄海、东海、南海，为国家二级保护动物，禁止滥捕；省内分布于黄海、渤海。

二十、露脊鲸科 Balaenidae

露脊鲸属 Eubalaena Gray

北太平洋露脊鲸 Eubalaena japonica Lacépède

【别　　名】 直背鲸、黑真鲸、脊美鲸、优露脊鲸、露脊鲸、黑露脊鲸。

【药用部位】 肉（鲸肉），骨骼（鲸骨），脂肪油（鲸油），肝脏（鲸肝）。

【采收加工】 同小鳁鲸。

【性能主治】 同小鳁鲸。

【生境分布】 生活于海洋中；栖息场所和洄游路线极近沿岸浅水域，其行动缓慢，洄游有规律；结群不大，通常单独或2～3头一起游泳，并接近海湾或岛屿周围；以浮游性甲壳类如哲水蚤类、桡足类、太平洋磷虾等为食。国内、省内分布于黄海；为国家二级保护动物，禁止滥捕。

二十一、灰鲸科 Eschrichtiidae

灰鲸属 Eschrichtius Gray

灰鲸 Eschrichtius robustus Lilljeborg

【别　　名】 克鲸、腹沟鲸。

【药用部位】 肉（鲸肉），骨骼（鲸骨），脂肪油（鲸油），肝脏（鲸肝）。

【采收加工】 同小鳁鲸。

【性能主治】 同小鳁鲸。

【生境分布】 栖息于海洋；以底栖动物为食，胃含物中有多毛类环节动物、端足类、软体动物、群游鱼幼鱼和蟹等。国内分布于黄海、东海、南海，为国家二级保护动物，严禁滥捕；省内分布于黄海。

二十二、海狮科 Otariidae

海狗属 Callorbinus Gray

北海狗 Callorhinus ursinus Linnaeus

【别　　名】　腽肭兽、海狗。

【药用部位】　阴茎和睾丸（海狗肾），脂肪油（海豹油）。

【采收加工】　春季捕捉雄兽，割取阴茎和睾丸，置阴凉处风干；捕得后，取脂肪，入锅用小火炼油，冷却后保存。

【性能主治】　海狗肾：味咸，性热；温肾壮阳，填精补髓；主治阳痿遗精，早泄，腰膝痿软，心腹疼痛。海豹油：味咸，性热；温阳，蠲饮，降浊，滋肌肤；主治痰饮，肠鸣泄泻，冻疮，皲裂。

【生境分布】　生活于寒带或温带海洋中；喜栖息于大陆坡或海山的上升气流处；以鱼类和乌贼类为主食；5月繁殖，属多配偶型。国内分布于黄海、台湾海域、南海；省内分布于黄海及青岛、荣成等地。

二十三、海豹科 Phocidae

斑海豹属 Phoca Linnaeus

斑海豹 Phoca largha Pallas

【别　　名】　腽肭兽、海狗、普通海豹、港海豹、海豹。

【药用部位】　阴茎和睾丸（海狗肾），脂肪油（海豹油）。

【采收加工】　同北海狗。

【性能主治】　同北海狗。

【生境分布】　生活于寒带及温带海洋中；以鱼、软体动物及甲壳动物等为食；每年春季泗游至渤海湾一带觅食。国内分布于渤海沿岸海域、黄海、东海，为国家二级保护动物，严禁滥捕；省内分布于黄海、渤海。

二十四、马科 Equidae

马属 Equus

1.1　驴 Equus asinus Linnaeus

【别　　名】　毛驴、家驴、驴子、黑驴。

【药用部位】　去毛之皮经熬制而成的胶（阿胶），毛（驴毛），肉（驴肉），骨骼（驴骨），脂肪（驴脂），头（驴头），雄性外生殖器（驴阴茎），乳汁（驴乳），蹄甲（驴蹄）。

【采收加工】　阿胶：全年均可采收，一般在10月至翌年5月为阿胶生产季节，先将驴皮放到容器中，用水浸泡软化，除去驴毛，剁成小块，再用水浸泡使之白净，放入沸水中，皮卷缩时捞出，再放入熬胶锅内进行熬炼，熬好后倾入容器内，待胶凝固后取出，切成小块，晒干；驴毛：取驴毛，洗净，晾干；驴肉：宰杀后，剥皮，取肉，鲜用或冷藏；驴骨：宰杀后，剖开，剔取骨骼，洗净，晾干；驴脂：宰杀后，剖腹，取脂肪，生用或熬成脂肪油；驴头：宰杀后，割下头颅，洗净，去毛，鲜用；驴阴茎：宰杀雄驴后，取其阴茎及睾丸剔除残肉及油脂，洗净，悬挂于通风处，阴干或晾干；驴乳：雌性驴生产后，挤出乳汁，鲜用或冷藏；驴蹄：宰杀后，刴下蹄甲，洗净，晾干或烘干。

【性能主治】　阿胶：味甘，性平；补血，止血，滋阴润燥；主治血虚证，虚劳咯血，吐血，尿血，便血，血痢，妊娠下血，崩漏，阴虚心烦失眠，肺虚燥咳，虚风内动之痉厥抽搐。驴毛：祛风；主治头风，小儿中风。驴肉：味甘、酸，性平；补血益气；主治劳损，风眩，心烦。驴骨：味甘，性平；补肾滋阴，强筋壮骨；主治小儿解颅，消渴，历节风。驴脂：味甘，性平；润肺止咳，解毒消肿；主治咳嗽，疟疾，耳聋，疮癣。驴头：味甘，性平；祛风止痉，解毒生津；主治中风头眩，风瘫，消渴，黄疸。驴阴茎：味甘、咸，性温；补肾壮阳，强筋壮骨；主治阳痿阴冷，筋骨酸软，骨结核，骨髓炎，妇女乳汁不足。驴乳：味甘，性寒；清热解毒，润燥止渴；主治黄疸，小儿惊痫，风热赤眼，消渴。驴蹄：味甘，性平；解毒消肿；主治痈疽疮疡。

【生境分布】　性情较为温驯，饲养管理方便，饲料粗劣，以麦秸、谷草为主食，也食高粱、大麦、豆类。国内分布于北方各省区；省内各地均有饲养。

1.2　骡 Equus asinus Linnaeus（♂）＊Equus caballus orientalis Noack（♀）

【别　　名】　驴骡。

【药用部位】　胃结石（骡宝）。

【采收加工】　宰杀后，如发现胃中有结石，即取出，洗净，晒干。

【性能主治】　味甘、微咸，性平；清热解毒，化痰定惊；主治小儿急惊风，癫狂谵语，吐血，衄血，痈疮。

【生境分布】　人工培育的目的主要是役用、力大食小。国内、省内大部分地区均有饲养。

1.3　驮骡 Equus caballus orientalis Noack（♂）＊Equus asinus Linnaeus（♀）

【别　　名】　马骡。

【药用部位】　胃结石（骡宝）。

【采收加工】　同骡。

【性能主治】　同骡。

【生境分布】　人工培育。国内分布于大部分省区；省内大部分地区均有饲养。

1.4　马 Equus caballus orientalis Noack

【别　　名】　家马。

【药用部位】　胃肠道结石（马宝），皮（马皮），肉

（马肉），骨骼（马骨），牙齿（马齿），鬃毛或尾毛（马鬃），项上的皮下脂肪（马鬐膏），心脏（马心）；肝脏（马肝），雄性外生殖器（马阴茎），胎盘（驹胞衣），乳汁（马乳），马乳炼制而成的乳制品（酪），足部倒悬不着地的小蹄（马悬蹄），蹄甲（马蹄甲）。

【采收加工】 马宝：采集方式大致有：一是宰杀后，取出胃肠道结石；一是在结石发病率较高地区，从马排出的粪便中寻找结石；一是在结石性疝痛的手术时寻找结石，取出的结石用清水洗净，或再用开水煮沸数分钟（开水煮后，容易干燥），晾干或晒干；马皮：宰杀后，取皮，去毛，晾干；马肉：宰杀后，剥皮，除去内脏，取肉，鲜用；马骨：宰杀后，剥皮，除去内脏及肉，留下骨骼，晾干；马齿：宰杀，敲下牙齿，洗净，晒干；马鬃：剪取鬃毛或尾毛，洗净，晾干；马鬐膏：宰杀，取项上的皮下脂肪，炼油，冷却；马心：宰杀，剖开胸腔，取心脏，鲜用或晒干；马肝：宰杀，剖腹，取肝脏，冷藏；白马阴茎：宰杀雄马，割下外生殖器，剔除残肉及脂肪，悬挂于通风处阴干或晾干；驹胞衣：雌马产驹时收集胎盘，鲜用或烘干；马乳：收集哺乳雌马的乳汁，鲜用或冷藏；酪：马乳炼制而成的乳制品；宰杀后，割下悬蹄，洗净，晾干；马悬蹄：宰杀后，剁下蹄甲，洗净，晾干或烘干。

【性能主治】 马宝：味甘、咸、微苦，性凉，小毒；镇惊化痰，清热解毒；主治惊风癫痫，痰热神昏，吐血衄血，痰热咳嗽，恶疮肿毒。马皮：味酸、咸，性平；杀虫止痒；主治秃疮，癣。马肉：味甘、酸、辛，性微寒；强筋壮骨，除热；主治寒热痿痹，筋骨无力，疮毒。马骨：味甘，性微寒；醒神，解毒敛疮；主治嗜睡，头疮，耳疮，臁疮，阴疮，瘰疬。马齿：味甘，性平；镇惊息风，解毒止痛；主治小儿惊痫，疔疮痈疽，龋齿疼痛。马鬃：味涩，性平；止血止带，解毒敛疮；主治崩漏，带下，痈疮。马鬐膏：味甘，性平；生发，润肤，祛风；主治脱发，白秃疮，皮肤皲裂，偏风口眼㖞斜。马心：味甘，性平；养心安神；主治健忘。马肝：味甘、苦，性平，有毒；活血通经；主治闭经。马阴茎：味甘、咸，性温；补肾阳，益精气；主治肾虚阳痿，精亏不育，虚弱羸瘦。驹胞衣：味甘、咸，性温；温肾益精，补血行血；主治月经不调，闭经，崩漏，带下，风湿痹痛。马乳：味甘，性凉；养血润燥，清热止渴；主治血虚烦热，虚劳骨蒸，消渴，牙疳。酪：味甘、酸，性微寒；滋阴清热，益肺阳养胃，止渴润燥；主治胸中烦热口渴，肠燥便秘，肌肤枯涩，瘾疹热疮。马悬蹄：味甘，性平；定惊止痉，止血，止痛；主治惊风，癫痫，衄血，龋齿疼痛。马蹄甲：味甘，性平；活血，止血，解毒杀虫；主治跌打损伤，崩漏，带下，肠痈，牙疳，湿疹，秃疮，疥癣，脓疱疮。

【生境分布】 为草原动物，善奔驰，抗寒力强；以草类为食。国内分布于各省区；省内各地均有饲养。

二十五、猪科 Suidae

野猪属 Sus

1.1 野猪 Sus scrofa Linnaeus

【别　　名】 猪羱、山猪。

【药用部位】 胆或胆汁（野猪胆），皮（野猪皮），肉（野猪肉），骨髓（野猪骨髓），血（野猪血），脂肪（野猪脂），头骨（野猪头骨），牙齿（野猪齿），胆囊中的结石（野猪黄），睾丸（野猪外肾），蹄（野猪蹄）。

【采收加工】 野猪胆：全年均可捕捉，捕杀后，剥皮，剖腹，取出猪胆，鲜用或阴干；野猪皮：捕杀后，去毛，剥皮，晾干；野猪肉：捕杀好，剥皮，取肉，鲜用；野猪骨髓：捕杀后，取骨髓，置容器内，鲜用；野猪血：捕杀，取血，置容器内，鲜用或煮成块，晒干；野猪脂：捕杀后，剥皮，剖腹，取出脂肪，在锅中以小火炼出油，除去油渣，冷却后，装入容器中备用；野猪头骨：捕杀，剥皮，剖腹，割取头颅，剔去其他杂质，洗净，将头骨敲成块，晾干；野猪齿：捕杀，取出牙齿，晾干；野猪黄：捕杀，剥皮，剖腹，取出胆囊中的结石，晾干；野猪外肾：将雄性野猪捕杀后，取下睾丸，洗净，鲜用或切片晾干；野猪蹄：捕杀，割取四蹄，去毛，洗净，鲜用。

【性能主治】 野猪胆：味苦，性寒；清热镇惊，解毒生肌；主治癫痫，小儿疳疾，产后风，目赤肿痛，疔疮肿毒，烧烫伤。野猪皮：味甘，性平；解毒生肌，托疮；主治鼠瘘，恶疮，疥癣。野猪肉：味甘，性平；补五脏，润肌肤，祛风解毒；主治虚弱羸瘦，癫痫，肠风便血，痔疮出血。野猪骨髓：味甘、咸，性平；养血生发；主治脱发。野猪血：味甘、咸，性平；解毒，和胃；主治中毒性肝脏损害，胃溃疡，胃痉挛。野猪脂：味甘，性平；补虚养颜，祛风解毒；主治产后无乳，肿毒疮癣。野猪头骨：味咸，性平；截疟，利水；主治疟疾，水肿。野猪齿：味咸，性平；解毒；主治蛇虫咬伤。野猪黄：味辛、苦，性凉；清热解毒，息风镇惊；主治癫痫，惊风，血痢，金疮。野猪外肾：味甘，性温；止血，止带；主治血崩，肠风下血，血痢，带下。野猪蹄：味甘，性平；祛风通痹，解毒托疮；主治风痹，痈疽，漏疮。

【生境分布】 栖息于灌木丛、较潮湿的草地或混交林、阔叶林中；晨、昏或夜间活动；性极凶猛；一般成群活动；杂食性，以植物根茎、野果、动物尸体及各种昆虫为食，亦盗食农作物。国内分布于大部分省区；省内部分地区有养殖。

1.2 猪 Sus scrofa domestica Brisson

【别　　名】 豚、彘、家猪。

【药用部位】 胆汁（猪胆），毛（猪毛），皮肤（猪肤），肉（猪肉），骨骼（猪骨），脊髓或骨髓（猪髓），血液（猪血），脂肪油（猪脂膏），脑髓（猪脑），牙齿（猪齿），舌（猪舌），甲状腺体（猪靥），心脏（猪心），肺（猪肺），胃（猪肚），肠（猪肠），肝脏（猪肝），脾脏（猪脾），胰脏（猪胰），肾脏（猪肾），膀胱（猪脬），睾丸（豚卵），乳汁（猪乳），蹄（猪蹄），蹄甲（猪蹄甲），腿腌制而成（火腿），膀胱结石（肾精子）。

【采收加工】　猪胆：宰杀后，剖腹，取出胆囊，取胆汁鲜用，或将胆囊挂起晾干，或在半干时稍稍压扁，再干燥；猪毛：宰杀，刮下猪毛，洗净，晾干；猪肤：宰杀，刮去猪毛，剥取皮肤，洗净，鲜用或冷藏；猪肉：宰杀，刮去猪毛，剖腹，除去内脏，取肉，鲜用或冷藏备用；猪骨：宰杀后，除去毛及内脏，剔去肉，留取骨骼，洗净，晾干；猪髓：宰杀，剔出骨骼，取下髓部；猪血：宰杀时，取流出的血液，鲜用；猪脂膏：宰杀后，刮去猪毛，剖腹，取出脂肪，鲜用或熬炼成熟猪油；猪脑：宰杀后，除去毛及内脏，剖开头颅，取出脑髓部分，鲜用或冷藏备用；猪齿：宰杀后，取牙齿，洗净，晾干；猪舌：宰杀后，割下猪舌，洗净，鲜用；猪靥：宰杀后，刮去猪毛，取出甲状腺体，鲜用或烘干；猪心：宰杀后，剖腹，取心脏，洗净，鲜用或冷藏；猪肺：宰杀后，取肺，洗净，鲜用或冷藏；猪肚：宰杀后，剖腹，取胃，洗净，鲜用或冷藏；猪肠：宰杀后，剖腹，取肠，洗净，鲜用或冷藏；猪肝：宰杀后，剖腹，取肝，鲜用或冷藏；猪脾：宰杀后，刮去猪毛，剖腹，取出脾脏部分，洗净，鲜用或烘干；猪胰：宰杀后，剖腹，取出胰脏，洗净，鲜用或冷藏；猪肾：宰杀后，剖腹，取出肾脏，洗净，鲜用或冷藏；猪脬：宰杀后，刮去猪毛，剖腹，取膀胱，洗净，鲜用或晾干；豚卵：将雄猪宰杀后，刮去猪毛，摘取睾丸，洗净，或阉割小猪时留下睾丸；猪乳：从哺乳母猪乳房中挤取；猪蹄：宰杀后，刮去猪毛，剁下脚爪，洗净，鲜用；猪蹄甲：宰杀后，刮去猪毛，剁下蹄甲，洗净，晾干；火腿：宰杀后，去毛，取腿，腌制；肾精子：宰杀后，检查膀胱，若发现内有结石，取出，洗净，阴干。

【性能主治】　猪胆：味苦，性寒；清热，润燥，解毒；主治热病燥渴，大便秘结，咳嗽，哮喘，目赤，目翳，泄痢，黄疸，喉痹，聤耳，痈疽疔疮，鼠瘘，湿疹，头癣。猪毛：味涩，性平；止血，敛疮；主治崩漏，烧烫伤。猪肤：味甘，性凉；清热养阴，利咽，止血；主治少阴客热下痢，咽痛，吐血，衄血，月经不调，崩漏。猪肉：味甘、咸，性微寒；补肾滋阴，养血润燥，益气，消肿；主治肾虚羸瘦，血燥津枯，消渴，便秘，虚肿。猪骨：味涩，性平；止渴，解毒，杀虫止痢；主治消渴，肺结核，下痢，疮癣。猪髓：味甘，性寒；益髓滋阴，生肌；主治骨蒸痨热，遗精带浊，消渴，疮疡。猪血：味咸，性平；补血养心，息风镇惊，下气，止血；主治头风眩晕，癫痫惊风，中满腹胀，奔豚气逆，淋漏下血，宫颈糜烂。猪脂膏：味甘，性微寒；滋阴润燥，清热解毒；主治虚劳羸瘦，咳嗽，黄疸，便秘，皮肤皲裂，疮疡，烫火伤。猪脑：味甘，性寒；补益脑髓，疏风，润泽生肌；主治头痛，眩晕，失眠，手足皲裂，痈肿，冻疮。猪齿：味甘，性平；镇惊息风，解毒；主治小儿惊痫，

癫痫，痘疮，蛇咬伤，牛肉中毒。猪舌：味甘，性平；健脾益气；主治脾虚食少，四肢羸弱。猪靥：味甘，性微温，有毒；散结消瘿；主治气瘿，气瘤。猪心：味甘、咸，性平；养心安神，镇惊；主治惊悸怔忡，自汗，失眠，神志恍惚，癫、狂、痫。猪肺：味甘，性平；补肺止咳，止血；主治肺虚咳嗽，咯血。猪肚：味甘，性温；补虚损，健脾胃；主治虚劳羸瘦，痨瘵咳嗽，脾虚食少，消渴便数，泄泻，水肿脚气，妇人赤白带下，小儿疳积。猪肠：味甘，性微寒；清热，祛风，止血；主治肠风便血，血痢，痔漏，脱肛。猪肝：味甘、苦，性温；养肝明目，补气健脾；主治肝虚目昏，夜盲，疳眼，脾胃虚弱，小儿疳积，脚气浮肿，水肿，久痢脱肛，带下。猪脾：味甘，性平；健脾胃，消积滞；主治脾胃虚弱，脾积痞块。猪胰：味甘，性平；益肺止咳，健脾止痢，通乳润燥；主治肺痿咳嗽，肺胀喘急，咯血，脾虚下痢，乳汁不通，手足皲裂，不孕，糖尿病。猪肾：味咸，性平，补肾益阴，利水；主治肾虚耳聋，遗精盗汗，腰痛，产后虚羸，身面浮肿。猪脬：味甘、咸，性平；止渴，缩尿，除湿；主治消渴，遗尿，疝气坠痛，阴囊湿疹，阴茎生疮。豚卵：味甘、咸，性温；温肾散寒，镇惊定痫；主治哮喘，睾丸肿痛，疝气痛，阴茎痛，癃闭，惊痫。猪乳：味甘、咸，性凉；补虚，清热，镇惊；主治小儿惊风，癫痫，虚羸发热。猪蹄：味甘、咸，性平；补气血，润肌肤，通乳汁，托疮毒；主治虚伤羸瘦，产后乳少，面皱少华，痈疽疮毒。猪蹄甲：味咸，性微寒；化痰定喘，解毒生肌；主治咳嗽喘息，肠痈，痔漏，疝气偏坠，白秃疮，冻疮。火腿：味甘、咸，性温；健脾开胃，滋肾益精，补气养血；主治虚劳，怔忡，虚痢，泄泻，腰脚软弱，漏疮。肾精子：化石通淋；主治尿路结石。

【生境分布】　为杂食性家养牲畜，繁殖力强，孕期约4个月。国内分布于各省区；省内各地均有饲养。

二十六、鹿科 Cervidae

鹿属 Cervus Linnaeus

1.1　梅花鹿 Cervus nippon Temminck

【别　　名】　花鹿、鹿。

【药用部位】　雄鹿密生茸毛尚未骨化的幼角（鹿茸），已骨化的角或锯茸后翌年春季脱落的角基（鹿角），角煎熬而制成的胶块（鹿角胶），角熬制鹿角胶后剩余的骨渣（鹿角霜），皮（鹿皮），肉（鹿肉），骨骼（鹿骨），骨髓或脊髓（鹿髓），血液（鹿血），脂肪油（鹿脂），头部肌肉（鹿头肉），牙齿（鹿齿），甲状腺体（鹿靥），心脏（鹿心），肝管末端的膨大部分（鹿胆），阴茎和睾丸（鹿鞭），胎兽或胎盘（鹿胎），四肢的肌腱（鹿筋），蹄肉（鹿蹄肉），尾巴（鹿尾）。

【采收加工】　鹿茸：为国家一级保护动物，目前野生较少，禁止捕猎。养殖者每年可采收两茬，头茬茸包括"二

杠锯茸"和"三杈锯茸",另外还可有计划地采收少量的"二杠砍茸"和"三杠砍茸",砍茸是将鹿杀死,取下连同头骨的鹿茸,价格昂贵,头茬茸为高档产品,鹿茸加工在我国的传统方法为"水煮法",近年来又研究出"微波及远红外线法",加工产品也分为"带血茸"和"排血茸"两种,第二次采收的二茬茸和幼鹿"初角茸"均骨化程度高,加工也简单,属低档产品;**鹿角**:一般于冬季或早春连脑骨一起砍下称"砍角",或自基部锯下,洗净,风干,或在春末拾取自然脱落者,称"退角";**鹿角胶**:熬制时间多在 11 月至翌年 3 月进行,先将鹿角锯成小段,置水中浸漂,每日搅动并换水,1~2 次,漂至水清,取出,置容器中熬取胶液,至角质酥融易碎时为止,将胶液过滤,用文火浓缩,取出,冷凝后,切成小块,即成,或用"热压熬胶法",将鹿角锯段或劈碎洗净,置 0.73kPa 高压灭菌锅加水煮 18 小时取出,复于普通锅内煎煮提取,每 3~4 小时换 1 次水(48 小时后即可提尽胶质),合并提取液,趁热过滤,文火浓缩收水胶,置胶檐中让其自然冷凝,取出,阴干;**鹿角霜**:现在所用的鹿角霜,均是提制鹿角胶后剩下的残渣,而古代制取鹿角霜的过程中,有不提出胶质者,也有加入其他辅料药者;**鹿皮**:全年均可采收,宰杀后,剥皮,用温水浸泡,去净毛、垢,风干;**鹿肉**:宰杀后,取肉,洗净,鲜用;**鹿骨**:宰杀后,取骨,除去筋肉即可;**鹿髓**:宰杀后,敲取骨髓,抽取脊髓,洗去血污,干燥,亦可将鹿骨煮沸后,敲取或抽取;**鹿血**:宰杀鹿或锯鹿茸时,取下,凉凝后,风干成紫棕色块片状即成;**鹿脂**:宰杀后,剔取体内脂肪,洗净,鲜用或置锅内加热熬炼,除去油渣,放凉,切成小块;**鹿头肉**:宰杀后,割下鹿头,剥开头皮,剔取头肉,切成小块,洗净,鲜用或干燥;**鹿齿**:宰杀,将牙齿连同上、下颌骨一起卸下,清水煮烂肉,拔下牙齿,洗净,干燥;**鹿靥**:宰杀好,剖腹甲状腺体,鲜用或烘干;**鹿心**:宰杀后,剖开胸腔,取心脏,鲜用或冷藏;**鹿胆**:宰杀后,收取肝管末端膨大部分,阴干或鲜用;**鹿鞭**:宰杀后,割取阴茎和睾丸,除去残肉及油脂,固定于木板上风干,亦可用沸水烧汤后置烤箱 80℃烤干;**鹿胎**:鹿胎有两种:一种是母鹿妊娠中,后期剖腹取胎或流产的胎,包括胎盘及羊水在内,总称"水胎",另一种是初生胎未经哺乳或死产的鹿仔,前一种价格更高,其加工方法是先将胎用水洗净,剔除胎毛,然后放入锅内加水 15kg,用火焙干,另一种方法是先用酒浸 2~3 天后,再直接用火烤干,干鹿胎可加工成"鹿胎粉"和"鹿胎膏"入药,熬制鹿胎膏有的加入其他药材,也有的不加,只单纯用鹿胎熬制;**鹿筋**:宰杀后,取四肢,抽出鹿筋,保留蹄部,洗净,鲜用或阴干;**鹿蹄肉**:宰杀后,割取鹿蹄,洗净,鲜用或干燥;**鹿尾**:商品分为"毛鹿尾"和"光鹿尾",宰杀后,将鹿尾在荐椎与尾椎相接处割下,洗净,在通风处挂起,阴干,称为"毛鹿尾",或将割下的新鲜带毛鹿尾用湿布或湿麻袋片包上,放在 20℃左右温度下闷 2~3 天,然后取出,拔掉长毛,放凉水中浸泡片刻,取出,刮净绒毛和表

皮,去掉尾根残肉和多余的尾骨,用线绳缝合尾根及断离的皮肤,将尾拉直,挂通风处,阴干,称为"光鹿尾"。

【性能主治】 **鹿茸**:味甘、咸,性温;壮肾阳,益精血,强筋骨,托疮毒;主治肾阳虚衰,阳痿滑精,宫冷不孕,虚劳羸瘦,神疲畏寒,眩晕,耳鸣耳聋,腰背酸痛,筋骨痿软,小儿五迟,女子崩漏带下,阴疽。**鹿角**:味咸,性温;补肾阳,益精血,强筋骨,行血消肿;主治肾虚腰膝冷痛,阳痿遗精,崩漏,白带,尿频尿多,阴疽疮疡,乳痈肿痛,跌打瘀肿,筋骨疼痛。**鹿角胶**:味甘、咸,性温;补益精血,安胎止血;主治肾虚,精血不足,虚劳羸瘦,头晕耳鸣,腰膝酸软,阳痿滑精,宫寒不孕,胎动不安,崩漏带下,吐血,衄血,咯血,尿血,阴疽疮疡。**鹿角霜**:味咸、涩,性温;补肾助阳,收敛止血;主治肾阳不足,脾胃虚寒,食少便溏,阳痿遗精,尿频遗尿,崩漏,带下,创伤出血,疮疡久不愈合。**鹿皮**:味咸,性温;补气,涩精,敛疮;主治白带,血崩不止,肾虚滑精,漏疮。**鹿肉**:味甘,性温;益气助阳,养血祛风;主治虚劳羸瘦,阳痿腰酸,中风口喝。**鹿骨**:味甘,性温;补虚羸,强筋骨,除风湿,止泻痢,生肌敛疮;主治虚劳骨弱,风湿痹痛,泻痢,瘰疬,疮毒。**鹿髓**:味甘,性温;补阳益阴,生精润燥;主治虚劳羸弱,筋骨急痛,血枯阳痿,肺痿咳嗽。**鹿血**:味甘、咸,性温;养血益精,止血,止带;主治精血不足,腰痛,阳痿遗精,血虚心悸、失眠,肺痿吐血,鼻衄,崩漏带下,痈肿折伤。**鹿脂**:味甘,性温;祛风润肤,解毒消肿;主治头风风痹,皮肤痒痛,痈肿疮毒。**鹿头肉**:味甘,性平;补气益精,生津安神;主治虚劳消渴,烦闷多梦。**鹿齿**:味咸,性平;散结,解毒,止痛;主治鼠瘘疮毒。**鹿靥**:味微咸,性温;散结消瘿;主治瘿瘤。**鹿心**:养心安生;主治心悸不安。**鹿胆**:味苦,性寒;解毒消肿;主治痈肿疮毒。**鹿鞭**:味甘、咸,性温;补肾精,壮肾阳,强腰膝;主治肾虚劳损,腰膝酸痛,耳聋耳鸣,阳痿滑精,宫寒不孕。**鹿胎**:味甘、咸,性温;温肾壮阳,补血生精,调经止血;主治肾阳亏损,精血不足,腰膝酸软,痨瘵,月经不调,宫寒不孕,崩漏带下。**鹿筋**:味咸,性温;补肝肾,强筋骨,祛风湿;主治肝肾亏虚,劳损绝伤,风湿痹痛,转筋。**鹿蹄肉**:味甘,性平;补虚祛风,除湿止痛;主治风寒湿痹,腰脚酸痛。**鹿尾**:味甘、咸,性温;补肾阳,益精气;主治肾虚遗精,腰脊疼痛,头昏耳鸣。

【生境分布】 栖息于混交林、山地草原及森林近缘;在冬季和早春以各种枯草和林木灌丛的越冬幼枝嫩芽为食,夏季以多汁的青草、树叶和灌木的嫩枝幼芽为主食,亦食苔藓和蘑菇,秋季以草本和灌丛多淀粉的籽实为主食,3~9 月有舐食盐碱地或饮食含盐水的习性。国内分布于东北、华北、华东、华南;省内济南、青岛、烟台、潍坊等地公园和泰山林场、临朐林场、上高药场等均有人工饲养。

1.2 马鹿 Cervus elaphus Linnaeus

【别 名】 八叉鹿、黄臀赤鹿、赤鹿。

【药用部位】 雄鹿未骨化而带茸毛的幼角（药材名为鹿茸，又名马鹿茸、青毛茸）。

【采收加工】 为国家二级保护动物，目前野生较少，禁止捕猎。

【性能主治】 同梅花鹿。

【生境分布】 喜栖息于大面积的针阔叶混交林、林间草地、高山森林草原，甚至活动于稀疏灌丛，或进入荒漠草原，或下至溪谷沿岸活动；早春以榆、桦、柳、杨嫩枝幼叶为食，特别是榆树皮和刺五加等，夏季以各种青草、灌丛及林木的枝叶为食，在塔里木还吃胡杨、芦苇、沙枣、骆驼刺等，秋季以各种山果、蘑菇为食，甚或至林缘耕作地带吃瓜菜和庄稼，冬季以柞树叶、橡子、榛子和各种枯草为主食，早春开始喜舔食盐碱地皮，有时甚至吃碱泥，或饮矿化的泉水，国内分布于东北、内蒙古、西北、西南等地；省内分布于济南、烟台等地公园，均为人工饲养。

二十七、洞角科 Bovidae

1 牛属 Bos

黄牛 Bos taurus domesticus Gmelin

【别　　名】 牛、家牛、丑、沙牛。

【药用部位】 肉（牛肉），肉经熬炼而成之膏（霞天膏），半夏等药和霞天膏制成的曲剂（霞天曲），皮制成的胶（黄明胶），骨骼（牛骨），骨髓（牛髓），血液（牛血），脂肪（牛脂），角（黄牛角），角中的骨质角髓（牛角鳃），脑（牛脑），鼻子（牛鼻），牙齿（牛齿），唾液（牛口涎），咽喉部（牛喉咙），甲状腺体（牛靥），肺（牛肺），胃（牛肚），胃内草结块（牛羊草结），肠（牛肠），肝脏（牛肝），胆或胆汁（牛胆），胆囊、胆管、肝管中的结石（牛黄），脾脏（牛脾），肾脏（牛肾），膀胱结石（肾精子），阴茎和睾丸（牛鞭），胎盘（牛胞衣），乳汁（牛乳），牛乳经提炼而成的酥油（酥），牛乳炼制而成的乳制品（酪），牛乳制成的食用脂肪（醍醐），蹄筋（牛筋），蹄（牛蹄），蹄甲（牛蹄甲），皮（牛皮）。

【采收加工】 **牛肉**：宰杀后，取肉，鲜用；**霞天膏**：取精牛肉，去净筋膜，洗净，入锅内加清水淹没，煎熬24小时，榨取肉汁，将渣再煎1次，然后合并滤清，入锅加黄酒收膏，膏成，倒入盘内，放冷，切成小块，放透风处晾干（每50kg加黄酒1kg）；**霞天曲**：制半夏、焦冬术、白茯苓各4.5kg，党参6kg，炙甘草2.25kg，广陈皮2.25kg，霞天膏6kg，先将霞天膏置适当容器中，用热水开加热，使之溶解，其他药料粉碎后，将溶解的霞天膏倾入，混合均匀，通过涂有麻油的膜印进行印曲，然后晒干；**黄明胶**：将干燥的黄牛皮，铡成小方块，置清水中浸洗2天，经常搅拌换水，至牛皮柔软时洗净取出，入铜锅内，加入约5倍量的清水，加热使徐徐沸腾，并随时添水，每24小时滤取清液，如此反复3次，将全部滤液用明矾沉淀，倾取清汁，再入铜锅内加热浓缩，至滴于滤纸上不化为度，加入黄酒或冰糖等辅料收胶，倒入胶盘内，放冷，切成小块，晾干；**牛骨**：宰杀牛时或加工牛肉时，留下骨骼，去净残肉，烘干或晾干；**牛髓**：宰杀后，加工食品时，收集有髓腔的骨骼，敲取骨髓，鲜用；**牛血**：宰杀时，收集血液，鲜用；**牛脂**：宰杀时，取下脂肪，鲜用，或熬后去滓用，亦可冷藏；**黄牛角**：宰杀时，锯下牛角，水煮，去除内部骨质角鳃后，洗净，晒干或烘干；**牛角鳃**：加工牛角时，将取出的骨质角鳃用清水浸泡数日，再洗净，晒干或烘干；**牛脑**：宰杀后，取出脑髓，鲜用或烘干；**牛鼻**：宰杀后，取下鼻部，鲜用，亦可冷藏或烘干；**牛齿**：宰杀后，从口中取下牙齿，洗净，晒干；**牛口涎**：以水洗牛口，涂抹少许食盐，少顷即有口涎流出，收集鲜用或冷藏；**牛喉咙**：宰杀时，取下喉部，洗净，鲜用；**牛靥**：宰杀后，取出甲状腺体，洗净，烘干；**牛肺**：宰杀后，从胸腔中取出肺脏，用清水灌洗，除去血水，鲜用；**牛肚**：宰杀后，剖腹，取出胃，漂洗干净，鲜用或冷藏；**牛羊草结**：宰杀后，检查胃部，如有草结块，取出，晾干；**牛肠**：宰杀后，剖腹，取肠，漂洗干净，鲜用或冷藏；**牛肝**：宰杀后，剖腹，取肝脏，洗净，鲜用或烘干；**牛胆**：从宰牛场收集，取得后挂起阴干，或自胆管处剪开，将胆汁倾入容器内，密封冷藏，或加热使之干燥；**牛黄**：全年均可收集，宰杀时，取出肝脏，注意检查胆囊、肝管及胆管等有无结石，如发现立即取出，去净附着的薄膜，用灯心草包上，外用毛边纸包好，置于阴凉处阴干，切忌风吹、日晒、火烘，以防变质；**牛脾**：宰杀后，剖腹，取脾脏，洗净，鲜用或烘干；**牛肾**：宰杀后，剖腹，取肾脏，洗净，鲜用或冷藏；**肾精子**：宰杀后，检查膀胱，若发现内有结石，取出，洗净，阴干；**牛鞭**：宰杀雄牛后，割取阴茎和睾丸，除去残肉及油脂，整形后风干或低温干燥；**牛胞衣**：母牛产仔时，收集胎盘，漂洗干净，烘干；**牛乳**：取乳汁，消毒后鲜用或冷藏；**酥**：牛乳经提炼而成；**酪**：牛乳炼制而成的乳制品；**醍醐**：牛乳制成的食用脂肪；**牛筋**：宰杀后，加工牛肉时，取下蹄筋，洗净，鲜用或烘干；**牛蹄**：宰杀后，取下蹄部，洗净，鲜用；**牛蹄甲**：在宰牛场收集，洗净，烘干；**牛皮**：宰杀后，取皮，刮洗干净，鲜用或烘干。

【性能主治】 **牛肉**：味甘，黄牛肉性温、水牛肉性凉；补脾胃，益气血，强筋骨；主治脾胃虚弱，气血不足，虚劳羸瘦，腰膝酸软，消渴，吐泻，痞积，水肿。**霞天膏**：味甘，性温；健脾胃，补气血，润燥化痰；主治虚劳羸瘦，中风偏废，痰饮痞积，皮肤痰核。**霞天曲**：味甘、微苦，性温；润肺健脾，化痰蠲饮；主治咳嗽，食积，痰核，癖块。**黄明胶**：味甘，性平；滋阴润燥，养血止血，活血消肿，解毒；主治虚劳肺痿，咳嗽咯血，吐衄，崩漏，下痢便血，跌打损伤，痈疽疮毒，烧烫伤。**牛骨**：味甘，性温；蠲痹，截疟，敛疮；主治关节炎，泻痢，疟疾，疳疮。**牛髓**：味甘，性温；补血益精，止渴，止血，止带；主治精血亏损，虚劳羸瘦，消渴，吐衄，便血，崩漏带下。**牛血**：味咸，性平；

健脾补中，养血活血；主治脾虚羸瘦，经闭，血痢，便血，金疮折伤。**牛脂**：味甘，性温；润燥止渴，止血，解毒；主治消渴，黄疸，七窍出血，疮疡疥癣。**黄牛角**：味苦，性寒；清热解毒，凉血止血；主治温病高热，神昏谵语，风毒喉痹，疮毒，血淋，吐血，崩漏，尿血。**牛角鳃**：味苦，性温；化瘀止血，收涩止痢；主治瘀血疼痛，吐血，衄血，肠风便血，崩漏，带下，痢下赤白，水泻，浮肿。**牛脑**：味甘，性温；补脑祛风，止渴消痞；主治头风眩晕，脑漏，消渴，痞气。**牛鼻**：味甘，性平；生津，下乳，止咳；主治消渴，妇人无乳，咳嗽，口眼㖞斜。**牛齿**：味涩，性凉；镇惊，固齿，敛疮；主治小儿牛痫，牙齿动摇，发背恶疮。**牛口涎**：和胃止呕，明目去疣；主治反胃呕吐，噎膈，霍乱，喉闭口噤，目睛伤损，目疣。**牛喉咙**：降逆止呕；主治反胃，呕逆。**牛靥**：味甘，性温；利咽消瘿；主治喉痹，气瘿。**牛肺**：味甘，性平；益肺，止咳喘；主治肺虚咳嗽喘逆。**牛肚**：味甘，性温；补虚羸，健脾胃；主治病后虚羸，气血不足，消渴，风眩，水肿。**牛羊草结**：味淡，性微温；降逆止呕；主治噎膈反胃，呕吐。**牛肠**：味甘，性平；厚肠；主治肠风痔漏。**牛肝**：味甘，性平；补肝，养血，明目；主治虚劳羸瘦，血虚萎黄，青盲雀目，惊痫。**牛胆**：味苦，性寒；清肝明目，利胆通肠，解毒消肿；主治风热目疾，心腹热渴，黄疸，咳嗽痰多，小儿惊风，便秘，痈肿，痔疮。**牛黄**：味苦、甘，性凉；清心凉肝，豁痰开窍，清热解毒；主治热病神昏，中风窍闭，惊痫抽搐，小儿急惊，咽喉肿烂，口舌生疮，痈疽疔毒。**牛脾**：味甘、微酸，性温；健脾开胃，消积除痞；主治脾胃虚弱，食积痞满，痔瘘。**牛肾**：味甘、咸，性平；补肾益精，强腰膝，止痹痛；主治虚劳肾亏，阳痿气乏，腰膝酸软，湿痹疼痛。**肾精子**：化石通淋；主治尿路结石。**牛鞭**：味甘、咸，性温；补肾，益精，壮阳，散寒止痛；主治肾虚阳痿，遗精，宫寒不孕，遗尿，耳鸣，腰膝酸软，疝气。**牛胞衣**：味甘，性温；敛疮，止痢；主治臁疮，冷痢。**牛乳**：味甘，性微寒；补虚损，益肺胃，养血，生津润燥，解毒；主治虚弱劳损，反胃噎膈，消渴，血虚便秘，气虚下痢，黄疸。**酥**：味甘，性微寒；养阴清热，益气血，止渴润燥；主治虚劳热，肺痿咳嗽，失音，吐血，消渴，便秘，肌肤失润。**酪**：味甘、酸，性微寒；滋阴清热，益肺阳养胃，止渴润燥；主治胸中烦热口渴，肠燥便秘，肌肤枯涩，瘾疹热疮。**醍醐**：味甘，性凉；滋阴清热，益肺止血，止渴润燥；主治虚劳烦热惊悸，肺痿咳嗽脓血，消渴，便秘，风痹，皮肤瘙痒。**牛筋**：味甘，性凉；补肝强筋，祛风热，利尿；主治筋脉劳伤，风热体倦，腹胀，小便不利。**牛蹄**：味甘，性凉；清热止血，利水消肿；主治风热，崩漏，水肿，小便涩少。**牛蹄甲**：味甘，性温；定惊安神，敛疮；主治癫痫，小儿夜啼，臁疮。**牛皮**：味咸，性平；利水消肿，解毒；主治水肿，腹水，尿少，痈疽疮毒。

【生境分布】 性格温驯，生长较快；以草类为食。国内分布于各省区；省内各地均有饲养。

2 水牛属 Bubalus

水牛 Bubalus bubalis Linnaeus

【别　名】 印度水牛。

【药用部位】 肉（牛肉），骨骼（牛骨），骨髓（牛髓），血液（牛血），脂肪（牛脂），角中的骨质角髓（牛角鳃），脑（牛脑），鼻子（牛鼻），牙齿（牛齿），唾液（牛口涎），咽喉部（牛喉咙），甲状腺体（牛靥），肺（牛肺），胃（牛肚），胃内草结块（牛羊草结），肠（牛肠），肝脏（牛肝），胆或胆汁（牛胆），胆囊、胆管、肝管中的结石（牛黄），脾脏（牛脾），肾脏（牛肾），膀胱结石（肾精子），阴茎和睾丸（牛鞭），胎盘（牛胞衣），乳汁（牛乳），牛乳经提炼而成的酥油（酥），牛乳炼制而成的乳制品（酪），牛乳制成的食用脂肪（醍醐），蹄筋（牛筋），蹄（牛蹄），蹄甲（牛蹄甲），皮（牛皮），角（水牛角），尾部（水牛尾）。

【采收加工】 牛肉：宰杀后，取肉，鲜用；牛骨：宰杀牛时或加工牛肉时，留下骨骼，去净残肉，烘干或晾干；牛髓：宰杀后，加工食品时，收集有髓腔的骨骼，敲取骨髓，鲜用；牛血：宰杀时，收集血液，鲜用；牛脂：宰杀时，取下脂肪，鲜用，或熬后去渣用，亦可冷藏；牛角鳃：加工牛角时，将取出的骨质角鳃用清水浸泡数日，再洗净，晒干或烘干；牛脑：宰杀后，取出脑髓，鲜用或烘干；牛鼻：宰杀后，取下鼻部，鲜用，亦可冷藏或烘干；牛齿：宰杀后，从口中取下牙齿，洗净，晒干；牛口涎：以水洗牛口，涂抹少许食盐，少顷即有口涎流出，收集鲜用或冷藏；牛喉咙：宰杀时，取下喉部，洗净，鲜用；牛靥：宰杀后，取出甲状腺体，洗净，烘干；牛肺：宰杀后，从胸腔中取出肺脏，用清水灌洗，除去血水，鲜用；牛肚：宰杀后，剖腹，取出胃，漂洗干净，鲜用或冷藏；牛羊草结：宰杀后，检查胃部，如有草结块，取出，晾干；牛肠：宰杀后，剖腹，取肠，漂洗干净，鲜用或冷藏；牛肝：宰杀后，剖腹，取肝脏，洗净，鲜用或烘干；牛胆：从宰牛场收集，取得后挂起阴干，或自胆管处剪开，将胆汁倾入容器内，密封冷藏，或加热使之干燥；牛脾：宰杀后，剖腹，取脾脏，洗净，鲜用或烘干；牛肾：宰杀后，剖腹，取肾脏，洗净，鲜用或冷藏；肾精子：宰杀后，检查膀胱，若发现内有结石，取出，洗净，阴干；牛鞭：宰杀雄牛后，割取阴茎和睾丸，除去残肉及油脂，整形后风干或低温干燥；牛胞衣：母牛产仔时，收集胎盘，漂洗干净，烘干；牛乳：取乳汁，消毒后鲜用或冷藏；酥：牛乳经提炼而成；酪：牛乳炼制而成的乳制品；醍醐：牛乳制成的食用脂肪；牛筋：宰杀后，加工牛肉时，取下蹄筋，洗净，鲜用或烘干；牛蹄：宰杀后，取下蹄部，洗净，鲜用；牛蹄甲：在宰牛场收集，洗净，烘干；牛皮：宰杀后，取皮，刮洗干净，鲜用或烘干；水牛角：全年均可采收，取角后，水煮，除去角塞，干燥；牛尾：宰杀后，割下尾部，刮皮，洗净，鲜用或烘干。

【性能主治】 牛肉：味甘，黄牛肉性温、水牛肉性凉；

补脾胃，益气血，强筋骨；主治脾胃虚弱，气血不足，虚劳羸瘦，腰膝酸软，消渴，吐泻，痞积，水肿。**牛骨**：味甘，性温；蠲痹，截疟，敛疮；主治关节炎，泻痢，疟疾，疳疮。**牛髓**：味甘，性温；补血益精，止渴，止血，止带；主治精血亏损，虚劳羸瘦，消渴，吐衄，便血，崩漏带下。**牛血**：味咸，性平；健脾补中，养血活血；主治脾虚羸瘦，经闭，血痢，便血，金疮折伤。**牛脂**：味甘，性温；润燥止渴，止血，解毒；主治消渴，黄疸，七窍出血，疮疡疥癣。**牛角鰓**：味苦，性温；化瘀止血，收涩止痢；主治瘀血疼痛，吐血，衄血，肠风便血，崩漏，带下，痢下赤白，水泻，浮肿。**牛脑**：味甘，性温；补脑祛风，止渴消痞；主治头风眩晕，脑漏，消渴，痞气。**牛鼻**：味甘，性平；生津，下乳，止咳；主治消渴，妇人无乳，咳嗽，口眼㖞斜。**牛齿**：味涩，性凉；镇惊，固齿，敛疮；主治小儿牛痫，牙齿动摇，发背恶疮。**牛口涎**：和胃止呕，明目去翳；主治反胃呕吐，噎膈，霍乱，喉闭口噤，目睛伤损，目翳。**牛喉咙**：降逆止呕；主治反胃，呕逆。**牛靥**：味甘，性温；利咽消瘿；主治喉痹，气瘿。**牛肺**：味甘，性平；益肺，止咳喘；主治肺虚咳嗽喘逆。**牛肚**：味甘，性温；补虚羸，健脾胃；主治病后虚羸，气血不足，消渴，风眩，水肿。**牛羊草结**：味淡，性微温；降逆止呕；主治噎膈反胃，呕吐。**牛肠**：味甘，性平；厚肠；主治肠风痔漏。**牛肝**：味甘，性平；补肝，养血，明目；主治虚劳羸瘦，血虚萎黄，青盲雀目，惊痫。**牛胆**：味苦，性寒；清肝明目，利胆通肠，解毒消肿；主治风热目疾，心腹热渴，黄疸，咳嗽痰多，小儿惊风，便秘，痈肿，痔疮。**牛脾**：味甘、微酸，性温；健脾开胃，消积除痞；主治脾胃虚弱，食积痞满，痔瘘。**牛肾**：味甘、咸，性平；补肾益精，强腰膝，止痹痛；主治虚劳肾亏，阳痿气乏，腰膝酸软，湿痹疼痛。**肾精子**：化石通淋；主治尿路结石。**牛鞭**：味甘、咸，性温；补肾，益精，壮阳，散寒止痛；主治肾虚阳痿，遗精，宫寒不孕，遗尿，耳鸣，腰膝酸软，疝气。**牛胞衣**：味甘，性温；敛疮，止痢；主治臁疮，冷痢。**牛乳**：味甘，性微寒；补虚损，益肺胃，养血，生津润燥，解毒；主治虚弱劳损，反胃噎膈，消渴，血虚便秘，气虚下痢，黄疸。**酥**：味甘，性微寒；养阴清热，益气血，止渴润燥；主治虚劳热，肺痿咳嗽，失音，吐血，消渴，便秘，肌肤失润。**酪**：味甘、酸，性微寒；滋阴清热，益肺阳养胃，止渴润燥；主治胸中烦热口渴，肠燥便秘，肌肤枯涩，瘾疹热疮。**醍醐**：味甘，性凉；滋阴清热，益肺止血，止渴润燥；主治虚劳烦热惊悸，肺痿咳嗽脓血，消渴，便秘，风痹，皮肤瘙痒。**牛筋**：味甘，性凉；补肝强筋，祛风热，利尿；主治筋脉劳伤，风热体倦，腹胀，小便不利。**牛蹄**：味甘，性凉；清热止血，利水消肿；主治风热，崩漏，水肿，小便涩少。**牛蹄甲**：味甘，性温；定惊安神，敛疮；主治癫痫，小儿夜啼，臁疮。**牛皮**：味咸，性平；利水消肿，解毒；主治水肿，腹水，尿少，痈疽疮毒。**水牛角**：味苦、咸，性寒；清热，解毒，凉血，定惊；主治热病头痛，高热神昏，发斑发疹，吐血，衄血，瘀热发黄，小儿惊风及咽喉肿痛，口舌生疮。**水牛尾**：味咸，性平；利水消肿；主治水肿尿少。

【生境分布】　性格温驯，生长较快，以草类为食。国内分布于大部分省区，以南方水稻田地区为多；省内各地公园有养殖。

3　盘羊属 Ovis

绵羊 Ovis aries Linnaeus

【别　　名】　羊。

【药用部位】　雄性绵羊的角（羖羊角），皮（羊皮），肉（羊肉），骨骼（羊骨），骨髓或脊髓（羊髓），血液（羊血），脂肪油（羊脂），头或蹄肉（羊头蹄），脑髓（羊脑），甲状腺体（羊靥），肺（羊肺），心脏（羊心），胃（羊肚），肝（羊肝），胆汁（羊胆），胰脏（羊胰），肾（羊肾），膀胱（羊脬），睾丸（羊外肾），胎盘（羊胎），乳汁（羊乳），羊乳经提炼而成的酥油（酥），羊乳炼制而成的乳制品（酪）。

【采收加工】　同家山羊。

【性能主治】　同家山羊。

【生境分布】　为人工驯化饲养家畜之一，品种多达300余种；群居动物，以草类为食；怕热不怕冷。国内分布于大部分省区，以北部和西北地区为多；省内分布于各地。

4　山羊属 Capra

家山羊 Capra hircus Linnaeus

【别　　名】　长髯主簿、羊。

【药用部位】　雄性山羊的角（羖羊角），皮（羊皮），肉（羊肉），骨骼（羊骨），骨髓或脊髓（羊髓），血液（羊血），脂肪油（羊脂），头或蹄肉（羊头蹄），脑髓（羊脑），胡须（羊须），甲状腺体（羊靥），肺（羊肺），心脏（羊心），胃（羊肚），胃中草结（羊豚子），肝（羊肝），胆汁（羊胆），胆囊结石（羊黄），胰脏（羊胰），肾（羊肾），膀胱（羊脬），睾丸（羊外肾），胎盘（羊胎），乳汁（羊乳），羊乳经提炼而成的酥油（酥），羊乳炼制而成的乳制品（酪）。

【采收加工】　羖羊角：全年均可采收，锯角，干燥；羊皮：宰杀后，剥皮，鲜用或烘干；羊肉：宰杀后，取肉，鲜用；羊骨：宰杀后，取骨骼，鲜用或冷藏、烘干；羊髓：宰杀后，取骨髓或脊髓，鲜用；羊血：宰杀时，取血，将鲜血置于平底器皿内晒干，切成小块，或将血灌入羊肠中，用细绳扎成 3～4cm 长的小节，晒干；羊脂：宰杀后，剖腹，取脂肪，置锅内煎熬，滤出油脂，冷却；羊头蹄：宰杀后，取下头或蹄，去毛，洗净，鲜用或冷藏；羊脑：宰杀后，剖开头盖骨，取脑髓，鲜用或冷藏；羊须：剪取山羊的胡须，晒干；羊靥：宰杀后，从颈部取下甲状腺体，鲜用或烘干；羊肺：宰杀后，剖开胸腔，取肺，鲜用或冷藏；羊心：宰杀后，剖开胸腔，取心，鲜用；羊肚：宰杀后，剖腹，取胃，洗净，鲜用或冷藏；羊豚子：宰杀后，剖腹，取胃，如有草结，取出，洗净，晾干；**羊肝**：宰杀后，剖腹，取肝，洗净，鲜用，或切片，晒干、烘干；**羊胆子**：宰杀后，剖腹，割取胆囊，将明管扎紧，悬通风处晾干，或取新鲜胆汁入药；**羊黄**：宰杀后，剖腹，取胆囊，如发现有结石，即取出，洗净，晾干；**羊胰**：宰杀后，剖腹，取胰脏，鲜用或冷藏；**羊肾**：宰杀后，剖腹，取肾，鲜用或冷藏；**羊脬**：宰杀后，剖腹，取膀胱，洗净，鲜用或冷藏；**羊外肾**：宰杀公羊时，割取睾丸，洗净，悬通风处，晾干；**羊胎盘**：母羊生产小羊时，收集胎盘，洗净，鲜用或烘干；**羊乳**：取乳羊的乳汁，消毒后鲜用；**酥**：羊乳经提炼而成；**酪**：羊乳炼制而成的乳制品。

【性能主治】　**羖羊角**：味苦、咸，性寒；清热，镇惊，明目，解毒；主治风热头痛，温病发热神昏，烦闷，吐血，小儿惊痫，惊悸，青盲内障，痈肿疮毒。**羊皮**：味甘，性温；补虚，祛瘀，消肿；主治虚劳羸弱，肺脾气虚，跌打肿痛，蛊毒下血。**羊肉**：味甘，性热；温中健脾，补肾壮阳，益气养血；主治脾胃虚寒，食少反胃，泻痢，肾阳不足，气血亏虚，虚劳羸瘦，腰膝酸软，阳痿，寒疝，产后虚羸少气，缺乳。**羊骨**：味甘，性热；补肾，强筋骨，止血；主治虚劳羸瘦，腰膝无力，筋骨挛痛，耳聋，齿摇，膏淋，白浊，久泻，久痢，月经过多，鼻衄，便血。**羊髓**：味甘，性平；益阴填髓，润肺泽肤，清热解毒；主治虚劳腰痛，骨蒸痨热，肺痿咳嗽，消渴，皮毛憔悴，目赤障翳，痈疽疮疡。**羊血**：味咸，性平；补血，止血，散瘀，解毒；主治妇女血虚中风，月经不调，崩漏，产后血晕，吐血，衄血，便血，痔血，尿血，筋骨疼痛，跌打损伤。**羊脂**：味甘，性温；补虚，润燥，祛风，解毒；主治虚劳羸瘦，久痢，口干便秘，肌肤皲裂，痿痹，赤丹肿毒，疥癣疮疡，烧烫伤，冻伤。**羊头蹄**：味甘，性平；补肾益精；主治肾虚劳损，精亏羸瘦。**羊脑**：味甘，性温；补虚健脑，润肤；主治体虚头昏，皮肤皲裂，筋伤骨折。**羊须**：收涩敛疮；主治小儿疳疮，小儿口疮。**羊靥**：味甘、淡，性温；化痰消瘿；主治气瘿。**羊肺**：味甘，性平；补肺，止咳，利水；主治肺痿，咳嗽气喘，消渴，水肿，小便不利或频数。**羊心**：味甘，性温；养心，解郁，安神；主治心气郁结，惊悸不安，膈中气逆。**羊肚**：味甘，性温；健脾胃，补虚损；主治脾胃虚弱，虚劳羸瘦，纳呆，自汗盗汗，消渴，尿频。**羊胲子**：味淡，性温；降逆，止呕，解百草毒；主治噎膈反胃，噫气，晕船呕吐，草药中毒。**羊肝**：味甘、苦，性凉；养血，补肝，明目；主治血虚萎黄，羸瘦乏力，肝虚目暗，雀目，青盲，障翳。**羊胆**：味苦，性寒；清热解毒，明目退翳，止咳；主治目赤肿痛，青盲夜盲，翳障，肺痨咳嗽，小儿热惊，咽喉肿痛，黄疸，痢疾，便秘，热毒疮疡。**羊黄**：味苦，性平，小毒；清热，开窍，化痰，镇惊；主治热盛神昏，风痰闭窍，谵妄，惊痫。**羊胰**：润肺止咳，泽肌肤，止带；主治肺燥久咳，带下。**羊肾**：味甘，性温；补肾，益精；主治肾虚劳损，腰脊冷痛，足膝痿弱，耳鸣，耳聋，消渴，阳痿，滑精，遗尿。

羊脬：味甘，性温；缩小便；主治下焦气虚，尿频遗尿。**羊外肾**：味甘、咸，性温；补肾，益精，助阳；主治肾虚精亏，腰背疼痛，阳痿阴冷，遗精，滑精，淋浊，带下，消渴，尿频，疝气，睾丸肿痛。**羊胎**：味甘、咸，性温；补肾益精，益气养血；主治肾虚赢瘦，久疟，贫血。**羊乳**：味甘，性微温；补虚，润燥，和胃，解毒；主治虚劳赢瘦，消渴，心痛，反胃呕逆，口疮，漆疮，蜘蛛咬伤。**酥**：味甘，性微寒；养阴清热，益气血，止渴润燥；主治虚劳热，肺痿咳嗽，失音，吐血，消渴，便秘，肌肤失润。**酪**：味甘、酸，性微寒；滋阴清热，益肺养胃，止渴润燥；主治胸中烦热口渴，肠燥便秘，肌肤枯涩，瘾疹热疮。

【生境分布】　为饲养家畜之一，品种颇多。国内分布于各省区；省内各地均有饲养。

5　斑羚属 Naemorhedus

青羊 Naemorhedus goral Hardwicke

【别　　名】　斑羚、山羊、野山羊、岩羊、青山羊。

【药用部位】　雄性山羊的角（羖羊角），皮（羊皮），肉（羊肉），骨骼（羊骨），骨髓或脊髓（羊髓），血液（羊血），脂肪油（羊脂），头或蹄肉（羊头蹄），脑髓（羊脑），胡须（羊须），甲状腺体（羊靥），肺（羊肺），心脏（羊心），胃（羊肚），胃中草结（羊胲子），肝（羊肝），胆汁（羊胆），胆囊结石（羊黄），胰脏（羊胰），肾（羊肾），膀胱（羊脬），睾丸（羊外肾），胎盘（羊胎），乳汁（羊乳），羊乳经提炼而成的酥油（酥），羊乳炼制而成的乳制品（酪）。

【采收加工】　同家山羊

【性能主治】　同家山羊。

【生境分布】　国内分布于中国东北、华北、西北、华南及西南诸省区；省内各地均有饲养。

二十八、豪猪科 Hystricidae

豪猪属 Hystrix

豪猪 Hystrix hodgsoni Gray

【别　　名】　山猪、箭猪、响铃猪、箭猪。

【药用部位】　肉（豪猪肉），棘刺（豪猪毛刺），胃（豪猪肚）。

【采收加工】　捕杀后，剥皮，剖腹，取肉，鲜用；捕杀后，拔取皮上的棘刺；捕杀后，剖腹，取胃，洗净，鲜用或烘干。

【性能主治】　**豪猪肉**：味甘，性寒；润肠通便；主治大便不畅。**豪猪毛刺**：味苦，性平；行气止痛，解毒消肿；主治心胃气痛，乳蛾，疮肿，皮肤过敏。

【生境分布】　栖息于山坡、草地或密林中。洞居，以草根、竹笋、野果为食。国内分布于长江流域以南及陕西等地；省内烟台等地动物园有养殖。

二十九、驼科 Camelidae

骆驼属 Camelus Linnaeus

双峰驼 Camelus bactrianus Linnaeus

【别　　名】　骆驼、驼、野骆驼。

【药用部位】　胶汁脂肪（骆驼脂），毛（骆驼毛），肉（骆驼肉），胆囊结石（骆驼黄），乳汁（驼乳）。

【采收加工】　野驼数量极少，属世界性稀有珍贵动物，严禁猎杀。

【性能主治】　骆驼脂：味甘，性温；补虚润燥，祛风活血消肿解毒；主治体虚劳乏，肌肤不仁，皮肤瘙痒，筋肉挛急，疮疡肿毒，痔漏。骆驼毛：味咸，性平；镇惊，收涩，解毒；主治惊痫癫狂，赤白带下，崩漏，痔疮，疳疮。骆驼肉：味甘，性温，归脾经；补气血，壮筋骨，润肌肤；主治久病虚损，顽麻风痹，肌肤不泽。骆驼黄：味苦，性凉，小毒；清热定惊；主治风热惊痫。驼乳：味甘，性温；补中益气，强壮筋骨；主治久病虚损，筋骨痿弱，虫咬伤。

【生境分布】　栖息于荒漠的沙漠地带；耐寒暑饥渴，以灌丛和半灌丛的盐碱植物为食，常季节性迁徙。国内分布于分布于新疆东南部、甘肃、青海、内蒙古；省内烟台、济南等地动物园有养殖。

三十、猴科 Cercopithecidae

1　仰鼻猴属 Rhinopithecus

金丝猴 Rhinopithecus roxellanae Milne-Edwards

【药用部位】　肉和脂肪（狨），胆囊（金丝猴胆），阴茎及睾丸（金丝猴肾）。

【采收加工】　金丝猴属国家一级保护动物，应加强保护。

【性能主治】　狨：味甘、酸，性温；解毒消肿；主治痔疾、疥疮。金丝猴胆：味苦，性寒；清热解毒，止咳；主治肺热咳嗽，百日咳，肝炎。金丝猴肾：味甘，性温；温肾壮阳；主治阳痿，遗精。

【生境分布】　栖息于较高寒的人烟稀少的阔叶林或混交林中；营树栖生活，少下地；为社会性群体动物；夏热冬寒时有迁徙现象。国内分布于我国西南和西北少数高山地区，其分布几与大熊猫相似；省内烟台等地动物园有养殖。

2　猕猴属 Macaca

猕猴 Macaca mulatta Zimmermann

【别　　名】　狙、沐猴、王孙、马留、猢狲、黄猴。

【药用部位】　骨骼（猕猴骨），肉（猕猴肉），血液（猕猴血），肠胃结石（猴枣），胆囊（猕猴胆）。

【采收加工】　猕猴骨：猕猴为国家二级保护动物，严禁滥捕，四季均可捕捉，捕杀后，剥去皮毛（四肢不去皮毛），除去内脏，剔除骨上筋肉，将骨骼挂通风处晾干；猕猴肉：四季均可捕捉，捕杀后，除去皮毛及内脏，剔除骨骼，取肉，鲜用或烘干；猕猴血捕杀时取血，鲜用；猴枣：四季均可捕捉，捕杀后，剖腹，取出肠胃中的结石，于通风处晾干；猕猴胆：捕杀后，剖腹，取出胆囊，洗净，晾干。

【性能主治】　猕猴骨：味酸，性平，归心、肝经；祛风除湿，强筋壮骨，镇惊，截疟；主治风寒湿痹，四肢麻木，关节疼痛，骨折，小儿惊痫。猕猴肉：味酸，性平；祛风除湿，补肾健脾；主治风湿骨痛，神经衰弱，阳痿遗精，小儿疳积，便血。猕猴血：味甘，性咸；健脾消积；主治消化不良，小儿疳积。猴枣：味苦，微咸，性寒，归心、肺、肝经；清热镇惊，豁痰定喘，解毒消肿；主治痰热咳喘，咽痛喉痹，惊痫，小儿急惊，瘰疬痰核。猕猴胆：味苦，性寒；清热解毒，明目退翳；主治咽喉肿痛，夜盲，内外翳障。

【生境分布】　栖息于石山、树林、裸岩等环境。营集群生活。国内分布于广东、海南、广西等地和长江流域大部，青藏高原及山西、河南、河北等地亦有零星分布；省内烟台等地动物园有养殖。

三十一、象科 Elephantidae

亚洲象属 Elephas

亚洲象 Elephas maximus Linnaeus

【别　　名】　印度象、大象、野象、老象。

【药用部位】　皮（象皮），肉（象肉），牙齿（象牙），胆管末端的膨大部分（象胆）。

【采收加工】　象皮：亚洲象为国家一级保护动物，濒危，严禁滥捕，宰杀后，剥取象皮；象肉：剥取象皮后，去掉筋膜油脂，洗净，割成长块，晒干；象骨：宰象时，去皮、肉、脂肪，剔取骨骼，洗净，晾干；象牙：多以雕刻象牙时剩下的碎料供药用；象胆：宰象时将其胆管末端的膨大部分取出，扎紧囊口，然后剔去附着的油脂，置通风处阴干。

【性能主治】　象皮：味甘、咸，性温，归心、脾经；止血敛疮，去腐生肌；主治外伤出血，溃疡久不收口，褥疮。象肉：味甘、淡，性平；主治秃疮。象骨：味甘，性平；解毒生肌；主治胃热呕吐，泄泻脓血，臁疮。象牙：味甘，性寒，归心、肾经；清热镇惊，解毒生肌；主治癫痫，惊风，骨蒸劳热，痈肿疮毒，咽喉肿痛，痔漏。象胆：味苦，性寒，归肝、脾经；清肝明目，解毒消肿；主治目生翳障，疳积，口臭，疮肿。

【生境分布】　栖息于山坡、草地或密林中。洞居，以草根、竹笋、野果为食。国内分布于长江流域以南及陕西等地；省内烟台、济南等地动物园有养殖。

第四篇

矿物类中药资源

矿物药为金属、石类、动物化石、土壤及某些矿物的加工化合物，是中医药材中极富特色的组成部分，其种类繁多，来源广泛，文献记载和使用历史悠久，为我国的中医药学发展做出了独特贡献。《周礼》有"医师掌医之政，聚毒药以供医事"以及"五毒"（石胆、丹砂、雄黄、矾石和磁石 5 种矿物药烧炼的升华物）等的记载。常用矿物药虽然品种不多，但是应用却很广泛。春秋战国时期《山海经》记载 64 种矿物药，西汉墓出土的《五十二病方》记载矿物药 20 种，本草专著《神农本草经》收录了矿物药 46 种，明代李时珍所著《本草纲目》收载矿物药达 161 种，《新修本草》共收载矿物药 87 种，1999 年出版的《中华本草》共收录矿物药 114 种，《本草纲目拾遗》收录矿物药多达 413 种。第三次中药资源普查结果显示，我国现有矿物药 80 种，常用的有 30 余种。根据来源、加工方法及所用原料性质的不同，可将矿物药分为以下几类：①原矿物药，是指从自然界采集后基本保持原有性状者，包括矿物、动物化石及以有机物为主的矿物（如琥珀）；②矿物制品，是指主要以矿物为原料经加工制成的单味药，多配伍应用（如白矾、胆矾）；③矿物药制剂，是指以多味原矿物药或矿物制品药为原料加工制成的制剂，"丹药"即属此类（如小灵丹、轻粉）。常见矿物药有硫黄、雌黄、雄黄、石盐、硝石、方解石、文石、芒硝、石膏、硬石膏、明矾、硼砂、蛇纹石、氟石、重晶石等。

山东矿产资源丰富，矿种比较齐全，目前已发现各类矿产 144 种，已探明储量的矿产 75 种，其中能源矿产 7 种、金属矿产 24 种、非金属矿产 42 种、水气矿产 2 种。其中能源矿产、贵金属、非金属等为优势矿产，但有色金属矿产资源短缺，部分矿产品位低。山东产矿物药主要有石膏、滑石、紫石英、黄金、石墨、铁等。

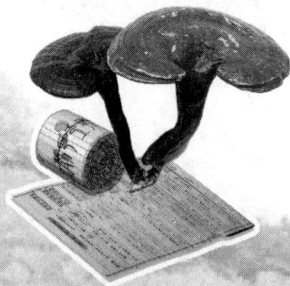

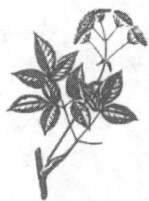

第一章

含砷矿物药

砷是一种类金属元素，广泛存在于自然界，单质以灰砷、黑砷和黄砷这三种同素异形体的形式存在，已发现的含砷矿物有数百种。砷化合物可经呼吸道、皮肤和消化道吸收。吸收后分布于肝、肾、肺、胃肠壁及脾脏，主要经尿和粪排出。砷元素基本无毒，但其氧化物及砷酸盐毒性较大，三价砷毒性较五价砷强。砷通过与细胞中含巯基的酶结合，抑制细胞氧化过程，还能麻痹血管运动中枢，使毛细血管麻痹、扩张及通透性增高。在如防护不当吸入含砷空气或摄入被砷污染的食物、饮料时，常有发生急、慢性砷中毒的可能。急性砷化物中毒临床表现以"急性胃肠炎型"较多见，重症可出现休克，肝脏损害，甚至死于中毒性心肌损害；慢性砷中毒突出表现为皮肤色素沉着、角化过度或疣状增生，也可见白细胞减少或贫血。已公认长期接触砷化物可致皮肤癌和肺癌。

砷类矿物药在我国用于治疗疾病有着悠久的历史，在已发现的最古医方《五十二病方》（约公元前3世纪末）中就有雄黄治疗疥癣和礜石治疗疥癣、疮疡、狂犬病的记载。现存最早的药学专著《神农本草经》将雄黄、雌黄列为中品，礜石列为下品，称雄黄"主寒热，鼠瘘，恶疮，疽痔，死肌，杀精物恶鬼邪气，百虫毒"；雌黄"主恶疮……身痒，邪气诸毒，炼之，久服轻身，增年不老"。此外，《名医别录》《本草拾遗》《本草纲目》等本草著作中均有砷类矿物药临床应用的记载。

古人对砷类矿物药的临床应用积累了丰富的经验，目前，随着科技发展和现代研究的逐步深入，砷类矿物药的一些奇特疗效被进一步挖掘，如剧毒矿物药砒霜被发现具有良好的抗癌效果，用于治疗白血病等疗效确切，得到了国际公认。常见的含砷矿物药有雄黄、雌黄、信石、砒霜等。

山东共计6种。

1 雄黄 Realgar

【别　　名】　鸡冠石、黄金石、黄石。

【来　　源】　为简单硫化物类雄黄族矿物雄黄。

【采收加工】　雄黄在矿中质软如泥，见空气即变坚硬，一般用竹刀剔取其熟透部分，除去杂质泥土。

【性能主治】　味辛、苦，性温，有毒；解毒，杀虫，燥湿，祛痰；主治痈疽疔疮，走马牙疳，喉风候痹，疥癣，缠腰火丹，湿毒疮，痔疮，蛇虫咬伤，虫积，惊痫，疟疾，哮喘。

【产地分布】　雄黄主要为低温热液、火山热液矿床中的典型矿物，与雌黄紧密共生；还见于温泉沉积和硫质喷气孔的沉积物里；偶尔发现于煤层和褐铁矿层中，为有机质分解所产生的硫化氢与含砷溶液作用的产物。国内主要分布于甘肃、湖北、湖南、四川、贵州、云南等省区；山东有产。

2 雌黄 Orpimentum

【别　　名】　黄金石、鸡冠石、砒黄、昆仑黄。

【来　　源】　为硫化物类雌黄族雌黄矿石。

【采收加工】　采挖后，除去泥砂、杂石。

【性能主治】　味辛，性平，有毒；燥湿，杀虫，解毒；主治疥癣，恶疮，蛇虫咬伤，寒痰咳喘，癫痫，虫积腹痛。

【产地分布】　产于低温热液矿床中，温泉及火山附近也有存在，形成条件完全与雄黄相似，并且与雄黄辉锦矿等密切共生。国内分布于甘肃、湖北、湖南、四川、贵州、云南等省区；山东有产。

3 礜石

【别　　名】　礜、青分石、太白石。

【来　　源】　为复硫化物类毒砂族矿物毒砂。

【采收加工】　采挖后打碎，使礜石和连生矿物分开，除去杂石。

【性能主治】　味辛，性热，大毒；祛寒湿，消冷积，蚀恶肉，杀虫；主治风寒湿痹，寒湿脚气，癥冷腹痛，积聚坚癖，赘瘤息肉，瘰疬，顽癣恶疮。

【产地分布】　毒砂产于硫化物矿脉中或粒状分散于矿脉及围岩蚀变带中，此时多与白色绢云母、铜黄色"金星状"黄铁矿共存。国内分布于陕西、湖北、河南、四川、甘肃、辽宁、山西、江西、广东等省区；山东有产。

4 信石（砒石）

【别　　名】　砒石、砒黄、白信石。

【来　　源】　为氧化物类矿物砷华，或硫化物类矿物毒砂、雄黄、雌黄经加工制成的三氧化二砷。

【采收加工】 少数选取天然砷华矿石，除去杂质即可；多数是用毒砂、雄黄或雌黄加工制成，取毒砂、雄黄或雌黄，砸成小块，燃之，燃烧时产生气态的三氧化二砷及二氧化硫，冷却后，三氧化二砷即凝固而得，二氧化硫另从烟道排出。

【性能主治】 味辛、酸，性热，大毒；蚀疮去腐，杀虫，祛痰定喘，截疟；主治痔疮，瘰疬，溃疡腐肉不脱，走马牙疳，顽癣，寒痰哮喘，疟疾。

【产地分布】 少数为天然"砷华"矿石；天然氧化砷矿床常与含砷矿物共生，并伴有铅、锑、银等矿，或是产于毒砂之裂缝中，纯粹者较少。国内主要分布于江西、湖南、广东、贵州等省区；山东有产。

5 砒霜

【别　　名】 白砒。

【来　　源】 为砒石经升华而成的三氧化二砷精制品。

【采收加工】 将砒石捣碎，放在阳城罐内，罐口用铁碗底盖住，碗和罐的接合处用盐泥封固，铁碗内装满水，将罐放在炉上用慢火烧 2～3 小时，使其产生升华附着在铁碗底部，凉后揭开取下，并除去罐里残留的杂质，将升华物再入罐内反复烧炼 2～3 次，即得极净的砒霜。

【性能主治】 味辛、酸，性热，大毒；蚀疮去腐，杀虫，劫痰，截疟；主治痔疮，瘰疬，痈疽恶疮，走马牙疳，癣疮，寒痰哮喘，疟疾，休息痢。

【产地分布】 国内主要分布于江西、湖南、广东、贵州等省区；山东有产。

6 小灵丹

【别　　名】 人造雌黄。

【来　　源】 为硫黄与雄黄经升华制成的砷硫化合物。

【采收加工】 取雄黄 120g，硫黄 30g，分别研末，混匀装陶瓷罐中，罐口用装凉水的碗盖严，封闭，加热 5～6 小时，离火待凉，揭开碗底，取下凝结橘黄色的粉末或呈玻璃状的薄片，即小灵丹。

【性能主治】 味辛，性寒，有毒；散寒止痛；主治脾肾虚寒引起的偏坠疝气，脾虚久泻，胃寒疼痛，妇女血寒经痛，寒湿带下。

【产地分布】 国内主要分布于北京等省区；山东有产。

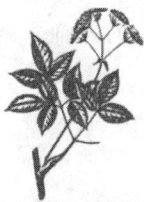

第 二 章

含汞矿物药

汞在自然界分布广泛，不仅在地壳的各类岩石中有着广泛分布，而且在地壳外部的水圈、大气圈、生物圈中也普遍存在，但与其他部分元素相比，其含量却是少量和微量的。汞在地壳中平均含量（即元素丰度）为 $8.3 \times 10^{-6}\%$，在各类岩石中分布不均匀，沉积岩中相对较高，为 $4 \times 10^{-5}\%$，中酸性岩浆岩中为 $8 \times 10^{-6}\%$，超基性岩石中为 $1 \times 10^{-6}\%$。地壳中 99.8%的汞均呈分散状态赋存于各类岩石之中，而仅有 0.02%的汞才集中富集成为矿床。

汞在自然界呈自然元素或 Hg^{2+} 的离子化合物存在，具有强烈的亲硫性和亲铜性。已发现的汞矿物和含汞矿物约有 20 多种。含汞矿物药是指以汞及其化合物为主要成分的一类矿物，主要有朱砂、银朱、红粉、轻粉、白降丹等。

汞离子（Hg^{2+}）可以沉淀蛋白质，可与机体局部组织中的蛋白质生成变性蛋白盐沉淀，因而不同程度地产生收敛硬化作用。反应同时，Hg^{2+} 可与菌体内的酶蛋白-SH 结合，使酶失去活性而发挥强有力的杀菌防腐作用。常见的含汞矿物药主要有朱砂、银朱、红粉、轻粉、白降丹等。

汞类矿物药常因误用或误服而引起中毒。其急性中毒主要表现为急性腐蚀性胃肠炎、坏死性肾病、周围循环衰竭等，慢性中毒则主要以神经衰弱症候群为主。汞中毒主要是由汞离子（Hg^{2+}）引起。汞可与血浆蛋白中的巯基结合，亦可与尿中半胱氨酸的巯基结合。汞对肾脏损害最大，作用于近端肾小管细胞的线粒体和胞浆中的线粒体，使肾组织中多种酶受损害。还可与机体组织中的蛋白质结合，使组织坏死。

山东共计 9 种。

1 水银

【别　　名】　贡、铅精、神胶。

【来　　源】　为自然元素类液态矿物自然汞，主要从辰砂矿经加工提炼制成。

【采收加工】　多数是由辰砂矿石砸碎，置炉中通空气（或加石灰及铁质），加热蒸馏，过滤提取制得。

【性能主治】　味辛，性寒，有毒；杀虫，攻毒；主治疥癣，梅毒，恶疮，痔瘘。

【产地分布】　产于辰砂矿脉的氧化带，常呈小珠球存在于矿脉及岩石的洞隙内及浮土中。国内主要分布于贵州、湖北、四川、广西、江苏、云南、陕西等省区；山东济宁等地有产。

2 朱砂

【别　　名】　辰砂、丹砂、赤丹、汞沙。

【来　　源】　为天然的辰砂矿石。

【采收加工】　劈开辰砂矿石，取出岩石中夹杂的少数朱砂。可利用浮选法，将凿碎的矿石放在直径约尺余的淘洗盘内，左右旋转之，因其比重不同，故砂沉于底，石浮于上。除去石质后，再将朱砂劈成片、块状。其片状者称为"镜面砂"，块状者称"豆瓣砂"，碎末者称"朱宝砂。"采挖后，选取纯净者，用磁铁吸净含铁的杂质，再用水淘去杂石和泥沙，研成细粉，或用水飞法制成极细的粉末。

【性能主治】　味甘，微寒，有毒；镇静，安神，定惊，解毒；主治心神不宁、惊痫癫狂、失眠多梦、痈肿疮毒、疥癣等症。

【产地分布】　主产于贵州铜仁，四川酉阳、秀山，湖南晃县，广西金城江等地区；山东沂源等地有产。

3 灵砂（辰砂）

【别　　名】　红灵药、人工合成朱砂、马牙砂。

【来　　源】　为以水银和硫黄为原料，经人工加热升华而制成的硫化汞（HgS）。

【采收加工】　取水银 120g，硫黄 30g，将铁锅放在火炉上或电炉上，先倾入硫黄，至熔化时再倾入水银搅拌，使其黏合；如有焰起，以醋喷之，待不见水银颗粒时，取出置乳钵内研细，然后倒在用耐火材料制成的砂罐内，盖以瓷碗，用黏土或石膏封固裂缝；再置炉火上烧炼，火力要均匀，瓷碗底中要注满水，水干再注入热水，以水干 12 次为度；将砂罐取下置铁架上，待冷后揭开瓷碗，将升华物刮下研末，即为灵砂。

【性能主治】　味甘，性微寒，有毒；清心镇惊，安神解毒；主治心悸易惊，失眠多梦，癫痫发狂，小儿惊风，视物昏花，口疮，喉痹，疮疡肿痛。

【产地分布】 国内主要分布于黑龙江、广东、贵州、四川等省区；省内淄博等地有产。

4 轻粉 Calomelas

【别　　名】 水银粉、汞粉、甘汞。

【来　　源】 为用升华法炼制而成的氯化亚汞结晶。

【采收加工】 为人工炼制品，其炼制方法有多种，目前按传统加工法用砖砌一炉灶，上留 10 个炉眼，每一炉眼放一平底锅，先将胆矾 1.75kg、食盐 1.5kg，放于盆内，加水约 1.5kg 混合；放入水银 3.125kg，搅拌成粥状，再加入红土约 10 大碗，拌和成半干半湿的软泥块，分成 10 份，捏成馒头形，另在平底锅中央撒一层沙土，将馒头状物分别放在沙土上，并用陶碗或瓷盆盖上，再用泥封固，以防泄气；先放在炉旁，每炉约用上等木炭 23.5kg，先在炉外烧之全红，再装入各炉眼内，略烧片刻，即行通火，将炉眼中央摆成空型，若见有火苗之处，用炭压盖，不使上燃，再将炉门关闭，开始闷火；等到炭已烧透，至无火苗，且外被一层白灰时，将已封固的平底锅，放在每个炉眼上，将炉门关闭；22 小时后开锅，则见锅内出现多数多角形雪花样片结晶，用鸡翎扫下，拣去杂质，遮光密闭保存即得轻粉。

【性能主治】 味辛，性寒，有毒；外用攻毒，去腐，杀虫，止痒，内服祛痰，逐水，通便；外用主治疮疡溃烂，梅毒，疳疮，疥癣痒疹，酒皶鼻，痤疮，内服主治急慢惊风，痰壅喘逆，水肿胀满，二便不利。

【产地分布】 国内主要分布于湖北、湖南、四川、天津、河北、云南等省区；省内淄博有产。

5 红粉 Hydrargyri Oxydum Rubrum

【别　　名】 灵药、红升丹。

【来　　源】 为由水银、硝石、白矾或由水银和硝酸炼制而成的红色氧化汞。

【采收加工】 传统法：原料为水银、硝石、白矾各 60g，先将硝石、白矾研细拌匀，置铁锅中，用文火加热至完全熔化，放冷，使凝结；然后将水银洒于表面，用瓷碗覆盖锅上，碗与锅交接处用桑皮纸条封固，四周用黄泥密封至近碗底，碗底上方白米数粒；重新用火加热，先用文火，后用武火，至白米变成黄色时，再用文火继续炼至米变焦色；去火，放冷，除去封泥，将碗取下；碗内周围的红色升华物为"红升"（红粉），碗中央的黄色升华物为"黄升"（黄粉），锅底剩下的块状物为"升药底"。合成法：原料为水银 500g，硝酸 650～700g，先将硝酸倒入耐酸容器内，再加水银，静置；待其反应至无棕红色烟雾出后，倒入不锈钢盘内；砂浴加热（温度控制在 100℃ 以下，使其分解），约 1～2 小时即得红色氧化汞。

【性能主治】 味辛，性热，大毒；拔毒提脓，去腐生肌，燥湿杀虫；主治痈疽疔疮，梅毒下疳，瘰疬瘰疬，一切恶疮肉暗紫黑，疮口坚硬，腐肉不去，窦道瘘管，脓水淋漓，久不收口，以及湿疮，疥癣。

【产地分布】 国内主要分布于河北、天津、湖北、湖南、江苏等省区；山东有产。

6 黄升

【别　　名】 黄升丹。

【来　　源】 为由水银、火硝、明矾混合升华炼制而成的黄色氧化汞。

【采收加工】 原料为水银、火硝、明矾，先将火硝、明矾研细拌匀，置铁锅中，用文火加热至完全熔化，放冷，使凝结；然后将水银洒于表面，用瓷碗覆盖锅上，碗与锅交接处用桑皮纸条封固，四周用黄泥密封至近碗底，碗底上方白米数粒；重新用火加热，先用文火，后用武火，至白米变成黄色时，再用文火继续炼至米变焦色；去火，放冷，除去封泥，将碗取下，碗中央的黄色升华物为"黄升"（黄粉）。

【性能主治】 味辛，性热，大毒；拔毒，除脓，去腐，生肌；主治痈疽疔疮，梅毒下疳，一切恶疮，肉暗紫黑，腐肉不去，脓水淋漓，久不收口。

【产地分布】 同红粉。

7 升药底

【别　　名】 丹底、升底、红粉底。

【来　　源】 为炼制升药后留在锅底的残渣。

【采收加工】 原料为水银、硝石、白矾各 60g，先将硝石、白矾研细拌匀，置铁锅中，用文火加热至完全熔化，放冷，使凝结；然后将水银洒于表面，用瓷碗覆盖锅上，碗与锅交接处用桑皮纸条封固，四周用黄泥密封至近碗底，碗底上方白米数粒；重新用火加热，先用文火，后用武火，至白米变成黄色时，再用文火继续炼至米变焦色；去火，放冷，除去封泥，将碗取下，锅底剩下的块状为"升药底"。

【性能主治】 杀虫止痒，收湿生肌；主治疥癣，湿疹，黄水疮。

【产地分布】 国内主要分布于河北、天津、湖北、湖南、江苏等省区；省内有产。

8 红升丹

【别　　名】 大升丹、红升、红粉霜。

【来　　源】 为水银、火硝、白矾、朱砂、雄黄、皂矾制炼而成的红色氧化汞。

【采收加工】 此丹的处方与制法，历代医家均有所不同，基本原料为水银 30g，火硝 60g，白矾 15g，雄黄 15g，朱砂 6g，皂矾 18g；制作步骤：先将火硝、二矾研碎，加白酒两许，炖化，待干即研细，另将余药研细，再一同研至不见水银星为度；入阳城罐中，上以铁盏盖严，用纸条密封，并以盐泥或煅石膏以水调封固；然后用炭火烧炼盛药之罐，先用底火煅一炷香（约 1 小时），再用半罐火煅一炷香，最后用平罐火再煅一炷香；去火，煅时频用冷水拂拭覆盖罐口之铁盏；俟冷开罐，附着于铁盏下之红色结块即是红升丹，刮下置有色瓶中存贮；罐下残余物质即"灵药渣"，又称"红粉底"；上述升炼方法系疡科习用之法；近时大量制造时，改用平底铁锅代替阳城罐，用煤火代炭火。

【性能主治】　味辛，性热，有大毒；拔毒提脓，去腐生肌，杀虫燥湿；主治疔疮痈疽，窦道瘘管，瘿瘤瘰疬，乳癌乳痈，疥癣，湿疹，梅毒，一切顽疮久溃不敛，晦暗紫黑，脓出不畅，腐肉不去，新肉难生。

【产地分布】　国内主要分布于四川、陕西、吉林等省区；省内济南等地有产。

9　白降丹

【别　　名】　白灵药、水火丹、降丹、白降、降药、升汞、大金丹。

【来　　源】　为升华法制成的氯化汞和氯化亚汞的混合物。

【采收加工】　系用明矾、绿矾、食盐、水银、朱砂、马牙硝、硼砂、雄黄等为原料，加热升炼而成。还有的将马牙硝（芒硝）改为火硝投料加热升炼而成。

【性能主治】　味辛，性热，有大毒；拔毒，除脓，去腐，生肌；主疗疮痈疽，梅毒下疳，一切恶疮，肉暗紫黑，腐肉不去，窦道瘘管，脓水淋漓，久不收口。

【产地分布】　国内以江西南昌、湖南湘潭、湖北武汉等地产量较大；主要分布于四川、陕西、山东、吉林等省区；省内有产。

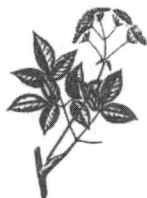

第 三 章

含铅矿物药

铅是蓝白色重金属，质柔软，延性弱，展性强。空气中表面易氧化而失去光泽，变暗。溶于硝酸、热硫酸、有机酸和碱液。不溶于稀盐酸和硫酸。具有两性：既能形成高铅酸的金属盐，又能形成酸的铅盐。主要存在于方铅矿（PbS）及白铅矿（$PbCO_3$）中，经煅烧得硫酸铅及氧化铅，再还原即得金属铅。

铅在地壳中的含量为 0.0016%，储量比较丰富。自然界中，铅资源多以伴生矿形式存在，以铅为主的矿床和单一铅矿床的资源储量只占总储量的 32.2%。主要含铅矿石有方铅矿（PbS）、白铅矿（$PbCO_3$）和硫酸铅矿（$PbSO_4$）。此外，少量铅还存在于各种铀矿和钍矿中。我国铅资源的总体特征是：贫矿多，富矿少；小型矿多，大型矿少；结构构造和矿物组成复杂的矿多，简单的矿少；基础保证年限不高。美国地质调查局 2015 年发布数据显示，目前全球已探明铅资源量共计 20 多亿吨，资源储量为 8700 万吨。

铅能与蛋白质结合，形成难溶性的蛋白化合物，适量使用对局部皮肤黏膜的表面组织具有收敛作用，但过量会发生腐蚀作用。含铅矿物药在古代就有应用，《博物志》称："纣烧铅锡作粉。"《神农本草经》收载了"粉锡"与"铅丹"，并谓其有杀虫治疗惊痫之功效。常用的含铅矿物药有铅、铅粉、铅霜、红丹、密陀僧、黑铅丹等。

但铅是一种对人体危害极大的有毒重金属，因此铅及其化合物进入机体后将对神经、造血、消化、肾脏、心血管和内分泌等多个系统造成危害，若含量过高则会引起铅中毒。随着工业市场的迅速发展，铅被广泛应用到各行各业，铅对环境的污染越来越重，对人体的健康危害也越来越大。目前铅主要是通过食物、饮用水、空气等方式影响人体健康。金属铅进入人体后，少部分会随着身体代谢排出体外，其余大量则会在体内沉积。对于成年人，铅的入侵会破坏神经系统、消化系统、男性生殖系统，且影响骨骼的造血功能，进而出现头晕、乏力、眩晕、困倦、失眠、贫血、免疫力低下、腹痛、便秘、肢体酸痛、肌肉关节疼、月经不调等症状。有的口中有金属味，动脉硬化、消化道溃疡和眼底出血等症状也与铅污染有关。对于儿童，由于大脑正在发育，神经系统处于敏感期，在同样的铅环境下吸入量比成人高出好

几倍，受害极为严重，因此小孩铅中毒则会出现发育迟缓、食欲不振、行走不便和便秘、失眠；还有的伴有多动、听觉障碍、注意不集中和智力低下等现象。严重者造成脑组织损伤，可能导致终身残废。进入孕妇体内则会通过胎盘屏障，影响胎儿发育，造成畸形，流产或死胎等。

山东共计 8 种。

1　红丹（铅丹）Plumbi Oxydum Flavum

【别　　名】　铅丹、丹粉、铅华、朱丹、黄丹。

【来　　源】　为用纯铅加工制成的四氧化三铅。

【采收加工】　将铅加白矾熔化，搅拌，经 8～10 小时取出冷凝，生成氧化铅块，研末，倒缸内，加水搅动，取浮在水中的细末，另置一缸静沉；取静沉后的水飞末晒干，入铁锅内徐徐加热 24 小时，取出研细，过筛即成。

或将纯铅置铁锅中加热，炒动，使之氧化，再放入石臼中研成细粉；倒入缸内加水漂洗，将粗细粉末分开，漂出的细粉，再经氧化 24 小时，研成细粉，过筛即得。

【性能主治】　味辛，性微寒，有毒；解毒去腐，收湿敛疮，坠痰镇惊；主治痈疽疮疡，外痔，湿疹，烧烫伤。

【产地分布】　国内主要分布于河南、广东、福建、湖南、云南等省区；省内青岛等地有产。

2　密陀僧

【别　　名】　陀僧、金底、密多僧。

【来　　源】　为硫化物类方铅矿族矿物方铅矿提炼银、铅时沉积的炉底，或为铅熔融后的加工制成品。

【采收加工】　传统方法将铅熔融，用铁棍在熔铅中旋转数次，使部分熔铅黏附于上，浸冷水中，熔铅冷却后，即成密陀僧；如此反复多次，使密陀僧积聚一定量时，打下即得；近代制法，将黄丹入铁锅内用烈火熔炼，当温度升至 400℃ 以上时，黄丹中一部分氧游离，即成密陀僧，待冷，取出。

【性能主治】　味咸、辛，性平，有毒；燥湿，杀虫，解毒，收敛，防腐；主治疮疡溃烂久不收敛，口疮，湿疹，疥癣，狐臭，汗斑，酒皶鼻，烧烫伤。

【产地分布】　方铅矿为自然界分布最广的铅矿物，并

常含银；形成于不同温度的热液过程，其中以中温热液过程最主要，经常与闪锌矿一起形成铅锌硫化物矿床。国内主要分布于甘肃、青海、湖南、广东、云南等省区；山东有产，主要分布于胶东半岛，鲁中地区也有少量产出。

3　铅（青铅）

【别　名】　黑锡、黑铅、青铅。

【来　源】　为硫化物类方铅族方铅矿冶炼制成的灰白色金属铅。

【采收加工】　将原药材锤成蜂翼状薄片。

【性能主治】　味甘，性寒，有毒；解毒，杀虫，镇逆坠痰；主治瘰疬，疔毒，恶疮，慢性湿疹，神经性皮炎，亦用治痰痫，癫狂，气短喘急，噎膈反胃。

【产地分布】　方铅矿为自然界分布最广的铅矿物，并常含银；形成于不同温度的热液过程，其中以中温热液过程最主要，经常与闪锌矿一起形成铅锌硫化物矿床。国内主要分布于甘肃、青海、湖南、广东、云南等省区；省内临沂等地有产。

4　铅粉

【别　名】　抗粉、铅白、水粉。

【来　源】　为用铅加工制成的碱式碳酸铅。

【采收加工】　将卷叠的铅板放入木桶中，置于盛稀醋酸的磁锅上，用炭火徐徐加热，经较长时间，铅受醋酸蒸气的作用，先成碱式醋酸铅，再通过无水碳酸，游离出醋酸，形成白色粉末状物——碱式碳酸铅。

或用密陀僧 100 份，醋酸 1 份及水少许混合，将此混合物盛于水槽中搅拌之，生成碱式醋酸铅，再通过无水碳酸，游离出醋酸，形成碱式碳酸铅。

或以醋酸铅 379 份，溶于 4 倍量的蒸馏水中，过滤，将醋酸铅滤液中，生成碱式碳酸铅沉淀；俟沉淀后，倾去上清液，集沉淀于滤纸上，用蒸馏水洗净，干燥，即得。

【性能主治】　味甘、辛，性寒，有毒；消积，杀虫，解毒，燥湿，收敛，生肌；主治疳积、虫积腹痛，痢疾，癥瘕，疟疾，疥癣，痈疽溃疡，湿疹，口疮，丹毒，烫伤，狐臭。

【产地分布】　国内主要分布于广东、湖南、四川、重庆等省区；省内济南、聊城等地有产。

5　铅霜

【别　名】　玄白、玄霜、铅白霜。

【来　源】　为用铅加工制成的醋酸铅。

【采收加工】　用氧化铅 22 份，醋酸（36%）12 份；将醋酸放入磁皿中，投入氧化铅，初以常温，次加微温使之溶解，并趁热过滤，放冷，即析出醋酸铅结晶；然后置于漏斗上，滴去液分，再扩布于纸上，于常温中干燥；如要精制，可将上述制品溶于同等量的沸汤中，加稀酸少许，趁热过滤，放冷结晶，即得纯净的醋酸铅（铅霜）。

【性能主治】　味甘、酸，性寒，无毒；解毒敛疮，止血，坠痰镇惊；主治牙疳，口疮，溃疡，鼻衄，痰热惊痫。

6　黑铅丹

【别　名】　黑锡丹、二味黑锡丹。

【来　源】　为铅和硫黄炼制而成的铅化合物的丹药，主含一硫化铅（PbS）。

【采收加工】　取黑铅 60g 置锅内，加热至 300℃使铅完全熔化，将硫黄 60g 徐徐加入，不断搅拌，使其混合，二者在高温下起剧烈的化学反应，此时用米醋喷撒，一直炼至锅内硫黄和铅完全化合，结成砂状，捏之即碎时即可取出，冷后，研成极细粉，用米糊做成梧桐子大的药丸。

【性能主治】　镇纳元气，回阳救厥，止喘降逆，止痛固涩；主治卒中风，真阳暴脱，气喘痰鸣，阴寒厥逆，头痛眩晕，腹中冷痛，精液滑泄，赤白带下。

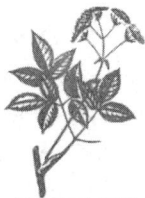

第 四 章

含铜矿物药

铜是人体必需的微量元素之一，人体缺铜可引起生理功能紊乱而致病。铜参与机体氧化磷酸化、自由基解毒、黑色素合成、儿茶酚胺代谢、结缔组织交联、血液凝固及毛发形成等生化功能，并能维持组织细胞的稳定性，在动物生长发育、免疫功能方面具有重要作用。

含有铜元素药材是矿物药中重要的一类，临床应用广泛，历代医药学典籍均有收载。目前，在地壳上已发现铜矿物和含铜矿物250多种，主要是硫化物及其类似的化合物、单质铜、铜的氧化物以及铜的硫酸盐、碳酸盐、硅酸盐类等矿物。其中传统上用于治疗疾病的含铜矿物药有赤铜、扁青、空青、曾青、绿青、铜绿、胆矾、绿盐、紫铜矿等。

含铜矿物药多偏寒性，大都可外用，多归肝经，而肝开窍于目，故能明目。一般认为，味酸（涩）苦、性寒凉等质地沉重者多主沉降，味辛甘、性温热等质轻者多主升浮。含铜矿物药质地都沉重，药性多偏寒，味多酸，因而多主沉降。含铜矿物药是传统的骨科良药。

山东共计13种。

1 铜

【别　　名】　赤铜。

【来　　源】　为黄铜矿等冶炼的金属铜，主含铜。

【采收加工】　取纯净铜，砸成极薄片，加等量的沙棘汤（沙棘30g，加水100ml）煮沸，取出，晾干，取煮过的铜100g，硼砂50g，制硫黄70g，芝麻50g拌匀，照焖煅法煅透，放凉，取出。

【性能主治】　味苦，性平，有毒；接骨散瘀；主治筋骨折伤，瘀血肿痛，外伤出血，烂弦风眼。

【产地分布】　国内主要产地集中在长江中下游地区、川滇地区、山西南部中条山地区、甘肃的河西走廊以及西藏高原等。其中以江西德兴、西藏玉龙等铜矿最著名；省内主产于招远、五莲、莱芜等地。

2 铜绿

【别　　名】　铜青、生绿、铜青粉。

【来　　源】　为铜器表面经二氧化碳或醋酸作用后生成的绿色碱式碳酸铜。

【采收加工】　取铜器久置潮湿处，或用醋喷在铜器上，至表面产生青绿色铜锈时刮取，干燥，即为铜绿。

【性能主治】　味酸、涩，性微寒，小毒；明目退翳，涌吐风痰，解毒去腐，杀虫止痒；主治目翳，眼睑糜烂，中风痰壅，痈疽，鼻息肉，喉痹，牙疳，臁疮，狐臭，顽癣，痔瘘。

【产地分布】　国内大部分省区均有分布；省内各地均有产。

3 胆矾

【别　　名】　石胆、黑石、石矾。

【来　　源】　为硫酸盐类胆矾族矿物胆矾的晶体，或为硫酸作用于铜而制成的含水硫酸铜结晶。

【采收加工】　可于铜矿中挖得，选择蓝色、有玻璃光泽之结晶即可；又常存于矿水，蒸去水分即得；人工制造者，可用硫酸作用于铜片或氧化铜而制得。

【性能主治】　味酸、辛，性寒，有毒；涌吐，解毒，去腐；主治中风，癫痫，喉痹，喉风，痰涎壅塞，牙疳，口疮，烂弦风眼，痔疮，肿毒。

【产地分布】　胆矾是由含铜硫化物氧化分解形成的次生矿物，可与蓝铜矿（扁青）、孔雀石（绿青）等矿物共生。国内主要分布于云南、山西、江西、广东、陕西、甘肃等省区；省内主产于济南、莱芜等地。

4 绿盐

【别　　名】　盐绿、石绿。

【来　　源】　为卤化物类氯铜矿族矿物氯铜矿或人工制品。

【采收加工】　采得后，除净泥土、砂砾及杂质。

【性能主治】　味咸、苦，性平，有毒；明目去翳；主治目翳，目涩昏暗，泪多眵多。

【产地分布】　自然产出的氯铜矿，局限于干旱地区的铜矿床风化壳。国内主要分布于青海、湖南、四川、云南、西藏等省区；省内济南、邹平等地有产。

5 扁青

【别　　名】　白青、碧青、石青。

【来　　源】　为碳酸盐类孔雀石族矿物蓝铜矿的矿石。

【采收加工】　选择扁平块状、粒状集合体入药。

【性能主治】　味酸、咸，性平，有毒；涌吐风痰，明目，解毒；主治癫痫，惊风，痰涎壅盛，目翳，痈肿。

【产地分布】　与绿青（孔雀石）相似；当温度增高时，扁青（蓝铜矿）可能变为绿青（孔雀石），而当干燥季节，并在有足够数量碳酸的条件下，绿青（孔雀石）可转变为扁青（蓝铜矿）；共存有孔雀石、石英、褐铁矿及至其他黏土矿物。国内各省区均有分布，唯难选纯，湖北、广东所产者较纯净；省内主产于胶东半岛。

6　曾青

【别　　名】　朴青、黄云英、层青。

【来　　源】　为碳酸盐类孔雀石族矿物蓝铜矿具层壳结构的结核状集合体。

【采收加工】　选择具层壳结构的结核状集合体，除去杂石。

【性能主治】　味酸，性寒，小毒；凉肝明目，祛风定惊；主治目赤疼痛，涩痒，眵多赤烂，头风，惊痫，风痹。

【产地分布】　分布于含铜矿床氧化带。国内主要分布于内蒙古、吉林、辽宁、青海、西藏、四川、湖北、湖南等省区；省内主产于胶东半岛，平邑县天宇地质博物馆有藏。

7　空青

【别　　名】　青油羽、青神羽、杨梅青。

【来　　源】　为碳酸盐类孔雀石族矿物蓝铜矿成球形或中空者。

【采收加工】　选择呈球形或中空的蓝色集合体入药。

【性能主治】　味甘、酸，性寒，小毒；凉肝清热，明目去翳，活血利窍；主治目赤肿痛，青盲，雀目，翳膜内障，中风口㖞，手臂不仁，头风，耳聋。

【产地分布】　与绿青（孔雀石）相似；当温度增高时，扁青（蓝铜矿）可能变为绿青（孔雀石），而当干燥季节，并在有足够数量碳酸的条件下，绿青（孔雀石）可转变为扁青（蓝铜矿）；共存有孔雀石、石英、褐铁矿及至其他黏土矿物。国内主要分布于吉林、辽宁、内蒙古、青海、湖北、湖南等省区；省内平邑县天宇地质博物馆有藏。

8　绿青

【别　　名】　石绿、石碌、大绿、孔雀石。

【来　　源】　为碳酸盐类孔雀石族矿物孔雀石。

【采收加工】　选择绿色块状集合体入药。

【性能主治】　味酸，性寒，有毒；催吐祛痰，镇惊，敛疮；主治风痰壅塞，眩晕昏仆，痰迷惊痫，疳疮。

【产地分布】　系硫化矿床氧化带中的风化产物，亦含有铜硫化矿物氧化所产生的易溶硫酸铜与方解石相互作用而成，或与含碳酸水溶液作用的结果，常与扁青、曾青（蓝铜矿）共生，与少量石英、方解石等矿物伴生。国内各省区

均有分布，主要分布于青海、广东、海南、西藏等省区；省内主产于胶东半岛。

9　赤铜屑

【别　　名】　熟铜末、铜末、铜落。

【来　　源】　为煅铜时脱落的碎屑。

【采收加工】　煅铜时打落下的铜屑或以红铜火煅水淬，落下之铜屑，用水洗净，干燥。

【性能主治】　味苦，性平，有毒；接骨散瘀；主治筋骨折伤，瘀血肿痛，外伤出血，烂弦风眼。

【产地分布】　国内各省区均产。

10　赤铜灰

【来　　源】　为单质金属铜（红铜）的炮制品。

【采收加工】　取纯净铜，砸成极薄片，加等量的沙棘汤（沙棘 30g，加水 100ml）煮沸，取出，晾干，取煮过的铜 100g，硼砂 50g，制硫黄 70g，芝麻 50g 拌匀，置煅锅内，用黄泥河盐密封，待干后，焖煅至透，放凉，取出。

【性能主治】　味甘、辛，性凉；清肺热、肝热；主治肺脓肿，咯脓血痰，中耳炎，瘰疬。

11　紫铜矿

【来　　源】　为简单硫化物类斑铜矿族矿物斑铜矿。

【采收加工】　采挖后，除去泥沙、杂石即得。

【性能主治】　味辛、苦，性平；接骨续筋；主治骨折筋伤。

【产地分布】　经常与其他含铜硫化物矿物辉铜矿、黄铜矿等共生；产于多种成因的铜矿、铜镍矿床。国内主要分布于云南、湖南、福建、广西、湖北、四川、浙江等省区；省内主产于胶东半岛。

12　青铜

【来　　源】　为铜、铅、锡按一定的比例混合炼成的合金。

【采收加工】　取原药材 500g，锤成蜂翼状薄片，放入装有黄矾 250g 和绿矾 250g 制成的 30000ml 水溶液中，置装有藏酒 500ml、沙棘果汁 500ml 的铁罐中煮沸 1 小时，倾去水液，用清水漂洗 3 次，共煮沸 3 次，清洗 3 次，直至除去垢锈为止，取硼砂 500g，硫黄细粉 725g，用清水调成浆状，涂在每一铜片上，放入铜罐煅透为止，冷却后，取出铜炭即得。

【性能主治】　味涩、辛，性凉；明目，疗疮；主治眼病。

13　响铜

【来　　源】　为由铜、锡按一定的比例混合炼成的合金。

【采收加工】　取原药材 500g，锤成蜂翼状薄片，放入装有黄矾 250g 和绿矾 250g 制成的 30000ml 水溶液中，置装

有藏酒 500ml、沙棘果汁 500ml 的铁罐中煮沸 1 小时，倾去水液，用清水漂洗 3 次，共煮沸 3 次，清洗 3 次，直至除去垢锈为止，取硼砂 500g、硫黄细粉 725g，用清水调成浆状，涂在每一铜片上，放入铜罐煅透为止，冷却后，取出铜炭即得。

【性能主治】 味涩、辛、苦，性凉；明目，疗疮；主治眼病、皮肤病疖疮。

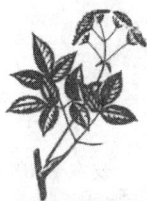

第五章

含铁矿物药

分布较广，占地壳含量的 4.75%，仅次于氧、硅、铝，位居地壳含量第四。纯铁是柔韧而延展性较好的银白色金属。铁以单质、氧化物、硫化物或硫酸盐的形式存在，常见矿石有赤铁矿、磁铁矿、菱铁矿、黄铁矿等。

铁是人体必需的最丰富的一种微量元素，一个正常成年男子全身总铁量为 4~6g，其中的 70% 的铁存在于血红蛋白和肌红蛋白中，它们肩负着人体中 O_2 和 CO_2 的运输和代谢功能。约 1%~2% 的铁直接参与了细胞色素氧化酶、过氧化物酶、过氧化氢酶等多种酶的合成及乙酰辅酶 A、黄嘌呤氧化酶、琥珀酸脱氢酶等许多酶的激活，直接或间接地参与了体内许多重要代谢过程。还有约 0.2% 的铁以运铁蛋白的形式，担负着体内铁的运输和供给任务；剩余的铁则以铁蛋白、血铁黄蛋白等多种形式被贮存起来，以备急需。铁缺乏，会导致缺铁性贫血、代谢功能失调，免疫功能下降，情绪烦躁，反应呆滞、生长发育迟缓、胎儿畸形、孕妇早产、死胎，产后弛缓性出血等症。过量铁又会产生铁中毒，症状为轻者呕吐、腹泻、黑便，急性消化道出血，急性肠坏死伴肠穿孔等症。重者使铁在肝脏中沉积，损害肝、肾、脑下垂体及甲状腺的功能，导致死亡。

我国历代中医药学家在用铁类矿物药治疗缺铁性贫血及各种原因引起的血虚、血亏等症方面积累了丰富经验。《开宝本草》称铁华粉可"安心神，坚骨髓，强志力，除风邪，养气血"；关于磁石，《名医别录》称可"养肾脏、强骨气、益精除烦"，《药性本草》称可"补男子肾虚气虚，身强腰中不利"，《日华子本草》称可"治眼昏，筋骨赢瘦，补五劳七伤，除烦躁，消肿毒"，《本草纲目》称可"明目聪耳，止金疮血"；关于赭石，《神农本草经》称可治疗"腹中毒邪气，女子赤沃带下"，《名医别录》称可"养血气，除五脏血脉中热"，《本草备要》称可"养血气，平血热，止鼬崩带，胎动难产"。由此可见，铁类矿物药养血气，强筋骨，益精壮阳的补益作用是不容忽视的。现代研究认为，铁类矿物药内服后在胃酸作用下，转化成易被吸收利用的亚铁盐，刺激造血器官并提供 Fe^{2+} 合成血红素，故有生血养气、强壮筋骨的功效。常见的含铁矿物药有自然铜、赭石、禹粮石、蛇含石、铁、磁石、皂矾、黄矾等。

山东共计 14 种。

1 自然铜 Pyritum

【别　　名】　石髓铅、铜矿石、然铜、接骨丹。

【来　　源】　为硫化物类黄铁矿族矿物黄铁矿。

【采收加工】　采挖后，拣经杂石及有黑锈者，选黄色明亮的入药。

【性能主治】　味辛，性平；散瘀止痛，续筋接骨；主治跌打损伤，筋断骨折，瘀滞肿痛。

【产地分布】　黄铁矿是地壳中分布最广的硫化物，可见于各种岩石和矿石中，但多由火山沉积和火山热液作用形成；外生成因的黄铁矿见于沉积岩、沉积矿石和煤层中，此处形成的黄铁矿多为致密块状和结核状者。国内主要分布于辽宁、河北、江苏、安徽、湖北、湖南、广东、四川、云南等省区；省内主产于招远、五莲、莱芜等地。

2 黄铁矿 pyrite

【别　　名】　硫铁矿、白铁矿、磁黄铁矿、愚人金。

【来　　源】　为硫化物类矿物黄铁矿族黄铁矿。

【采收加工】　采挖后，除去杂石。

【性能主治】　味涩，性热；补脑，干黄水，益肝；主治脑部损伤，黄水病，肝病。

【产地分布】　黄铁矿分布很广，可在各种不同的地质作用中形成。我国黄铁矿的探明资源储量居世界前列，著名产地有广东英德和云浮、安徽马鞍山、甘肃白银厂等；省内主产于淄博、莱芜、济南等地。

3 赭石 Haematitum

【别　　名】　代赭石、铁朱、铁珠。

【来　　源】　为氧化物刚玉族矿物赤铁矿矿石。

【采收加工】　全年均可采收，采后选取表面有"钉头"的部分，除去泥土、杂石。

【性能主治】　味苦、甘，性微寒；平肝潜阳，重镇降逆，凉血止血；主治头痛，眩晕，心悸，癫狂，惊痫，呕吐，噫气，呃逆，噎膈，咳嗽，气喘，吐血，鼻衄，崩漏，便血，尿血。

【产地分布】　赤铁矿是自然界分布很广的铁矿物之一，

可以形成于各种地质作用中，但以热液作用、沉积作用或区域变质作用为主。国内主要分布于河北、山西、河南、湖南、广东、四川等省区；省内主产于莱芜、淄博等地。

4 磁石 Magnetitum

【别　　名】　玄石、磁铁石、灵磁石。

【来　　源】　为氧化物类尖晶石族矿物磁铁矿。

【采收加工】　开采后除去杂石，选择吸铁能力强者入药；磁石采集后放置日久，发生氧化，其磁性便会减退，乃至失去吸铁能力而影响药效，故应经常用铁屑或泥土包埋之，以保持其磁性；如已失去磁性，则可与有磁性的磁石放在一起可逐渐恢复磁性。

【性能主治】　味咸，性平；平肝潜阳，安神镇惊，聪耳明目，纳气平喘；主治眩晕，目花，耳聋，耳鸣，惊悸，失眠，肾虚喘逆。

【产地分布】　形成于多种内力地质作用，可与多种铁镁硅酸盐矿物及石英等氧化物共存，前者不如磁铁矿抗风化而易呈现为风化小孔。国内主要分布于辽宁、河北、江苏、安徽、福建、河南、湖北等区；省内主要分布于济南、莱芜、苍山、沂源等地。

5 禹余粮 Limonitum

【别　　名】　太一余粮、石脑、石中黄。

【来　　源】　为氢氧化物类矿物褐铁矿（以针铁矿族矿物针铁矿——水针铁矿为主要组分）。

【采收加工】　全年均可采挖，挖出后，去净杂石、泥土即可。

【性能主治】　味甘、涩，性微寒；涩肠，止血，止带；主治久泻，久痢，崩漏，带下，便血。

【产地分布】　褐铁矿是分布很广的含铁矿物之一，主要形成于地表风化壳中；较纯净的是 $Fe(OH)_3$ 水胶溶体被搬运、再沉积于岩石空隙中或在沼泽中聚沉的水胶凝体，它们老化形成的褐铁矿或呈分泌体、结核，或呈致密块体产出，大量（成层）堆积的多夹杂硅质、黏土质。国内主要分布于河北、江苏、浙江、河南等省区；省内主要分布于淄博、沂源、莱芜、临沂、新泰等地。

6 皂矾（绿矾）Melanteritum

【别　　名】　绿矾、青矾、黑矾。

【来　　源】　为硫酸盐类水绿矾族水绿矾或其人工制品（绛矾）。

【采收加工】　采得后，除去杂质，宜密闭贮藏，防止变色或受潮；绿矾经煅制后即成绛矾（红矾）。

【性能主治】　味酸、涩，性寒；补血消积，解毒敛疮，燥湿杀虫；主治血虚萎黄，疳积，腹胀痞满，肠风便血，疮疡溃烂，喉痹口疮，烂弦风眼，疥癣瘙痒。

【产地分布】　广泛分布于干旱地区，含铁硫化物矿物（黄铁矿、磁黄铁矿等）的风化带。国内主要分布于山西、甘肃、安徽、湖北、四川、新疆、浙江、河南、湖南等省

区；省内主产于潍坊等地。

7 蛇含石 Limonitum Globuloforme

【别　　名】　蛇黄、蛇黄石。

【来　　源】　为对硫化物类矿物黄铁矿（或白铁矿）结核或褐铁矿化黄铁矿结核。

【采收加工】　全年均可采挖，选取结核块除去杂质，筛选干净或洗净。

【性能主治】　味甘，性寒；镇惊安神，止血定痛；主治心悸，惊痫，肠风血痢，胃痛，骨节酸痛，痈疮肿毒。

【产地分布】　多见于沉积岩中和金属矿物的氧化带。国内主要分布于山西、江苏、浙江、河南、广东、四川等省区；省内青岛、威海有产。

8 菱铁矿 Siderite

【来　　源】　为碳酸盐类矿物菱铁矿。

【采收加工】　采挖后，除去泥土及杂石。

【性能主治】　味甘、苦，性凉；清热解毒。

【产地分布】　产自沉积岩中，或形成于中温至低温的热液矿脉内。国内主产于新疆、青海、甘肃、陕西与云南等省区；省内主产于淄博、莱芜、济南等地。

9 铁（附铁灰、铁水）iron（Ferrum）

【别　　名】　黑金、生铁、钢铁。

【来　　源】　为赤铁矿、褐铁矿、磁铁矿等冶炼而成的灰黑色金属。

【采收加工】　把石灰石、焦炭和铁矿石分层投入高炉，自底部鼓入高温空气，使得焦炭炽热燃烧生成 CO 气体，于是铁被 CO 从氧化物中还原出来，熔化成铁液从炉底流出。

【性能主治】　味辛，性凉；镇心平肝，消痈解毒；主治惊痫，癫狂，疔疮痈肿，跌打瘀血，脱肛。

【产地分布】　为赤铁矿、褐铁矿、磁铁矿等冶炼而成，自然铁较为少见，在富含碳的沉积物或煤层中可找到很纯的自然铁，此外在喷出岩被还原的沉积物中，在橄榄岩的蛇纹石化产物中也可以产生自然铁。国内各省区均有分布，主要分布于内蒙古、辽宁、北京、四川等省区；省内主产于济南、莱芜等地。

10 铁落（铁落花）Fe_3O_4

【别　　名】　铁落花、铁液、铁屑。

【来　　源】　为生铁煅至红赤、外层氧化时被锤落的铁屑。

【采收加工】　收集打铁时锤落的铁屑，除去大块者或杂质。

【性能主治】　味辛，性凉；平肝镇惊，解毒敛疮，补血；主治癫狂，热病谵妄，心悸易惊，风湿痹痛，疮疡肿毒，贫血。

【产地分布】　国内分布于各省区；省内各地均有产。

11 铁屑 Iron turning

【来　　源】　为由赤铁矿、磁铁矿、褐铁矿、菱铁矿

和黄铁矿等矿石冶炼而得的金属铁。

【采收加工】　除去杂质，将铁加工成铁屑或铁粉。

【性能主治】　味辛、酸，性凉；消浮肿，清肝热，明目，解肝脏毒；主治水肿，浮肿，易惊善怒等。

【产地分布】　国内主要分布于河北、江苏、浙江、河南等省区；省内济南、莱芜等地有产。

12　铁线粉（铁锈）

【别　　名】　铁锈、铁衣、铁啸。

【来　　源】　为铁置空气中氧化后生成的红褐色绣衣。

【采收加工】　取生锈的铁，刮下外层锈衣即可。

【性能主治】　味辛、苦，性寒；清热解毒，镇心平肝；主治疔疮肿毒，漆疮，口疮，重舌，疥癣，烫伤，毒虫蜇伤，脚气，癫痫。

【产地分布】　省内各地均有产。

13　黄矾

【别　　名】　鸡屎矾、金线矾、金丝矾。

【来　　源】　为硫酸盐类矿物黄矾的矿石。

【采收加工】　采挖后，除去杂质。

【性能主治】　味酸、涩、咸，性寒，有毒；解毒，杀虫，敛疮；主治痔瘘，恶疮，疥癣及聤耳出脓。

【产地分布】　常生于长石及粗面岩内。国内主要分布于内蒙古、陕西、甘肃、青海、新疆、西藏等省区；省内济南、莱芜有产。

14　铁华粉

【别　　名】　铁胤粉、铁艳粉、铁霜。

【来　　源】　为铁与醋酸作用形成的铁粉。

【采收加工】　将铁打成薄片，磨光后，洒上盐水，浸入醋瓮中，置阴凉处约百日，铁之表面生锈衣，取出刮下锈衣，研成细粉即成。

【性能主治】　味咸，性平；养血安神，平肝镇惊，解毒消肿；主治血虚萎黄，惊悸，癫狂，健忘，脱肛，痔漏。

【产地分布】　省内各地有产。

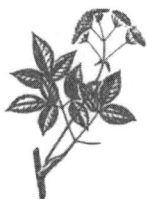

第六章

含钙矿物药

钙是一种金属元素，常温下呈银白色晶体。钙为生物所必需。对人体而言，无论肌肉、神经、体液和骨骼中，都有用 Ca^{2+} 结合的蛋白质。钙是人类骨、齿的主要无机成分，也是神经传递、肌肉收缩、血液凝结、激素释放和乳汁分泌等所必需的元素。钙约占人体质量的 $1.5\% \sim 2.0\%$，参与新陈代谢，人体中钙含量不足或过剩都会影响生长发育和健康，钙离子缺乏时，导致应激性增加，引起过敏、烦躁、狂暴、癫痫等病变。

钙类矿物药是指以钙及其化合物为主要有效成分的一类矿物药，中医学对钙类矿物药的应用历史悠久。例如钟乳石，《神农本草经》谓："主咳逆上气，明目益精，安五脏，通百节，利九窍，下乳汁，《名医别录》谓："益气，补虚损，疗脚弱疼冷，下焦伤竭，强阴"，《日华子本草》谓："补五运七伤"；又如龙骨，《名医别录》谓："养精神，定魂魄，安五脏"，《本草纲目》谓："益肾镇惊，生肌敛疮"；再如石膏，《用药心法》谓："润肺除烦，缓脾益气"，等等。

据初步统计，含钙的矿物药主要有石膏、龙骨、龙齿等18 种矿物药。此外，阳起石、禹余粮、伏龙肝、芒硝、胆矾、密陀僧、硇砂、大青盐、秋石、炉甘石、海浮石、滑石、赤石脂等 14 种矿物药中也含有钙。

山东共计 18 种。

1 石膏 Gypsum Fibrosum

【别　　名】　细石、寒水石、白石膏。

【来　　源】　为硫酸盐类石膏族矿物石膏。

【采收加工】　一般于冬季采挖，去净泥土及杂石。

【性能主治】　味辛、甘，性寒；清热泻火，除烦止渴；主治热病壮热不退，烦渴，神昏谵语，发狂，发斑，肺热喘咳，中暑，胃火头痛，牙痛，口舌生疮；煅则生肌敛疮，治痈疽疮疡，溃不收口，烧烫伤。

【产地分布】　石膏主要由化学沉积作用形成，如在气候干燥地区的内海或湖盆地，由于水分大量蒸发，卤水浓度较高，最先从溶液中沉淀出硬石膏，随着卤水浓度继续增加（或超过 $42℃$）再沉淀出石膏，而后沉淀盐岩等，故石膏常与硬石膏、盐岩等矿物共生；也可由硬石膏水化而成，硬石膏层在近地表部分，由于外部压力减低，受地表水作用，而转变为石膏（$CaSO_4 + H_2O \rightarrow CaSO_4 \cdot 2H_2O$）。国内多数地区均有石膏矿藏分布，主要分布于内蒙古、山西、陕西、宁夏、甘肃、青海、新疆、安徽、河南、湖北等省区；省内主产于泰安、平邑、枣庄等地。

2 紫石英 Fluoritum

【别　　名】　萤石、氟石、银华。

【来　　源】　为卤素化合物氟化物类萤石族矿物萤石。

【采收加工】　采挖后，拣选紫色的入药，洗净外附的砂砾及黏土。

【性能主治】　味甘、辛，性温；镇心定惊，温肺降逆，散寒暖宫；主治心悸，怔忡，惊痫，肺寒咳逆上气，女子宫寒不孕。

【产地分布】　形成于热液矿床中，或未经气液作用形成的矿脉中；有时也大量出现于铅锌硫化物矿床中。国内分布于浙江、甘肃、河南、湖南、黑龙江、辽宁、山西、江苏等省区；省内主要分布于蓬莱、平度、龙口、胶州等地。

3 玄精石 Selenitum

【别　　名】　太阴玄精、太阴、元精石、玄石英、阴精石。

【来　　源】　为硫酸盐类石膏族矿物年久所结的小型片状石膏。

【采收加工】　全年均可采挖，去净泥土、杂石即可。

【性能主治】　味咸，性寒；清热，明目，消痰；主治阳盛阴虚，壮热烦渴，头风脑痛，目赤涩痛，翳障遮睛，重舌木舌，咽喉肿痛，头疮，水火烫伤。

【产地分布】　国内多数地区均有石膏矿藏分布，主要分布于内蒙古、山西、陕西、宁夏、甘肃、青海、新疆、安徽、河南、湖北等省区；省内主产于海湾盐湖和内陆湖泊形成的沉积岩中。

4 秋石

【别　　名】　秋石、秋石丹、淡秋石、秋冰。

【来　　源】　为人尿或人中白的加工品。

【采收加工】　取漂净晒干的人中白，研成粉末，加白及浆水作辅料，拌和后用模型压成小方块，晒干。

【性能主治】　味咸，性寒；滋阴降火，止血消瘀；主治虚劳羸瘦，骨蒸劳热，咳嗽，咳血，咽喉肿痛，遗精，尿频，白浊，带下。

【产地分布】　国内主产于华东地区；省内各地均有产。

5　花蕊石 Ophicalcitum

【别　　名】　花乳石、白云石。

【来　　源】　为变质岩类岩石蛇纹石大理岩。

【采收加工】　采挖后，敲取杂石，选取有淡黄色或黄绿色彩晕的小块作药用。

【性能主治】　味酸、涩，性平；化瘀，止血；主治吐血，衄血，便血，崩漏，产妇血晕，胞衣不下，金疮出血。

【产地分布】　大理岩由方解石形成；蛇纹石系由石灰岩经变质作用形成。国内主要分布于河北、山西、陕西、江苏、浙江等省区；省内有产。

6　寒水石

【别　　名】　君西。

【来　　源】　为硫酸盐类石膏族矿物石膏。

【采收加工】　石膏采出后选出粉红色、灰白色、块状或纤维状集合体即红石膏药用，称北寒水石；方解石采出后多选无色、透明或白色解理状块体药用，称南寒水石。

【性能主治】　味辛、咸，性寒；清热降火，利窍，消肿；主治时行热病，壮热烦渴，水肿，尿闭，咽喉肿痛，口舌生疮，痈疽，丹毒，烫伤。

【产地分布】　广泛形成于沉积作用，常与石灰岩、红色页岩、泥灰岩等成层出现。国内分布于内蒙古、甘肃、新疆、安徽、湖北等省区；省内产于五莲等地。

7　南寒水石

【别　　名】　凝水石、白水石、凌水石。

【来　　源】　为碳酸盐类方解石族矿物方解石。

【采收加工】　采挖后，除去泥沙及杂石，方解石采出后多选无色、透明或白色解理状块体药用，称南寒水石。

【性能主治】　味辛、咸，性寒；清热降火，利窍，消肿；主治时行热病，壮热烦渴，水肿，尿闭，咽喉肿痛，口舌生疮，痈疽，丹毒，烫伤。

【产地分布】　广泛形成于沉积作用，如海盆或湖盆地中化学沉积的石膏，常与石灰岩、红色页岩、泥灰岩等成层出现。国内分布于内蒙古、甘肃、新疆、安徽、湖北等省区；省内各地均有产。

8　北寒水石

【别　　名】　凝水石、白水石、凌水石。

【来　　源】　为硫酸盐类矿物硬石膏族红石膏。

【采收加工】　采挖后，除去泥沙及杂石，选出粉红色、灰白色、块状或纤维状集合体即红石膏药用，称北寒水石。

【性能主治】　味辛、咸，性寒；清热降火，利窍，消肿；主治时行热病，壮热烦渴，水肿，尿闭，咽喉肿痛，口舌生疮，痈疽，丹毒，烫伤。

【产地分布】　广泛形成于沉积作用，如海盆或湖盆地中化学沉积的石膏，常与石灰岩、红色页岩、泥灰岩等成层出现。国内分布于内蒙古、甘肃、新疆、安徽、湖北等省区；省内有产。

9　方解石

【别　　名】　黄石。

【来　　源】　为硫酸盐类方解石族矿物方解石。

【采收加工】　采挖出后，除去表面附着泥土、水苔等杂质。

【性能主治】　味苦、辛，性寒；清热泻火解毒；主治胸中烦热，口渴，黄疸。

【产地分布】　分布广泛，是内生热液矿脉及沉积的碳酸盐类岩石的重要组成部分，产于沉积岩和变质岩中，金属矿脉中也多有存在，而且晶体较好。国内主要分布于河北、河南、江苏、浙江、安徽、江西等省区；省内临沂、淄博、青岛等地有产。

10　文石

【别　　名】　霰石。

【来　　源】　为碳酸盐类矿物方解石族文石。

【采收加工】　采挖后，除去泥沙及杂石。

【性能主治】　味涩，性凉；固骨脂，干脓肿，敛黄水；主治骨折，脑外伤，黄水病，视力减退。

【产地分布】　文石主要形成于外生作用，产于近代海底沉积或黏土中，也可形成于内生作用，是一种低温矿物，产于温泉沉积物中及火山岩裂隙和气孔中，也有生物成因的，产于某些贝壳中。国内主产于西藏、台湾等地；省内平邑县天宇地质博物馆有藏。

11　理石

【别　　名】　立制石、肌石、长理石、肥石、不灰木。

【来　　源】　为硫酸盐类石膏族矿物石膏$[Ca（SO_4）·2H_2O）]$与硬石膏$[Ca（SO_4）]$的集合体。

【采收加工】　采挖后，除去泥沙及杂石。

【性能主治】　味辛、甘，性寒；清热，除烦，止渴；主治身热心烦，消渴，痿痹。

【产地分布】　形成于各种类型石膏层的裂隙或硬石膏层水化部位。国内主要分布于山西、陕西、湖北等省区；省内临沂、泰安等地有产。

12　鹅管石（钟乳鹅管石）Balanophyllia

【别　　名】　滴乳石、钟乳鹅管石、虚中。

【来　　源】　为碳酸盐类方解石族矿物方解石的细管状集合体。

【采收加工】　全年均可采，从洞顶打下，除去表面污物。

【性能主治】 味甘、微咸，性温；温肺，壮阳，通乳；主治肺寒久咳，虚劳咳喘，阳痿早泄，梦遗滑精，腰脚冷痹，乳汁不通。

【产地分布】 常见于石灰岩山洞中，系石灰岩、大理岩在风化过程中地下水溶解形成重碳酸钙浸入溶液，当压力减小或蒸发时，使大量二氧化碳逸出，再析出方解石沉淀。国内主要分布于广东、广西、云南、湖北、湖南、四川等省区；省内沂源、莱芜等地有产。

13 鹅管石（珊瑚鹅管石）

【别　　名】 珊瑚鹅管石、海白石、珊瑚。

【来　　源】 为碳酸盐类方解石族矿物方解石的细管状集合体。

【采收加工】 全年均可采，从洞顶打下，除去表面污物。

【性能主治】 味甘、微咸，性温；温肺，壮阳，通乳；主治肺寒久咳，虚劳咳喘，阳痿早泄，梦遗滑精，腰脚冷痹，乳汁不通。

【产地分布】 生活在热带海域造礁平台上或暖海浅水中，约在 10m 以下暖海浅水带的珊瑚丛中。国内主要分布于广东、广西、海南、福建等省区；省内沿海地区有产。

14 姜石

【别　　名】 蛎石、姜石猴、姜疙瘩。

【来　　源】 为黄土层或风化红土层中钙质结核。

【采收加工】 挖取后，除去附着泥沙、杂石，洗净。

【性能主治】 味咸，性寒；清热解毒消肿；主治疔疮痈肿，乳痈，瘰疬，豌豆疮。

【产地分布】 钙质结核是黄土层中钙质经雨水或土壤中水、地下水淋滤形成，或沉积当时粉沙级物质局部集中，形成以方解石为主要组分，整体仍以黏土为主要组分的多矿物集合体，钙质结核为灰色微带黄色的石灰岩风化淋滤而成。国内主要分布于华北、西北黄土地带及石灰岩古风化壳红土层中；省内有产。

15 石灰（石灰石）

【别　　名】 石灰石、垩灰、希灰、石垩。

【来　　源】 为石灰岩经加热煅烧而成的生石灰，及其水化产物熟石灰，即羟钙石，或两者的混合物。

【采收加工】 将石灰岩置窑中，密封，上留气道，用大火煅烧，取出即为生石灰；经风化或水解后成熟石灰。

【性能主治】 味辛、苦、涩，性温，有毒；解毒蚀腐，敛疮止血，杀虫止痒；主治痈疽疔疮，丹毒，瘰疬痰核，赘疣，外伤出血，水火烫伤，下肢溃疡，久痢脱肛，疥癣，湿疹，痱子。

【产地分布】 石灰岩系生物化学沉积而形成。国内各省区均有分布；省内各地有产。

16 长石

【别　　名】 方石、直石、土石、硬石膏。

【来　　源】 为硫酸盐类硬石膏族矿物硬石膏。

【采收加工】 挖取后，去尽附着泥沙、杂石，洗净，晒干。

【性能主治】 味辛、苦，性寒；清热泻火利小便，明目去翳；主治身热烦渴，小便不利，目赤翳障。

【产地分布】 产于沉积岩层、热液矿脉、火成熔岩矿床中。国内主要分布于山西、甘肃、青海、江苏、安徽、河南、湖北、云南、西藏等省区；省内沂源等地有产。

17 钟乳石 Stalactitum

【别　　名】 石钟乳、留公乳、石花。

【来　　源】 为碳酸盐类方解石的钟乳状集合体下端较细的圆柱状管状部分。

【采收加工】 石灰岩山洞中采集，除去杂石，洗净，晒干。

【性能主治】 味甘，性温；温肺，助阳，利窍通乳；主治寒痰喘嗽，虚劳气喘，阳痿早泄，梦遗滑精，腰脚冷痹，乳汁不通，伤食纳少，疮疽痔漏等。

【产地分布】 钟乳石系含碳酸钙的水溶液，经石灰岩裂隙，从溶洞顶滴下，因水分蒸发，二氧化碳散逸，使析出的碳酸钙沉积而成，且自上向下逐渐增长，倒垂于洞顶。国内分布于广西、湖北、四川、贵州、陕西、山西、云南等省区；省内沂源、沂水等地有产。

18 万年灰

【来　　源】 为古建筑物的石灰性块状物，现多为自然形成的含有碳酸钙的沉积岩。

【采收加工】 拆除古建筑物时，收集白色石灰性块状物，除去杂物；自然形成者，采挖后，除去杂石。

【性能主治】 味辛，性温，有毒；温中散寒，破痞，助消化；主治消化不良，寒性痞症。

【产地分布】 翻修或拆除古建筑物时收集石灰性状物或采挖碳酸钙沉淀岩，除去杂石。国内、省内各地均有产。

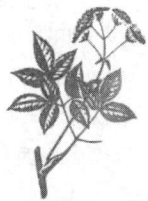

第 七 章

含硅矿物药

硅是极为常见的一种元素，有明显的非金属特性，有无定形硅和晶体硅两种同素异形体。晶体硅为灰黑色，无定形硅为黑色。然而它极少以单质的形式在自然界出现，而是以复杂的硅酸盐或二氧化硅的形式，广泛存在于岩石、砂砾、尘土之中。

硅是人体必需的微量元素之一，占体重的 0.026％，主要分布于骨、齿、皮肤、肺、肝、肾、心、脾等器官中。在结缔组织、软骨形成中硅是必需的，硅能将黏多糖互相连结，并将黏多糖结合到蛋白质上，形成纤维性结构，从而增加结缔组织的弹性和强度，维持结构的完整性；硅参与骨的钙化作用，在钙化初始阶段起作用，食物中的硅能增加钙化的速度，尤其当钙摄入量低时效果更为明显；胶原中氨基酸约 21％ 为羟脯氨酸，脯氨酰羟化酶使脯氨酸羟基化，此酶显示最大活力时需要硅。但高硅饮食的人群中曾发现局灶性肾小球肾炎，肾组织中含硅量明显增高的个体。也有报道有人大量服用硅酸镁（含硅抗酸剂）可能诱发人类的尿路结石。硅及含硅的粉尘对人体最大的危害是引起矽肺。

硅类矿物药是指硅及其化合物为主要成分的一类矿物药。中医学很早就使用硅类矿物药。如在长沙马王堆西汉墓出土的《五十二病方》中就记载有含硅的矿物药。在《本草纲目》金石类记载的 161 类矿物药中，有五分之一都是与硅有关的中药。临床常用的含硅矿物药有滑石、阳起石、石英、青礞石等。

山东共计 20 种。

1 滑石 Talcum

【别　　名】　液石、共石、冷石。

【来　　源】　为硅酸盐类滑石族矿物滑石。

【采收加工】　开采后，去净泥土、杂石即可，用时多砸成碎块、粉碎成细粉。

【性能主治】　味甘、淡，性寒；利水通淋，清热解暑，收湿敛疮；主治膀胱湿热，小便不利，尿淋涩痛，水肿，暑热烦渴，泄泻，湿疹，湿疮，痱子。

【产地分布】　是热液蚀变矿物。国内分布于辽宁、山西、陕西、江苏、江西、浙江等省区；省内主产于莱州、栖霞、海阳、平度等地，以莱州产者质最佳。

2 白石英 Quartz album

【别　　名】　石英、水精、云英。

【来　　源】　为氧化物类石英族矿物石英。

【采收加工】　全年皆可采掘，掘出后，拣选纯白色的供药用。

【性能主治】　味甘、辛，性微温；温肺肾，安心神，利小便；主治肺寒咳喘，阳痿，消渴，心神不安，惊悸善忘，小便不利，黄疸，石水，风寒湿痹。

【产地分布】　完整的晶体产于岩石晶洞中，块状的常产于热液矿脉中，也是花岗岩、片麻岩、砂岩等各种岩石的重要组成部分。国内分布于江苏、广东、湖北、河北、福建、陕西等省区；省内胶东、鲁南各地均产。

3 紫石英

【别　　名】　萤石、氟石。

【来　　源】　为卤化物类矿物萤石原矿石。

【采收加工】　全年均可采挖，挑选紫色者入药。捣成小块，生用或煅用。

【性能主治】　味甘，性温；镇心，安神，降逆气，暖子宫；主治虚劳惊悸，咳逆上气，妇女血海虚寒不孕。

【产地分布】　形成于热液矿床中，或未经气液作用形成的矿脉中。有时也大量出现于铅锌硫化物矿床中。国内主产于浙江、甘肃、河南等地，黑龙江、辽宁、山西、江苏、安徽、江西、福建、湖北、广东、四川、贵州、云南等地亦产；省内主产于蓬莱、平度、龙口、莱州等地。

4 阳起石

【别　　名】　白石、羊起石、石生。

【来　　源】　为硅酸盐类角闪石族矿物透闪石及其异种透闪石石棉。

【采收加工】　采挖后去净泥土，选择浅灰白色或淡绿白色的纤维状或长柱状集合体入药。

【性能主治】　味咸，性温；温肾壮阳；主治肾阳虚衰，腰膝冷痹，男子阳痿遗精，女子宫冷不孕，崩漏，癥瘕。

【产地分布】　常产在火成岩或石灰岩或白云岩之接触

带，也常见于结晶质灰岩和白云岩及结晶片岩等变质岩中。国内分布于山西、河北、河南、湖北等省区；省内胶东及鲁中地区有产。

5 阴起石

【别　　名】　石生。

【来　　源】　短纤维的石棉类矿石，属角闪石硅酸盐矿物。

【采收加工】　采挖后，除去杂石及表面泥土。

【性能主治】　味咸，性温；补肾壮阳；主治阳痿，遗精，早泄，宫寒不孕，腰膝酸软，带下白淫。

【产地分布】　主要产于含铁的接触变质矿床和接触变质石灰岩、白云岩中，亦产于低质区域变质岩中。国内分布于山西、河北、山东、河南、湖北、湖南等省区；省内胶东及鲁中地区有产。

6 石棉

【别　　名】　石绵。

【来　　源】　为硅酸盐类矿物蛇纹石石棉。

【采收加工】　全年均可采挖，采挖后，除去杂石。

【性能主治】　味涩，性热；益筋；主治由外伤引起的肌腱、韧带断裂及关节僵硬、肌肉萎缩等症。

【产地分布】　产于火山岩中的主要矿物，与滑石、绿泥石共生。国内主要分布于西藏、甘肃、云南、四川、青海等省区；省内主产于日照、昌乐等地。

7 青礞石 Chloriti Lapis

【别　　名】　礞石、烂石、苏礞石。

【来　　源】　为变质岩类黑云母片岩、绿泥石化云母碳酸盐片岩。

【采收加工】　全年均可采，采得后除净杂石、泥土即可。

【性能主治】　味甘、咸，性平；坠痰下气，平肝定惊，消食攻积；主治顽痰咳喘，癫痫发狂，惊风抽搐，宿食癖积，癥瘕。

【产地分布】　产于接触变质区域变质基中酸碱性浸入岩及火成岩、伟晶岩中，是中酸性火成岩的主要造岩矿物之一。国内分布于江苏、浙江、河南、湖北、湖南、四川等省区；省内泰安、蒙阴有产。

8 金礞石 Micae Lapis Aureus

【别　　名】　礞石、礞金石、烂石。

【来　　源】　为变质岩类云母片岩的风化物蛭石片岩或水黑云母片岩。

【采收加工】　全年均可采，挖出后去掉杂石，除净泥土即得。

【性能主治】　味甘、咸，性平；坠痰下气，平肝镇惊，消食攻积；主治顽痰咳喘，癫痫发狂，烦躁胸闷，惊风抽搐，宿食癥瘕。

【产地分布】　系变质岩类云母片岩的风化物，由区域变质作用所形成的云母片岩，其中主要矿物黑云母、金云母经风化后，先形成水黑云母或水云母，进一步转化为蛭石而形成的产物。国内分布于河南、甘肃、广东、陕西、山西、河北等省区；省内沂源等地有产。

9 浮石

【别　　名】　水花、白浮石、海浮石。

【来　　源】　为火山喷出的岩浆凝固形成的多孔状石块浮石。

【采收加工】　夏、秋季采，浮石多附着在海岸边，用镐刨下，清水泡去盐质及泥沙，晒干。

【性能主治】　味咸，性寒；清肺火，化老痰，利水通淋，软坚散结；主治痰热壅肺，咳喘痰稠难咯，小便淋漓涩痛，瘿瘤瘰疬。

【产地分布】　为火山作用形成的多气孔质熔结熔岩，产于火山岩分布地区及转石分布的河漫滩。国内主要分布于辽宁、浙江、广东、广西、海南等省区；省内主产于沿海地区。

10 云母石

【别　　名】　云母、云英、云粉石。

【来　　源】　为硅酸盐类云母族矿物白云母。

【采收加工】　全年均可采，挖出后洗净泥土，除去杂质。

【性能主治】　味甘，性温；安神镇惊，敛疮止血；主治心悸，失眠，眩晕，癫痫，久泻，带下，外伤出血，湿疹。

【产地分布】　形成于中酸性岩浆岩和云英岩中，也广泛见于变质岩中；强烈的化学风化作用可使之水化成水云母（水白云母、伊利石），再转化而成蒙脱石、高岭石。国内主要分布于内蒙古、陕西、新疆、江苏、云南等省区；省内产于青州等地。

11 金精石

【别　　名】　金星石、金晶石、猫金、蛭石。

【来　　源】　为硅酸盐类蛭石族矿物蛭石。

【采收加工】　采挖后，除去泥沙及杂石。

【性能主治】　味咸，性寒；镇心安神，止血，明目去翳；主治心悸怔忡，失眠多梦，吐血，衄血，目疾翳障。

【产地分布】　水金云母——水黑云母及蛭石，广泛分布于全国各地含蚀变云母或风化云母的岩石中。国内主要分布于内蒙古、山西、四川、河南、湖南等省区；省内有产。

12 银精石

【别　　名】　云母片、千层纸。

【来　　源】　为单斜晶系硅酸盐类矿物白云母的矿石。

【采收加工】　采挖后，洗净泥土，除去杂石，晒干。

【性能主治】　味甘，性温；明目退翳，敛疮止血；主治眼目昏暗，视物不清，外障云翳，外用主治痈疽，金疮出血。

【产地分布】　产于花岗岩、伟晶岩、云母片岩中。国内主要分布于吉林、辽宁、内蒙古、山西、江苏、浙江、四川等省区；省内有产。

13　麦饭石

【别　名】　长寿石、黄石、马牙砂。

【来　源】　为中酸性火成岩类岩石石英二长斑岩。

【采收加工】　随时可采，洗净泥土，除去杂石，晒干。

【性能主治】　味甘，性温；解毒散结，去腐生肌，除寒祛湿，益肝健胃，活血化瘀，利尿化石，延年益寿；主治痈疽发背，痤疮，湿疹，脚气，痱子，手指皲裂，黄褐斑，牙痛、口腔溃疡，风湿痹痛，腰背痛，慢性肝炎，胃炎，痢疾，糖尿病，神经衰弱，外伤红肿，高血压，老年性血管硬化，肿瘤，尿路结石，一般作保健药品。

【产地分布】　常与次火山岩共生。国内分布于各省区，主要分布于天津、内蒙古、辽宁、黑龙江、河南等省区；省内主要分布于青岛、蒙阴等地。

14　伏龙肝

【别　名】　灶中黄土、釜下土、釜月下土、灶中土、灶内黄土、灶心土。

【来　源】　为久经草或木柴熏烧的灶底中心的土块。

【采收加工】　在拆修柴火灶（或烧柴的窑）时，将烧结的土块取下，用刀削去焦黑部分及杂质。

【性能主治】　味辛，性温；温中燥湿，止呕止血；主治呕吐反胃，腹痛泄泻，吐血、衄血、便血、尿血，妇女妊娠恶阻，崩漏带下，痈肿溃疡。

【产地分布】　国内、省内各地均有分布。

15　黄土

【别　名】　好土、好黄土。

【来　源】　为第四纪陆相黏土质粉砂沉淀物。

【采收加工】　采集深层黄土，除去杂质的石块。

【性能主治】　味甘，性平；和中解毒；主治中暑吐泻，痢疾，痈疽肿毒，跌扑损伤，一切痈疽发背。

【产地分布】　主要分布在广大西北地区的黄土高原上，其次是华北平原及东北南部，西北高原上的黄土以风成因为主，其他地区则以洪水成因为主；省内主产于鲁中、鲁南地区。

16　东壁土

【别　名】　老墙土、陈壁土。

【来　源】　为古老房屋泥墙的土块。

【采收加工】　挖取已毁的古老房屋东壁上之泥土块，除去杂质。

【性能主治】　味甘，性温；解毒止泻，去翳明目；主治下部湿疮，脱肛，霍乱烦闷，泻痢，痘疮经久不愈，痈节发背，点目去翳。

【产地分布】　国内、省内各地均有分布。

17　膨润土

【别　名】　膨土岩、皂土、斑脱岩。

【来　源】　为硅酸盐类矿物膨润土。

【采收加工】　采挖后，除去泥沙及杂石。

【性能主治】　味甘，性平；健脾燥湿，收敛止泻；主治腹泻，水泻，如急慢性肠炎，过敏性肠炎，消化不良，肠功能紊乱。

【产地分布】　是凝灰岩或玻璃质火山岩在地下水或海水作用下的分解产物。国内主要分布于东北三省及东部沿海地区；省内主产于鲁东地区。

18　蒙脱石 Montmorillonite

【别　名】　胶岭石、微晶高岭石。

【来　源】　主要由基性火成岩在碱性环境中风化而成，也有的是海底沉积的火山灰分解后的产物，为膨润土的主要成分。

【采收加工】　全年均可采挖，除去杂质。

【性能主治】　味淡、性平；有很高的吸附力和阳离子交换的性能；主治清除皮肤表面的某些病菌、病毒，为消化道黏膜保护剂和止泻剂。

【产地分布】　主要由基性及超性火成岩（杆榄岩、辉长石、玄武石、辉绿岩等）特别是火山凝灰岩在碱性环境中分化而成，常与未变化的火山玻璃、火山碎屑矿物、方英石、水云母、高岭石、沸石及黄铁矿等一同产出，也可由热液蚀变形成。国内各省区均有分布；省内主产于潍坊、日照等地。

19　玛瑙 Achatum

【别　名】　马脑、文石。

【来　源】　为氧化物类石英族矿物石英的亚种玛瑙。

【采收加工】　挖出后，除去泥沙、杂石。

【性能主治】　味辛，性寒；清热明目，除翳；主治目睑赤烂，目生翳障。

【产地分布】　系各种颜色的二氧化硅胶体溶液所形成，充填于岩石的裂隙或洞穴内。国内主要分布于河南、湖北、安徽、江苏、陕西、甘肃、四川等省区；省内主产于临沂、泰安等地。

20　白垩

【别　名】　白涂、白善、白土子、画粉。

【来　源】　为黏土岩高岭土或膨润土，前者主含硅酸盐类高岭石族矿物高岭石，后者主含蒙脱石族矿物蒙脱石。

【采收加工】　挖取后，除尽其他杂质。

【性能主治】　味苦，性温；温中暖肾，涩肠，止血，敛疮；主治反胃，泻痢，男子遗精，女子月经不调，不孕，吐血，便血，衄血，眼弦赤烂，臁疮，痱子瘙痒。

【产地分布】　是在湿热气候条件下，由硅铝酸盐类矿物（主要是长石）经长期风化而成，也可由热液蚀变或表生沉积作用形成。国内主要分布于河北、山西、江苏、安徽、江西、福建、湖北、湖南、广东等省区；省内主产于临朐等地。

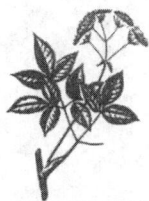

第八章

含铝矿物药

铝是一种轻金属，有延展性，是地壳中含量最丰富的金属元素，占8.3%，主要以铝硅酸盐矿石存在，还有铝土矿和冰晶石。

脑组织对铝元素有亲和性，脑组织中的铝沉积过多，可使人记忆力减退、智力低下、行动迟钝、催人衰老。铝在人体内是慢慢蓄积起来的，其引起的毒性缓慢且不易察觉，然而，一旦发生代谢紊乱的毒性反应，则后果非常严重。当铝在人体内含量超过正常人的5～10倍时，能抑制消化道对磷的吸收，使血清无机磷水平下降，引起骨骼软化、关节疼痛。

含铝矿物药为临床常用矿物药之一，《中华本草》中所收载此类矿物药共8种，分别是白矾、赤石脂、白石脂、黄石脂、云母、白垩、甘土和伏龙肝。

山东共计4种。

1 白矾 Alumen

【别　　名】　石涅、矾石、涅石。

【来　　源】　为硫酸盐类明矾石族矿物明矾石经加工提炼而成的结晶。

【采收加工】　全年均可采挖，将采得的原矿物，打碎，加水溶解，过滤，滤液加热蒸发浓缩，放冷后析出的结晶体即为本品。

【性能主治】　味涩、酸，性寒，小毒；祛痰燥湿，解毒杀虫，止泻止血；主治中风，癫痫，喉痹，疥癣湿疮，痈疽肿毒，水火烫伤，口舌生疮，烂弦风眼，聤耳流脓，鼻中息肉，痔疮疼痛，崩漏，衄血，损伤出血，久泻久痢，带下阴痒，脱肛，子宫下垂。

【产地分布】　常为碱性长石受低温硫酸盐溶液的作用变质而成，多产于火山岩中，有些多金属矿石中也有产出。国内主要分布于甘肃、河北、安徽、福建、山西、湖北、浙江等省区；省内淄博、枣庄、新泰等地有产。

2 枯矾

【别　　名】　枯白矾、煅白矾、炙白矾。

【来　　源】　为白矾经煅制失去其结晶水而得。

【采收加工】　取净白矾碎块或粗粉，置锅内，照明煅法煅至松脆，煅至膨胀松泡呈白色蜂窝状固体，结晶水完全蒸发，放凉，取出，打碎成块或碾成细粉，研粉，过60目筛。

【性能主治】　味酸、涩，性寒；收湿敛疮，止血化腐；主治湿疹湿疮，脱肛，痔疮，聤耳流脓，阴痒带下，鼻衄齿衄，鼻息肉。

【产地分布】　同白矾。

3 赤石脂 Halloysitum Rubrum

【别　　名】　赤符、五色石脂、红高岭。

【来　　源】　为硅酸盐类多水高岭石族矿石多水高岭石与氧化物类赤铁矿或含氢氧化物类褐铁矿共同组成的细分散多矿物集合体。

【采收加工】　挖出后拣去杂石、泥土，选取红色滑腻如脂的块状体入药。

【性能主治】　味甘、涩、酸，性温；涩肠固脱，止血收湿敛疮；主治久泻久痢，脱肛，便血，崩漏，带下，遗精，疮疡久溃不敛，湿疹，外伤出血。

【产地分布】　为外生成因的矿物，常见于岩石风化壳部位，为铝硅酸盐矿物在湿热气候、氧化条件下风化而成，少数为石英岩或泥灰岩风化壳残积或堆积物。国内各省区均有分布，主要分布于辽宁、内蒙古、河北、山西、甘肃、江苏、安徽等省区；省内主要分布于淄博、枣庄、沂水、沂南、文登等地。

4 白石脂

【别　　名】　石符、白符、白陶土。

【来　　源】　为硅酸盐类高岭石族矿物高岭石。

【采收加工】　全年均可采，挖出后除去泥土、杂石。

【性能主治】　味甘、酸，性平；涩肠，止血，固脱，收湿敛疮；主治久泻，久痢，崩漏，带下，遗精，疮疡不敛。

【产地分布】　高岭石是黏土矿物中最常见的一种，是黏土质沉积物的主要矿物成分，由富铝矿物分解再沉积形成的白石脂，成层产于沉积岩系或煤层中，不成层产出的多为岩浆岩、变质岩等热液蚀变产物，少数为岩石的风化壳中形成的。国内各省区均有分布；省内有产。

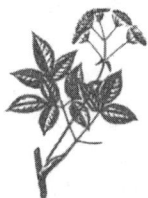

第 九 章

含钠矿物药

钠是一种金属元素，质地柔软。钠元素以盐的形式广泛分布于陆地和海洋中。钠也是人体肌肉组织和神经组织中的重要成分之一，一般情况下，成人体内钠含量大约为 3200（女）～4170（男）mmol，约占体重的 0.15%，体内钠主要在细胞外液，占总体钠的 44%～50%，骨骼中含量占 40%～47%，细胞内液含量较低，仅占 9%～10%。钠是细胞外液中带正电的主要离子，参与水的代谢，保证体内水的平衡，调节体内水分与渗透压；维持体内酸碱平衡；是胰液、胆汁、汗和泪水的组成成分；与 ATP（腺嘌呤核苷三磷酸）的生产和利用、肌肉运动、心血管功能、能量代谢有关，糖代谢、氧的利用也需要钠的参与；维持血压正常；增强神经肌肉兴奋性。

人体内钠在一般情况下不易缺乏，但在某些情况下，如禁食、少食，膳食钠限制过严而摄入非常低时，或在高温、重体力劳动、过量出汗、肠胃疾病、反复呕吐、腹泻使钠过量排出而丢失时，或某些疾病引起肾不能有效保留钠时，胃肠外营养缺钠或低钠时，利尿剂的使用而抑制肾小管重吸收钠时，均可引起钠缺乏。钠缺乏在早期症状不明显，倦怠、淡漠、无神甚至起立时昏倒。失钠达 0.5g/kg 体重以上时，可出现恶心、呕吐、血压下降，尿中无氯化物检出。正常情况下，钠摄入过多并不蓄积，但某些特殊情况下，如误将食盐当食糖加入婴儿奶粉中喂养，则可引起中毒甚至死亡。急性中毒，可出现水肿、血压上升、血浆胆固醇升高、脂肪清除率降低、胃黏膜上皮细胞受损等。钠的适宜摄入量（AI）成人为 2200mg/天。

含钠矿物药应用历史悠久，在《神农本草经》中就记载有朴硝、大青盐等。常见含钠矿物药有芒硝、玄明粉、大青盐、秋石、紫硇砂等，它们均有相同的功效——润燥软坚。

山东共计 4 种。

1 芒硝 Natrii Sulfas

【别 名】 马牙消、英消、皮硝、朴硝、毛硝、土硝、盆硝。

【来 源】 为硫酸盐类芒硝族芒硝的提纯品。

【采收加工】 全年均可提炼，以秋、冬两季为好，因气温低，容易结晶；加工方法：取天然产芒硝加水溶解，防止，使杂质沉淀，过滤，滤液加热浓缩，放冷后即析出结晶，取出晾干，如结晶不纯，可重复处理，至得结晶芒硝结晶即可。

【性能主治】 味咸、苦，性寒；泻下通便，软坚，清火消肿；主治胃肠道实热积滞，大便秘结，腹胀痞痛，目赤翳障，咽喉肿痛，口疮，肠痈，乳痈，丹毒。

【产地分布】 多产于海边碱土地区、矿泉、盐场附近较潮湿的山洞中。国内主要分布于内蒙古、河北、天津、山西、陕西、青海、新疆、江苏、安徽等省区；省内主产于潍坊、滨州等地。

2 玄明粉 Natrii Sulfas Exsiccatus

【别 名】 白龙粉、风化消、元明粉。

【来 源】 为硫酸盐类芒硝族无水芒硝或芒硝经风化的干燥品。

【采收加工】 于冬季干冷天气，取提净的芒硝放在竹匾内或用纸包裹，露置通风干燥处，令其风化，使水分消失，成为白色粉末即得；风化时气温不宜高于 32℃，否则会溶于本身结晶水中，使芒硝液化而得不到玄明粉；此法所得玄明粉，常因风化不完全而残留一部分水分；又法：将芒消放入磁盆（忌用铁锅）内，再将盆放在水锅上加热，使结晶熔化，然后水分逐渐散失，而留存白色粉末；水分消失较上法彻底。

【性能主治】 味辛、咸，性寒；泻热通便，润燥软坚，消肿散结；主治实热积滞，大便秘结或热结旁流，脘腹胀痛，目赤肿痛，口疮咽肿，痈疽肿毒。

【产地分布】 天然无水芒硝产于含硫酸钠卤水的盐湖中，与芒硝、泻利盐、白钠镁矾、钙芒硝、石膏、泡碱、石盐等共生；人工无水芒硝可由不同方法制取，今市售玄明粉为芒硝经风化干燥制得。

3 食盐

【别 名】 大盐、盐、海盐。

【来 源】 为海水或盐井、盐池、盐泉中的盐水经煎、晒而成的结晶体。

【采收加工】　采收后，除去杂质。

【性能主治】　味咸，性寒；涌吐，清火，凉血，解毒，软坚，杀虫，止痒；主治食停上脘，心腹胀痛，胸中痰癖，二便不通，齿龈出血，喉痛，牙痛，目翳，疮疡，毒虫蜇伤。

【产地分布】　海盐产于辽宁、河北、江苏、浙江、福建、广东、广西、台湾等省区；省内主产于青岛、日照等地。

4　秋石　Sal praeparatum

【别　　名】　秋丹石、秋冰、盆秋石、咸秋石。

【来　　源】　为食盐的人工煅制品。

【采收加工】　取食盐加洁净泉水煎煮，过滤，将滤液加热蒸发，干燥成粉霜，再将粉霜放在有盖的瓷碗内，置炉火上煅2小时，冷却后即凝成块状固体。

【性能主治】　味咸，性寒；滋阴涩精，清心降火；主治骨蒸劳热，虚劳咳嗽，遗精，赤白带下，暑热心烦，口疮，咽喉肿痛。

【产地分布】　国内主要分布于安徽等省区；省内主产于临邑等地。

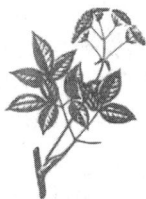

第 十 章

含硫、钾、锌、硼、锰、锡、金、银矿物药

硫是一种非金属元素，通常单质硫是黄色的晶体，又称作硫黄。硫单质的同素异形体有很多种，有斜方硫、单斜硫和弹性硫等。硫元素在自然界中以硫化物、硫酸盐或单质形式存在。硫化物矿有黄铁矿、黄铜矿、方铅矿、闪锌矿等；硫酸盐矿有石膏、芒硝、重晶石、天青石、矾石、明矾石等。硫是人体内蛋白质的重要组成元素，对人的生命活动具有重要意义。对人体而言，天然单质硫是无毒无害的，而稀硫酸、硫酸盐、亚硫酸和亚硫酸盐有毒，硫化物通常有剧毒。常见含硫矿物药主要是硫黄等。

钾是一种银白色的软质金属，在自然界没有单质形态存在，钾元素以盐的形式广泛的分布于陆地和海洋中，含钾矿物主要有钾盐矿、光卤石、杂卤石等。钾也是人体肌肉组织和神经组织中的重要成分之一，可以调节细胞内适宜的渗透压和体液的酸碱平衡，参与细胞内糖和蛋白质的代谢。有助于维持神经健康、心跳规律正常，可以预防中风，并协助肌肉正常收缩。在摄入高钠而导致高血压时，钾具有降血压作用。人体钾缺乏可引起心跳不规律和加速、心电图异常、肌肉衰弱和烦躁，最后导致心跳停止。一般而言，身体健康的人，会自动将多余的钾排出体外。但肾病患者则要特别留意，避免摄取过量的钾。常见含钾矿物药有硝石、正长石等。

锌是一种浅灰色的过渡金属，外观呈现银白色，常见性仅次于铁、铝及铜。锌在自然界中，多以硫化物状态存在。主要含锌矿物是闪锌矿。也有少量氧化矿，如菱锌矿和异极矿。锌是人体必需的微量元素之一，在人体生长发育、生殖遗传、免疫、内分泌等重要生理过程中起着极其重要的作用，可有效保证胸腺发育从而正常分化 T 淋巴细胞，促进细胞免疫功能，还能促进伤口、创伤愈合，促进维生素 A 吸收。处于生长发育期的儿童、青少年如果缺少会导致发育不良，缺乏严重时，将会导致"侏儒症"和智力发育不良；缺锌会影响脑的功能，使脑细胞减少，还会导致味觉下降，出现厌食、偏食甚至异食；男性一旦缺锌，就会导致精子数量减少、活力下降、精液液化不良，最终导致男性不育。吸入会引起口渴、胸部紧束感、干咳、头痛、头晕、高热、寒战等。粉尘对眼有刺激性。常见含锌矿物药有炉甘石、锌。

硼为黑色或银灰色固体，在地壳中的含量为 0.001%，在自然界中的主要矿石是硼砂和白硼钙石等。硼是核糖核酸形成的必需品，而核糖核酸是生命的重要基础构件。硼是维持骨的健康和钙、磷、镁正常代谢所需要的微量元素之一，有助于提高男性睾丸甾酮分泌量，强化肌肉，改善脑功能，提高反应能力，缺硼会加重维生素 D 的缺乏。含硼矿物药主要有硼砂等。

锰是一种灰白色、硬脆、有光泽的过渡金属，广泛存在于自然界中，土壤中含锰 0.25%。锰是正常机体必需的微量元素之一，可促进骨骼生长发育，保护细胞中线粒体的完整，保持正常的脑功能，维持正常的糖代谢和脂肪代谢，改善机体的造血功能。正常每天从食物中摄入锰 3～9mg。锰缺乏可影响生殖能力，有可能使后代先天性畸形，骨和软骨形成不正常及葡萄糖耐量受损，另外，引起神经衰弱综合征，影响智力发育，还能导致胰岛素合成和分泌的降低，影响糖代谢。轻度中毒时，发生流泪、畏光、咳嗽、咽、喉灼痛等；严重中毒可在数小时内发生肺水肿；极高浓度吸入可引起反射性声门痉挛而致窒息。常见含锰矿物药是无名异。

锡是一种有银白色光泽的低熔点的金属元素，在自然界中主要以二氧化物（锡石）和各种硫化物（例如硫锡石）的形式存在。锡在人体的胸腺中能够产生抗肿瘤的锡化合物，抑制癌细胞的生成。研究发现，乳腺癌、肺肿瘤、结肠癌等疾病患者的肿瘤组织中锡含量比较少，低于其他正常组织。此外，锡还促进蛋白质和核酸合成，有利于身体生长发育；组成多种酶以及参与黄素酶的生物反应，增强体内环境稳定性等。常见含锡矿物药有锡矿、锡等。

金是一种广受欢迎的贵金属，在自然界中，金以单质的形式出现在岩石中的金块或金粒、地下矿脉及冲积层中。当矿石含有天然金时，金会以粒状或微观粒子状态藏在岩石中，通常会与石英或如黄铁矿的硫化物矿脉同时出现。黄金是一种惰性金属，具有很强的抗氧化的特性。含金矿物药主要有金、金箔。

银是一种银白色的过渡金属，化学性质稳定，在自然界中很少量以游离态单质存在，主要以含银化合物矿石存在，主要有辉银矿，其次是角矿，也有自然银。银在水中能分解出极微量的银离子，这种银离子能吸附水中的微生物，使微生物赖以呼吸的酶失去作用，从而杀死微生物。常见含银矿物药主要有银、银箔。

山东共计14种。

1 硫黄 Sulfur

【别　名】　石流黄、黄牙、硫磺花、硫黄。

【来　源】　为自然元素类硫黄族矿物自然硫，主要用含硫物质或含硫矿物经炼制升华的结晶体。

【采收加工】　采挖得自然硫后，加热熔化，除去杂质，或用含硫矿经加工制得。

【性能主治】　味酸，性热，有毒；补火壮阳，温脾通便，杀虫止痒；主治阳痿，遗精，尿频，带下，寒喘，心腹冷痛，久泻久痢，便秘，疥疮，顽癣，秃疮，天疱疮，湿毒疮，阴蚀，阴疽，恶疮。

【产地分布】　自然硫常由火山作用产生，故常产于温泉、喷泉、火山区域，可由金属硫化物、硫酸盐（如石膏）分解生成硫黄；沉积岩含硫黄，与石灰岩、黏土、石膏、沥青相伴生产出。国内分布于台湾、江苏、湖南、四川、贵州等省区；省内主产于泰安大汶口等地。

2 硝石

【别　名】　消石、芒硝、硝、焰硝、钾硝石、土硝。

【来　源】　为硝酸盐类硝石族矿物钾硝石经加工精制成的结晶体或人工制品。

【采收加工】　全年均可采挖，采挖后除去泥土和杂石，传统方法多取含硝的土块，击碎后，置桶内，加水浸泡调匀，经多次过滤，取澄清滤液，置蒸发锅内加热蒸去水分，取出冷却，即析出硝石结晶。

【性能主治】　味苦、微咸，性温，小毒；攻坚破积，利水泻下，解毒消肿；主治中暑伤冷，痧胀吐泻，心腹疼痛，黄疸，癥积，诸淋涩痛，喉痹，目赤，痈肿疔毒。

【产地分布】　天然产出者，为表生地质作用下，含氮有机物分解出硝酸之后与土壤中钾质化合而成，多分布于干燥地区土壤、岩石的表面及洞穴中，或在地表沉积物中，常混有钾、钠、钙、镁的硝酸盐、硫酸盐矿物（如钠硝石、芒硝等）及卤化物（钾盐、石盐等），组分复杂，不宜直接入药；人工炼制品仍含有少量杂质。国内主要分布于江苏、安徽、湖南、湖北、河北、山西等省区；省内主产于聊城等地。

3 正长石

【来　源】　为硅酸盐类矿物正长石。

【采收加工】　采得后，除去杂石。

【性能主治】　味苦，性寒；干黄水，干脓愈疮，接骨；主治跌打损伤引起的骨伤、骨折、脑损伤、黄水病。

【产地分布】　正长石产于酸性和碱性以及部分中性火成岩中，是某些片麻岩的主要矿物，在长石砂岩等碎屑岩中也有正长石存在。国内主要分布于青海、西藏、浙江、广西等省区；省内临淄等地有产。

4 炉甘石 Calamina

【别　名】　甘石、浮水甘石、羊肝石。

【来　源】　为碳酸盐类方解石文石族矿物菱锌矿或碳酸盐类矿物水锌矿。

【采收加工】　从矿中挖出后，拣去杂石，去净泥土。

【性能主治】　味甘，性平；明目去翳，收湿止痒，敛疮生肌；主治目赤肿痛，烂弦风眼，多泪怕光，翳膜胬肉，溃疡不敛，皮肤湿疮，阴部湿痒。

【产地分布】　菱锌矿常见于铅锌硫化物矿床的氧化带下部及其附近；水锌矿产于矿床的氧化带中，为次生矿物，主要由闪锌矿蚀变而成，与菱锌矿共生。国内主要分布于湖南、广西、四川、云南等省区；省内平邑县天宇地质博物馆有藏。

5 锌

【来　源】　为含锌矿物闪锌矿、红锌矿、菱锌矿等冶炼而成。

【采收加工】　自然锌或冶炼锌很少直接药用，多加工成锌的氧化物或硫酸盐使用。

【性能主治】　味涩、辛，性平；明目，愈疮；主治翳障等各种眼病，疮痈。

【产地分布】　全国各地均产；省内主产于胶东半岛和鲁中地区。

6 硼砂 Borax

【别　名】　蓬砂、月石、盆砂。

【来　源】　为硼酸盐类硼砂族矿物硼砂。

【采收加工】　一般于8～11月间采挖矿砂，将矿砂溶于沸水中后，用以下方法处理：①倒入缸内，然后在缸上放几条横棍，棍上系数条麻绳，下坠铁钉，垂入缸内，待硼砂水溶液冷却后，即在绳上火缸底有成串的大块结晶析出，取出干燥，即得"月石坠"及"月石块"；②倒入盆中，将硼砂水溶液向四周摆动，冷却后即可的盆状之结晶体，称"盆砂"。

【性能主治】　味甘、咸，性凉；清热消痰，解毒防腐；内服主治痰热咳嗽及噎膈积聚，诸骨鲠喉；外用主治咽喉肿痛，口舌生疮，目赤翳障胬肉，阴部溃疡。

【产地分布】　主产于干涸的含硼盐湖中。国内主要分布于西藏、青海、云南、新疆、四川、陕西、甘肃等省区；省内临沂、济宁等地有产。

7 无名异

【别　名】　土子、黑石子、无名土、干子、铁砂。

【来　　源】　为氧化物类金红石族矿物软锰矿。

【采收加工】　采挖后选择小块状或球形者，除去杂质，洗净。

【性能主治】　味甘，性平；祛瘀止血，消肿止痛，生肌敛疮；主治跌打损伤，金疮出血，痈肿疮疡，水火烫伤。

【产地分布】　主要由沉积作用形成，为沉积锰矿床的主要成分之一，此外，在锰矿床的氧化带部分，它是所有原生低价锰矿物的氧化产物。国内分布于吉林、辽宁、山西、陕西、青海、湖北、湖南、广东、广西、四川等省区；省内产于泰安、临沂等地。

8　锡矿

【别　　名】　锡石。

【来　　源】　为氧化物类金红石族矿物锡石。

【采收加工】　采挖后，除去杂石。

【性能主治】　味甘，性寒，有毒；磨涂疗肿，愈疮生肌；主治疗肿，恶毒风疮。

【产地分布】　主要产于花岗岩分布地区的伟晶岩、气化高温热液矿床和锡石硫化物热液矿床中，原生锡矿床经风化破坏后，锡石常可转移到砂矿中。国内主要分布于云南、广东、江西、青海、广西、湖南等省区；省内青州等地有产。

9　锡

【别　　名】　白锡、贺。

【来　　源】　为由氧化物类金红石族矿物锡石中炼出的锡。

【采收加工】　将锡石打碎，淘得精砂，用炭火和水团成泥块，与木炭相间置已燃着木炭的炼炉中，鼓风吹炼，使锡还原出来沉积炉底，流注模中。

【性能主治】　味甘，性寒，有毒；清热解毒，去腐生肌；主治疗疮肿毒，杨梅毒疮，恶毒风疮。

【产地分布】　分布于气成热液矿床。国内主要分布于湖南、广东、广西、云南等省区；省内有产。

10　氧化锡

【来　　源】　为矿物锡石的氧化物。

【采收加工】　锡经煅烧后产生的二氧化锡的灰白色粉末。

【性能主治】　味咸，性寒，有毒；清热明目，软坚消肿，燥湿愈疮，净血解毒，固精止带；主治湿热性或血液质

性眼疾和皮肤疾病，如各种眼疾，颈淋巴结核，各种肿瘤，痔疮，湿疹，乳腺疮疡，子宫疮伤，阴茎疮疡，各种性病，梅毒，淋病，滑精，早泄，白带过多。

11　黄金 Au

【别　　名】　黄牙、太真。

【来　　源】　为金矿物、含金矿物和载金矿物，经冶炼而成，为自然元素类矿物自然金。有山金和沙金之分。

【性能主治】　味涩，性寒；镇静安神，坚骨髓，通脉，解毒，收敛；主治惊伤五脏，风痫失志，风热咳嗽，中毒等症。

【产地分布】　自然金按其产状不同，可分为脉金（山金）和沙金两种，脉金主要产于热液成因的含金石英脉，矿金产于冲积层中。国内主要分布于云南、广西、四川、西藏、青海等省区；省内主产于招远、莱州、平邑等地。

12　金箔 Au

【别　　名】　金薄、金页、金屑。

【来　　源】　为自然元素类铜族矿物自然金，经加工锤成的薄片。

【性能主治】　味辛、苦，性平；镇心，平肝，安神，解毒；主治惊痫，癫狂，心悸，疮毒。

【产地分布】　国内大部分省区有分布；省内有产。

13　银 Ag

【别　　名】　白金、白银。

【来　　源】　为自然元素类铜族矿物自然银、银金矿、辉银矿等，经冶炼而成。

【性能主治】　味苦，性平；去腐生肌，干黄水，敛脓血；主治瘰疬，疔痈，黄水病。

【产地分布】　自然银分布较广，但数量很少，主要产于银矿床的氧化带中，在中低温热液矿床中也有产出，自然银常与其他银矿物、方铅矿、黝铜矿、黄铁矿等硫化矿物以及方解石、石英、重晶石等矿物共生。国内主产于湖南、浙江、江西、云南等地；省内招远等地有产。

14　银箔

【别　　名】　银泊、银屑。

【来　　源】　为自然元素类铜族矿物自然银经加工而成的薄片。

【性能主治】　味辛，性平；安神，镇惊，定痫；主治惊痫癫狂，心悸恍惚，夜不安寐。

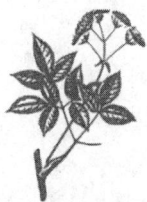

第十一章

化石类矿物药

化石类矿物药是指由于自然作用保存在地层中的生物遗体化石，其中能够入药的仅是少数。常见的化石类矿物药主要有龙骨、龙齿、石燕、石蟹、石鳖等。在《神农本草经》中就记载有龙骨、龙齿等，大多具有安神作用。

山东共计 4 种。

1 龙骨

【别　　名】　白龙骨、土龙骨、骨化石、龙骨头、粉龙骨。

【来　　源】　为古代哺乳动物象类、犀类、三趾马、牛类、鹿类等的骨骼化石。

【采收加工】　挖出后，除去泥土及杂质；五花龙骨质酥脆，出土后，露置空气中极易破碎，常用毛边纸粘贴。

【性能主治】　味涩、甘，性平；镇心安神，平肝潜阳，固涩，收敛；主治心悸怔忡，失眠健忘，惊痫癫狂，头晕目眩，自汗盗汗，遗精遗尿，崩漏带下，久泻久痢，溃疡久不收口及湿疮。

【产地分布】　一般埋藏于第四纪的黄土层中，为古代哺乳动物化石。国内分布于内蒙古、河北、山西、陕西、江苏、甘肃、河南、湖北、四川等省区；省内主产于诸城等地。

2 龙齿

【别　　名】　青龙齿、龙牙、土龙齿、真龙齿、正龙齿。

【来　　源】　为古代哺乳动物象类、犀类、三趾马等的牙齿化石。

【采收加工】　挖出后，除去泥土。

【性能主治】　味甘、涩，性凉；镇惊安神，清热除烦；主治惊痫，癫狂，心悸怔忡，失眠多梦，身热心烦。

【产地分布】　国内分布于内蒙古、山西、陕西、甘肃、河南、四川等省区；省内主产于诸城等地。

3 龙角

【来　　源】　为古代大型哺乳动物的角骨化石。

【采收加工】　挖出后，除去泥沙及杂质。

【性能主治】　味甘，性平；主治惊痫瘈瘲，身热如火，腹中坚及热泄，久服轻身，通神明，延年。

【产地分布】　省内诸城等地有产。

4 石燕

【别　　名】　燕儿石、燕子石、石燕子。

【来　　源】　为古生代腕足类石燕子科动物中华弓石燕及弓石燕等多种近缘动物的化石。

【采收加工】　挖出后，去净表面泥土。

【性能主治】　味甘、咸，性凉；除湿热，利小便，退目翳；主治淋病，小便不通，带下，尿血，小儿疳积，肠风痔瘘，眼目障翳。

【产地分布】　产于古生代石灰岩中，古生物的介壳原由碳酸钙组成，与少量黏土质沉积物共同堆积于浅海（或潟湖）经过岩石化，形成了介壳内残留角质，原软组织部位亦充满碳酸钙质的石燕化石。国内主要分布于湖南、广西、四川、四川、山西、江西等省区；省内莱芜、诸城等地有产。

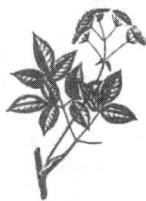

第十二章

其他矿物药

山东共计 9 种。

1 玉

【别　名】　白玉、玉石。

【来　源】　为硅酸盐类角闪石族矿物透闪石的隐晶质亚种软玉，或蛇纹石族矿物蛇纹石的隐晶质亚种岫玉。

【采收加工】　采挖后，除去附着的沙土及杂质。

【性能主治】　味甘，性平；润肺清胃，除烦止渴，镇心，明目；主治喘息烦满，消渴，惊悸，目翳，丹毒。

【产地分布】　软玉主要产于接触变质带及浅变质岩带的绿片岩相中，亦可由基性火成岩蚀变或变质而来。国内主要分布于新疆、陕西、甘肃、青海、西藏、云南、四川、辽宁、吉林等省区；省内蒙阴等地有产。

2 红宝石

【来　源】　为红色、透明的刚玉晶体矿物红宝石中的石榴石，为氧化物类矿物。

【性能主治】　性热；爽神悦志，养心益脑，理血解毒；主治精神错乱，眩晕神弱，心悸不安，癫痫，霍乱。

【产地分布】　产于太古代结晶片岩或结晶灰岩中，为高铝质沉积岩之"变成矿床"，矿化成浸染状，与尖晶石共生，在原生矿床的地表及附近河流冲积层中有砂矿存在。国内主产于新疆、云南等地；省内昌乐等地有产。

3 金刚石

【别　名】　金刚钻。

【来　源】　为高温高压下使碳形成结晶的自然元素类宝石。

【性能主治】　主治烫火伤。

【产地分布】　产于金伯利岩中，含金刚石的岩石遭受风化破坏后，往往转入砂矿中。国内主产于辽宁、湖南、湖北、云南等地；省内主产于蒙阴、郯城、临沭等地。

4 石墨

【别　名】　煤炭、石炭、乌金石。

【来　源】　为可燃性有机岩、煤岩中的烟煤或无烟煤。

【采收加工】　采挖后，除去杂石。

【性能主治】　味甘、辛，性温，有毒；活血止血，化积止痛；主治血瘀疼痛，月经不调，金疮出血，疮毒。

【产地分布】　国内分布于各省区，主要分布于山西、陕西、新疆等省区；省内主产于莱西等地。

5 地蜡

【来　源】　为天然石油或油页岩中得到的固体烃类混合物天然石蜡。

【采收加工】　以石油提纯脱蜡的残留物蜡膏为原料，先经减压蒸馏、加丙烷脱沥青，然后以混合醇为溶剂，经脱蜡、脱油、脱色而得。

【性能主治】　性热；消炎退肿，防腐生肌，除脓愈伤，化瘀壮骨；主治湿寒性或黏液质性疾病，如各种炎肿，各种脓疮，跌打损伤，骨折脱位。

【产地分布】　国内主产于柴达木盆地；省内主产于东营等地。

6 井底泥

【别　名】　井底沙。

【来　源】　为淤积在井底的灰黑色泥土。

【采收加工】　采集后，除去杂质和沙石，晒干。

【性能主治】　味淡，性寒；清热解毒，安胎；主治妊娠热病，胎动不安，风热头痛，天疱疮，热疖，烫火烧伤。

【产地分布】　国内、省内各地均产。

7 泉水

【别　名】　山岩泉水、井泉水、矿泉水。

【来　源】　为未受污染的天然井泉中新汲水或矿泉水。

【性能主治】　味甘，性凉；益五脏，清肺胃，生津止渴，养阴利尿。

【产地分布】　国内主要分布于广东、贵州等省区；省内主要分布于青岛、济南等地。

8 温泉

【别　名】　温汤、沸泉。

【来　源】　为下渗的雨水和地表水，循环至地壳深处而形成的温度超过 20℃ 以上的自然积水。

【性能主治】　味甘、辛，性热，小毒；祛风通络，解毒杀虫；主治筋骨拘挛，顽痹，手足不遂，眉发脱落，疥癣，疮疡。

【产地分布】　多是大气降水和地表水渗入地下，沿岩石空隙和断裂循环至地表深处，遇到局部热源增温，并在高温和高矿化条件下，含有一定数量特殊化学成分的温泉。国内大部分省区均有分布；省内临沂、淄博、滨州、济南等地有产。

9　卤碱

【别　　名】　卤盐、寒石、石碱、卤水。

【来　　源】　为卤块（固体卤水）经加工煎熬制成的白色结晶体。

【采收加工】　取卤块用水洗净，打碎，入盆内加热熔化，用纱布或白布过滤后，将滤液煎熬，再加等量水，用急火煎熬，保持沸腾状态，勿搅拌，待水分蒸干，刺激性气体挥散，并由深褐色液体变成白色固体，即为卤碱。

【性能主治】　味苦、咸，性寒；清热泻火，化痰，软坚，明目；主治大热烦渴，风热目赤涩痛，现用治克山病，大骨节病，甲状腺肿，风湿性心脏病，风湿性关节炎，高血压病，慢性支气管炎。

【产地分布】　国内主要分布于天津等省区；省内主产于滨州、东营等地。

中 文 索 引
（按汉语拼音顺序排列）

拉丁名索引
（按英文字母排列）

Z

主要参考文献

秦仁昌. 中国蕨类植物图谱 [M]. 北京：北京大学出版社，2011.

傅立国，陈潭清，郎楷永，等. 中国高等植物 [M]. 青岛：青岛出版社，2001.

邓明鲁. 中国动物药资源 [M]. 北京：中国中医药出版社，2007.

丁恒山. 中国药用孢子植物志 [M]. 上海：上海科学技术出版社，1980.

高天爱，马金安，刘如良. 矿物药真伪图鉴及应用 [M]. 太原：山西科学技术出版社，2014.

国家中医药管理局《中华本草》编委会. 中华本草 [M]. 上海：上海科学技术出版社，1999.

江苏新医学院. 中药大辞典 [M]. 上海：上海科学技术出版社，1986.

全国中草药编写组. 全国中草药汇编 [M]. 北京：人民卫生出版社，1982.

管华诗，王曙光. 中华海洋本草 [M]. 上海：上海科学技术出版社；北京：海洋出版社，2009.

李军德，黄璐琦，曲晓波. 中国药用动物志 [M]. 福州：福建科学技术出版社，2013.

张宪春. 中国石松类和蕨类植物 [M]. 北京：北京大学出版社，2012.

熊文愈，汪计珠，石同岱，等. 中国木本药用植物 [M]. 上海：上海科技教育出版社，1993.

山东省中药资源普查办公室. 山东中药资源名录 [M]. 北京：中国林业出版社，1991.

陈汉斌，郑亦津，李法曾. 山东植物志（上卷）[M]. 青岛：青岛出版社，1990.

陈汉斌，郑亦津，李法曾. 山东植物志（下卷）[M]. 青岛：青岛出版社，1997.

樊守金，赵遵田. 山东野菜志 [M]. 济南：山东科学技术出版社，1996.

李法曾. 山东植物精要 [M]. 北京：科学出版社，2004.

李法曾. 泰山植物检索表. 济南：山东科学技术出版社，1987.

李建秀，周凤琴，张照荣. 山东药用植物志 [M]. 西安：西安交通大学出版社，2013.

马清温. 山东药用植物 [M]. 济南：山东科技出版社，1998.

任昭杰，赵遵田. 山东苔藓志 [M]. 青岛：青岛出版社，2016.

山东经济植物编写组. 山东经济植物 [M]. 济南：山东人民出版社，1978.

赵月玲，宋桂全. 沂山植物志 [M]. 北京：科学出版社，2012.

樊守金，胡泽绪. 崂山植物志 [M]. 北京：科学出版社，2003.

臧德奎. 山东木本植物精要 [M]. 北京：中国林业出版社，2015.

赛道建. 山东鸟类志 [M]. 北京：科学出版社，2017.

谷奉天，刘振元，姚志刚. 黄河三角洲野生经济植物资源 [M]. 济南：山东省地图出版社，2003.

李明，任昭杰，杨晓燕. 昆嵛山苔藓志 [M]. 济南：山东友谊出版社，2017.

李元富，张义涛，刘道富. 泰山药用植物 [M]. 北京：中国医药科技出版社，1996.

潘炉台. 贵州药用蕨类植物 [M]. 贵阳：贵州科技出版社，2012.

邓明鲁，曲晓波. 吉林省中药资源 [M]. 北京：中国中医药出版社，2014.

刘勇，杨世林，龚千峰. 江西中药资源 [M]. 北京：中国科学技术出版社，2015.

姚振生，熊耀康. 浙江药用植物资源志要 [M]. 上海：上海科学技术出版社，2016.

颜士慧，张伟，赵宏. 山东药用植物新记录属种-五福花属五福花 [J]. 中国现代中药，2016，18（4）：405-406.

白文永，高德民，康怀兴. 山东水生药用植物调查研究 [J]. 亚热带植物科学，2008，37（2）：61-63.

丛海燕，赵宏. 昆嵛山药用蕨类植物资源研究 [J]. 时珍国医国药，2010，21（12）：3276-3278.

董秀春，刘欣玲，盖静，等. 山东省忍冬科植物资源及其园林应用 [J]. 中国野生植物资源，2008，27（2）：33-36.

杜远达，任强，赵遵田. 山东药用被子植物区系研究 [J]. 山东师范大学学报（自然科学版），2009，24（4）：126-130.

樊守金，张璠，张学杰，等. 三角酢浆草——一种山东新纪录植物 [J]. 山东林业科技，2013，（2）：94，93.

高德民，任强，张学杰，等. 山东区系植物新纪录（1）[J]. 山东师范大学学报（自然科学版），2002，17（4）：86-87.

郭栋，张沛东，张秀梅，等. 山东近岸海域海草种类的初步调查研究［J］. 海洋湖沼通报，2010，(2)：17-21.

韩春红，李佳，曲新艳，等. 山东毛茛科唐松草属一新记录种-丝叶唐松草［J］. 山东中医药大学学报，2013，37（1）：71-72.

韩国营，赵遵田. 我国重要药用苔藓植物的药用功效［J］. 生物学教学，2008，33（12）：4-6.

郝昕，罗成龙，周润发，等. 山东省青岛市尺蛾科昆虫名录（鳞翅目）［J］. 林业科技情报，2015，47（1）：1-5.

侯元同，毕行风，郭成勇，等. 山东毛茛科归化植物一新纪录种-天葵［J］. 曲阜师范大学学报，2016，42（4）：79-81.

侯元同，史成成，郭成勇，等. 山东茶藨子属1新纪录植物-美丽茶藨子［J］. 西北植物学报，2016，36（3）624-626.

侯元同. 山东野生鞣类植物资源［J］. 特种经济动植物，2000，(6)：26-27.

孔怡，金莹，安秀荣，等. 泰山地区云芝资源调查初报［J］. 食用菌，2014，(1)：15-16.

李法曾，樊守金. 山东植物志补遗（一）［J］. 广西植物，2004，24（2）：122-124.

李法曾，张学杰. 山东植物志补遗（二）［J］. 广西植物，2006，26（6）：581-582.

李法曾. 山东植物区系［J］. 山东师范大学学报（自然科学版），1992，7（2）：69-74.

李林，任昭杰，黄正莉，等. 山东苔藓植物新记录［J］. 山东科学，2013，(1)：28-34，43.

李晓娟，周国富，徐宁，等. 山东石松类和蕨类植物新纪录［J］. 广西植物，2016，36（10）：1214-1219.

李绪霞，温学森，亓翠英，等. 莱芜水生观赏植物资源调查及其开发利用研究［J］. 山东农业科学，2014，46（2）：96-99.

林育真，李玉仙，李永祥，等. 山东动物地理区划［J］. 山东林业科技，1995，(1)：33-36.

刘丹，解孝满，李文清，等. 威海市植物区系新记录［J］. 山东林业科技，2013，(6)：53.

刘晶，葛长字，万荣. 田横岛高等药用植物资源分布及其地理区系特征［J］. 国土与自然资源研究，2011，(5)：62-64.

刘俊华. 山东昆嵛山药用苔藓植物资源的研究［J］. 滨州学院学报，2009，25（6）：57-60.

刘英. 崂山药用蕨类植物资源及其开发利用［J］. 现代农业科技，2016，(11)：123-124.

马启明. 山东野生大型真菌名录［J］. 山东省科学院院刊，1986，(2)：61-65.

潘莹，许经伟. 黄河三角洲湿地水生维管束植物资源及其区系研究［J］. 安徽农业科学，2011，39（3）：1642-1644.

图力古尔，王建瑞，崔宝凯，等. 山东省大型真菌物种多样性［J］. 菌物学报，2013，32（4）：643-670.

王春海，李影，王康满，等. 山东十字花科一新记录植物-芝麻菜［J］. 曲阜师范大学学报，2014，40（4）：77-78，111.

王海明，牛迎福，李文堂，等. 菏泽地区陆生野生动物资源调查与监测研究［J］. 山东林业科技，2000，(6)：15-20.

王华英. 山东省主要矿物类中药的鉴别［J］. 山东中医杂志，1988，7（3）：33-34.

王建瑞，刘宇，图力古尔. 采自山东的中国小菇属2新记录种［J］. 林业科学，2013，49（7）：114-117.

王建瑞，刘宇，图力古尔. 山东省大型真菌物种濒危程度与优先保育评价［J］. 生态学报，2015，35（3）：837-848.

王建瑞，图力古尔. 山东省大型真菌的区系成分与森林植被的相关性［J］. 东北林业大学学报，2013，41（11）：97-103，117.

王奎玲，唐启和，刘庆超，等. 山东蔷薇属植物资源及其园林应用的调查研究［J］. 安徽农业科学，2007，35（7）：1988-1989.

王效忠. 山东野生藤本植物资源研究［J］. 安徽农业科学，2008，36（17）：7217-7219.

吴其超，刘丹，仝伯强，等. 山东荚蒾属植物资源调查研究［J］. 山东农业科学，2016，48（6）：15-19.

辛晓伟，步瑞兰，高德民. 山东省野生及归化植物新纪录［J］. 2015，28（4）：79-82.

辛晓伟，程丹丹，高德民. 山东野生植物新记录［J］. 植物资源与环境学报，2014，23（4）：114-115.

徐凌川，张华，李自发，等. 山东省大型真菌生物多样性及资源保护与可持续利用［J］. 中国食用菌，2006，25（2）：12-16.

许经伟，潘莹. 黄河三角洲野生草木药用植物资源多样性研究［J］. 南方农业学报，2014，45（4）：540-545.

杨占涛，苏瑞，刘超，等. 山东昆嵛山药用真菌的初步调查研究［J］. 安徽农业科学，2008，36（13）：5475-5477，5486.

衣艳君，李修善，强胜. 对山东省外来杂草的初步研究［J］. 国土与自然资源研究，2005，(3)：87-89.

衣艳君. 中国药用苔藓植物资源［J］. 中草药，2000，31（8）：624-628.

臧得奎，樊金会，赵兰勇，等. 山东省特有植物的研究［J］. 植物研究，1994，14（1）：48-58.

臧德奎，解孝满，李文清. 山东植物区系新记录［J］. 南京林业大学学报（自然科学版），2013，37（4）：165-166.

张华，金延文，张延英，等. 滕州滨湖国家湿地公园水生维管束植物及群落调查［J］. 山东林业科技，2008，(3)：26-27，33.

张艳敏，张锐，张永艳，等. 山东区系植物新纪录［J］. 山东师范大学学报（自然科学版），2000，15（3）：357-359.

赵宏，韩晓弟. 昆嵛山药用植物种质资源研究［J］. 国土与自然资源研究，2008(1)：79-81.

赵江贺, 史源, 王韫哲, 等. 山东昆嵛山大型食 (药) 用真菌资源调查 [J]. 中国食用菌, 2011, 30 (2): 12-15.

赵云峰. 山东省药用蕨类植物 [J]. 国土与自然资源研究, 2001, (1): 66-67.

赵遵田, 樊守金. 山东野生蔬菜资源调查研究 [J]. 山东科学, 1997, 10 (2): 29-34.

赵遵田, 于富强. 山东昆嵛山大型真菌调查研究 [J]. 山东科学, 2002, 15 (2): 23-26.

郑纪庆, 陈彤彤, 刘颖, 等. 山东徂徕山植物区系的研究 [J]. 武汉植物学研究, 2006, 24 (1): 27-30.

朱英群, 臧德奎, 杜明芸, 等. 山东植物两新变种 [J]. 植物研究, 1998, 18 (1): 9.

刘丹, 解孝满, 李文清, 等. 烟台市植物区系新记录 [J]. 山东林业科技, 2014, (2): 77.

王玉玺, 张淑云. 中国兽类分布名录 (一) [J]. 野生动物, 1993, (2): 12-17.

王玉玺, 张淑云. 中国兽类分布名录 (二) [J]. 野生动物, 1993, (3): 6-11.

王玉玺, 张淑云. 中国兽类分布名录 (三) [J]. 野生动物, 1993, (4): 11-16.

王玉玺, 张淑云. 中国兽类分布名录 (四) [J]. 野生动物, 1993, (5): 10-11.